Tabelle 1: Die Stellung von Cytologie und Histologie in der Hierarchie der morphologischen Wissenschaften

Wissenschaft (Größenbereich)	Studienobjekt	morphologisches Untersuchungsmittel	Auflösungsvermögen*
(makroskopisch) Makroskopische Anatomie		Auge	0,07–0,08 mm (= 70–80 μm)
(lichtmikroskopisch)	Apparate Systeme Organe	Lupe	
Mikroskopische Anatomie (= spezielle Histologie)		Lichtmikroskop	Trockensysteme bis ~ 0,5 μm
Histologie (= allgemeine Histologie)	Gewebe	Lichtmikroskop	Ölimmersionen bis ~ 0,25 μm
Cytologie	Zellen	Licht- und Elektronenmikroskop	Ultraviolettmikroskop bis ~ 0,1 μm
	Bakterien		
(elektronenmikroskopisch) submikroskopische Zellmorphologie	Viren Membranen Filamente Granula	Polarisationsmikroskop Elektronenmikroskop	Elektronenoptik z.Zt. 0,2–0,3 nm
Molekularbiologie	Makromoleküle		
Molekularmorphologie (= Strukturchemie)	Moleküle	Röntgen- und Elektronenbeugung	
Atomphysik	Atome	Spektralanalyse	

* Für die Definition und Berechnung des Auflösungsvermögens siehe Seite 18; für die mikroskopischen Maßeinheiten vgl. Tabelle 2.

Tabelle 2: Vergleich der für die Mikroskopie wichtigen Längenmaße

				1 cm	= 10 mm	= $10^4 \mu$m	= 10^7 nm	= 10^8 Å
			10^{-1} cm =	1 mm	= $10^3 \mu$m	= 10^6 nm	= 10^7 Å	
		10^{-4} cm	= 10^{-3} mm =	1 μm	= 10^3 nm	= 10^4 Å		
	10^{-7} cm	= 10^{-6} mm	= $10^{-3} \mu$m =	1 nm	= 10 Å			
10^{-8} cm	= 10^{-7} mm	= $10^{-4} \mu$m	= 10^{-1} nm =	1 Å				

μm = Mikrometer*   nm = Nanometer*   Å = Ångström**

* Ältere Bezeichnungen: μ (Mikron) für μm bzw. m μ (Millimikron) für nm
** Nach Beschluß der WHO (1977) darf Å neben den SI-Maßeinheiten nicht mehr gebraucht werden.

Otto Bucher / Hubert Wartenberg

Cytologie, Histologie und mikroskopische Anatomie des Menschen

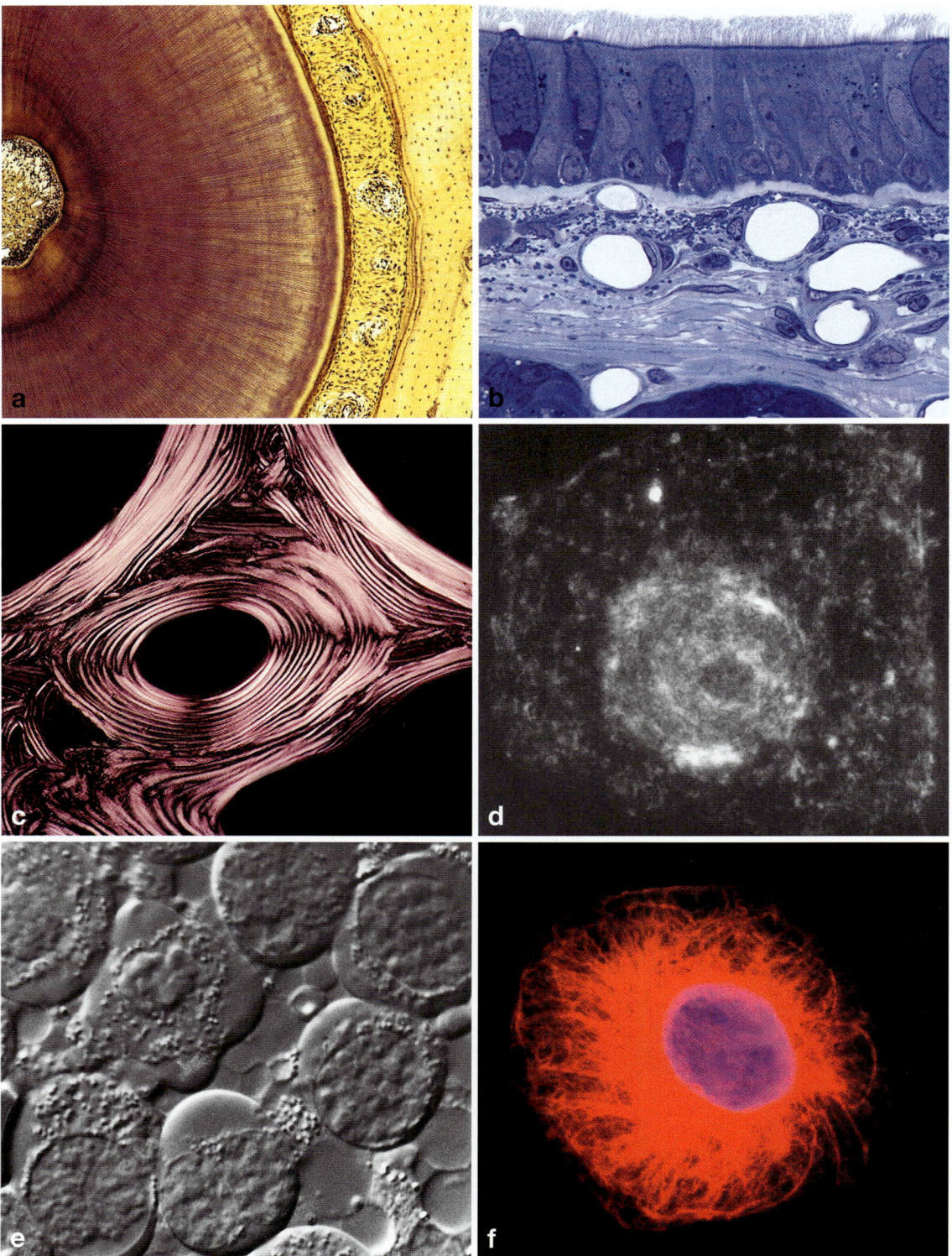

Abb. 1: Sechs verschiedene lichtmikroskopische Aufnahmen für deren Herstellung unterschiedliche physikalische Methoden verwendet wurden. – **a** Klassischer gefärbter Paraffinschnitt. Zahnwurzel; entkalkt. Mikadogoldgelb gefärbt. Vergr. 68mal. – **b** Semidünnschnitt von 1 μm Dicke: der Schärfentiefe des Lichtmikroskopes angepaßt. Flimmerepithel mit Becherzellen. Vergr. 675mal. – **c** Polarisations-Mikroskopie: Haversches Lamellensystem. – **d** Dunkelfeld-Mikroskopie: HELA-Zelle. Vergr. 1850mal. – **e** Interferenzkontrast-Mikroskopie nach Nomarski: Isolierte Oocyten der Maus in beginnender Meiose. Vergr. 375mal. – **f** Fluoreszenz-Mikroskopie: Immunhistochemie zur Darstellung von Intermediärfilamenten vom Keratintyp. HELA-Zelle. Kernfärbung mit DAPI. Vergr. 1050mal. (c) Prof. Schmidt, Bonn; (d, f) PD Dr. Viebahn, Bonn.

Otto Bucher / Hubert Wartenberg

Cytologie, Histologie und mikroskopische Anatomie des Menschen

12., vollständig überarbeitete Auflage

Verlag Hans Huber
Bern · Göttingen · Toronto · Seattle

Adresse des Autors:

Professor Dr. med. Hubert Wartenberg
Anatomisches Institut der
Rheinischen Friedrich-Wilhelms-Universität
Nußallee 10
D-53115 Bonn

CIP-Titelaufnahme der Deutschen Bibliothek

Bucher, Otto:
Cytologie, Histologie und mikroskopische Anatomie des
Menschen
O. Bucher; H. Wartenberg. – 12., vollst. überarb. Aufl. –
Bern; Göttingen; Toronto; Seattle. Huber, 1997
ISBN 3-456-82785-7
NE: Wartenberg, Hubert:

© 1997 Verlag Hans Huber, Bern
Druck: Kösel GmbH & Co., Kempten
Printed in Germany

Inhaltsverzeichnis

Histologie

Mikroskopische Anatomie

Vorwort zur zwölften Auflage

Am 22. Mai 1991 starb Otto Bucher. An der Bearbeitung und Gestaltung der 12. Auflage seiner bis 1980 in zehn Auflagen erfolgreich herausgegebenen «Histologie» konnte er nicht mehr mitwirken. Bei der Umgestaltung dieser Auflage wurden die bewährten Prinzipien beibehalten, die eine gleichbleibende Aufnahme des Buches über viele Jahrzehnte bei Studierenden und der Kollegenschaft sicherte. Es wurde versucht, den von Otto Bucher geprägten Charakter fortzuführen.

Mit dieser Auflage wurde die Anordnung von Text, Abbildungen und Tabellen umgestaltet. Die einem Atlas angenäherte Form soll dem Studierenden den Gebrauch vor allem während der Kursarbeit erleichtern. Die räumliche Konzentration von Stoff und Bildmaterial erlaubte eine Reduzierung des Buchumfanges, ohne daß die eingehende Darstellung der auf den neuen Stand des Wissens gebrachten Kenntnisse Einbuße erfahren hat. Erstmalig wurden in größerer Zahl Farbaufnahmen von lichtmikroskopischen Präparaten den Zeichnungen zur Seite gestellt. Damit soll dem Bedürfnis vieler Leser nach Vergleichsmöglichkeiten mit den heute in den Kursen der Mikroskopischen Anatomie angebotenen Farbwiedergaben der Präparate nachgekommen werden. Andererseits war der Erhalt wesentlicher Teile der von Otto Bucher und Mitarbeitern über Jahrzehnte geschaffenen Zeichnungen wichtig, vor allem um dem Studierenden zu demonstrieren, in welcher Weise durch Erkennen und Beschränken auf die wesentlichen Strukturen eines Schnittpräparates die Diagnose vollzogen und erleichtert wird.

Die Herkunft der hier verwendeten Präparate ist im einzelnen nicht vermerkt, da sie sich oft nicht zurückverfolgen läßt. Die Präparate sind über Jahre meiner Tätigkeit an den Anatomischen Instituten in Jena, Hamburg, Basel und Bonn in meine Sammlung gelangt. Vielfach handelt es sich um Kurspräparate. Für die Bereitstellung der am Anatomischen Institut Bonn hergestellten Präparate danke ich insbesondere Frau Dr. Inge Kinsky und Frau Brügging-Schmitz. Die zahlreich verwendeten Semidünnschnittpräparate und Feinschnitte für die Elektronenmikroskopie hat Frau Alice Ihmer hergestellt. Ihr sei für die stete Hilfe auch bei der Bearbeitung dieser Auflage gedankt. Für die fotografischen Arbeiten danke ich Herrn Lothar Droese.

Die kritischen Anmerkungen von Kollegen und Studierenden zu der vorausgehenden Auflage, für die ich mich bedanken möchte, haben Berücksichtigung bei der Bearbeitung gefunden. Ebenso bedanke ich mich für die Reaktionen und positive Aufnahme, welche die Fortführung dieses Werkes hervorgerufen hat, und besonders für die Unterstützung, die ich von einer Reihe von Kollegen auch bei der neuen Bearbeitung erfahren habe. Vor allem Herr Professor Wulfhekel, Bonn, hat mich bei der Herstellung der Abbildungen von Blut- und Knochenmarkspräparaten unterstützt und beraten. Die Präparate stellte dankenswerterweise Herr Prof. Kuse, Hamburg, zur Verfügung. Außerdem sei Herrn Priv.-Doz. Dr. Ch. Viebahn, Bonn, für seine Hilfe gedankt. Meine Frau hat mich besonders bei dem Lesen der Korrekturen unterstützt. Es sollen auch die Autoren der zahlreichen Zeichnungen und Abbildungen erneut erwähnt werden, deren Werke auch in dieser Auflage benötigt wurden und ihren Platz fanden. In erster Reihe ist hier Herrn Professor Krstić, Lausanne, zu danken.

Nicht zuletzt möchte ich dem Verlag Hans Huber und hier besonders Herrn Jürg Flury und seinen Mitarbeitern für die Unterstützung, für ihre Hilfsbereitschaft bei der Verwirklichung der neuen Auflage und für ihr Verständnis gegenüber meinen Umgestaltungsideen danken.

Bonn, im Dezember 1996   Hubert Wartenberg

Einleitung

Alle Lebewesen – Pflanzen, Tiere und Menschen – sind aus *Zellen* (M. J. Schleiden, 1838, Th. Schwann 1839) zusammengesetzt, welche die kleinsten in der Kultur in vitro noch selbständig lebensfähigen Bauelemente des Organismus sind; diese können nur durch Teilung von Zellen entstehen (R. Virchow 1852: «Omnis cellula e cellula»). Mit den morphologischen, chemischen und physiologischen Eigenschaften der Zellen, befaßt sich die **Cytologie**[1] (Zellenlehre).

Es gibt ganze Lebewesen, die aus einer einzigen Zelle bestehen (Protozoen), und aus einer einzigen Zelle – dem befruchteten Ei – entwickeln sich die komplizierten, vielzelligen Organismen (Metazoen). Im Lauf ihrer Entwicklung kommt es zu einer Spezialisierung der ursprünglich gleich aussehenden Zellen, wobei entsprechend den neuen funktionellen Ansprüchen Unterschiede im Genaktivitätsmuster (S. 61) und damit in der Struktur sowie im chemischen Aufbau, so z. B. im Gehalt an spezifischen Proteinen und Ribonukleinsäuren und in der Enzymausstattung, auftreten *(Differenzierung)*. Mit der *Spezialisierung,* welche die Zellen für die eine oder andere Tätigkeit geeigneter macht, tritt eine gewisse *Arbeitsteilung* ein, und die hochdifferenzierten Zellen beginnen ihr «Berufsleben», dem sie manche ihrer ursprünglichen Eigenschaften unterordnen, eventuell sogar opfern müssen.

Das *Leben der Zellen* äußert sich in einer Reihe von sinnvoll koordinierten Vorgängen – Lebenserscheinungen – wie Energie- und Stoffaustausch, Bewegungen, Speicherung, Phago- und Pinocytose, Zellteilung, Wachstum, Regeneration, Fortpflanzung, Kontraktion, Erregungsleitung, usw. Mit der Spezialisierung kommen, wie erwähnt, nicht mehr alle Lebensäußerungen sämtlichen Zellen in gleichem Maße zu. Die Kontraktilität z. B. gehört nun vor allem in den Aufgabenbereich der mit Myofibrillen versehenen Muskelfasern. Die Erregbarkeit ist hochgradig ausgebildet in den Nerven- und Sinneszellen, welche dafür ihre Teilungs- und Regenerationsfähigkeit verloren haben.

Verbände grundsätzlich gleich differenzierter Zellen bilden zusammen mit den von ihnen abstammenden nichtzellulären Strukturen (Interzellularsubstanz, Hornsubstanz, Schmelz) die *Gewebe:* Epithelgewebe, Binde- und Stützgewebe, Muskelgewebe und Nervengewebe. Das Studium solcher Zellgemeinschaften, ihrer Baubestandteile und Leistungen ist die Aufgabe des **Histologie**[1] (Gewebelehre), während die *Histogenese*[1] die Entwicklung verfolgt.

Wenn wir uns vor allem damit befassen, die Struktur der Zellen und Gewebe mit ihrer Funktion in Verbindung zu bringen, dann sprechen wir von *Cytophysiologie* und *Histophysiologie.* Diese sind ohne topochemische Untersuchungen *(Cyto-* bzw. *Histochemie)* nicht mehr denkbar. Die Cytochemie interessiert sich aber nicht nur für die Natur, die Ortsverteilung und die Bedeutung der in den Zellen vorkommenden chemischen Stoffe (einschließlich der Enzyme), sondern auch dafür, wie und wo die Moleküle synthetisiert und zu den verschiedenen Strukturen zusammengefügt werden. Damit ist eine Brücke entstanden, die von der organischen Chemie über die makromolekulare Chemie und die Biochemie zur submikroskopischen Zellmorphologie und schließlich zur Cytologie und Histologie führt (**Tab. 1; Tab. 13,** S. 110). Als besonderer Schwerpunkt hat sich in den letzten Jahren die **Molekularbiologie** entwickelt. Sie nutzt morphologische Methoden, wie Immunhistochemie, *in situ*-Hybridisierung und Elektronenmikroskopie um Funktionsabläufe auf zellulärer und molekularer Ebene verständlich zu machen.

Im lebenden Organismus gibt es keine Zellen und Gewebe als selbständig arbeitende Glieder: Sie alle sind als Baubestandteile in eine ganze Hierarchie eingefügt und sowohl morphologisch (Gefäß- und Nervensystem) als auch humoral miteinander verbunden. So sind Arbeitsgemeinschaften höherer Ordnung – Organe, Systeme und Apparate – entstanden. Die Erforschung und die Beschreibung ihrer Struktur und deren Beziehung zur Funktion ist die Aufgabe der **mikroskopischen Anatomie,** die wir als die Lehre vom Feinbau des (menschlichen) Organismus und seiner Organe bezeichnen können; von ihr existiert ein fließender Übergang zur makroskopischen Anatomie.

Die Kenntnis der *normalen Histologie* und mikroskopischen Anatomie vermittelt die nötigen Grundlagen zur Beurteilung der erkrankten Gewebe und Organe *(pathologische Histologie).*

1 *griechisch;* kýtos = Höhlung, Zelle; histós = Gewebe; lógos = Wort, Kunde, Lehre; genesis = Entstehung.

A. Herstellung von histologischen Präparaten: Methoden sind in Tab. 3 zusammengefaßt

Damit ein Gewebe mit dem Mikroskop untersucht werden kann, müssen drei Vorbedingungen erfüllt sein. Das Gewebe muß durch einen physikalischen oder chemischen Prozeß konserviert werden (**Fixierung**). Das Gewebe muß als möglichst dünne Schicht untersucht werden. Dies ist durch das Herstellen eines Häutchen-, Zupf- oder Ausstrichpräparates, in den meisten Fällen aber eines Schnitt-Präparates möglich. Das Gewebe muß mit Farbstoffen angefärbt werden. Diese drei Schritte, die das Gewebe aus dem lebenden Zustand in ein gefärbtes Schnittpräparat überführen, sind mit einer Reihe notwendiger, z. T. aber auch ungewollter Veränderungen verbunden. Über diese methodisch bedingten Veränderungen der Gewebe, deren Ursachen und Entstehungsweisen, muß der Untersucher Bescheid wissen, um ein histologisches Präparat beurteilen zu können. Reproduzierbare Veränderungen, die aber einen der lebenden Situation äquivalenten Zustand widerspiegeln, werden als **Äquivalentbilder** (nach dem Neuroanatomen Franz Nissl 1860–1919) bezeichnet. Äquivalentbilder sind vergröberte Wiedergaben von intravital vorgegebenen Strukturen, die bei Anwendung derselben histologischen Methode stets in gleicher Weise auftreten. Veränderungen der Lebendstrukturen – vor allem solche pathologischer Art – werden zwangsläufig zu einem veränderten Äquivalentbild führen. **Artefakte** (Kunstprodukte) entstehen durch Schrumpfung, Hitzeeinwirkung, Ausfällen von Farbstoffen u. a. m. und können bei kunstgerechter Durchführung der Methodik vermieden werden.

Fixierungsvorgang. Durch die Fixierung sollen die bald nach dem Tode einsetzenden autolytischen Vorgänge verhindert und die Zell- und Gewebestrukturen in möglichst natürlichem Zustand erhalten – «fixiert» – werden. Die überwiegende Zahl der histologischen Fixierungen sind chemische Konservierungen. Sie arbeiten mit wäßrigen, neutralen oder säurehaltigen, mit alkoholischen oder kombiniert zusammengesetzten Lösungen. Während ein wäßriges **Fixierungsmittel**, wie das häufig gebrauchte *Formol* (Verdünnung der 40%igen handelsüblichen gesättigten Lösung von Formaldehyd-Gas = For-

malin) das Glykogen in der Regel aus den Zellen entfernt, den Fettgehalt jedoch nicht beeinträchtigt, löst eine alkoholische Fixierungsflüssigkeit die Lipide, dagegen nicht das Glykogen; dieses wird in körniger Form ausgefällt und oft auch noch verlagert: «Glykogenflucht» (s. a. S. 24).

Das Wesen der Fixierung beruht auf der eiweißfällenden Wirkung der meisten Fixierungsmittel. Der Vorteil der Formaldehydfixierung liegt in der Eiweißvernetzung, die zu einer besseren Strukturerhaltung führt.

Die Fixierung mit Formaldehyd wird in der Regel in einer Verdünnung von 1 Teil Formalin in 9 Teilen Wasser durchgeführt. Diese 10%ige Formalinlösung, das sog. Formol, enthält etwa 4% Formaldehyd. Die effektive Konzentration liegt meist darunter, da Formaldehydgas aus der Lösung leicht entweicht und es außerdem zu Ameisensäure oxidiert. Ein Gewebeblock, der durch das Fixans schnell infiltriert werden soll, darf eine Kantenlänge von nicht mehr als 1 cm haben und muß in wenigstens der 100fachen Menge Fixierungsflüssigkeit (100 ml) für mindestens 2 Stunden belassen werden.

Der Fixierungsvorgang verändert also die Strukturen der lebenden Zellen und Gewebe und produziert ein Äquivalentbild. Die Strukturen werden denaturiert, die chemischen Komponenten aber nur z. T. gebunden, andere herausgewaschen, so daß die Fixierung in jedem histologischen Präparat nur eine Auswahl von Substanzen hinterläßt. Auch die **Schrumpfung** durch Veränderung der Proteinstruktur und durch Wasserentzug bei Verwendung alkoholischer Lösungen ist zu beachten. Schließlich spielt die Geschwindigkeit der Infiltration des Gewebes durch das Fixans eine wichtige Rolle. Diese ist begrenzt und beträgt bei manchen Fixierungsmitteln weniger als 1 Millimeter pro Stunde. Formol dringt mit 1–5 mm/h relativ schnell ein. Dennoch werden die zentralen Teile eines größeren Gewebeblockes nicht «lebensfrisch» fixiert. Den Problemen der **Immersionsfixation**, auf die man bei der Herstellung von Präparaten menschlicher Gewebe (Operationspräparate, Punktate, Biopsien) meist angewiesen ist, kann man bei der Gewinnung tierischer Präparate durch die **Perfusionsfixation** begegnen. Dabei wird das Fixierungsmittel über das Gefäßsystem direkt in die Gewebe geleitet und ein schneller Konzentrationsanstieg am Ort erreicht. Vorteil dieser Methode ist außerdem die Fixierung der weit gestellten Blutgefäße, von denen vor allem die Kapillaren bei der Immersionsfixation kollabieren und deshalb kaum zu beobachten sind.

Einbettung. Bei der Routinemethode wird, nach genügend langer Einwirkung die Fixierungsflüssigkeit mittels Wasser oder Alkohol *ausgewaschen*. Dann wird das Präparat über eine Aceton- oder Alkoholreihe von zunehmender Konzentration geführt, dabei schrittweise *entwässert* und gleichzeitig gehärtet. Verkalkte Gewebe – Knochen und Zähne – müssen vorher durch Behandlung mit einer Säure *entkalkt* werden (S. 140). Die **Paraffineinbettung** erfordert nach der Entwässerung eine Behandlung mit geeigneten Zwischenflüssigkeiten, die sowohl mit dem Entwässerungsmittel wie auch mit Paraffin mischbar bzw. löslich sind (Methylbenzoat, Xylol). Schließlich wird das Gewebe bei 56 °C mit Paraffin oder einem anderen synthetischen, wachsartigen Material durchtränkt und zu einem schneidbaren Block ausgegossen.

Auch während der Entwässerung und Einbettung erfährt das Präparat Veränderungen, die auf den Wasserentzug, das Eindringen von fettlösenden Mitteln und die erhöhte Temperatur zurückzuführen sind. Durch die Diffusionsströme können Substanzen verlagert oder herausgelöst werden. Dies gilt vor allem für die meisten Fette. Die **Schrumpfung** kann je nach der vorausgegangenen Fixierungsmethode bei einzelnen Geweben bis zu 40 Volumen-Prozent (Vol. %) betragen. In Gehirngewebe erfahren beispielsweise Strukturen eine lineare Verkürzung um 18–25%. Da Gewebe unterschiedlicher Dichte unterschiedlich schrumpfen, entstehen zwischen ihnen leicht *Schrumpfspalten*.

Schnitt-Herstellung und **Schnitt-Färbung.** Das Schneiden der Präparate geschieht mit einem Präzisionsinstrument, dem **Mikrotom.** In Paraffin oder in Zelloidin eingebettetes Material hat eine genügend feste Konsistenz, um mit dem Mikrotommesser bei Zimmertemperatur in Schnitten von 3–15 µm Dicke zerlegt zu werden. Routineschnitte (Kurspräparate) sind meist 7–10 µm dick. Es lassen sich davon in Form von Schnittbändern *Serienschnitte* herstellen, die vor allem für *räumliche Rekonstruktionen* notwendig sind.

Zur Herstellung von *Gefrierschnitten* werden unfixierte oder in einem wäßrigen Fixierungsmittel (Formol) «anfixierte» Gewebe nach Gefrieren mit Kohlensäureschnee auf einem Gefriermikrotom bei −15 bis −25 °C geschnitten. Die Gefrierschnitte werden im aufgetauten Zustand weiter verarbeitet. Dies erlaubt dem Pathologen mit einem «Schnellschnitt» von einer unter der Operation entnommenen Probe oder von einer Biopsie in Minutenfrist eine Diagnose zu stellen und z. B. den Carcinomverdacht des Klinikers zu bestätigen oder zu widerlegen.

Die Gefrier- oder Zelloidinschnitte können direkt gefärbt werden. Die Paraffinschnitte müssen erst auf *Objektträger aufgeklebt,* getrocknet und anschließend vom Einbettungsmittel befreit werden; die Schnitte müssen vor der Färbung in Xylol *entparaffiniert* und über eine absteigende Alkoholreihe in Wasser überführt werden. Die **Färbung** erfolgt in der Regel in wäßrigen Lösungen.

Wir unterscheiden Übersichtsfärbungen und Färbungen von spezifischem Charakter. Eine weitere Gruppe bilden die histo- und cytochemischen Reaktionen, die nicht mit Farbstoffen arbeiten, sondern in deren Verlauf ein farbiges Reaktionsprodukt entsteht. Allen histologischen Färbungen ist gemein, daß sie nur selektiv eine Auswahl von Strukturen anfärben. Die gebräuchlichste **Übersichtsfärbung** – die Hämatoxylin-Eosin (H.E.)-Färbung – färbt die Zellkerne, das Cytoplasma und von den extrazellulären Strukturen vor allem die kollagenen Fasern. Die Farbstoffe Hämatoxylin und Eosin werden nacheinander angeboten *(Sukzedan-Färbung).* Diese Art der Färbung erlaubt im Gegensatz zu der *Simultan-Färbung,* bei der mit einem Farbstoffgemisch gefärbt wird, eine Differenzierung, d.h. eine Verstärkung oder Abschwächung der Einzelfärbung. Eine große Zahl von Färbungen werden nur verwendet, wenn bestimmte Strukturen selektiv dargestellt werden sollen. Die Elastika-Färbung mit Resorcinfuchsin bzw. Orcein ist eine solche Methode. Sie färbt die elastischen Fasernetze und Membranen spezifisch an, die in Übersichtsfärbungen nicht oder ungenügend zur Darstellung kommen. Die häufig benutzten Trichromfärbungen (Azan, Goldner, van Gieson) vereinen die Übersichtsfärbung mit besonderer Darstellung des kollagenen Bindegewebes (s. **Tab. 22**). Strukturen, die sich mit basischen (bzw. sauren) Farbstoffen färben, nennt man **basophil** (bzw. **acidophil**). Das Chromatin der Zellkerne verhält sich aufgrund des Nukleinsäuregehaltes basophil, denn es färbt sich mit dem basischen Farbstoff Hämatoxylin blau. Dagegen ist das Cytoplasma vieler Zellen acidophil; es färbt sich mit dem sauren Eosin orangerot. Man spricht auch von einem **esosinophilen** Verhalten.

Histo- und Cytochemie. Diese histologische Arbeitsrichtung nutzt eine Vielzahl von chemischen Farbreaktionen, um Verbindungen, die am Strukturaufbau und am Stoffwechsel beteiligt sind, *topochemisch,* d. h. am Ort ihres Vorkommens und Wirkens nachzuweisen. Sie stellt eine die Arbeit des Biochemikers ergänzende Methodik dar. Wichtig ist, daß ein histochemisches Reaktionsprodukt am Ort seiner Entstehung gebunden bleibt und lokalisiert werden kann, die Farbreaktion so stark ist, daß ein Nachweis in dem dünnen Schnittpräparat möglich ist und das Farbprodukt so stabil ist, daß es eine mikroskopische Untersuchung und die dabei notwendige Bestrahlung übersteht.

So gestattet die von Feulgen und Rosenbeck 1924 beschriebene Nuklealreaktion die Lokalisation der Desoxyribonukleinsäure (DNS). Durch Hydrolyse in Salzsäure werden Aldehydgruppen freigesetzt, die mit dem Schiffschen Reagenz eine Farbreaktion eingehen. Die Feulgen-Reaktion erlaubt eine quantitative Bestimmung der DNS-Menge einzelner Zellkerne mit dem Cytophotometer. Die Spezifität der Reaktion kann man kontrollieren: Nach Vorbehandlung der Schnitte mit dem Ferment Desoxyribonuklease muß die Reaktion negativ ausfallen. Der Nachweis von freigesetzten Aldehydgruppen durch das Schiffsche Reagenz läßt sich aber auch für andere Stoffgruppen verwenden. So sind benachbarte Hydroxyl-Gruppen der Polysaccharide durch Perjodsäure zu Dialdehyden oxydierbar. Da mit der PAS-Reaktion (**p**eriodic-**a**cid-**S**chiff) eine große Zahl unterschiedlich zusammengesetzter Polysaccharide reagieren, ist eine Differenzierung durch Kontrollreaktionen notwendig.

Auch Färbungen lassen sich histochemisch verwenden. Besondere Bedeutung hat die kontrollierte Anwendung von basischen Farbstoffen erlangt. Da anionische, d. h. negativ geladene Radikale für bestimmte Strukturen charakteristisch sind, ist der Nachweis der Basophilie bei einem festgelegten pH-Wert ein histochemisch verwertbares Ergebnis. Unter Umständen spielt die sterische Anordnung der anionischen Gruppen bei der basophilen Reaktion eine Rolle. So ist die Chondroitinschwefelsäure in der Knorpelgrundsubstanz zu einem polymeren Verband zusammengefügt, und die Sulfatgruppen sind sehr dicht und regelmäßig angeordnet. Dies hat eine entsprechend dichte Aneinanderlagerung der Farbstoffmoleküle bei deren Bindung an die Sulfatgruppen zur Folge. Bestimmte basische Farbstoffe (Toluidinblau) werden unter diesen Umständen eine *Metachromasie*[2] zeigen, d. h. der orthochromatische blaue Farbton wird in einen metachromatischen roten Farbton umschlagen. Auch Enzyme können histochemisch nachgewiesen werden. Da diese durch die Gewebefixation inaktiviert werden, bedarf der Fixierungsvorgang einer genauen Kontrolle oder er hat zu unterbleiben; unfixierte Gefrier- oder gefriergetrocknete Schnitte müssen benutzt werden. Im Verlauf einer *Enzymreaktion* wird in der Regel ein entsprechendes *Substrat* im Reaktionsmedium angeboten und seine katalytische Spaltung durch das im Schnitt nachzuweisende Enzym verursacht. Das Spaltprodukt des Substrates muß gleichzeitig in der Lage sein, mit einem Reagenz ein unlösliches *Präzipitat* zu bilden, welches durch seine Farbigkeit den Ort der Enzymwirkung anzeigt.

Die **Immunhisto-** bzw. **Immuncytochemie** überträgt die Möglichkeiten der Immun-Reaktion auf den Schnitt. Die dafür notwendige Gewinnung von **Antikörpern** ist kein Teil der immunhistochemischen Technik im engeren Sinn. Sie nutzt die Fähigkeit der meisten in den Geweben enthaltenen Substanzen aus, in einem Fremdorganismus als **Antigen** wirksam zu werden und Antikörper zu bilden. Koppelt man an einen solchen Antikörper einen Farbstoff, der wie das Fluorescein im Fluoreszenzmikroskop aufleuchtet, ist ein direkter Nachweis des Antigens nach Vollzug der Antigen-Antikörper-Reaktion möglich. Eine andere Antikörper-Markierung gelingt mit dem Ferment *Peroxydase,* das sich durch die Peroxydase-Reaktion als Indophenolblau lokalisieren läßt. Die Peroxydase-Markierung der Antikörper hat den Vorteil, daß sie für die licht- wie auch elektronmikroskopische Auswertung genutzt werden kann. In gleicher Weise wird die hohe elektronenoptische Dichte von *Ferritin* (S. 75) oder kolloidalem Gold zur Antikörper-Markierung herangezogen. Mit dieser Methodik lassen sich antigen wirksame Moleküle mit großer Genauigkeit im elektronenmikroskopischen Bild lokalisieren.

Grundlage der Immunhistochemie sind *monoklonale* Antikörper. Deren Herstellung wird durch zwei wesentliche Schritte im technischen Verfahren ermöglicht. Diese Schritte sind die Gewinnung von *Hybridomen* und deren *Klonierung.* Um immunkompetente, d. h. zur Antikörperbildung angeregte B-Lymphocyten unbegrenzt zur Gewinnung eines spezifischen Antikörpers zur Verfügung zu haben, werden diese mit entarteten Lymphocyten, den *Myelomzellen* fusioniert. Es entsteht ein unbegrenzt teilungsfähiges Gebilde, ein *Hybridom,* welches die Fähigkeit zur Antikörperproduktion beibehält und gleichzeitig tumorartiges Wachstum zeigt. Da in der Zellkultur zunächst eine Vielzahl von Hybridomen mit unterschiedlicher Antikörperproduktion (polyklonal) enthalten sind, muß ein Hybridom isoliert werden, welches den gewünschten Antikörper bildet, und dieses vermehrt werden. Diesen Vorgang nennt man das *Klonieren.*

Unter Verwendung von immuncytochemischen oder *in situ*-Hybridisierungsmethoden lassen sich im Schnitt die Aktivität von Genen oder

---

2   *griechisch:* die Vorsilbe metá- bezeichnet eine Veränderung (vgl. Metamorphose); chrõma = Farbe, Farbton.

Tab. 3: Vorgehen bei der Herstellung histologischer Präparate

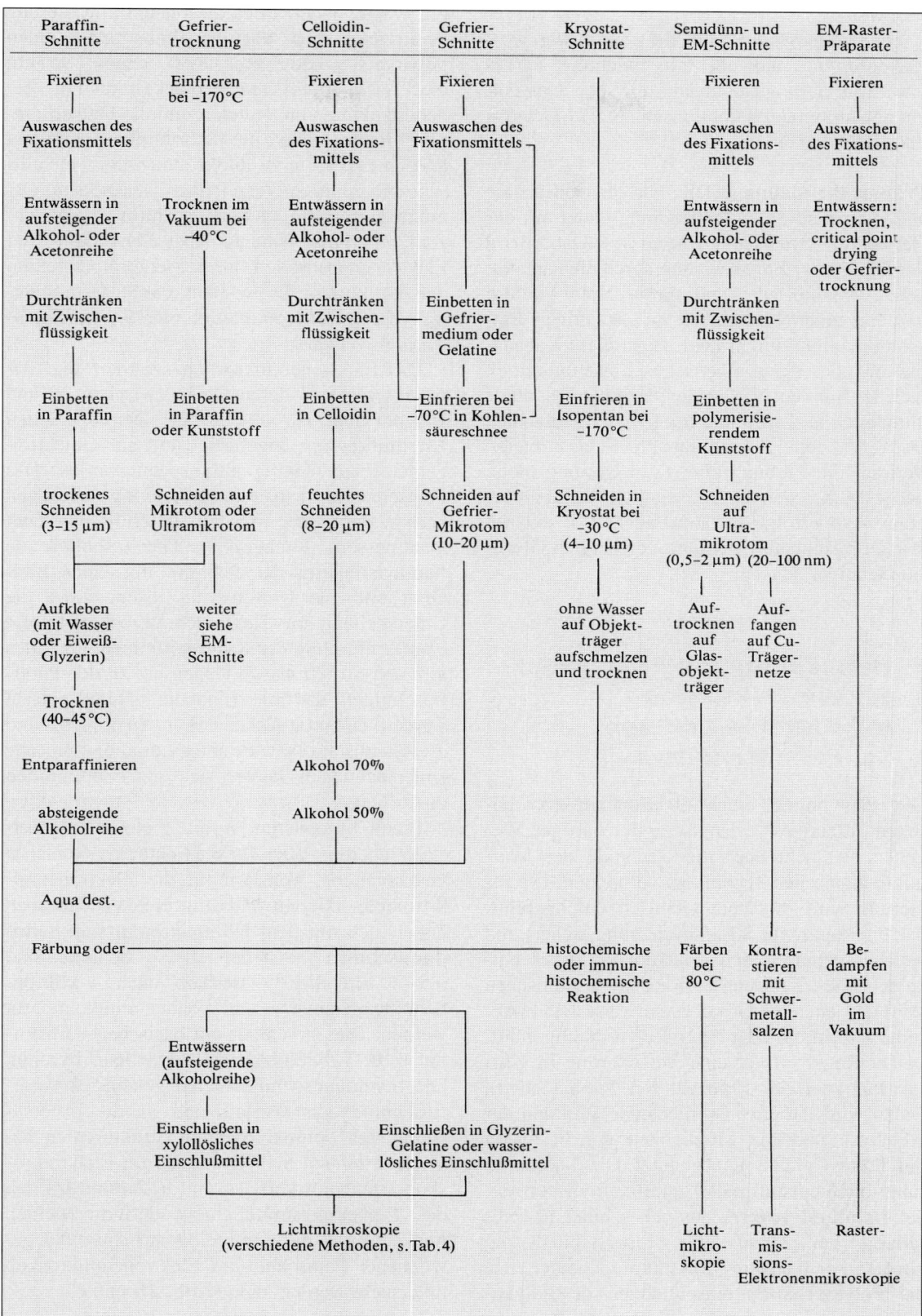

Paraffin-Schnitte	Gefrier-trocknung	Celloidin-Schnitte	Gefrier-Schnitte	Kryostat-Schnitte	Semidünn- und EM-Schnitte	EM-Raster-Präparate
Fixieren	Einfrieren bei –170 °C	Fixieren	Fixieren		Fixieren	Fixieren
Auswaschen des Fixationsmittels		Auswaschen des Fixationsmittels	Auswaschen des Fixationsmittels		Auswaschen des Fixationsmittels	Auswaschen des Fixationsmittels
Entwässern in aufsteigender Alkohol- oder Acetonreihe	Trocknen im Vakuum bei –40 °C	Entwässern in aufsteigender Alkohol- oder Acetonreihe			Entwässern in aufsteigender Alkohol- oder Acetonreihe	Entwässern: Trocknen, critical point drying oder Gefrier-trocknung
Durchtränken mit Zwischen-flüssigkeit		Durchtränken mit Zwischen-flüssigkeit	Einbetten in Gefrier-medium oder Gelatine		Durchtränken mit Zwischen-flüssigkeit	
Einbetten in Paraffin	Einbetten in Paraffin oder Kunststoff	Einbetten in Celloidin	Einfrieren bei –70 °C in Kohlen-säureschnee	Einfrieren in Isopentan bei –170 °C	Einbetten in polymerisie-rendem Kunststoff	
trockenes Schneiden (3–15 µm)	Schneiden auf Mikrotom oder Ultramikrotom	feuchtes Schneiden (8–20 µm)	Schneiden auf Gefrier-Mikrotom (10–20 µm)	Schneiden in Kryostat bei –30 °C (4–10 µm)	Schneiden auf Ultra-mikrotom (0,5–2 µm) (20–100 nm)	
Aufkleben (mit Wasser oder Eiweiß-Glyzerin)	weiter siehe EM-Schnitte			ohne Wasser auf Objekt-träger aufschmelzen und trocknen	Auf-trocknen auf Glas-objekt-träger / Auf-fangen auf Cu-Träger-netze	
Trocknen (40–45 °C)						
Entparaffinieren		Alkohol 70%				
absteigende Alkoholreihe		Alkohol 50%				
Aqua dest.						
Färbung oder				histochemische oder immun-histochemische Reaktion	Färben bei 80 °C / Kontra-stieren mit Schwer-metall-salzen	Be-dampfen mit Gold im Vakuum
		Entwässern (aufsteigende Alkoholreihe)				
		Einschließen in xylollösliches Einschlußmittel	Einschließen in Glyzerin-Gelatine oder wasser-lösliches Einschlußmittel			
		Lichtmikroskopie (verschiedene Methoden, s. Tab. 4)			Licht-mikro-skopie / Trans-mis-sions- / Raster- Elektronenmikroskopie	

deren Produkte als m-RNS oder als Proteine nachweisen.

Die *Vitalfärbung* und die *Autohisto(cyto)-radiographie* sind ebenfalls wichtige Färbe- bzw. Markierungsmethoden, die der Untersuchung intravitaler Funktionsabläufe in Gewebe und Zelle dienen.

Präparatherstellung. Die Färbung oder eine andersgeartete Schnittbehandlung endet mit der Herstellung eines *Dauerpräparates.* Dabei wird der Schnitt zur Entwässerung durch eine aufsteigende Alkoholreihe und durch Xylol geführt und mit einem geeigneten durchsichtigen Einschlußmedium durchtränkt. Dazu dient Kanadabalsam oder ein synthetisches Einschlußmittel, welches mit dem Verdunsten des Lösungsmittels allmählich hart wird und mit dem aufgebrachten *Deckglas* dem Schnittpräparat Schutz bietet. Verträgt die Färbung eine Entwässerung nicht, wie z. B. bei den Gefrierschnitten mit Fettfärbung – so erfolgt das Einschließen in ein mit Wasser mischbares Medium, gewöhnlich Glyzerin-Gelatine.

B. Herstellung von Präparaten für die Elektronenmikroskopie und von Semidünnschnitten

Die Gewinnung eines elektronenmikroskopischen Präparates verlangt ein gleichartiges Vorgehen, versucht aber die Nachteile der lichtmikroskopischen Technik zu vermeiden. Die Fixierung wird in einem Gemisch durchgeführt, das eine optimale Strukturerhaltung sichert und welches gepuffert den pH-Wert und durch entsprechende Konzentration den osmotischen Wert des lebenden Gewebes aufweist. Die Fixierung wird in ein oder zwei Stufen durchgeführt. In der Regel erfolgt eine Vorfixierung in **Glutaraldehyd** (oder gemischt mit Formaldehyd). Dabei wird die eiweißvernetzende Wirkung der Aldehyde und die Möglichkeit der Perfusion durch das Gefäßsystem genutzt. Die Nachfixierung (auch einstufig als Hauptfixation) verwendet **Osmiumtetroxyd,** das neben einer Eiweißfällung vor allem eine Lipidstabilisierung bewirkt. Auch andere Strukturkomponenten, wie die Polysaccharide einschließlich des Glyko-

gens, bleiben erhalten und werden nur geringfügig während der anschließenden Entwässerung herausgewaschen. Nach der Einbettung in einen polymerisierenden Kunststoff (Epon, Araldit u. a.) resultiert ein Gewebeblock, in dem die Lebendstrukturen unverändert und die Fettsubstanzen erhalten sind, die Schrumpfung minimal und eine «Färbung» durch reduziertes, metallisches Osmium zu verzeichnen ist. Die sog. Osmiumsäure (OsO_4) fixiert und färbt also gleichzeitig. Färbung bedeutet aber Verstärkung der Elektronenabsorption durch Metallimprägnation der Strukturen. Diese wird durch Osmiumtetroxyd eingeleitet und durch eine *Schnittkontrastierung* verstärkt.

Das Elektronenmikroskop erfordert sog. *Ultradünnschnitte,* deren Dicke zwischen 20 und 100 nm liegt; sie müssen mit einem speziellen **Ultramikrotom** angefertigt und auf Objektträgernetze aus Kupfer aufgezogen werden. Das Feinschneiden wird mit besonders gebrochenen Glasmessern oder mit fein geschliffenen Diamantmessern durchgeführt. Die anschließende **Kontrastierung** der Schnitte mit einer Bleicitrat- und einer Uranylacetat-Lösung, sowie die Untersuchung im Elektronenmikroskop erfolgt *ohne* Entfernung der Kunststoffeinbettung. Dies gibt den Strukturen im Gegensatz zu den Paraffinschnitten, die ohne Einbettungsmittel gefärbt werden, einen bleibenden Halt. Auch histo- und cytochemische sowie autocytoradiographische Untersuchungen lassen sich an Feinschnitten durchführen.

Einen besonderen Vorteil bietet die Kunststoffeinbettung auch für die lichtmikroskopische Untersuchung. Von den für die Elektronenmikroskopie fixierten und eingebetteten Geweben lassen sich mit dem Ultramikrotom sog. **Semidünnschnitte** herstellen. Diese Schnitte sind 0,5–2 μm dick – deshalb auch 1-Mikron-Schnitte genannt – und können direkt gefärbt werden. Dies geschieht mit basischen Farbstoffen, z. B. Toluidinblau, Methylenblau, Pyronin. Die Semidünnschnitte bieten gegenüber Paraffinschnitten den Vorteil, daß sie die Untersuchung von optimal fixierten Strukturen in besonders dünnen Schichten auch im Lichtmikroskop erlauben (**Abb. 1a** und **b, 2a** und **b**), daß das Einbettungsmittel nicht entfernt werden muß und daß ein unmittelbar im Anschluß gewonnener Feinschnitt im Elektronenmikroskop untersucht werden kann (**Abb. 2b** und **c**).

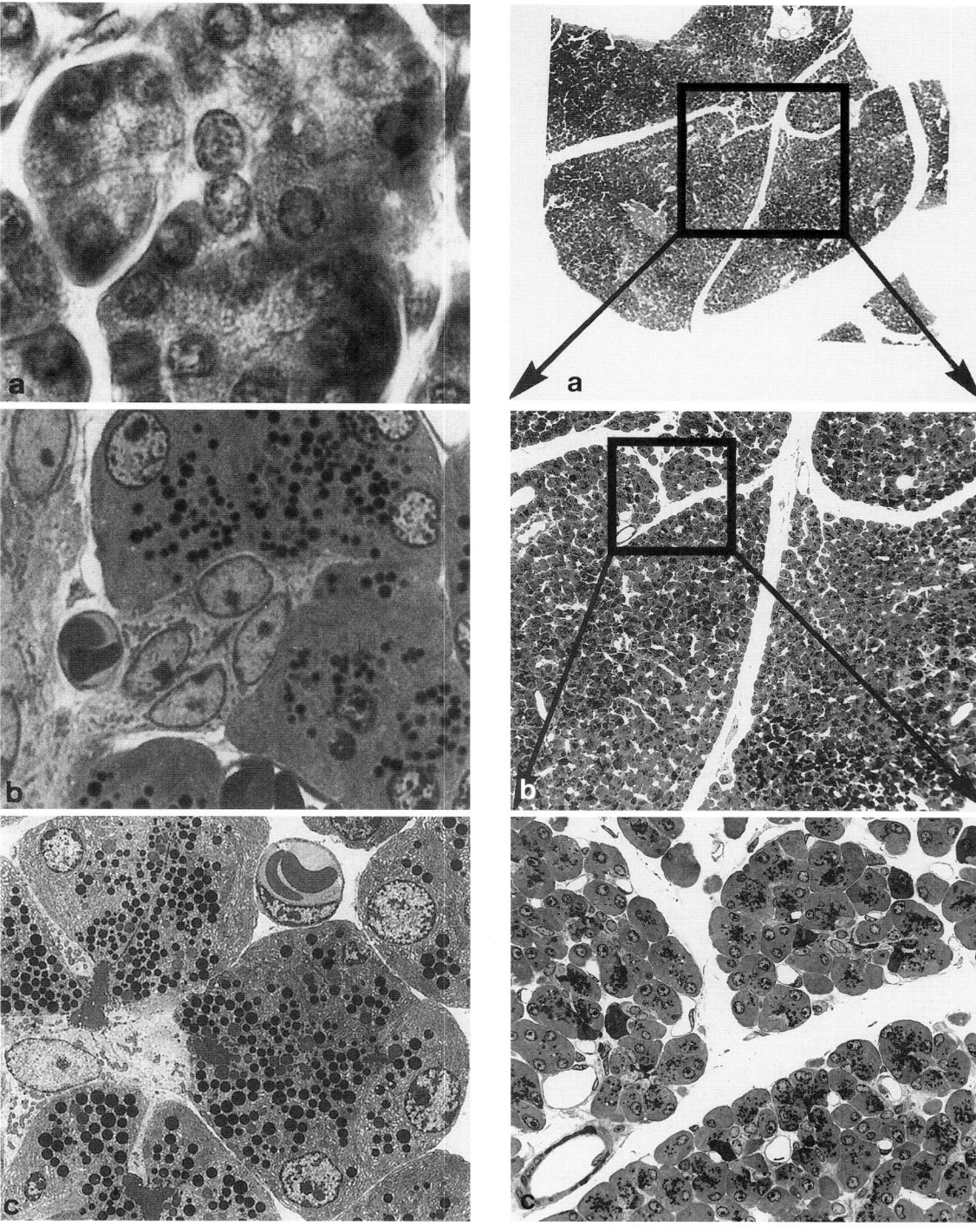

Abb. 2: Vergleich der Wiedergabequalität licht- (a, b) und elektronenmikroskopischer (c) Aufnahmen in Abhängigkeit von dem Auflösungsvermögen und der Schärfentiefe des optischen Systems, Pankreasacini. – **a** Paraffinschnitt etwa 10 µm dick. – **b** Semidünnschnitt etwa 1 µm dick. – **c** Ultradünnschnitt etwa 50 nm dick. Vergr. (a–c) 1500mal. Vergleiche mit Abb. 4a–c.

Abb. 3: Vergleich der gebräuchlichen Vergrößerungsstufen eines Lichtmikroskops mit zunehmender Auflösung der Strukturen und abnehmender Größe des Gesichtsfeldes: – **a** Objektiv 2,5× (Lupenvergrößerung). – **b** Objektiv 10× – **c** Objektiv 40×. Die Objektivvergrößerungen müssen mit der Okularvergrößerung multipliziert werden. Man beobachtet die Strukturen mit Endvergrößerungen von 25mal, 100mal und 400mal. Semidünnschnitt eines Pankreasläppchens (Affe). Effektive Vergr. mal 2.

C. Mikroskopische Untersuchungsmethoden

Zur Untersuchung der Bereiche beginnend mit der mikroskopischen Anatomie bis zur Cytologie, submikroskopischen Zellmorphologie und Molekularbiologie benötigen wir Mikroskope (s. **Tab. 1** und **4**). Mit dem **Lichtmikroskop** erreicht man *im durchfallenden Licht* bei Benutzung von Trockensystemen (bzw. Ölimmersionen) ein Auflösungsvermögen von etwa 0,5 (bzw. 0,25) μm (**Tab. 2**, s. a. **Abb. 3**).

Das **Auflösungsvermögen** ist definiert durch den Abstand von zwei Struktureinzelheiten, die gerade noch «aufgelöst», d. h. getrennt abgebildet werden können. Je besser das Auflösungsvermögen eines optischen Systems, um so geringer ist diese Distanz D, welche der Wellenlänge λ des zur Beleuchtung verwendeten Lichtes direkt, der numerischen Apertur A des Objektivs indirekt proportional ist. Diese ist ihrerseits abhängig vom Öffnungswinkel des Objektivs (halber Öffnungswinkel = α) und vom Brechungsindex n des optischen Mediums, das sich zwischen jenem und dem Objekt befindet; n beträgt 1,0 für Luft, 1,33 für Wasser und 1,51 für Immersionsöl. Praktisch kann bei senkrechtem Lichteinfall mindestens mit folgendem Auflösungsvermögen, welches durch das Okular nicht beeinflußt wird, gerechnet werden:

$$D = \frac{\lambda}{A} = \frac{\lambda}{n \cdot \sin \alpha}$$

Die numerische Apertur ist auf jedem Mikroskop-Objektiv hinter der Angabe über die Art des Linsensystems (z. B. Plan = Planachromat) und die Objektivvergrößerung (z. B. 2,5; 10; 40) zu finden. Außerdem ist bei Immersionssystemen die zu verwendende Flüssigkeit (Öl, Wasser, Glyzerin) aufgeführt:

Planapo 63 1,3

bedeutet ein besonders korrigiertes Planapochromat-Objektiv mit einer 63fachen Vergrößerung und einer numerischen Apertur von 1,3. Darunter sind meist Werte über Tubuslänge und Deckglasdicke (für die das Linsensystem korrigiert ist) angegeben. Die numerische Apertur ist für die optimale Einrichtung der Kondensorbeleuchtung wichtig. Zur optimalen Ausnutzung des Auflösungsvermögens eines Objektivs hat die Beleuchtung des Präparates unter dem gleichen Einfallswinkel zu erfolgen, d. h. der Kondensor muß die gleiche numerische Apertur aufweisen.

Aus theoretischer Sicht bietet die Verwendung von kurzwelligem oder ultraviolettem Licht (λ 0,4 μm) eine weitere Steigerung des Auflösungsvermögens. Die U. V.-Mikrophotographie hat heute ihre Bedeutung durch den Einsatz der Elektronenmikroskopie verloren. Ultraviolettes oder kurzwelliges, blaues Licht wird aber zum Nachweis fluoreszierender Stoffe gebraucht. Die *Histo-Spektrophotometrie* erlaubt bei einer Wellenlänge von 0,26 μm die Menge der Desoxyribonukleinsäure (DNS) in den Zellkernen zu erfassen. Bestimmte Stoffe zeigen bei Anregung mit Licht bestimmter Wellenlänge eine *Eigenfluoreszenz*. Die Verwendung von fluoreszierenden Farbstoffen läßt die Induktion einer *Sekundärfluoreszenz* zu, die an fixierten Gewebeschnitten, aber auch an lebenden Zellen,

durch gefiltertes Licht im sichtbaren oder U. V.-Spektrum angeregt wird. Die **Fluoreszenzmikroskopie** hat heute durch die Entwicklung der Immunhistochemie (s. S. 14) große Bedeutung erhalten. Sie wird hierbei vor allem als Auflicht-Methode *(Episkopie)* betrieben (**Abb. 1 f**). Diese Form der Mikroskopie im auffallenden Licht gestattet auch die Untersuchung verschiedener Gewebe in situ, so z. B. des Auges (mit dem sog. Biomikroskop), der Kapillaren im Nagelfalz des Menschen (Kapillarmikroskopie) oder im Tierexperiment operativ freigelegter Organe, evtl. nach Injektion fluoreszierender Farbstoffe (Fluorochrome).

Eine Minderung der Qualität des lichtmikroskopischen Bildes wird durch die geringe **Schärfentiefe** der stark vergrößernden Objektive verursacht. Der Bereich scharfer Abbildung nimmt bei steigender Vergrößerung ab und liegt als schmale Zone innerhalb des Schnittes. Bei Untersuchung eines Präparates mit einem Objektiv, dessen Schärfentiefe kleiner als die Schnittdicke ist, wird man die Ebene der scharfen Abbildung (Fokusebene) durch Betätigung des Feintriebs auf- und abbewegen und damit den Schnitt in seiner ganzen «Tiefe» zu erfassen suchen. Semidünnschnitte haben den Vorteil, daß Schnittdicke und Schärfentiefe etwa identisch sind, die Abbildungsqualität also nicht beeinträchtigt wird (**Abb. 4**, s. a. **Abb. 2**).

Das **Dunkelfeld** vermittelt uns durch Beugungsbilder den Nachweis von ultramikroskopischen Teilchen in der Dimension von nur 5–30 nm sowie von ganz geringen Lichtbrechungsunterschieden, welche im Hellfeld kaum mehr zu erkennen wären. Durch einen Dunkelfeldkondensor wird das Präparat schräg bestrahlt und die aufleuchtenden, lichtstreuenden Strukturen im ungefärbten Zustand beobachtet (**Abb. 1 d**).

Das **Phasenkontrastmikroskop** ist für die experimentelle Zellforschung heute jedoch von viel größerer Bedeutung, da es die Untersuchung von lebenden Zellen (**Abb. 37**) ermöglicht. Es läßt geringe Dichteunterschiede erkennen, indem die dabei auftretenden – als solche unsichtbaren – Phasendifferenzen der durchtretenden Lichtstrahlen in Amplitudendifferenzen (Helligkeitsunterschiede) umgewandelt werden. Mit dem **Interferenzmikroskop** können die Phasenunterschiede gemessen werden; damit sind wir in der Lage, die Dichte einer Substanz oder (bei bekannter Konzentration) die Dicke eines Baubestandteils zu bestimmen (**Abb. 1 e**). Im polarisierten Licht lassen sich die Strukturen auf ihre Doppelbrechung untersuchen (**Polarisationsmikroskopie**, vgl. auch S. 108) und danach in isotrope und anisotrope einteilen (**Abb. 1 c**).

Eine rund tausendfache Steigerung des Auflösungsvermögens brachte schließlich die Elektronenmikroskopie. Das **Durchstrahlungs-Elektronenmikroskop** (**Abb. 5**) verwendet zur Bilderzeugung sehr kurzwellige Elektronenstrahlen – λ ~ 0,005 nm bei 50–120 kV – und als Linsen elektromagnetische Felder. Sein Auflösungsvermögen von 0,2–0,3 nm erlaubt es, bis in den Größenbereich der Makromoleküle vorzudringen, wo Zellmorphologie, -chemie und -physiologie ihre gemeinsame Wurzel haben.

Lebendbeobachtungen sind im Gegensatz zur Lichtmikroskopie nicht möglich, da das Präparat in das Vakuum der Säule eingeschleust werden muß. Die Vergrößerung eines Elektronenmikroskopes beginnt in einem Bereich, wo sie sich mit der lichtmikroskopischen deckt (150fach), und läßt sich bei kommerziellen Geräten bis auf eine 200000–500000fache Vergrößerung steigern. Für die Untersuchung biologischer Objekte werden in der Regel nur die unteren Bereiche (bis zu 50000fach) benötigt.

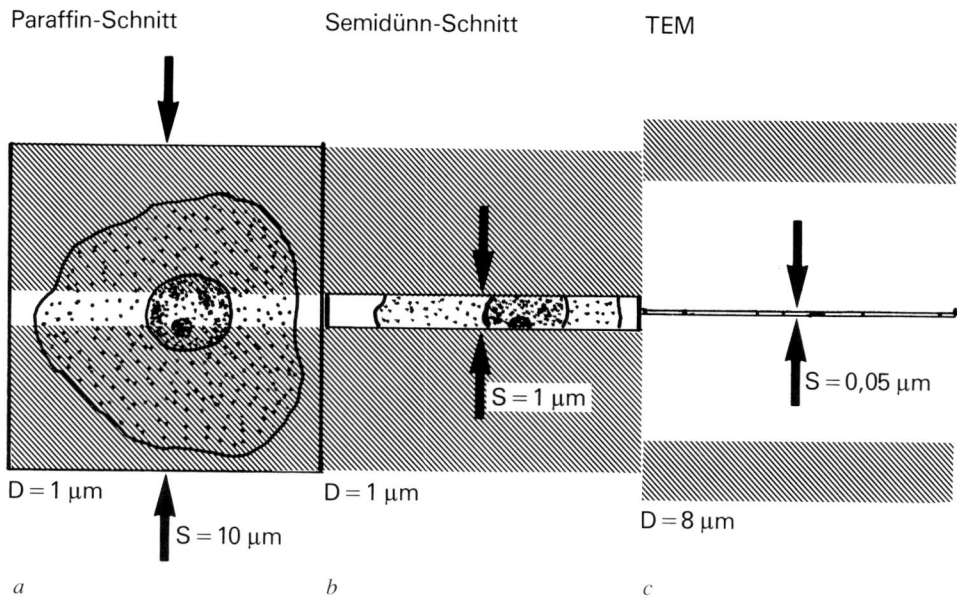

Abb. 4: Einfluß der Schärfentiefebereiche (D) und der Schnittdicken (S) auf die Abbildung im Licht- (a, b) und Transmissions-Elektronen-Mikroskop (c). – **a** D geringer als S. – **b** D gleich S. – **c** D größer als S.

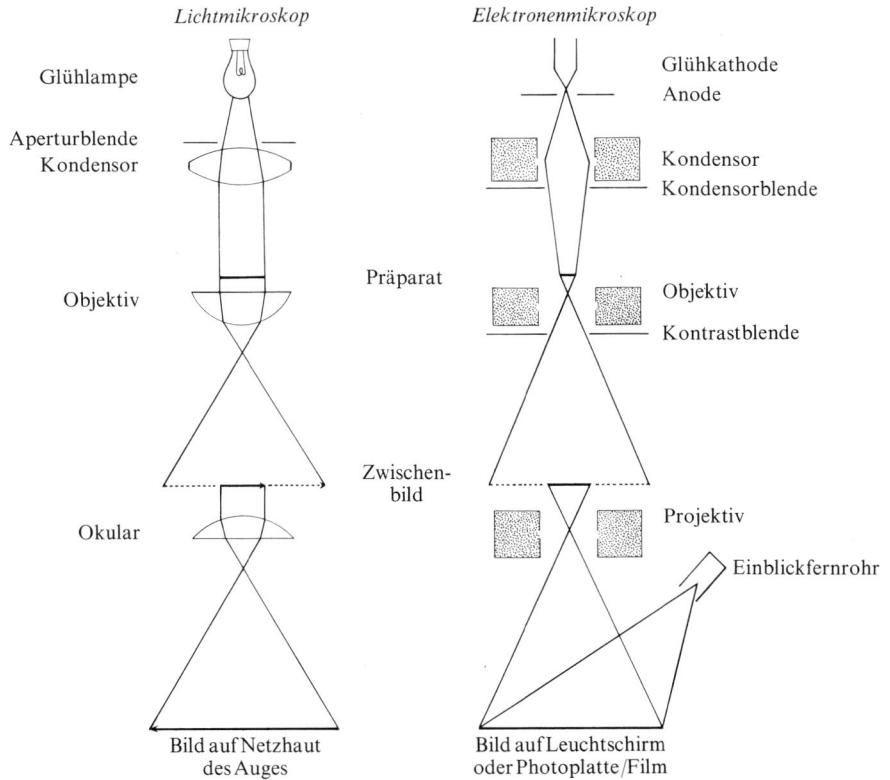

Abb. 5: Schematische Darstellung des Strahlenganges im Licht- und Durchstrahlungs-Elektronenmikroskop.

Aus technischen Gründen ist bei einem Elektronenmikroskop die Mikroskopsäule mit der Elektronenstrahlquelle und den Linsensystemen gewissermaßen auf den Kopf gestellt. In das Lichtmikroskop erfolgt der Einblick durch das Okular von oben, beim Elektronenmikroskop wird das Bild durch eine Projektivlinse auf einen fluoreszierenden Schirm projiziert, der am unteren Ende der Mikroskopsäule durch ein Fenster betrachtet werden kann.

Tab. 4: Übersicht über die wichtigsten mikroskopischen Untersuchungsmethoden

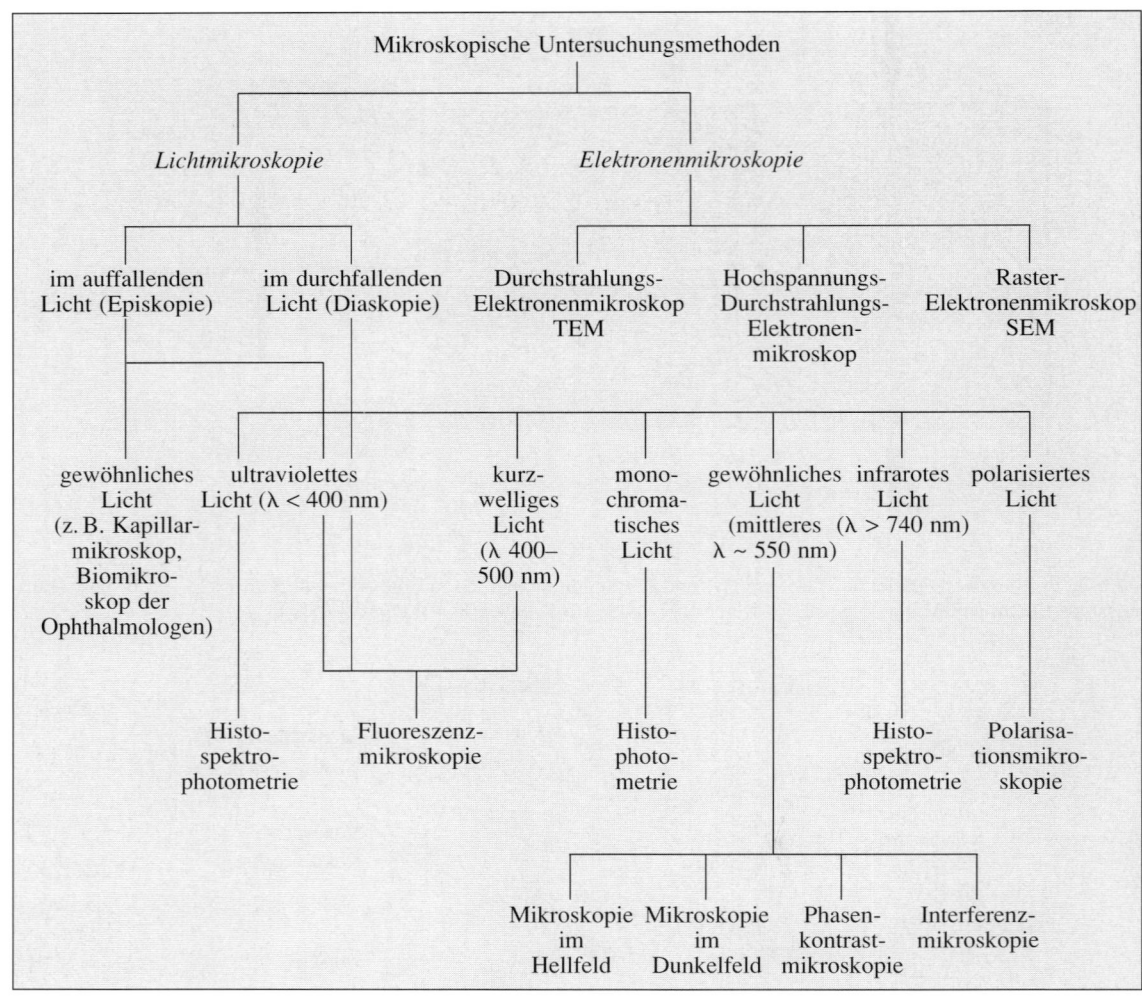

Von den Durchstrahlungs- bzw. Transmissions-Elektronenmikroskopen (TEM) unterscheidet sich das **Raster-** oder **Scanning-Elektronenmikroskop** (SEM). In diesem wird ein feingebündelter Elektronenstrahl dazu benutzt, um eine getrocknete und mit Metall (z. B. Gold) bedampfte Präparatoberfläche wie mit einer Sonde zeilenrasterartig abzutasten. Dabei entsteht ein zeitliches Nacheinander von Videosignalen mit dem Informationsgehalt der Reliefstruktur; diese werden elektronisch verarbeitet und – wie beim Fernsehen – in der Wiedergabebildröhre zu einem räumlichen Nebeneinander der Objektpunkte zusammengesetzt. Das Rasterelektronenmikroskop ermöglicht heute 7- bis über 200000fache Vergrößerungen (mit einer Auflösungsgrenze von etwa 5 nm).

Transmissions- und Rasterelektronenmikroskope arbeiten aufgrund der langen Brennweiten mit Schärfentiefen, welche die des Lichtmikroskops 300–1000mal übertreffen (**Abb. 4**); das erlaubt uns bei der Rasterelektronenmikroskopie, anstelle von Schnittprofilen dreidimensionale Abbildungen von außerordentlicher Brillanz zu bekommen (siehe z. B. **Abb. 279, 375** und **379**), die aber grundsätzlich nur Informationen von der Oberflächenbeschaffenheit liefern.

Das **Gefrierbruch-** und **Gefrierätz-Verfahren** vermittelt ebenfalls Oberflächenabbildungen, erfordert aber bei der Präparatherstellung ein abweichendes Verfahren. Es werden Abdruckpräparate von Oberflächen hergestellt, die im Transmissions-Elektronenmikroskop untersucht werden. Bei diesem Verfahren, das weder die Struktur noch die chemische Zusammensetzung der Zellen verändert, wird das lebende oder zumindest lebensfrische Untersuchungsgut innerhalb einer Sekunde eingefroren. Dann wird es mit einem Spezialmikrotom in einer Vakuumglocke bei etwa –100 °C «geschnitten» oder, genauer gesagt, gebrochen oder gespalten, wobei die Bruchebenen bevorzugt im Bereich der Cytomembranen liegen, die oft in der Mitte der Doppellipoidschicht der Elementarmembran (S. 28) aufgespalten werden. Durch eine ungefähr zwei Minuten dauernde Vakuumsublimation des Eises der wässerigen Phasen («Ätzung») werden darauf auch tieferliegende Objektstrukturen, die nun aus der Oberfläche herausragen, freigelegt. Schließlich wird durch Platin-Kohle-Bedampfen ein naturgetreuer Abdruck hergestellt, das Vakuum aufgehoben, das Präparat aufgetaut und der gereinigte Abdruckfilm («Replica») im Elektronenmikroskop untersucht (s. a. **Abb. 16, 27** und **28** oder **39**).

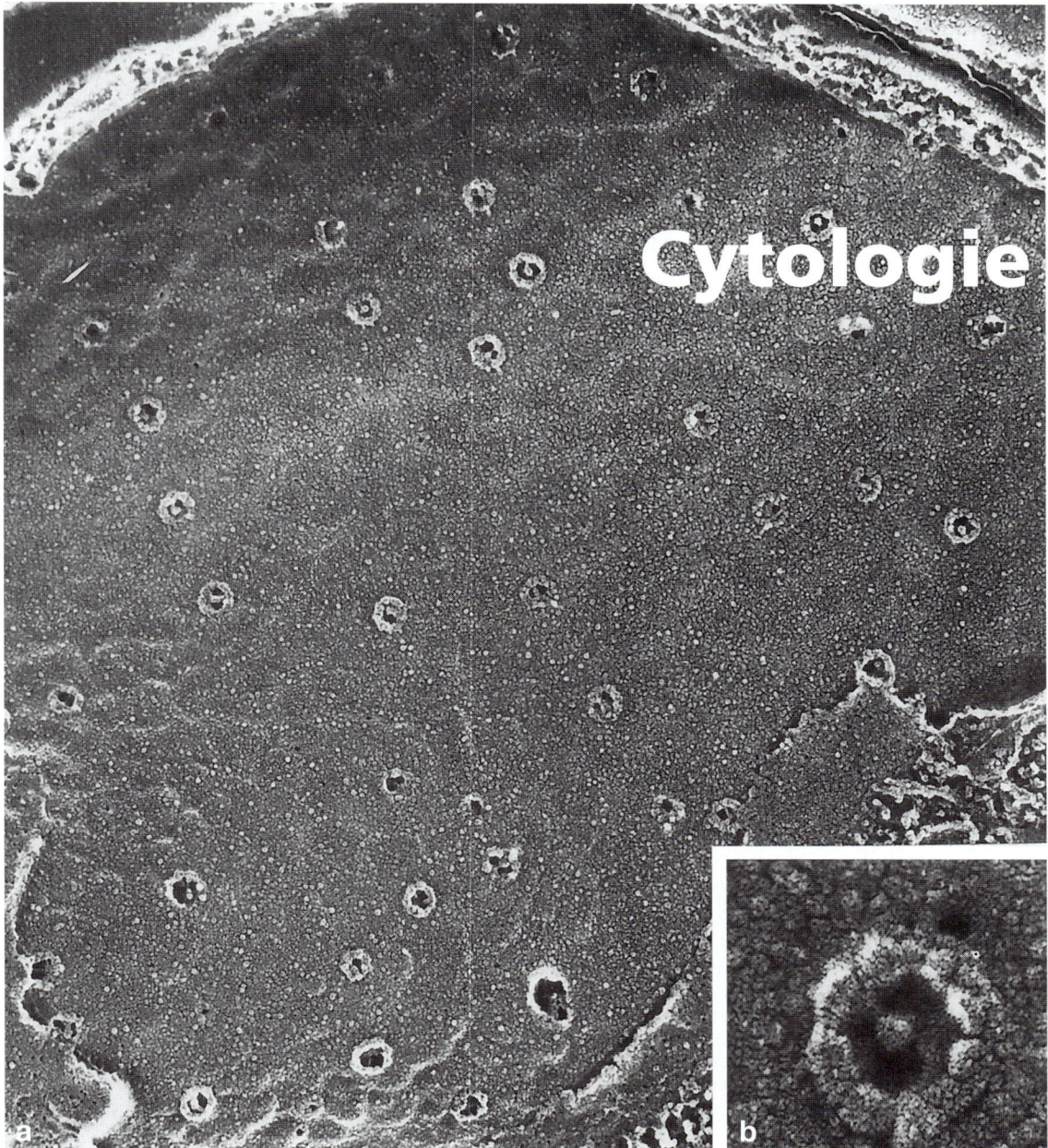

Cytologie

Abb. 6: – a Kernhülle mit Kernporen im Gefrierbruchpräparat nach Schnellkryofixierung. Astrocyt aus N.opticus, Ratte.
– b Ausschnittsvergrößerung: Der Aufbau der Kernpore aus einem 8teiligen Anulus und die Öffnung mit Teilen eines Diaphragmas und einem zentralen Granulum sind gut zu erkennen. Vergr. (a) 38000mal; (b) 136000mal. Präparat und EM von Prof. Meller, Bochum.

Bei Fehlen lebensnotwendiger Zellbestandteile sind die charakteristischen Leistungen der Zelle eingeschränkt. Fehlt der Zellkern, was bei reifen roten Blutkörperchen des Menschen und der meisten Säugetiere der Fall ist, können sich diese hochspezialisierten Gebilde nicht mehr teilen und sind nur eine beschränkte Zeit lebensfähig. Ihren Ersatz besorgen die noch kernhaltigen Vorstufen im Knochenmark.

Kern und Zell-Leib sind in einem bestimmten Größenverhältnis, das als *Kern-Plasma-Relation* bezeichnet wird. In voluminösen Zellen findet man dementsprechend große oder sogar mehrere Zellkerne (vgl. Spinalganglienzellen, **Abb. 184**, bzw. Osteoklasten, **Abb. 141**). Die Kern-Plasma-Relation steht aber in einer gewissen Abhängigkeit vom Zelltyp und vom Alter; in jungen Zellen, wie übrigens auch in den Krebszellen, ist der Kern vergleichsweise groß und chromatinreich. Manche Zellen, wie z.B. die Fettzellen (**Abb. 121**), können durch Einlagerung von Reservestoffen eine Volumenzunahme erfahren, welche jedoch keine Kernvergrößerung zur Folge hat.

I. Allgemeines

Die *Zellen, die kleinsten isoliert noch lebensfähigen Bauelemente* des Metazoenkörpers, sind von einer Membran umgebene, kernhaltige Cytoplasmamassen, die sich fortpflanzen und wachsen können. In der überwiegenden Mehrzahl sind sie *farblos;* eine Ausnahme machen die pigmenthaltigen Zellen.

Die **Form der Zellen** ist sehr mannigfaltig. In flüssigen Medien sind sie infolge ihrer Oberflächenspannung im allgemeinen kugelig (Zellen des Blutes und der Lymphe). Im Zellverband beeinflussen sie sich gegenseitig in ihrer Form: Die Leberzellen sind im Organ polygonal; werden sie jedoch aus ihrer Umgebung gelöst, wie in einem Abstrich- oder Zupfpräparat, so bekommen sie Kugelform und damit die kleinste mögliche Oberfläche. Bei der mitotischen Teilung haben viele Zellen die Neigung, vorübergehend sphärisch zu werden. Umgekehrt können gewisse Blutzellen aus dem flüssigen Milieu in das Gewebe auswandern, dabei die Kugelgestalt aufgeben und Fortsätze bilden. Gut sichtbar ist die individuell ungemein variable Form der Zellen und ihre morphologische Anpassungsfähigkeit z. B. in einem geschichteten Plattenepithel (**Abb. 466** und **481**).

Die Form der Zellen steht in Beziehung zu ihrer Funktion. Man denke an die langgestreckten Muskelzellen oder an das je nach dem Sekretionszustand wechselnde Aussehen mancher Drüsenzellen (Becherzellen, **Abb. 1b**, apokrine Schweißdrüsenzellen, **Abb. 8**) sowie an die extrem spezialisierten Samenzellen. Manche Zellen sind fortsatzlos, manche bilden Ausläufer in großer Zahl, wie beispielsweise die Knochenzellen (**Abb. 154**) und die multipolaren Nervenzellen (**Abb. 188**).

Wie in der Form, so gibt es auch in der **Größe** der Metazoenzellen, sogar bei ein und demselben Individuum, große Unterschiede. Die größte menschliche Zelle ist die Eizelle, deren Durchmesser etwa 0,12 mm beträgt, weshalb sie mit bloßem Auge eben noch zu erkennen ist. Die Mehrzahl der Zellen besitzt einen Durchmesser von 5–50 µm; die Erythrocyten (7,5 µm) gehören also zu den relativ kleinen Zellen.

Die *Zellgröße* ist beim Erwachsenen unabhängig von der Körpergröße (die Amphibien z. B. haben auffällig große Zellen). Die *Zahl der Zellen* ist *abhängig* von den Körpermaßen und liegt – ohne Berücksichtigung der Blutzellen – in der Größenordnung von 10^{13}–10^{14}.

Die **Lebensdauer** der einzelnen Zellen ist ebenfalls recht unterschiedlich. Während sie bei den roten Blutkörperchen auf 110–130, bei den granulierten weißen Blutzellen sogar auf nur wenige Tage berechnet wird, sind die Nervenzellen so alt wie der Gesamtorganismus. Von der Lebensdauer oder Lebenserwartung (Zellalterung) ist die Regenerationsfähigkeit einer Zelle zu unterscheiden. Zellen mit guter Regenerationsfähigkeit teilen sich vielfach (z. B. Fibroblasten in der Gewebekultur 20–60 mal), nach einer mehr oder weniger ausgedehnten Periode der Vermehrung stellen aber auch sie die Mitosen ein. Die Regenerationsfähigkeit einer differenzierten Nervenzelle ist verloren gegangen. Lebenserwartung und Regenerationsfähigkeit der meisten Zellen verhalten sich reziprok (s. **Tab. 11**, S. 96).

An jeder Zelle sind zwei Hauptbestandteile zu unterscheiden: **Zell-Leib (Cytoplasma)** und **Zellkern (Karyoplasma)**. Der Kern (Nucleus) ist auch in der ungefärbten lebenden Zelle infolge seiner etwas anderen Lichtbrechung gewöhnlich zu sehen. Im gefärbten histologischen Präparat zeigt er – vgl. **Tab. 22**, S. 175 – im allgemeinen eine Affinität zu anderen Stoffen als der Zell-Leib, so daß er, wie z. B. bei der Hämatoxylin-Eosin-Färbung (**Abb. 49**), meist deutlich hervortritt. Besonders ausgezeichnet ist der Zellkern durch die Strukturveränderungen, die man bei der mitotischen Teilung beobachtet (S. 61 ff.). Im übrigen laufen die mikroskopisch faßbaren Lebensvorgänge vor allem im Cytoplasma ab, welches unter der Kontrolle der im Kern lokalisierten Gene arbeitet. Doch kann das Cytoplasma seinerseits auch die Kernfunktion beeinflussen. Die Zelle ist somit mehr als ein didaktisches Schema: Sie stellt morphologisch und biologisch eine Einheit dar und ist nur als Ganzes in der Lage, ihre charakteristischen Leistungen zu vollbringen. Diese Leistungen machen das Lebendige der Zelle aus. Dazu gehört der Stoffwechsel und Energieaustausch, die Beweglichkeit der Zelle oder einzelner Zellteile, die Teilungsfähigkeit durch Mitose und das Vermögen, Reize aufzunehmen und zu beantworten.

II. Zell-Leib [Cytoplasma]

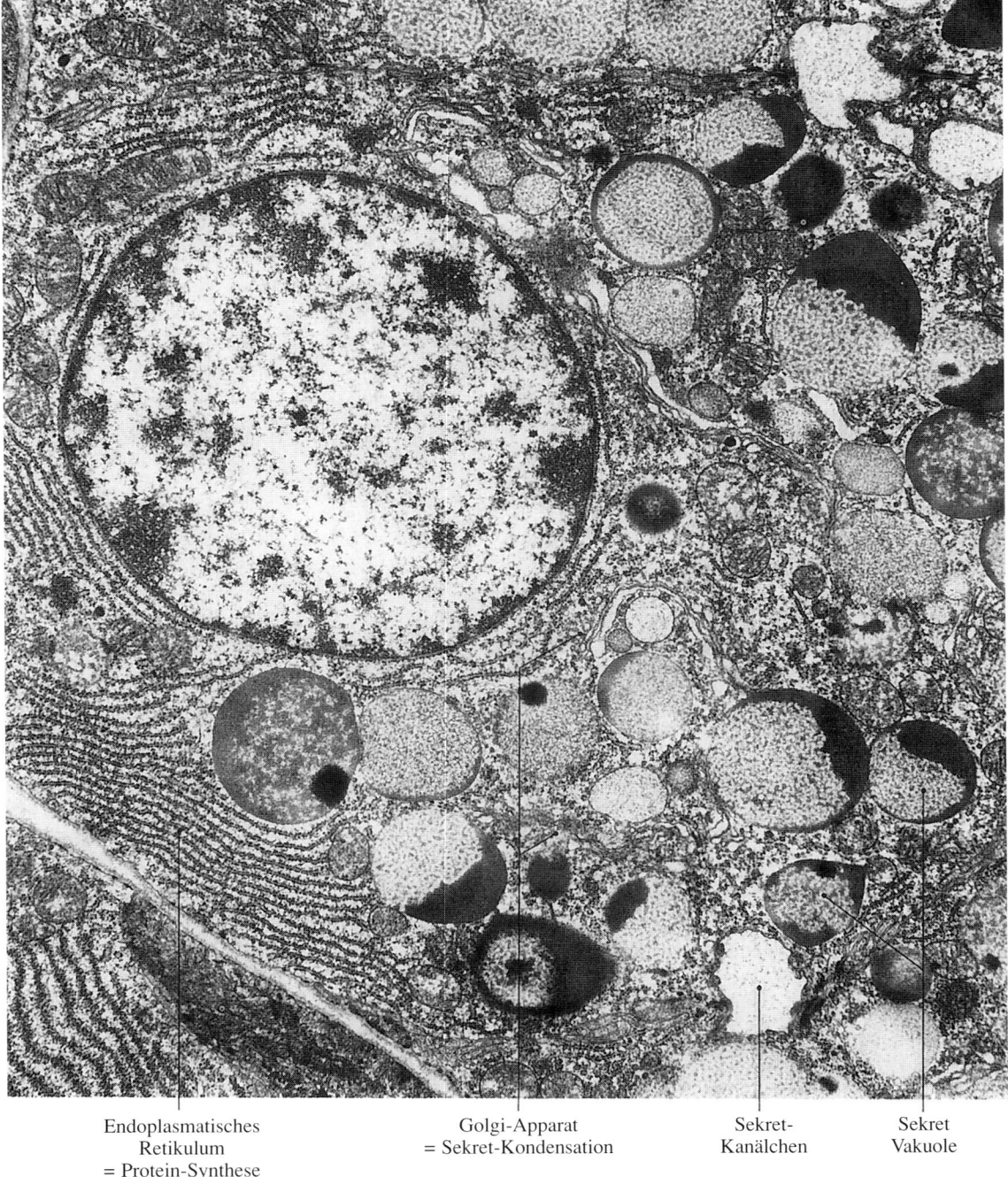

Endoplasmatisches   Golgi-Apparat   Sekret-   Sekret
Retikulum   = Sekret-Kondensation   Kanälchen   Vakuole
= Protein-Synthese

Abb. 7: Die Sekretbereitung ist eine wichtige Funktion der Zellorganellen im Cytoplasma von vielen Formen sekretorischer Zellen. Das rauhe endoplasmatische Retikulum (ER) ist bei starker Proteinsynthese besonders reichlich vertreten. Im Golgi-Apparat werden zahlreiche heteromorphe Sekretgranula und Transportvakuolen gebildet. Das Sekret gelangt kondensiert an die apikale Zelloberfläche und wird durch Exocytose in die Sekretkanälchen ausgeschleust (die Exocytose ist auch im EM selten zu beobachten). Acinuszelle einer serösen Speicheldrüse: Glandula submandibularis, Affe. Vergr. 11 800mal.

A. Struktur im Lichtmikroskop

Das **Cytoplasma**[4] erscheint in den lichtmikroskopischen Routine-Präparaten als eine entweder strukturlos-homogene, granulierte oder schaumig-vakuolisierte Masse. Sie bildet mit dem Zellkern die Zelle, welche von Max Schulze (1861) als ein «*mit den Eigenschaften des Lebens begabtes Klümpchen von Protoplasma[4], in welchem ein Kern liegt*» definiert wurde. Innerhalb des Cytoplasmas lassen sich aber bei vielen Zellformen Strukturen unterscheiden, die zusätzlich zu Form und Größe weitere Informationen über die Zelle vermitteln und eine Diagnose ermöglichen (**Tab. 5**).

Im Laufe der Entwicklung hat ein großer Teil der Zellen eine besondere Differenzierung erfahren; dabei sind entsprechend den funktionellen Anforderungen im Cytoplasma spezifische Strukturen entstanden. Derartige, in der Histogenese auftretende und zeitlebens bestehenbleibende Strukturen, die als Unterscheidungsmerkmal verschiedener Zelltypen dienen können, faßt man unter dem Begriff **Metaplasma**[4] zusammen. Dazu gehören beispielsweise die Myofibrillen der Muskelzellen (**Abb. 166**) oder die Tonofibrillen der Epithelzellen.

Zum **Paraplasma**[4] (oder Alloplasma) gehören reversible Einschlüsse, welche – wie Drüsensekrete – in den betreffenden Zellen gebildet (**Abb. 8**) oder dort auch nur abgelagert werden. Paraplasmatische Substanzen können für gewisse Zellen charakteristisch sein (Fettzellen, Pigmentzellen, Drüsenzellen), müssen aber aus den Zellen unter Umständen auch wieder vollständig verschwinden können (Sekretgranula). Bei manchen Drüsenzellen gibt die wechselnde Erscheinungsform der paraplasmatischen Einschlüsse wertvolle morphologische Anhaltspunkte für die Beurteilung des Aktivitätszustandes.

Paraplasmatische Einlagerungen von *Neutralfetten* und *Lipiden* sind im menschlichen und tierischen Körper häufig in Form von größeren und kleineren Tropfen (**Abb. 9**) oder feinen Körnchen, seltener in kristalliner Form – z. B. Steroide der Nebennierenrinde – anzutreffen. Reichlich Lipide finden wir außer in Fettgewebe und Nebennierenrinde im Corpus luteum und in den Talgdrüsen. Die Bedeutung der Neutralfette für den Stoffwechsel ist die einer auf engem Raum speicherbaren Energiequelle. In den in Paraffin oder Zelloidin eingebetteten Präparaten sind die Lipide herausgelöst, und an ihrer Stelle liegen nun Vakuolen: Man beachte z. B. die Wabenstruktur des Cytoplasmas der Talgdrüsen- und der plurivakuolären Fettzellen (**Abb. 494** bzw. **Abb. 122**); die univakuolären Fettzellen (**Abb. 120**) erscheinen als umfangreiche, von einem kernhaltigen Saum umrahmte Löcher. Der Nachweis von Lipiden in Gefrierschnitten, dem besonders in der Pathologie eine praktische Bedeutung zukommt, beruht bei der Färbung mit Sudan III oder Scharlachrot darauf, daß der lipophile Farbstoff durch das Fett aus dem Lösungsmittel, in welchem er angeboten wird, ausgezogen wird.

In menschlichen und tierischen Zellen (Leber- und Knorpelzellen, Muskulatur, Vaginalepithelien, Decidua, Epithelkörperchen; manchen embryonalen Geweben) ist als weitere paraplasmatische Substanz *Glykogen* – in welcher Form die der Zelle vor allem als Glukose zugeführten Kohlenhydrate gespeichert werden – weit verbreitet (**Abb. 10**). Sein histochemischer Nachweis erfolgt mit der Perjodsäure-Schiff-Reaktion (PAS-Reaktion nach McManus[3], s. S. 14).

In verschiedenen tierischen Zellen, beim Menschen manchmal in den Zwischenzellen des Hodens, kommen *Eiweiß*kristalle vor (**Abb. 11**). Andere Proteine, die in einem sehr hohen Prozentsatz Enzymeiweiß sind oder der lebenden Substanz als Struktureiweiß angehören, sind morphologisch schwerer nachweisbar als paraplasmatische; es sind dazu histochemische Methoden notwendig. Die meta- und paraplasmatischen Bildungen sind wie die Zellorganellen eingelagert in eine transparente, lichtmikroskopisch mehr oder weniger homogene Masse, das Grundplasma oder **Hyaloplasma**[4]. Dieses fehlt in keiner Zelle.

---

3 PAS = **P**eriodic **A**cid-**S**chiff; deutsch auch PJS = **P**erjodsäure-**S**chiff-Reaktion.

4 *griechisch:* plásma = Gebilde, das Geformte; prōtos = der Erste; metá = nach, inmitten; pará = daneben; hyálinos = gläsern, transparent.

Tabelle 5: Licht- und submikroskopische Strukturbestandteile der Zelle

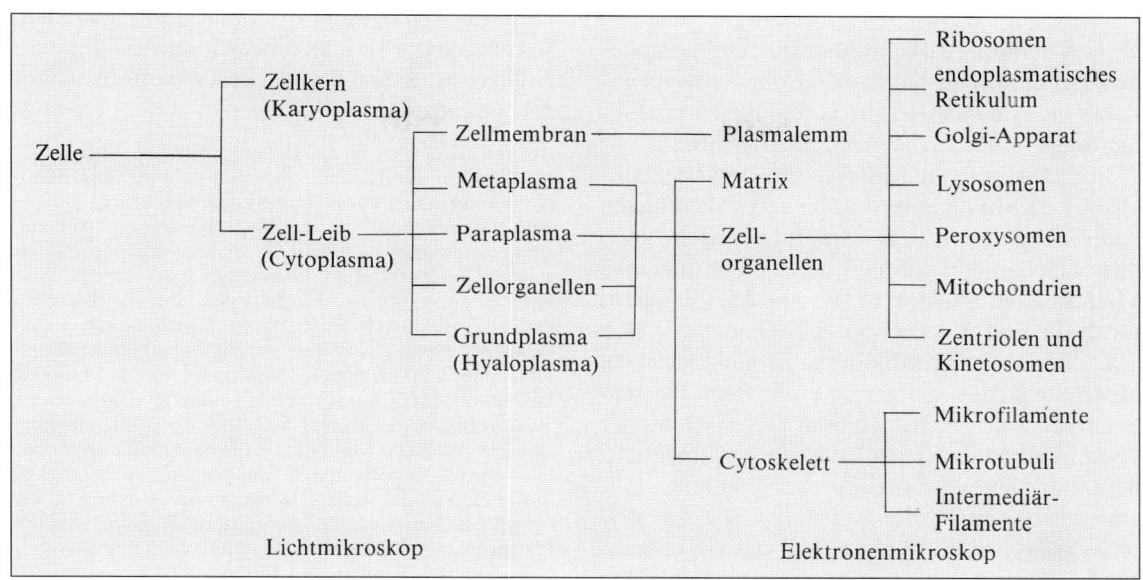

Lichtmikroskop   Elektronenmikroskop

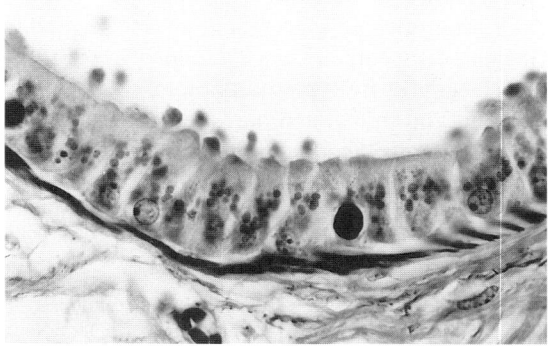

Abb. 8: Beispiel für metaplasmatische Zellstrukturen. Sekretgranula im apikalen Cytoplasma (apokrine Sekretion). Glandulae ceruminosae, äußerer Gehörgang (Mensch). Azan-Färbung. Vergr. 500mal.

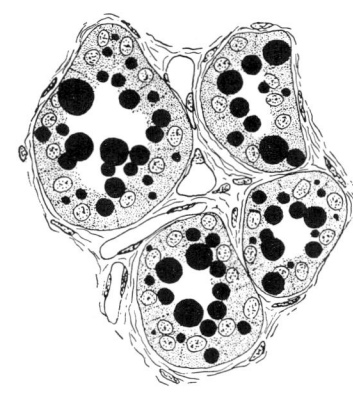

Abb. 9: Darstellung der Fetttröpfchen in sezernierenden Milchdrüsenzellen (Mensch). Fixation mit OsO_4. Vergr. 300mal (W.).

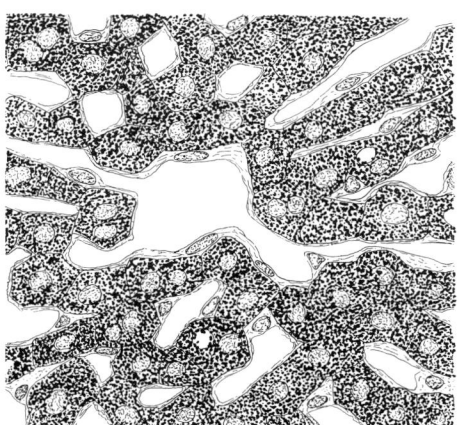

Abb. 10. Zentraler Teil eines Leberläppchens (Meerschweinchen). Glykogen-Darstellung mit Bestschem Karmin. Vergr. 400mal. (Be.).

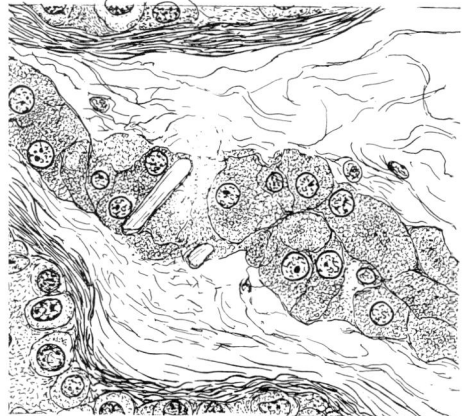

Abb. 11: Zwischenzellen des menschlichen Hodens mit Eiweißkristallen. H.-E.-Färbung. Vergr. 500mal. (W.).

B. Feinstruktur der Zelle

In dem lichtmikroskopisch annäherend homogenen Grundplasma haben *elektronenmikroskopische Untersuchungen* eine komplexe Ultrastruktur zutage gefördert (s. **Tab. 5** und **Abb. 12**).

Eingelagert in die **Matrix,** die – trotz des mittels der Elektronenmikroskopie erreichten hohen Auflösungsvermögens – morphologisch noch nicht erschöpfend definiert ist, erkennt man eine Vielzahl von Strukturen, die aus **Membranen, Granula** und **Filamenten** bestehen bzw. sich aus diesen Grundstrukturen zusammensetzen. Membranen, die gemeinsam mit dem Plasmalemm und der Kernmembran das System der **Cytomembranen** darstellen, gehören mehrheitlich zum endoplasmatischen Retikulum, z. T. aber auch zum Golgi-Apparat sowie zu verschiedenen anderen Organellen, die sie begrenzen. Cytomembranen können wachsen und durch Abschnürung neue Membranen bilden. Durch Zusammenfließen von Bläschen entstehen ebenfalls neue Membransysteme (**Abb. 29**), doch ist der umgekehrte Vorgang, die Bildung von Vesikeln durch Endocytose, ebenfalls möglich (**Abb. 21**).

Ferner findet man im Cytoplasma feine Partikel, die nicht von Membranen abgeschlossen frei in der Matrix liegen. Unter diesen granulären Elementen sind Ribosomen, Glykogenpartikel, Lipidtröpfchen und weitere, gelegentlich vorkommende Zelleinschlüsse. Schließlich wird die Matrix von einem System feiner Mikrofilamente und/oder Mikrotubuli durchzogen, welche gemeinsam ein **Zell- oder Cytoskelett** aufbauen.

Unter der cytoplasmatischen Matrix versteht man die strukturlose Grundmasse, welche die Räume zwischen den membranbegrenzten Strukturen (Kompartimente) einnimmt. Die Matrix entspricht weitgehend den Bestandteilen der Zelle, die der Biochemiker als **Cytosol** bezeichnet, und die bei der *Zellfraktionierung* als löslicher Überstand nach Abtrennung der Mikrosomenfraktion (s. S. 41) resultiert. Das Cytosol ist ein nach Zellzertrümmerung und Ultrazentrifugation gewonnenes künstliches Produkt, welches neben allen gelösten Substanzen (z. B. 20% der Zellproteine) auch besonders kleine Partikel, z. B. einen Teil der Ribosomen enthält. Es umfaßt 50–60% des Zellvolumens. Das Cytosol ist der Ort des Intermediär-Stoffwechsels, und in ihm laufen ein Teil der Proteinsynthesen ab, die zur Bereitstellung der Strukturbausteine der Zelle notwendig sind. Aus biochemischer Sicht werden deshalb Metabolite, die in der Zelle zur Ablagerung kommen, als Bestandteil des Cytosols betrachtet.

Bedingt durch den hohen Eiweißgehalt zeigt die Matrix einen gelartigen Zustand. Nicht selten wird das Grundplasma mit einem kolloidalen System verglichen; wäre es jedoch nur ein gewöhnliches Dispersionssystem, so könnten manche seiner *physikalischen Eigenschaften* nicht verstanden werden. Dies wird nun möglich mit der Annahme eines *mikrotrabekulären Gerüstwerkes,* welches die Formbeständigkeit und die Elastizität des Grundplasmas erklärt (auch bei Abwesenheit eines endoplasmatischen Retikulums und von fibrillären Strukturen). Seine Plastizität könnte mit dem Umbau der Haftpunkte im Trabekelwerk zusammenhängen, ebenso seine Bewegungserscheinungen. Das lebende Cytoplasma ist in Wasser unlöslich und nur begrenzt quellbar durch Einlagerung von Flüssigkeit in die Lücken des Trabekelgerüstes. Erst wenn sich, wie beim Absterben der Zelle, alle Haftpunkte lösen, wird das Plasma flüssig; die Zelle verliert damit auch ihre charakteristische Form und wird kugelig.

Die Hauptmasse der Körpersubstanz ist **Wasser,** das zum großen Teil aus Quellungswasser in das Grundgerüst eingelagert ist und viele Stoffe gelöst enthält. Bei der morphologischen Untersuchung von Präparaten darf nie vergessen werden, daß dem Einbetten und Schneiden eine Entwässerung vorangegangen ist (**Tab. 3**, S. 15), was das Strukturgefüge beeinflußt haben muß.

Der *Wassergehalt* der Gewebe ist sehr verschieden (Bindegewebe etwa 80%, Knorpel 60–70%, Knochen 30–35%, Zahnschmelz 2–3%). Ein dreimonatiger menschlicher Fetus besteht noch aus etwa 95%, ein Neugeborener aus 70–80% und ein Erwachsener durchschnittlich aus 60–70% Wasser, von dem etwa $^3/_{10}$ extrazellulär in den Geweben, $^6/_{10}$ intrazellulär gebunden sind und nur rund $^1/_{10}$ in Blut und Lymphe zirkuliert.

Physiologische Bedeutung des Wassers. In keiner Flüssigkeit sind so viele Stoffe löslich wie im Wasser. Dieses bildet mit den darin gelösten Substanzen den Zellsaft, welcher für die Erhaltung des Quellungszustandes und des osmotischen Druckes wichtig ist. Es dient auch als Vehikel für den Transport von Nährstoffen und Stoffwechselschlacken. Unter den nichtmetallischen Körpern ist Wasser der beste Wärmeleiter und vermittelt so den Temperaturausgleich zwischen den Zellen. Außerdem besitzt es eine hohe Verdampfungswärme, weshalb dem Körper beim Verdunsten des Schweißes auf der Haut viel Wärme entzogen und die Gefahr einer Wärmestauung vermindert wird.

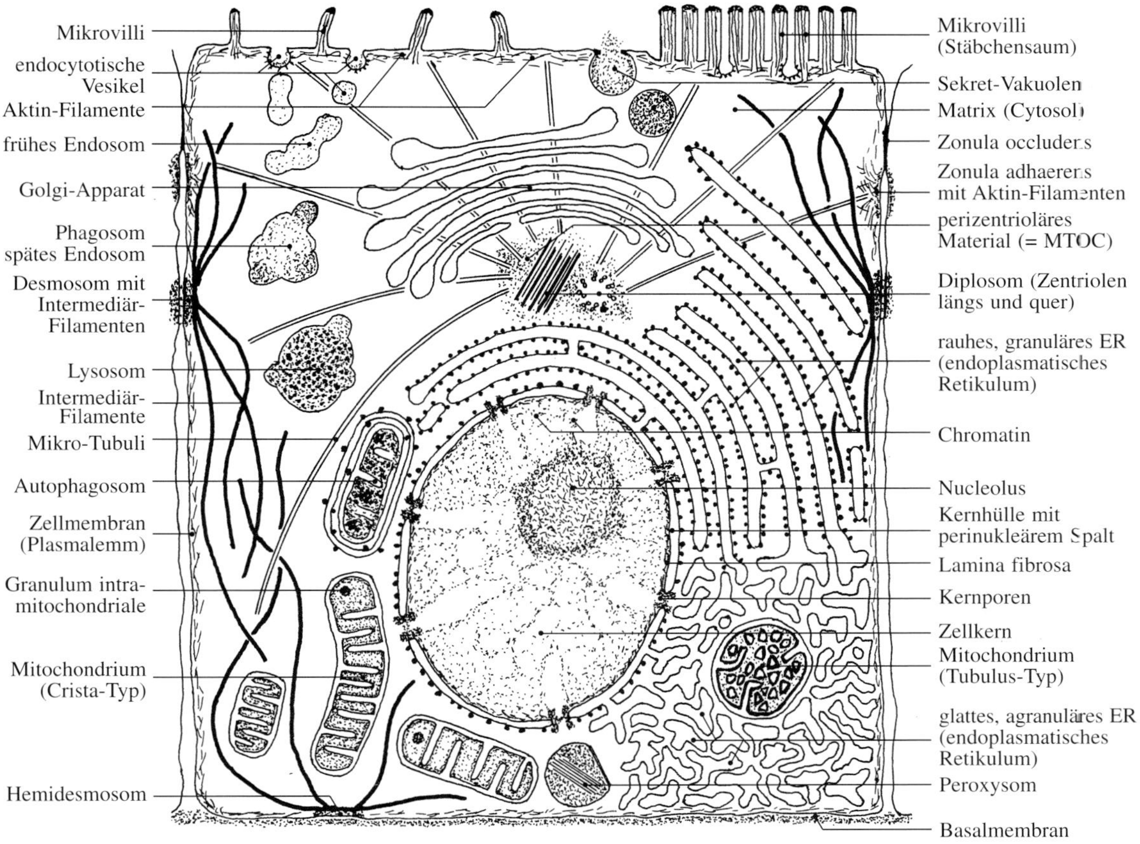

Mikrovilli

endocytotische Vesikel

Aktin-Filamente

frühes Endosom

Golgi-Apparat

Phagosom spätes Endosom

Desmosom mit Intermediär-Filamenten

Lysosom

Intermediär-Filamente

Mikro-Tubuli

Autophagosom

Zellmembran (Plasmalemm)

Granulum intra-mitochondriale

Mitochondrium (Crista-Typ)

Hemidesmosom

Mikrovilli (Stäbchensaum)

Sekret-Vakuolen

Matrix (Cytosol)

Zonula occludens

Zonula adhaerens mit Aktin-Filamenten

perizentrioläres Material (= MTOC)

Diplosom (Zentriolen längs und quer)

rauhes, granuläres ER (endoplasmatisches Retikulum)

Chromatin

Nucleolus

Kernhülle mit perinukleärem Spalt

Lamina fibrosa

Kernporen

Zellkern

Mitochondrium (Tubulus-Typ)

glattes, agranuläres ER (endoplasmatisches Retikulum)

Peroxysom

Basalmembran

△

Abb. 12: Schematische Darstellung der Ultrastruktur einer Zelle am Beispiel einer polar gegliederten Epithelzelle mit Zellorganellen und Cytoskelett.

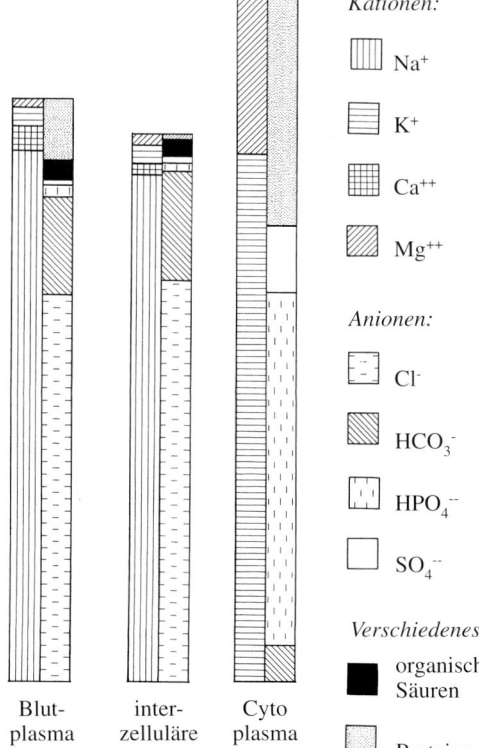

Kationen:

Na⁺

K⁺

Ca⁺⁺

Mg⁺⁺

Anionen:

Cl^-

HCO_3^-

HPO_4^{--}

SO_4^{--}

Verschiedenes:

organische Säuren

Proteine

Blut-plasma

inter-zelluläre Flüssigkeit

Cyto plasma

◁

Abb. 13: Der unterschiedliche Gehalt von Blutplasma, interzellulärer Flüssigkeit und Cytoplasma an Kationen, Anionen, organischen Säuren und Eiweiß. Die im Zellsaft (und auch im Blutplasma) vorkommenden *Mineralsalze,* die sich durch die Methode der Mikroveraschung nachweisen und lokalisieren lassen (Spodogramm), sind größtenteils ionisiert und – insbesondere die Kationen – in einem fein abgestimmten Verhältnis. Gewisse Ionen (wie, K, Mg, Phosphat) finden sich vor allem intrazellulär und sind hier z.T. im Zellsaft frei beweglich. Andere Ionen kommen reichlicher extrazellulär in den Körperflüssigkeiten (Na, Cl) oder in der Interzellularsubstanz der Knochen und Zähne vor (Ca, Phosphat). Mengenmäßig überwiegen unter den Mineralien, die zusammen nicht mehr als 3–4% des Körpergewichtes ausmachen, Ca und P als Baubestandteile der Hartsubstanzen bei weitem (99% des Calciums und 90% des Phosphors sind im Knochen gebunden). Das Cytoplasma ist – wie das Blutplasma – gepuffert, weshalb seine *Wasserstoffionenkonzentration* nur geringgradigen Schwankungen unterliegt. Das pH soll bei den meisten Zellen im Bereich von 6,4–7,4 (Blut 7,4) liegen; seine Bestimmung in der lebenden Zelle ist technisch schwierig (Einführung von Mikroelektroden oder von Indikatorfarbstoffen mit Hilfe von Mikropipetten).

1. Die Cytomembranen

a) Das «fluid mosaic membrane model»

Die Lebensvorgänge der Zelle spielen sich überwiegend in Räumen ab, welche von Membranen begrenzt sind. Membranen trennen *Kompartimente* voneinander: Die Zellmembran das Cytoplasma vom extrazellulären Raum, die Kernmembran das Karyoplasma vom Cytoplasma, zwei Mitochondrienmembranen die Mitochondrienmatrix vom Cytosol, die Membran des endoplasmatischen Retikulums die Cysternen und die Lysosomenmembran die hydrolytischen Enzyme von dem umgebenden Cytosol (Matrix). Diese **Cytomembranen** variieren regional in ihrem Aufbau und in der chemischen Zusammensetzung, unterliegen aber sämtlich dem gleichen Strukturprinzip.

Grundlage aller Cytomembranen ist eine **Lipid-Doppelschicht** (**Abb. 14**), an deren Bildung Phospolipide, Glykolipide und Cholesterol beteiligt sind. Die Lipidmoleküle besitzen eine hydrophile Kopfgruppe und einen aus zwei Fettsäureketten bestehenden hydrophoben Schwanzteil (**Abb. 14**). Sie sind amphipathische Moleküle: In wäßrigen Medien aggregieren die Lipidmoleküle, wobei die polaren Kopfgruppen sich zum Wasser hin orientieren, d. h. an den Außenseiten der Membran liegen, die hydrophoben Schwänze einander zukehren. Diese Eigenschaft, sich zwangsweise zu doppelschichtigen Membranen zusammenzufügen («self-assembly»), ist durch den molekularen Bau der Lipide bedingt. Das Ergebnis sind stets «geschlossene» Membransysteme, die keine freien Ränder bilden («selfsealing»), und die bevorzugt fettlösliche, sehr schwer dagegen wasserlösliche Substanzen passieren lassen.

Phospholipid-Doppelschichten liegen entweder in einer visköskristallinen Form oder als zweidimensionale Flüssigkeit vor. Der Phasenübergang zum flüssigen Zustand erfolgt mit steigender Temperatur bis zu 25 °C und ist von der Anzahl der ungesättigten Bindungen in einer der beiden Fettsäureketten, der Länge der Ketten und von der Anzahl der Cholesterolmoleküle im Membranverband abhängig. In der lebenden Zelle befinden sich alle Membranen im «flüssigen» Zustand. Dies ermöglicht dem einzelnen Phospholipid-Molekül die freie Rotation um seine Längsachse und eine weitgehend ungehinderte Bewegung innerhalb seiner Schicht (**Abb. 14**). Die Verschieblichkeit der Lipidmoleküle in tangentialer Richtung wird als *Lateral-Diffusion* bezeichnet und erfolgt mit großer Geschwindigkeit. Es findet ein ständiger Austausch zwischen benachbarten Molekülen statt ($\sim 10^7$/sec). Ein Austausch von Lipidmolekülen zwischen beiden Schichten der Cyto-

membran ist dagegen sehr selten zu erwarten. Er liegt im Stundenbereich. Deswegen können sehr schnell regionale Veränderungen in der Zusammensetzung der äußeren oder inneren Membranschicht erfolgen, andererseits sich eine *Asymmetrie* der Membranstruktur aufbauen und erhalten. So verteilen sich die am Membranaufbau beteiligten Formen der Lipidmoleküle ungleichmäßig auf die beiden Schichten.

Ein zweiter Membranbaustein wird von **Proteinen** und **Glykoproteinen** gebildet (**Abb. 14**). Eiweißmoleküle sind entweder transmembrane Membranbestandteile. Sie durchsetzen als α-Helix die Lipiddoppelschicht und treten an der Außen- und Innenfläche der Membran hervor. Diese *transmembranen Proteine* können mit ihrer α-Helix auch mehrfach abgewinkelt die Membran durchsetzen (**Abb. 14**). Oder sie sind kovalent mit lipidartigen Molekülen verbunden, über die sie in dem cytosol-seitigen Teil der Lipidschicht verankert sind. Auf diese Weise sind sie in einen Teil der Membran integriert (*integrale Proteine*), stellen aber keine Verbindung zwischen beiden Seiten der Membran her. Eine weitere Gruppe von Proteinen sind der Lipidmembran nur assoziiert. Sie sind über nicht-kovalente Bindungen an integrale, meist transmembrane Proteine gekoppelt. Diese Eiweiße haben also nur zu den Oberflächen der Membran Beziehungen; sie sind *periphere Membranproteine* und stellen die Verbindung z. B. zur extrazellulären Matrix (Fibronectin: s. **Abb. 95**) oder an der Innenseite der Plasmamembran zum Spektrin her.

Die Strukturen der Membranproteine sind außerordentlich verschieden und spiegeln damit die vielfältigen Funktionen wider. An der Außenfläche der Membran kann der hervortretende Proteinteil mit einer oder mehreren **Oligosaccharid-Ketten** versehen sein. Dies ist besonders augenfällig an der Zellmembran, auf der die dicht angeordneten und langen Seitenketten der Glykoproteine eine eigene Deckschicht bilden, die als **Glykokalix** auf vielen Epithelzellen besonders ausgeprägt ist (**Abb. 17**).

Vergleicht man verschiedene Membranformen hinsichtlich ihrer Eiweißanteile, so verhalten sich diese sehr unterschiedlich (25–75%). Die Zellmembran setzt sich in der Regel zur Hälfte aus Proteinen und Lipiden zusammen (Massenverhältnis 1:1; das Molekülverhältnis liegt bei 1 Protein – zu 50 Lipidmolekülen). Allerdings kann der Proteinanteil bei weniger als 25% liegen, wie dies bei den Membranen der Markscheide des Nerven der Fall ist. Cytomembranen, die einen hohen Gehalt an Enzymen als Strukturkomponenten enthalten, weisen einen hohen Proteinanteil auf; in der Mitochondrienmembran liegt er bei 75%.

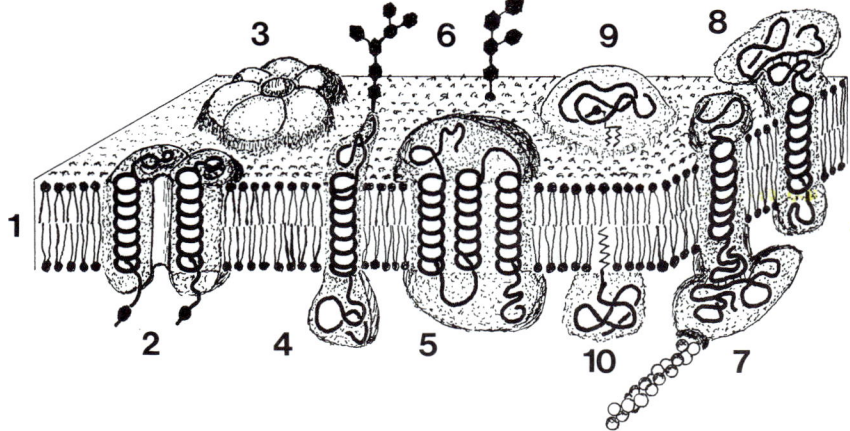

Abb. 14: Modell vom molekularen Bau einer Zellmembran. *1* Lipid-Doppelschicht, *2* Schnitt durch Tunnelprotein (spannungsabhängiger Kanal mit vier Untereinheiten), *3* Aufsicht auf gap junction-Kanal (besteht aus sechs Connexin-Untereinheiten), *4/5* transmembranöse Proteine (Zahl der α-Helices variabel), *6* Polysaccharidketten auf der extrazellulären Fläche, *7* Bindungsprotein-Komplex koppelt Aktin-Filament an Membranrezeptor (Integrin), *8* Bindungsprotein koppelt extrazelluläre Matrix Proteine (Fibronectin, Laminin) an Membranrezeptoren, *9/10* Proteine mittels Lipid-Anker auf der Außenseite oder über Fettsäure auf der Cytosol-Seite covalent gebunden.

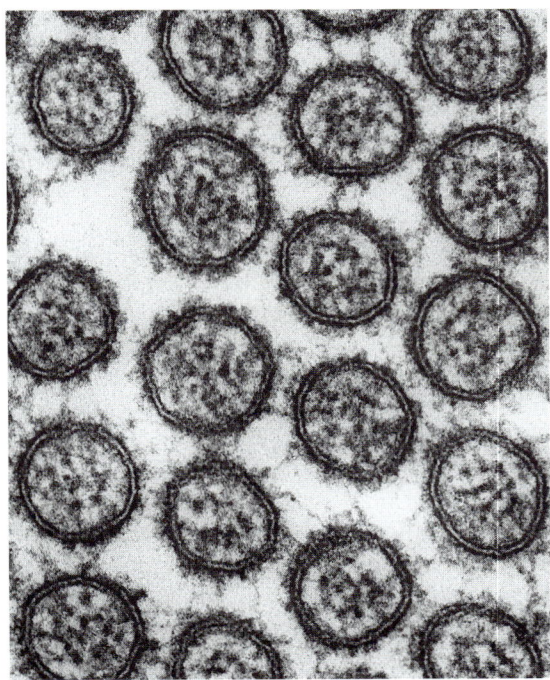

Abb. 15: Feinstruktur der Zellmembran am Beispiel der quergeschnittenen Mikrovilli einer Dünndarmepithelzelle. Die Lipid-Doppelschicht und die aus ihr herausragenden Polysaccharidketten sind zu erkennen. Vergr. 147000mal.

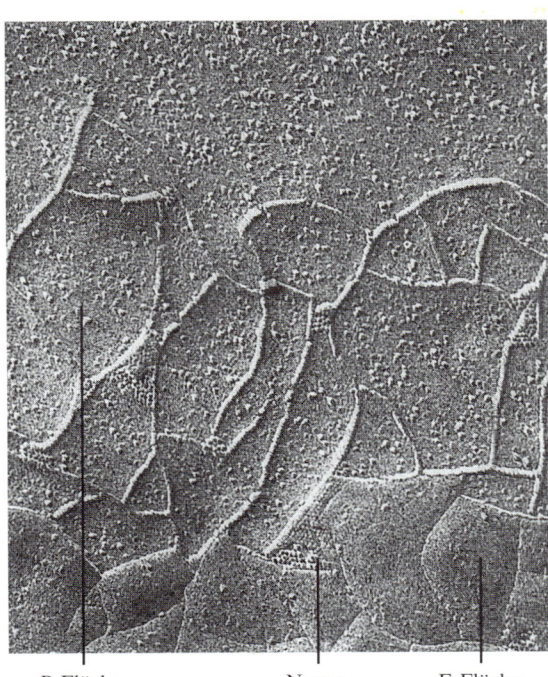

P-Fläche   Nexus   E-Fläche

Abb. 16: Darstellung der Bruchflächen zweier Zellmembranen im Gefrierbruchpräparat. Der Ausschnitt zeigt eine Zonula occludens (vgl. **Abb. 24**). Die Bruchebenen verlaufen in der lipophilen Zone der Cytomembran. Im oberen Bildteil ist die dem extrazellulären Raum zugekehrte Fläche der inneren Lamelle der einen Membran freigelegt (= P-Fläche), unten die dem Cytoplasma zugekehrte Fläche der äußeren Lamelle (= E-Fläche) der zweiten Membran. Die P-Fläche weist eine größere Partikeldichte auf, die E-Fläche eine wesentlich geringere. Plexus chorioideus-Zellen, Hühnchen. Gefrierbruch nach Glutaraldehyd-Fixierung. Vergr. 74000mal. Präparat und EM von Prof. Meller, Bochum.

b) Die Struktur der Cytomembranen

Die Vorstellung über die Anordnung der Lipid- und Proteinmoleküle in der Cytomembran (fluid mosaic membrane model von Singer und Nicolson) findet ihre Bestätigung im elektronenmikroskopischen Bild: Die Zellmembran (Plasmalemm) zeigt einen bilaminären Aufbau. Vor allem Membranen mit wenig Proteinanteilen lassen zwei dunkle, osmiophile Schichten erkennen, die von einer hellen, osmiophoben Zone getrennt sind (**Abb. 17**). Die Dicke dieser auch als *Einheitsmembran* (unit membrane) bezeichneten Doppelschicht (nicht mit den doppelten Membranen der Kernhüllen oder der Mitochondrien zu verwechseln) beträgt im Mittel 7,5 nm.

2. Zellmembran

Zellen sind von einem äußerst dünnen, elastischen, *lichtmikroskopisch* nicht sichtbaren Häutchen umgeben, der Zellmembran oder dem **Plasmalemm**[5]. Dieses trennt das Cytoplasma vom Interzellularraum, beeinflußt die Beziehungen zur Umwelt (Stoffaustausch, Reizaufnahme) und ist beteiligt an Änderungen bei amöboiden Bewegungen, Phagocytose, Pinocytose und Zellteilung.

Elektronenmikroskopisch präsentiert sich die Zellmembran als eine etwa 6–9 nm dicke, einfache elektronendichte Linie (**Abb. 12**), bei genügend hohem Auflösungsvermögen jedoch zweischichtig (s. **Abb. 17 a–d**). Zudem existiert selbst dort, wo zwei benachbarte Zellen eines Verbandes ganz nahe zusammengefügt sind, immer noch ein schmaler, hellerer Zwischenraum (**Abb. 17 d**), der variable Interzellularraum.

Die Zellmembran ist selten ganz glatt. Oft sind Nachbarzellen mehr oder weniger kompliziert ineinander verzahnt (z. B. im nicht gedehnten Übergangsepithel, **Abb. 94**; ferner im Nieren- und Darmepithel **Abb. 89**) oder basal tief eingefaltet (**Abb. 18** und **Abb. 304**). Sehr viele Zellen besitzen, besonders an ihrer freien Oberfläche, feinste zottenartige Fortsätze, deren Durchmesser nur etwa 50 nm und deren Länge 0,1–0,5 μm beträgt, weshalb diese **Mikrovilli** (**Abb. 12** und **Abb. 371**) lichtmikroskopisch unsichtbar sind; ihre Häufigkeit ändert sich mit dem Funktionszustand. Im Hauptstück der Niere findet man einen *Bürstensaum* (**Abb. 389**), der, wie der dichter gefügte *Stäbchensaum* der

Dünndarmepithelzellen (**Abb. 285**), aus parallelen, eng nebeneinanderliegenden fingerartigen Mikrovilli besteht. In beiden Fällen können die Fortsätze, die hier 50–100 nm breit und 1–2 μm lang sind und eine positive Reaktion für alkalische Phosphatase geben sowie PAS-positiv sind, eine wesentliche – im Dünndarm 20- bis 50fache – Vergrößerung der resorbierenden Oberfläche bedingen. Die Achse der Mikrovilli des Bürsten- und Stäbchensaums wird von einem Bündelchen von Aktinfilamenten gebildet, die an der Spitze der Mikrovilli in einer Membranverdickung verankert sind und in das unter der Zelloberfläche liegende feine fibrilläre Netzwerk, das sog. **Terminalgespinst,** einstrahlen. Die äußere Plasmalemmoberfläche der Mikrovilli ist mit einem filzartigen Belag aus dünnsten verzweigten und ineinander verflochtenen Filamenten (Antennulae microvillares) versehen, der die *Glykokalyx*[6] (s. a. S. 28) bildet.

Die an der Oberfläche zahlreicher Zellen aus dem Plasmalemm herausragenden, verzweigten Polysaccaridketten der Glykolipid- und Glykoproteinmoleküle formen einen 20–200 nm hohen und dichten Belag, die Glykokalix, welchem sowohl eine Schutz- als auch eine Rezeptor-Funktion zugeschrieben wird; auch beim gegenseitigen Erkennen und der Adhäsion der Zellen spielt er eine Rolle. Durch die negative Ladung der Glykokalix werden positiv geladene Farb- und Markermoleküle (Rutheniumrot, Alcianblau, ionisiertes Ferritin) an diese gebunden.

Zwischen den Mikrovilli sieht man nicht selten Einstülpungen des Plasmalemms (**Abb. 324**), von denen sich kleine Bläschen abschnüren. Tiefe *intracytoplasmatische Einfaltungen* der basalen Zellmembran zeigt beispielsweise das Epithel bestimmter Abschnitte der Nierenkanälchen, besonders im Anfangsteil des proximalen Tubulus und im distalen Tubulus (**Abb. 18** und **390**); die Mitochondrien liegen hier unmittelbar neben den eingestülpten Membranen. Diese Ultrastruktur äußert sich lichtmikroskopisch in einer feinen basalen Streifung.

Die in fixierten und gefärbten Präparaten *lichtmikroskopisch sichtbare «Zellmembran»* ist ein Artefakt der histologischen Technik, indem Eiweiß aus dem peripheren Cytoplasma auf die Membran niedergeschlagen und das Ganze durch Einlagerung von Farbstoff noch weiter vergröbert worden ist. Bei dicht zusammenliegenden Zellen bilden beide Zellmembranen und die schmale Zwischenzone gemeinsam die Zellgrenzen.

---

5 *griechisch:* lémma = Hülle, Schale.
6 *griechisch:* glykýs = süß; kályx = Kapsel, Kelch. Die Bezeichnung Glykokalyx nimmt Bezug auf den Polysaccharidgehalt.

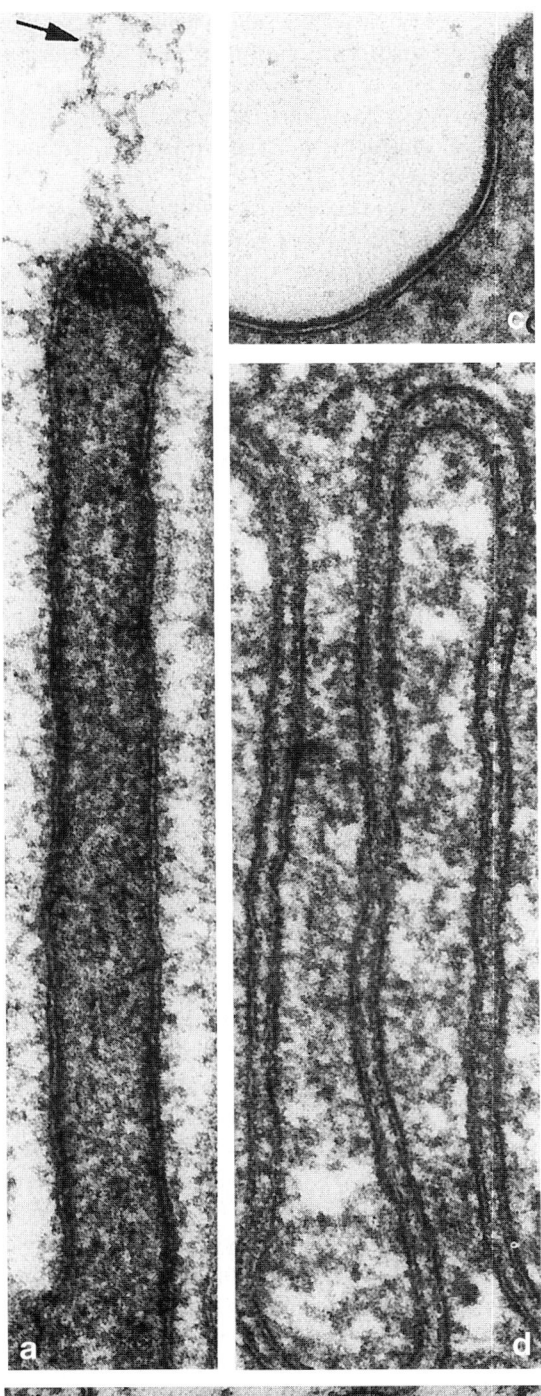

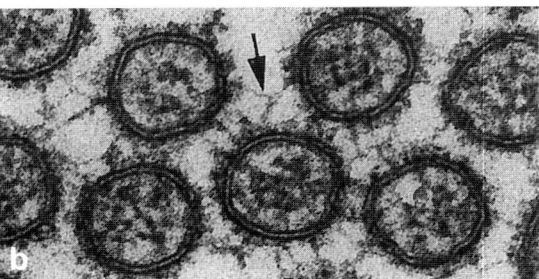

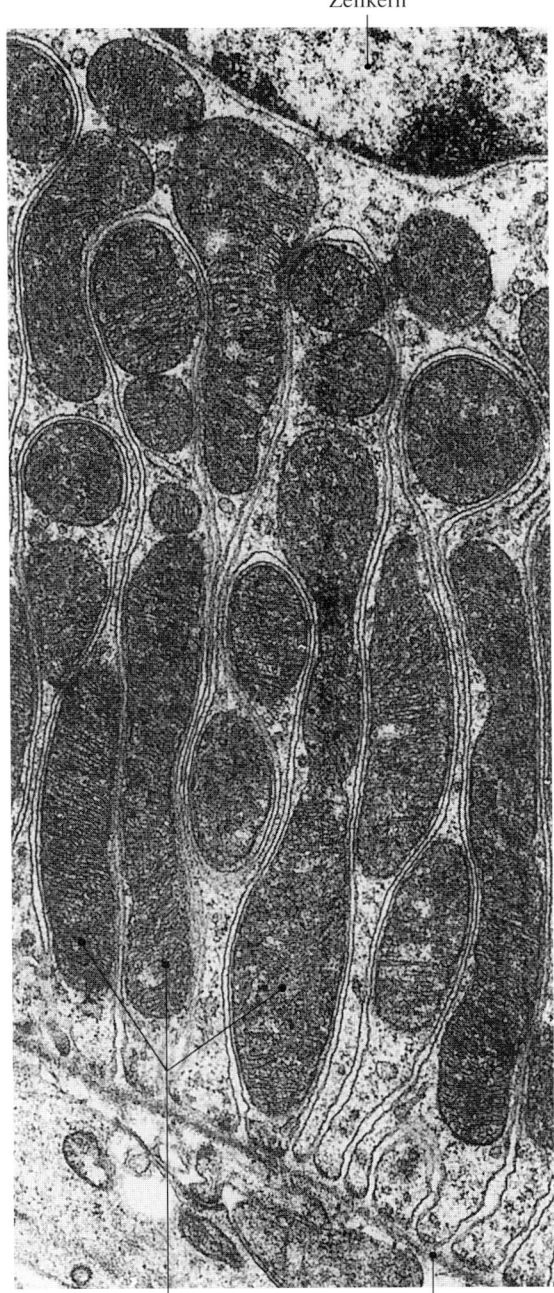

Zellkern

Mitochondrien   Basallamina

Abb. 18: Basale Einfaltungen der Zellmembranen und Verzahnung mit Zellfortsätzen benachbarter Epithelzellen. Nierentubulus, Kaninchen. Vergr. 25000mal.

◁ **Abb. 17:** Cytomembranen. – **a** Mikrovillus einer Darmepithelzelle (Affe) längs und – **b** Mikrovilli quer. Beachte bilaminäres Plasmalemm mit aufgelagerter Glykokalix und langen Glykoprotein-Ketten (Pfeile). Im Inneren der Mikrovilli verlaufen Aktin-Filamente. – **c** Plasmalemm einer Zelle des Übergangs-Epithels (Affe) mit sehr dichter Glykokalix. – **d** Zellmembranen einer Epithelverzahnung im Dünndarmepithel (Affe). Vergr. (a–d) 155000mal.

a) Funktionsbedingte Veränderungen der Zellmembran

Die Zellmembran der lebenden Zelle ist ständigen Veränderungen unterworfen, die durch den Wechsel der Zusammensetzung und Konfiguration der Moleküle selbst, durch Verlagerung der Moleküle im Membranverband und schließlich durch den Austausch von Membranteilen zwischen Cytoplasma (Cytomembranen) und Plasmalemm bedingt sind.

Die Mobilität bestimmter Membranproteine durch Lateraldiffusion kann verhindert oder eingeschränkt werden, wenn z.B. die Plasmalemmata von Epithelzellen entlang deren apikalen Rändern Membranverbindungen in Form von «tight junctions» (s. S.50) ausbilden und damit die Verlagerung von Membranproteinen der apikalen Zellmembran in den laterobasalen Teil – und umgekehrt – verhindern. Somit ist eine «Polarität» der Zelloberfläche gesichert, der Unterschied zwischen der lumenwärts gerichteten und der an den subepithelialen Interzellularraum grenzenden Zellmembran gewährleistet.

b) Transport durch Zellmembranen

Der Durchtritt kleiner Moleküle läßt sich auch im elektronenmikroskopischen Bild nicht verfolgen. Kleine Moleküle diffundieren, soweit sie ungeladen sind, frei durch die Membran (O_2, N_2, H_2O, CO_2). Größere Moleküle mit einer polaren Struktur bedürfen spezifischer Membrantransport-Proteine für den Durchtritt. Dies gilt ebenfalls für die zahlreichen Ionen (z.B. H^+, Na^+, K^+, Cl^-). Die Transportmechanismen und die entsprechenden Transportproteine sind sehr unterschiedlich. Ein Teil der Transporte ist gekoppelt (**Cotransporte**). Von großer Bedeutung ist der Na^+ – K^+-Pumpmechanismus, der gegensinnig (**Antitransport**) Natrium-Ionen aus der Zelle heraus und Kalium-Ionen in sie hinein transportiert. Dieser Vorgang erfordert Energie (**aktiver Transport**), die aus der Umsetzung von Adenosintriphosphat (ATP) in Adenosindiphosphat (ADP) frei wird. Das für den Umsatz notwendige Enzym ATPase ist Bestandteil des membrangebundenen Transportproteins (carrier protein) und erfährt beim Pumpmechanismus einen Wechsel seiner Molekularstruktur (Konfigurationsänderung). Der ATP-abhängige Pumpmechanismus

verhindert einen Konzentrationsausgleich. Zusätzlich enthält die Zellmembran **Tunnelproteine,** welche entsprechend dem Konzentrationsgefälle K^+ aus der Zelle austreten lassen. Dies ist ein **passiver Transport,** da er energieunabhängig ist.

In der Bilanz resultiert aus aktivem *und* passivem K^+-Na^+-Transport ein Defizit an Kationen *in* der Zelle, was zu einer Ladungsdifferenz führt: die Zellmembran sichert durch Na- und K-Transporte ein **Membranpotential** von –75 mV (intrazellulär gegenüber der Membranaußenseite). Auch für andere Ionen existieren aktive Transportmechanismen, so z.B. für Ca^{++}, welches mittels einer ATPase aus dem Sarkoplasma (Cytosol der Muskelzelle) durch die Membran des sarkoplasmatischen Retikulums zurückbefördert wird (s. S.149). Der passive Ionentransport erfolgt in vielen Fällen nicht kontinuierlich, sondern die Membran«kanäle» werden nur bei Bedarf geöffnet. Die Öffnung kann entweder durch Änderung des Membranpotentials (Depolarisation) oder durch Vermittlung eines chemischen Aktivators geregelt werden: Die Kanäle sind *spannungs-* oder *ligandenabhängig.*

c) Endocytose, Exocytose, Phagocytose und Pinocytose

Mikroskopisch sichtbar ist der Transport von Makromolekülen, Partikeln, Mikroorganismen oder Zellen durch *Pinocytose* und *Phagocytose.* Da diese Prozesse dem Transport *in* die Zelle dienen, andererseits Ausschleusungen von Substanzen *aus* der Zelle heraus in gleicher Weise geschehen, unterscheiden wir zwischen **Endocytose** und **Exocytose.** Beides sind «membrangebundene» Vorgänge, d.h. das ein- oder austretende Material wird von einer Membran umschlossen, die bei der Endocytose vom Plasmalemm gebildet und abgeschnitten, bei der Exocytose von internen Cytomembranen – meist dem Golgi-Apparat – stammt und durch Verschmelzung mit dem Plasmalemm in dieses einbezogen wird. Endo- und Exocytose sind von einem ständigen Membranaustausch zwischen Plasmalemm und internen Membransystemen gekennzeichnet («recycling» des Membranmaterials). Exocytose – wie etwa die Ausschleusung von Sekretgranula – wird lokal durch besondere Signalsubstanzen stimuliert.

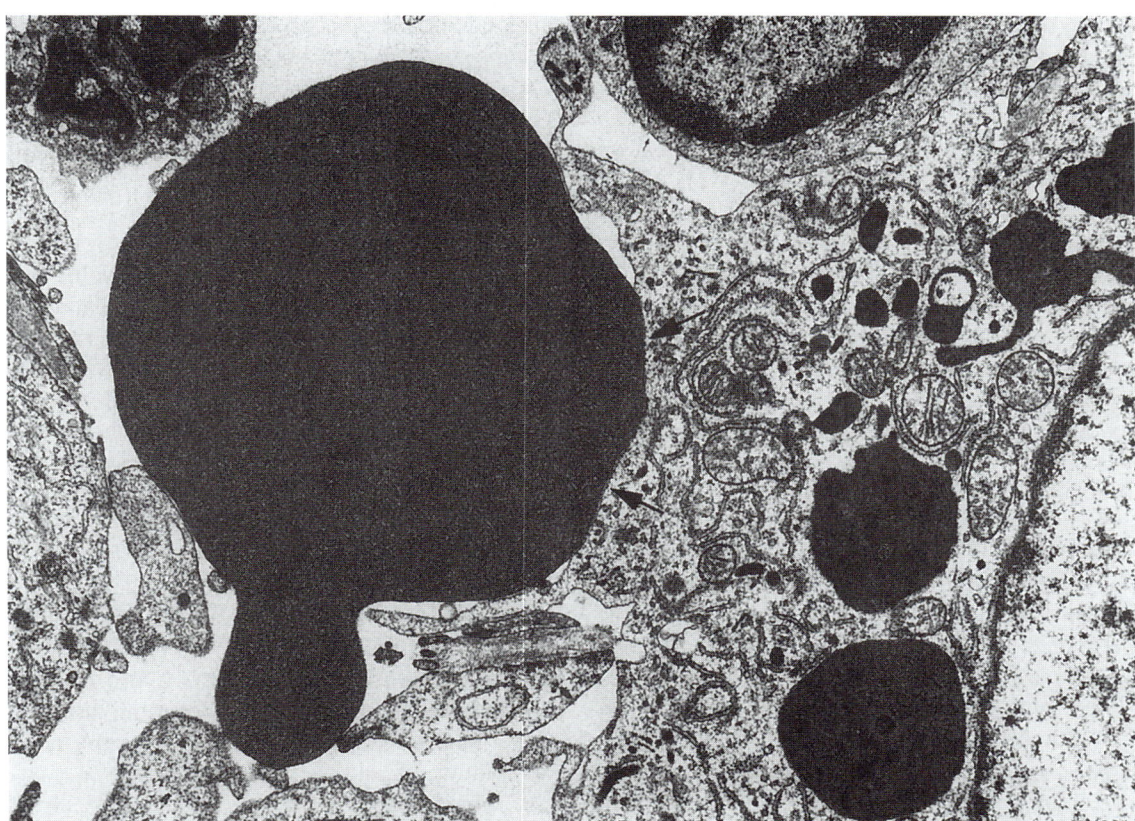

Abb. 19: Makrophag bei der Phagocytose eines Erythrocyten. Milz, Affe. Mit dünnen Cytoplasmalamellen umgreift der Makrophag den Erythrocyten. Beachte den engen Membrankontakt (Pfeile). Rechts lysosomaler Abbau von Erythrocyten. Vergr. 12000mal.

Als **Phagocytose** und **Pinocytose**[7] *bezeichnet man die Aufnahme von zellfremden festen bzw. flüssigen Teilchen lichtmikroskopischer Größenordnung in den Zell-Leib.*

Im Körper des Menschen und der Säugetiere ist die *Phagocytose* auf bestimmte Kategorien von Zellen beschränkt. Diese – gewisse weiße Blutzellen, Zellen des mononukleären Phagocytensystems (s. S. 210 und **Tab. 36**) – stehen im Dienst der Abwehr. Die als neutrophile Granulocyten bezeichneten weißen Blutzellen phagocytieren nur kleine Gebilde wie z. B. Bakterien *(Mikrophagen),* die **Makrophagen** jedoch auch Zelltrümmer oder sogar vollständige Zellen. Von den Makrophagen der Milz und den Kupfferschen Zellen der Leber können ganze rote Blutkörperchen phagocytiert werden (**Abb. 19**). Aber nicht nur körperfremde Zellen und Substanzen – wie Kohlen-, Metall- oder Quarzstäubchen – werden phagocytiert, sondern auch körpereigene, gealterte oder geschädigte Zellen, deren chemische Bestandteile unter Umständen wieder verwendbar sind (s. u.).

Die *Phagocytose* spielt sich so ab (**Abb. 19**), daß das betreffende Teilchen an Rezeptoren der Oberfläche des Phagocyten haften bleibt und dann allmählich von der Zelle eingeschlossen wird (die Phagocyten sind immer amöboid beweglich). Der Vorgang ist abhängig von der Vitalität der Phagocyten, die durch Krankheit vermindert, durch Immunseren und geeignete Pharmaka allenfalls auch erhöht werden kann, wobei der Gehalt an Hydrolasen ansteigt.

Das *weitere Schicksal* der eingeschlossenen Gebilde («Phagosomen», **Abb. 35**, ferner **Abb. 36**) ist verschieden. Sie können, wie phagocytierte Pigmentkörnchen oder Kohlenpartikelchen, reaktionslos in der Zelle liegenbleiben oder, wenn unverdaulich, wieder ausgestoßen oder in gewissen Fällen auch an eine andere Zelle weitergegeben werden. Häufig werden sie, wie die Erythrocyten, intrazellulär verdaut; damit bekommen die Makrophagen eine Bedeutung für die Hämoglobin-, Gallenfarbstoff- und Eisenstoffwechsel (S. 76). Gelegentlich sind phagocytierte Bakterien stärker als der Mikrophag (neutrophiler Granulocyt) und töten ihn durch ihre Toxine. Die Bakterien werden dann wieder frei, ebenso die proteolytischen Enzyme, die nun eine Gewebseinschmelzung bewirken (so z. B. im reifenden Furunkel).

7 griechisch: phageīn = fressen; pínein = trinken, einsaugen; kýtos = Zelle. Phagocyten = «Freßzellen».

Pinocytose

Die *Pinocytose ist ein Mechanismus für die Aufnahme molekularer oder kolloidal gelöster Substanzen durch Invagination der Zellmembran mit nachfolgender Abschnürung von Bläschen* (Membranvesikulation, **Abb. 20** und **21**, ferner **Abb. 35**).

Bei der Phagocytose und der *Pinocytose* geschieht im Prinzip das gleiche, nur werden bei dieser Flüssigkeitströpfchen aufgenommen. Pinocytose ist ein auch im menschlichen Körper weit verbreiteter und cytophysiologisch außerordentlich wichtiger Vorgang. Die Bildung endocytotischer Bläschen durch Pinocytose läßt zwei verschiedene Formen erkennen: Glatte und ummantelte Vesikel. Außerdem unterscheiden sich die Vesikel hinsichtlich ihres Verbleibs innerhalb der Zelle. Vor allem resorbierende Epithelzellen haben kontinuierlich Wasser und in ihm gelöste Stoffe aufzunehmen, lassen es aber auch passieren. Der *intra- und transzelluläre Transport (Transcytose)* beginnt mit der Abschnürung von pinocytotischen Vesikeln von 50–400 nm Größe, die von der freien Oberfläche zum intrazellulären Raum oder zu den Interzellularspalten, zur basalen Zelloberfläche wandern und dort durch Exocytose ihren Inhalt an den extrazellulären Raum abgeben, wobei ihr Membrananteil wieder in die äußere Zellmembran aufgenommen wird. Der Inhalt der Vesikel wird also *durch* die Zelle oder *zu* Orten des Zellinneren transportiert, wobei er aufgrund seines hohen Wassergehaltes im EM-Bild oft optisch nicht erfaßbar ist: Die glatten Vesikel sind daher leer. Die Endocytose ist nicht von spezifischen Rezeptoren abhängig (*unspezifische Endocytose*) und führt häufig zur Membranrückgewinnung (Membranmauserung). Der Membranfluß ist unter Umständen groß. Ein Makrophag «verbraucht» für endocytotische Prozesse innerhalb von 30 Minuten 100% seiner Zellmembran. Es muß also ständig durch Bildung intracytoplasmatischer Vesikel das Membranmaterial ausgeglichen werden.

Eine zweite Art mikropinocytotischer Bläschen sind die ummantelten, die **coated vesicles,** Sie zeigen an ihrer dem Cytoplasma zugekehrten Oberfläche einen Saum von radiär ausgerichteten Strukturen. Die coated vesicles dienen der *rezeptorvermittelten Endocytose* von makromolekularen Substanzen (z. B. der LDL-Rezeptor), die gezielt in großer Zahl und ohne großen Wassertransport in die Zelle gelangen. Die Substanzen werden an der Außenseite des Plasmalemms an spezifische Rezeptoren gebunden. Diese Areale senken sich grübchenförmig ein (coated pits), sind von dem Saum unterfüttert und schnüren sich in Form von 50–250 nm großen ummantelten Bläschen ab. Der Saum enthält ein Polypeptid (Clathrin), welches korb- oder gitterförmig mit penta- und hexagonalen Maschen das Bläschen einhüllt. Die Dichte der rezeptorgebundenen Makromoleküle kann so groß sein, daß im EM-Bild die *coated vesicles* ein sehr regelmäßiges Muster auf ihrer Innenseite aufweisen. Bei sehr massiver Materialaufnahme können schlauchförmige Gebilde abgeschnürt werden, die in gleicher Weise wie die Bläschen einen Clathrin-Saum und eine innere Gitterordnung der rezeptorgebundenen Moleküle zeigen **(Abb. 22)**. Coated vesicles entstehen als **Transportvesikel** auch intrazellulär am endoplasmatischen Retikulum oder am Golgi-Apparat (**Abb. 34**), wenn z. B. der M6P-Rezeptor transportiert wird. Der Clathrin-Saum wird offenbar nur für die Membranvesikulation benötigt. Nach Abschnürung löst sich der Saum auf und die Bläschen sind von glatten pinocytotischen oder Transport-Vesikeln nicht zu unterscheiden. Diese Endosomen sind oft zu schlauchförmigen Gebilden zusammengefügt.

Weitere Formen von intrazellulären Transportvesikeln unterscheiden sich von den Clathrin-umsäumten Bläschen durch andersartige Säume. Die *coatomer-coated-vesicles* sorgen für einen Teil oder auch den gesamten nichtselektiven, d. h. nicht durch ein Signalprotein vermittelten Transport von den ER-Cisternen zum oder innerhalb des Golgi-Apparates und von dessen trans-Netzwerk zur Zellmembran (s. S. 42ff.). Deren Saum ist unregelmäßiger strukturiert. In Fibroblasten und glatten Muskelzellen beobachtet man «Caveolae» (**Abb. 21, 163**), deren Saum konzentrische Leisten zeigt und Caveolin als Protein enthält. Produkt (evtl. Folsäure) und Ziel des Transportes sind unbekannt.

Auf ihrem weiteren Weg werden die Vesikel durch Exocytose auf der Gegenseite der Zelle eliminiert, durch Fusion mit ihresgleichen zu größeren Bläschen oder Vakuolen vereint oder durch Verschmelzung mit primären oder sekundären Lysosomen in den intrazellulären Verdauungsprozeß eingeschleust (s. S. 44).

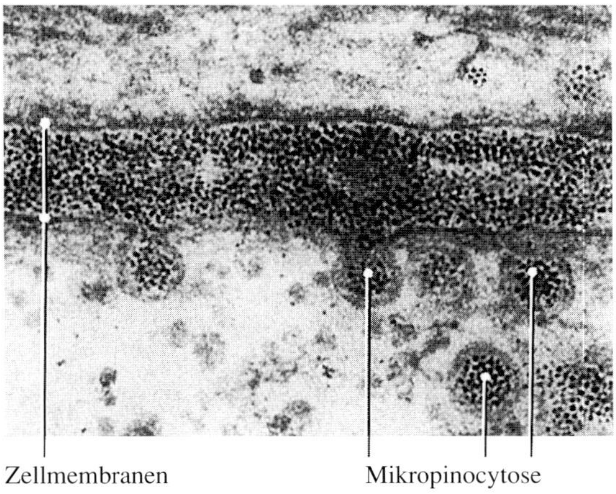

◁ **Abb. 20:** Experimentelle Mikropinocytose von Ferritin durch zwei Herzmuskelfasern (oben im Bild sind Myofibrillen angedeutet). Vergr. 81 000mal. EM von Dres. Girardier und Dreyfus, Genf.

Zellmembranen   Mikropinocytose

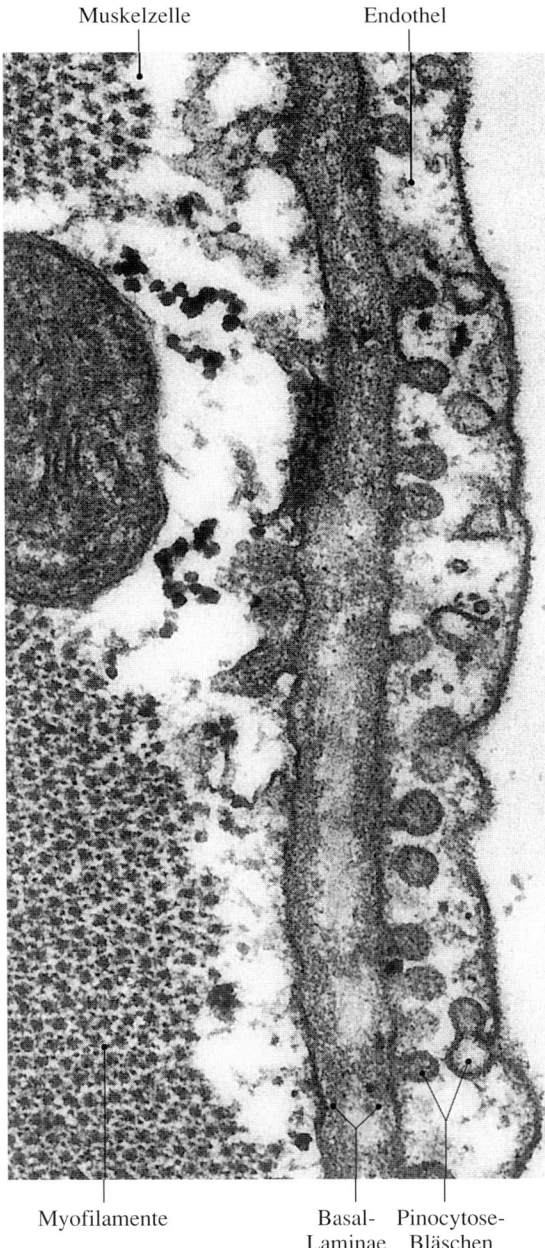

Muskelzelle   Endothel

Myofilamente   Basal-   Pinocytose-
                    Laminae   Bläschen

Abb. 21: Pinocytose (caveolae) einer ungefensterten Endothelzelle. Muskelkapillare, Affe. Vergr. 70 000mal.

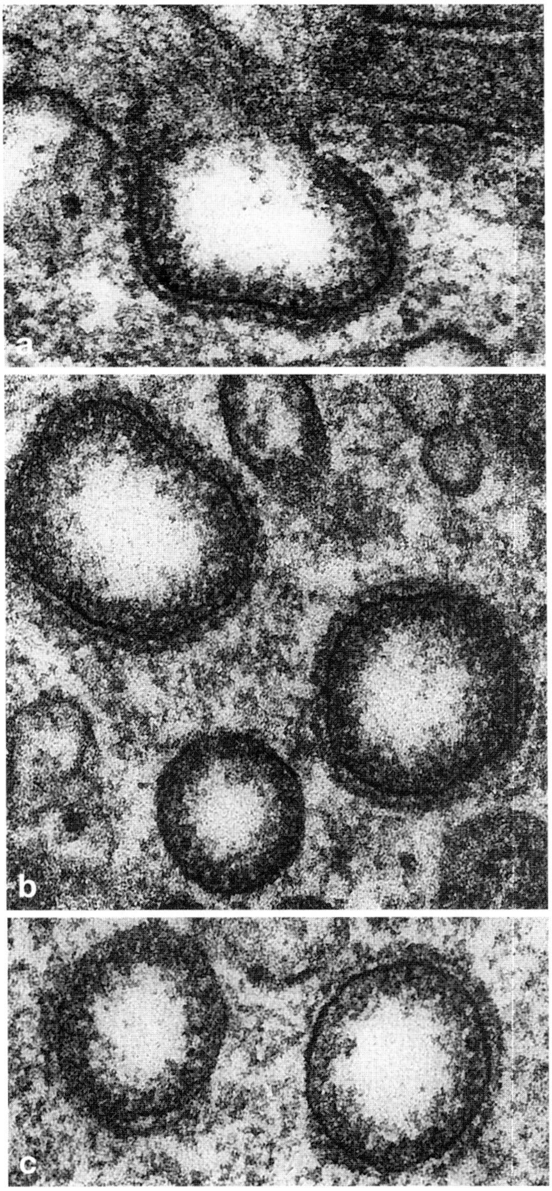

◁ **Abb. 22:** Stufen der rezeptorvermittelten Endocytose durch «coated vesicles». – **a** Bildung eines Bläschens mit Saum und dichtem Inhalt. – **b** Zwei abgeschnürte «coated vesicles» und ein Bläschen ohne Saum. – **c** «coated vesicles», die ihren Clathrin-Saum verlieren. Nierentubulus, Frosch. Vergr. 124 000mal.

d) Zellkontakte (Junctiones intercellulares)

Die Zellmembranen vieler Zellformen gehen mit denen benachbarter Zellen Verbindungen ein. Solche Zellkontakte sind besonders in Geweben ausgeprägt, die dichte Verbände bilden, z. B. in Epithelien. Dort sind sie u. a. an der Bildung der Schlußleisten beteiligt (s. S. 92). Die Membranverbindungen dienen drei verschiedenen Funktionen, und es lassen sich daher drei Formen unterscheiden (Tab. 6): Der *Verschlußkontakt* (Zonula occludens, tight junction), der den Durchtritt von Stoffen im extrazellulären Spalt zwischen Epithelzellen verhindert, die *Zellhafte* (Desmosom oder Macula adhaerens, Zonula adhaerens, intermediate junction), welche eine feste interzelluläre Verbindung sichert und in der intrazelluläre Filamente verankert sind, und schließlich der *Nexus* (Macula communicans, gap junction), der einen Stoffübertritt von Zelle zu Zelle erlaubt und damit der interzellulären Kommunikation und Signalübertragung dient. Zu den signalübertragenden Verbindungen gehören im weiteren Sinn auch die Synapsen des Nervensystems. Diese Orte der durch chemische Transmitter vermittelten Reizübertragung sind gleichzeitig durch einen festen Zellkontakt ausgezeichnet (s. S. 172).

Der Verschluß des extrazellulären Spaltes durch *Zonulae occludentes* geschieht durch Fusion der Zellmembranen (Barrieren-Kontakte). Die Außenflächen benachbarter Membranen kommen dabei in so engen Kontakt, daß der extrazelluläre Raum aufgehoben ist und die beiden dreischichtigen (trilamillären) Membranen (dunkel – hell – dunkel) zu einer fünfschichtigen (pentalamillären) Einheit verschmelzen (Abb. 23). Allerdings betrifft diese Verschmelzung nicht die gesamte, etwa 0,6 μm breite, gürtelförmige Zonula: Ein Gefrierbruchpräparat zeigt aufgereihte Membranpartikel. Diese integralen Membranproteine sind netzförmig angeordnet und stehen mit kongruenten Aufreihungen von Partikeln der Gegenseite reißverschlußartig in Verbindung. Nur in diesen schmalen Bereichen der Zonula occludens ist der extrazelluläre Spalt aufgehoben. Im Schnittbild wechseln daher punktförmige Membranverschmelzungen mit Abschnitten, in denen der extrazelluläre Raum erhalten ist (Abb. 24a und b).

Je breiter die Zone gitterförmiger Membrankontakte ist, um so mehr ist beispielsweise in einem Epithelverband

der basale, abluminale Teil des extrazellulären Raumes vor dem Übertritt von Stoffen aus dem apikalen, lumenseitigen Raum über der Zelle gesichert. Die Zonulae occludentes bilden Barrieren für den unkontrollierten Stoffübertritt und sind damit u. a. Bestandteil eines an verschiedenen Gewebegrenzen festgestellten Schrankenmechanismus (so z. B. an der Blut-Hirnschranke, s. S. 429). Damit wird die Entscheidung über das Ja oder Nein eines Stoffdurchtrittes von der Zelle und ihrem Plasmalemm gefällt. Um die Selektion von der Zelle ausüben zu lassen, bedarf es der interzellulären Barriere in Form der Zonula occludens. Teststoffe, wie etwa Lanthan (Metall aus der Reihe der Seltenen Erden), die durch den extrazellulären Spalt diffundieren, die aber die Zellmembran nicht passieren, werden nur bis an die Grenze der Zonula occludens vordringen. Das Enzym Peroxydase gelangt zunächst ebenfalls bis zu dieser Schranke, wird aber dann durch die Epithelzelle hindurch an deren basale Fläche transportiert und füllt dort den extrazellulären Raum. Nur der Bereich der Zonula occludens bleibt ausgespart. Die Zonulae occludentes trennen auch die apikale von der basolateralen Zellmembran und helfen damit den polaren Charakter von z. B. resorbierenden oder sezernierenden Epithelzellen zu erhalten (s. S. 90).

Die Zellhaften weisen stets einen gleichmäßig weiten interzellulären Spalt auf, der im Fall der *Zonulae adhaerentes* etwa 10–15 nm, bei den eigentlichen *Desmosomen* 15–25 nm weit sein kann und von einem feinfibrillären Material durchsetzt wird. Dieses Material verbindet die beiden Zellmembranen (Adhäsions-Kontakte) und zeigt bei den Desmosomen eine feine zentrale, linienförmige Verdichtung (Abb. 25). Abgesehen von der unterschiedlichen Form – die Zonulae adhaerentes sind gürtel- oder streifenförmig, die Desmosomen (Maculae adhaerentes) fleckförmig angelegt (s. S. 92) – stehen die beiden Zellhaften mit verschiedenen Anteilen des intrazellulären Filamentsystems in Verbindung. In den Zonulae adhaerentes enden kontraktile, aktinhaltige Filamente, in den Desmosomen Tonofilamente (10 nm Durchmesser) oder andere cytokeratinhaltige Intermediärfilamente. Die Verankerung erfolgt in Bereichen, die unter dem Plasmalemm die für diese Strukturen typischen Verdichtungen zeigen und die bei den Desmosomen gemeinsam mit den Zellmembranen eine charakteristische «Schichtung» erkennen lassen (Abb. 25). Es wird angenommen, daß die Tonofilamente tangential oder schleifenförmig an der desmosomalen Cytoplasmaverdichtung entlangziehen und durch feinere Filamente in dem Desmosom verankert sind.

In entsprechender Weise sind *Hemi*- (Halb-) *Desmosomen* gestaltet, durch welche die basale Zellmembran von Epithelzellen mit der Basallamina verbunden ist.

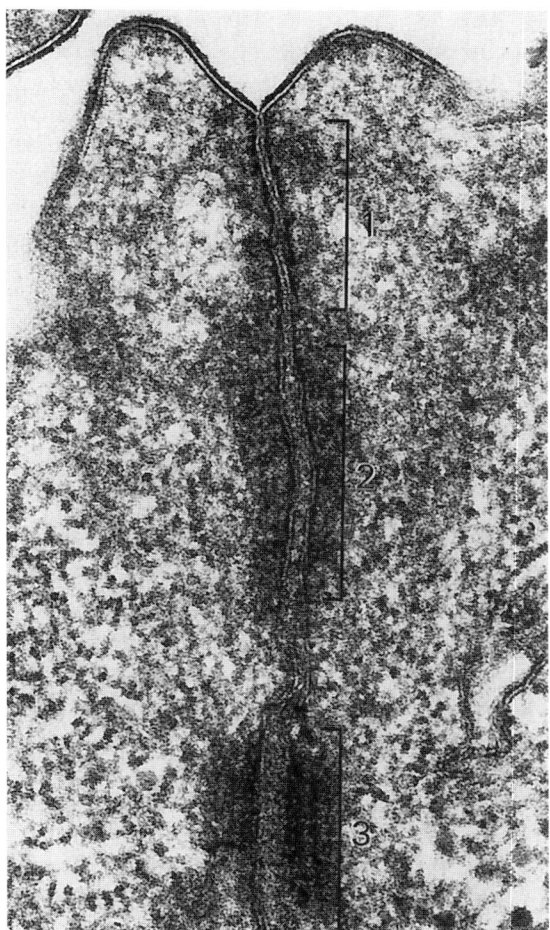

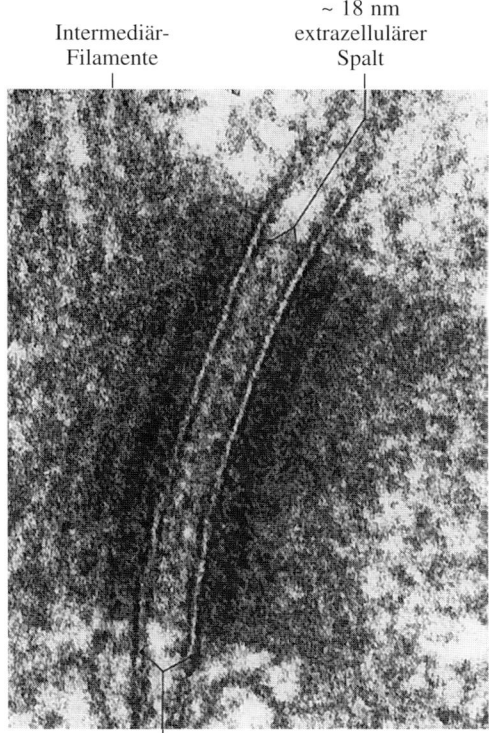

Intermediär-
Filamente

~ 18 nm
extrazellulärer
Spalt

Zellmembranen

Abb. 25: Desmosom. Gallengangsepithel, Affe. Vergr.
271 000mal.

◁ **Abb. 23:** Zellkontakte einer Schlußleiste im Übergangsepithel. *1* Zonula occludens, *2* Zonula adhaerens, *3* Desmosom. Harnblase, Affe. Vergr. 126 500mal.

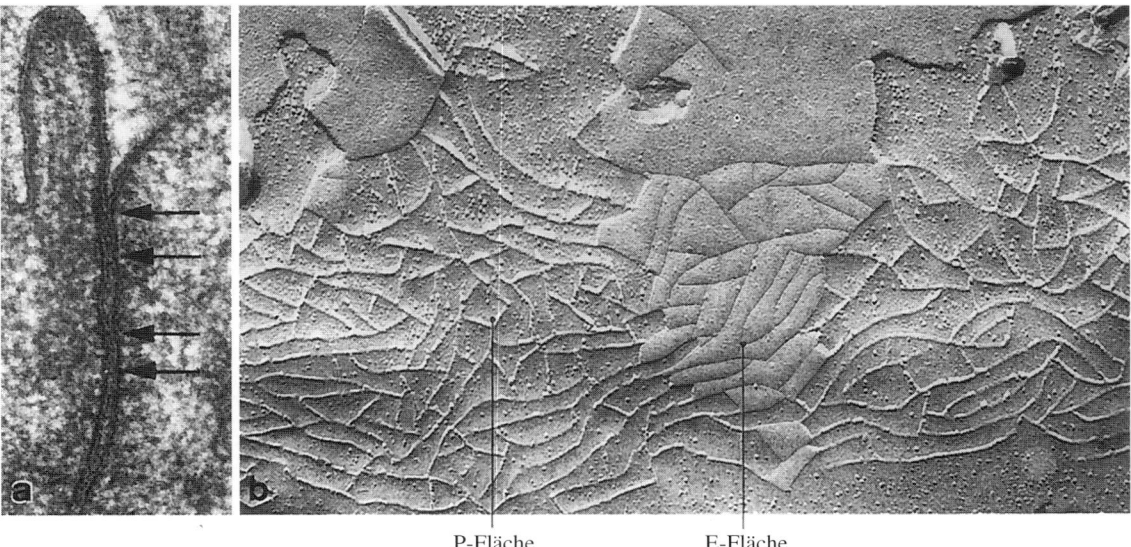

P-Fläche   E-Fläche

Abb. 24: Zonula occludens (tight junction) im Schnittbild (a) und nach Gefrierätzverfahren (b). – **a** Die Außenlamellen der
Zellmembranen verschmelzen in Abständen (Pfeile). Gallengangsepithel, Affe; Vergr. 113 000mal. – **b** Der Gefrierbruch hat
in einem engeren Bereich die E-Fläche der einen Zellmembran freigelegt, auf der rillenförmige Einsenkungen eine Felderung hervorrufen. Im größeren Teil des Präparates ist die P-Fläche der zweiten Membran zu erkennen, auf der Reihen von
Partikeln feine Leisten bilden, die mit den Rillen der E-Fläche korrespondieren. Beachte auch im Bild oben die größere Partikeldichte der P-Fläche. Plexus chorioideus, Hühnchen. Vergr. 59 000mal. Präparat und EM von Prof. Meller, Bochum.

Die dritte Form der Zellverbindungen, die **Nexus** (Maculae communicantes), weisen eine starke Annäherung der beiden Zellmembranen auf, ohne daß es wie bei den Zonulae occludentes zu einer Verschmelzung kommt. Der Interzellularspalt ist auf etwa 2–4 nm reduziert (daher: engl. gap junctions; **Abb. 26**). Die Nexus sind zwischen Epithelzellen, Herz- und glatten Muskelzellen, Fibrozyten, Nerven- und Gliazellen, embryonalen Zellverbänden, eigentlich in allen bekannten Geweben gefunden worden. Nexus sind rundliche, streifenförmige (in den Glanzstreifen des Herzmuskels), aber auch unregelmäßig gestaltete Regionen von sehr unterschiedlicher Größe (zwischen 100 und mehr als 1000 nm Durchmesser). Die Strukturbesonderheiten zeigen wiederum am besten die Gefrierbruchpräparate (**Abb. 27**). Die Nexus sind durch eine besonders dichte und regelmäßige Anordnung von Membranpartikeln ausgezeichnet. Diese sog. **Connexin-Einheiten** sind integrale Membranproteine, die aus 6 Untereinheiten zusammengesetzt sind, mit einer entsprechenden Connexin-Einheit der Gegenmembran verbunden sind und Porenkanäle von etwa 1,5 nm Durchmesser bilden. Wenige Dutzend bis viele Hunderte dieser Connexin-Poren formen einen Nexus, wobei sie unterschiedliche Muster (s. **Abb. 28**), bei besonders dichter Lagerung eine hexagonale Anordnung, aufweisen können. Die Porenweite erlaubt den Durchtritt von kleinen Ionen und Molekülen bis zu einer Größe von 1500 Dalton (Kommunikations-Kontakte: **Abb. 14**). Der Übertritt kann durch Engstellung der Poren reguliert und unterbunden werden, ein Mechanismus, der von zweiwertigen Kationen (Ca^{++}, Mg^{++} abhängig ist. Nexus bilden sich in Zellkulturen innerhalb von Sekunden. Dies zeigt, daß die Connexin-Einheiten ständiger Bestandteil der Zellmembran sind und sich durch Lateral-Diffusion (s. S. 28) schnell zu Nexus sammeln können.

Nexus haben vielfältige Funktionen, die in ihrer Gesamtheit und in der einzelnen Bedeutung heute noch nicht vollständig erfaßt sind. Unzweifelhaft ist die Beteiligung der Nexus an: (1) der schnellen Ausbreitung von Aktionspotentialen z. B. im Herzmuskel (daher «elektrische Synapse»), (2) der Koordination von Stoffwechselprozessen (metabolische Kopplung), (3) die Synchronisation von Zellfunktionen wie etwa den Zilienschlag eines Flimmerepithels, (4) die Koordination von Gestaltungsbewegungen ganzer Blasteme während der embryonalen Entwicklung und die Lenkung von Differenzierungsprozessen in Gewebeverbänden.

Tabelle 6: Formen der Zellmembrankontakte

Bezeichnung	Form und Art	Weite des interzellulären Spaltes	Verankerung von Cytoplasma-filamenten	Zellform
Zonula occludens «tight junction»	netzförmige Verschmelzung in Schlußleiste	aufgehoben	keine	Epithelien
Zonula adhaerens «intermediate junction» Gürteldesmosom	streifenförmige Haften in Schlußleiste	10–15 nm	mit Aktin-Filamenten	Epithelien
Fascia adhaerens «intermediate junction»	Aggregate fleckförmiger Haften	10–15 nm	mit Aktin-Filamenten der Myofibrillen	Herzmuskel-Glanzstreifen
Macula adhaerens Desmosomen Hemidesmosomen	fleckförmige Haften	15–25 nm	mit Intermediär-Filamenten vom Keratin- oder Vimentin-Typ	Epithelien Herzmuskel-Glanzstreifen
Nexus «gap junction» Macula communicans	fleck- oder streifenförmige Kommunikations-Zone	2–4 nm	keine	Epithelien Herz- und glatte Muskelzellen Nerven- und Gliazellen

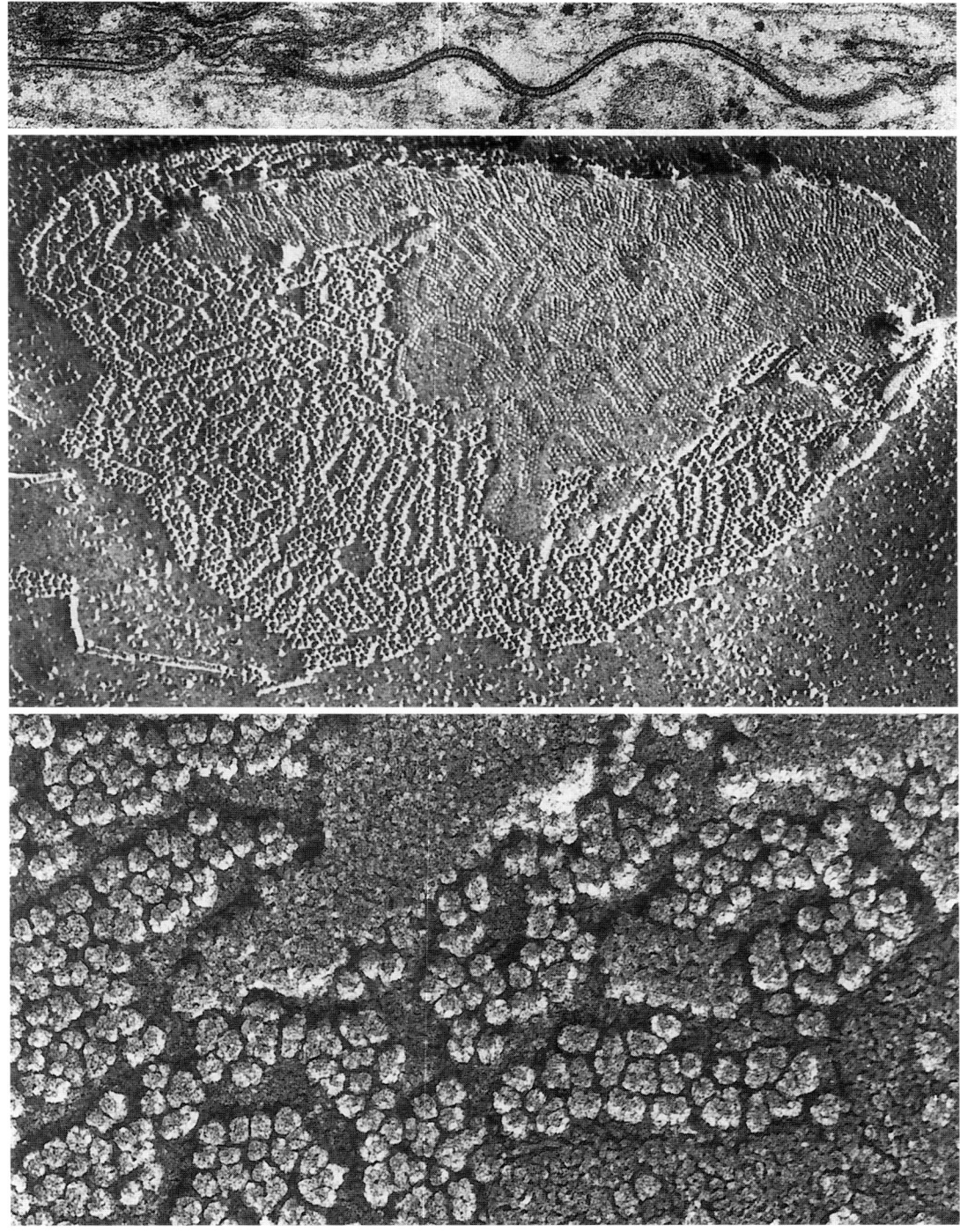

Abb. 26: Nexus (Macula communicans) im Schnittbild. Die Plasmalemmata zweier Astrocytenfortsätze im ZNS bilden eine enge Membranverbindung. Vergr. 54 000mal.

Abb. 27: Nexus im Gefrierätzverfahren nach Glutaraldehyd-Fixation. Im unteren linken Teil der Macula ist im Gefrierbruch die P-Fläche freigelegt. Die Connexin-Partikel sind in (Doppel-)Reihen oder Gruppen angeordnet. Rechts oben ist die E-Fläche der Gegenmembran aufgebrochen. Das feinere Partikelmuster korrespondiert mit dem der P-Fläche. Plexus chorioideus-Zelle, Hühnchen. Vergr. 105 000mal. Präparat und EM von Prof. Meller, Bochum.

Abb. 28: Nexus wie in **Abb. 27** nur nach Schnellkryofixierung. P-Fläche freigelegt. Connexin-Partikel mit Untereinheiten und Poren sichtbar (vgl. **Abb. 14**). Plexus chorioideus-Zelle, Hühnchen. Vergr. 380 000mal. Präparat und EM von Prof. Meller, Bochum.

3. Die Zellorganellen

Unter dem Begriff *Zellorganellen* verstand die klassische, lichtmikroskopische Cytologie Strukturen, die in jeder Zelle neben dem Zellkern im sonst homogen erscheinenden Hyaloplasma mit z. T. besonderen Färbemethoden nachweisbar sind. Es sind dies die *Mitochondrien,* der *Golgi-Apparat* und das *Zentriol.* Die Elektronenmikroskopie hat weitere Strukturen sichtbar werden lassen, die ebenfalls den Organellen zugerechnet werden müssen, da sie vergleichbare Strukturmerkmale aufweisen und bei wichtigen Zellprozessen, wie Stoffaufnahme und -verarbeitung, Stoffsynthese und -abgabe, Abbau von phagozytiertem Material und autolytischen Zellbestandteilen beteiligt sind. Zu diesen Strukturen gehören das *endoplasmatische Retikulum* und die *Ribosomen,* die *Lysosomen,* die *Peroxysomen* und die *multivesikulären Körper.* Die Mehrheit der Zellorganellen haben *ein* Strukturmerkmal gemeinsam: sie sind von einer oder zwei Membranen eingeschlossen. In Erweiterung des Begriffs Zellorganell beginnt man auch die verschiedenen Formen der cytoplasmatischen Vesikel (s. S. 32), die Anteile des Cytoskeletts (Tubuli, Filamente; s. S. 50) und die Strukturen des Zellkerns (Nukleolus, Chromosomen; s. S. 54) diesem zuzuordnen. Dabei wird vor allem von der Überlegung ausgegangen, daß diese Strukturen sämtlich an Funktionsabläufen, die die Lebenstätigkeit der Zelle ausmachen, beteiligt sind.

a) Endoplasmatisches Retikulum und Ribosomen dienen der Proteinsynthese

Als **endoplasmatisches Retikulum** (abgekürzt **ER) (Abb. 12)** bezeichnet man ein aus Membranen aufgebautes dreidimensionales System, welches in allen kernhaltigen Wirbeltierzellen vorhanden ist (es fehlt somit nur in den reifen Erythrocyten der Säugetiere). Es ist eine sehr dynamische Struktur und zeigt je nach Spezialisierung und Aktivität der Zellen verschiedene Erscheinungsformen; in wenig differenzierten Zellen ist es in der Regel nicht so gut entwickelt wie bei hoher Differenzierung. Besonders charakteristisch für das ER sind paarweise angeordnete Membranen, die einen Spalt von 20–60 nm Weite einschließen und die als abgeplattete Säckchen (Sacculi) betrachtet werden, miteinander anastomosieren und so ein räumliches Labyrinth bilden (**Abb. 29, 30,** s. a. **Abb. 7**). Seine Membranen trennen zwei verschiedene Räume: das Cytosol und die Cisternen (**Abb. 29**) der Tubuli und Sacculi. Die Säckchen sind kollabiert oder bauchartig erweitert. Der Binnenraum des Retikulums anastomosiert mit dem perinukleären Raum (**Abb. 12**).

Die Membranen des endoplasmatischen Retikulums sind glatt oder – indem ihre dem Cytosol zugewandte Oberfläche mit Ribosomen besetzt ist – körnig; man unterscheidet deshalb eine *agranuläre* und eine *granuläre Form.* Beide können nicht nur in ein und derselben Zelle vorkommen, sondern auch ineinander übergehen (besonders in Leberzellen).

Die glattwandige, *agranuläre Form* (**glattes ER) (Abb. 12, Abb. 30** und **Abb. 51**) ist ribosomenfrei und weniger oft anzutreffen. Sie findet sich konzentriert in bestimmten Zellen (z. B. im Pigmentepithel der Retina; in Steroidhormone produzierenden Zellen (**Abb. 397**) sowie bei gewissen Funktionszuständen (Leberzellen im Stadium der Glykogenbildung und -speicherung); sie besteht häufiger aus einem Netzwerk von Kanälchen als aus Zisternen. In der Skelett- und Herzmuskulatur bildet ein Netzwerk glatter Schläuche um jede Myofibrille das *sarkoplasmatische Retikulum* (**Abb. 168**).

Die rauhwandige, *granuläre Form* (**rauhes ER) (Abb. 12)** hat eine weitere Verbreitung und ist besonders reichlich in Zellen vorhanden, die an der Proteinsynthese beteiligt sind (Drüsenzellen, Fibroblasten, Plasmazellen, Osteoblasten, Nervenzellen usw.). Häufig präsentiert sich das granuläre ER als ein lamelläres System von nebeneinanderliegenden, annähernd parallelen Doppelmembranen mit einer oft nur spaltförmigen Lichtung (**Abb. 29**), die gelegentlich aber auch zu Zisternen erweitert sein kann (**Abb. 371**). Vor allem diese «geordnete» Form des rauhwandigen ER wird **Ergastoplasma**[8] genannt. Es ist zuerst in Leber- und serösen Pankreaszellen (**Abb. 355**) gefunden worden.

In den gefärbten Schnitten der Lichtmikroskopie entspricht dem Ergastoplasma ein (manchmal leicht gestreiftes, gelegentlich auch scholliges) *basophiles Cytoplasma,* dessen Affinität zu basischen Farbstoffen durch den Reichtum an Ribonukleinsäure zu erklären ist (z. B. Pankreaszellen, Plasmazellen; Nissl-Substanz der Nervenzellen).

---

8 *griechisch:* ergastikós: arbeitsam, verarbeitend, produktiv.

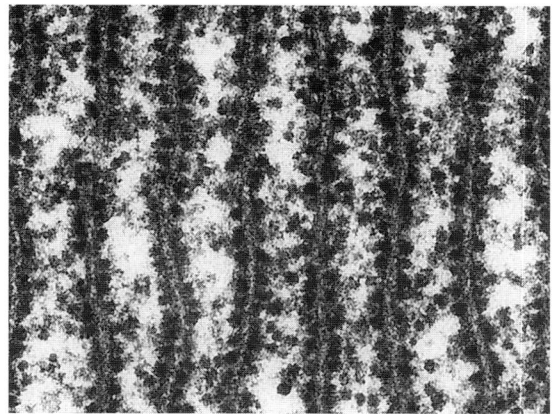

Abb. 29 Rauhes endoplasmatisches Retikulum (r-ER) mit Ribosomenbesatz und freien Ribosomen. Seröse Speicheldrüsenzelle, Affe. Vergr. 68 500mal.

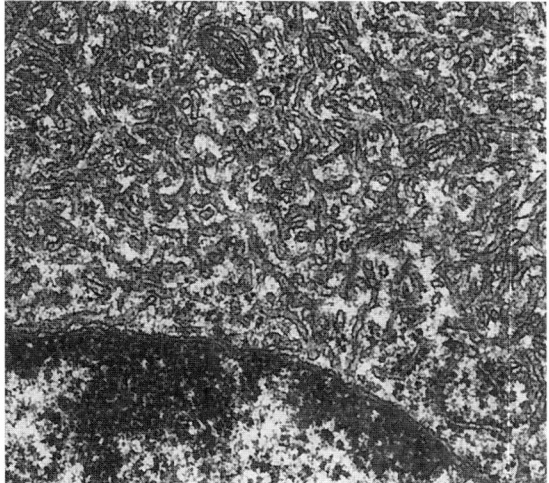

Abb. 30: Agranuläres, glattes ER. Unten der Zellkern. Pigmentepithelzelle des Auges, Affe. Vergr. 30 000mal.

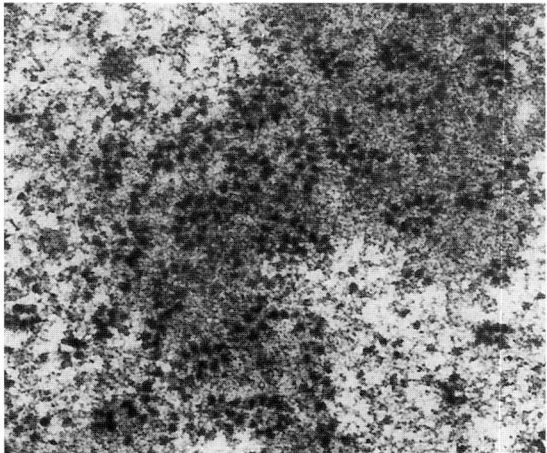

Abb. 31: *Spiralig aufgereihte Ribosomen (Proteinsynthese!).* Osteoblast, Mensch. Vergr. 67 500mal.

Die einzelnen *Ribosomen* (**Abb. 29**) haben einen Durchmesser von 30 nm und eine Gesamtmasse von 80S. Sie sind aus einer größeren –60S- und einer kleineren –40S-Untereinheit zusammengesetzt und bestehen aus Proteinen und vor allem aus Ribonukleinsäuren (ribosomale oder r-RNS). Sie sind als freie, d. h. nicht membrangebundene Partikel entweder als monomere Ribosomen *(= Monoribosomen = Monosomen)* verstreut oder zu mehreren mittels eines Boten-Ribonukleinsäurefilamentes (messenger- oder m-RNS) zu *Polyribosomen = Polysomen* vereinigt (siehe z. B. **Abb. 12** und **31**); diese zeigen bei stärkster Vergrößerung meist eine Spiralstruktur. Ribosomen sind zudem ein charakteristischer Bestandteil des granulären endoplasmatischen Retikulums, auf dessen Membranen sie reihenweise angeordnet sind. Dem äußeren Blatt der Kernhülle sind ebenfalls Ribosomen aufgelagert.

Kurzer Hinweis auf die *Funktion der Ribosomen und des endoplasmatischen Retikulums.* Die Ribosomen und das granuläre Retikulum sind Reaktionsorte der Eiweißbiosynthese, die durch bestimmte chromosomale DNS-Abschnitte gesteuert wird (s. S. 78). Die Synthese von Proteinen, die sezerniert oder in Membranen eingebaut werden sollen sowie die Bildung von Enzymen, insbesondere von solchen für den lysosomalen Apparat, erfordert die Bindung von Ribosomen an Membranen des *granulären endoplasmatischen Retikulums.* Das *agranuläre endoplasmatische Retikulum* spielt eine Rolle im Kohlenhydratstoffwechsel und bei der Aufbereitung von steroidhaltigen Sekreten (**Abb. 397**). Sein reichliches Vorkommen in Talgdrüsenzellen steht ebenfalls in Beziehung zu der Lipidsynthese. – Das ganze Retikulum ist auch am *intrazellulären Stofftransport* beteiligt, indem sowohl synthetisierte Substanzen – sowie pinocytotisch aus dem Interzellularraum aufgenommene Materialien – im ER gespeichert werden können. Durch sich von ihm abschnürende Bläschen (Transportvesikel) besteht die Möglichkeit, den Inhalt des endoplasmatischen Labyrinthes an andere Kompartimente des Grundplasmas, so beispielsweise an den Golgi-Apparat (**Abb. 34**) und die Lysosomen weiterzugeben.

Beim differentiellen Zentrifugieren von Zellhomogenaten erhält man eine Fraktion, die aus Teilchen von 50–150 nm Durchmesser besteht, den *Mikrosomen* der Biochemiker. Diese sind keine selbständigen Zellstrukturen, sondern durch Zertrümmerung entstandene Äquivalente des endoplasmatischen Retikulums: Im Elektronenmikroskop erkennt man rundliche Bläschen oder Fragmente von abgeplatteten Sacculi, denen an der Außenseite in der Regel Ribosomen aufsitzen. In der Mikrosomenfraktion können gelegentlich noch andere Strukturelemente – so z. B. Teile des Golgi-Apparates – vorkommen. Chemisch ist sie ausgezeichnet durch ihren Reichtum an Ribonukleotiden sowie an Lipiden, insbesondere an Phospholipiden; rund die Hälfte aller Ribonukleinsäure der Zellen ist in dieser Fraktion, die auch Proteine (darunter die notwendigen Enzyme für die Eiweißsynthese) enthält.

b) Golgi-Apparat

Die als Golgi-Apparat bezeichnete Zellorganelle läßt sich in fast allen menschlichen und tierischen Zellen nachweisen. Sie wurde erstmalig von Camillo Golgi (1898) als *apparato reticulare interno* in Nervenzellen gefunden. In *lebenden Zellen* ist sie allerdings nur in wenigen, besonders geeigneten Fällen zu erkennen, da sich ihre Lichtbrechung von der des umgebenden Cytoplasmas nicht genügend unterscheidet. In entsprechend *fixierten Zellen* jedoch kann der Golgi-Apparat durch Spezialmethoden dargestellt werden (Schwärzung durch Behandlung mit Osmiumtetroxyd, **Abb. 33**, wobei – lichtmikroskopisch – netzartige Strukturen zu sehen sind. Sie liegen meistens in der Nähe des Zellkerns, in polar differenzierten exokrinen Drüsenzellen gewöhnlich supranukleär; ihre *Form und Größe* können je nach Funktionszustand und Zellart verschieden sein.

Bei der *Mitose* zerfällt der Golgi-Apparat in kleinere Fragmente oder Vesikel, die zu etwa gleichen Teilen in die Tochterzellen gelangen. Neue Golgi-Membranen stammen vom granulären endoplasmatischen Retikulum ab, indem sie sich von diesem abschnüren und gleichzeitig den Ribosomenbesatz und den Clathrinsaum verlieren. Sie bilden Transportvesikel, die in einer Netzwerk-Zone die cis-Seite des Golgi-Apparates erreichen (**Abb. 34**).

Elektronenmikroskopisch hat der Golgi-Apparat oder Golgi-Komplex einen spezifischen Feinbau. In arbeitenden hochdifferenzierten Zellen findet man drei Strukturbestandteile (**Abb. 32, 34**): glatte Doppelmembranen (Sacculi, Cisternen), Vakuolen – deren Durchmesser sogar den der Mitochondrien erreichen kann – und relativ kleine rundliche bis längliche, häufig in Gruppen beieinanderliegende Bläschen (Vesiculae mit einem Durchmesser von 40–80 nm). Mehrere Cisternen (in der Regel 5–10) bilden Stapel von abgeplatteten Säckchen. Ihre größtenteils nur spaltförmigen Hohlräume sind am Rande des Stapels z.T. stark erweitert. Die meist schalenförmig gekrümmten Cisternen sind bei supranukleärer Lage des Golgi-Apparates gruppenweise um die beiden Zentriolen angeordnet. Sie schließen unter diesen Umständen das Cytozentrum (s. S. 52) ein. Die einzelne Gruppe – aus Cisternenstapel, assoziierten Vakuolen und Bläschen zusammengesetzt – wird auch als *Golgi-Feld* bezeichnet und entspricht dem *Dictyosom*. In ihrer Lage um das Cytozentrum werden die Golgi-Felder durch radiär von den Zentriolen ausstrahlenden *Tubuli* durchsetzt, die der gerich-

teten (z.T. retrograd zum ER) Bewegung der Transportvesikel dienen. In anderen Zellformen sind die Golgi-Felder einzeln, aber evtl. in großer Zahl, im Cytoplasma zwischen den übrigen Zellorganellen verteilt.

Funktionell bedingt ist der enge Zusammenhang der Golgi-Felder mit dem rauhen endoplasmatischen Retikulum. Die dem r-ER zugekehrte, «äußere» Seite des Cisternenstapels wird als **cis-Fläche** des Golgi-Feldes – auch Bildungs-Seite – bezeichnet. Die auf der meist konvexen Fläche angeordneten cis-Cisternen sind durch Osmiumtetroxyd stärker imprägnierbar und unterscheiden sich von den übrigen Cisternen durch ihre besondere Enzymausstattung (s. S. 78). Die meist konkave Seite ist die **trans-Fläche** oder Reifungs-Seite des Golgi-Feldes. Sie weist häufig erweiterte Cisternen und angelagerte Vakuolen auf (trans-Golgi Netzwerk). Auch die trans-Cisternen sind mit eigenen Fermenten ausgestattet. Damit unterscheiden sich die Cisternen der cis- und trans-Fläche vor allem durch ihre funktionelle Bedeutung, eine Unterscheidung, die auch den mittleren Cisternen zukommt (s. S. 78). Die kleinen Vesikel des Golgi-Apparates sind Transportvesikel, darunter selten «coated vesicles» sondern glatte Vesikel, die der cis-Seite Produkte des rauhen ER zuführen, am Rande des Golgi-Feldes den Übertritt von Stoffen von Cisterne zu Cisterne ermöglichen und die auf der trans-Seite den Abtransport von fertigen Golgi-Produkten zur Zelloberfläche oder anderen Zellorten übernehmen (s. S. 78). Stoffe, die von der Zelle in großen Mengen sezerniert werden, gelangen direkt in größere Vakuolen (Kondensationsvakuolen) und werden schließlich in Sekretgranula gespeichert (s. S. 78). Andere Golgi-Produkte, nämlich die für die intrazelluläre Verdauung notwendigen hydrolytischen Enzyme, werden in Lysosomen abgepackt (s. S. 78), die zunächst in der Nähe des Golgi-Apparates zu finden sind. Sicher ist, daß er durch seine Syntheseleistungen die vom ER gelieferten Grundprodukte modifizieren kann, daß er durch die Verteilung seiner Produkte auf funktionell unterschiedliche Transportvesikel eine «Sortierung» dieser ermöglicht, daß er eine Verpackung von Enzymen oder Sekreten in Lysosomen, Vakuolen und Sekretgranula vornimmt.

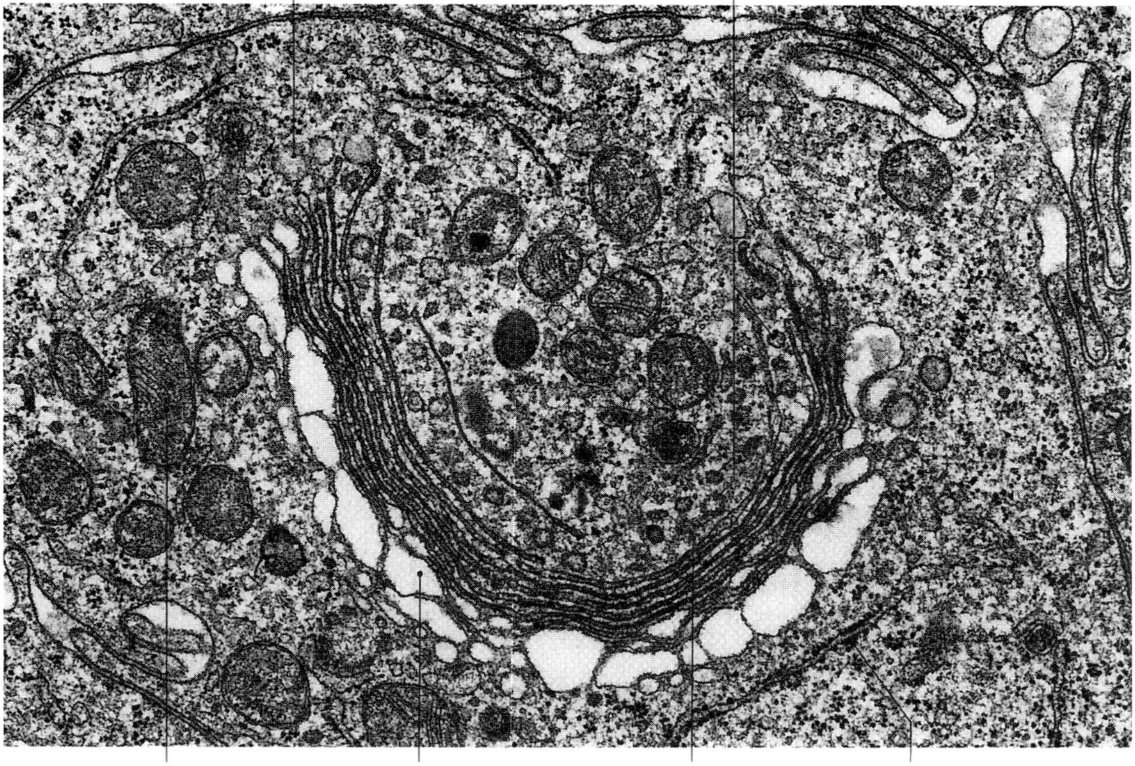

entstehende
Golgi-Vakuolen

Transport-Vesikel

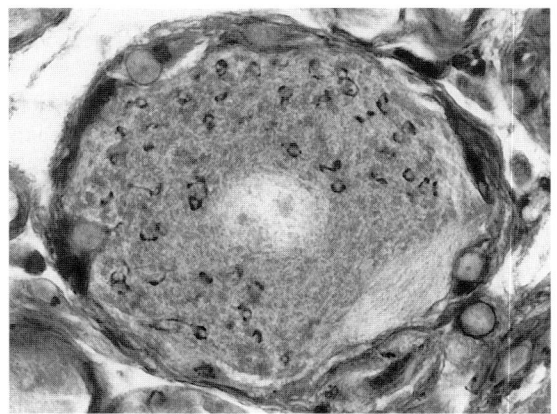

Mitochondrium   cis-Seite   trans-Seite   ER

Abb. 32: Golgi-Apparat in einer Dünndarmepithelzelle, Affe. Vergr. 29 000mal.

◁ **Abb. 33:** Zahlreiche Golgi-Apparate (-Felder), dargestellt durch Osmierung in einer Spinalganglienzelle. Vergr. 750mal.

Abb. 34: Schematische Darstellung zur Funktion des ▷
Golgi-Apparates. (Kr.)
1 granuläres endoplasmatisches Retikulum (ER)
2 Transportvesikel: z. T. «Coatomer-coated-vesicles»
3 und *4* Sacculi der cis-Seite (3) und trans-Seite (4) des
     Golgi-Apparates; dazwischen Stapel zentraler Cisternen
5 abgeschnürte Golgi-Vakuolen
6 Kondensationsvakuolen
7 Transportvesikel (Clathrin-coated) lösen sich von trans-
     Seite

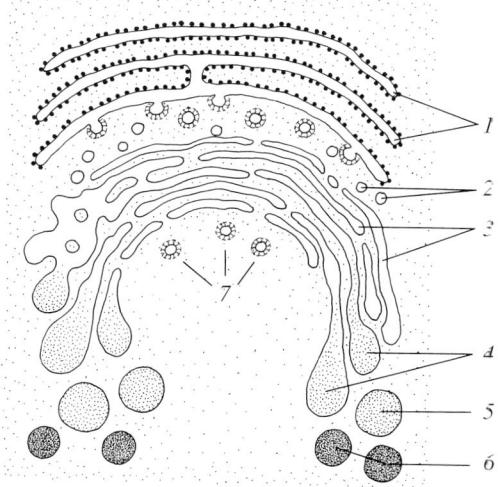

c) Lysosomen enthalten 40 Hydrolasen verschiedener Art und einen pH 5

Lysosomen[9] sind kugelige oder polymorphe Körperchen, die – mit Ausnahme der Erythrocyten – in allen Zellen vorkommen. Ihre Häufigkeit hängt vom Zelltyp und dessen Aktivitätsgrad ab, und ihr Feinbau und ihr Durchmesser (50 nm – 2 μm oder mehr) kann, ja nach Funktionszustand, recht variabel sein. Elektronenmikroskopisch leicht zu finden sind die Lysosomen in Leberzellen (**Abb. 347**), Makrophagen (**Abb. 105** und **230**), eosinophilen und neutrophilen Granulocyten (**Abb. 217** und **216**: hier als Azurgranula). Charakteristisch ist ihr Gehalt an bis zu 40 **Hydrolasen**[9], darunter vor allem saure Phosphatase, Ribo- und Desoxyribonuklease, Kathepsine, β-Glukuronidase, Phospholipasen und Sulfatasen (durch cytochemische Darstellung der sauren Phosphatase werden große Lysosomen lichtmikroskopisch erkennbar).

Die lysosomalen Enzymproteine werden im granulären ER synthetisiert und gelangen mit Hilfe von Transportvesikeln (s. a. **Abb. 34**) in den Golgi-Apparat; im cis-Golgi Netzwerk werden bestimmte Mannosereste von Oligosacchariden, die mittels N-Glykosylierung an die hydrolytischen Proteine gebunden sind, phosphoryliert (Mannose-6-Phosphat: M6P). Im trans-Golgi Netzwerk erfolgt die Bindung des M6P-Hydrolase-Komplexes an einen M6P-Rezeptor, was den Weitertransport in Clathrin-gesäumten Transportvesikeln erlaubt. Diese Vesikel entsprechen den «primären» Lysosomen. Ziel des Transportes sind **späte Endosomen,** deren niedriger pH 6 die Abspaltung des M6P-Rezeptors ermöglicht, der in eigenen Transportvesikeln dem Golgi-Apparat wieder zugeführt wird (Rezeptor-Recycling). Gleichzeitig werden die Phosphatgruppen abgespalten: Das hydrolytische Enzym liegt in der aktivierten, reifen Form vor. Teile der späten Endosomen (Endolysosomen) lösen sich von diesen. Die so geformten Lysosomen unterscheiden sich von den späten Endosomen durch ihren weiter abgesenkten pH 5 – eine H$^+$ATPase in der Lysosomenmembran pumpt H$^+$-Ionen in das Innere – und das Fehlen des M6P-Rezeptors.

Material, welches in Lysosomen verdaut werden soll, wird diesen auf wenigstens drei Wegen zugeführt (**Abb. 35**):

1. Durch **Endocytose** aus dem extrazellulären Raum aufgenommene, meist makromolekulare Substanzen werden in «frühe» **Endosomen** inkorporiert und von dort dem Ort des Abbaues, den späten Endosomen bzw. den Lysosomen zugeführt. Das für die Endocytose z. T. erforderliche Ligandenmaterial (Rezeptorproteine) wird «recycelt» und der Plasmamembran rückgeführt.

2. Zellstrukturen, die dem internen Abbau (**Autophagie**) anheimfallen, werden Bestandteil von **Autophagosomen** (autophagische Vakuolen), die ihrerseits mit späten Endosomen und Lysosomen fusionieren. In den so gebildeten **Autophagolysosomen** werden die Strukturen, zu denen auch überschüssige Sekretgranula gehören, durch die hydrolytischen Enzyme abgebaut (**Abb. 36 a**).

3. In gleicher Weise werden nach **Phagocytose** von Fremdkörpern, Bakterien oder Zell- und Gewebsresten diese in **Heterophagosomen** (heterophagische Vakuolen) dem intrazellulären Abbau zugeführt (**Abb. 36 b**).

Auf dem Weg von frühen zu späten Endosomen können die Transportvesikel in die häufig beobachteten **multivesikulären Körper** eingeschlossen werden. Durch Fusion mit Lysosomen – 15% der multivesikulären Körper der Leberzellen verhalten sich beim histochemischen Nachweis von sauren Phosphatasen positiv – bekommen diese die Bedeutung von Lysosomen oder späten Endosomen. Auf diese Weise gelangen auch «low density lipoprotein» (LDL)Partikel in die Zelle und werden in Lysosomen abgebaut, wobei das für den Membranaufbau wichtige Cholesterol freigesetzt wird.

Die Bildung von Lysosomen ist also mit drei Funktionsabläufen in Zusammenhang zu bringen: Mit dem Abbau zelleigener Strukturen (Autophagie), mit der Verdauung phagocytierten Fremdmaterials (Heterophagie) und der Verarbeitung von resorbierten Stoffen (Endocytose). Schwerer verdauliche Stoffe verweilen längere Zeit in Lysosomen und sind für die stark osmiophilen, heterogenen Strukturen verantwortlich (**Abb. 36 b** und **347**). Unverdauliche Substanzen werden durch Exocytose entfernt oder können als Telolysosomen (Residualkörper) bestehen bleiben. Auf diese Weise ist auch die Bildung von Lipofuszingranula zu erklären. Eine letzte Möglichkeit ist die, daß in die Lysosomen eingedrungene Substanzen deren Membran zer-

---

9 Der Name «Lysosom» beruht auf der lytischen Aktivität des Inhaltes dieser Körperchen (*griechisch:* lýein = auflösen, sõma = Körper).

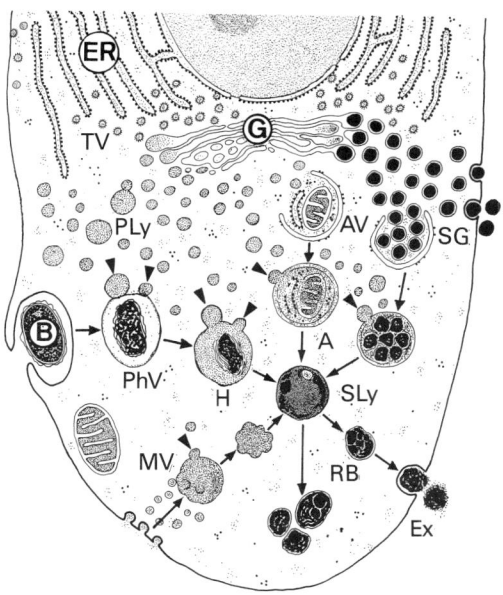

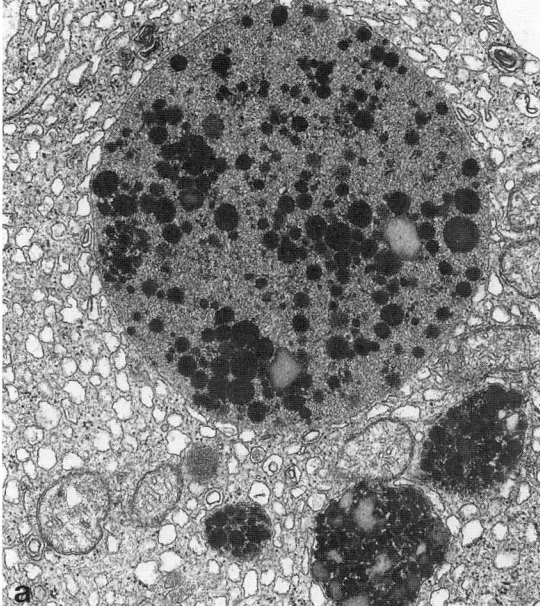

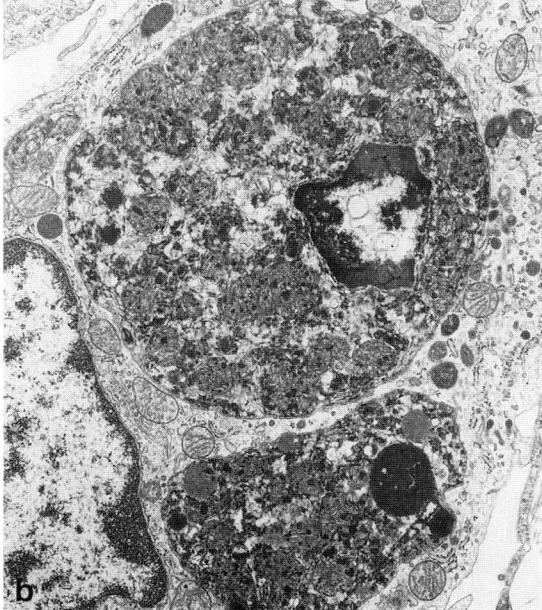

Abb. 35: Schematische Darstellung der Herkunft, der Tätigkeit und des Schicksals der Lysosomen. Übernommen mit Erlaubnis von Prof. Krstić, Lausanne: aus «Illustrated Encyclopedia of Human Histology», Springer 1984.

ER   Rauhes Endoplasmatisches Retikulum
TV   Transportvesikel
G   Golgi-Apparat
PLy Primäre Lysosomen (= Transportvesikel: clathrin-coated)
B   Bakterium phagocytiert
PhV Phagolytische Vakuole (Phagosom)
H   Heterophagosom
SLy Sekundäres Lysosom (auch späte Endosomen)
SG   Sekretorische Granula
AV   Autophagische Vakuole
A   Autophagosom
MV   Endocytotische, clathrin-gesäumte Vesikel bilden Multivesikuläre Körper (auch frühe Endosomen)
RB   Residual Körper
Ex   Exocytose

Abb. 36: – **a** Autophagische Vakuolen (Cytolysosomen) in ▷ einer Leydig-Zelle. Hoden, Mensch. Vergr. 17700mal. – **b** Phagolysosomen in einem Makrophagen. Beachte, wie Kern und Zellorganellen der phagocytierten Zellen erkennbar sind. Lamina propria, Dünndarm, Affe. Vergr. 4240mal.

stören, wobei toxisch wirkende Produkte sowie lysosomale Enzyme in das Grundplasma gelangen und die Zelle schädigen oder sogar zerstören können.

Lysosomale «Speicher»-Krankheiten werden durch Überangebot von z. B. Proteinen (hyaline Eiweißspeicherung in Zellen des proximalen Tubulus der Niere bei Schädigung der glomerulären Filterung), durch Ansammlung unverdaulicher Stoffe (Kohlepartikel, Röntgenkontrastmittel, Farbstoffe, Plasmaexpander wie Dextran) oder genetisch bedingte Defekte an Enzymen des lysosomalen Apparates verursacht. Bei der letztgenannten Ursache bilden entweder die Zellen nicht das für den Abbau einer spezifischen

Substanzgruppe notwendige Enzym, oder es fehlt der für den Einbau des Enzyms in das Lysosom erforderliche «Erkennungs-Marker» am Enzymmolekül (Mannose-6-Phosphat). In beiden Fällen resultiert aus dem Mangel an verfügbarem Enzym in den Lysosomen eine ungezügelte Speicherung des Substrates, das dort unverdaulich abgelagert zum Tod der Zelle und letztlich zum Absterben des gesamten Organismus führt. Betroffen können davon einfache Polysaccharide, wie etwa Glykogen (Glykosidasedefekt beim *Morbus Pompe*), verschiedene Phospholipide und Glykolipide (Sphingomyelin bei der *Niemann-Pick*-schen Krankheit und Ganglioside bei dem *Tay-Sachs*schen Syndrom = Amaurotische Idiotie, Erblindung mit geistigem Verfall).

d) Mitochondrien

Die **Mitochondrien**[10] (**Abb. 37** und **38**) sind im Cytoplasma aller Zellen mit Ausnahme der kernlosen roten Blutkörperchen ständig vorkommende Zellorganellen. In besonders großer Zahl findet man sie beispielsweise in Fibroblasten und Osteoblasten, ferner in Drüsenzellen sowie in resorbierenden Epithelien (Niere, Darm), wobei sie in polar differenzierten Zellen gewöhnlich eine Längsorientierung haben. Die Mitochondrien sind in den ohne Anwendung von Spezialmethoden hergestellten Kurspräparaten nicht zu erkennen, während sie in den *lebenden Zellen* der Gewebekultur in vitro mit dem Phasenkontrastmikroskop gut sichtbar sind.

Ihr Durchmesser liegt zwischen 0,2 und 1 μm; ihre Länge kann in stäbchenförmigen Mitochondrien ein bis mehrere Mikrometer erreichen (2–12 μm). Mengenmäßig repräsentieren sie in gewissen Fällen 15–25% der Zellmasse. Jede aktive Leberparenchymzelle enthält schätzungsweise 1000–2500 Mitochondrien.

Die Mitochondrien zeigen, selbst unter physiologischen Bedingungen, nicht nur quantitativ eine große Variationsbreite in den diversen Geweben, sondern haben auch sehr unterschiedliche *Erscheinungsformen* (kürzere oder längere Fäden und Stäbchen, Körnchen oder perlschnurartige Körnchenketten). In einem bestimmten Zelltyp besitzen sie jedoch eine spezifische Gestalt, die aber – wie ihre Häufigkeit – mit dem Funktionszustand gewissen Schwankungen unterworfen sein kann.

Elektronenmikroskopisch haben die Mitochondrien eine so charakteristische Feinstruktur (z. B. **Abb. 12, 39–41**), daß ihre Diagnose keine Schwierigkeiten bereitet. Sie bestehen aus einer Hülle, die im Gegensatz zu den übrigen Zellorganellen aus *zwei* Elementarmembranen, der äußeren und der inneren Mitochondrienmembran, zusammengesetzt ist, einem *Innenraum,* der eine feinkörnige, bei den einzelnen Zellformen unterschiedlich dichte *Matrix* enthält, und einem *intermembranösen Spalt* (Spatium intermembranosum). Es werden zwei Kompartimente, der äußere, räumlich kleinere durch die *Außenmembran* vom Cytosol, und der innere Stoffwechselraum durch die *Innenmembran,* voneinander gesondert. In der Matrix findet man gelegentlich osmiophile Einschlüsse – *Granula intramitochondrialia* von 30–50 nm Durchmesser –, besonders in den Leber- und Nierenepithelien (**Abb. 41**). Morphologisch unterschei-

den sich die Mitochondrienmembranen dadurch, daß die Innenmembran durch Einfaltungen die **Cristae mitochondriales** bildet, welche meist quer, selten parallel zur Längsachse stehen, und dadurch ihre Oberfläche ganz wesentlich vergrößert. Das Flächenverhältnis beträgt bei Leberzellmitochondrien zwischen innerer und äußerer Membran etwa 5:1. In Herzmuskelmitochondrien erhöht sich der Anteil an Cristae gegenüber den Leberzellmitochondrien um das Dreifache.

Die Außenmembran zeigt eine hohe Permeabilität und ist für Stoffe bis zu einer Größe von 10 000 Dalton durchlässig. Dagegen ist die Innenmembran auch für kleinere Moleküle nicht permeabel. In die Matrix können Stoffe nur durch aktiven Transport gelangen.

Seltener sind durch schlauchförmige Einstülpungen entstandene **Tubuli mitochondriales** zu sehen. In der Regel erreichen die mehr oder weniger weit vordringenden Cristae die gegenüberliegende Wand nicht, so daß sie den Innenraum nur unvollständig aufteilen. Zwischen den Mitochondrien verschiedener Organe und Gewebe existieren auch ultrastrukturelle Unterschiede. So sind in der stark beanspruchten quergestreiften Muskulatur (Atemmuskeln, Herzmuskel) Mitochondrien nicht nur viel häufiger, sondern es sind in ihnen auch viel zahlreichere Cristae vorhanden als in der weniger arbeitenden Skelett- und in der glatten Muskulatur (vgl. **Abb. 157**).

Man beschreibt also Mitochondrien vom *Crista-Typ* und solche vom *Tubulus-Typ;* diese sind beispielsweise in den steroid-sezernierenden Zellen der Nebennierenrinde und in den Leydig-Zellen des Hodens gefunden worden.

Auch die chemische Zusammensetzung der einzelnen Mitochondrienteile ist verschieden. Vor allem in der Matrix sind eine große Zahl von Enzymen, dazu DNS, Ribosomen mit der entsprechenden ribosomalen RNS, messenger-RNS sowie transfer-RNS für intramitochondriale Proteinsynthese konzentriert. In der Innenmembran lassen sich die oxidativen Enzyme der Atmungskette, die ATP-Synthetase und eine Reihe Transportproteine nachweisen. Die Stoff- und Enzymausstattung der Außenmembran und des intermembranösen Spaltes ist dazu vergleichsweise gering. Es handelt sich um Tunnelproteine und z. B. Enzyme, die Lipide in Fettsäuren spalten.

Die Mitochondrien sind die einzigen Organellen der Zelle, die über extrachromosomale DNS verfügen. Es finden sich 5–10 DNS-Moleküle pro Mitochondrium, was in einer Leberzelle

---

10   *griechisch:* mítos = Faden; chóndros = Korn.

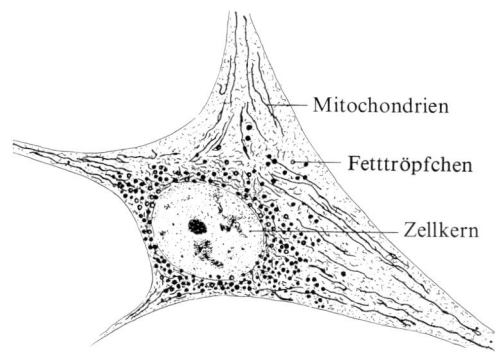

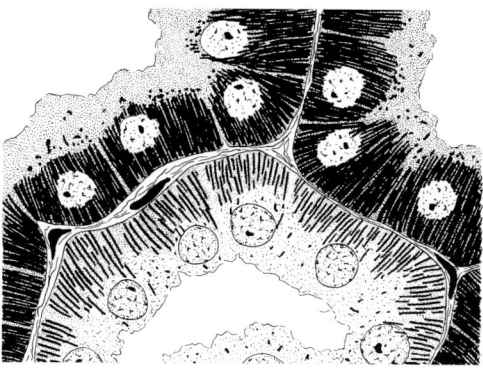

Abb. 37: Mitochondrien in einer lebenden menschlichen Bindegewebszelle aus einer Gewebekultur. Phasenkontrast-Mikroskop. Vergr. etwa 800mal. (W.)

Abb. 38: Mitochondrien im proximalen Tubulus (oben) und distalem Tubulus (unten) einer Niere (Maus). Fixation und Färbung nach Regaud. Vergr. 1200mal. (W.) Präparat von Prof. Faller, Fribourg.

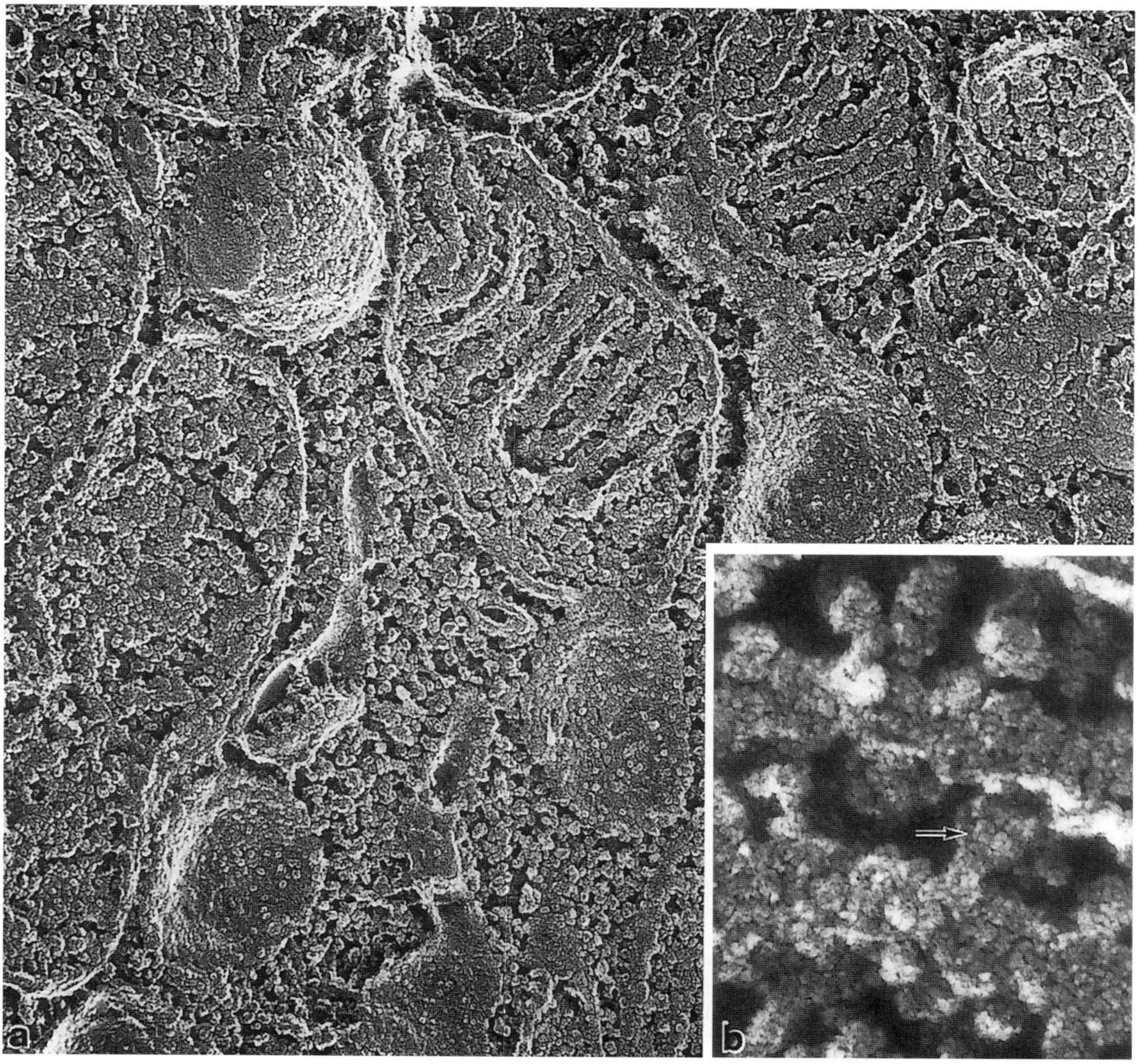

Abb. 39: Mitochondrien im Gefrierbruch- und -ätzpräparat nach Schnellkryofixierung. – **a** Mitochondrien entlang Außen- oder Innenmembran oder quer durch Cristae aufgebrochen. Vergr. 70000mal. – **b** Zwei Cristae bei starker Vergrößerung mit gestielten Partikeln (Pfeil). Vergr. 302000mal. Präparat und EM von Prof. Meller, Bochum.

etwa 1% der Gesamt-DNS-Menge ausmacht. Das DNS-Molekül ist ringförmig gestaltet und enthält beim Menschen 2 Gene für die Transkription ribosomaler RNS, 22 Gene für transfer-RNS und 13 protein-codierende Sequenzen, u. a. für die intramitochondriale Synthese von Cytochromoxidase, ATP-Synthetase und Cytochrom b. Damit ist das Mitochondrium hinsichtlich der Synthese einer Reihe von Proteinen autonom. Andere Proteine – und dies ist der weitaus größere Teil – werden von der chromosomalen DNS codiert, im Cytosol synthetisiert und in das Mitochondium transportiert. Im Gegensatz zur cytoplasmatischen Proteinsynthese, die durch Cyclohexamid unterbunden werden kann, wird die mitochondriale Synthese – ähnlich der bakteriellen – durch Antibiotika (Chloramphenicol, Tetracyclin) inhibiert. Diese eigentümliche Teil-Autonomie der Mitochondrien versucht man mit der *endosymbionten Hypothese* zu erklären. Danach haben die eukaryotischen Zellen ihre Fähigkeit zur oxydativen Phosphorylierung durch die Aufnahme von bakterienartigen Symbionten erhalten, die als Mitochondrien (oder Chloroplasten in der Pflanzenzelle) im Verlauf der Evolution einen Teil ihres genetischen Apparates durch Gentransfer an die Chromosomen im Zellkern abgegeben haben.

Die *Mitochondriogenese* ist ein autoreproduktiver Vorgang, d. h. daß neue Mitochondrien nur aus vorhandenen durch Wachstum und Teilung hervorgehen können. Die einzelnen Mitochondrien sollen eine kurze Lebensdauer haben (Halblebenszeit 5–12 Tage; Auflösung z. B. in den Cytolysosomen s. **Abb. 35**). Bei der *Mitose* gelangen sie zu etwa gleichen Teilen in das Tochterzellen.
Funktion der Mitochondrien. Ihre Hauptaufgabe ist die Energiegewinnung durch biologische Oxidation der verschiedenen der Zelle zur Verfügung gestellten Nährstoffe (Chrondriom als «Kraftwerk der Zelle»), wobei gleichzeitig auch Rohmaterialien für gewisse Biosynthesen anfallen. Die gewonnene Energie wird hauptsächlich verwendet zum Aufbau energiereicher organischer Phosphate (Adenosintriphosphat u. a.), welche der Energiespeicherung und -übertragung dienen. Während die energieliefernden Reaktionen fast alle in den Mitochondrien ablaufen, deren eigenes Bedürfnis an Energie jedoch relativ gering ist, bestehen für die übrigen Zellstrukturen gerade umgekehrte Verhältnisse; diese decken ihren Energiebedarf durch Vermittlung der ATP.
Ein Teil der für die biologische Oxydation notwendigen Prozesse ist in der Matrix lokalisierbar: So liefert die Oxydation der Fettsäuren wie auch das durch Glykolyse im Cytosol gebildete Pyruvat (Brenztraubensäure) in der Matrix Acetyl-Coenzym A. Die für die Gewinnung der energiereichen Verbindungen wie NADH (Nikotinamid-Adenin-Dinukleotid-Hydrid) notwendigen Enzyme des Citratsäure-Zyklus (Krebs-Zyklus) sind ebenfalls in der Matrix enthalten. So läßt sich die Succinat-Dehydrogenase als ein Leitenzym der Mitochondrien histochemisch nachweisen. An die Innenmembran sind schließlich jene Enzyme gebunden, die durch Elektronentransport vom NADH zur Bildung von H_2O und zu der damit verbundenen Phosphorylierung des ADP zu ATP beitragen. Die häufig vertretene Vorstellung, die Enzyme und Coenzyme seien in den Mitochondrien nicht willkürlich verstreut, sondern nach funktionellen Zusammenhängen als geordnetes Multienzymsystem entlang der Innenmembran aufgereiht, kann heute in dieser Form nicht aufrecht erhalten werden. Als einzige Struktur lassen sich entlang der inneren Fläche der Innenmembran Partikel in regelmäßigen Abständen durch besondere Methoden sichtbar machen, die aus einem 9–10 nm großen Kopfteil und einem 3–4 nm dicken und 5 nm langen Stiel bestehen (**Abb. 39, 41**). Sie werden als die Orte der ATP-Synthetase-Aktivität angesehen.

e) Peroxysomen

Peroxysomen (**Abb. 42**, **Abb. 347**) (Microbodies) sind kugelige, ebenfalls von einer Elementarmembran umgebene Körper mit einem mittleren Durchmesser von 0,2–0,6 μm. Sie enthalten eine mäßig elektronendichte, feinkörnige Matrix; darin kann bei manchen Tierarten – beim Menschen nur selten – ein dunkler kristalloider Einschlußkörper (Nukleoid) vorhanden sein. Im Gegensatz zu den Lysosomen sind die Peroxysomen nicht ubiquitär; sie finden sich vor allem in den Hepatocyten und in den Epithelzellen von Nierenkanälchen. Charakteristischer als die Struktur ist ihr Enzymgehalt (Katalase, ferner weitere Oxydasen, darunter D-Aminosäure-Oxydase und die im Nukleoid kristallin vorkommende Urat-Oxydase). Da es im menschlichen Organismus zu keinem Abbau von Harnsäure kommt, enthalten die Peroxysomen dementsprechend auch keine Urikase und kein kristallines Nukleoid. Peroxysomen mit einem hohen Anteil an Katalase (40%) sind besonders klein (0,15–0,25 μm) und werden als *Mikroperoxysomen* von der größeren Form unterschieden. Sie sind relativ weit verbreitet, werden aber auch als Vorstufen angesehen. Peroxysomen geben im Gegensatz zu den Lysosomen eine positive Peroxydase-Reaktion mit Diaminobenzidin. Sie sollen unter Abschnürung direkt vom glatten ER gebildet werden.

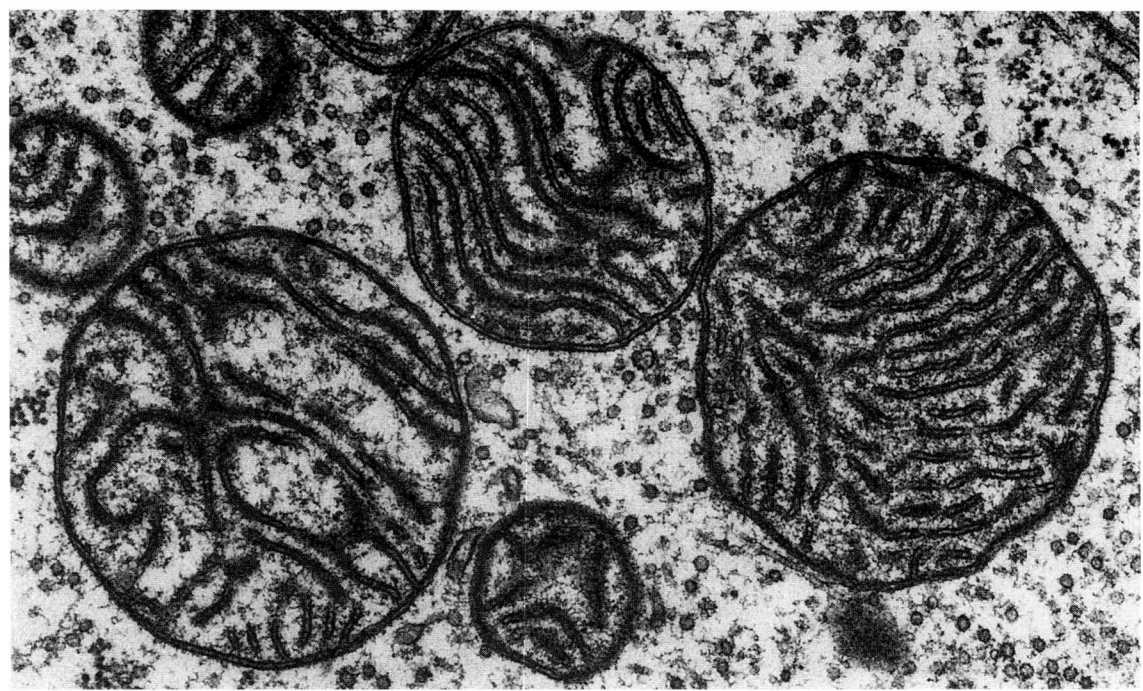

Abb. 40: Mitochondrien mit Cristae mitochondriales und von runder Form in basalem Fortsatz der Zapfen-Zelle (Netzhaut, Affe). Vergr. 42 000mal.

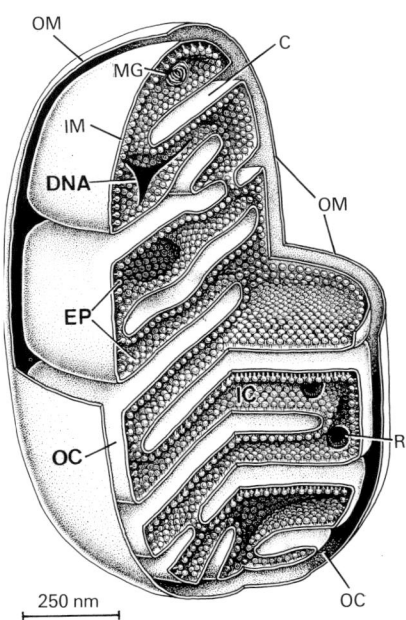

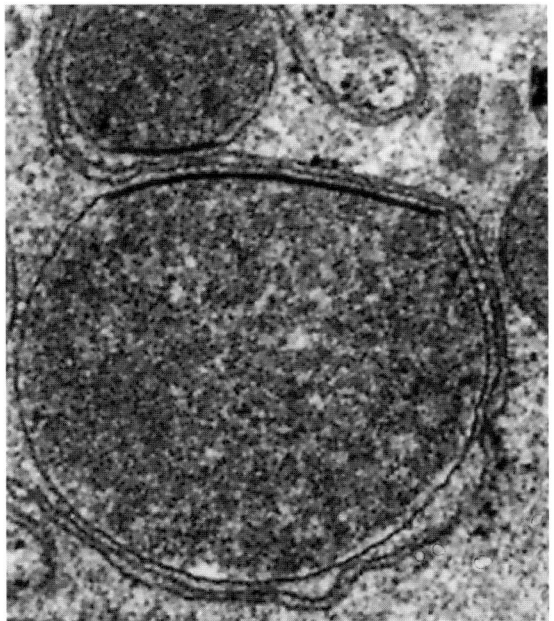

Abb. 41: Schematische Darstellung eines Mitochondriums vom Crista-Typ. Übernommen mit Erlaubnis von Prof. Krstić, Lausanne: aus «Illustrated Encyclopedia of Human Histology», Springer 1984.

OM	äußere Membran	MG	Mitochondrien-Granulum
IM	innere Membran	DNA	mitochondriale DNS
C	Crista	EP	Elementar-Partikel
		OC	intermembranöser Spalt
		IC	Innenraum (Matrix)
		R	Ribosom

Abb. 42: Peroxysomen in einer Nierentubulus-Zelle (Kaninchen). Vergr. 63 000mal. Das Peroxysom ist ein «Sauerstoff-Transport-Organell» und damit dem Mitochondrium verwandt. Beide arbeiten zusammen im Rahmen der Zellatmung, wobei die Mitochondrien bei der Oxydation Adenosintriphosphat bilden, eine Verbindung, die die anfallende Energie bindet, während die Peroxysomen mit ihren Enzymen die Oxydation zu Wasserstoffsuperoxyd (H_2O_2) und die weiterführende Bildung von Wasser fördern.

4. Das Cytoskelett ist der Stütz- und Bewegungsapparat der Zelle

Als Bestandteil des Cytosols zeigt das elektronenmikroskopische Bild filamentöse und tubuläre Strukturen, die durch feine Brücken verbunden ein Gitterwerk, das *Cytoskelett,* bilden. Ein Teil dieser Strukturen ist auch im Lichtmikroskop erkennbar, so als Myofibrillen in der Skelett- oder Herzmuskelzelle, als Tonofibrillen in Epithelien oder als Neuro- bzw. Gliafibrillen in den Zellen und Fortsätzen des Nervensystems. Die Anwendung von immunhistochemischen Methoden erlauben es, die einzelnen Bestandteile zu unterscheiden und ihr unterschiedliches Vorkommen in verschiedenen Geweben zu beschreiben. Dabei hat sich ergeben, daß nicht jede Filamentart in jeder Zeile nachweisbar ist, sondern eine bestimmte Auswahl für eine bestimmte Zellkategorie oder auch für einen bestimmten Funktions- oder Differenzierungsgrad charakteristisch ist (vgl. **Tab. 7**). Die drei Hauptformen des Cytoskeletts sind:

1. Die *Mikrofilamente,* die mit durchschnittlich 6–8 nm Durchmesser die dünnsten Filamente des Systems darstellen und als chemischen Bestandteil *Aktin* enthalten. Die Mikrofilamente bilden zusammen mit Myosin und anderen Bestandteilen den kontraktilen Apparat der Zelle.
2. Die *Mikrotubuli,* die zylinderförmig gestaltet mit einem äußeren Durchmesser von 25 nm die am meisten hervortretenden Teile des Cytoskeletts sind.
3. Die *Intermediär-Filamente,* die mit 8–11 nm Durchmesser sich zwischen die beiden anderen Formen einfügen und eine große Familie von nur chemisch unterscheidbaren aber morphologisch gleichartigen Filamenten sind.

Die intermediären Filamente sind äußerst stabil, während Aktin-Filamente und Mikrotubuli bei Einwirkung von z. B. hohen Salzkonzentrationen oder Detergentien sich auflösen. Auffallend ist die Fähigkeit der Mikrofilamente und -tubuli nicht nur schnell zu zerfallen, sondern auch unter bestimmten Bedingungen schnell zu reaggregieren. Auf- und Abbau dieser Cytoskelettanteile sind unter physiologischen Verhältnissen ständig wechselnde Vorgänge.

a) Mikro- oder Aktinfilamente

Das *Aktinfilament* setzt sich aus globulär geformten Einheiten, den G-Aktin-Monomeren zusammen (**Tab. 7**). Diese Monomere sind zu zwei Strängen aufgereiht (F-Aktin), die sich in Form einer Doppel-Helix rechtsdrehend umeinander winden. Die Stränge sind polar, d. h. man kann zwei unterschiedlich reagierende Enden feststellen, und etwa 13 Monomere entfallen auf eine Windung, die 36 nm lang ist.

Aktinfilamente können mit Anteilen des Myosinmoleküls, dem schweren Meromyosin, «dekoriert» werden. Damit lassen sich die Bindungsstellen für Myosin direkt demonstrieren und eine Unterscheidung von Aktinanteilen gegenüber den nicht dekorierten Intermediärfilamenten z. B. im Terminalgespinnst einer Darmepithelzelle vornehmen. Über weitere Einzelheiten des Aufbaues der Aktinfilamente im Muskelsystem wird dort berichtet (s. S. 141 ff.). Die Monomere können aber auch kürzere Strukturen bilden, z. B. die Knotenpunkte in dem unter der Zellmembran (des Erythrocyten, aber auch anderer Zellen) angeordneten Maschenwerk aus Spektrinfilamenten. In der quergestreiften Muskulatur, der Herzmuskulatur und den glatten Muskelzellen bewirken die parallel geordneten Aktinfilamente mit einer zweiten Form dicker Filamente, dem Myosin, die Zellkontraktion.

In Zellen, die nicht vorrangig kontraktil reagieren, sind die Aktinfilamente je nach Erfordernissen unterschiedlich angeordnet – Aktinbindungsproteine bündeln, vernetzen, halten Abstand, verankern in Zellmembranen –, können aber auch durch schnelle Änderung der Anordnung auf die Formveränderung der Zelle einwirken. An den Zellorten, wo Aktinfilamente ohne Myosin zu finden sind, werden sie auf die «Festigkeit» des Grundcytoplasmas und auf die «Versteifung» bestimmter Strukturen Einfluß nehmen. So durchlaufen Bündel von Aktinfilamenten jeden Mikrovillus eines Bürstensaumes in der gesamten Länge. Sie sind untereinander durch Brückenproteine (Villin, Fimbrin) und auch mit der Oberflächenmembran verankert, ohne aber von Myosin begleitet zu sein. Die Aktinbündel bewirken daher keine Verkürzung der Mikrovilli, sondern verleihen diesen eine gewisse Festigkeit (Stäbchensaum!). In dem Terminalgespinnst, in das die Aktinbündel der Mikrovilli einmünden (s. S. 286/288 und **Abb. 285**), verursachen Aktinfilamente gemeinsam mit Myosinanteilen eine Spannung der Zelloberfläche, wodurch Einfluß auf den Bürstensaum, auf Dichte der Anordnung und Stellung der Mikrovilli genommen werden kann. Das Terminalgespinnst ist mit seinen Aktinanteilen an den apikalen Zellrändern in dem Schlußleistensystem verankert (s. S. 36) und geht dort in ein ringförmig verlaufendes Bündel ebenfalls aktinhaltiger Filamente über, wo beide Anteile mit den Zonulae adhaerentes (Gürteldesmosomen) in Verbindung stehen.

b) Mikrotubuli

Die *Mikrotubuli* sind die am kräftigsten ausgebildeten Komponenten des Zellgerüstes (**Tab. 7**) und sind – vor allem nach Fixierung mit Glutaraldehyd – in fast allen elektronenmikroskopischen Aufnahmen nachweisbar. Sie durchsetzen das Cytoplasma in parallelem Verlauf oder radiär vom Cytozentrum inmitten des Golgi-Apparates ausstrahlend, wobei sie in der Regel einen gewissen Abstand voneinander einhalten, also keine Bündel bilden.

Die Tubuli entstehen durch die parallele Anordnung von *13 Protofilamenten,* die eine 5–7 nm dicke Wand um die Lichtung bilden; die Protofilamente wiederum entstehen durch Aneinanderreihung von *Tubulin*bausteinen, Dimere, d. h. Molekülpaaren, die sich aus zwei ungleichen Einheiten, dem α- und β-Tubulin zusammensetzen. Zwei weitere Proteinkomponenten sind mit den Tubuli assoziiert, und man nimmt an, daß diese Querstege bilden, die in Abständen von 32 nm aus den Tubuli hervorragen (**Abb. 198**). Sie können zu den «crosslinkers» gehören, die die Verbindung zu den anderen Filamenten des Cytoskelettes herstellen.

c) Zentriolen und Kinetosomen

Ebenfalls aus Mikrotubuli bestehen die Zentriolen und Kinetosomen. Man findet in den meisten menschlichen und tierischen Zellen ein, in der Regel jedoch zwei, selten sogar mehrere Zentriolen; sind zwei Zentralkörperchen da, so spricht man von einem *Diplosom*[11] (**Abb. 47** und **48**). In den Arbeitszellen sind es schwer nachweisbare, unauffällige punktförmige Körperchen, deren Größe das Auflösungsvermögen des Lichtmikroskopes nur wenig übertrifft. Meistens liegen sie – in enger topographischer Beziehung zum Golgi-Apparat – in Nähe des Zellkernes (**Abb. 12**) gelegentlich aber auch dicht unter der freien Zelloberfläche, so bei manchen prismatischen Epithelzellen. Das Zentriol oder Diplosom bildet zusammen mit dem Plasma *(Zentroplasma)* seiner nächsten Umgebung das *Zentrosom (Cytozentrum).*

Die Zentralkörperchen können sich verdoppeln; diese Autoreduplikation findet schon in der Prophase oder noch früher statt. Die auseinandergerückten, schließlich an den Polen der Teilungsspindel gelegenen Diplosomen induzieren eine vom Zentroplasma ausgehende strahlige Differenzierung *(Astrosphäre*[12]*)* sowie in dem Feld zwischen ihnen die Bildung der *Spindelfasern,* dieses z. T. – Metaphasenspindel (**Abb. 59** und **60 d**) – in Zusammenarbeit mit den Kinetochoren (S. 66).

Zentriolen sind auch in nicht mehr teilungsfähigen Zellen (Leukocyten, Nervenzellen) anzutreffen; in größerer Zahl kommen sie z. B. in den polyploiden Megakaryocyten und in den vielkernigen Osteoklasten vor. Ob sie – und auch ihre Baubestandteile – in den quergestreiften Muskelfasern wirklich vollständig fehlen, muß nachgeprüft werden.

Elektronenmikroskopisch sind die *Zentriolen* – wie die Kinetosomen, Kinozilien und Flagellen – dadurch ausgezeichnet, daß ihre Strukturelemente immer in konstanter Zahl vorhanden sind. Jedes Zentralkörperchen besteht aus einem Hohlzylinder von etwa 0,15 μm Durchmesser und 0,3–0,5 μm Länge; in seiner Wand sind neun – im Querschnitt etwas schräg stehende – Gruppen von je drei längs verlaufenden Tubuli in eine im Verhältnis zum zentralen Plasma ziemlich dichte Matrix eingebettet (**Abb. 48 a** und **b**). Die Längsachsen der beiden Teile eines Diplosoms stehen senkrecht aufeinander. Das als perizentrioläres Körperchen bezeichnete angehäufte granulofibrilläre Material wird bei ihrer Autoreduplikation verwendet.

Die *Kinetosomen* oder Basalkörperchen der Kinozilien (s. a. Flimmerhaare, **Abb. 66** und **67** zeigen eine Grundstruktur, welche der der Zentriolen, aus denen sie entstanden sind, auffallend ähnlich ist.

Das Zentrosom wie auch die Basalkörperchen werden als die *Bildungszentren* für die Entstehung der Mikrotubuli angesehen, wobei das perizentrioläre Material der Keim für das Auswachsen von Tubuli sein muß, nicht dagegen das Zentriol selbst. Denn Mikrotubuli werden auch in Zellen ohne Zentriol gebildet; die Bildung unterbleibt aber, wenn keine dem perizentriolären Material entsprechende Ansammlungen vorhanden sind. Dieser zentrosomale Anteil wird daher als das Mikro-Tubuli-Organisations-Zentrum (MTOC) bezeichnet. Er enthält verschiedene für die Bildung der Mikrotubuli wichtige Proteine, besonders γ-Tubulin. Die Mikrotubuli der Zilien oder Flagellae stehen immer in direkter Verbindung mit den Tubuli der Basalkörperchen oder des distalen Zentriols, z. B. des Spermienhalses (s. **Abb. 409**).

d) Intermediär-Filamente

Die *Intermediär-Filamente* bilden eine morphologisch einheitliche, chemisch und hinsichtlich ihrer Funktionen

---

11 *griechisch:* diplóos = doppelt; sōma = Körper.
12 *griechisch:* astér = Stern; sphaíra = Kugel.

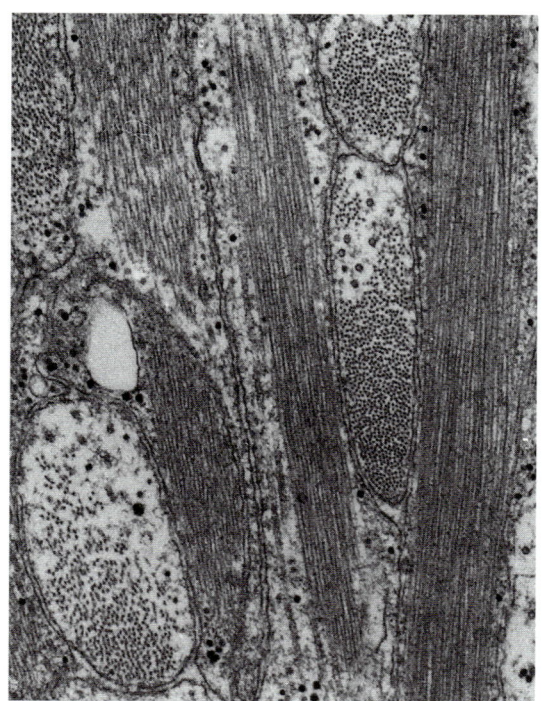

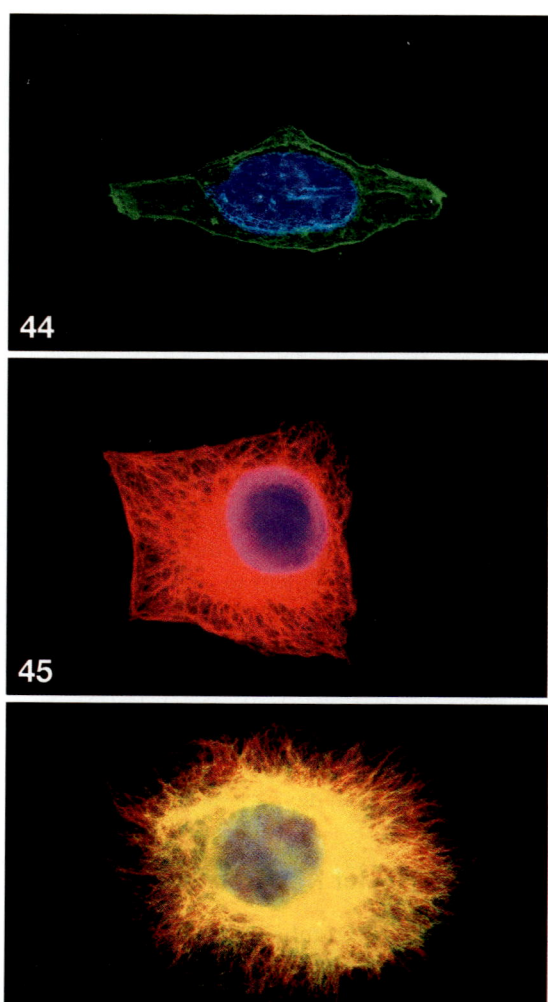

Abb. 43: Intermediär-Filamente (Gliafilamente) in Astro-cyten-Zellfortsätzen. (Epiphysenstiel, Affe). Vergr. 36000mal.

Abb. 44–46: Bestandteile des Cytoskeletts dargestellt ▷ durch immunhistochemische Reaktionen. **Abb. 44:** Aktin-filamente (grün) sind besonders um den Zellkern und un-ter der Zelloberfläche konzentriert. **Abb. 45:** α-Tubulin (rot). **Abb. 46:** Doppelmarkierung von Intermediär-Fila-menten von Keratin- (rot) und Vimentin-Typ (grün). Durch Überlagerung beider Filamenttypen entsteht eine gelbe Fluoreszenz. Zellkerne DAPI markiert (blau). HELA-Zellen. Vergr. 1050mal. P. D. Dr. Viebahn, Bonn.

Tabelle 7: Formbestandteile des Cytoskeletts, deren chemische Zusammensetzung und Vorkommen

	Durchmesser	Mol.-Gewicht	Protein	Vorkommen
Aktin-Filamente	6 nm	42000 d	G-Aktin	in allen Zellformen
Intermediär-Filamente	8–11 nm			
1. Vimentin-Typ	8–11 nm	57000 d	Vimentin	Zellen mesenchymaler Herkunft (auch glatte Muskelzellen)
2. Desmin-Typ	8–11 nm	53000 d	Desmin	Muskelzellen
3. Tonofilamente	8–11 nm	40–70000 d	Cytokeratin 1 bis 20	Zellen epithelialer Herkunft
4. Neurofilamente	8–11 nm	68000 d 150000 d 200000 d	neurofilament triplet protein	Neurone
5. Gliafilamente	8 nm	50000 d	glial fibrillar acid protein	Astrocyten
Mikro-Tubuli	25 nm	110000 d	Tubulin: Dimer aus α-, β-Tubulin	in allen Zellformen im Zentriol, als Bestandteil der Mitose-spindel, in Zilien und Basalkörperchen

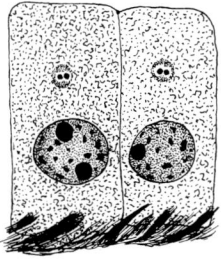

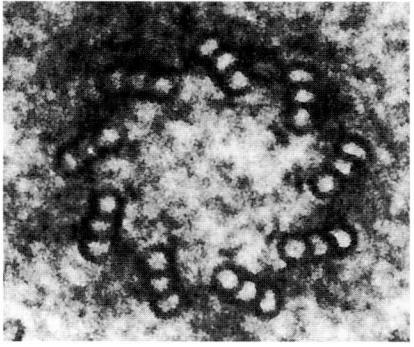

◁ **Abb. 47:** Zentriolen (Diplosom). Zwei Zellen aus einer apokrinen Schweißdrüse (Achselhöhlenhaut, Mensch). Fixierung nach Susa, 8 μm, Eisenhämatoxylin-Färbung. Vergr. 1800mal. (W.)

Abb. 48b: Querschnitt durch ein Zentriol (Pan- ▷ kreaszelle, Hühnerembryo). Vergr. 180000mal. EM von Dr. André, Villejuif.

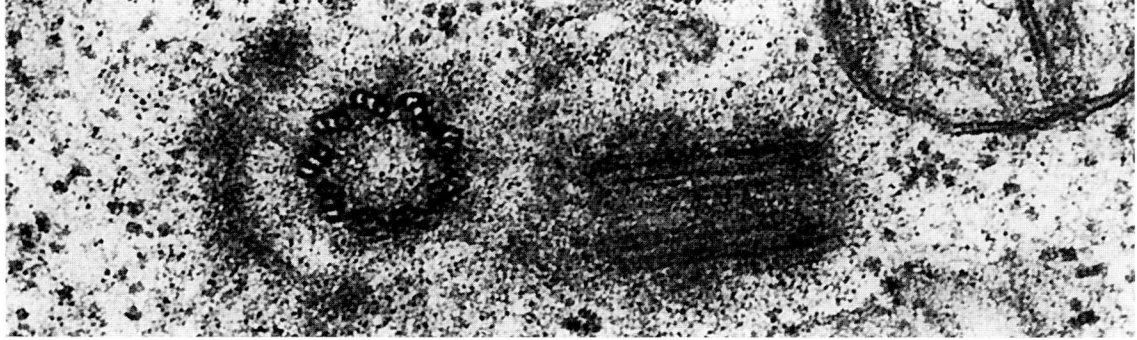

Abb. 48a: Diplosom – mit einem quer- und einem längsgeschnittenen Zentriol – eines Fibroblasten (Ratte); um Zentriolen granuläres Mikrotubuli-Organisations-Zentrum (MTOC). Vergr. 124000mal. EM von Prof. Forssmann, Heidelberg.

eine durchaus heterogene Komponente des Cytoskeletts (**Tab. 7**). Ihre Bezeichnung leitet sich von ihren Abmessungen her: sie liegen zwischen den dünneren Aktinfilamenten und den dickeren Mikrotubuli. Die biochemische Aufschlüsselung hat gezeigt, daß sehr unterschiedliche Proteine von z. T. unterschiedlicher Molekülgröße die intermediären Filamente in verschiedenen Zellformen bilden. Allein unter den überwiegend in Epithelzellen nachweisbaren Cytokeratin-Filamenten lassen sich bisher 20 Formen immunologisch und elektrophoretisch unterscheiden. Vor allem die Bildung von monoklonalen Antikörpern gegen jedes der einzelnen Intermediärfilament-Proteine und die Möglichkeit, diese immunhistochemisch nachzuweisen, hat es erlaubt, bestimmten Zellformen gewisse, nur in ihren Proteinzusammensetzungen unterschiedliche Filamentformen zuzuordnen (**Tab. 7**). Die Tumordiagnostik macht sich diese Unterschiede zunutze, da entartete Zellen (Carcinom- oder Sarkom-Zellen) ihren Intermediär-Filament-Typ beibehalten. Allerdings sind die Zusammenhänge nicht immer so eindeutig, und eine kritische Überprüfung der immunhistochemischen Ergebnisse ist vielfach geboten: So kommen in HeLa-Zellen (einer Carcimomzellinie) sowohl Cytokeratine, aber auch das nicht zu erwartende Vimentin vor. Ebenso lassen sich in manchen normalen Zellen zwei Filamentproteine nachweisen, z. B. in der glatten Muskelzelle zusätzlich zum Desmin auch Vimentin. Während der Cytogenese können Blasteme entsprechend ihrer Differenzierung das Intermediärfilamentmuster wechseln.

Bindegewebszellen sind durch Filamente vom Vimentin-Typ charakterisiert (**Abb. 46**), wogegen Cytokeratin-Filamente in epithelialen Zellen auftreten und deren Proteine bis zu 30% des Proteingehaltes einer solchen Zelle ausmachen können (**Abb. 1f** und **46**). Unter den zahlreichen Cytokeratinen lassen sich solche mit sauren (Typ I) und andere mit basischen bzw. neutralen Polypeptiden (Typ II) unterscheiden. Jede Epithelzelle enthält mindestens je ein Cytokeratin aus jeder Gruppe. Cytokeratinhaltige Filamente sind in den Desmosomen (Maculae adhaerentes) verankert. Dagegen bilden Desmin-Filamente ein Gerüst innerhalb der Muskelzellen, das den Myofilamenten die Orientierung gibt. Vor allem an der Bildung der Z-Streifen ist Desmin gemeinsam mit α-Aktinin (ein Aktin-Bindungs-Protein) beteiligt. Neurofilamente sind aus drei verschiedenen Untereinheiten aufgebaut; die einzelnen Filamente sind sehr lang und durch Brücken untereinander verbunden (**Abb. 198**). Gliafilamente, die besonders dichte Bündel in den Fortsätzen der Astrocyten bilden, sind nicht durch Brücken verbunden (**Abb. 43**).

III. Zellkern [Karyoplasma]

Der Zellkern[13] ist ein unerläßlicher Bestandteil jeder vollwertigen Zelle. Er ist schwerer als die Mitochondrien und das Cytoplasma, von dem er sich auch durch seine Struktur und chemisch durch seinen Reichtum an Desoxyribonukleotiden unterscheidet.

Es gibt zwei *Zustandsformen* des Kernes, die zu Beginn und am Ende der Mitose ineinander übergehen: die von einer Membran umgebene *Arbeitsform* (Interphasenkern), welche wir in den meisten Zellen antreffen, und die *Teilungsform*. Von dieser ausgehend, kann man den *Kern definieren als jenen vom Zell-Leib morphologisch leicht abgrenzbaren Teil der Zelle, in dem bei der Mitose die Chromosomen in Erscheinung treten.* Neue Kerne können nur durch Teilung von Zellkernen entstehen («omnis nucleus e nucleo»).

A. Zahl, Größe, Form und Lage

Zahl der Zellkerne. In der Regel besitzt eine Zelle *einen Zellkern,* doch lassen sich Beispiele von Zellen anführen, die zwei oder mehrere bis viele Zellkerne haben. So gibt es nicht selten Leberzellen, Deckzellen der Übergangsepithelien in den Harnwegen, Belegzellen der Magenkörperdrüsen, gelegentlich auch Zellen der großen apokrinen Schweißdrüsen, welche *zwei Zellkerne* haben. Selbst doppelkernige Eizellen können gesehen werden. *Mehrkernig* sind z. B. die knochenauflösenden Zellen (Osteoklasten, **Abb. 141**) sowie die quergestreifte Muskelfaser. Durch die Vielkernigkeit einer Zelle nimmt die Kernoberfläche überproportional zu. Dadurch wird der Stoffaustausch zwischen Karyoplasma und Cytoplasma erleichtert.

Nach der Kern-Plasma-Relation steht die **Kerngröße** in Beziehung zur Größe des Zell-Leibes; deshalb haben voluminöse Zellen (Eizellen, Spinalganglienzellen u. a.) große Kerne (**Abb. 49**). Ferner ist der Kerninhalt wesentlich abhängig von der Anzahl der enthaltenen Chromosomen. Eine gewisse Volumenzunahme kann aber auch auf einer Vermehrung der extrachromosomalen Bestandteile besonders des Kernsaftes beruhen und durch extranukleäre Faktoren

bedingt sein; solche Kerne erscheinen bläschenförmig und relativ chromatinarm (z. B. der Kern der Eizelle). Anderseits liegt in den kleinen, kompakten Lymphocytenkernen ebensoviel Desoxyribonukleinsäure vor, jedoch in höherer Konzentration, wobei ihr Stoffwechsel stark herabgesetzt ist. Kerne mit gleichen Chromosomenverhältnissen haben also nicht unbedingt dieselbe Größe.

Bei der Durchmusterung mancher histologischer Präparate erkennt man, daß nicht alle Kerne gleich groß sind; dabei kann aber – wie bei ihrer Form – auch die Schnittrichtung noch eine gewisse Rolle spielen (vgl. **Tab. 23,** S. 177). Die karyometrische und variationsstatistische Untersuchung ergibt die interessante Tatsache, daß sich die Kerngrößen verschiedener Organe nicht immer auf einer eingipfeligen Variationskurve, deren Häufigkeitsmaximum dem mittleren Kernvolumen entsprechen würde, unterbringen lassen: Nicht selten kommen nämlich *verschiedene Kerngrößenklassen* vor, wobei sie zueinander in einem Verhältnis von 1:2:4:... stehen. Mit diesem *rhythmischen Kernwachstum* geht eine Vermehrung der Chromosomenzahl einher: Man darf folgern, daß dem Kernwachstum eine auf innerer Teilung (Endomitose oder Endoreduplikation, S. 70) beruhende Polyploidisierung[14] zugrunde liegt.

Kern- und Zellvergrößerung sind als *Leistungswachstum* zu werten (S. 80). Unter gleichen Bedingungen würden sich jugendliche und weniger weit differenzierte Zellen mitotisch teilen. Mit dem rhythmischen Kernwachstum darf die durch eine gesteigerte Stoffwechselaktivität bedingte *funktionelle Kernschwellung* nicht verwechselt werden.

Wie in der Größe, bestehen in der **Kernform** ebenfalls gewisse charakteristische Unterschiede zwischen den verschiedenen Zellarten. Auch mit dem Funktionszustand kann die Form der Kerne – aktiv oder passiv – wechseln, wobei diese sich infolge ihrer Plastizität bei Formänderungen der Zelle leicht anzupassen vermögen (z. B. bei amöboiden Bewegungen). In den kugeligen, den polygonalen und den kubischen Zellen behält

---

13 *lateinisch:* nucleus; *griechisch:* káryon.
14 *griechisch:* polyplóos = vielfach.

der Kern in der Regel die ursprüngliche, sphäroidische Gestalt und die mehr oder weniger zentrale Lage bei. In hochprismatischen Zellen wird er ellipsoidal (seine Längsachse läuft parallel mit der längsten Zellachse), in schmalen Zellen, wie z. B. den Endothelien, abgeplattet (**Abb. 254**). Der Zellkern der neutrophilen Granulocyten des Blutes ist mehrfach segmentiert (**Abb. 215**).

Mit der Differenzierung der Zellen ändert sich nicht selten auch die **Lage der Kerne.** So werden die in den embryonalen Myoblasten noch in der Mitte gelegenen Kerne mit deren Umbildung zu Skelettmuskelfasern an die Oberfläche verschoben; in den Herzmuskelfasern und in den glatten Muskelzellen bleiben sie jedoch im Zentrum (**Abb. 209–211**). Nicht selten sind es paraplasmatische Einschlüsse, welche den Zellkern in seiner Lage und manchmal auch in seiner Form beeinflussen (Fettzellen, **Abb. 120,** Becherzellen, **Abb. 1 b**). Drüsensekrete, die sich apikal im Zell-Leib ansammeln, verdrängen den Kern basalwärts (seröse Drüsenzellen, **Abb. 2**), ja, sie können ihn sogar ganz an die Zellwand drücken und abplatten (muköse Drüsenzellen, **Abb. 302**).

B. Struktur des Arbeitskernes im Lichtmikroskop

Am fixierten und *gefärbten Zellkern* unterscheidet die klassische Histologie folgende *Bestandteile:* Kernmembran, Chromatinsubstanz, Kernkörperchen und Kernsaft. Diese Strukturen sind – auch soweit sie am lebenden Zellkern unsichtbar sind – nicht als Artefakte, sondern als *Äquivalentbilder* einer vital präexistierenden Ultrastruktur zu werten und bei einwandfreier histologischer Technik für die betreffenden Kerne typisch (**Abb. 50 a–c**).

Die **Kernmembran** begrenzt den Kerninhalt gegen den umgebenden Zell-Leib; bei der mitotischen Kernteilung verschwindet sie in der Prophase und erscheint wieder in der Telophase.

Der auffälligste Baubestandteil des gefärbten Zellkernes wird wegen seiner starken Färbbarkeit mit basischen Farbstoffen oder Beizenfarbstoffen wie Hämatoxylin als **Chromatin**[15] bezeichnet. Seine Menge und Anordnung – oft Anhäufung in Form von Körnchen *(Chromozentren)* – ist für manche Zellen charakteristisch

(vgl. z. B. die «Radspeichenkerne» der Plasmazellen, **Abb. 104 b**), sowie die Chromatinveränderungen bei der Bildung von Spermien und Blutkörperchen (**Abb. 50 c**).

Die rundlichen, lichtmikroskopisch meist homogenen **Kernkörperchen** *(Nucleoli)* färben sich oft anders als das Chromatin (auch etwas mit sauren Farbstoffen, da sie u. a. basische Proteine enthalten) und sind dadurch sowie durch ihre Größe und Gestalt gut von ihm zu unterscheiden (**Abb. 50 b**); auch geben sie im Gegensatz zum Chromatin – trotz eines geringen DNS-Gehaltes – keine positive Feulgen-Reaktion (s. S. 14). Anderseits findet man an ihrer Oberfläche nicht selten eine schalenartige Anlagerung von dichtem Chromatin. Dieses beim Menschen nur in geringer Menge ausgebildete *perinucleoläre Heterochromatin* steht mit der Nucleolus-Organisator-Region (Nucleolus-assoziiertes Chromatin, s. S. 60) in Verbindung und kann bei manchen Tierspezies besonders massiv ausfallen.

C. Elektronenmikroskopischer und chemischer Bau

Die *elektronenmikroskopische Untersuchung* des Zellkernes zeigt, daß seine Oberfläche längst nicht immer so glatt ist, wie man sie sich vorgestellt hat; Ein- und Ausbuchtungen sind, je nach Zellart und Funktionszustand, mehr oder weniger häufig anzutreffen (**Abb. 226**). Die *Kernhülle* (Karyotheca, **Abb. 51**) besteht aus zwei Elementarmembranen, deren innere – inneres Blatt oder Innenmembran – die Kernwand im engeren Sinne ist. Das, manchmal mit einigen Ribosomen besetzte, äußere Blatt oder die Außenmembran setzt sich stellenweise kontinuierlich in das granuläre endoplasmatische Retikulum fort, als dessen Bestandteil es gedeutet wird. Zwischen den beiden, etwa 8 nm dicken Blättern der Kernhülle liegt der 10–50 nm breite, gelegentlich aber auch etwas erweiterte *perinukleäre Raum,* der mit dem Innenraum des endoplasmatischen Labyrinthes kommuniziert (**Abb. 12**). Der perinukleäre Raum erscheint an bestimmten Orten, wo Innen- und Außenmembran ineinander übergehen, durch *Poren* unterbrochen (s. a. **Abb. 6**).

---

15 *griechisch:* chrōma (in Genitiv chrómatos) = Farbe.

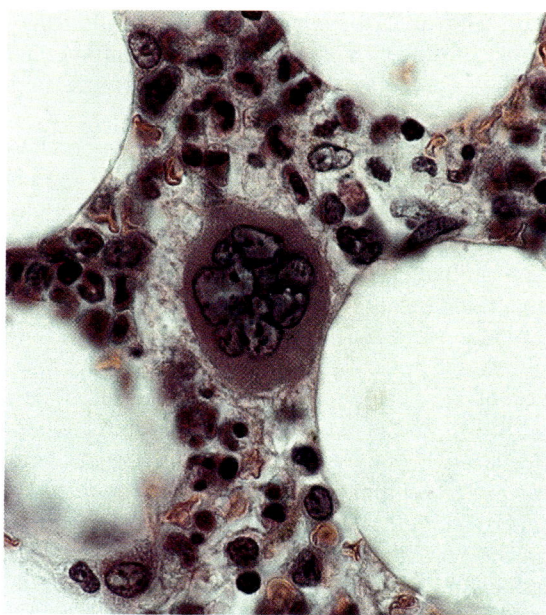

Abb. 49: Zellkerne unterschiedlicher Größe, Form und Dichte des Chromatins. Hämatopoetisches Gewebe, Milz, neugeborene Katze. Im Zentrum ein Megakaryocyt mit einem stark gelappten, hochgradig polyploiden Zellkern. Vergr. 750mal.

Die **Poren** stellen eine Verbindung zwischen dem Kerninnenraum und der cytoplasmatischen Matrix her, die morphologisch durchgängig erscheinen, funktionell aber nur einen *kontrollierten* Durchtritt von Substanzen erlauben. Die Poren sind je nach Aktivität der Zelle mehr oder weniger dicht (3–35% der Kernoberfläche) und meist in ziemlich regelmäßigen Abständen angeordnet (3000–4000 pro Zellkern). Nicht immer ist diese gleichmäßige Verteilung erhalten: Die in Spermatocyten oder Oocyten sehr reichlich vorhandenen Kernporen sind während eines Teils der Prophase der Meiose in typischer Weise an einem Pol des Zellkerns konzentriert. Die Poren haben einen Durchmesser von angenähert 80 nm, erscheinen aber meist eingeengt, da dem Membranumschlag granuläres Material auf- bzw. anliegt, welches eine als *Kernporenkomplex* bezeichnete Anordnung zeigt. Der Komplex besteht aus je einer ringartigen Gruppierung (Anulus) von 8 Granula an der Außen- und Innenseite der Pore, ergänzt durch weiteres granuläres Material, welches dem inneren Umfang der Pore selbst anliegt. Dadurch wird der Porendurchmesser kürzer, und unter Umständen zeigen Querschnitte durch die Kernmembran ein feines, die Pore verschließendes *Diaphragma* und ein *zentrales Granulum* (**Abb. 6a** und **b**).

Die Poren dienen dem *Stoffdurchtritt* in beiden Richtungen: *Histone* gelangen in den Kernraum und *Ribosomen* in das Cytoplasma. Der Transportmechanismus ist noch ungeklärt, es muß sich aber um einen aktiven Transport handeln, jedenfalls für große Moleküle. Experimentelle Untersuchungen lassen den Schluß zu, daß für die Moleküldurchschleusung nur ein «Kanal» von 9 nm Weite und 15 nm Länge «offen» ist. Moleküle von einer Größe unter 60000 D können diesen Kanal passieren, Ribosomen mit einem Durchmesser von 15 nm bedürfen aber der eigenen Verformung und einer Transporthilfe von seiten des Porenkomplexes. Dennoch rechnet man mit dem Durchtritt von 3 Ribosomen pro Minute und Pore. Die im Zentrum eines Teils der Poren sichtbaren Granula werden für durchtretendes Material gehalten.

Der karyoplasmatischen Fläche der Innenmembran liegt eine mehr oder weniger elektronendichte, 20–60 nm breite **Lamina fibrosa** (auch Nucleo-Lamina oder dense lamina) an, die – wie das angrenzende Chromatin – an den Kernporen unterbrochen ist (**Abb. 51**), mit dem Material des Porenkomplexes aber zusammenhängt. Diese Schicht wird von drei intermediären Filament-Proteinen (Lamin A, B und C) gebildet, die einerseits durch Bindung an integrale Membranproteine mit der Innenmembran verankert sind, und an die andererseits die Chromatinfilamente gekoppelt sind. Die Lamina fibrosa soll die Kernhülle stabilisieren, bei deren schneller Neuformierung am Ende der Mitose helfen und eine Art Schalengerüst für die Aufhängung des Chromatingerüstes bilden.

Im Karyoplasma finden sich unregelmäßig verteilte, feinkörnige Massen, bei denen es sich um Anschnitte von *Chromatinfibrillen* handelt, den im Interphasenkern lang ausgezogenen Chromosomen. Die Gesamtlänge der Chromatinfibrillen aller 46 Chromosomen schätzt man auf 40–45 cm. Die Fibrillen sind 10 nm dick und setzen sich aus einem Desoxyribonukleinsäure-Faden (*DNS-Doppel-Helix*) und basischen Proteinen, den *Histonen* zusammen (**Abb. 52**). Mehrere Histonmoleküle bilden eine Kugel – ein Oktomer, das aus 8 Histonmolekülen (H2A, H2B, H3, H4) besteht –, die als *Nucleosomen* mit einem Durchmesser von 7–8 nm der Chromatinfibrille – wenn sie durch Spreitung auseinandergezogen ist – ein perlschnurartiges Aussehen geben. Die einzelnen Histon-Oktomere werden von dem DNS-Faden umwickelt (etwa 1^1/$_2$ Windungen) und durch gerade *internucleosomale Strecken* des Fadens verbunden.

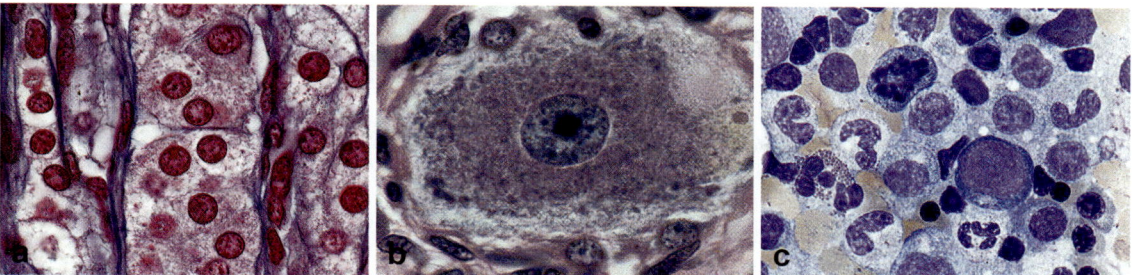

Abb. 50: Zellkerntypen in Abhängigkeit von Größe, Form und Funktion ihrer Zellen. – **a** Zellen der Zona fasciculata der Nebenniere (Mensch), Azan. – **b** Ganglienzelle, Spinalganglion (Mensch), H. E. – **c** Knochenmark, Mensch. Semidünnschnitt. Giemsa-Färbung. Vergr. (a–c) 500mal.

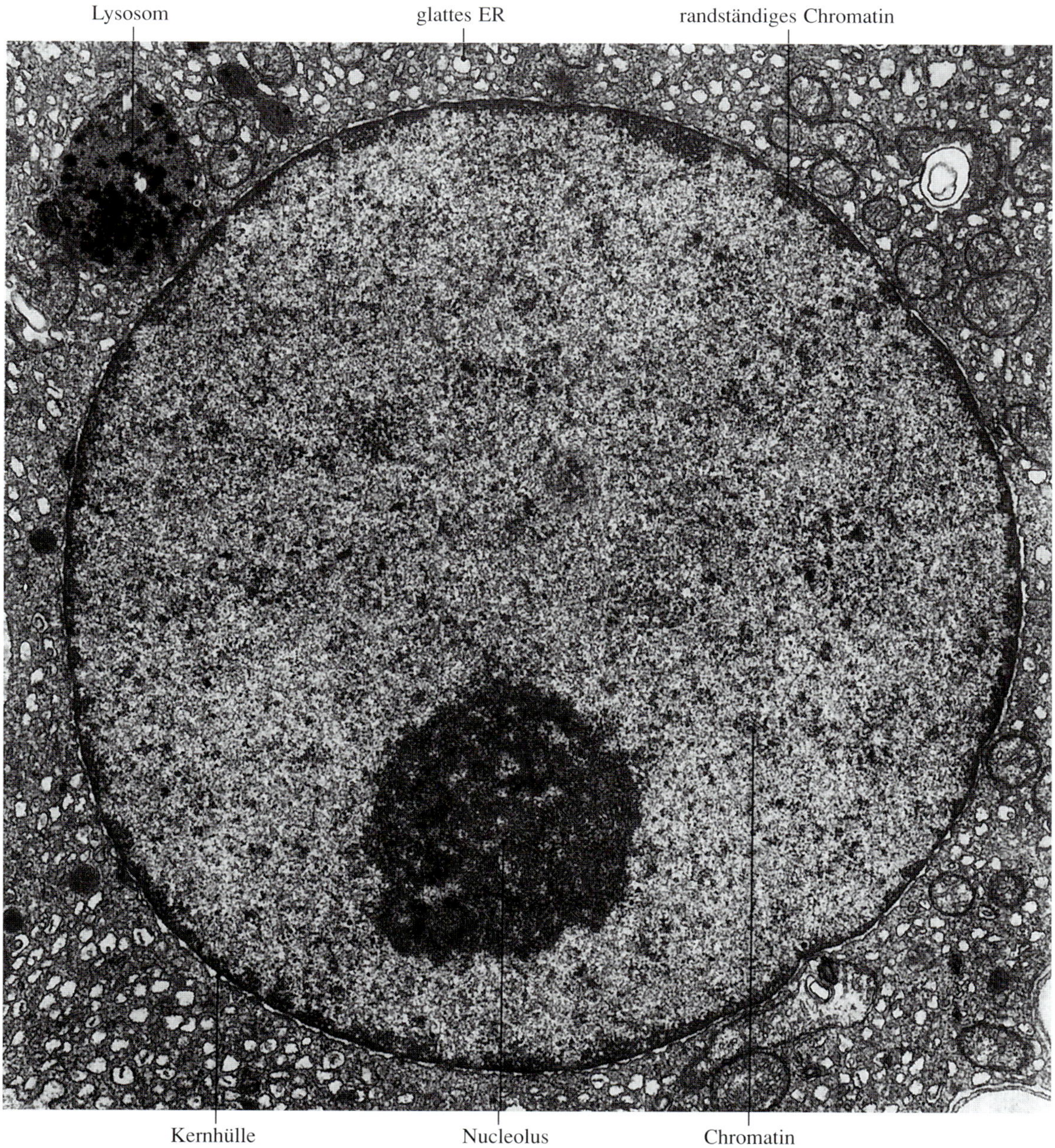

Lysosom   glattes ER   randständiges Chromatin

Kernhülle   Nucleolus   Chromatin

Abb. 51: Zellkern einer Leydig-Zelle. Hoden, Mensch. Vergr. 18 300mal.

Die Nucleosomen haben wechselnd große Abstände, meist von 10–20 nm, können aber einander auch direkt anliegen. Vorhandensein der Nucleosomen bedeutet Fehlen der genetischen Aktivität, da nur entlang von Strecken, die frei von Nucleosomen sind, die DNS transkribiert wird, d. h. die Synthese von Ribonukleinsäure (RNS) erfolgen kann. Jede Chromatinfibrille wird außerdem durch weitere Histone (H1) gestützt. Sie liegen der DNS-Helix außen an (**Abb. 52**). Da nur etwa 5–10% des Genoms transkribiert wird, findet man im Chromatin eines Zellkernes vorwiegend Chromatinfibrillen *mit* Nucleosomen.

Die Zellkerne sind also durch einen hohen Gehalt an Nukleoproteiden ausgezeichnet. Die Kerne besitzen das höchste spezifische Gewicht aller Zellbestandteile und können durch relativ schwaches Zentrifugieren von Zellhomogenaten leicht abgetrennt werden.

In den Nukleoproteiden bilden die Nukleinsäuren oder Polynukleotide den für die Transkription wichtigen Bestandteil, der sich wiederum aus wechselnden Sequenzen von Mononukleotiden zusammensetzt.

Histochemischer Nachweis. Die Nukleinsäuren können durch *Histospektrophotometrie* nachgewiesen werden (charakteristisches Absorptionsmaximum im Ultravioletten, s. S. 18), doch ist es mit dieser Methode nicht möglich, RNS und DNS voneinander zu unterscheiden (außer nach Vorbehandlung mit Desoxyribo- bzw. Ribonuklease). Mit der *Methylgrün-Pyronin-Färbung* wird die DNS durch das Methylgrün mehr oder weniger selektiv grün oder blaugrün dargestellt, die RNS neben gewissen anderen basophilen Substanzen rot (mit Ribonuklease behandeltes Kontrollpräparat notwendig für die Differentialdiagnose). Eine große Bedeutung für den spezifischen Nachweis der DNS («Chromatin») der Zellkerne hat die *Feulgensche Nuklealreaktion,* die, bei histophotometrischer Auswertung, auch quantitative Bestimmungen ermöglicht. Die Bindung zwischen Desoxyribose und Base wird durch milde saure Hydrolyse gelöst, wodurch die endständige Aldehydgruppe des Kohlenhydrates frei wird; diese gibt – wie bei der PAS-Reaktion – mit dem Schiffschen Aldehydreagens, der farblosen fuchsinschwefligen Säure, eine rotviolette Farbreaktion. Da bei der Hydrolyse die Bindung von Ribose und Base nicht angegriffen wird, fällt die Feulgensche Reaktion bei der RNS negativ aus. Eine Übersicht über die Ribonukleinsäurebestandteile von Kern und Cytoplasma enthält die **Tab. 8**.

Interessanterweise besitzen alle diploiden Arbeitskerne des Menschen oder einer bestimmten Tierspezies die gleiche Menge von DNS, die haploiden Kerne der reifen Geschlechtszellen die Hälfte davon, während in polyploiden Zellen ihr Gehalt proportional vermehrt ist. Die im Gegensatz zum Verhalten der Ribonukleotide stehende quantitative und qualitative Stabilität der Desoxyribonukleinsäure – nicht nur im Vergleich der verschiedenen Zellen miteinander, sondern auch im Leben der einzelnen Zellen –

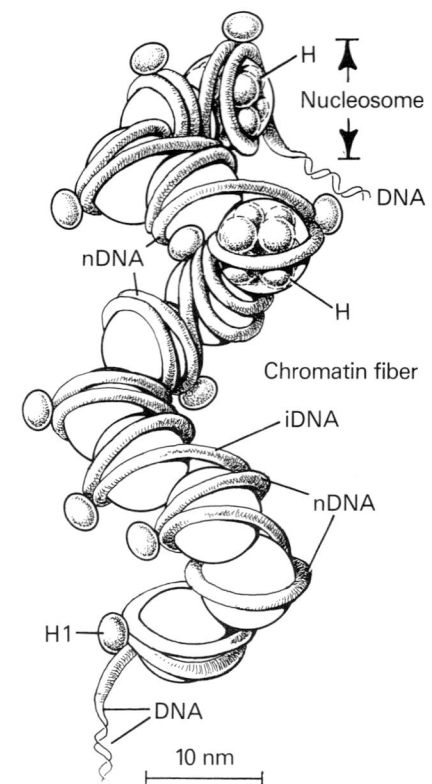

Abb. 52: Modell der Chromatinfibrille. Übernommen mit Erlaubnis von Prof. Krstić, Lausanne: aus «Illustrated Encyclopedia of Human Histology», Springer 1984.

nDNA	nukleosomale DNS
iDNA	internukleosomale DNS
H	Oktomer aus Histon-Molekülen
H1	Histon H1: hält die Fibrille im dichtgepackten, inaktiven Zustand

hat dazu geführt, sie als Substrat der *Erbfaktoren (Gene)* zu betrachten. Der Schlüssel zum Verständnis der Gen-Wirkung der DNS beruht auf einer unterschiedlichen gesetzmäßigen Sequenz ihrer vier möglichen organischen Basen an den genetisch kompetenten Orten.

Die DNS hat in der Chromatinfibrille eine wechselnde *Packungsdichte,* was unmittelbar mit der Anordnung der Nucleosomen zusammenhängt. Denn die Packungsdichte der Nucleosomen kann auch gesteigert werden, indem Abschnitte der Chromatinfibrille mit bereits enger Aufreihung der Nucleosomen sich in Windungen legen (**Abb. 57**). Solchen Superstrukturen müssen die in Regionen mit stark kondensierten Chromatin sichtbaren, etwa 30 nm dicken Anschnitte im EM-Bild entsprechen (**Abb. 51**). Die DNS-Wicklungen rücken

Tabelle 8: Eigenschaften der Polynukleotide

Polynukleotide	Desoxyribonukleotide = Desoxyribonukleinsäuren	Ribonukleotide = Ribonukleinsäuren
Abkürzung	DNS (engl.: DNA)	RNS (engl.: RNA)
Lokalisation: Zellkern { Arbeitskern / Teilungskern Zell-Leib	«Chromatin» Chromosomen Mitochondrien	vor allem im Nucleolus Chromosomen Ribosomen, Ergastoplasma Mitochondrien
Gehalt je Zelle	konstant für alle diploiden Kerne	verschieden nach Zelle und Funktionszustand
Biologische Bedeutung	Transkription der DNS-Sequenzen in m-, r-, t-RNS Chromosomenreduplikation	Translation der m-RNS-Sequenzen in Aminosäuren
Spezifität	artspezifisch	nicht artspezifisch
Verhalten bei Färbung	Basophilie	Basophilie (kann durch Acidophilie anwesender basischer Proteine überdeckt werden)
Histochemische Darstellung: Feulgensche Reaktion Methylgrün-Pyronin-Färbung Histospektrophotometrie	positiv blaugrün Absorptionsmaximum bei 260 nm	negativ rot Absorptionsmaximum bei 260 nm
Chemische Baubestandteile: Phosphorsäure Pentose Purinbasen Pyrimidinbasen	ortho-Phosphorsäure D-Desoxyribose Adenin und Guanin Thymin und Cytosin	ortho-Phosphorsäure D-Ribose Adenin und Guanin Uracil und Cytosin
Makromolekülstruktur	Doppelspiralen aus Schwester-ketten komplementärer Natur	einfache Spiralen
Molekulargewicht	50000–500000000	t-RNS 20–30000 d m-RNS 300–500000 d r-RNS 1–2000000 d
Spezifische Enzyme	Desoxyribonuklease	Ribonuklease

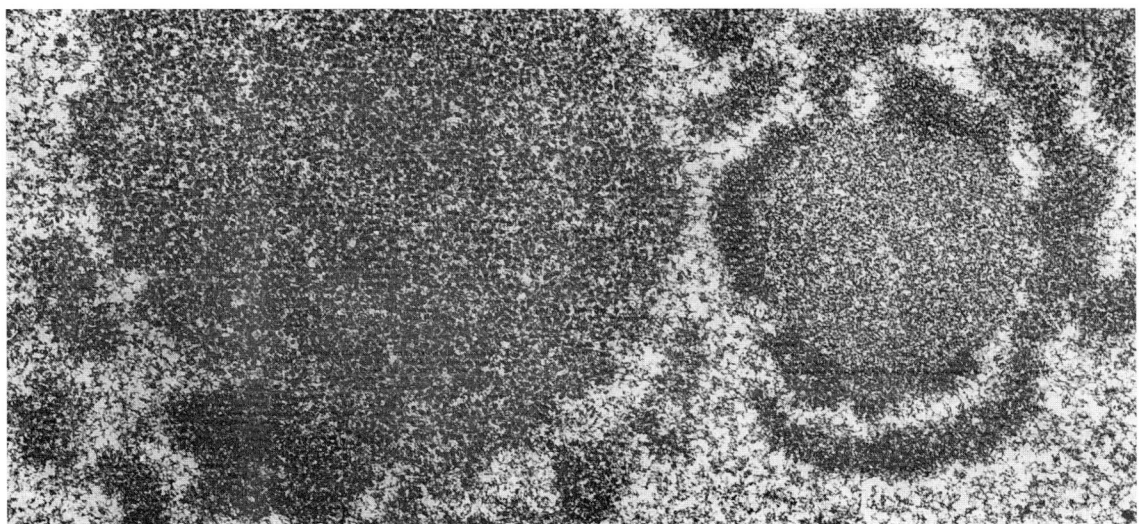

Abb. 53: Nucleolus mit drei Anteilen: fibrilläres Zentrum (rechte Bildhälfte), umgeben von dichtem, fibrillärem Material (bilden gemeinsam Pars fibrosa) und Pars granulosa (linke Bildhälfte). Sertoli-Zelle, Hoden, Mensch. Vergr. 38500mal.

damit ebenfalls eng aneinander und sind für die Enzyme der Transkription schwer erreichbar.

Die *Ribonukleinsäure* des Zellkerns befinden sich großenteils im Nucleolus (r-RNS), der deshalb keine positive Feulgen-Reaktion gibt und bei der Methylgrün-Pyronin-Färbung rot wird. RNS kommt aber auch in Form kleiner, bis zu 10 nm messender Körnchen (sog. Interchromatin-Körperchen, bestehend aus kleinen Molekülen, hauptsächlich m-RNS) zwischen den Chromosomen vor. Außer dem basischen Eiweiß der Nukleoproteide enthält der Zellkern – und in ihm auch die Nukleolen – noch weitere *Proteine,* darunter Enzyme. Der Gesamtproteingehalt zeigt oft auffällige Unterschiede, und zwar nicht nur in Kernen aus verschiedenen Geweben, sondern auch bei verschiedenen Funktionszuständen. Der Kern enthält auch *Lipide* und ist reicher an *Mineralsalzen* als der Zell-Leib.

Der **Nucleolus** ist je nach Stoffwechselaktivität unterschiedlich groß, entweder kompakt aufgebaut oder netzförmig aufgelockert. In den Nucleoli besonders aktiver Zellkerne lassen sich drei Strukturkomponenten unterscheiden: eine oder mehrere zentral gelegene, meist runde Zonen mit feinfibrillärem Material *(fibrilläre Zentren),* welche von einer mehr oder weniger ausgeprägten Schale sehr elektronendichten und ebenfalls fibrillären Materials umlagert sind. Beide Teile bilden gemeinsam die *Pars fibrosa* des Nucleolus. Diese wird von einer granulären Komponente, der *Pars granulosa,* umgeben oder durch angelagerte Anhäufungen ergänzt, welche dichte Partikel von 10–15 nm Durchmesser in relativ gleichmäßiger Verteilung aufweisen (**Abb. 53**). Unter Umständen überwiegt der dichte Teil der Pars fibrosa, wobei diese in breiten Strängen *(Nukleolonemata)* einen Nucleolus vom retikulären Typ bilden. Aber auch die granulären Anteile des Nucleolus können strangförmig auftreten. In der Pars fibrosa wird die DNS transkribiert, sie enthält also Abschnitte der chromosomalen Fibrille und frischgebildete RNS, dazu die für die Transkription erforderlichen Enzyme und spezifische Proteine. Die fertig synthetisierten ribosomalen RNS-Protein-Komplexe werden in der Pars granulosa ge-

speichert. Sie stellen Präribosomen dar, die sich nach Übertritt in das Cytoplasma dort zu Ribosomen zusammenfügen.

Der Nucleolus entsteht entlang bestimmten Chromosomenabschnitten, den *Nucleolus-Organisator-Regionen.* In diesen sind in größerer Zahl Genorte für die Bildung der 18S und 28S-Komponenten der ribosomalen RNS aufgereiht – sog. repetitive Genorte –, was zur Ansammlung der in großen Mengen gebildeten r-RNS um diese Region führt. Das menschliche Genom weist in der haploiden Ausstattung an 5 Chromosomen Nucleolus-Organisator-Regionen auf, und zwar an den akrozentrischen Chromosomen 13, 14, 15, 21 und 22 (s. S. 62). In der diploiden Zelle könnten also bis zu 10 Nucleoli gebildet werden. Dies ist in der Regel nicht der Fall, da die einzelnen Nucleolus-Organisator-Regionen sich unter Bildung einzelner oder weniger großer Nukleolen aneinanderlagern (z. B. in Nervenzellen). Zahl und Größe der Nucleoli einer Zelle hängen daher vom Zelltyp und vom dem Grad der Aktivität dieser Chromosomenabschnitte ab.

In manchen Zellkernen kommen auch weitere *Kerneinschlüsse* vor, z. B. die *Sphaeridien,* nucleolusartige, runde Strukturen aus einer feinfibrillären Hülle und granulären Anteilen bestehend.

Funktion des Zellkerns. Die Anwesenheit der Desoxyribonukleinsäuren, d. h. des genetischen Substrates, ist unentbehrlich für die Synthese sowohl von DNS (identische Autoreduplikation) als auch von RNS. Auf dem Umweg über Enzyme steuert der Zellkern auch die anderen in der Zelle ablaufenden chemischen Reaktionen. Die genetische Information ist in den DNS-Ketten aufgezeichnet, wobei drei der vier zur Verfügung stehenden Nukleotidbasen in genau definierter Reihenfolge – es sind 64 verschiedene Kombinationen möglich – als sog. Triplett den Schlüssel für die Synthese einer entsprechenden Aminosäure darstellen; die Anordnung der Tripletts bedingt dann den Zusammenbau der Aminosäuren zu Polypeptiden in einer bestimmten Reihenfolge. Da aber der genetische Code im Kern lokalisiert und die Proteinsynthese an den Ribosomen im Protoplasma erfolgt, müssen diesen die spezifischen Informationen mitgeteilt werden; dies geschieht durch die Boten-RNS (= messenger- oder m-RNS). Durch Transkription von DNS-Nukleotidsequenzen entstehen als basenkomplementäre Kopien Moleküle von m-RNS. Diese verlassen, wie die ribosomale r-RNS, den Kern durch dessen Poren und bilden gemeinsam mit protoplasmatischen Proteinen die Ribosomen (S. 78/79). Damit dort aber die von der m-RNS überbrachte Information gelesen werden kann, ist noch eine ebenfalls aus dem Kern stammende transfer- oder t-RNS notwendig, welche eine gegebene Basensequenz mit der richtigen der etwa 20 Aminosäuren in Verbindung bringt (s. auch S. 78/79 und **Abb. 71**).

Die Bedeutung der Nukleolen für RNS-Umsatz und Eiweißstoffwechsel geht auch aus *morphologischen Befunden* hervor.

IV. Lebensäußerungen der Zellen [Cytophysiologie]

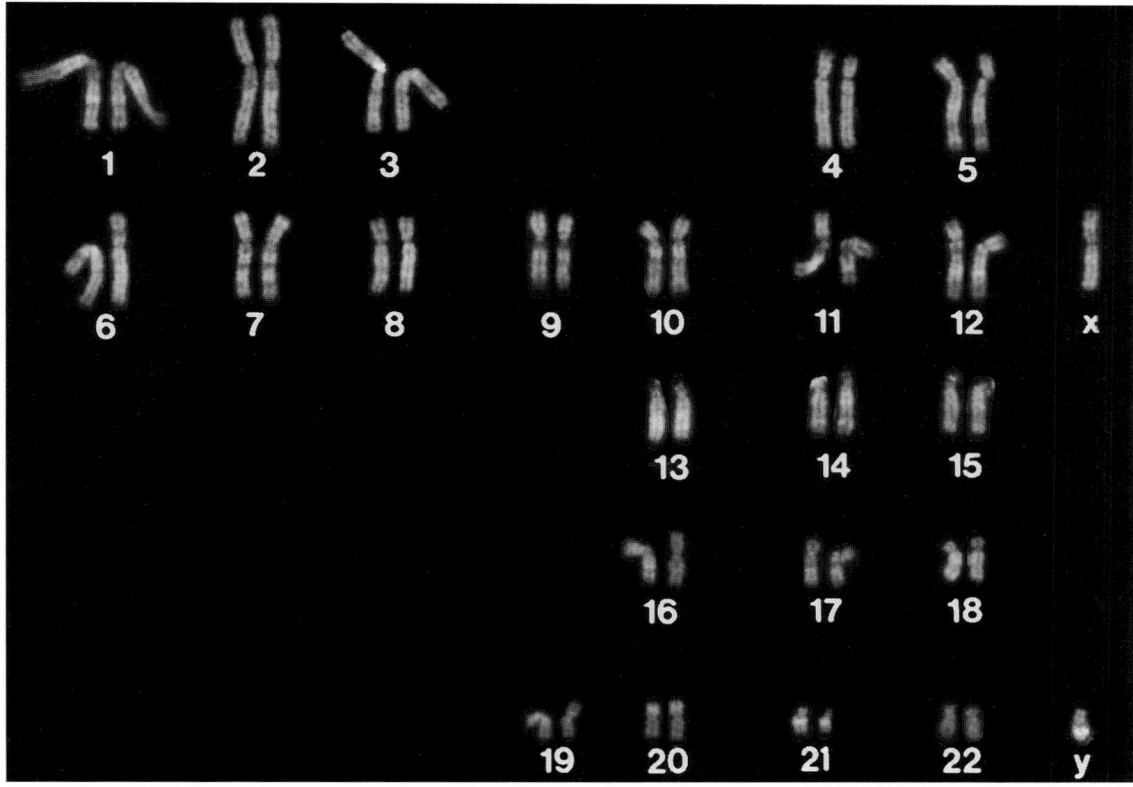

1   2   3   4   5

6   7   8   9   10   11   12   x

13   14   15

16   17   18

19   20   21   22   y

Abb. 54: QFQ-Karyogramm. Normaler männlicher Karyotyp nach Darstellung eines Fluoreszenzbandenmusters mit Quinacrinmustard (46,XY,QFQ). Hergestellt von Frau Prof. Schwanitz, Bonn.

A. Kern- und Zellteilung

1. Mitose

a) Aufgabe der Mitose

Das Ziel der Mitose (indirekte Zellteilung, Karyokinese[16]) ist die verlustlose *erbgleiche Verteilung der im Zellkern lokalisierten Gene*. Es wird dadurch erreicht, daß sich die Chromosomen vor jeder Mitose reduplizieren, so daß sie jeweils aus zwei identischen Fäden *(Chromatiden)* bestehen. Die zwei Chromatiden jeden Chromosoms verkürzen und verdichten sich im Verlauf der Mitose zu mikroskopisch sichtbaren Fäden[17], die zunächst noch an einem Punkt zusammenhängen. Auf dem Höhepunkt der Mitose

trennen sich die beiden Chromatiden und *jede der daraufhin entstehenden Tochterzellen erhält von jedem Chromosom ein Chromatid.*

b) Chromosomen

Morphologisch beginnt die indirekte Kernteilung mit dem allmählichen Sichtbarwerden der Chromosomen, deren Individualität im Arbeitskern erhalten geblieben ist; kausal sind dafür –

16   *griechisch:* káryon = Kern; kínesis = Bewegung (Bezeichnung «Karyokinese» im Hinblick auf die Bewegungsvorgänge in der Anaphase).

17   *griechisch:* mítos = Faden (Name «Mitose» nach dem Auftreten der fadenförmigen Chromosomen); chrõma = Farbe, sõma = Körper.

neben der Abgabe von Wasser – vor allem Kondensations- und Spiralisierungsvorgänge von Bedeutung (s. u.). Infolge ihres hohen Nukleinsäuregehaltes lassen sich die Chromosomen mit basischen Farbstoffen gut färben, und dieser leichten Färbbarkeit verdanken sie ihren Namen.

Die diploide menschliche Körperzelle besitzt in der Regel *46 Chromosomen,* die alle ein charakteristisches Aussehen haben (**Abb. 54** und **55**). Von den meisten Chromosomen ist je ein Homologenpaar vorhanden, und die beiden Partner, von denen der eine von der Mutter, der andere vom Vater stammt, haben dieselbe Form und Größe, obwohl die in ihnen lokalisierten Gene nicht gleichwertig sind. Diese Chromosomen bezeichnet man als *Autosomen* und unterscheidet sie von den *Heterosomen* (Heterochromosomen)[18], die beim männlichen Geschlecht auch phänotypisch nicht miteinander übereinstimmen (X- bzw. Y-Chromosomen). Sie stehen mit der Geschlechtsbestimmung in Beziehung *(Geschlechtschromosomen* oder *Gonosomen*[19]).

Die *Chromosomenforschung* arbeitet vor allem mit in vitro gezüchteten Geweben (Knochenmark, weißen Blutkörperchen, Bindegewebe, Haut). Die sorgfältige Analyse der menschlichen Chromosomenverhältnisse, die heute in genetischen Laboratorien routinemäßig durchgeführt wird, hat u. a. die Ursache verschiedener Mißbildungen aufgezeigt (s. S. 68). Es ist deshalb wertvoll, daß eine international anerkannte *Nomenklatur* existiert: Die 22 Autosomenpaare sind vom größten bis zum kleinsten fortlaufend numeriert und nach ihrer Länge, der Lage des Zentromers (s. u.) sowie nach weiteren Strukturbesonderheiten in sieben Gruppen eingeteilt (**Abb. 54**); die Geschlechtschromosomen sind mit X und Y bezeichnet. Die längsten menschlichen Chromosomen messen in der Metaphase etwa 10 μm. Das zahlenmäßige und morphologische Verhalten des geordnet dargestellten Chromosomensatzes wird *Karyotyp* genannt (**Abb. 54**); die gesamte Genausstattung einer Zelle heißt *Genom.*

Die Auffassung, daß jede Spezies eine charakteristische und immer gleiche Chromosomenzahl habe – *Zahlenkonstanz* der Chromosomen –, ist in dieser strengen Formulierung für die Geschlechtszellen und die ersten Stadien der Embryoanalentwicklung gültig. Für somatische Zellen darf angenommen werden, daß gelegentlich eine geringe Abweichung vom diploiden Mittelwert bestehen kann. Man nennt diesen Zustand einzelner, im Körper auftretender Zellen aneuploid. Es betrifft dies meist den Verlust eines Chromosoms, in der Regel eines X-Chromosoms bei weiblichen, des Y-Chromosoms bei männlichen Zellen. Aneuploidie der Mehrzahl oder aller Körperzellen ist entweder mit dem Leben nicht vereinbar und führt frühzeitig zum Tod des Embryos oder verursacht Fehlentwicklungen und Zellfunktionsstörungen. Die Krankheitsbilder sind mit charakteristischen *Chromosomenaberrationen* verbunden, wobei Autosomen oder Geschlechtschromosomen in der Überzahl (z. B. Trisomie 21, s. S. 68; 47, XXY, s. S. 68/69) oder ein Geschlechtschromosom fehlen kann

(z. B. 45, XO, s. S. 69). Dazu kommt die Tatsache, daß manche Kerne durch Endoreduplikation oder Kernverschmelzung *polyploid* geworden sind (s. S. 70).

Der kondensierte Zustand der Chromosomen wird am Ende der Kernteilung aufgehoben, die Chromosomen *dekondensieren.* Im Interphasenkern bildet das Chromosomenmaterial in Form von Chromatinfibrillen Areale mit geringer Dichte *(Euchromatin)* und *heteropyknotische Zonen* mit hoher Chromatindichte. Auch in Zellkernen mit hoher Aktivität – die ja durch ihren lockeren Chromatinbau ausgezeichnet sind – bleiben immer einige heteropyknotische Chromatinbereiche übrig. Sie werden als *Heterochromatin* bezeichnet und stellen Chromosomenabschnitte dar, die auch im Interphasenkern kondensiert bleiben und damit an der Transkription nicht beteiligt sind. Diese Abschnitte sind konstitutiv heterochromatisch. Sie weisen einen hohen Anteil an sog. repetitiver DNS, d. h. sich wiederholender Basensequenzen, und eine starke Histonkonzentration auf, was eine besonders dichte Packung der DNS zur Folge hat. Außerdem sind diese Abschnitte spätreplizierend, d. h. die DNS-Synthese erfolgt in der S-Phase verzögert. Heterochromatisch ist das X-Chromatin im weiblichen Kern, das Y-Chromosom und eine Reihe autosomaler Abschnitte, zusammen etwa 5% des Chromosomenmaterials. Die im Heterochromatin enthaltene DNS ist stumm, ohne bisher erkennbare funktionelle Bedeutung und wird zur «Ballast»-DNS gerechnet, die mit ihren übrigen Anteilen auch in dem gering kondensierten Chromatin (Euchromatin) die überwiegende Menge ausmacht. Nur 5-10% der in den Chromosomen enthaltenen DNS ist in der Lage transkribiert zu werden. Daher muß das Euchromatin als eine Zone des Kernes angesehen werden, in der Strecken mit Ballast-DNS im Wechsel mit transkriptionsaktiven Strecken die Chromatinfibrille aufbauen. Durch Wechsel von einem euchromatischen in einen fakultativ heterochromatischen Zustand (und umgekehrt) ändert sich die Transkriptionsaktivität des Zellkerns.

Die menschlichen Chromosomen sind in der Metaphase zwischen 2 und 10 μm lang und bestehen aus zwei **Chromatiden**, die etwa 0,5 μm dick sind und durch ein **Zentromer** zusammengehalten werden. Diese primäre Einschnürung oder Konstriktion ist bald mehr oder weniger median (metazentrisch, submetazentrisch), bald mehr terminal gelegen (akrozentrisch, subakrozentrisch) und teilt die Chromosomen in zwei Schenkel oder Arme, von denen der kürzere mit «p» und der längere Arm mit «q» gekennzeichnet wird. Jedem Zentromer liegt eine besondere Struktur an, das **Kinetochor**, eine plattenartige Schichtung von dichtem Material, das der Verankerung der Spindelfasern, der chromosomalen Tubuli, dient (**Abb. 59**).

Sekundäre Einschnürungen kommen nicht an allen Chromosomen vor; zudem enthalten sie

---

18   *griechisch:* autós: der gleiche, derselbe, selbst; héteros = verschieden.

19   *griechisch:* gónos = Geschlecht.

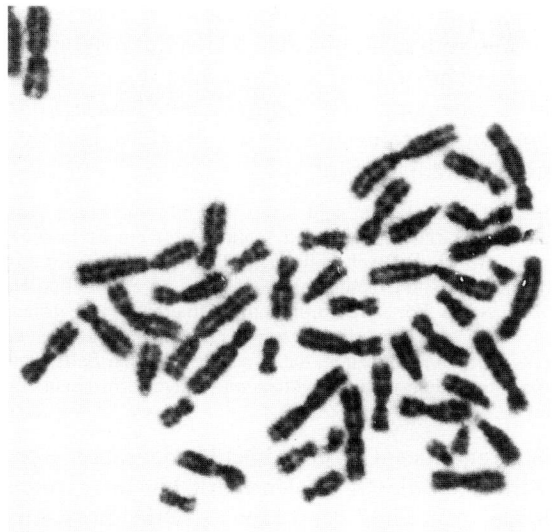

Abb. 55: GAG-Mitose. C-Metaphase nach G-Bänderung (GAG). Die Mitose wurde durch Colcemid-Behandlung in der Metaphase gehemmt, mit Säure (A) und die gespreiteten Chromosomen mit der Giemsa-Färbung behandelt. Vergr. 3750mal. Präparat und Aufnahme von Frau Prof. Schwanitz, Bonn.

kein Kinetochor. Dagegen haben sie z. T. eine topographische Beziehung zu den Nukleolen, da an den Stellen der Nukleolus-Organisator-Region die Chromosomen während der Mitose weniger stark kondensiert sind (s. S. 55).

Jedes Chromosom resp. jede Chromatide wird in der ganzen Länge von einer Chromatinfibrille durchzogen. Diese zeigt die DNS-Doppelhelix in unterschiedlicher Packungsdichte (**Abb. 52**). In den Mitosechromosomen sind die gewundenen 30-nm-Stränge zu dem in den Chromatiden sichtbaren Kondensationszustand verdichtet (**Abb. 56**).

c) Teilungsverlauf

Die Karyokinese läuft bei verschiedenen tierischen Zellen im einzelnen etwas verschieden ab, weshalb wir uns auf die Schilderung der für das Verständnis grundsätzlich wichtigen Vorgänge, wie man sie z. B. in der Gewebekultur in vitro beobachten kann, beschränken wollen. Wir unterteilen die Mitose in fünf *Phasen:* Prophase, Metaphase, Anaphase, Telophase und Rekonstruktionsphase[20].

Zwischen der Rekonstruktionsphase und der Prophase einer neuen Teilung befinden sich die Zellen in der stoffwechselaktiven Arbeitsform.

Während dieser **Interphase** (**Abb. 58**) hat die differenzierte Zelle den Verpflichtungen ihres «Berufslebens» (S. 11) nachzukommen, und ferner muß sie ihre in der letzten Teilung auf die Hälfte verminderten Bestandteile ergänzen, wobei die Verdopplung der genetischen Substanz von besonderer Bedeutung ist. Die DNS-Synthese (**S-Phase**), mit welcher die Histonsynthese

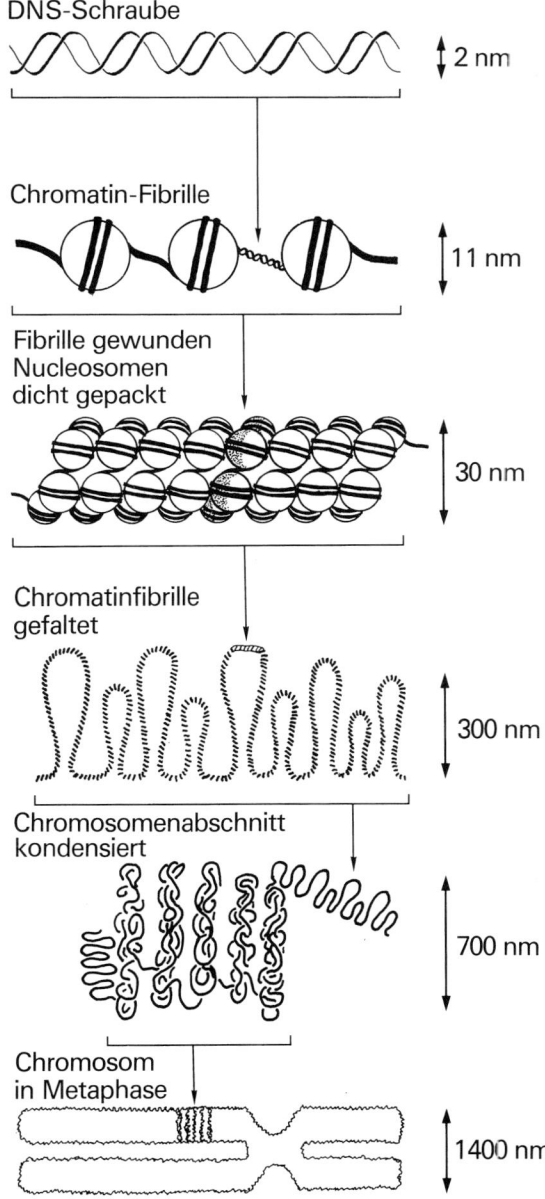

Abb. 56: Schematische Darstellung der Chromosomenstruktur. Von der DNS-Doppel-Helix ausgehend führen die Stufen über die mehrfach gewundene und gefaltete Chromatinfibrille zum kondensierten Zustand des Chromosoms. Modifiziert nach Alberts et al., 1983.

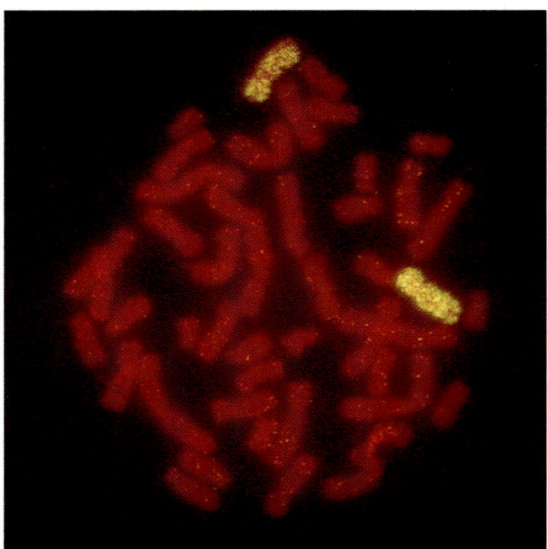

Abb. 57: Darstellung einer C-Metaphase nach Fluoreszenz in-situ-Hybridisierung der homologen Chromosomen 8 mittels einer library-DNA-Probe. Gegenfärbung des Chromatins mit Propidiumiodid. Vergr. 3750mal. Präparat und Aufnahme von Frau Dipl. Biol. R. Raff, Bonn.

parallel läuft, dauert, wie Markierungsversuche mit Zugabe des Nukleosids ^{14}C- oder ^{3}H-Thymidin gezeigt haben, je nach Zellart durchschnittlich 8 Stunden (in frühembryonalen Zellen 2–4 Std.) und ist etwa 40–120 Minuten vor dem mikroskopisch faßbaren Anfang der Karyokinese – in gewissen Fällen aber auch früher oder um 2–5 Std. später – beendet. Während die Dauer dieser praemitotischen oder postsynthetischen G_2-Phase (= growth phase) verhältnismäßig konstant ist, besteht im Zusammenhang mit der unterschiedlichen Teilungsfrequenz eine außerordentlich große Variabilität der postmitotischen oder praesynthetischen G_1-Phase, d. h. des Zeitintervalls zwischen dem Ende der Rekonstruktionsphase und dem Beginn der DNS-Autoreduplikation. Zu Beginn der G_1-Phase wird eine G_0-Phase unterschieden, in der eine Mitose nicht ausgelöst werden kann. Die praemitotische Periode, in welcher der Kern noch etwas an Größe zunimmt, geht schließlich ohne scharfe Grenze in die Prophase über. Interphase und Mitose, die beiden charakteristischen Lebensperioden der teilungsfähigen Zellen, bilden zusammen den *Generationszyklus* oder Zellzyklus.

In der **Prophase**[20] erfolgt durch zunehmende Spiralisierung der Chromatinfibrillen zunächst eine Vergröberung der Chromatinstruktur. Dann treten allmählich die Chromosomen, welche im Arbeitskern ja als einzelne Fäden mikroskopisch nicht sichtbar sind, als lange und dünne Fäden in Erscheinung. Sie formen einen Knäuel, das *Spirem*[21], das gegen Ende der Prophase lockerer und dickfädiger wird.

In der Gewebekultur sieht man (**Abb. 60**), wie in der Prophase die Zelle gewöhnlich mehr oder weniger kugelig wird; die Bindegewebszelle zieht dabei ihre Ausläufer allmählich ein und bleibt nur mit feinen, an den Zellpolen abgehenden Fortsätzen mit dem Zellverband in Zusammenhang. Auch in den histologischen Schnittpräparaten erkennt man nicht selten, daß die sich teilenden Zellen die Neigung haben, anzuschwellen und Kugelform anzunehmen.

Während der Chromosomenkondensation verschwinden die Nukleolen meist bis auf geringe Reste. Am Ende der Prophase wird die Kernmembran ebenfalls aufgelöst; elektronenmikroskopisch gesehen zerfällt sie in kleine Vesiculae (und aus gleich aussehenden Bläschen wird sie in der Rekonstruktionsphase wieder zusammengefügt). Kern und Cytoplasmabestandteile sind nun nicht mehr scharf gegeneinander abgegrenzt; es entsteht der zentrale Teilungsraum (Mixoplasma), der sich vom oberflächlichen Zellplasma dadurch unterscheidet, daß er frei ist von Mitochondrien und paraplasmatischen Einschlüssen. Die morphologische Differenzierung des Zell-Leibes wird während der Mitose vereinfacht, indem gewisse Zellstrukturen, wie Stäbchensaum u. a., verschwinden; auch das endoplasmatische Retikulum wird weitgehend zurückgebildet. Die beiden Zentriolen weichen gegen die Zellpole auseinander, die sie meistens am Ende der Prophase erreichen. Sie teilen sich in der Regel schon vor Beginn der Prophase. Um die Zentriolenpaare differenzieren sich die Astrosphären (Polstrahlungen), die sich aus radiär ausstrahlenden Mikrotubuli (MT) zusammensetzen (astrale MTs). Ein anderer Teil bildet die Zentralspindel (polare MTs). Da die Tubuli von den Polen aufeinander zulaufen, treffen sie in der mittleren Ebene der Spindel zusammen und überlappen hier eine Strecke weit. Weitere Spindel-Tubuli erreichen mit ihren plus-Enden die Kinetochore (chromosomale oder Kinetochor-MTs) (**Abb. 59**).

20 *griechisch:* phásis = Erscheinung; pró = vor; metá = zwischen, inmitten; aná = hinauf; télos = Ende, Ziel; *lateinisch:* reconstructio = Wiederherstellung.
21 *griechisch:* speírema = Knäuel.

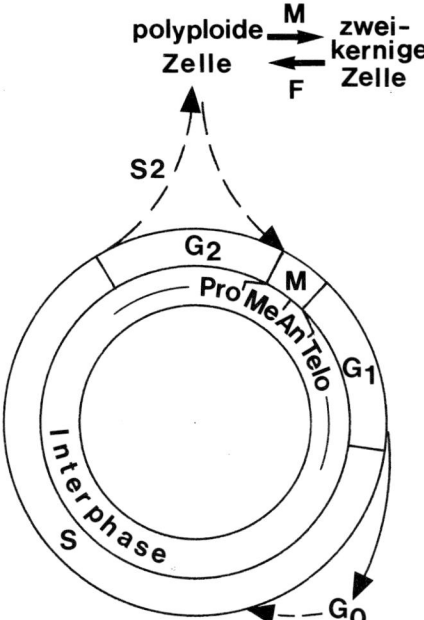

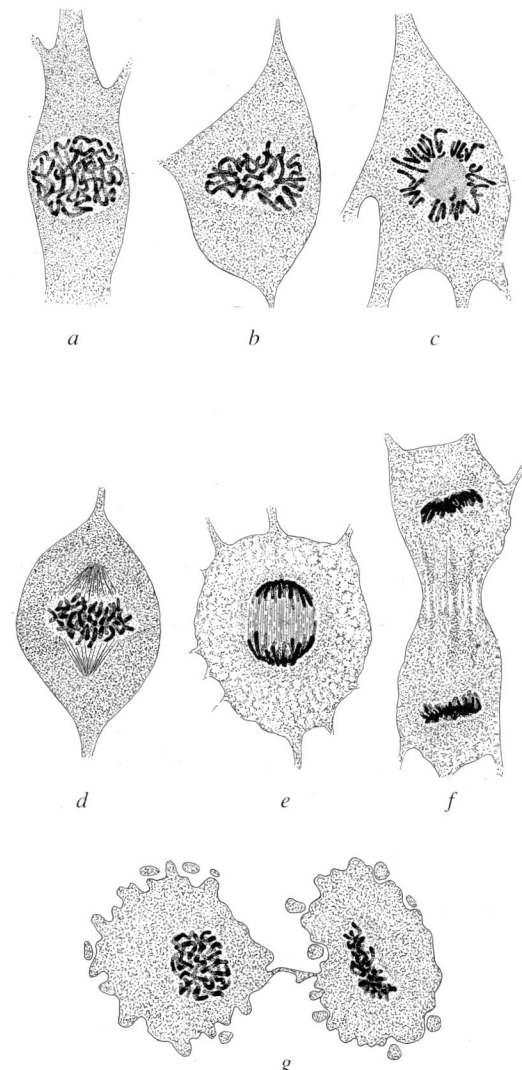

Abb. 58: Schematische Darstellung des Zellzyklus mit zeitlicher Zuordnung von Mitosestadien und Interphase (innerer Ring) zu Zyklusphasen (äußerer Ring). Pro Prophase, Me Metaphase, An Anaphase, Telo Telophase, M Mitose, G_1 postmitotische Phase, S Synthesephase, G_2 prämitotische Phase, G_0 Ruhephase, S_2 zweite DNS-Synthesephase, F Kernfusion.

Abb. 60: Mitotische Zellteilungen aus Fibrocyten-Kulturen (Kaninchen). Eisenhämatoxylin-Färbung. Vergr. 1000mal. (W.)
a   Prophase
b   frühe Metaphase (Prometaphase)
c   Äquatorialplatte (in der Aufsicht)
d   Äquatorialplatte (in der Seitenansicht)
e   Anaphase
f   Durchschnürung des Zell-Leibes (frühe Telophase)
g   späte Telophase

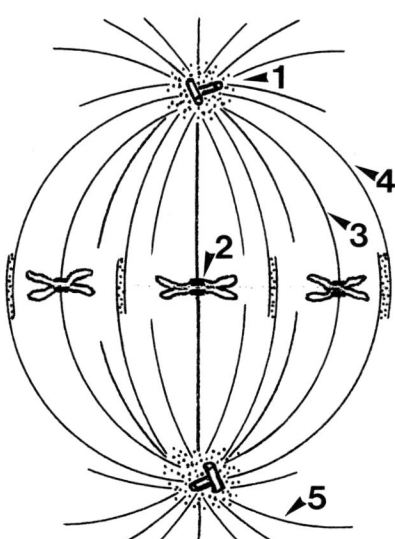

Abb. 59: Schematische Darstellung des Aufbaus der Mitosespindel während der Metaphase. *1* Zentrosom mit Zentriolen; *2* Kinetochor; *3* Kinetochor-Mikrotubuli; *4* polare Mikrotubuli; *5* astrale Mikrotubuli.

Immer entspricht die Achse der Spindel dem größten Zelldurchmesser, und die Teilungsebene (Äquatorialebene) steht senkrecht dazu. Folgen mehrere Mitosen kurz aufeinander, wie z. B. bei der Eifurchung, so sind Spindel und Äquatorialebene bei jedem neuen Teilungsschritt jeweils um 90° gedreht. Über das Verhalten der *Mitochondrien* und des *Golgi-Apparates* in der Mitose vgl. S. 48 bzw. S. 42.

In der **Metaphase** sind die durch weitere Spiralisierung kürzer und dicker gewordenen, nun stark lichtbrechenden Chromosomen im Teilungsraum zunächst in scheinbar ungeordneter Bewegung (frühe Metaphase oder *Prometaphase*). Die Doppelstruktur der Chromosomen ist jetzt deutlich (sie ist schon vor dem Beginn der Prophase vorhanden). Unter dem richtenden Einfluß der Spindel werden die Chromosomen in die Äquatorialebene eingeordnet (späte Metaphase oder Stadium der *Äquatorialplatte*); im Zeitrafferfilm sieht man koordinierte Pendelbewegungen der Chromosomen. Sie ordnen sich in der Äquatorialplatte radspeichenartig an, wobei das eine Ende (bei gekrümmten Chromosomen ihre Konvexität) gegen die Achse, das andere Ende (bzw. die beiden Schenkel) radiär gegen die Zelloberfläche gerichtet sind (*Monaster*, Mutterstern, **Abb. 60c**). Die Anordnung der Chromosomen in der Äquatorialplatte wird durch die beiden Halbspindeln und die ausgeglichenen Längen der chromosomalen, am Kinetochor endenden Mikrotubuli gesichert: Während der Metaphase stehen am plus-Ende der Zuwachs an Tubulin-Einheiten im Gleichgewicht mit dem Abgang am minus-Ende am Zentriol. Die Längen bleiben konstant. Der gleiche Mechanismus bewirkt die Konstanz der polaren Mikrotubuli (**Abb. 59**). Die *Metaphasenspindel* ist – wie die Polstrahlen – in der lebenden Zelle bei Untersuchung im Phasenkontrast oder, infolge ihrer Anisotropie, im polarisierten Licht gut zu erkennen.

Die **Anaphase** verläuft relativ rasch, beginnt abrupt und ist durch die Aufteilung des Chromosomenmaterials gekennzeichnet. Zuerst trennen sich die Kinetochorhälften. Jede zukünftige Tochterzelle bekommt von allen Chromosomen ein Chromatid, indem diese – das Kinetochor voraus – sich gegen die Spindelpole verlagern. Gleichzeitig verlängert sich die Zelle in Richtung der Teilungsachse. Die beiden polwärts wandernden Chromosomengruppen werden Tochtersterne, *Diaster,* genannt.

Durch welche Kräfte gelangen die Chromatiden in der Anaphase zu den Polen? Zwei Mechanismen werden

dafür verantwortlich gemacht. Einmal verkürzen sich vermehrt die chromosomalen Tubuli am plus-Ende, wo sie mit dem Kinetochor in Verbindung stehen, aber auch am minus-Ende. Die Chromatiden (jetzt Tochterchromosomen) werden also nicht durch Kontraktion der «Fasern», sondern durch Auflösung in die Tubulin-Monomere an beiden Enden der Tubuli in Richtung der Pole verlagert (Anaphase A). Zweitens entfernen sich die Spindelpole in der Anaphase B voneinander – die Zelle streckt sich –, was durch ein Auseinandergleiten der polaren Tubuli in dem überlappenden Teil bei gleichzeitigem Zuwachs am plus-Ende zu einer Verlängerung dieser führt. Die Spindelpole werden gleichermaßen auseinandergeschoben und durch die astralen Mikrotubuli – gezogen (**Abb. 61**).

In der **Telophase** kommt es zur Durchschnürung des Zell-Leibes (Cytokinese), welche in der Regel auf die Karyokinese folgt. Etwa zu der Zeit, da die Chromosomen der Tochterkerne den Endpunkt ihrer Wanderung erreicht haben, beginnt am Äquator eine Einschnürung, die in der Teilungsebene immer weiter vordringt. Die Einschnürung wird durch einen Ring von Mikrofilamenten, der sich verengt, hervorgerufen. Außerdem findet man an der Einschnürungsstelle im Elektronenmikroskop abgeplattete Bläschen, die zusammenfließen und sich so an der Bildung der neuen Zellmembranabschnitte beteiligen. Die am Ende der Anaphase und in der ersten Zeit der Telophase stark färbbaren, kompakten Tochterkerne werden allmählich aufgelockert, indem ihre zunächst noch eng aneinandergelagerten, plumpen Chromosomen durch Entspiralisierung länger und dünner werden; beide bilden schließlich ein Spirem (*Dispirem*). Damit hat auch schon die letzte Phase der Zellteilung, die **Rekonstruktionsphase** begonnen, in der allmählich der Arbeitskern entsteht. Färbbarkeit und Lichtbrechung der Chromosomen nehmen weiter ab (Entspiralisierung, Hydratation); die Nukleolen treten wieder auf, und durch die Kernmembran erfolgt von neuem die Abgrenzung von Karyoplasma und Cytoplasma. Die Spindelreste verschwinden, und die Zellen, welche sich in der Prophase abgerundet haben, breiten sich aus. Dadurch sowie durch das postmitotische Cytoplasmawachstum wird auch ihre Oberfläche vergrößert. Die Tochterzellen sind nun bereit, die ihrer Differenzierung entsprechende Tätigkeit aufzunehmen.

Mitosestörungen können in allen Stadien der Teilung auftreten. Unter bestimmten Bedingungen ist schon die Interphase und damit der Eintritt in die Mitose gehemmt. In anderen Fällen ist die Entstehung der Metaphasenspindel und die Einordnung der Chromosomen in die Äquatorial-

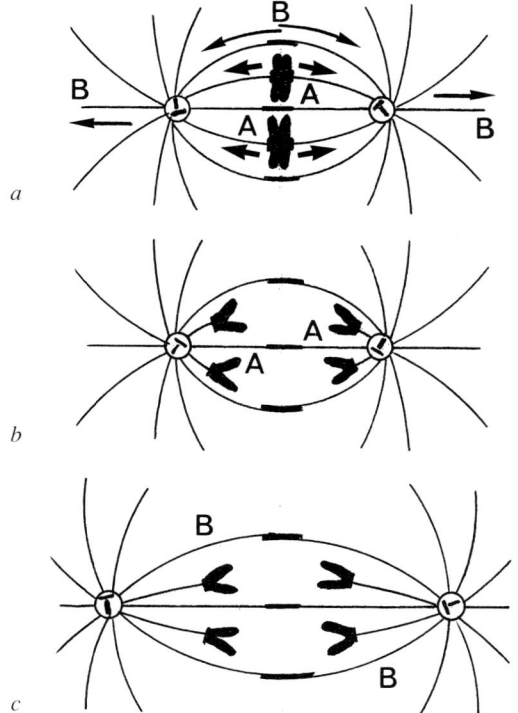

a

b

c

Abb. 61: Darstellung der beiden Anaphase-Mechanismen. – **a** Ausgangssituation. – **b** Die Chromosomenhälften werden durch Verkürzung der Mikrotubuli am Kinetochor polwärts gezogen (Anaphase A). – **c** Die Spindelpole werden durch Wachsen der polaren Mikrotubuli an den Plus-Enden auseinandergeschoben (Anaphase B). Die Schubkräfte werden durch Zugkräfte der astralen Tubuli unterstützt.

platte gestört. Einzelne Chromosomen können verkleben und dadurch die Polwanderung behindern. Wenn die Karyokinese normal beendet wird, der Zell-Leib sich jedoch nicht teilt, so entsteht eine zweikernige Zelle. Wird die Chromosomenteilung durchgeführt, ohne daß sich der Kern teilt (z. B. infolge Unterdrückung der Spindelbildung durch Colchicin), entwickelt sich aus einer diploiden eine tetraploide Zelle.

In der *Teilungsdauer* dürften unter ungleichen Bedingungen und bei verschiedenen Zellarten Unterschiede bestehen ($\frac{1}{2}$–2 Stunden). In der Gewebekultur von Kaninchen-Fibrocyten wurde eine Mitosendauer von 40–50 Minuten ermittelt. An der Gesamtdauer haben die diversen Phasen ungleichen Anteil, weswegen die einzelnen Stadien in den Präparaten verschieden oft anzutreffen sind.

Die Mitosen sind in den verschiedenen Geweben und Organen im allgemeinen nicht gleichmäßig über alle 24 Stunden verteilt, sondern treten zu bestimmten Zeiten verminderter spezifischer Zellarbeit gehäuft auf *(Tagesrhythmus)*. In der Epidermis z. B. laufen die für die Regeneration unentbehrlichen Zellteilungen beim Menschen vor allem nachts ab, bei Nachttieren wie Maus und Ratte jedoch am Tag.

d) Teilungsfähigkeit, Teilungsbereitschaft

Am häufigsten findet man Mitosen im jungen, noch wachsenden Organismus und – im erwachsenen Körper – in Geweben, die verbrauchte Zellen dauernd zu ersetzen haben (Regeneration, S. 84., sowie **Tab. 11**, S. 96). Immer liegen die Teilungsfiguren an möglichst geschützten Stellen, die von den Verbrauchsorten entfernt sind (Darmkrypten, **Abb. 33**) und deren Zellen noch verhältnismäßig wenig differenziert sind (basale «Ersatzzellen» der mehrreihigen Epithelien; Stratum germinativum der geschichteten Epithelien, **Abb. 466**).

Mit fortschreitender Differenzierung der Zellen in den verschiedenen Geweben und Organen werden Teilungsfähigkeit und -bereitschaft vermindert. So haben die ausdifferenzierten Nervenzellen ihre *Teilungsfähigkeit* eingebüßt; erhöhten funktionellen Anforderungen suchen sie auf andere Weise nachzukommen. Die Erythrocyten haben die Teilungsfähigkeit mit dem Zellkern verloren. Es besteht somit ein gewisser Gegensatz zwischen der Zellarbeit, insbesondere den Leistungen hochspezialisierter Zellen, und der indirekten Teilung.

Es gibt Zellen, welche ihre Teilungsfähigkeit grundsätzlich behalten haben, jedoch nur unter besonderen Bedingungen davon Gebrauch machen: Ihre *Teilungsbereitschaft* ist nicht mehr dauernd vorhanden. Mitosen in Leberzellen sind physiologischerweise sehr selten, treten jedoch wieder in großer Zahl auf nach mehr oder weniger ausgedehnter Zerstörung oder operativer Entfernung von Lebersubstanz.

Gewisse Vorbedingungen müssen erfüllt sein, damit die Zellen überhaupt die Möglichkeit haben, sich indirekt zu teilen *(Möglichkeitsfaktoren)*. Die Zelle muß den postmitotischen Zustand im Beginn der Interphase, in dem die S-Phase nicht ausgelöst werden kann (G_0-Phase), überwunden haben und z. B. über gewisse unentbehrliche Nährstoffe sowie genügend Sauerstoff verfügen. Zudem ist ein gewisser pH- und Temperaturbereich erforderlich. Mit dem Altern der Zellen nimmt ihre Teilungsbereitschaft ab (schlechtere Heilungstendenz von Wunden bei alten Leuten). Anderseits kommt es gerade bei älteren Individuen zu schrankenlosem lokalem Wachstum (Geschwülste).

Schwieriger ist die Frage zu entscheiden, welche endogenen – darunter auch hormonalen – oder exogenen Faktoren in einer an sich teilungsbereiten Zelle zu einem bestimmten Zeitpunkt eine Mitose auslösen *(Verwirklichungsfaktoren)*. Es ist bekannt, daß das Hypophysenvorderlappenhormon Somatotropin, aber auch verschiedene Geschlechtshormone, sowie bestimmte Wachstumsfaktoren (epithelial growth factor, nerve growth factor) die Mitose anregen.

2. Meiose

Bei der Meiose[22] wird, im Verlauf der Reifung der Geschlechtszellen, die Chromosomenzahl auf die Hälfte reduziert, da nach einer einzigen Chromosomenreduplikation zwei Zellteilungen aufeinander folgen (**Tab. 9**, S. 71). Die Gameten sind deshalb haploid[23] (Chromosomenzahl n). Indem sich bei der Befruchtung die Kerne der weiblichen und männlichen Geschlechtszellen miteinander vereinigen, wird in der Zygote wieder der diploide[23] Chromosomenbestand (2 n) hergestellt. Wenn es in der Gametogenese keine Reduktion gäbe, würde sich der Chromosomenbestand von Generation zu Generation verdoppeln.

Auch bei der **ersten Reifeteilung**, welche die eigentliche Reduktionsteilung ist, werden *Chromosomen sichtbar,* und wie bei der Mitose erfolgt eine *Teilung des Zellkernes und des Zell-Leibes. Mitose und Reduktionsteilung unterscheiden sich aber grundsätzlich darin, daß bei dieser nicht die Chromatiden, sondern ganze Chromosomen verteilt werden.* Die Aufteilung geht so vor sich, daß jede Tochterzelle eine vollständige haploide Genausrüstung, d. h. von jedem Homologenpaar einen Partner erhält; die Chromosomen werden zufallsmäßig teils dem von der Mutter, teils dem vom Vater herstammenden Chromosomensatz entnommen. Die *Tochterzellen* der Reduktionsteilung (Spermatocyt II oder Oocyt II, s. **Abb. 433**) sind somit *nicht mehr erbgleich* (**Abb. 62**).

Die Erbforschung hat gezeigt, daß nicht alle gekoppelten, d. h. in ein und demselben Chromosom lokalisierten Erbfaktoren insgesamt vom gleichen Elter kommen müssen, sondern daß genetische Merkmale ausgetauscht werden können (*Faktorenaustausch* oder «crossing over»). Dazu lagern sich die wie bei der Mitose ebenfalls aus zwei Chromatiden bestehenden homologen Partner in der besonders lange dauernden und aus verschiedenen Stadien bestehenden Prophase so zu einer Vierergruppe – *Tetrade* – zusammen, daß die einander entsprechenden Abschnitte der chromosomalen Längsgliederung auf genau gleicher Höhe liegen. Dabei können Überkreuzungen zwischen Nicht-Schwester-Chromatiden auftreten; in diesem Stadium erfolgt dann der Austausch von Chromosomenteilen.

Die **zweite Reifeteilung** verläuft im Prinzip wie eine (haploide) Mitose, wobei aber in der vorausgegangenen Interphase keine DNS-Synthese stattgefunden hat, und verteilt die – allerdings nicht mehr ganz gleichwertigen – Chromatiden auf die Tochterzellen (Spermatiden bzw. Ovum).

Je näher zwei Gene in einem Chromosom zusammenliegen, mit um so größerer Wahrscheinlichkeit werden sie gemeinsam auf die Tochterzelle übertragen. Durch *Nicht-Trennung* («Non-Disjunction») *einzelner Chromosomenpaare,* deren Partner normalerweise auf die zwei Tochterzellen verteilt werden, können Geschlechtszellen entstehen, in denen ein bestimmtes Chromosom doppelt bzw. gar nicht vorkommt. So haben Menschen mit dem Krankheitsbild mit Schwachsinn gepaartem Mongolismus (Downsches Syndrom) nicht 46, sondern 47 Chromosomen, also ein überzähliges Chromosom *(Trisomie* des Autosoms 21). Durch Untersuchung des Karyotyps von in vitro gezüchteten Amnionepithelzellen, die durch Fruchtwasserpunktion *(Amniocentese)* gewonnen wurden, ist eine frühzeitige praenatale Diagnose von Chromosomenanomalien möglich.

Die Geschlechtsbestimmung beim Menschen

Mit der Befruchtung ist das Geschlecht genotypisch festgelegt. Der diploide Chromosomensatz des Menschen umfaßt 44 Autosomen und zwei Gonosomen (Geschlechtschromosomen; **Abb. 54**). In bezug auf diese ist das *weibliche Geschlecht homozygot (44 + XX), das männliche Geschlecht heterozygot (44 + XY):* Die Eizellen besitzen stets ein X-Gonosom; es gibt aber zwei Sorten von haploiden männlichen Geschlechtszellen, solche mit und solche ohne X-Chromosom, wobei diese dafür ein Y-Gonosom besitzen. Der Dualismus der männlichen Gameten ist mikroskopisch mit der Quinacrin-Färbung (Y-Chromatin; s. **Abb. 64**) erkennbar. Es bestehen offenbar Gewichtsunterschiede; daher kommen 106 Knaben- auf 100 Mädchengeburten.

Das Y-Chromosom ist viel kleiner als das X-Chromosom und auch genärmer, enthält aber bei Mensch und Säugetieren männlich bestimmende Erbfaktoren, welche schon sehr früh in der Entwicklung durch Produktion eines geschlechtsbestimmenden Faktors die Differenzierung des Hodens in der noch undifferenzierten Geschlechtsdrüsenanlage anregen. Die weiblich bestimmenden Gene müssen – wenn es sie gibt – im Chromosomensatz verstreut sein. Im *X-Chromosom,* das beim männlichen Geschlecht immer von der Mutter stammt, sind außer noch nicht näher bekannten geschlechtsbestimmenden Faktoren vor allem Gene lokalisiert, welche mit der Geschlechtsbestimmung kausal nichts zu tun haben. Diese interessieren uns aber insofern, als sie – nicht selten handelt es sich um erbliche Krankheiten, wie z. B. die Rot-Grün-Blindheit und die Bluterkrankheit – mit dem Geschlecht in gesetzmäßiger Beziehung stehen *(geschlechtsgebundener Erbgang).*

Infolge *Nicht-Trennung der beiden Geschlechtschromosomen* bei der Meiose können Gameten mit einem Gonosom zuviel oder zuwenig auftreten. Auf diese Weise entstehen Intersexe, z. B. mit dem Chromosomenbestand 47,

---

22 *griechisch:* meíosis = Verkleinerung, Verringerung.
23 *griechisch:* haplóos = einfach; diplóos = doppelt.

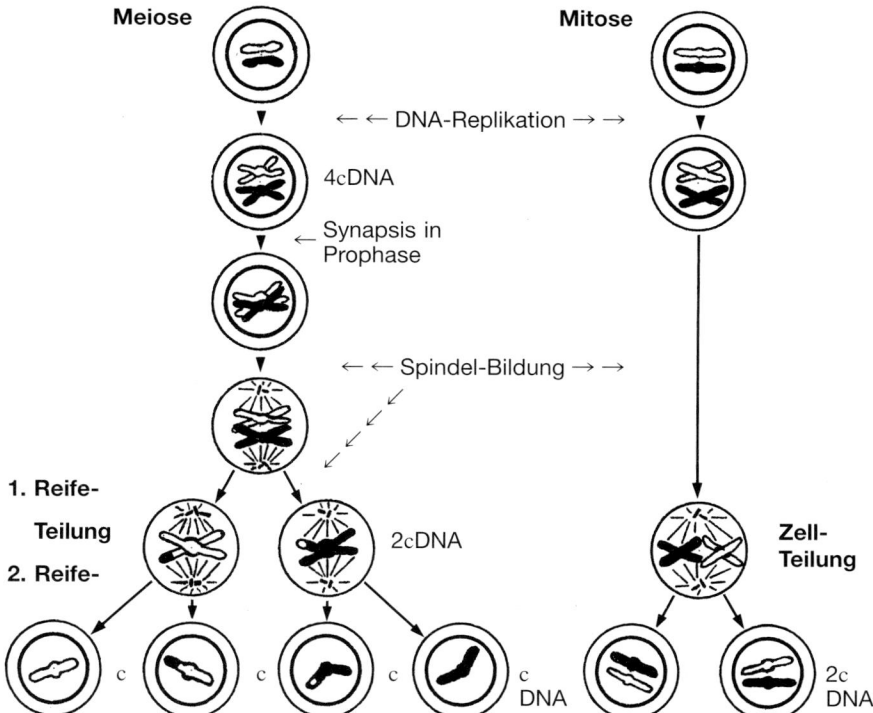

Abb. 62: Vergleich von Meiose und Mitose

XXY (Klinefelter-Syndrom) bzw. – seltener – 45, XO (Turner-Syndrom); andere Fälle irgendeiner lebensfähigen Monogonosomie sind bisher nicht bekannt, dagegen sind verschiedene Polygonosomien beschrieben.

In manchen somatischen Zellen von Mensch und verschiedenen Wirbeltieren bleibt beim weiblichen Geschlecht im diploiden Arbeitskern ein kleines, geschlechtsspezifisches Heterochromatinkörperchen *(Geschlechtschromatin,* **Abb. 63)** sichtbar, das der Kernmembran innen anliegt. Die Art seiner Beziehungen zu den X-Chromosomen und dem Kernstoffwechsel ist heute weitgehend geklärt: das eine der beiden X-Chromosomen ist heterochromatisch geblieben und damit genetisch inaktiv. In polyploiden Zellen sind die überschüssigen X-Chromosomen ebenfalls heterochromatisch. Das Geschlechtschromatin ist, bei geeigneter Schnittrichtung und Färbung sowie einiger Übung, am leichtesten in bläschenförmigen Kernen großer Epithelzellen zu erkennen, besonders gut aber in Mund- und Vaginalschleimhautabstrichen. Möglich, aber schwieriger, ist die Bestimmung des Kerngeschlechtes der neutrophilen Granulocyten aufgrund des Vorkommens oder Fehlens eines trommelschlegelförmigen Chromatinfortsatzes. Da das Y-Chromosom mit dem Fluoreszenzfarbstoff Quinacrin im Interphasekern als kleines leuchtendes Körperchen (Y-Chromatin; s. **Abb. 55** und **64**) sichtbar gemacht werden kann, ergibt sich ein Geschlechtsdimorphismus der Kerne, der eine praktische Bedeutung für die Diagnose des wahren Geschlechtes von Hermaphroditen hat.

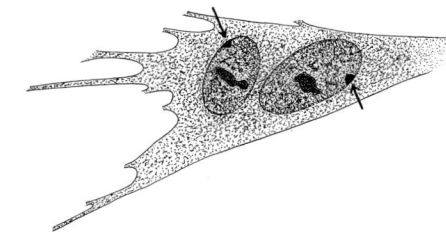

Abb. 63: Zweikernige Zelle aus einer menschlichen Fibrocytenkultur, ausgepflanzt von einem weiblichen Fetus. Die beiden Pfeile zeigen auf das Geschlechtschromatin. Die großen dunkel gefärbten Körperchen sind die Nukleolen. Eisenhämatoxylin-Färbung. Vergr. 800mal. (K.)

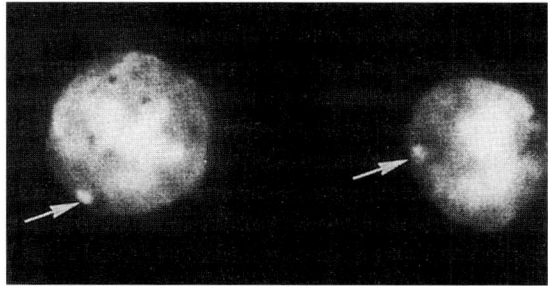

Abb. 64: Geschlechtschromatin (Y-Chromatin) in zwei Haarwurzelzellkernen eines 20jährigen Mannes. Fluoreszenzfärbung mit Quinacrin. Präparat von Prof. Schnedl, Wien. Übernommen mit Erlaubnis von Prof. Schwarzacher, Wien: aus Benninghoff, Bd. 1. 14. Auflage, 1985.

3. Endomitose, Endoreduplikation und Polyploidisierung

Die **Endomitose** (innere indirekte Teilung[24]) hat dann eine Ähnlichkeit mit der Mitose, wenn – nach vorausgegangener DNS-Reduplikation – *Chromosomen in Erscheinung treten.* Im Gegensatz zur Mitose wird jedoch die *Kernmembran nicht aufgelöst,* und es entsteht keine Spindel. Die Mitose wird in der Pro- oder frühen Metaphase abgebrochen. Die *Chromatiden* trennen sich voneinander und werden *nicht auf zwei Tochterkerne verteilt,* sondern bleiben gemeinsam im *Mutterkern,* der auf diese Weise die *doppelte Chromosomenzahl* erhält. Beim Menschen sollen solche Teilungsbilder *nicht* vorkommen. Allerdings kann das als Cytostatikum wirkende Alkaloid der Herbstzeitlose, das *Colchicin,* auf die Ausbildung des Spindelapparates hemmend wirken. Wenn entsprechend cytostatisch wirkende Substanzen therapeutisch Verwendung finden, können unter diesen Umständen der Endomitose entsprechende Teilungen der Chromosomen auftreten und zur Polyploidisierung (C-Mitosen) führen.

Einen anderen, für die Entstehung polyploider Zellen sehr wichtigen Vorgang, finden wir in der **Endoreduplikation.** Deren Beginn läßt sich zunächst nicht direkt beobachten, da die Chromosomenvermehrung durch eine zweite, auf die erste S-Phase folgende DNS-Verdoppelung (2. S-Phase) im entspiralisierten Zustand vor sich geht. In einer darauf einsetzenden Mitose wird man in der Metaphase die doppelte Chromosomenzahl finden, wobei vier Chromatiden eine Art Pseudotetrade bilden: Sie liegen eng beieinander, aber nur je zwei Chromatiden sind durch ein Zentromer verbunden (Diplochromosomen). In der dann folgenden Anaphase werden die Chromatiden in der geregelten Weise auf die Tochterkerne verteilt, die dann eine tetraploide Chromosomenzahl bzw. DNS-Menge aufweisen. Auch drei S-Phasen können im Vorlauf einer Mitose verzeichnet werden, das Resultat ist eine oktoploide Zelle. Die Endoreduplikation führt zur Polyploidisierung unterschiedlichen Grades, ein für das Herstellen von Funktionszuständen bestimmter Zellsysteme wichtiger Vorgang (**Abb. 65**). So erreichen die Megakaryocyten des Knochenmarks durch Wiederholung der Endoreduplikation den für die Plättchenbildung notwendigen Reifegrad über den oktoploiden (8n) Zustand

hinaus bis zu Chromosomensätzen von 32n und 64n (S. 208).

Das rhythmische Kernwachstum (S. 74), bedingt durch DNS-Verdopplung und **Polyploidisierung**, ist ein für bestimmte Zellen charakteristischer Vorgang. *Polyploide Kerne können indessen auch auf Kernverschmelzung, der* **Zellkernfusion**, *beruhen* (**Tab. 9**). Voraussetzung ist die Bildung von zwei- oder mehrkernigen Zellen durch *Zellfusion* oder Kernteilungen ohne Cytoplasmateilungen. Da Mitosen durch zellinterne Substanzen angeregt werden, können unter Umständen beide Zellkerne in die Kernteilung gleichzeitig eintreten, eine gemeinsame Spindel bilden und zwei polyploide Tochterzellen entstehen (**Abb. 65**). Diese Vorgänge spielen offenbar in vielen Geweben mit mehrkernigen Zellen und polyploiden Zellkernen (u. a. Leber) eine entscheidende Rolle. Zellfusion ist auch der Weg, der zu den mehr- und vielkernigen Zustandsformen der Osteoklasten, des Syncytiotrophoblasten oder der quergestreiften Muskelfaser führen.

Die Begriffe Plasmodium und Syncytium sind heute nicht mehr eindeutig gegeneinander abgrenzbar. Als *Plasmodium* wurden gewöhnlich vielkernige Cytoplasmamassen bezeichnet, die auf häufige Kernteilungen ohne nachfolgende Teilungen des Zell-Leibes zurückzuführen seien. Als Beispiel wurde immer die quergestreifte Skelettmuskelfaser, die Hunderte von Zellkernen besitzt, zitiert, obwohl neuere Untersuchungen zeigen, daß bei deren Entstehung Zellverschmelzungen zugrunde liegen. Ein *Syncytium*[25] ist ebenfalls eine vielkernige Cytoplasmamasse, welche jedoch nur durch Verschmelzung von Zellen – ohne Vereinigung der Kerne – zustande gekommen ist. Die Entstehung aller im Menschen nachweisbarer, mehrkerniger Zellen ist heute durch Zellfusion erklärbar. Die Skelettmuskelfaser (S. 146), der Syncytiotrophoblast der Plazenta (S. 386), der Osteoklast (S. 136), alle diese Riesenzellen sind daher als Syncytien anzusehen. Die Existenz echter Plasmodien ist fraglich geworden.

24 *griechisch:* éndon = innen.
25 *griechisch:* sýn = zusammen; kýtos = Zelle.

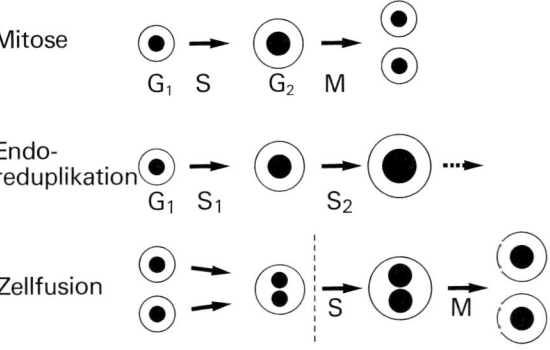

Abb. 65: Ursachen der Polyploidisierung und der Vergleich der postulierten Mechanismen mit der Mitose. Folgt im Rahmen der Endoreduplikation nach wiederholten Synthese-Phasen eine Mitose, entstehen tetra-, okto- oder höherploide Tochterzellen. Zu einer Zellkernfusion kommt es vermutlich nur, wenn die durch Zellfusion gebildete 2-kernige Zelle in die Mitose eintritt und eine gemeinsame Metaphasenplatte entsteht. Die Tochterzellen sind dann tetraploid.

Tabelle 9: Verhalten von Chromosomen, Zellkern und Zell-Leib bei den verschiedenen Teilungsarten

Teilungsart	Chromosomen	Zellkern	Zell-Leib	Resultat
Mitose	Verdoppelung des Genmaterials (Reduplikation) erbgleiche Verteilung der Chromatiden	indirekte Äquations-teilung	Teilung	zwei erbgleiche diploide Tochterzellen
Meiose bestehend aus *zwei* kurz aufeinander folgenden Teilungs-schritten (1. und 2. Reifeteilung)	nur *einmal* Verdoppelung des Genmaterials Paarung homologer Chromosomen und Tetradenbildung mit Faktorenaustausch einmal Verteilung der homologen Chromosomen in freier Kombination und einmal Aufteilung der Chromatiden	indirekte Reduktions-teilung indirekte Äquations-teilung	Teilung Teilung	als Endresultat der beiden meiotischen Teilungen vier haploide Tochterzellen mit vier verschiedenen Genomen
Endoredu-plikation	zwei oder mehr einander folgende Reduplikationen ($S_1 \to S_2 \to$) und Bildung von 4 oder mehr Chromatiden	indirekte Äquations-teilung	Teilung oder keine Teilung	zwei polyploide Tochterzellen oder ein polyploider Zellkern
Endomitose	Verdoppelung des Genmaterials («innere Teilung»)	äußerlich keine Teilung	keine Teilung	eine einkernige polyploide Zelle
Zellfusion mit anschließender Mitose	gleichzeitige Verdoppelung des Genmaterials in beiden Kernen	indirekte Äquations-teilung mit Bildung gemeinsamer Metaphasen-platte und Spindel	Teilung oder keine Teilung	polyploide Tochterzellen oder polyploide Kerne mehrkerniger Zelle
Amitose	vorausgehende Zunahme des Genmaterials wahrscheinlich durch innere Teilung	direkte Teilung	in der Regel keine Teilung	eine zweikernige (bei wiederholter Amitose mehr-kernige) Zelle

B. Bewegungserscheinungen

1. Plasmabewegungen im Zell-Leib

Im Gegensatz zu den starken Cytoplasmaströmungen vieler Pflanzenzellen sind beim Tier analoge – und hier verhältnismäßig langsame – Plasmabewegungen auch in mikrokinematographischen Aufnahmen (mit Zeitraffung) von in vitro gezüchteten Geweben nur schwer feststellbar. Die Strömung ist an der passiven Verlagerung paraplasmatischer Einschlüsse, wie kleiner Fetttröpfchen oder Pigmentkörnchen, zu erkennen. Stärkere Plasmabewegungen treten im Verlauf der Zellteilung oder der Sekretabgabe gewisser Drüsenzellen in Erscheinung.

Der *Mechanismus der inneren Plasmabewegungen* wird durch den fortwährenden Umbau der Cytoskelettanteile erklärt (S. 50). Man darf diese Plasmaströmung jedoch nicht mit den auffälligeren, zitternden Bewegungen verwechseln, welche durch die *Brownsche Molekularbewegung* bedingt und – als rein physikalisches Phänomen – auch nach dem Zelltod noch zu beobachten sind.

2. Amöboide Zellbewegungen sind an das Cytoskelett gebunden

Diese Bewegungen gehören zu den Lebensäußerungen, die ursprünglich allen Zellen möglich sind. Bei den Metazoen sind die meisten *embryonalen* Zellen noch amöboid beweglich; sie besitzen damit eine Fähigkeit, welche für die Entwicklungs- und Gestaltungsvorgänge von großer Bedeutung ist. Im *erwachsenen* Organismus ist die amöboide Beweglichkeit auf bestimmte Zellen (wie Granulocyten, Lymphocyten, Monocyten, Makrophagen) beschränkt. Sie dient nicht nur der Ortsveränderung der betreffenden Zellen, sondern ist auch eine Voraussetzung für die Phagocytose.

Bei den amöboiden Bewegungen ändert sich die äußere Form der Zelle beständig, indem Plasmafortsätze *(Pseudopodien[26])* gebildet und wieder eingezogen werden. Bei der Ortsänderung bleiben solche Fortsätze auf dem extrazellulären Substrat haften und ziehen dann bei ihrer Rückbildung die ganze Zelle nach. Diese Vorgänge erfordern ein Reagieren der Aktinfilamente durch Ab- und Anbau oder mit der Myosinkomponente, ein Reagieren des Aktins über Integrine mit der Zellmembran und ein Reagieren der Zellmembran mit Nachbarzellen oder den extrazellulären Strukturen durch Herstellen und Lösen von Haftungen.

3. Bewegungen von Flimmerhaaren und Flagellen

Zellen bilden bei ihrer Differenzierung bewegliche Fortsätze, die immer das gleiche ultrastrukturelle Bauprinzip aufweisen. Sind diese kurz (5–10 μm), fein und sehr zahlreich, spricht man von *Flimmerhaaren* oder *Kinozilien*; sind sie länger und kommen nur in der Einzahl oder geringer Anzahl vor, nennt man sie *Zilien* oder *Flagellen*. Der Schwanz der später zu besprechenden reifen Samenzelle ist ein Flagellum; seine Länge beträgt beim Menschen 55 μm.

Kinozilien[27] findet man bei den Metazoen an der freien Oberfläche gewisser Epithelien (Flimmerepithelien, z.B. der Luftwege, **Abb. 263**). Es sind nicht immer irreversible Zellorganellen: Im Eileiter und in der Gebärmutter ist ihr Vorhandensein vom Funktionszustand abhängig. Die Kinozilien sind in dicht unter der Zelloberfläche gelegenen kleinen Körperchen (**Basalkörperchen** = *Kinetosomen*[27]), aus denen sie auch hervorgegangen sind, verankert. Diese sind in den zilienreichen Flimmerepithelzellen eng aneinandergelagert, wodurch der Basalkörperchensaum (**Abb. 263** und **Abb. 265**) entsteht.

Elektronenmikroskopisch haben *Kinozilien* und Kinetosomen eine gesetzmäßige Struktur (**Abb. 66** und **67**). Im Inneren der Zilien, wie auch der Flagellen, findet man immer zwei in der Mittelachse gelegene und neun zylindrisch darum herumgelagerte längsverlaufende Tubuli («9 + 2»-**Anordnung**); die peripheren Tubuli sind zu Paaren ausgebildet, sie zeigen im Querschnitt einen kompletten (aus 13 Tubulin-Dimeren) und einen unvollständigen (aus 10 Dimeren zusammengesetzten) Tubulus (A- und B-Untereinheit).

Die *Schlagfrequenz* liegt in der menschlichen Regio respiratoria zwischen 8 und 12 je Sekunde. Die *Schlagrichtung* ist für die verschiedenen Hohlorgane, die von Flimmerepithel ausgekleidet sind, durch die Vererbung festgelegt. Wird experimentell ein Stückchen Schleimhaut herausgeschnitten, um 180° gedreht und wieder implantiert, bleiben seine Schlagbewegungen denen der Umgebung entgegengesetzt. Es besteht eine *Koordination der Schlagbewegungen* auf einer ganzen Epitheloberfläche. Die Bewegungen, welche in der einzelnen Zilie in bestimmter Weise vom Basalkörperchen bis zum freien Ende durchgleiten, setzen sich intrazellulär von Wimper zu Wimper und dann weiter von Zelle zu Zelle durch den ganzen Verband fort.

---

26 *griechisch:* pseudés = falsch, trügerisch; pús (im Genitiv podós) = Fuß. Pseudopodium = Scheinfüßchen.

27 *griechisch:* kineīn = bewegen; sōma = Körper: *lateinisch:* cilium = Wimper.

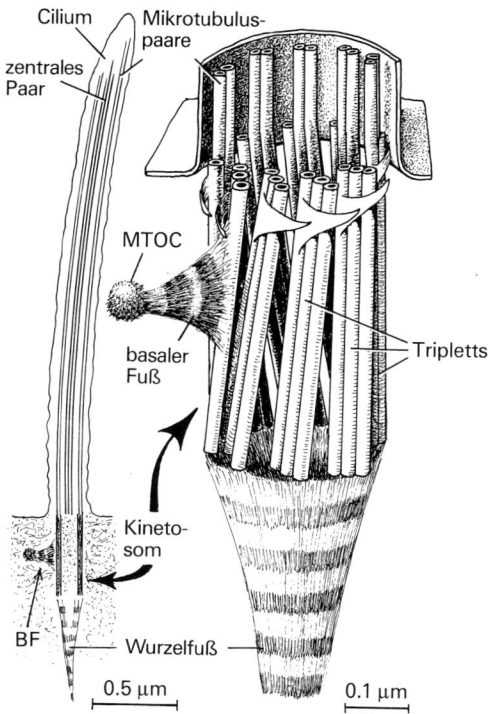

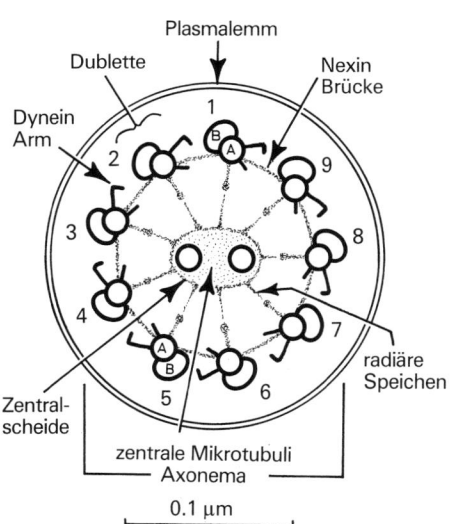

Abb. 66: – **a** Schematische Darstellung eines Kinoziliums und eines Kinetosoms (Basalkörperchen) im Feinbau, MTOC Tubulus-Organisations-Zentrum. – **b** Querschnitts-Schema der 9+2 Konfiguration eines Kinoziliums. Übernommen mit Erlaubnis von Prof. Krstić, Lausanne: aus «Illustrated Encyclopedia of Human Histology», Springer 1984.

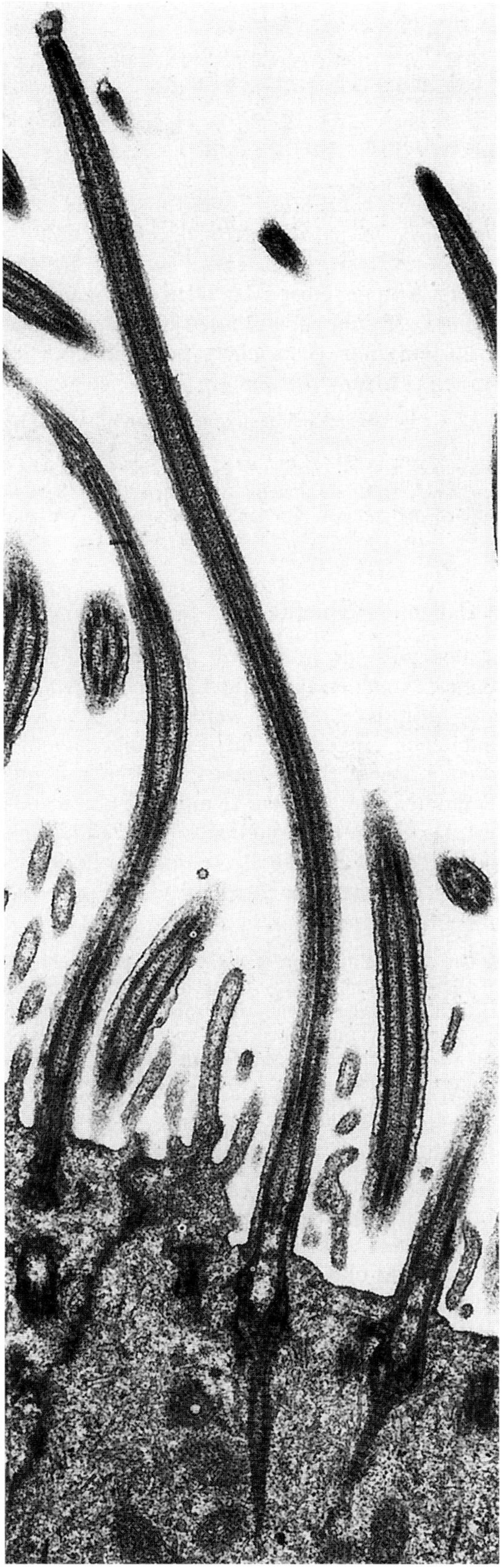

Abb. 67: Kinozilien auf dem Flimmerepithel der Trachea ▷ (Affe). Vergr. 24 400mal.

C. Strukturelle und histochemische Äußerungen des Zellstoffwechsels

1. Pigmente

Pigmente[28] *sind Stoffe, welche infolge ihrer Eigenfarbe in den ungefärbten, lebenden Zellen und Geweben bereits zu erkennen sind.* Sie sind z. T. im Körper selbst entstanden *(endogene Pigmente)*, z. T. von außen in den Körper hineingelangt und hier gespeichert oder phagocytiert worden *(exogene Pigmente).*

Gewisse Pigmentablagerungen treten schon mit der Differenzierung der Zellen, z. B. des Pigmentepithels des Auges, andere erst im Laufe des Lebens auf, wobei sie mit dem Alter oft zunehmen. Störungen des Pigmentstoffwechsels können für den Arzt diagnostisch wichtig sein.

a) Exogene Pigmente

Zu den von der Außenwelt in den Körper gelangten exogenen Pigmenten gehört der *Kohlenstaub.* Mit der Atemluft werden Ruß oder Kohlenteilchen eingeatmet, in den Lungenalveolen von den Alveolarmakrophagen (vgl. S. 258) aufgenommen oder auf dem Lymphweg abtransportiert. In den Lungen und den regionären Lymphknoten kommt es deshalb zu einer im Laufe des Lebens an Intensität zunehmenden Pigmentierung *(Anthrakose*[29]*).*

Weitere exogene Pigmente sind die bei der *Tätowierung* in die Haut gebrachten Farbstoffe (Tusche, Zinnober), die z. T. in den Gewebespalten liegenbleiben, z. T. von Makrophagen phagocytiert, z. T. auch auf dem Lymphweg in die regionären Lymphknoten verschleppt und hier abgelagert werden (**Abb. 68**).

Die *Lipochrome*[30], die dem Körper mit der Nahrung zugeführt werden, bedingen die gelbliche Farbe des Fettgewebes (daher ihr Name!), des Corpus luteum und der Nebennierenrinde sowie des Eidotters. Es sind recht labile, in Fettlösungsmitteln und Fetten lösliche Farbstoffe, die chemisch in die Gruppe der Carotinoide gehören.

Eine nahe Verwandtschaft mit dem Carotin hat auch das gelbliche *Vitamin A,* das in verschiedenen Organen gefunden wird (z. B. Leber, Nebenniere, Netzhaut des Auges) und deshalb noch besonders erwähnt werden muß, weil sein Aldehyd die Retinin genannte Farbstoffkomponente des Chromoproteids Rhodopsin, d. h. des *Sehpurpurs* der Stäbchenzellen der Netzhaut ist.

b) Endogene Pigmente

α) *Hämoglobin und hämoglobinogene Pigmente*

Der rote Blutfarbstoff, **Hämoglobin** (s. a. S. 190), ist im menschlichen Körper nicht nur das ontogenetisch am frühesten auftretende, sondern auch das am reichlichsten vorhandene Pigment. Chemisch ist dieses Chromoproteid, dessen Molekulargewicht 64 500 beträgt, dadurch ausgezeichnet, daß es als chromogene prosthetische Gruppe Häm enthält. Von diesem interessieren uns hier vier Pyrrolringe und das Eisen, welches gleichzeitig durch die Pyrrolgruppen des Porphyrinrings und die basischen Gruppen des artspezifischen Globins komplex gebunden wird; deshalb kann das Hämoglobin *histochemisch* keine positive Eisenreaktion geben. Dagegen ist es auch im Gewebe – ebenso wie in Harn und Kot, wo bei gewissen Krankheiten danach gesucht wird – mit der Benzidin-Reaktion nachweisbar (**Tab. 10**).

Die roten Blutkörperchen werden auch physiologischerweise nach höchstens vier Monaten aus der Zirkulation zurückgezogen, indem sie von Zellen des mononukleären Phagocyten-Systems (vor allem der Milz, aber auch der Leber – s. **Abb. 19** – und des Knochenmarks) phagocytiert und aufgelöst werden. Dabei werden täglich 8–9 g Hämoglobin abgebaut, wobei eine eisenhaltige und eine pyrrolhaltige Komponente anfällt. Diese führt uns zum Hämatoidin und zu den Gallenfarbstoffen; jene wird weiter unten als Hämosiderin und Ferritin besprochen werden.

Hämatoidin (= *indirektes Bilirubin*) ist ein den Morphologen seit über 100 Jahren bekanntes gelbbraunes, eisenfreies hämoglobinogenes Pigment. Es kann auch ohne die Mitwirkung lebender Zellen entstehen, so – im Verlauf von 2 bis 3 Wochen – im Innern größerer Blutextravasate; es erscheint hier auskristallisiert in Form von Nadeln oder rhombischen Plättchen (Hämatoidinkristalle). Es liegt vorwiegend extrazellulär, kann aber phagocytiert werden.

Hämatoidin und Bilirubin sind *chemisch identisch;* sie unterscheiden sich aber morphologisch sowie nach Art und Ort ihrer Bildung. Überall, wo Hämoglobin intrazellulär abgebaut

---

28   *lateinisch:* pigmentum = Farbe, Schminke.
29   *griechisch:* ánthrax (im Genitiv ánthrakos) = Kohle.
30   *griechisch:* lípos = Fett; chrõma = Farbe.

wird, so insbesondere in den Zellen des mono-nukleären Phagocyten-Systems, treten die pyr-rolhaltigen **Gallenfarbstoffe** auf: das *Biliverdin* und – durch dessen Reduktion – das rotgelbe *Bi-lirubin.* Dieses wird an Albumin gebunden, im Blut auf dem kürzesten Wege zu den Leber-parenchymzellen transportiert und von diesen in die Gallenwege ausgeschieden.

Die Gallenfarbstoffe sind histologisch deshalb normaler-weise nicht faßbar. Nur unter gewissen pathologischen Bedingungen kreist im Blut eine größere Menge von Bi-lirubin; es resultiert daraus eine makroskopisch sichtbare gelbliche Verfärbung der Gewebe (Gelbsucht = Icterus). Die Gallenfarbstoffe sind in den Zellen der Interzellular-substanz aber erst bei stärkeren Graden von Icterus zu fin-den. Dann erkennt man Zellen – in Leber und Nieren vor allem – mit *Gallenpigmentkörnchen.*

Mikroskopisch kommt unter den hämoglobi-nogenen Pigmenten dem **Hämosiderin**[31] die größte Bedeutung zu. Es ist eisenhaltig, jedoch pyrrolfrei und entsteht intrazellulär – im Verlauf von wenigen Tagen – bei gesteigertem Abbau von Erythrocyten, so auch bei der Resorption ei-nes Hämatoms.

In Zellen abgelagertes Eisen kann in zwei Formen vorlie-gen. Als *Hämosiderin* (Siderin) ist es in dreiwertiger Form (Fe^{3+}) Bestandteil von *Lysosomen* und in kleinen, dichten Partikeln (Siderosomen) an die lysosomale Matrix, d.h. an Glykoproteine gebunden. Hämosiderin entsteht im Rahmen von erhöhtem Abbau von Hämoglobin oder durch vermehrte Zufuhr von exogenem Eisen (Siderin). *Histo-chemisch* ist wichtig, daß das in Wasser unlösliche Hämo-siderin eine positive Eisenreaktion gibt und deshalb durch die Turnbullreaktion (mit Kaliumferricyanid) und die Ber-linerblaureaktion (mit Kaliumferrocyanid) leicht nachge-wiesen werden kann (**Abb.70a**). Eine durch übermäßigen Blutzerfall vermehrte Hämosiderinablagerung wird als *Hämosiderose* bezeichnet; sie führt unter Umständen zu einer schon makroskopisch feststellbaren Verfärbung der betroffenen Organe, vor allem der Milz und der Leber.

Eine aktive Rolle als das Hämosiderin spielt im Ei-senstoffwechsel das labilere **Ferritin,** welches aus einer Ferriverbindung (Fe^{3+}) und Apoferritin besteht. Es ist was-serlöslich, in der normalerweise vorliegenden Konzentra-tion fast farblos und lichtmikroskopisch mit der Berliner-blaureaktion darstellbar (**Abb.70a**). Gut sind die Ferritin-moleküle, die bis zu 23% Eisen enthalten, im *Elektronen-mikroskop sichtbar* (**Abb.70b**). Bei der Verdauung der Erythrocyten treten in den beteiligten Phagocyten Ferritin-körnchen auf, und das Reserveeisen in Knochenmark, Milz und Leber ist vorzugsweise ebenfalls in Form von Ferritin abgelagert. Es entsteht auch bei der Eisenresorp-tion in der Darmschleimhaut. Beim Transport des Eisens in Blut oder Cytoplasma ist dieses an ein andersgeartetes Protein gekoppelt, an das *Transferrin.*

β) Nicht vom Hämoglobin ableitbare Pigmente: Melanin und Lipofuszin

Zu dieser Gruppe gehören chemisch verschie-denartige Pigmente wie die Melanine und die Chromolipoide; sie alle sind pyrrol- und eisen-frei.

Melanine[32] sind im Tierreich weit verbreitet. Unterschiede im Melaningehalt bedingen beim Menschen die für jede Rasse charakteristische Hautfarbe (weiß, gelb, braun, schwarz). Außer im Stratum basale der Epidermis – bei den Far-bigen ebenfalls in den anderen Oberhautschich-ten –, in den Haaren (**Abb.70c**) und an gewis-sen Stellen des Zentralnervensystems (Substan-tia nigra, Locus coeruleus usw.) findet man Melanin in Form von braunen bis braun-schwarzen Körnchen (Melanosomen) auch in den bindegewebigen Pigmentzellen der mittle-ren Augenhaut, der weichen Hirnhaut sowie ge-legentlich der Lederhaut. Im Pigmentepithel des Auges erscheint es in Form kurzer Stäbchen oder runder Körper.

Die *Melaninbildung* erfolgt durch Zellen, die aus der Neuralleiste stammen. Als *Melanobla-sten,* die ein farbloses Propigment (ein histoche-misch nachweisbares, argyrophiles «Melano-gen») synthetisieren, wandern sie aus, vor allem in die Haut. Hier dringen sie in die Basalschicht der Epidermis ein und differenzieren sich zu *Melanocyten* (s.a. S.405): Sie senden reichlich verzweigte Ausläufer aus, und mit dem Auftre-ten einer positiven Dopa-Reaktion (s.u.) ent-steht aus dem Propigment das Melanin. Die Pig-mentkörnchen, welche in den Fortsätzen der Melanocyten besonders zahlreich sind, werden dann an die basalen Epidermiszellen und die jungen Haarzellen abgegeben (**Abb.70c**). Da die Pigmentbildung nur am Endpunkt der Wan-derung der Melanoblasten erfolgt, ist anzuneh-men, daß erst hier das dazu notwendige Enzym («Dopa-Oxydase» oder Tyrosinase, eine Pheno-loxydase) verfügbar ist.

Elektronenmikroskopisch ist das Propigment ein mem-branbegrenztes Granulum *(Promelanosom),* in welchem die Melaninsynthese über mehrere Stufen (I–IV) durch zunehmende Verdichtung von filamentösen Innenstruktu-ren erfolgt, womit es zum *Melanosom* wird.

Wenn der *Albino* kein Melaninpigment herstellen kann, so liegt die Ursache nicht im Mangel an Propigment, son-dern im Unvermögen, dieses in das Pigment überzuführen. Die Dopa-Reaktion fällt beim Albino negativ aus, da das

---

31 *griechisch:* haıma = Blut; síderos = Eisen.
32 *griechisch:* mélas = schwarz.

Wir kommen zu folgender *Einteilung der Pigmente:*

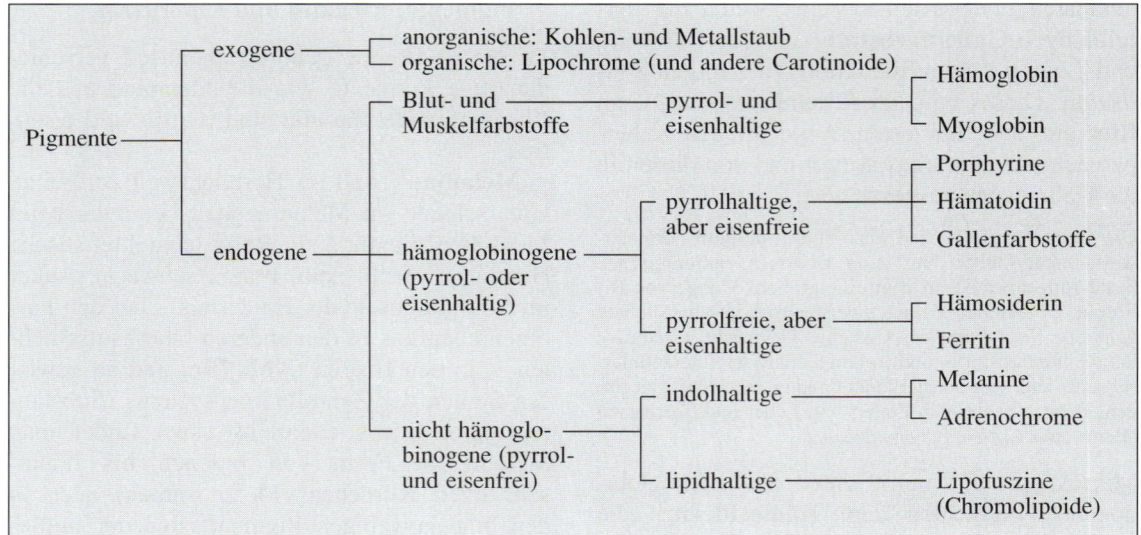

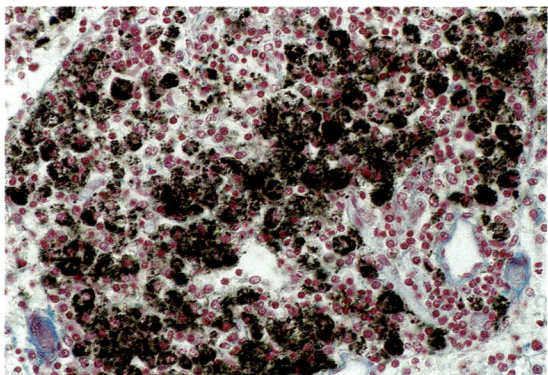

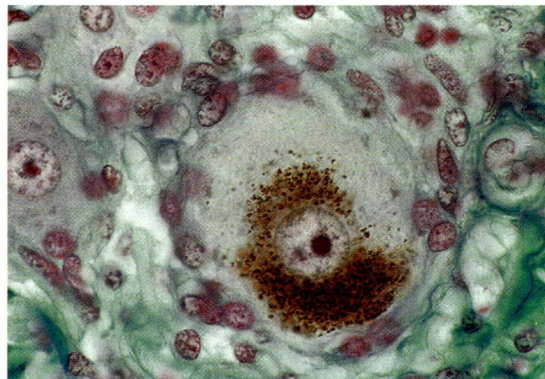

Abb. 68: Exogene Pigmentablagerungen (Rußpartikel) im Mark eines Lymphknoten. Azan-Färbung. Vergr. 200mal.

Abb. 69: Endogene Pigmentablagerung (Lipofuszin) in einer Nervenzelle. Spinalganglion (Mensch). Goldner-Färbung. Vergr. 500mal.

Tabelle 10: Histochemische Differentialdiagnose verschiedener endogener Pigmente

Histochemischer Versuch	Hämoglobin	Hämatoidin	Hämosiderin	Melanin	Lipofuszin
Pseudoperoxydase-Reaktion mit Benzidin	+	–	–	–	+
Gmelinsche Reaktion mit HNO_3	–	+	–	–	–
Eisennachweis mit Kaliumferricyanid (Turnbullblaumethode)	–	–	+	–	–
Reduktion von ammoniakalischem Silbernitrat	–	–	–	+	+
Bleichung mit starken Oxydationsmitteln wie H_2O_2 und $KMnO_4$	–	–	–	+ rascher	+ langsamer
Fettfärbung z. B. mit Sudanschwarz	–	–	–	–	±
Eigenfluoreszenz in ultraviolettem Licht	–	–	–	–	+

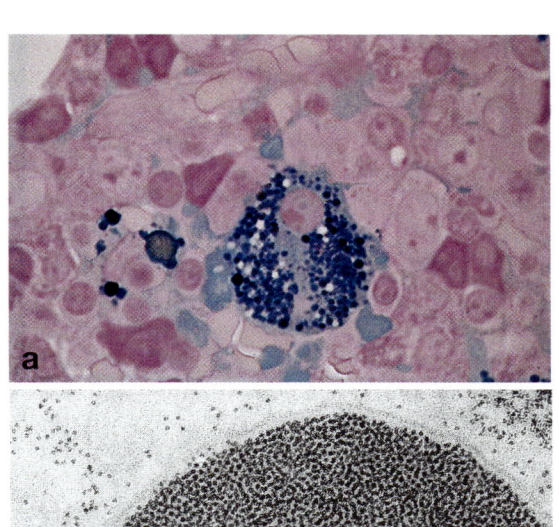

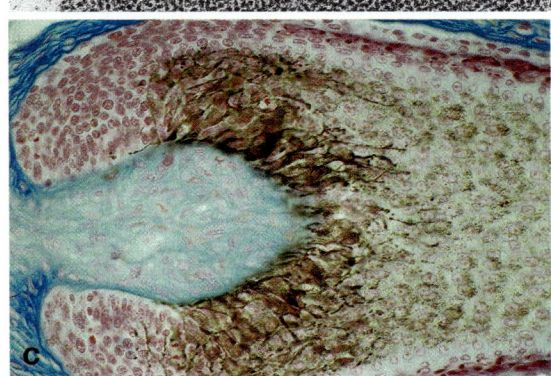

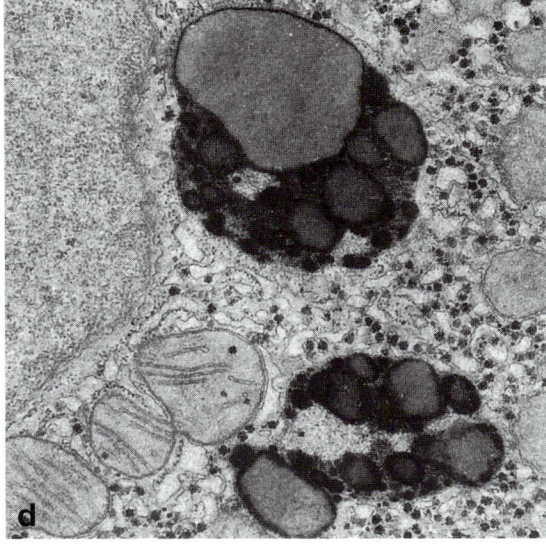

maßgebende Ferment entweder fehlt oder seine Tätigkeit durch Inhibitoren blockiert ist.

Wahrscheinlich gibt es mehrere Melanine (vgl. z. B. die Unterschiede zwischen dem Pigment der braunen Haut, dem der roten Haare, wo möglicherweise eine andere Oxydationsstufe vorliegt, und dem des Pigmentepithels des Auges). *Histochemisch* (**Tab. 10**) sind sie alle dadurch ausgezeichnet, daß sie in Wasser, Säuren und organischen Lösungsmitteln unlöslich sind, ammoniakalisches Silbernitrat zu metallischem Silber reduzieren und sich durch starke Oxydationsmittel wie H_2O_2 und $KMnO_4$ bleichen lassen (Depigmentierung der Haare!).

Unter dem Namen **Lipofuszine**[33] oder *Chromolipoide* werden gelbliche bis bräunliche, körnige Pigmente zu einer Gruppe zusammengefaßt, die alle lipidhaltig (20% des Trockengewichtes von Herzmuskel-Lipofuszin sind Lipide), sonst aber chemisch schlecht definiert sind. Sie fehlen noch bei Neugeborenen, können indes unter Umständen schon im Kindesalter auftreten, z. B. in gewissen Nervenzellen. Ihre Menge und Verbreitung nimmt in den meisten Fällen erst mit dem Alter wesentlich zu (*Abnutzungspigment,* Alterspigment), so in den Epithelzellen der Leber (**Abb. 70d**), der Samenblase und der Zona reticularis der Nebenniere, in Herz- und glatten Muskelfasern sowie in Ganglienzellen (**Abb. 69**). Pathologischerweise vermehrt findet man Lipofuszin in manchen atrophischen Organen (*braune Atrophie* des Herzens, der Leber, usw.).

Vom Melanin ist das Abnutzungspigment *histochemisch* nicht immer leicht zu unterscheiden (s. a. **Tab. 10**). Die stark positive PAS-Reaktion der Lipofuszine ist durch die ungesättigten Lipoide und ihre Oxydationsprodukte bedingt. Eindeutiger ist ihre goldgelbe bis rotbraune Eigenfluoreszenz im ultravioletten Licht (**Tab. 10**). Infolge der starken Osmiophilie können kleinste, lichtmikroskopisch noch nicht erkennbare Chromolipoidgranula, die in Lysosomen entstehen (s. S. 44), im *Elektronenmikroskop* gesehen werden (**Abb. 70d**).

33   *griechisch:* lípos = Fett; *lateinisch:* fuscus = dunkel, schwärzlich.

◁ **Abb. 70:** Formen endogener Pigmente. – **a** Ablagerung von Hämosiderin/Ferritin im Rahmen einer Shunt-Hämolyse nach Phagocytose von Erythroblasten in ortsständigen Makrophagen des menschlichen Knochenmarks. Die eisenhaltigen Pigmente sind durch eine Berlinerblau-Reaktion histochemisch erfaßt. Semidünnschnitt. Vergr. 800mal. – **b** EM-Aufnahme von freien und granulär in Siderosomen abgelagertem Ferritin. Ratte. Vergr. 106000mal. (a, b) Präparate und Aufnahmen Prof. Wulfhekel, Bonn. – **c** Melaningranula in einer Haarwurzel der Kopfhaut. Mensch. Azan-Färbung. Vergr. 200mal. – **d** Ausschnitt aus einer menschlichen Leberzelle mit zwei Lipofuszingranula verschieden dichten Inhalts. Vergr. 18200mal. EM von Prof. Orci und Dr. Pictet, Genf.

2. Sekretion

Zellen, deren Hauptaufgabe darin besteht, Stoffe von bestimmter physiologischer Bedeutung und chemischer Zusammensetzung zu bilden und auszuscheiden, nennt man Drüsenzellen. Meistens sind sie in mehr oder weniger großer Zahl zu Verbänden oder Organen – den *Drüsen* (Glandulae, s. S. 97 ff.) – zusammengefaßt.

Man spricht von *Sekretion,* wenn Stoffe hergestellt und abgegeben werden, die im Körper gewisse Aufgaben zu erfüllen haben, so wie beispielsweise die Sekrete der verschiedenen Speicheldrüsen. Die physiologisch wirksamen Substanzen (Enzyme usw.) sind das Produkt einer spezifischen Zell-Leistung und im allgemeinen von kompliziertem chemischen Bau.

Der Arbeitsgang einer Drüsenzelle besteht aus drei Stadien (s. **Abb. 7**): 1. Aufnahme (Ingestion) der für ihre Tätigkeit notwendigen Stoffe aus dem umgebenden Medium und dem Blut; 2. intrazelluläre Synthese des Ausscheidungsproduktes und dessen Kondensation sowie eventuelle Speicherung: 3. Abgabe (Extrusion) des Sekretes nach außen. Bei einer *kontinuierlichen Sekretionstätigkeit* können alle drei Phasen gleichzeitig ablaufen, und, wenn Ausscheidung und Nachlieferung im gleichen Rhythmus erfolgen, sehen alle beteiligten Drüsenzellen gleich aus. In anderen Fällen bestehen *periodische Aktivitätsschwankungen* von ganzen Drüsen, z. B. bei der Sekretion der für die Verdauung notwendigen Enzyme, wobei die Zellen einen Sekretionszyklus zeigen.

Die exokrinen Drüsenzellen sind meist *polar differenziert* (**Abb. 2** und **8**): An ihrer Basis, die mit Blutkapillaren und vegetativen Nervenfasern in enger Beziehung steht, werden die benötigten Rohmaterialien aufgenommen, an ihrer freien Oberfläche, welche oft mit Mikrovilli ausgestattet ist, die aufbereiteten Sekrete abgegeben. Der Kern ist mit den gewöhnlich fadenförmigen Mitochondrien in der basalen Zellhälfte, der Golgi-Apparat in der Regel supranukleär gelegen. Die Sekretgranula werden gegebenenfalls im apikalen Teil der Zelle aufgestapelt.

Die **Stoffaufnahme** ist am schwersten nachweisbar. Elektronenmikroskopisch läßt die basale Zellmembran gelegentlich *Einfaltungen* oder intercytoplasmatische *Verzahnungen* benachbarter Zellen erkennen, die für den trans- bzw. parazellulären Transport wichtig sind (z. B. in apokrinen Schweißdrüsen, in den Streifenstücken der Speicheldrüsen, in den Nierentubuli und im Plexus choroideus; s. dazu S. 90 f.). Viele Substanzen passieren die Zellmembran als Moleküle und sind dann nur – vorausgesetzt, daß

sie mit radioaktiven Isotopen markiert worden sind – durch die Autohistoradiographie darstellbar. Andere werden durch Endocytose aufgenommen.

An der **Sekretbildung** sind die meisten der uns bekannten Zellorganellen beteiligt (endoplasmatisches Retikulum und Ribosomen, Mitochondrien, Golgi-Apparat, Zellkern).

Am besten untersucht in ihren einzelnen Schritten ist die Sekretbildung in der eiweißsezernierenden Pankreaszelle. Wie bei allen Prozessen, die mit der **Proteinsynthese** verbunden sind, wird das Ergebnis vom Zellkern vorherbestimmt, indem DNS-Sequenzen die für die Synthese der erforderlichen Polypeptide notwendigen RNS-Moleküle transkribieren. Drei Ribonukleinsäuren werden von dem chromosomalen Code transkribiert und sind für die Übertragung der genetischen Information vom Zellkern in das Cytoplasma notwendig: Die *ribosomale RNS,* die *transfer-RNS* und die *messenger-RNS,* die den eigentlichen Code trägt (Der Transkriptions- und Translationsablauf ist in **Abb. 71**) dargestellt.

Die weitere Aufbereitung des Sekretes wird in den Cisternen des Golgi-Apparates vollzogen, wozu es vom ER zu der cis-Fläche des Golgi-Apparates in Transportvesikeln überführt wird. Die einzelnen Aufgaben des Golgi-Apparates bei der Sekretbildung konnten bisher nicht eindeutig festgestellt werden, denn auch andere Proteine – wie etwa die hydrolytischen Enzyme der Lysosomen oder die für die Ergänzung der intrazellulären Membranen und des Plasmalemms erforderlichen Eiweißbausteine – werden durch die Golgi-Cisternen hindurchgeschleust. Alle diese Proteine werden bereits im ER bei Beendigung ihrer Synthese mit einer Oligosaccharidseitenkette versehen. Diese Kohlenhydrat-«Markierung» wird auf dem weiteren Weg der Proteine durch den Golgi-Apparat unter Vermittlung durch die unterschiedliche Enzymausstattung der cis-, der mittleren und der trans-Cisternen modifiziert. Die Proteine unterscheiden sich zunehmend in ihrem Glykoproteinstatus, und durch diese chemische Differenzierung ist es dem Golgi-Apparat möglich, eine «Sortierung» der verschiedenen Proteine vorzunehmen (**Abb. 72**).

Der Ausscheidungsmechanismus ist mit einer in umgekehrter Richtung ablaufenden Pinocytose vergleichbar und heißt *«Krinocytose»* oder *Exocytose* (s. S. 32).

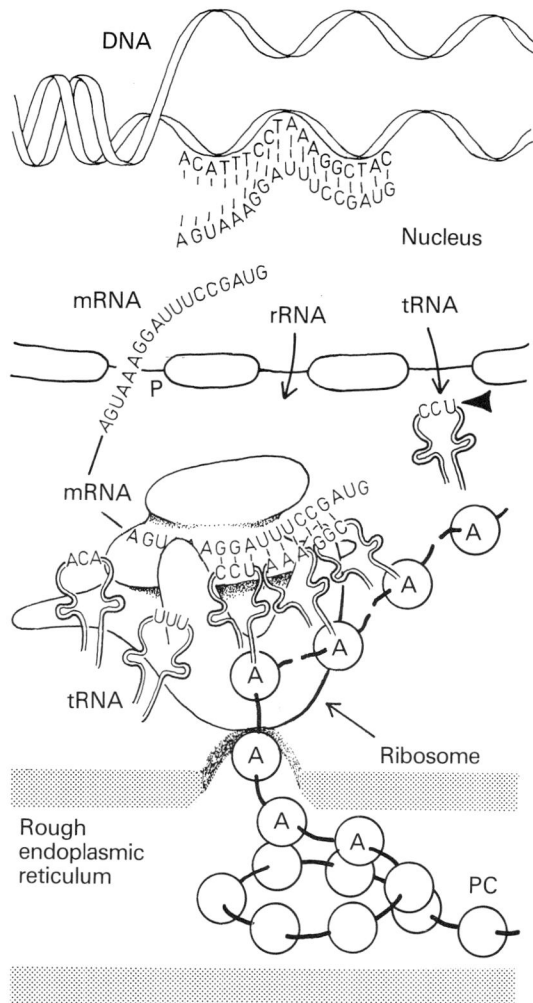

Als Produkt der Desoxyribonukleinsäure (DNA) werden Ribonukleinsäure-Sequenzen (AGUAA—) in Form von messenger-Ribonukleinsäure (mRNA) aus dem Zellkern ausgeschleust. Ribosomale-Ribonukleinsäure (rRNA) tritt ebenfalls in das Cytoplasma über und bildet die Einheiten des Ribosoms. Die transfer-Ribonukleinsäure (tRNA) führt aktivierte Aminosäuren (A) an die komplementären Basentriplets der mRNA, die von dem Anticodon (◀) erkannt werden. Nach Kopplung der Aminosäure an die wachsende Polypeptidkette (PC) wird die tRNA wieder freigesetzt. Übernommen mit Erlaubnis von Prof. Krstic Lausanne: aus «Illustrated Encyclopedia of Human Histology», Springer 1984.

Die drei Formen der RNS werden durch die Kernporen an den Ort ihres Wirkens im Cytoplasma transportiert. Die Synthese von Membranproteinen, von lysosomalen Enzymproteinen wie auch von Sekretproteinen erfordert die Anlagerung der Ribosomen an die Membran des endoplasmatischen Retikulums. Die *Translation,* die Übersetzung der Basensequenz der m-RNS in eine Aminosäuresequenz, das Polypeptid, beginnt frei im Cytoplasma, indem ein Ribosom auf den fadenförmigen m-RNS-Strang «aufgefädelt» wird. Ein endständiges Signal- bzw. Erkennungs-Codon wird zunächst in ein Signal- bzw. Erkennungspeptid übersetzt. Das Erkennungspeptid bildet den Anfangsteil des Polypeptids und verbindet sich mit einem Signal-Rezeptor-Partikel (SRP). Dieser Komplex leitet die Bindung an ein membranständiges Rezeptormolekül (SRP-Rezeptor) und damit die Anlagerung des durch Aufreihung weiterer Ribosomen vergrößerten *Polysoms* an das endoplasmatische Retikulum ein. Gemeinsam mit einem ebenfalls membranständigen Ribosomen-Rezeptor bildet der SRP-Rezeptor einen Kanal durch die ER-Membran, was der erwachsenden Proteinkette den Übertritt in die ER-Cisterne ermöglicht (**Abb. 71**). Die für das Wachsen der Proteinkette erforderlichen Aminosäuren werden durch t-RNS-Moleküle an das bzw. die Ribosomen herangebracht und bei der Beendigung der Translation wird das Erkennungspeptid durch eine Signal-Peptidase abgespalten.

Abb. 71: Schematische Darstellung der Protein-Synthese.

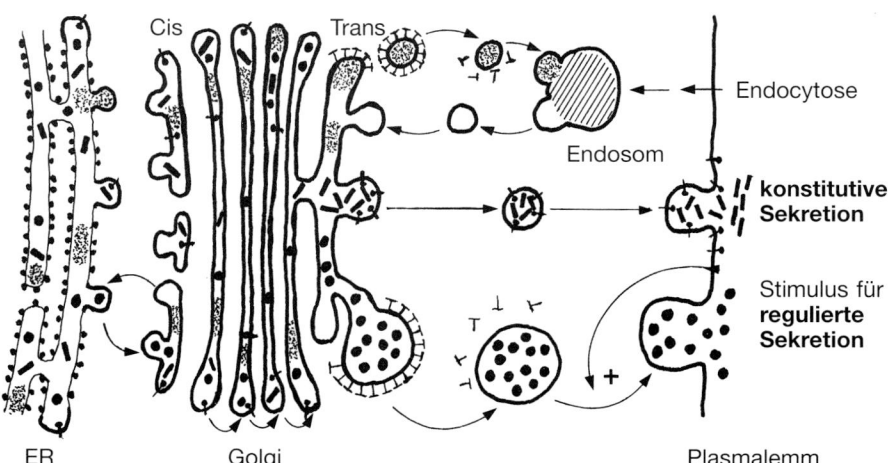

Abb. 72: Mechanismen der intrazellulären Sekretbereitung. Die Rolle des Golgi-Apparates bei der konstitutiven und regulierten Sekretion. Im ER synthetisierte Proteine werden dem Cis-Netzwerk in Transportvesikeln zugeführt. Im Trans-Netzwerk werden die Stoffe getrennt und für den endogenen Gebrauch (oben), für die direkte Abgabe (Mitte) oder für die induzierte Sekretion in Vesikeln weitertransportiert.

3. Wachstum

Eine der Grundeigenschaften der Zellen ist das *Wachstum*, d.h. die *Fähigkeit, durch Assimilation aus aufgenommenen Rohstoffen das ungemein komplizierte Gefüge der lebenden Masse zu bilden, zu vermehren und strukturgerecht einzubauen.* Dazu müssen die auf dem Blutweg zugeführten Substanzen in hochmolekulare, arteigene Stoffe umgewandelt werden. Rasch wachsende Zellen haben im Zusammenhang mit der lebhaften Proteinsynthese verhältnismäßig große Nukleolen und sind reich an Ribonukleinsäuren.

Das **Wachstum** unterscheidet sich von der *Regeneration* (S. 84) dadurch, daß es nicht nur Ersatz für verlorengegangenes Material leistet, sondern eine wirkliche Vermehrung der lebenden Substanz zur Folge hat. Im Gegensatz zur **Differenzierung** bedeutet Wachstum eine quantitative Zunahme; jene bewirkt eine qualitative Veränderung, die zu einer höheren Organisation und einer verstärkten strukturellen Heterogenität im lebenden System führt. Zwischen beiden Vorgängen besteht ein gewisser Antagonismus, indem die mitotische Teilungsfähigkeit und damit die Wachstums- wie auch die Regenerationsfähigkeit mit steigendem Differenzierungsgrad geringer werden.

Im weiteren wird die *Wachstumsrate beeinflußt* durch genetische Faktoren, gewisse Hormone (vor allem aus Adenohypophyse, Schilddrüse, Nebennierenrinde und Keimdrüsen), den Tagesrhythmus und das Lebensalter sowie auch durch äußere Momente (Ernährung, Vitamine, funktionelle Ansprüche). Dazu muß ein heute noch weitgehend unbekannter gewebseigener Regulationsmechanismus kommen, der das Wachstum in physiologischen Schranken hält (s. a. S. 67).

Die *Wachstumsrate eines Organs* braucht mit der des Körpers nicht parallel zu gehen. Während die Gewichtszunahme von Herz- und Skelettmuskulatur sowie von Leber und Nieren mit der des Gesamtorganismus sehr gut übereinstimmt, bleibt das Gehirn, das sich im Fetalleben auffällig rasch entwickelt hat, schon nach den ersten Lebensjahren im Wachstum relativ zurück. Einzelne Organe oder auch der Organismus als Ganzes können infolge Unterentwicklung abnorm klein geblieben sein: Man spricht von *Hypoplasie* des betreffenden Organs bzw. von *Zwergwuchs (Nanosomie)*, wenn die Störung den ganzen Körper betrifft.

Durch Fehlleitung von Wachstum und Differenzierung im Verlaufe der Histogenese können – auch im Bereiche der Zellen und Gewebe – von der üblichen Form abweichende Bildungen entstehen, die man als Gewebs- bzw. *Zellmißbildungen* bezeichnet. Große pathologische Bedeutung hat das atypische, überbordende Wachstum der *Geschwülste,* das asozial ist.

Grundsätzlich kann ein Gewebswachstum durch Zellvermehrung oder -vergrößerung bedingt

sein. Außerdem werden beim Wachstum der Binde- und Stützgewebe nicht nur Karyoplasma und Cytoplasma, sondern auch die Interzellularsubstanzen vermehrt. Vom echten Zellwachstum muß jedoch die Volumenzunahme durch Erhöhung des Wassergehaltes oder durch Einlagerung paraplasmatischer Stoffe unterschieden werden.

Das Wachstum des jugendlichen Körpers beruht vor allem auf einer *Zunahme der Zahl der Zellen:* numerisches Wachstum oder auch «Teilungswachstum», denn hier sind Wachstum und *mitotische Zellteilung* eng miteinander verbunden. Die beiden Tochterzellen, deren Beitrag zum Wachstum doppelt so groß ist wie der ihrer Mutterzelle, erreichen postmitotisch wieder die artspezifische Größe. Nur in Ausnahmefällen unterbleibt diese Volumenzunahme (z.B. Furchung der befruchteten Eier, Teilungen in der Reifungsperiode der Spermatogenese und in der Erythropoëse).

Ein Wachstum, das nur durch *Vergrößerung der zellulären Elemente* zustande kommt, ist viel weniger häufig. Es findet sich bei hochdifferenzierten Zellen, wie Muskel und Ganglienzellen, Leber- und Nierenepithelien, wobei durch deren «Leistungswachstum» weder die charakteristischen metaplasmatischen Strukturen noch die Zellfunktionen beeinträchtigt werden. Auch das Wachstum des schwangeren Uterus beruht vor allem auf einer Größenzunahme der einzelnen Muskelzellen.

4. Hypertrophie, Hyperplasie, Atrophie, Involution und Degeneration

Hypertrophie, Hyperplasie und Atrophie[34] sind strukturelle und funktionelle Anpassungsvorgänge, die – zunmindest im physiologischen Bereich – die charakteristische Gewebestruktur nicht stören. *Während Hypertrophie und Hyperplasie eines Gewebes auf einer Vermehrung der lebenden Substanz durch Zunahme an Größe bzw. Zahl der Zellen beruhen, entspricht der Atrophie vor allem eine Zellverkleinerung. Bei der Involution oder numerischen Atrophie indessen steht die allmähliche Abnahme der Zellenzahl im Vordergrund (s. a. **Abb. 73**).*

---

34 *griechisch:* hypér = über; hypó = unter; a- = ohne, nicht; trophé = Ernährung; plásis = Bildung.

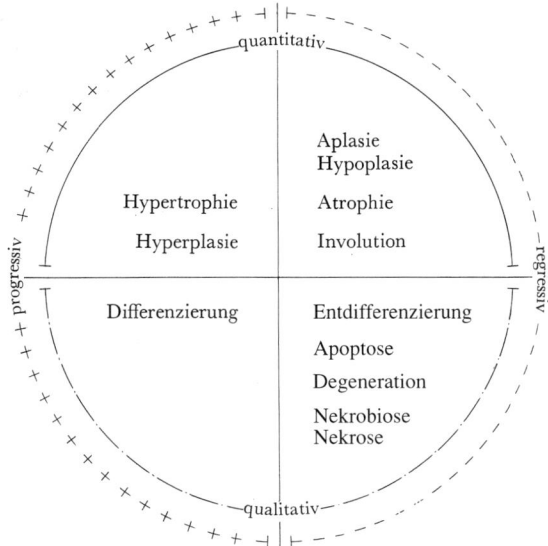

Abb. 73: Progressive und regressive Gewebsveränderungen.

Zellen, Gewebe und Organe – besonders solche mit schwacher Regenerationsfähigkeit – hypertrophieren, wenn sie einen Leistungsausfall ausgleichen müssen (**kompensatorische Hypertrophie**) oder vor anderweitige höhere Anforderungen gestellt werden (**funktionelle Hypertrophie,** Aktivitätshypertrophie). Ferner kann ein Gewebe hypertrophieren, um den Raum auszufüllen, welcher durch Rückbildungsvorgänge in einem Organ entstanden ist (Hypertrophia e vacuo); deshalb nimmt bei einer Schrumpfung der Nieren das Fettgewebe des Sinus (**Abb. 380**) und der Capsula adiposa, bei der Altersatrophie der Lymphknoten deren Hilus-Fettgewebe zu.

Hochdifferenzierte Gewebe mit Zellen, deren Teilungsfähigkeit eingeschränkt oder sogar erloschen ist, neigen bei einer vermehrten Beanspruchung zu Hypertrophie, weniger hoch differenzierte Gewebe mit noch gut teilungsfähigen Zellen zu **Hyperplasie.** Ein Beispiel für eine funktionelle Hyperplasie ist die gesteigerte Erythropoese bei einem längeren Aufenthalt im Hochgebirge und die daraus resultierende Vermehrung der Erythrozytenzahl.

Hypoplasie und *Aplasie* beziehen sich auf die Entwicklung und bedeuten, daß ein Organ unterentwickelt bzw. überhaupt nicht gebildet ist.

Atrophie kennzeichnet den der Hyperthrophie entgegengesetzten Vorgang, also eine Volumenabnahme von Zellen, Geweben oder Organen. In jedem Lebensalter führt die Verminderung oder der Ausfall des Leistungsreizes zu einer Atrophie (Inaktivitätsatrophie): Knochen- und Muskelatrophie bei lange dauernder Ruhigstellung einer gebrochenen Extremität, Rückbildung der Alveolarfortsätze der Kiefer nach Verlust der Zähne, Muskelatrophie bei motorischer Innervationsstörung (Lähmung). Manche Gewebe (Knochen, Herzmuskel usw.) und Organe (Ovar, Uterus, Haut, Gehirn, Leber u. a.) atrophieren normalerweise im Alter (senile Atrophie). Gleichzeitig kann es zu einer vermehrten Ablagerung von Abnutzungspigmenten kommen, was häufig im Herzmuskel beobachtet wird: *braune Atrophie.* Äußert sich die Rückbildung vor allem in einer Verminderung der Zellenzahl, so spricht man von einer **Involution.** Eine solche kann, wie beim Thymus, als physiologischer Vorgang schon in der Jugend beginnen; mit zunehmendem Alter werden auch die übrigen Bestandteile des lymphatischen Systems davon betroffen. Eine Involution des Brustdrüsenparenchyms findet nach dem Abstillen statt.

Die Atrophie führt zu einer quantitativen Verminderung der lebenden Masse und ihrer Leistung, die qualitativ jedoch vollwertig bleibt. Dagegen sind bei der auf Stoffwechselstörungen beruhenden **Degeneration**[35] Zellstruktur und -funktion pathologisch verändert und minderwertig.

5. Zelltod, Nekrose und Apoptose

Die Definition des **Zelltodes** stößt auf die gleichen Schwierigkeiten wie die des Lebens. Morphologisch ist der Moment seines Eintritts nicht genau festzustellen; funktionell ist der Tod gekennzeichnet durch den endgültigen Stillstand sämtlicher Lebenserscheinungen. Die Muskelzellen z. B. verlieren die Fähigkeit der Kontraktion, die Nervenzellen und -fasern die der Erregungsleitung. Dagegen laufen fermentative Prozesse – nun nicht mehr kontrolliert durch die lebende Zelle – am toten Substrat weiter ab; so erklärt sich die postmortale Auflösung (**Nekrolyse,** s. u.) der Zellen. Die autolytischen Abbau-

---

35 *lateinisch:* degenerare = entarten (de = hinweg von, genus = Gattung).

prozesse gehen bei enzymreichen Zellen rascher vor sich als bei enzymarmen, und die anspruchsvollen, hochdifferenzierten Gewebe unterliegen früher einer nekrotisierenden Einwirkung als die weniger weit differenzierten.

Besonders empfindlich für schädigende Einwirkungen sind die Nervenzellen, die z.B. ohne Sauerstoffzufuhr nach wenigen Minuten zugrunde gehen. Auch der momentane Funktionszustand ist von Bedeutung: Eine bestimmte Strahlendosis kann die Zellen im Stadium der Mitose töten, ohne die Arbeitszellen zu beeinträchtigen.

Zeitlebens gehen auch unter physiologischen Bedingungen einzelne Zellen, in deren Lebensdauer bekanntlich große Unterschiede bestehen, zugrunde (Zellmauserung). Am auffälligsten ist ein solches Verhalten bei Blut- und gewissen Epithelzellen (s. Tab. 11, S. 96). Diese Vorgänge, die immer mit einer vollkommenen Regeneration (S. 84) gekoppelt sind, werden nicht als Nekrose bezeichnet, obschon sie ebenfalls einen Zelluntergang zur Folge haben.

Nekrose[36] *nennt man den unter pathologischen Bedingungen zu einem bestimmten Zeitpunkt rasch einsetzenden, örtlich begrenzten Tod kernhaltiger Zellen oder Gewebeteile des Gesamtorganismus (**Abb. 74**), Nekrobiose*[36] *das langsame Erlöschen der Lebensäußerungen.* Dabei können in gewissen Fällen irreversible degenerative Veränderungen beobachtet werden, die schon auf den bevorstehenden Zelltod hinweisen. Oft werden durch das intravitale Absterben, dessen häufigste Ursachen Störungen der Blutversorgung und toxische Einwirkungen sind, Regenerationsvorgänge ausgelöst.

Frisch zugrunde gegangenes Gewebe braucht noch keinen Strukturwandel zu zeigen. Wird dieses jedoch nicht in nützlicher Frist fixiert, so folgt auf den Zelltod die *Nekrolyse.* Dabei – in anderen Fällen schon im Verlauf der Nekrobiose – geht die chromatische Kernsubstanz allmählich verloren (**Abb. 74**, S. 84). Die charakteristische *Struktur der Kerne* wird zuerst undeutlich, ihre Membran entspannt und dadurch gewellt. Das Chromatin kann aufgelöst werden *(Karyolyse*[37]*)* oder sich unter Depolymerisierung der Nukleotide zu einem intensiv färbbaren Klumpen zusammenballen *(Kernpyknose),* welcher dann enzymatisch abgebaut wird. In wieder anderen Zellen zerfallen die Kerne zunächst in Chromatinbrocken *(Karyorrhexis*[37]*),* die nach dem Verschwinden der Kernmembran in das Cytoplasma übertreten und sich dann ebenfalls auflösen. Am leichtesten ist das *seit einiger Zeit* nekrotische Gewebe in den gefärbten Präparaten somit daran zu erkennen, daß keine Zellkerne mehr zu sehen sind.

Mit dem Zelltod geht die selektive Permeabilität der *Zellmembran* verloren. Damit ändert sich auch das Verhalten der Zellen gegenüber Vitalfarbstoffen (diffuse Tönung des Cytoplasmas und Anfärbung des Kernes). Alsdann gelangen Endoenzyme aus der Zelle in die Umgebung, wo sie vorübergehend weiterwirken können; zu den autolytischen kommen daher heterolytische Prozesse. Noch bevor die Zellkerne verschwunden sind, ändert sich auch die *Struktur des Zell-Leibes,* wobei verschiedene Möglichkeiten bestehen (Vakuolisierung, Verflüssigung, Schwellung, Cytolyse u.a.). In vielen Fällen kommt es nach RNS-Abbau und Gerinnung der Cytoplasmaproteine zum Auftreten einer acidophilen hyalinen Masse *(Koagulationsnekrose).* Seltener beobachtet man, so im Zentralnervensystem, von vornherein eine Gewebserweichung mit allmählicher Entmischung und Verflüssigung der Lipoidstrukturen der Markscheiden *(Kolliquationsnekrose).* Gewöhnlich wird das tote Gewebe schließlich durch Enzyme aufgelöst oder durch Phagocyten weggeräumt. Ausnahmsweise kann das abgestorbene Gewebe auch liegenbleiben und verkalken (z.B. verkalkte tuberkulöse Herde).

Der pathologische *Ausfall selbst größerer Zellverbände* – infolge einer Verletzung oder einer örtlichen Ernährungsstörung durch Arterienverschluß (ischämische Nekrose) – ist oftmals mit dem Leben des Individuums vereinbar; unter gewissen Umständen kann ein solcher Ausfall (Herzmuskelnekrose, Hirnerweichung) jedoch katastrophale Folgen haben. Der *Tod des Gesamtorganismus* nach vollständigem und irreversiblem zerebralem Funktionsausfall führt unweigerlich zum Tode sämtlicher Gewebe, die z.T. allerdings noch eine kurze Zeit lang überleben können (vgl. Flimmerepithelzellen, S. 72).

Mit zunehmendem *Alter* des Organismus nimmt die Vitalität und die Leistungsfähigkeit der meisten, insbesondere der nicht mehr mitotisch teilungsfähigen Zellen ab. Daß dabei Stoffwechselvorgänge eine Rolle spielen, zeigt auch das in manchen hochdifferenzierten Zellen auftretende Abnutzungspigment (Alterspigment).

Eine zweite Form des Zelltodes unterscheidet sich vom nekrotischen dadurch, daß häufig keine Ursache dafür ausgemacht werden kann. Schon während der Embryogenese sterben viele Zellen. Dieser als «physiologischer Zelltod» bezeichnete Prozeß wird der großen Gruppe von nicht-nekrotischen Zelluntergängen zugeschrieben, die sämtlich unter dem Begriff **Apoptose** zusammengefaßt werden. Apoptosen lassen sich an Chromatinkondensationen erkennen (**Abb. 75,** S. 84), während im Cytoplasma zunächst – anders als bei der Nekrose – keine Veränderungen sich abzeichnen, und sie sind von einem ausgeprägten DNS-Zerfall begleitet, der auf die Wirkung von Endonukleasen zurückzuführen ist.

---

36   *griechisch:* nekrós = tot, Leichnam; nékrosis = Absterben; bíos = Leben.

37   *griechisch:* káryon = Kern; l'ysis = Auflösung; rhexis = Zerreißung; pyknós = dicht.

6. Regeneration

Unter Regeneration[38] *versteht man die Fähigkeit, verlorengegangene Zellen oder Gewebe materiell zu ersetzen.* Man unterscheidet eine physiologische Regeneration, die sich im Rahmen der normalen Lebenserscheinungen kontinuierlich (Blut, manche Epithelien) oder periodisch (Uterusschleimhaut), in besonderen Fällen nur ein einziges Mal abspielt (Zahnwechsel), und eine akzidentelle oder reparative Regeneration. Diese ersetzt pathologische oder experimentell bedingte Gewebeverluste. Zum Regenerationsvorgang gehören nicht nur Proliferations-, sondern auch Differenzierungs- und Bewegungsvorgänge (Migration, S. 96 und 406).

Während die **physiologische Regeneration** mit zunehmender Organisationshöhe der Lebewesen an Bedeutung gewinnt – beim Menschen müssen z. B. über 200 Milliarden rote Blutkörperchen täglich neu gebildet werden –, wird das Regenerationsvermögen verschiedener Zellarten mit fortschreitender *Differenzierung* sowohl in der Phylogenie als auch in der Ontogenie immer geringer (s. **Tab. 11**, S. 96). Obwohl gewisse hochspezialisierte Gewebe, wie Nerven- und Muskelgewebe, ihre Regenerationsfähigkeit sogar ganz oder fast ganz verloren haben, erfahren deren Zellen im molekularen Bereich eine fortwährende Erneuerung.

Zwischen den beiden Extremfällen – den während des ganzen Lebens einem starken Zellverlust unterworfenen, dementsprechend einen dauernden Ersatz benötigenden, und den postnatal praktisch nicht mehr regenerationsfähigen Geweben – gibt es fließend ineinander übergehende Zwischenstufen. Sehr gut ist die mit der Differenzierungshöhe allmählich abnehmende Regenerationsfähigkeit auch am mehrreihigen Flimmerepithel (**Abb. 804**) zu studieren: Hier sind zwischen den hochdifferenzierten, Kinozilien tragenden Epithelzellen basale «Ersatzzellen» eingeschaltet, durch deren Teilung und allmähliche Weiterdifferenzierung der notwendige Nachschub für die gealterten «Funktionszellen» (Flimmer- und Becherzellen) gewährleistet ist; mit ihrer Weiterentwicklung verlieren sie dann auch ihrerseits die Teilungsfähigkeit. Ganz analog verhalten sich die Zellen der geschichteten Epithelien.

Einer dauernden *physiologischen Regeneration* bedarf z. B. das Blut, da seine Zellen nur wenige Tage (neutrophile Granulocyten) bis vier Monate (Erythrocyten) alt werden. Gewebe, deren Zellbestand fortwährend regeneriert wird, bezeichnet man als Verbrauchsgewebe (**Mausergewebe**). Dazu gehören, neben den hämatopoëtischen Geweben, die Schleimhautepithelien und die Epidermis samt Haaren und Talgdrüsen sowie das Parenchym der Keimdrüsen. Dessen

Regeneration ist jedoch – wie die der Uterusschleimhaut – auf das fortpflanzungsfähige Alter beschränkt. Die **reparative Regeneration** eines zugrunde gegangenen differenzierten Gewebsstückes kann nur von der gleichen Gewebsklasse ausgehen; Epithelgewebe z. B. kann nur durch Epithel regeneriert werden, wobei einfachere (Deck-)Epithelien besser regenerieren als Drüsenzellen. Ist eine Regeneration, die ja von der Teilungsfähigkeit der zurückgebliebenen Zellen abhängt, wie bei hochspezialisierten **Dauergeweben** nicht möglich, können unter Umständen die übriggebliebenen Zellen hypertrophieren und auf diese Weise den Funktionsausfall auszugleichen versuchen.

Im weiteren ist die *Regenerationskraft abhängig* vom Alter des Individuums: Die Gewebe des Jugendlichen regenerieren schneller und vollständiger als die des Greises (bei diesem schlechtere Wundheilung, langsamere Konsolidierung eines Knochenbruches). Auch der Ernährungszustand des Gesamtkörpers sowie des betreffenden Gewebes (Blutversorgung) beeinflussen die Regeneration, ja der Mangel eines einzigen Stoffes, wie etwa des Eisens, kann schwerwiegende Folgen haben (Eisenmangelanämie). Außerdem sind manche Regenerationsvorgänge hormonal gesteuert, was am Geschlechtsapparat am leichtesten feststellbar ist.

Nicht selten geht die Regeneration quantitativ über den Ersatz des entstandenen Gewebsverlustes hinaus, so z. B. bei der Knochenbruchheilung oder auch bei Hautwunden («wildes Fleisch») = Caro luxurians); gewöhnlich bildet sich dieser Überschuß – den Bedürfnissen des Organismus entsprechend und unter dessen Regulationswirkung – wieder zurück. Im Skelettsystem kommt es nach der Regeneration häufig durch Umbau zu einer Anpassung der Strukturen an die allenfalls geänderte Beanspruchung (funktionelle Anpassung).

Ist es nicht möglich, einen Gewebsverlust wie bei der physiologischen Regeneration durch morphologisch gleichartige und funktionell vollwertige Zellen zu ersetzen *(vollkommene Regeneration),* so kann die Lücke durch Bindegewebe, unter dessen Aufgaben die Regeneration einen wichtigen Platz einnimmt, ausgefüllt – «geflickt» – werden; es entsteht dann eine bindegewebige **Narbe** *(unvollkommene Regeneration).* Im Zentralnervensystem übernimmt die teilungsfähig gebliebene Neuroglia diese Rolle.

---

38 *lateinisch:* regenerare = wiedererzeugen.

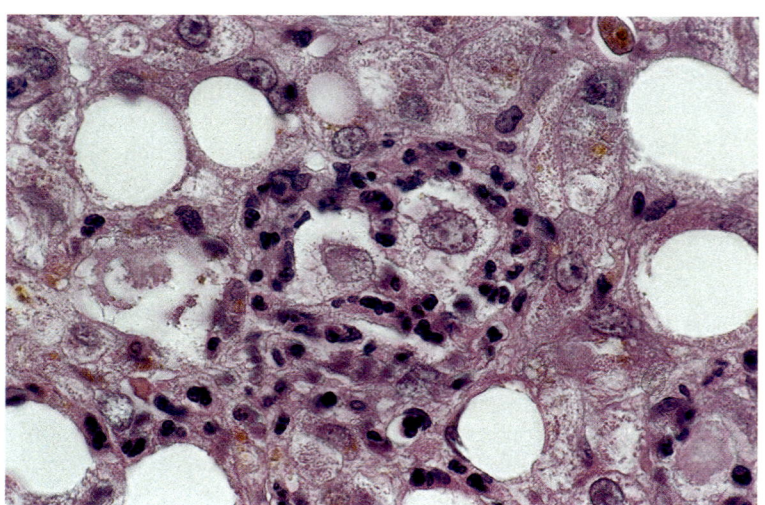

◁ **Abb. 74:** Zellen in Nekrose. Hepato-cytennekrose mit Granulocyteninfil-tration bei Fettleberhepatitis. H.-E.-Färbung. Vergr. 750mal. Präparat von Prof. Pfeifer, Bonn.

Abb. 75: Feinstrukturelle Verände-rungen von zwei Zellen im fortge-schrittenem Stadium der Apoptose. Beide Zellen wurden von einer Stütz-zelle eines fetalen Ovars (Mensch) phagocytiert und werden gemeinsam mit weiterem Material abgebaut. Die Zell- und Kernmembranen sind unvollständig noch erkennbar. Die Kondensation des Kernchromatins ist besonders auffällig. Ovar eines 9 Wochen alten Feten. Vergr. 9700mal.
▽

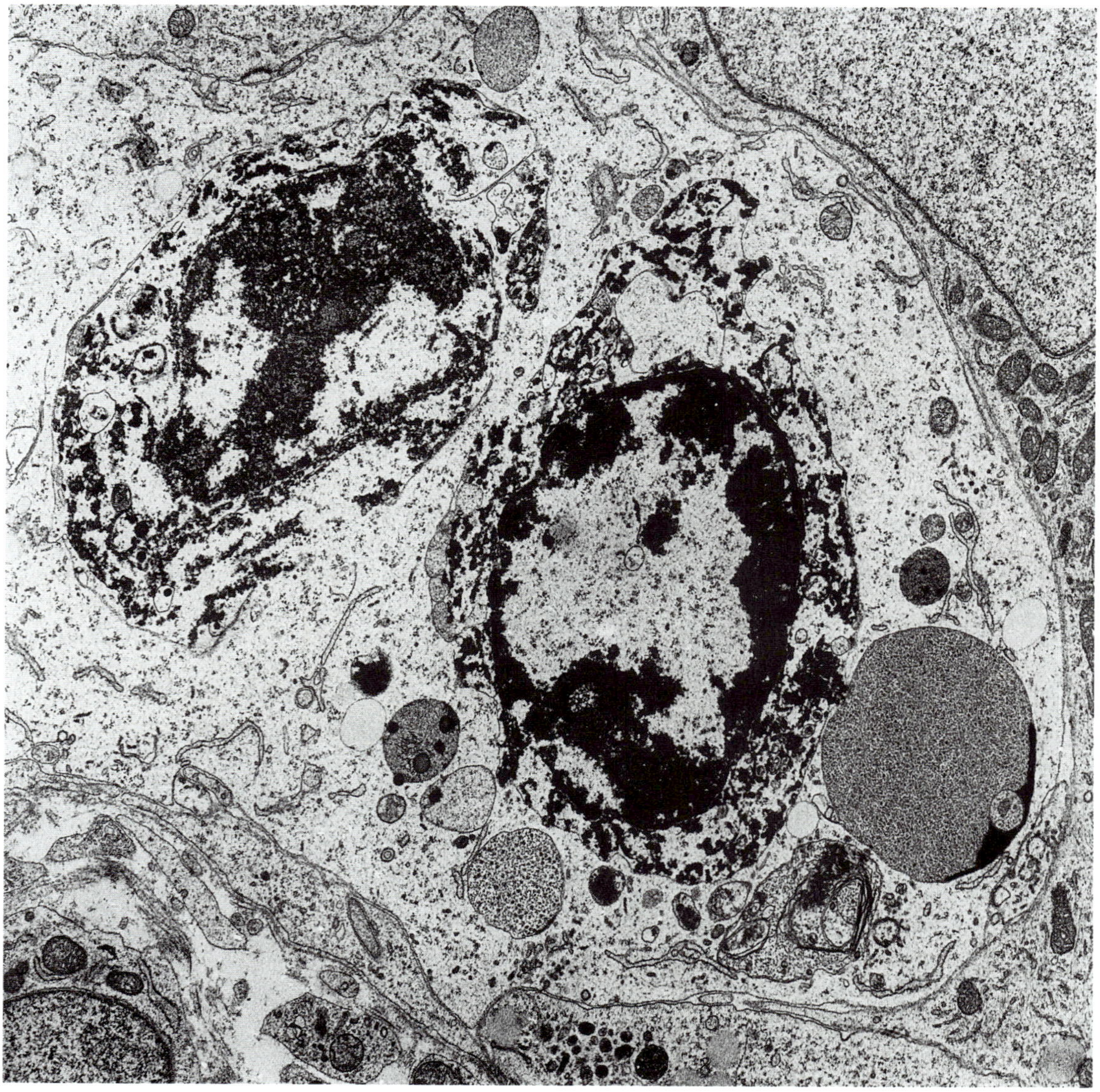

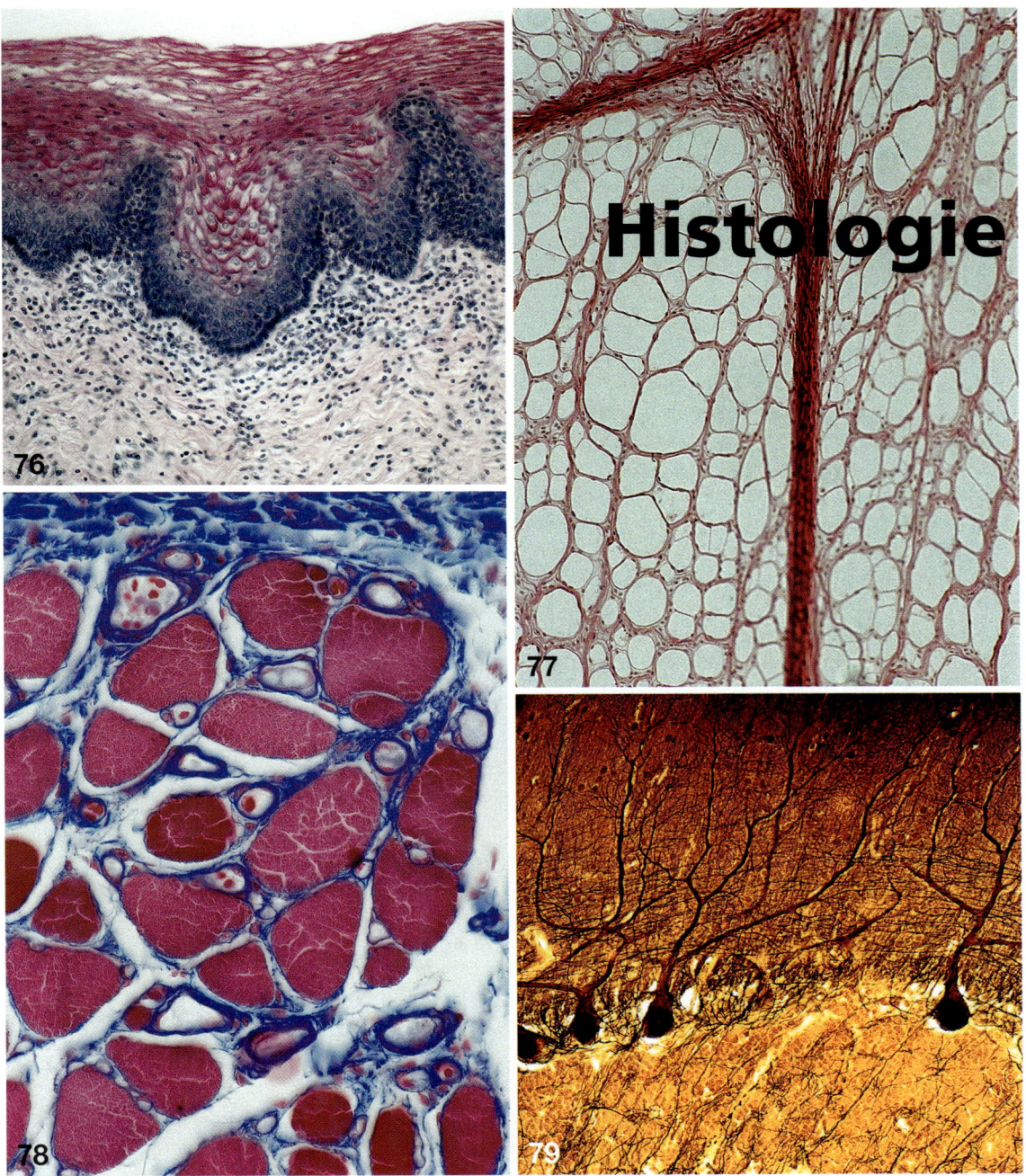

Histologie

Abb. 76–79: Beispiele für die vier Gruppen von Geweben. – **Abb. 76:** Epithelgewebe: Ein mehrschichtiges, unverhorntes Plattenepithel (Vagina) mit Anfärbung von Glykogen durch Bestsches Carmin (rot). Vergr. 150mal. – **Abb. 77:** Binde- und Stützgewebe: Netzförmiges Bindegewebe aus dem Omentum majus. Benzolichtbordeaux-Färbung. Vergr. 75mal. – **Abb. 78:** Muskelgewebe: Quergestreifte Muskulatur im Querschnitt (Musculus vocalis, Mensch). Azan-Färbung. Vergr. 300mal. – **Abb. 79:** Nervengewebe: Purkinje Zellen im Kleinhirn (Mensch). Versilberung nach Cajal. Vergr. 150mal.

Definition: *Gewebe sind Verbände von gleichsinnig differenzierten Zellen; sie werden ergänzt durch spezifische nichtzelluläre Strukturen, z. B. durch Interzellularsubstanz. Die Gewebelehre* (Histologie) ist die Materialkunde.

Einteilung der Gewebe. Nach dem histologischen und physiologischen Verhalten unterscheidet man vier Gewebsgruppen (**Abb. 76–79**), die selbst noch weiter unterteilt werden, nämlich.

I. Allgemeines

Beim **Epithelgewebe** handelt es sich um *geschlossene Zellverbände* (**Abb. 76**), wo Zelle dicht an Zelle gelagert ist; Interzellularspalten sind zwar immer vorhanden, aber ohne Elektronenmikroskop meistens nicht zu sehen. Wir finden Epithelien *(Oberflächenepithelien)* nicht nur als Überzug der äußeren Körperoberfläche, sondern auch als innere Auskleidung von Hohlräumen (Körperhöhlen) und Hohlorganen. Ferner liefert das Epithel *Drüsenzellen* und damit den spezifischen Anteil – das *Parenchym* – einer großen Anzahl von Organen.

Die **Binde- und Stützgewebe** sind *weitmaschige Zellverbände* (**Abb. 77**). Die zwischen den Zellen vorhandenen relativ großen Zwischenräume sind von *Interzellularsubstanz* erfüllt.

Am weitesten spezialisiert sind Muskel- und Nervengewebe. Die **Muskelgewebe,** bei denen *glatte* Muskulatur und quergestreifte *Herz-* und *Skelettmuskulatur* (**Abb. 78**) auseinandergehal-

ten werden müssen, haben die Aufgabe, sich zu kontrahieren.

Beim **Nervengewebe** werden die *Nervenzellen* und die *Nervenfasern* (**Abb. 79**), durch die es mit den übrigen Geweben und den Organen in Verbindung tritt, zu besprechen sein. In der *Neuroglia* besitzt es ein eigenes Stützgewebe.

Indes die Zellen in den embryonalen *Keimblättern* noch multipotent sind, wird ihre morphologische Leistungsfähigkeit mit der Differenzierung auf einen festgelegten Sektor beschränkt. Zellen einer bestimmten Gewebeklasse können deshalb nicht mehr in die einer anderen Klasse übergehen: Differenzierte Epithelien beispielsweise bilden nur noch ihresgleichen. Dagegen sind innerhalb der Epithelien und der Gruppe der Binde- und Stützgewebe gewisse *Umwandlungen eines differenzierten Gewebes in ein anderes (verwandtes) differenziertes Gewebe* möglich: *Metaplasie*[1].

II. Epithelgewebe

Es werden zwei Gruppen von Epithelien[2] unterschieden: 1. die äußere und innere Oberflächen bedeckenden **Oberflächenepithelien** oder Deckepithelien und 2. die in der Regel höher differenzierten, sezernierenden **Drüsenepithelien**, die sich im allgemeinen durch Auswachsen von den Deckepithelien entwickelt haben.

A. Oberflächenepithelien

1. Definition und Einteilung

Oberflächenepithelien[2] sind ausgebreitete geschlossene Zellverbände, die – selbst gefäßlos – basal dem Bindegewebe aufsitzen und apikal an eine innere oder äußere Körperoberfläche grenzen.

1 *griechisch:* metaplássein = umformen.
2 *griechisch:* epitheleīn = über etwas hinwegwachsen, auf einer Unterlage wachsen.

Einteilung der Oberflächenepithelien

1. **einschichtiges** Plattenepithel (einschließlich Endothel)

2. **einschichtiges** isoprismatisches (= kubisches) Epithel

3. **einschichtiges** hochprismatisches Epithel ── ┌ ohne Zilien └ mit Kinozilien

4. **mehrreihiges** hochprismatisches Epithel ── ┌ ohne Zilien ├ mit Kinozilien └ mit Sterozilien

5. **mehrschichtiges** hochprismatisches Epithel

6. **mehrschichtiges** (= geschichtetes) Plattenepithel ── ┌ unverhornt └ verhornt

7. Übergangsepithel

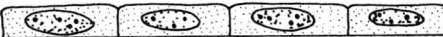

1 einschichtiges Plattenepithel

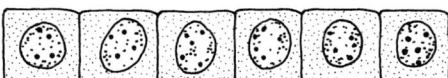

2 einschichtiges isoprismatisches
(= kubisches) Epithel

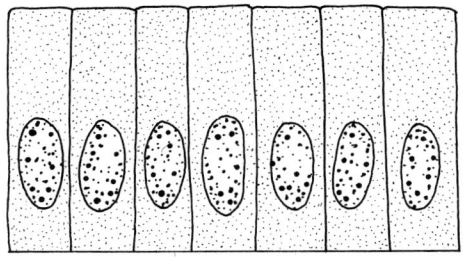

3 einschichtiges hochprismatisches Epithel

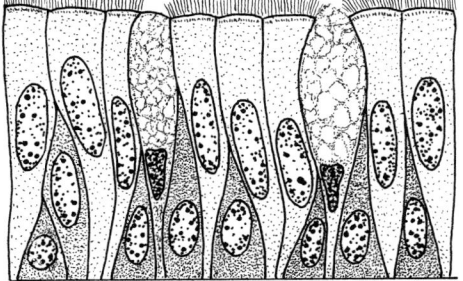

4 mehrreihiges hochprismatisches Epithel

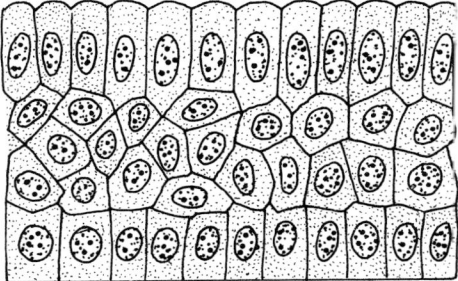

5 mehrschichtiges hochprismatisches Epithel

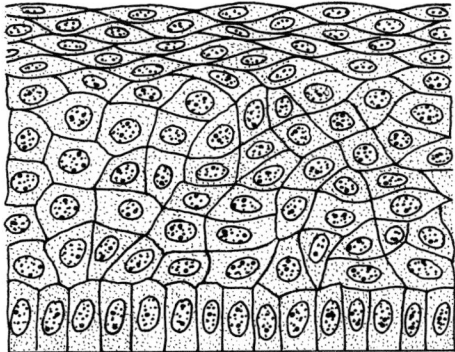

6a unverhorntes geschichtetes Plattenepithel

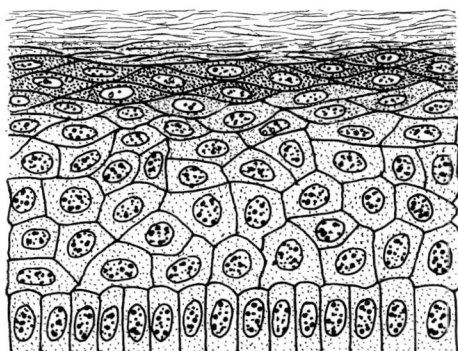

6b verhorntes geschichtetes Plattenepithel

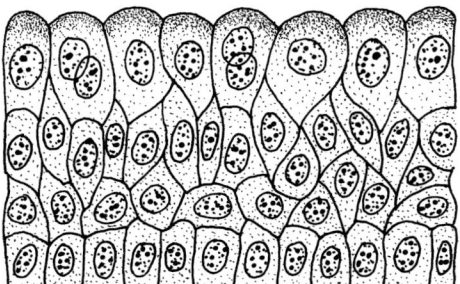

7a Übergangsepithel (nicht gedehnt)

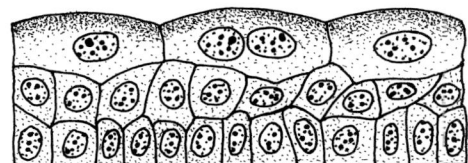

7b Übergangsepithel (gedehnt)

Abb. 80: Schematische Darstellung der verschiedenen Epithelarten.

2. Die einzelnen Epithelarten

Ein **einschichtiges Plattenepithel** ist beispielsweise das Epithel, das die Leibeshöhlen auskleidet (Mesothel, **Abb. 81**). Analog verhalten sich auch die länglichen Endothelzellen des Herzens und der Gefäße, deren sehr dünner Zell-Leib dort verdickt ist, wo der abgeplattete Kern liegt. Einschichtiges Plattenepithel gibt es ferner in der Capsula glomeruli der Nierenkörperchen (**Abb. 386**), als Auskleidung des häutigen Labyrinthes im Gehörorgan und als hinteres Hornhautepithel (= Hornhautendothel, **Abb. 550**).

Im **einschichtigen isoprismatischen** *oder* **kubischen Epithel** (**Abb. 80$_2$**) sind die Zellen in senkrecht zur Oberfläche geführten Schnitten etwa gleich hoch wie breit (**Abb. 82**), in der Aufsicht jedoch nicht quadratisch, sondern polygonal, weshalb die Bezeichnung «kubisch» nicht ganz wörtlich zu nehmen ist (das Eigenschaftswort isoprismatisch ist besser); die Zellkerne sind kugelig. Ein solches Epithel kommt in vielen Drüsen und Drüsenausführungsgängen vor, sodann in verschiedenen Nierenkanälchen (**Abb. 389**), im Plexus choroideus (**Abb. 514**), als Pigmentepithel der Netzhaut des Auges (**Abb. 554**) und als vorderes Linsenepithel.

Ein *einschichtiges* **hochprismatisches Epithel** («Zylinderepithel», **Abb. 80$_3$**) mit ellipsoidalen Zellkernen bildet vom Mageneingang bis zum Anus die Auskleidung des Darmrohrs (**Abb. 323**). Außerdem findet man es in der Gallenblase (**Abb. 353**), manchen Drüsenausführungsgängen, den größeren Sammelrohren und den Ductus papillares der Nieren sowie – z. T. mit Kinozilien – im Eileiter (**Abb. 442**), im Uterus (**Abb. 453–455**) und in den peripheren Abschnitten des Bronchialbaums. Die prismatischen Zellen stehen mit ihrer Längsachse immer senkrecht zur Oberfläche; im Querschnitt sind sie polygonal (**Abb. 207**), weshalb es richtiger ist, von einem prismatischen Epithel zu sprechen statt von einem Zylinderepithel. Im Schrägschnitt kann ein mehrschichtiges Epithel vorgetäuscht werden.

Beim **zwei- bis mehrreihigen prismatischen Epithel** (**Abb. 80$_4$**) sind zwischen die Zellen, die sich durch die ganze Höhe des Epithels hindurch erstrecken, basal kleinere Ersatzzellen eingeschoben (**Abb. 83** und **84**). Die kugeligen Kerne dieser Zellen, welche noch nicht bis an die freie Oberfläche reichen, und die ellipsoidalen Kerne der ausdifferenzierten Epithelzellen liegen in verschiedener Höhe, weshalb zwei oder auch mehrere Reihen von Kernen zu sehen sind. Ein *zweireihiges* Epithel kommt z. B. im Nebenhodengang (hier mit Stereozilien, s. **Abb. 84**) und im Samenleiter sowie in verschiedenen Drüsenausführungsgängen (Ductus parotideus u. a.) vor, ein *mehrreihiges* Epithel mit Kinozilien und eingestreuten Becherzellen in den Luftwegen von der Nasenhöhle bis hinunter in die Bronchien (**Abb. 83, 265** und **266**).

Mit dem *einschichtigen* Epithel hat das *mehrreihige* (mehrstufige) gemeinsam, daß alle Zellen der Unterlage aufsitzen; es unterscheidet sich von ihm aber dadurch, daß die Kerne in verschiedenen Höhenstufen liegen und nicht alle Zellen die Epitheloberfläche erreichen. In diesen beiden Punkten verhält sich das mehrreihige Epithel gleich wie das *mehrschichtige,* mit welchem es auf den ersten Blick verwechselt werden kann; hier ruht indessen nur die unterste Zellschicht auf der Basalmembran (S. 94), die immer zwischen Epithel und Bindegewebe eingefügt ist. Je nach dem Differenzierungsgrad ist die Form der Zellen eines mehrreihigen Epithels verschieden (**Abb. 80$_4$**). Die großen Zellen, die sich bis zur Oberfläche ausdehnen, müssen sich gegen die Basis stark verschmälern, weil hier ja die Ersatzzellen dazwischengeschoben sind; damit sind aus den prismatischen meistens keil- oder kolbenförmige Zellen geworden.

Ein *mehrschichtiges hochprismatisches Epithel* (**Abb. 80$_5$**) ist selten. Man trifft es beim Menschen im Fornix conjunctivae und am Übergang von geschichtetem Plattenepithel in mehrreihiges prismatisches Epithel.

Das **Übergangsepithel** (**Abb. 80$_7$**) – auch Urothel genannt – ist das spezifische Epithel der Harnwege (Nierenbecken, Harnleiter, Harnblase, Anfangsstück der Harnröhre). Es ist mehrschichtig (**Abb. 86**) und überzieht Flächen von wechselnder Ausdehnung; seine Erscheinungsform kann deshalb verschieden sein. Im nicht gedehnten Epithel sind die benachbarten Zellen – wie elektronenmikroskopisch erkennbar – stark miteinander verzahnt, während im gedehnten Zustand diese Reservefalten des Plasmalemms großenteils verstrichen sind. Auf den ersten Blick hat es eine gewisse Ähnlichkeit mit dem unverhornten geschichteten Plattenepithel (**Abb. 80$_6$** und **85**). Das Übergangsepithel besitzt jedoch eine gegen das Lumen abschließende Schicht charakteristischer großer *Deckzellen*. Diese oft zwei- und mehrkernigen und mehrfach polyploiden Zellen sind je nach dem Dehnungs- bzw. Kontraktions-

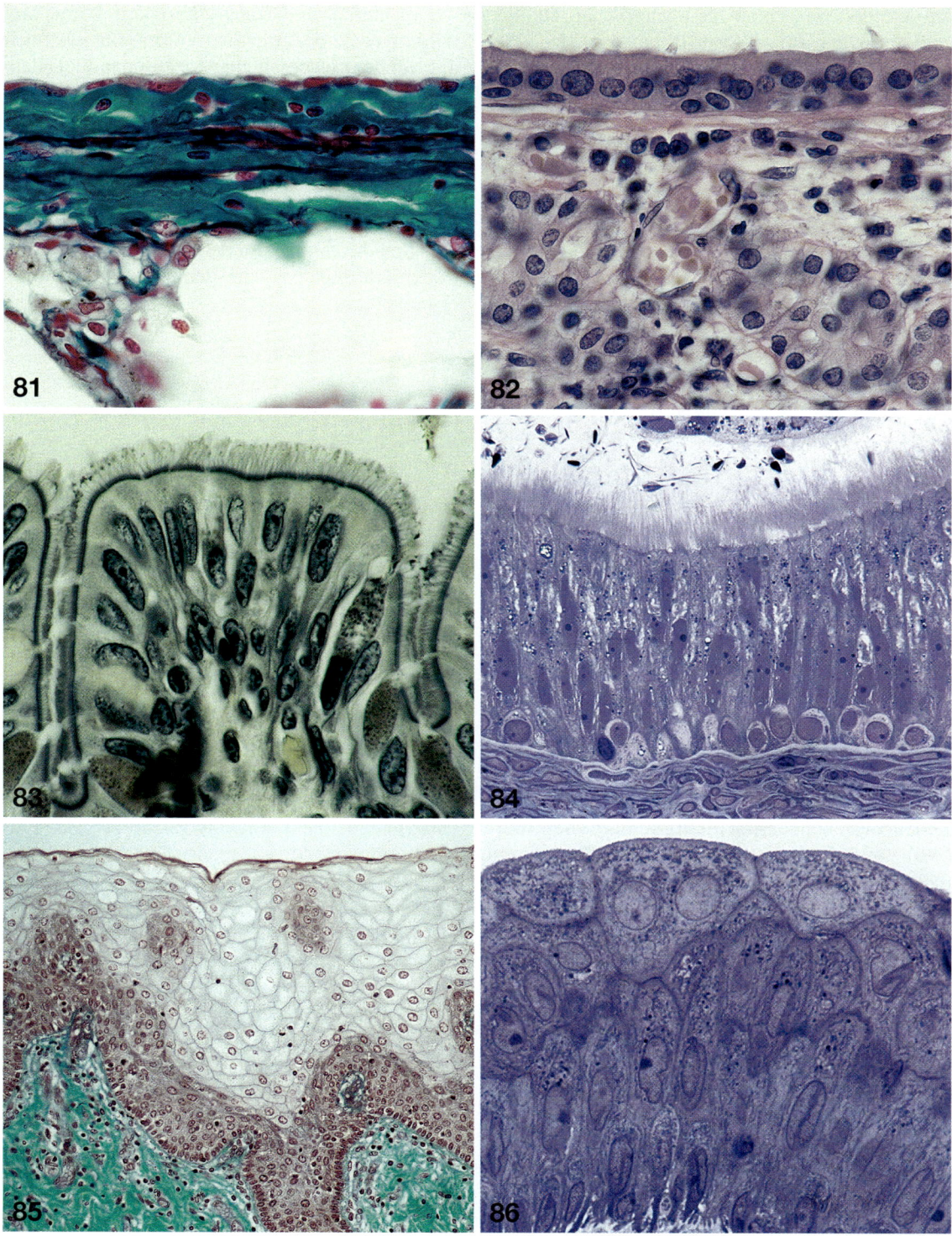

Abb. 81–86: Formen der Epithelien. – **Abb. 81:** Einschichtiges Plattenepithel: Pleura visceralis (Mensch). Goldner-Elastika-Färbung. Vergr. 475mal. – **Abb. 82:** Isoprismatisches Epithel. Ausführungsgang einer Drüse in Nasenschleimhaut. H.-E.-Färbung. Vergr. 475mal. – **Abb. 83:** Hochprismatisches Epithel mit Flimmerbesatz (Flimmerepithel). Darmepithel des Frosches. Eisenhämatoxylin-Färbung. Vergr. 750mal. – **Abb. 84:** Hochprismatisches, mehrreihiges Epithel mit Stereozilienbesatz. Ductus epididymidis, Nebenhoden, Affe. Semidünnschnitt. Vergr. 475mal. – **Abb. 85:** Mehrschichtiges, unverhorntes Plattenepithel. Vagina, Mensch. Goldner-Färbung. Vergr. 150mal. – **Abb. 86:** Übergangsepithel mit 2-kerniger Deckzelle. Harnblase, Affe. Semidünnschnitt. Vergr. 750mal.

zustand der Wand platt bis hochprismatisch; sie zeigen an der freien Oberfläche eine aus granulärem Material, Vesikeln und Mikrofilamenten bestehenden Verdichtung ihres Cytoplasmas (Crusta). Das Plasmalemm dieser verdichteten Zellschicht ist besonders dick und zeigt eine äußere Lamelle von 10 nm und in Abständen Unterbrechungen dieser gleichmäßigen Membranstruktur (**Abb. 17c** und **Abb. 94a**). Die lumenseitige Zellmembran der Deckzellen ist offenbar aus plaqueförmigen, relativ steifen Arealen zusammengesetzt, die durch Bruchfugen gegeneinander abgesetzt und beweglich sind und insbesondere durch Abfaltung in die Tiefe der Crusta verlagert werden und sich dabei von der Oberfläche lösen können. Das apikale Cytoplasma erhält u. a. seine Dichte durch eine Fülle von unterschiedlich großen abgeplatteten, im Anschnitt z. T. «spindelförmigen» Vesikeln, deren «kollabierter» Zustand und ausgeprägt bilaminärer Bau die Herkunft oder zumindest die Beziehung zum Plasmalemm erkennen lassen (s. **Abb. 94a**). Die durch mechanische und chemische Einflüsse besonders beanspruchte Zellmembran wird vermutlich auf diese Weise geschützt und ständig ausgetauscht. Die zahlreichen Mikrofilamente und Filamente vom intermediären Typ sind in den Zonulae adhaerentes und Desmosomen der gut ausgebildeten Schlußleisten verankert.

Das aus mehreren bis vielen Schichten von Zellen bestehende **geschichtete Plattenepithel** (**Abb. 80₆**) ist ein ausgesprochenes Schutzepithel, das an Stellen stärkerer mechanischer Beanspruchung und Gebrauchsabnutzung auftritt. Die Form der einzelnen Zellen ändert sich mit ihrer Lage (**Abb. 481**): Die Zellen des Stratum basale sind prismatisch und stehen mit ihrem größten Durchmesser senkrecht zur Epitheloberfläche; in den folgenden Schichten sind die Zellen polyedrisch, im allgemeinen größer, und schließlich werden sie immer mehr abgeflacht, bis ihr längster Durchmesser parallel zur Oberfläche liegt.

Man unterscheidet *zwei Arten* von geschichtetem Plattenepithel. **Unverhornt**, durch Drüsensekret feucht gehalten (**Abb. 85**) – und deswegen ohne eine besondere, gegen Austrocknung schützende Oberflächendifferenzierung –, finden wir es in verschiedenen Schleimhäuten (**Tab. 28**, S. 183, **Abb. 306–308**) sowie in der Bindehaut (Tunica conjunctiva palpebrarum et bulbi) und als vorderes Hornhautepithel,

wo es durch die Tränenflüssigkeit befeuchtet wird. Neben der weichen Form gibt es noch das **verhornte** geschichtete Plattenepithel, dessen Hauptvertreter die Epidermis (Oberhaut, **Abb. 87, 88, 479–483**) ist. Das trockene, verhornte Plattenepithel ist – in der Felderhaut (S. 402) – mit Talgdrüsensekret eingefettet und schützt den Körper nicht nur gegen alltägliche mechanische Einwirkungen (Reibung der Kleider, Schuhe, usw.), sondern auch vor der Austrocknung, indem es die Perspiratio insensibilis erschwert.

Am *unverhornten geschichteten Plattenepithel* (vgl. **Abb. 466**) lassen sich folgende **Schichten** unterscheiden: *a)* Stratum basale, *b)* Stratum intermedium sive spinosum (*a + b* = Stratum germinativum) und *c)* Stratum superficiale; zwischen den beiden letztgenannten Schichten besteht ein fließender Übergang. Über den *Verhornungsvorgang* und die *verschiedenen Schichten der Epidermis* siehe S. 94 und 404 bzw. 402).

Dauernd geht vom geschichtetem Plattenepithel durch Abschilferung an der Oberfläche etwas verloren (Plattenepithelzellen im Speichel, abgeriebene Epidermis-Hornschüppchen). Da der Zellersatz durch mitotische Teilungen im Stratum germinativum erfolgt (s. a. S. 67: Tagesrhythmus), werden die Zellen langsam von der Basis gegen die Epitheloberfläche verschoben.

3. Bau und Verbindung der Epithelzellen

Die *Gestalt* der einzelnen Epithelzellen ist je nach ihrer Stellung im Verband außerordentlich verschieden; die Form des Kernes ist der Gesamtform der Zelle angepaßt. Gelegentlich kommen zweikernige Epithelzellen vor (Deckzellen im Übergangsepithel). Die Zellgrenzen sind nicht immer sichtbar. Während sie im Lichtmikroskop annähernd geradlinig erscheinen, ist im Elektronenmikroskop oft eine recht komplizierte Verzahnung benachbarter Zellen zu erkennen (**Abb. 89**).

Es lassen sich zwei Formen solcher **Verzahnungen** unterscheiden. Ein einfaches, begrenztes Ineinandergreifen von schmalen Lamellen (**Abb. 89**), die in der Regel keine Zellorganellen enthalten, und welches dem mechanischen Zusammenhalt und der Möglichkeit zur Ausdehnung bei Zellverformung dienen kann. Ein umfangreicheres Ineinandergreifen von unterschiedlich geformten Zellfortsätzen findet man in Epithelien, deren vorrangige Aufgabe der Elektrolyt- und Ionentransport ist (Streifenstücke der Speicheldrüsen S. 272; proximaler und distaler Tubulus des Nephrons S. 340).

Diese Verzahnung (Interdigitation) erstreckt sich auf weite Teile der lateralen und auch auf die basale Zellwand (**basale Streifung** s. **Abb. 18**). Die miteinander verschränkten Zellfortsätze enthalten vielfach Zellorganellen, vor allem Mitochondrien, die dadurch eine regelmäßige Ausrichtung erfahren. Von den Verzahnungen sind die einfachen, basalen Einfaltungen der Zellmembran zu unterscheiden. Während die Verzahnungen als Teil des sehr ausgedehnten interzellulären Spaltsystems aufzufassen sind, bilden die Einfaltungen Kanälchen oder Spalten, die weit in das Zentrum der Zelle hineinreichen, also «intra»zellulär ausgerichtete Oberflächenerweiterungen dieser einzelnen Zelle darstellen.

Sehr häufig haben die Zellen eine *polare Differenzierung*, wie morphologisch an der Lage des Kernes und der Zellorganellen sowie der Gestaltung der freien Zelloberfläche (Mikrovilli, Zilien) zu erkennen ist. Funktionell ist diese Polarität am deutlichsten bei resorbierenden und exokrinen Zellen. In manchen prismatischen Epithelzellen findet man elektronenmikroskopisch ein sog. «*Terminalgespinst*». Dieses besteht aus einem – in Höhe der Schlußleiste (s. u.) – unter der Zelloberfläche liegenden Filzwerk von Intermediär-Filamenten vom Cytokeratin-Typ (**Abb. 94b**) und ist ein Bestandteil des Cytoskeletts, in welches z. B. die Aktinfilamente des Bürsten- und Stäbchensaums einstrahlen (**Abb. 17** und **Abb. 285**).
    Die auffälligsten *paraplasmatischen* Einschlüsse sind die Pigmente (Basalzellen der Epidermis, Pigmentepithel der Retina, **Abb. 554**). Im Stratum granulosum der Epidermis liegen Keratohyalinkörnchen (**Abb. 481**). Fetttröpfchen oder Glykogen sind histochemisch nachweisbar: Glykogen vor allem im unverhornten geschichteten Plattenepithel, wo sein Gehalt mit der Dicke des Epithels zunimmt, das stoffwechselaktivste Stratum basale jedoch stets glykogenfrei bleibt (s. **Abb. 76**).

Als charakteristische *metaplasmatische* Differenzierungen sieht man, beim Menschen und bei den Säugetieren am besten im Stratum spinosum der geschichteten Plattenepithelien, feine, im polarisierten Licht doppelbrechende faserige Strukturen von 0,1–0,3 μm Durchmesser: **Tonofibrillen**[3] (Epithelfasern, **Abb. 93**). Es handelt sich um Bündel von Intermediär-Filamenten. In ihrer Gesamtheit haben sie eine funktionell sinnvolle (trajektorielle) Anordnung und damit eine Bedeutung für den Zusammenhalt des Zellverbandes.
    Zwischen den Zellmembranen benachbarter Epithelzellen bestehen immer *Interzellularspalten*. Diese sind jedoch mehrheitlich so schmal (etwa 10–30 nm), daß man sie nur elektronenmikroskopisch erfassen kann (**Abb. 17**). Auffallend erweitert sind die Interzellularspalten basal

an Stellen prismatischer Epithelien, die Kapillaren anliegen, und wo es zum Übertritt größerer Flüssigkeitsmengen kommt (**Abb. 90**). In bestimmten Fällen – wie im Stratum spinosum von Plattenepithelien – sind sie mitunter auch lichtmikroskopisch sichtbar (**Abb. 91** und **481**). Sie werden von den sog. **Interzellularbrücken** durchzogen. Das Elektronenmikroskop hat aber gezeigt, daß diese durch *Desmosomen*[4] unterbrochen sind und die Tonofibrillen somit nicht von einer Zelle in die andere durchlaufen können.

Elektronenmikroskopisch haben die *Interzellularbrücken* im Prinzip folgenden Bau (**Abb. 91**). Benachbarte Zellen bilden gegeneinandergerichtete Cytoplasmafortsätze. An den Stellen, wo sie miteinander in Verbindung treten, ist das Plasmalemm verdickt und strukturell modifiziert; so entstehen die über 50 nm dicken, etwa 0,3 auf 0,7 μm großen elliptischen *Haftplatten*, die senkrecht oder schräg zur Längsachse der Brücke stehen. Die intrazellulären Tonofilamentbündel, welche die Tonofibrillen aufbauen, strahlen in die Desmosomen – auch in die Hemidesmosomen der basalen Zellabschnitte – ein und sind dort verankert (**Abb. 92**).

In prismatischen Epithelien kommen am apikalen Ende der Interzellularspalten **Schlußleisten** vor. Diese sind lichtmikroskopisch in geeigneten Flachschnitten als Netzwerk zu erkennen (**Abb. 305**); in dem senkrecht zur Oberfläche getroffenen Epithel sieht man nur die Schnittpunkte der Leisten (**Abb. 84**).

Elektronenmikroskopisch besteht die Schlußleiste aus drei Komponenten (s. S. 36–39 und **Abb. 23**). In ihrem obersten Abschnitt, der Zonula occludens (tight junction, **Abb. 24**), sind die beiden äußeren Schichten der benachbarten Zellmembranen miteinander verschmolzen, wodurch der apikale vom basolateralen Membranabschnitt getrennt und ein die Zelle gürtelförmig umgebender vollständiger Verschluß des Interzellularspaltes erfolgt. Unterhalb der Zonula occludens liegt die Zonula adhaerens (**Abb. 23**). Das angrenzende Cytoplasma zeigt eine feinfaserige Verdichtung, die, parallel mit der Zonula occludens, eine ebenfalls gürtelförmige Zone bildet, in welche die Aktinfilamente des Terminalgespinstes einstrahlen. Schließlich gehören noch die diskontinuierlich, plaqueförmig ausgebildeten Maculae adhaerentes (Desmosomen, **Abb. 23** und **25**) zum Schlußleistennetz, in denen die Keratinfilamente (Tonofibrillen) verankert sind.
    Eine weitere Struktur, die ebenfalls zwischen Epithelzellen (z. B. in der Leber), vor allem aber zwischen Herz- und glatten Muskelzellen sowie auch im Nervengewebe vorkommt und die Erregungsleitung erleichtert, ist der *Nexus* (**Abb. 26–28** und **Abb. 172c**).

---

3   *lateinisch:* tonus (*griechisch:* tónos) = Spannung; fibrilla = Fäserchen.
4   *griechisch:* desmós = Band, Stift; sōma = Körper.

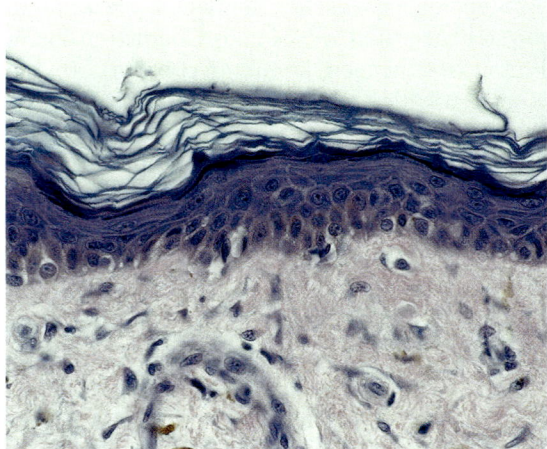

Abb. 87: Mehrschichtiges, verhorntes Plattenepithel. Dünne Felderhaut. Beachte die dünne Keratohyalinschicht (Stratum granulosum). H.-E.-Färbung. Vergr. 300mal.

Abb. 88: Mehrschichtiges, stark verhorntes Plattenepithel ▷ mit starkem Stratum corneum. Leistenhaut, Finger, Mensch. H.-E.-Färbung. Vergr. 150mal.

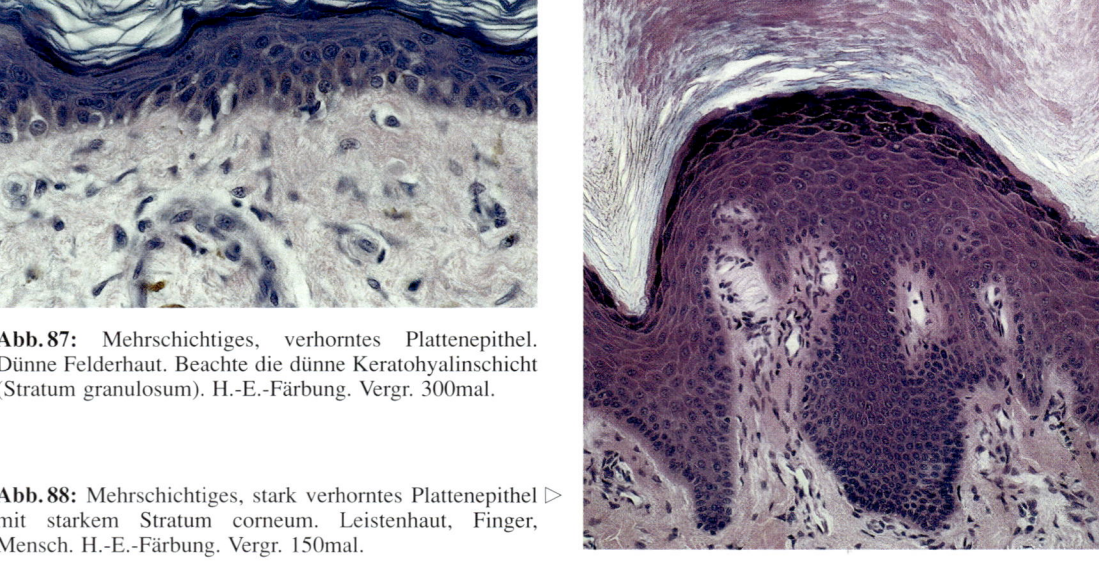

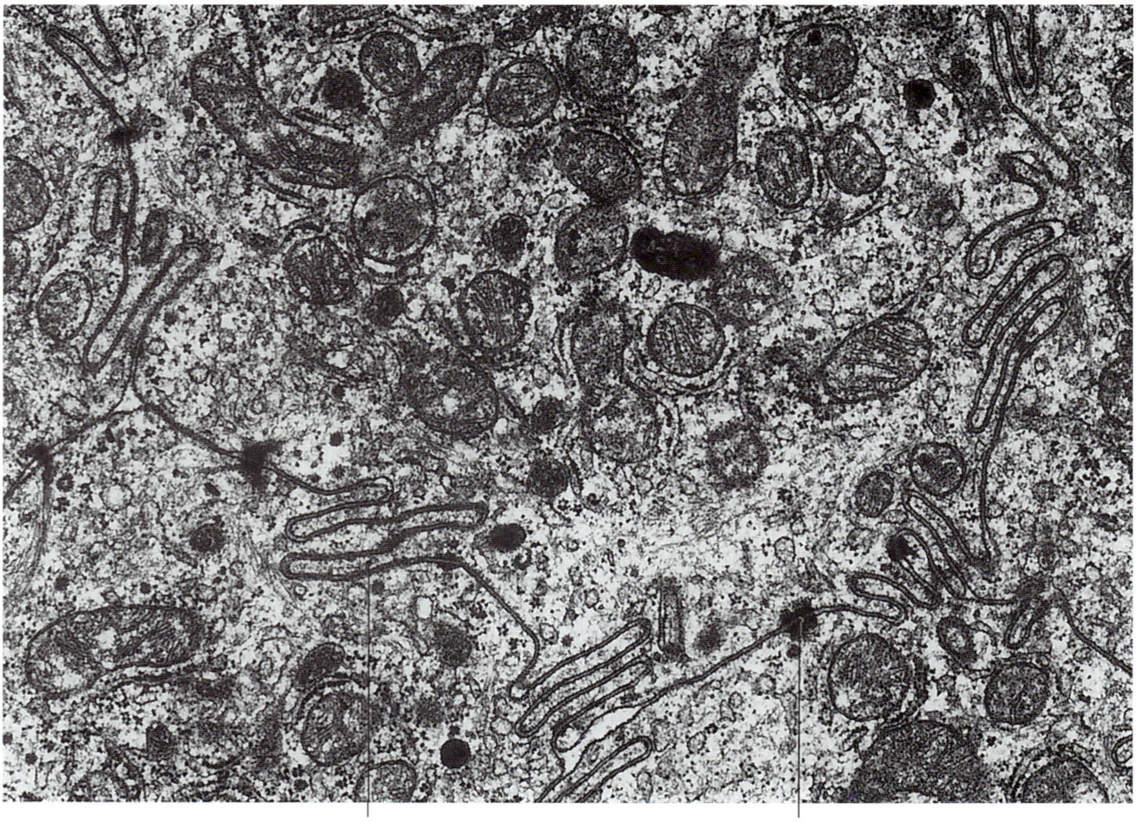

Verzahnung   Desmosom

Abb. 89: Verzahnung mehrerer prismatischer Zellen durch einfache lamellenförmige Zellfortsätze. Flachschnitt durch Duodenalepithel, Affe. Vergr. 24300mal.

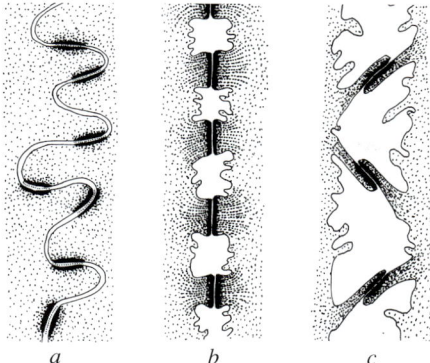

Abb. 91a-c: Verschiedenes Verhalten der Interzellularspalten und der Desmosomen im Elektronenmikroskop (schematische Zeichnungen, Be.):
a Starke Verzahnung der Nachbarzellen, schmaler Interzellularspalt (s. **Abb. 89**);
b und c erweiterter Interzellularspalt mit einigen Mikrovilli, verschiedene Anordnung des Desmosomen.

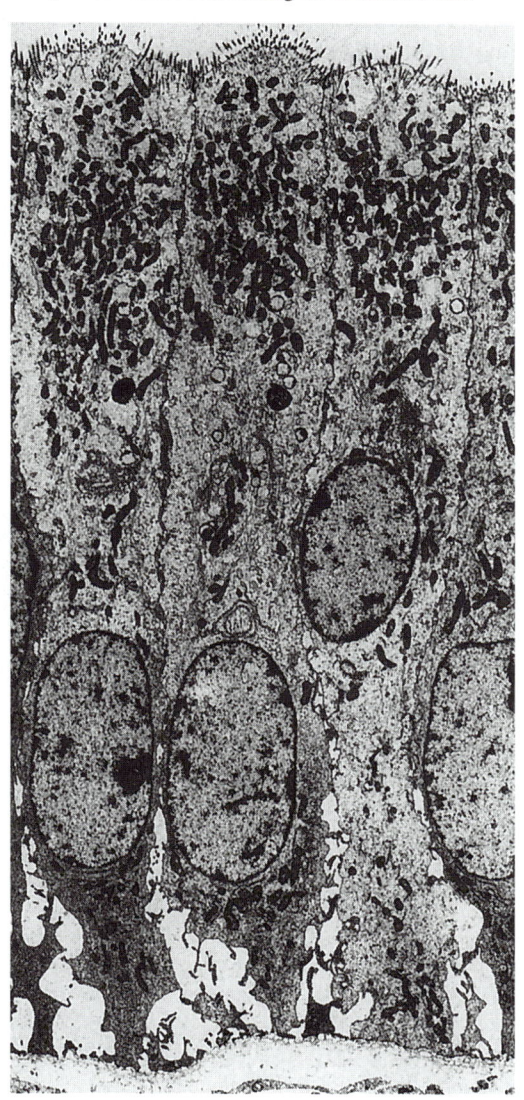

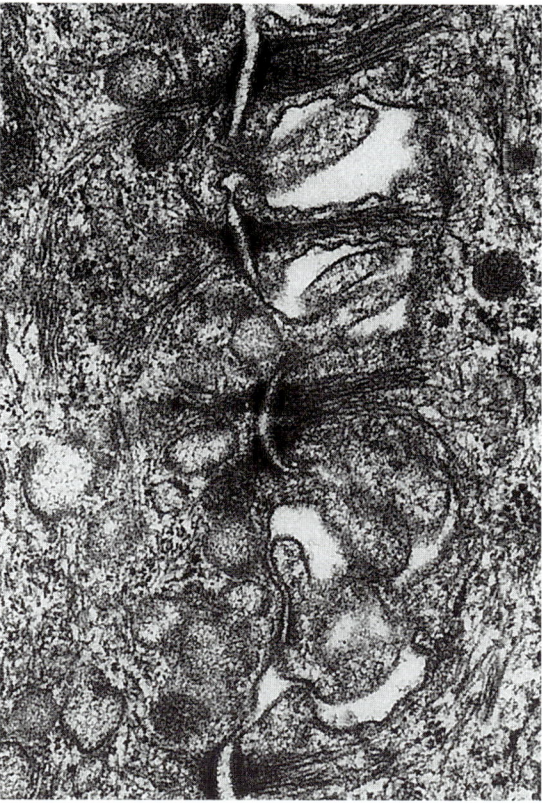

Abb. 92: Desmosomen mit einstrahlenden Intermediär-Filamenten (entspricht den Tonofibrillen im lichtmikroskopischen Präparat). Die Anordnung entspricht der Variante in **Abb. 91b.** Cornealepithel, Affe. Vergr. 41 000mal.

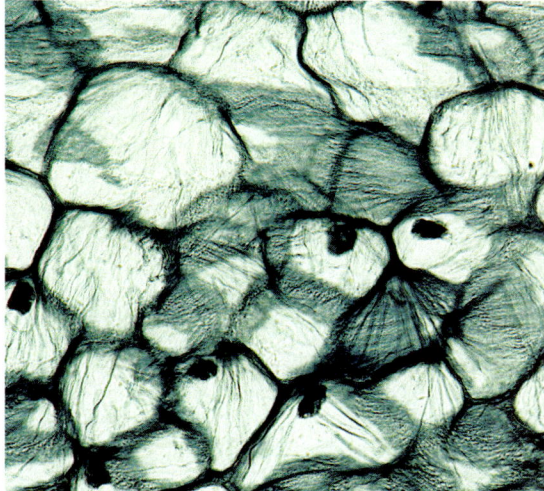

Abb. 93: Tonofibrillen in einem stark verhornenden Plattenepithel (Hufanlage, Rind). Eisenhämatoxylin-Färbung. Vergr. 475mal.

◁ **Abb. 90:** Hochprismatisches Epithel mit einreihiger Anordnung der Zellkerne. Basal weitgestellte Interzellularräume bedingt durch Flüssigkeitsdurchtritt. Gallenblase, Affe. Vergr. 2800mal.

4. Differenzierungen der Epitheloberfläche

Besondere Bildungen der freien Oberfläche betreffen entweder, wie bei der Verhornung, den ganzen Zellverband oder nur die oberste Zellschicht (Crusta, Cuticula, Zilien, usw.). Die verschiedenen Differenzierungen, die an anderer Stelle besprochen werden, stehen immer in enger Beziehung zu den funktionellen Anforderungen.

Eine **Crusta** (**Abb. 94a** und **d**) ist eine nur lichtmikroskopisch wahrnehmbare oberflächliche Verdichtung. Wir haben sie in den Deckzellen des Übergangsepithels bereits kennengelernt (S. 88/90).

Unter der **Cuticula** versteht man eine von Zellen an ihrer Oberfläche ausgeschiedene, basalmembranartige Masse (**Abb. 430**). Cuticulare Bildungen sind die Zona pellucida, die Capsula lentis und der Zahnschmelz.

Das einschichtige hochprismatische Darmepithel besitzt einen stärker lichtbrechenden, schmalen Saum (**Abb. 322–324**), dessen Streifenstruktur so fein ist, daß sie in den histologischen Kursen nur ausnahmsweise gesehen werden kann. Indessen ergibt die elektronenmikroskopische Untersuchung, daß dieser Saum aus eng zusammengelagerten, parallelen, stäbchenförmigen Cytoplasmafortsätzen besteht, die von der freien Zelloberfläche ausgehen (Mikrovilli, s. S. 30ff. sowie **Abb. 94b**, ferner **Abb. 285a** und **b**). Man spricht deshalb von einem **Stäbchen-** und **Bürstensaum**, der auch in den proximalen Tubuli der Niere (**Abb. 389**) und am Syncytiotrophoblasten der jungen Placenta (**Abb. 460**) vorkommt. Stäbchen- und Bürstensaum führen zu einer gewaltigen Vergrößerung der resorbierenden Zelloberfläche (eine Dünndarmzelle trägt schätzungsweise 1000–3000 Mikrovilli).

Die **Kinozilien** auf den hochprismatischen Epithelzellen der Luftwege sowie des Eileiters und der Gebärmutter sind ebenfalls schon früher besprochen worden (S. 72f.). Die 4–8 μm langen **Stereozilien** des Nebenhodenganges (**Abb. 414**) erweisen sich elektronenmikroskopisch als Büschel von etwa 0,1 μm dicken Mikrovilli, die jedoch – zumindest im basalen Abschnitt – durch seitliche Anastomosen miteinander in Verbindung stehen und ein komplexes, vielfach kanneliertes Fortsatzwerk bilden.

Feine *Härchen* tragen auch die zu Sinneszellen differenzierten Epithelzellen des statoakustischen Organs und die Riechzellen (s. d.).

Schließlich ist als Oberflächendifferenzierung des geschichteten Plattenepithels die **Verhornung** anzuführen (**Abb. 482–483**). Die Zellen, die infolge ihrer beschränkten Lebensdauer – die Angaben schwanken zwischen zwei Wochen und mehreren Monaten – andauernd ersetzt werden müssen (physiologische Regeneration), erleiden eine chemisch-physikalische Umwandlung und sterben ab: Der Kern geht allmählich zugrunde und verschwindet; das Cytoplasma trocknet ein, und aus den Zellen entstehen die platten Hornschüppchen (s. S. 404). Bei der Verhornung der Epidermis treten in einer zwischen der Keimschicht und der toten Hornschicht gelegenen Zone (Stratum granulosum) gut färbbare und stark lichtreflektierende paraplasmatische Körnchen *(Keratohyalin)* auf.

5. Verbindung der Epithelzellen mit ihrer Unterlage

Zwischen dem Oberflächen- und Drüsenepithel einerseits und dem Bindegewebe anderseits befindet sich ein lichtmikroskopisch nicht immer feststellbares homogen erscheinendes Häutchen, die **Basalmembran** *(Membrana basalis)*. Besonders gut ist diese unter dem mehrreihigen Flimmerepithel der Luftwege (Nasenschleimhaut, **Abb. 265**, oder Trachealschleimhaut) zu sehen; sie ist indessen je nach ihrer Lokalisation verschieden stark ausdifferenziert und oft nur elektronenmikroskopisch zu erfassen. Sie ist PAS-positiv und besteht *histochemisch* aus einer «Matrix» aus polymerisierten Polysaccharid-Proteinkomplexen.

Im elektronenmikroskopischen Bild läßt sich auch in den Fällen, in denen lichtmikroskopisch keine Basalmembran auszumachen ist, eine extrazelluläre Schicht unter der Epithelbasis erkennen, die *Basallamina*.

Auch das geschichtete Plattenepithel kann, wie die übrigen Epithelien, einer glatten Unterlage aufsitzen (vorderes Hornhautepithel, Pharynx). Oft dringen jedoch mit Blutkapillaren versehene *Bindegewebspapillen* gegen das Epithel vor, wodurch die beiden Gewebe mehr oder weniger stark miteinander verzapft werden. Die Vorstülpungen des Epithels werden als *Epithelleisten* bezeichnet.

▷

Abb. 95: Schematische Darstellung des feinstrukturellen Aufbaus der Basalmembran und die daran beteiligten molekularen Komponenten der extrazellulären Matrix (ECM).

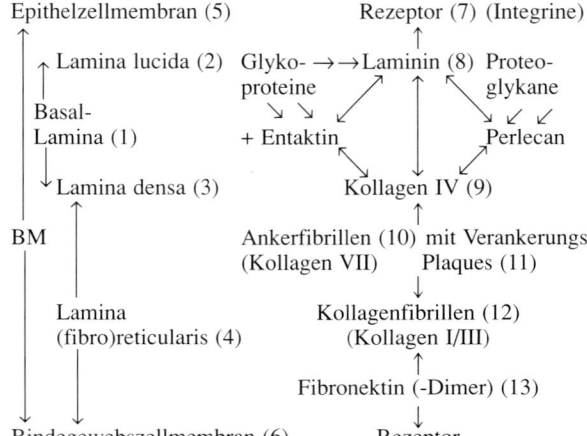

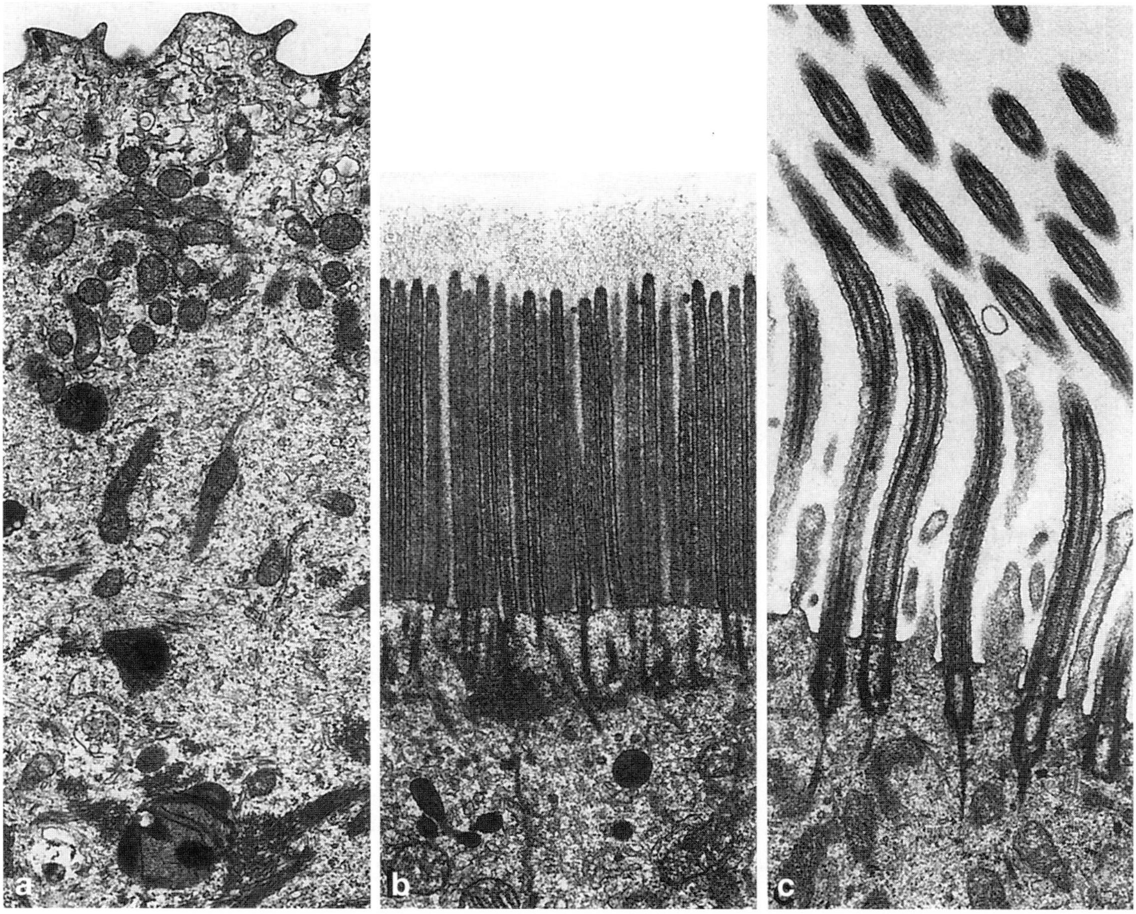

Abb. 94: Vergleich verschiedener Oberflächendifferenzierungen von Epithelzellen, gegenübergestellt bei gleicher Vergrößerung. **– a** Crusta einer Deckzelle des Übergangsepithels (Ureter): Unter dem besonders dicken Plasmalemm folgt eine Cytoplasmazone mit zahlreichen Intermediär-Filamenten, polymorphen Membranstrukturen und Mitochondrien, die ohne scharfe Grenze in das übrige Cytoplasma übergeht. **– b** Stäbchensaum einer Dünndarmepithelzelle: Auf den dicht stehenden Mikrovilli bilden Anteile der Glykokalix einen filzartigen Belag. Im apikalen Cytoplasma das Terminalgespinst. **– c** Kinozilienbesatz einer Flimmerepithelzelle (Trachea): Zwischen den Flimmerhärchen erheben sich einzelne Mikrovilli. – Affe. Vergr. (a–c) 16 500mal.

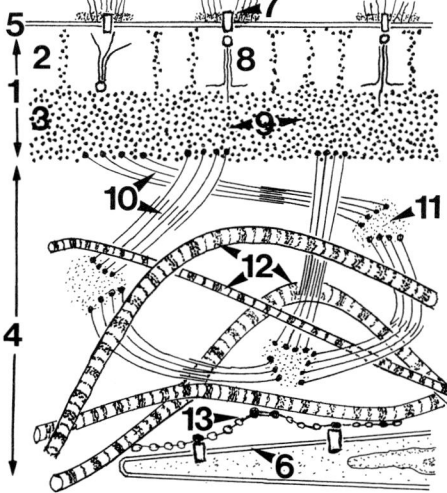

6. Ernährung und Innervation des Epithels

Es wurde bereits darauf hingewiesen, daß das Epithelgewebe *gefäßlos* ist. Die *Ernährung* bietet für die einschichtigen und mehrreihigen Epithelien keine Schwierigkeiten, da hier alle Zellen dem gefäßführenden Bindegewebe direkt aufsitzen. Beim geschichteten Epithel erfolgt die Versorgung durch Diffusion; dabei dürfte auch das Interzellularspaltensystem eine Rolle spielen.

Im Gegensatz zu den Blut- und Lymphgefäßen dringen *Nervenfasern* in das Epithelgewebe ein, wobei sie ihre Markscheide verlieren; sie verlaufen in den Interzellularspalten.

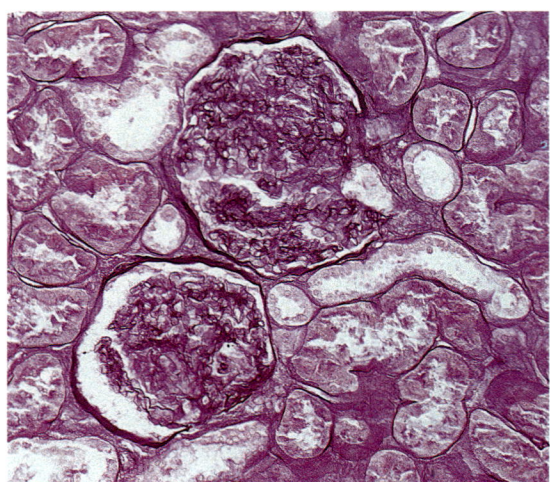

Abb. 96: Darstellung der Polysaccharidanteile in den Basalmembranen (rot) des Nierenparenchyms (Mensch). PAS-Reaktion. Vergr. 150mal.

7. Regeneration der Oberflächenepithelien

Die Lebensdauer der Epithelien ist beschränkt. In allen Oberflächenepithelien gehen somit *physiologisch* andauernd Zellen verloren und müssen durch neue ersetzt werden (physiologische vollkommene Regeneration). Am auffälligsten ist dieser fortwährende Zellverlust in den verhornten und unverhornten geschichteten Plattenepithelien, doch ist er im einschichtigen hochprismatischen Epithel des Magen-Darmkanals noch wesentlich größer (vgl. **Tab. 11**).

Die notwendige mitotische Neubildung von Zellen erfolgt möglichst entfernt von der Stelle der Abnutzung und Abstoßung, bei den geschichteten Epithelien also in den tieferen Lagen (beim Plattenepithel im Stratum germinativum, s. **Abb. 466**, bei den einschichtigen Epithelien, beispielsweise des Magen-Darmkanals, an geschützten Stellen wie in der Tiefe der Foveolae gastricae bzw. der Darmkrypten). Hier kann man *Mitosen* jederzeit finden.

8. Atypische Epithelformen und sezernierende Epithelflächen

An einigen wenigen Stellen des Körpers verlieren die vom Oberflächenepithel abzuleitenden Zellen ihre epitheliale, d. h. geschlossene Anordnung (Schmelzpulpa der Zahnanlage, Thymusretikulum, Myoepithelzellen) oder ihre ursprüngliche Gestalt (Linsenfasern).

Im Innern des bei der Zahnentwicklung entstehenden ektodermalen Schmelzorganes (S. 264) erfolgt durch starke Zunahme der interzellulären Gewebeflüssigkeit eine Auflockerung des anfänglich ebenfalls feinspaltigen Zellverbandes zu einem weitmaschigen Netzwerk aus verzweigten, miteinander anastomosierenden Zellen: der *Schmelzpulpa* (**Abb. 288**). Sie hat morphologisch eine gewisse Ähnlichkeit mit dem Zellverband des Mesenchyms (s. a. entodermales *Thymusretikulum,* **Abb. 238**).

In den Speichel- und Schweißdrüsen sowie in der Milch- und der Tränendrüse findet man besonders differenzierte, kontraktile Epithelzellen, die *Myoepithelzellen.*

Die zum Aufgabenbereich der Epithelien gehörende Sekretion ist nicht auf die Drüsenepithelien (im engeren Sinne) beschränkt; es gibt auch *sezernierende Oberflächenepithelien*: Das Deckepithel des *Magens* sowie das der *Gallenblase* bilden ein schleimiges, schützendes Sekret. Das einschichtige kubische *Amnionepithel,* das den Fruchtsack auskleidet, liefert ein bis zwei Liter Fruchtwasser, und das einschichtige kubische Epithel (Lamina epithelialis) der Tela choroidea und des *Plexus choroideus* bereitet den Liquor cerebrospinalis.

Tabelle 11: Physiologischer Zellersatz in verschiedenen Geweben der Ratte
(Zahlen nach L. von Bertalanffy, aus W. Nowinsky, 1960; F. D. Bertalanffy und Ch. Lau, 1962)

Differenzierungs-grad	Zellen und Gewebe	Täglich neu gebildete Zellen (in %)	Lebensdauer (Tage)
Sehr hoch	Nervenzellen	0	

Hoch	Epithelzellen (Parenchym):
	  Leber
	  Niere
	  Schilddrüse
		0,2–0,7
		0,3–0,4
		0,3	

Mäßig	Deckepithelien:
	  Harnblase (basale Zellen)
	  Trachea
	  Haut (Stratum germinativum)
	  Magen
	    Körper
	    Regio pylorica (Drüsen)
	  Dünndarm (Jejunum)
		2
		2,1
		5,2
		
		35,4
		56,4
		79
			64,0
			47,6
			19,2
			
			2,8
			1,8
			1,3

	Talgdrüsen (in Ohrhaut)	13,0	8,0

B. Drüsenepithelien

Exokrine[5] Drüsen ergießen ihr Sekret (**Exkret**) direkt auf eine innere oder äußere Epitheloberfläche. Damit unterscheiden sie sich von **endokrinen**[5] Drüsen (Hormondrüsen), die ihre Inkrete an das Gefäßsystem abgeben (s. S. 309 ff.).

Die exokrinen Drüsen lassen sich nach verschiedenen Strukturmerkmalen systematisch einteilen (vergleiche Klassifizierungen A–C).

1. Lage zum Epithel: **endoepitheliale** oder **exoepitheliale** Drüsen(zellen).

Endoepitheliale Drüsenzellen sind entweder **einzellig** (**Abb. 97 a**), Beispiel: Becherzellen der Schleimhautepithelien im Darm (**Abb. 332, 336**) und in den Atemwegen (**Abb. 263**) oder **mehrzellig** (**Abb. 97 a**), Beispiel: Nasenschleimhaut (**Abb. 265**).

dometrium (**Abb. 452**). Dagegen treten einzelne Azini oder Alveoli beim Menschen nur als Entwicklungsstadien auf.

Eine besondere Form der alveolären Drüsen stellen die einfachen Talgdrüsen dar. Die proliferierenden, randständigen Drüsenzellen umfassen einen alveolären Hohlraum, in dem die Bildung des Sekretes vonstatten geht. Da das Sekret unter Umformung und Absterben der ganzen Drüsenzelle gebildet wird, findet man eine Schichtung der Zellen (**mehrschichtig,** wie in einem Plattenepithel). Alle übrigen Drüsenepithelien sind **einschichtig** organisiert und jede Zelle ist **polar**.

3. Einteilung nach Gliederung der **Einzeldrüsen** in **Endstücke** und **Ausführungsgänge:** Mehrere tubulöse (**Abb. 98 A2**), azinöse (**B2**) oder alveoläre Endstücke (**C2**) münden in einen

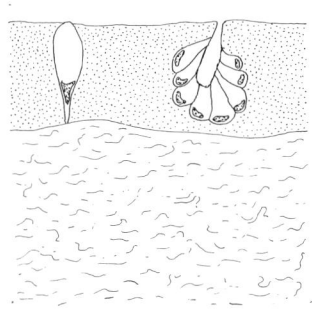 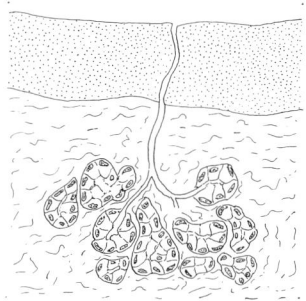 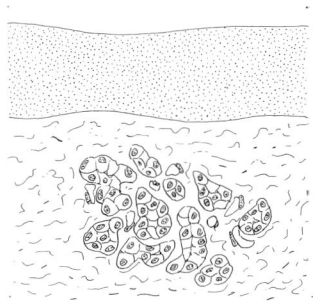

Abb. 97: Zur Einteilung der Drüsen. (Kr.)
a einzellige und mehrzellige endoepitheliale Drüsen

b exoepitheliale exokrine Drüse

c endokrine Drüse

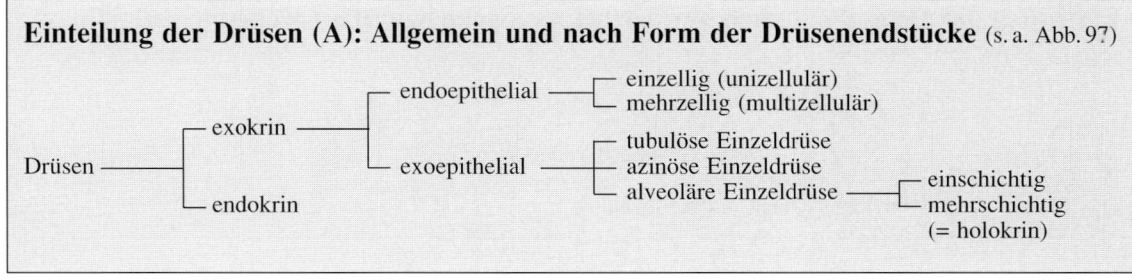

Einteilung der Drüsen (A): Allgemein und nach Form der Drüsenendstücke (s. a. Abb. 97)

Drüsen
- exokrin
  - endoepithelial
    - einzellig (unizellulär)
    - mehrzellig (multizellulär)
  - exoepithelial
    - tubulöse Einzeldrüse
    - azinöse Einzeldrüse
    - alveoläre Einzeldrüse
      - einschichtig
      - mehrschichtig (= holokrin)
- endokrin

2. Einteilung nach Form der exoepithelial gelegenen Drüsenendstücke. Während der Entwicklung wachsen die Oberflächenepithelien in das subepitheliale Bindegewebe und formen sich zu **tubulösen** (**Abb. 98 A1**), **azinösen** (**B1**) oder **alveolären Einzeldrüsen** (**C1/D1**). Beispiele für einfache tubulöse (schlauchförmige) Drüsen sind die Krypten des Dünn- und Dickdarms (**Abb. 336**) oder die Drüsen des Uterusen-

Ausführungsgang. In diesen Drüsen sind die Endstücke **verzweigt.** Eine besondere Form stellen die Schweißdrüsen dar, deren tubulöse Endstücke **unverzweigt,** sehr lang und deshalb

5 *griechisch:* éxo = außen; éndon = innen; krínein = abscheiden.
6 *lateinisch:* tubulus = Röhrchen; acinus = Beere; alveolus = kleine Aushöhlung.

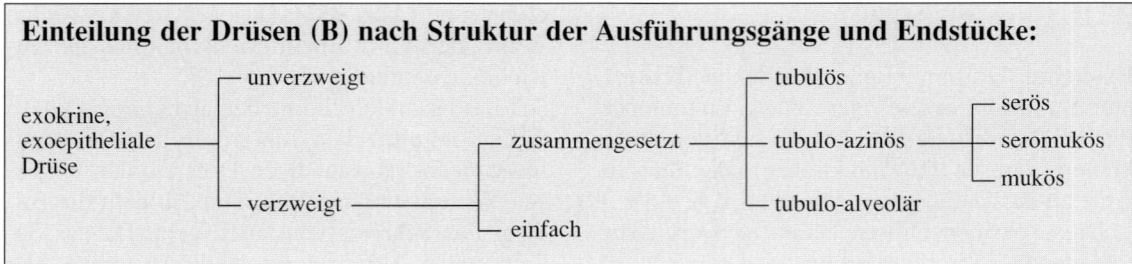

Einteilung der Drüsen (B) nach Struktur der Ausführungsgänge und Endstücke:

gewunden verlaufen (tubulöse **Knäueldrüse**: **Abb. 98 A1/2).**

Einzeldrüsen liegen in der Regel in den Wandschichten der Schleimhäute und äußeren Haut (Beispiele: die Gll. duodenales in der Tela submucosa, **Abb. 326,** die Schweiß- und Duftdrüsen in der Tela subcutanea der Haut, **Abb. 479**, die Spüldrüsen zwischen den Muskelbündeln der Zunge, **Abb. 296**). Der Zusammenhang mit der Epitheloberfläche ist in den meisten Präparaten direkt zu erkennen und für die Diagnose hilfreich.

4. Drüsen, die durch ihre Größe bedingt eigenständige Organe bilden, zeigen ein mehrfach **verzweigtes Ausführungsgangsystem** und eine schon makroskopisch erkennbare Gliederung in **Läppchen** (Lobuli): Sie sind **zusammengesetzte** Drüsen.

Histologische Präparate von zusammengesetzten Drüsen enthalten in der Regel nur herausgeschnittene Teile des Organs, lassen den Läppchenaufbau gut, den Zusammenhang mit

buläre und **interlobuläre** Abschnitte zu gliedern.

Sind tubulöse und azinöse Abschnitte **heterokrin**[7], d. h. produzieren sie verschiedene Sekrete, dann sprechen wir von einer **gemischten** Drüse (im Gegensatz zu den **homokrinen**[7] Drüsen). Beispiel: Gl. submandibularis und sublingualis mit mukösen Tubuli, die in serösen Azini enden (**Abb. 300** und **301**).

5. Einteilung nach Art der Sekretabgabe der einzelnen Drüsenzellen in das Drüsenlumen. Man unterscheidet drei Typen, die sich nach der lichtmikroskopisch sichtbaren Weise der Sekretausscheidung einordnen lassen. Drüsenzellen mit **merokrinem**[8] (auch **ekkrinem**) Sekretionsmodus (**Abb. 98**) liegen vor, wenn keine Anzeichen von der Sekretabgabe erkennbar sind. Drüsenzellen mit **apokriner**[8] Sekretionsform lassen an der Spitze (Apex) der Zelle die Abschnürung eines Sekrettropfens erkennen (**Abb. 8 und 498**). Dabei geht ein Teil des Cytoplasmas als Hülle des Tropfens in das Sekret über und für

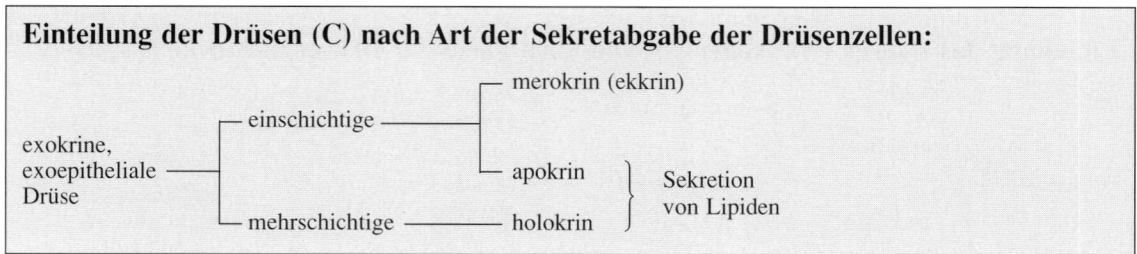

Einteilung der Drüsen (C) nach Art der Sekretabgabe der Drüsenzellen:

dem Mündungsgebiet des **Hauptausführungsganges** und auch diesen selbst nicht erkennen.

Die zahlreichen Drüsenendstücke sind **verzweigt tubulös** (**Abb. 98**), Beispiel: rein muköse Speicheldrüsen im hinteren Mund- und Rachenraum, **verzweigt tubulo-azinös,** Beispiel: Gl. parotis und Pankreas (**Abb. 298** und **299**), oder **verzweigt tubulo-alveolär**, Beispiel: Mamma (**Abb. 495–498**). Die langen, verzweigten Ausführungsgänge sind je nach Lage in **intralo-**

die Zelle verloren. Eine **holokrine**[8] Sekretionsform ist ausschließlich in den alveolären Endstücken der Talgdrüsen zu finden. Die ganzen Zellen werden zu Sekret umgebildet und sterben dabei ab.

---

7 *griechisch:* homōs = gleich, gleich beschaffen; hetéros = verschieden, anders beschaffen.

8 *griechisch:* krínein = abscheiden; méros = Teil; hólos = ganz; apó = weg, fort.

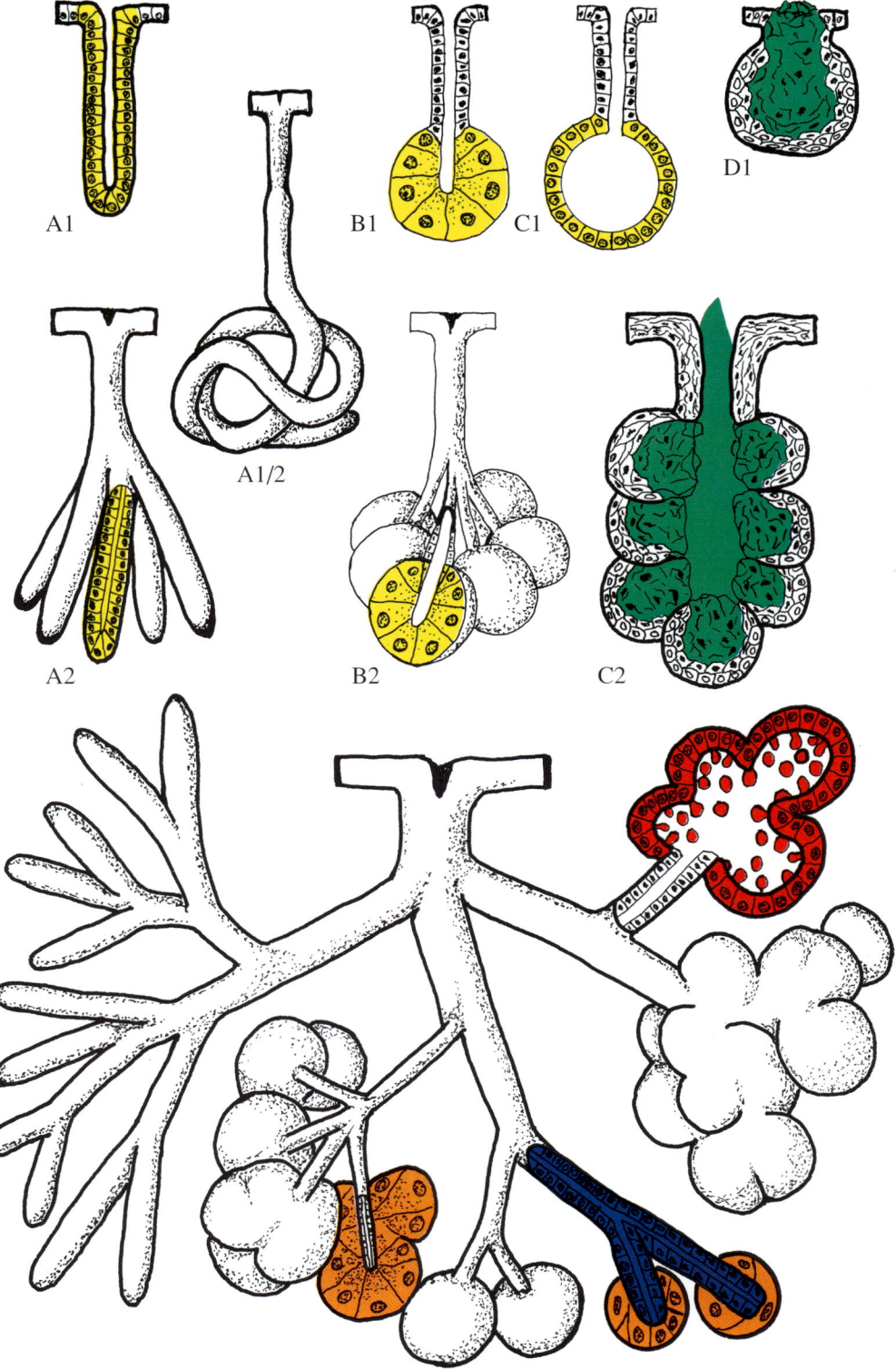

Abb. 98: Einteilung der Drüsenformen. Zeile 1 Einzeldrüsen (A1 tubulöse, B1 azinöse, C1/D1 alveoläre Form der End-stücke). Zeile 2 verzweigte tubulöse (A2), azinöse (B2) und alveoläre (C2) Endstücke. A1/2 unverzweigte, tubulöse Knäueldrüse. Unten: Zusammengesetzte Struktur der Ausführungsgänge und Endstücke. Stark verzweigt und evtl. in Abschnitte gegliederte Ausführungsgänge. Form der Sekretabgabe: merokrin (gelb), apokrin (rot), holokrin (grün). Ge-mischte Speicheldrüsen mit mukösen (blau) und serösen (orange) Endstücken. Drüsenformen B1, C1 und B2 kommen nur als Entwicklungsstadien vor.

6. Nach dem morphologischen Verhalten der Endstücke und der Art des Sekretes unterscheidet man **seröse** und **muköse** *Speicheldrüsen*. In **Tab. 12** sind deren Strukturmerkmale, die in Einzelheiten vom Arbeitsrhythmus abhängen, zusammengestellt.

Die serösen Acini sind an die Schaltstücke (S. 372), die periphersten Abschnitte des Ausführungsgangsystems, angeschlossen. In gemischten Speicheldrüsen können seröse Endstücke kappenförmig den Enden der Schleimtubuli aufsitzen: *seröse Endkappen* oder – nach ihrem Aussehen im Schnittpräparat – seröse Halbmonde (s. **Abb. 302**). Durch ihr wässeriges Sekret, das indessen eine gewisse Beimengung von sauren Schleimstoffen enthält, wird zudem der Abfluß des viskösen Schleims erleichtert. Man findet seröse Endkappen in den gemischten Drüsen der Luftwege und der Mundhöhle, besonders in der Glandula sublingualis (**Abb. 273**).

Verschiedene Drüsen weisen wohl die Struktureigenschaften der Glandulae mucosae auf, bilden aber ein weniger stark saures schleimiges Sekret, das sich färberisch und histochemisch etwas anders verhält. Zu diesen Drüsen, die – obgleich sie auch echte Schleimstoffe enthalten – als *«mukoide Drüsen»* bezeichnet werden, rechnet man beispielsweise die Gll. cardiacae, die Gll. pyloricae und die diesen morphologisch nahestehenden Gll. duodenales sowie die Gll. vestibulares und bulbo-urethrales (S. 392 bzw. 362); dazu kommt noch das Oberflächenepithel des menschlichen Magens. Die mukoiden Drüsenzellen färben sich, im Gegensatz zu den mukösen Zellen, immer gut mit Bestschem Karmin, jedoch meistens schlecht mit Muzikarmin; mit Molybdän-Hämatoxylin werden sie rotviolett, die mukösen Zellen indessen blau.

In manchen Drüsenendstücken kommen von der Hauptlichtung abzweigende **Sekretkanälchen** vor. So lassen sich in den ekkrinen Schweißdrüsen, der Milchdrüse, der Tränendrüse, den serösen Speicheldrüsen – z. B. in der Glandula parotis und glandula submandibularis (**Abb. 300**) sowie im Pankreas (**Abb. 358**) – und in den Glandulae gastricae *interzelluläre* Kanälchen finden. In den Belegzellen der Magenkörperdrüsen sowie in verschiedenen anderen Drüsenzellen sind auch *intrazelluläre* Kanälchen vorhanden.

Die Drüsenepithelien sind durch eine – bei Azan-Färbung blau gefärbte – *Basalmembran* vom umgebenden Bindegewebe getrennt (**Abb. 273**). Ferner kommen an den Endstücken mancher Drüsen, zwischen der Basalmembran und den sezernierenden Zellen, dem Epithel entstammende kontraktile Elemente vor: **Myoepithelzellen,** in denen elektronenmikroskopisch (Myo-)Fibrillen als Aktin- und Myosinfilamente nachgewiesen worden sind. Durch ihre Kontraktion wird die Sekretabgabe gefördert. An den Endstücken der Speicheldrüsen sind sie verzweigt («Korbzellen»), an den Schweißdrüsen als parallele Stäbe angeordnet («Stabzellen»); am besten erkennt man sie in den apokrinen Schweißdrüsen (**Abb. 493**).

Tabelle 12: Morphologische Unterscheidungsmerkmale der serösen und mukösen Speicheldrüsenendstücke

Merkmale	seröses Endstück	muköses Endstück
Gesamtquerschnitt	kleiner	größer
Erscheinungsform	Acinus oder Endkappe	Tubulus
Lumen	sehr eng	relativ weit
Kernform	kugelig	abgeplattet
Kernlage	(nicht ganz) basal	basal, wandständig
Cytoplasma	apikal granuliert	hell, wabig
Zellgrenzen	weniger deutlich	deutlicher
Schlußleisten	fehlen	nachzuweisen
Sekretkanälchen	interzellulär	fehlen

III. Binde- und Stützgewebe

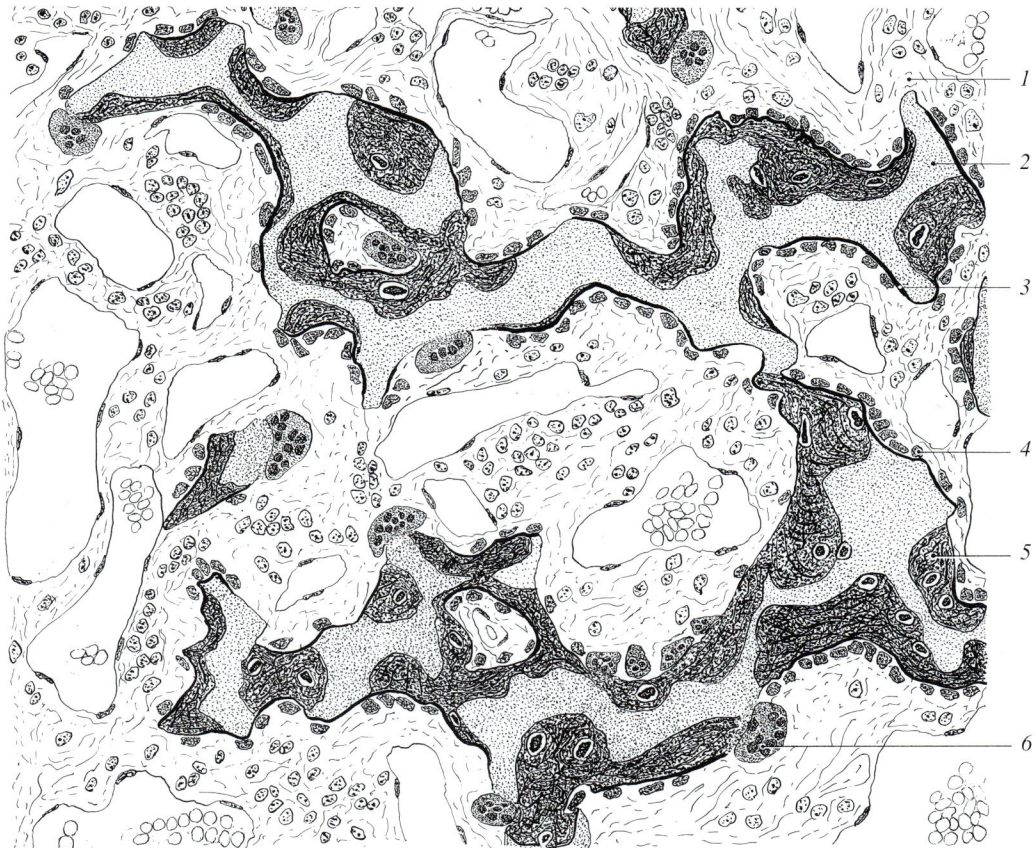

Abb. 99: Die Transformation eines Binde- oder Stützgewebes in eine andere Form ist charakteristisch für die Differenzierung der verschiedenen Gewebe dieser Gruppe. Im Verlauf der enchondralen Knochenbildung wird hyaliner Knorpel durch Knochen ersetzt: Ersatzknochenbildung. Femur-Epiphysenkern. Mensch. Azan-Färbung. Vergr. 300mal. (Be.)
1 Knochenmark mit Blutgefäßen; *2* verkalkte Knorpelgrundsubstanz; *3* Osteoid; *4* Osteoblast; *5* verkalkter Knochen mit eingeschlossenen Osteocyten; *6* Osteoklast.

Eine Anzahl Gewebe, die durch Weiterdifferenzierung des Mesenchyms entstehen, werden unter der Bezeichnung *Binde- und Stützgewebe* zusammengefaßt. Es sind *weitmaschige Zellverbände*, welche durch lichtmikroskopisch miteinander anastomosierende Cytoplasmafortsätze zustande kommen. Elektronenmikroskopisch sind die Fortsätze durch Zellmembranen und in besonderen Fällen, etwa in embryonalen Bindegeweben, durch Zonulae occludentes und/oder Nexus gegeneinander abgegrenzt (**Abb. 101**). Die Binde- und Stützgewebe *liegen im Körperinnern* und sind oberflächlich von Epithel bedeckt.

A. Baubestandteile der Binde- und Stützgewebe

Alle Binde- und Stützgewebe sind aus Zellen und Interzellularsubstanz zusammengesetzt. Die **Zellen** sind entweder ortsansässig – haben also eine unveränderliche Lage im Verband *(fixe Zellen)* – oder frei beweglich *(freie Zellen)*. Man nennt jene nach dem Gewebe, in welchem sie vorkommen, Bindegewebszellen, Fettzellen, Knorpelzellen, Knochenzellen usw. Die **Interzellularsubstanz** besteht bei den reifen Stützgeweben aus einer *Grundsubstanz* und verschieden differenzierten *Fasern:* s. Zusammenstellung auf S. 103.

1. Zellen

a) Ortsansässige Zellen (fixe Zellen)

Die Bindegewebszellen oder **Fibrocyten** sind verzweigt und stehen durch verschieden breite Cytoplasmafortsätze miteinander in Verbindung (**Abb. 101**). Ihr Zell-Leib ist platt, unauffällig und schwer färbbar; er ist dort etwas verbreitert, wo der Kern liegt. Am besten sind die Fibrocyten in dünn ausgebreiteten, gefärbten Häutchen von lockerem Bindegewebe (Häutchenpräparat) oder in der Gewebekultur in vitro zu studieren. In den üblichen Schnittpräparaten dagegen ist ihr Cytoplasma häufig gar nicht zu sehen (s. **Abb. 121, Abb. 124, Abb. 161**).

Der große, chromatinarme Zellkern hat mehr oder weniger die Gestalt eines abgeplatteten Ellipsoids und deshalb eine mit der Schnittrichtung variierende Erscheinungsform (s. **Tab. 23**, S. 177): Er ist im Profil spindelförmig, in der Aufsicht elliptisch, gelegentlich etwas eingekerbt und enthält ein bis mehrere, gewöhnlich sehr kleine Nukleolen. Die Bindegewebszellen vermehren sich bei Bedarf – z. B. bei Regenerationsvorgängen – durch Mitose (**Abb. 60**). Junge, basophile Fibrocyten spielen eine wichtige Rolle bei der Bildung der Interzellularsubstanz und insbesondere der Fasern (s. S. 108); in diesem Tätigkeitszustand sind sie wirkliche *Fibroblasten,* doch werden die Bezeichnungen Fibrozyt und Fibroblast oft synonym gebraucht. In gewissen Fibroblasten sind – in Abhängigkeit von ihrer Lokalisation und Funktion (z. B. Regeneration) – Aktinfilamente nachgewiesen worden. Solche **Myofibroblasten** sind reichlich in der Lamina propria der Hodenkanälchen vertreten (**Abb. 102**).

Einen ähnlichen weitmaschigen Verband wie die Fibrocyten bilden die **Mesenchymzellen** (**Abb. 116**) und ein Teil der **Retikulumzellen** (s. S. 116). Eine entsprechende äußere Form haben ferner die beim Menschen verhältnismäßig seltenen bindegewebigen *Pigmentzellen.* Neben den von der Neuralleiste abstammenden, eigentlichen Pigmentzellen, welche das Pigment selbst herstellen (Melanoblasten), gibt es auch pigmentierte Bindegewebszellen, die das Pigment (Melanin, Hämosiderin u. a.) durch Phagocytose aufgenommen haben. Bei den **Fettzellen** hat sich mit der Zunahme der stark lichtbrechenden paraplasmatischen Einschlüsse auch die Gestalt verändert; sie haben sich abgerundet.

Im Cytoplasma der Bindegewebszellen sind – in der Kultur in vitro – *Mitochondrien* mit dem Phasenkontrastmikroskop gut zu sehen (**Abb. 37**). Ein *Golgi-Apparat* und ein *Diplosom* lassen sich ebenfalls nachweisen. Fibroblasten haben – im Zusammenhang mit der Proteinsynthese – nicht nur große Nukleolen, sondern sind auch, wie das Elektronenmikroskop zeigt, reich an *Ergastoplasma* und *Ribosomen.*

Es ist wahrscheinlich, daß selbst im Bindegewebe des Erwachsenen nicht alle Zellen das Endstadium der Differenzierung erreicht haben und damit eine Reserve von noch nicht spezialisierten, *pluripotenten Zellen* vorhanden ist, die dann im gegebenen Moment zu Fibroblasten (S. 120), Chondroblasten (S. 124), Osteoblasten (S. 130) usw. werden.

b) Freie Zellen (mobile Zellen)

Es müssen nach dem Aussehen, den Aufgaben und dem Ort ihres Vorkommens *folgende Arten von freien Zellen* unterschieden werden.

Makrophagen oder *Histiocyten* (= ortsgebundene Makrophagen, Gewebs-Makrophagen, ruhende Wanderzellen, **Abb. 105**) findet man regelmäßig im lockeren faserigen Bindegewebe, wo sie häufig den kleinen Blutgefäßen anliegen («Adventitialzellen»). Es sind polymorphe, oft gelappte Zellen, die etwas plumper sind als die Fibrocyten und einen kleineren, dunkleren, manchmal etwas eingebuchteten Kern besitzen. Das Cytoplasma, das bei den Fibrocyten hell und mehr oder weniger homogen ist, wird bei diesen unscharf, bei den ruhenden Makrophagen dagegen deutlich gegen die Umgebung abgegrenzt; zudem ist es im Leben stärker lichtbrechend, in den histologischen Präparaten besser angefärbt (meistens basophil) und von wabiger oder körniger Struktur. Ergastoplasma und Ribosomen sind spärlich vorhanden. Die Zelloberfläche ist reichlich gegliedert und mit Mikrovilli und/oder plumpen Fortsätzen versehen (**Abb. 230**). Die gewöhnlich ruhenden Zellen werden erst durch Reizung (Entzündung z. B.) zu amöboid beweglichen Wanderzellen, den freien Makrophagen, die stark phagocytieren und einen mittleren Durchmesser von 15–20 µm und mehr aufweisen. Ruhende und bewegliche Makrophagen leiten sich von den im Blut zirkulierenden Monocyten her (s. S. 198).

Als frei bewegliche Zellen erkennt man an ihrer Oberfläche im Zeitrafferfilm wellenartige Bewegungen, die im Dienste der Fortbewegung stehen (*undulierende Membranen*). Bei der *Vitalfärbung* mit sauren Farbstoffen (wie Trypanblau, usw.) werden diese von den Makrophagen gespeichert. Zur Zuordnung dieser Zellen zum retikuloendothelialen bzw. mononukleären Phagocytensystem siehe S. 210.

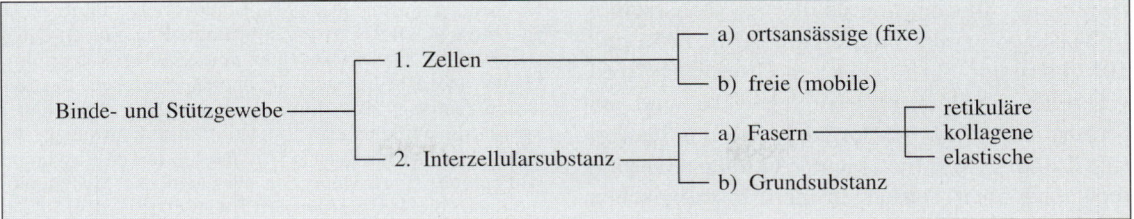

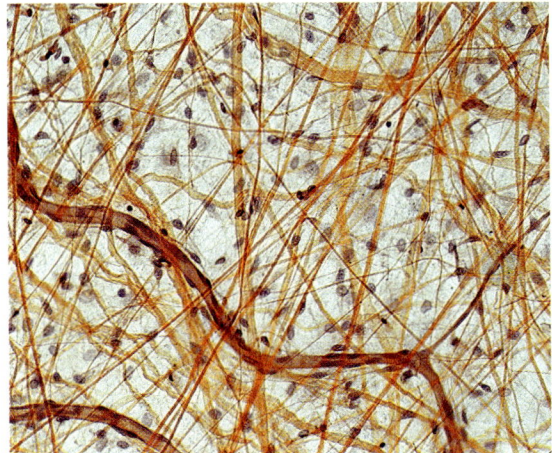

Abb. 100: Kollagene und elastische Fasern. Totalpräparat vom Mesenterium. Benzopurpur-Färbung. Vergr. 150mal.

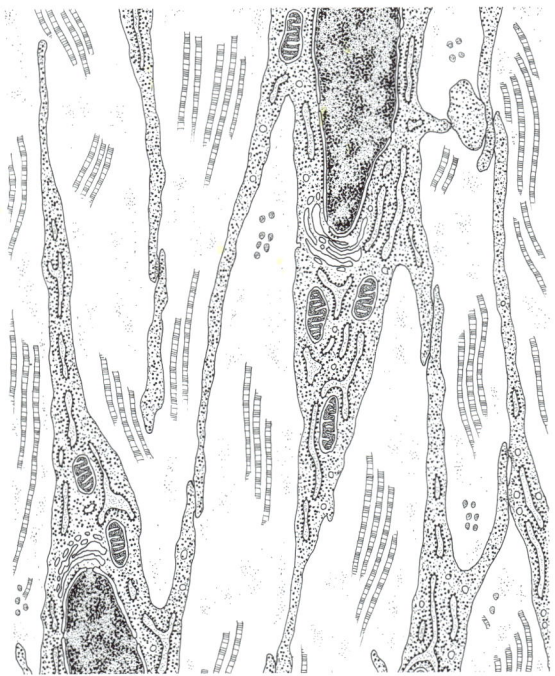

Abb. 101: Fibrocyten aus dem lockeren faserigen Bindegewebe (Ratte). Die langen Zellfortsätze berühren einander ohne erkennbare Haftstrukturen auszubilden, und im Interzellularraum sieht man einige kollagene Mikrofibrillen. Vergr. etwa 7500mal. (Kr.)

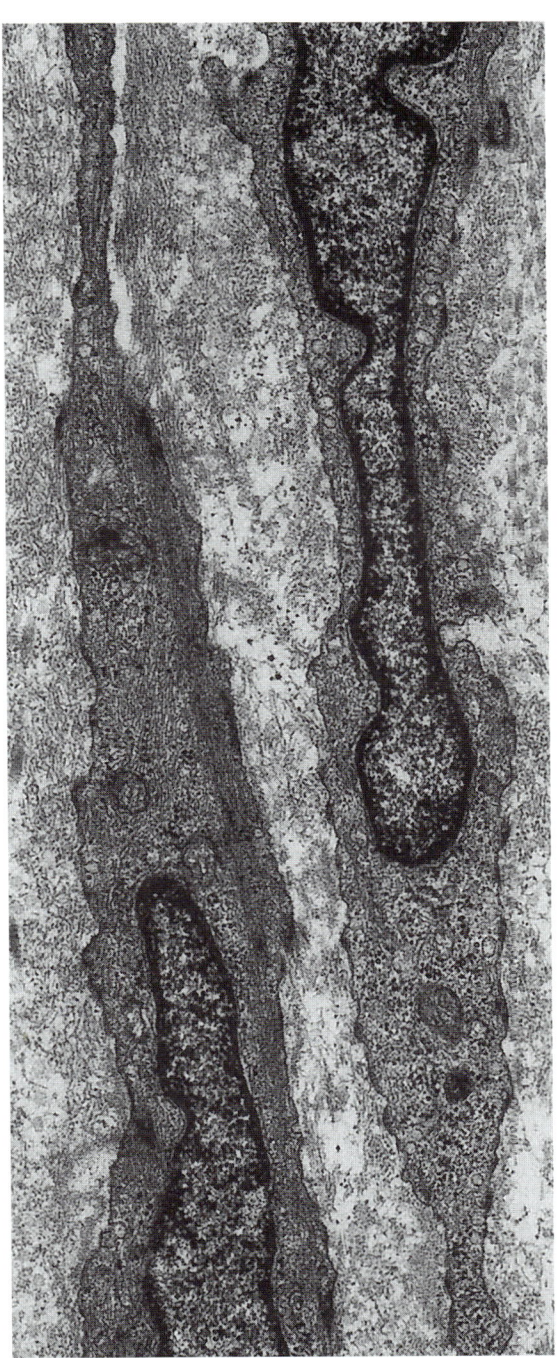

Abb. 102: Myofibroblasten in der Lamina propria eines Hodentubulus (Mensch). Vergr. 25 200mal.

Auch die basophil granulierten **Mastzellen** (= Mastocyten oder Labrocyten, **Abb. 104a** und **105**) kommen, einzeln oder in Grüppchen, weit verbreitet im lockeren Bindegewebe und im Stroma verschiedener Organe vor, am häufigsten in der Adventitia kleiner Gefäße. Sie sind recht zahlreich, treten in den histologischen Routinepräparaten jedoch nicht hervor. Das Cytoplasma der rundlichen, manchmal polymorphen und gelegentlich mit lappigen Fortsätzen versehenen Zellen, deren längster Durchmesser 20 μm übersteigen kann, ist voll von basophilen, metachromatischen Körnchen. Diese sind schwach lichtbrechend und geben keine positive Peroxydasereaktion. Der Zellkern ist verhältnismäßig klein, mehr oder weniger kugelig, nicht selten exzentrisch gelegen und von den Granula verdeckt.

Mit den basophilen Granulocyten des Blutes («Blutmastzellen», S. 196), deren Granula leichter wasserlöslich sind und die einen unregelmäßigen Zellkern besitzen, sollen die *Gewebsmastzellen* nicht identisch sein.

Die Granula färben sich bei (supra-)*vitaler Färbung* mit basischen Farbstoffen wie Methylenblau und Neutralrot. Sie enthalten Glykosaminoglykane, die aus Glukosamin, Glukuronsäure und Schwefelsäure aufgebaut sind. Damit erklärt sich auch ihre *Metachromasie* (s. S. 14). Die Mastzellen leiten sich nach heutiger Anschauung von Zellelementen her, bei denen es sich um aus dem Blut ausgewanderte Stammzellen handeln soll, die dem hämopoetischen System zugeordnet werden (s. S. 200). Auch ausgereifte Mastzellen sollen noch zur Mitose befähigt sein. Die Mastzellgranula sind beim Menschen mit einer Fülle von eigentümlich lamellär, konzentrisch geschichteten und zylindrisch geformten Strukturen vollgepackt und von einer Membran umgeben (**Abb. 103**). Die Granula enthalten *Heparin*, eine gerinnungshemmende Substanz, welche durch ihre zahlreichen Schwefelsäuregruppen die metachromatische Farbreaktion hervorruft. Außerdem läßt sich in den Granula *Histamin* nachweisen, welches u. a. auf die Permeabilität der Gefäßwände einwirkt. Weiterhin kommen eine Reihe von Enzymen vor.

Die **Wirkungsweise der Mastzellen** (**Abb. 103**) und die Abgabe der sog. *Mediatoren* ist eng an die Reaktionen des *Immunsystems* gekoppelt. Besonders im Rahmen einer *allergischen Reaktion* antworten die Mastzellen mit *Degranulation* und schütten große Mengen von Heparin und Histamin in das Gewebe aus. Dies erfordert zunächst eine Sensibilisierung des Organismus, bei der durch ein *Antigen* (körperfremde Eiweiße jeder Art, Bestandteile von Immunseren, Antitoxine) eine primäre Immunreaktion ausgelöst wird und Plasmazellen Immunglobuline vom Typ IgE bilden und sezernieren, die an Oberflächen-Fc-Rezeptoren der Mastzellen gebunden werden. Bei einer zweiten erneuten Auseinandersetzung des Körpers mit demselben Antigen wird dies direkt an die IgE-Antikörper gebunden und löst eine Veränderung der Mastzellmembran aus. Als Folge kommt es zu einer plötzlichen, sehr schnellen Exocytose der Mastzellgranula, ein Prozeß, der in wenigen Minuten abgelaufen ist und durch Veränderung der Durchlässigkeit der Gefäßwände zu einer starken

Schwellung, einem Oedem des Bindegewebes führt. Wirkt sich diese durch das Histamin bedingte Reaktion an Orten aus, wo das Oedem zur Funktionseinschränkung führt, können lebensbedrohende Situationen entstehen. Bei Reaktion entlang den Luftwegen (Asthma bronchiale) kommt die Wirkung auf die glatte Muskulatur hinzu, die zu einer Konstriktion der relativ muskelstarken Abschnitte (Bronchioli) führt. Unter den verschiedenen Mediatoren, die durch die *Mastzellreaktion* freigesetzt werden, ist die «*slow-reacting-substance*» (SRS) zu nennen, welche die Histaminwirkung auf die Kontraktion der Muskulatur unterstützt und *chemotaktische Substanzen,* darunter der eosinophilen-chemotaktische Faktor (ECF), der zur Einwanderung von eosinophilen Granulocyten in die betroffene Region führt. Die Eosinophilen bewirken eine Blockade der Histaminwirkung und helfen bei der Eindämmung der Entzündung. Besonders heftig und folgenschwer wirkt sich die Mastzellreaktion beim anaphylaktischen Schock aus, der als Sekundärantwort auf eine kurzfristig erfolgte Zweitinjektion von z. B. Immunseren, gewonnen von der gleichen Tierart, eintritt und lebensgefährlich ist.

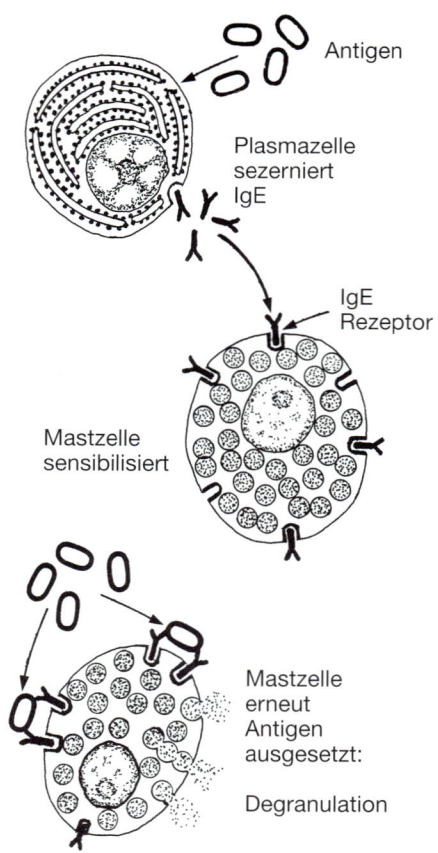

Abb. 103: Darstellung der Degranulation von Mastzellen als Antwort auf eine sekundäre Antigen-Antikörper-Reaktion nach einer vorausgegangenen Sensibilisierung der Mastzelle durch Bindung von Antikörpern vom IgE-Typ, die während einer Primär-Reaktion von Plasmazellen sezerniert wurden.

Große und kleine **Lymphocyten** sieht man in beträchtlicher Zahl im lymphatischen System und in der Lymphe, kleine auch im Blut (**Abb. 215**). Sie sind unter normalen Verhältnissen im faserigen Bindegewebe nicht häufig anzutreffen; am ehesten findet man sie in der Nähe von Gefäßen und in Fettläppchen sowie in der Lamina propria mucosae des Luftwegs und des Magen-Darmkanals. Die Lymphocyten sind die bei chronischen Entzündungen vorherrschende Zellform.

Die **Plasmazellen** (= Plasmocyten, **Abb. 104** und **106**) sind im lockeren Bindegewebe unter physiologischen Bedingungen nicht allgemein verbreitet. Sie kommen im Stroma verschiedener Drüsen (Speicheldrüsen, Tränendrüse) vor, im Omentum, im Knochenmark und im lymphatischen System (s. S. 213), in der Lamina propria der Darmschleimhaut besonders während der Verdauung, in der Uterusschleimhaut während der Menstruation sowie in der Schwangerschaft, ferner im Stroma der aktiven Brustdrüse und weiterer Organe. Im Blut, wo sie normalerweise gewöhnlich fehlen, sind sie bei bestimmten Krankheiten (z. B. Röteln) vermehrt, im Gewebe bei manchen chronischen Entzündungen. Die Größe der Plasmazellen ist sehr variabel (10–20 μm und mehr); durchschnittlich haben sie etwa den Durchmesser eines großen Lymphocyten. Sie sind kugelig oder polygonal, wenn sie – was nicht selten der Fall ist – in einem Häufchen aneinandergedrängt sind. Der kugelige Zellkern liegt exzentrisch. Oft, jedoch nicht immer, sind der Innenseite der Kernmembran gröbere Chromatinbrocken angelagert («Radspeichenkern»). Das verhältnismäßig reichliche, ungranulierte Cytoplasma ist basophil und gegen die Zelloberfläche gut gefärbt, während der Kern von einem charakteristischen hellen Hof umgeben ist. Möglicherweise sind die Plasmazellen auch träge amöboid beweglich; auf Vitalfärbung sprechen sie nicht besonders an.

Feinstrukturell sind die Plasmazellen durch ihren Reichtum an z. T. dilatiertem, rauhen endoplasmatischem Retikulum (Ergastoplasma) ausgezeichnet (**Abb. 106**). Sie sind Reaktionsformen der B-Lymphocyten (s. S. 213) und leiten sich damit von hämopoetischen Stammzellen des Knochenmarks her (s. S. 200). Daher findet man sie gemeinsam mit Lymphocyten in der Adventitia kleiner Gefäße, in der Lamina propria der Schleimhäute (**Abb. 105**) und allgemein im Fett-Bindegewebe. Sie produzieren Immunglobuline (γ-Globuline) als Antikörper und sind damit Teil des humoralen Immunsystems (s. S. 212).

Eosinophile Granulocyten kommen nicht nur im Blut (1–4% der Leukocyten, **Abb. 215**), sondern auch im Bindegewebe unter physiologischen Bedingungen an verschiedenen Stellen vor, so z. B. in der Lamina propria der Darmschleimhaut *und nicht selten im Thymus* (**Abb. 238**). Die eosinophil granulierten Zellen, die beim Blut genauer beschrieben werden, sind gut amöboid beweglich und können z. B. Immunkomplexe phagocytieren (s. S. 195) und abbauen. Sie besitzen im Gewebe einen mäßig segmentierten bis kugeligen Kern, der durch die stark lichtbrechenden, mit Eosin färbbaren Granula im Zell-Leib fast verdeckt ist.

Die **Monocyten** (**Abb. 215**) sind die zunächst im Blut zirkulierenden und von dort in das Bindegewebe eingewanderten Vorläufer der Makrophagen. Als freie Zellen ist ihre Existenz im Bindegewebe und den Organen begrenzt, da sie innerhalb von Stunden die Gestalt von Makrophagen annehmen.

2. Interzellularsubstanz

a) Fasern

Nach den *morphologischen* Eigenschaften gibt es *drei verschiedene Arten von Bindegewebsfasern,* die sich auch in ihrer histologischen Färbbarkeit unterscheiden, nämlich kollagene, retikuläre und elastische. Nach ihren *chemischen* Eigenschaften lassen sich nur zwei Formen unterscheiden: Kollagene und retikuläre Fasern enthalten in gleicher Weise Kollagen als chemische Bausteine, elastische Fasern weisen Elastin als Hauptkomponente auf. Eine weitere fibrilläre Struktur, die aber nur elektronenmikroskopisch zu erkennen ist und vor allem zusammen mit den elastischen Fasern vorkommt, aber auch zwischen retikulären bzw. kollagenhaltigen Fasern nachweisbar ist, enthält Amyloid P als wesentlichen chemischen Bestandteil.

Die **kollagenen Fasern** sind ohne histologische Färbung mehr oder weniger farblos und relativ wenig lichtbrechend; nach Zusatz von verdünnter Säure quellen sie auf und werden fast unsichtbar. Eine wichtige optische Eigenschaft ist ihre Doppelbrechung im polarisierten

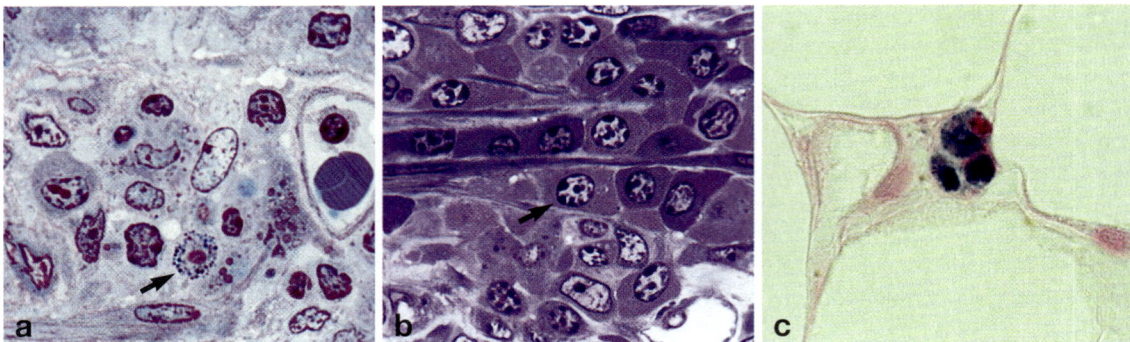

Abb. 104: – a Mastzelle (Pfeil) in Lamina propria des Dünndarms (Mensch). Semidünnschnitt. **– b** Plasmazellen (Pfeil) in Lamina propria des Dünndarms (Mensch). Semidünnschnitt. **– c** Makrophagen (Histiocyten) nach Speicherung (Phagocytose) von Trypanblau im Bindegewebe des Nebenhodens (Ratte). Präparate (a, b) von Prof. Wulfhekel, Bonn. Vergr. (a–c) 500mal.

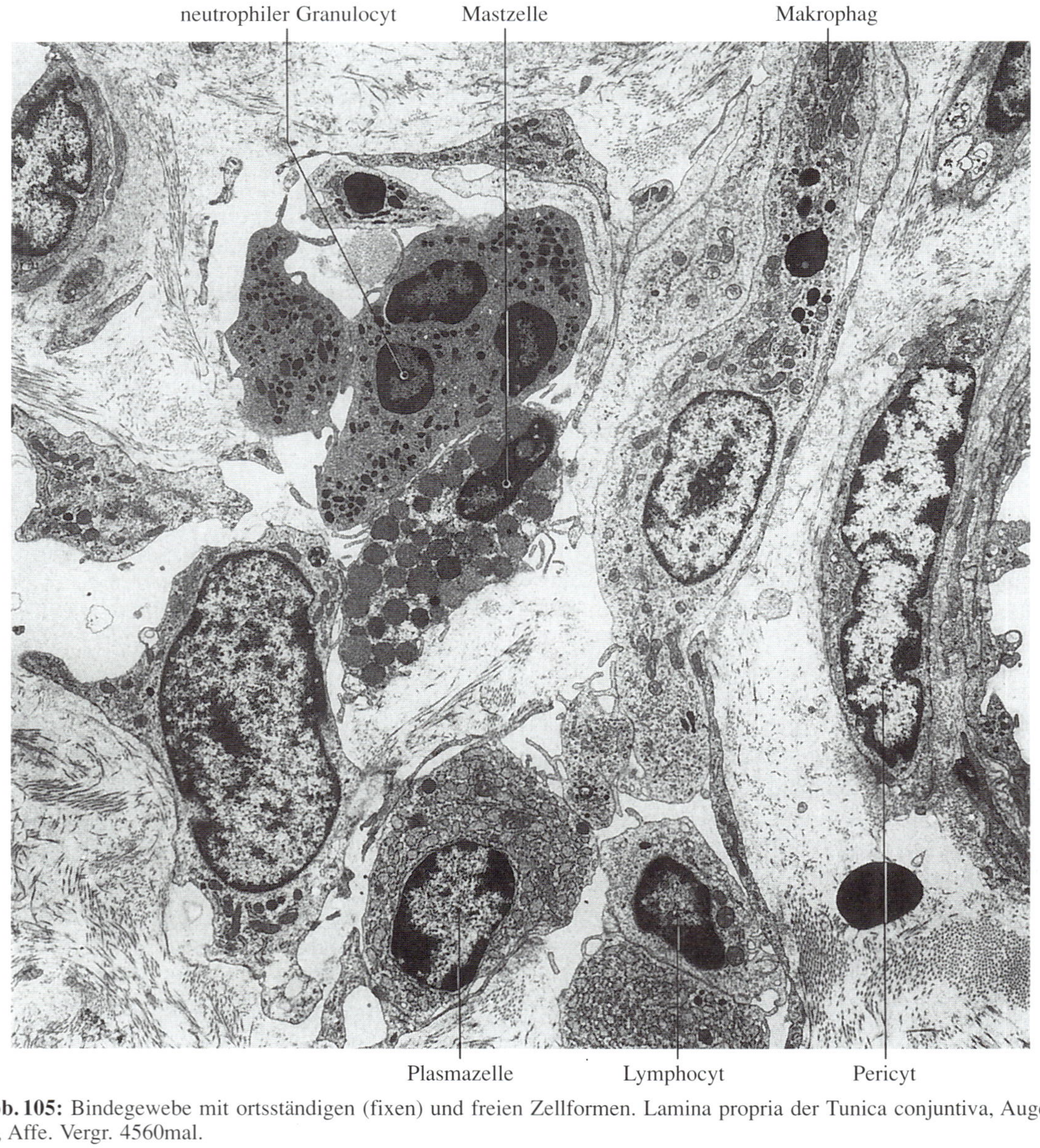

neutrophiler Granulocyt   Mastzelle   Makrophag

Plasmazelle   Lymphocyt   Pericyt

Abb. 105: Bindegewebe mit ortsständigen (fixen) und freien Zellformen. Lamina propria der Tunica conjuntiva, Augenlid, Affe. Vergr. 4560mal.

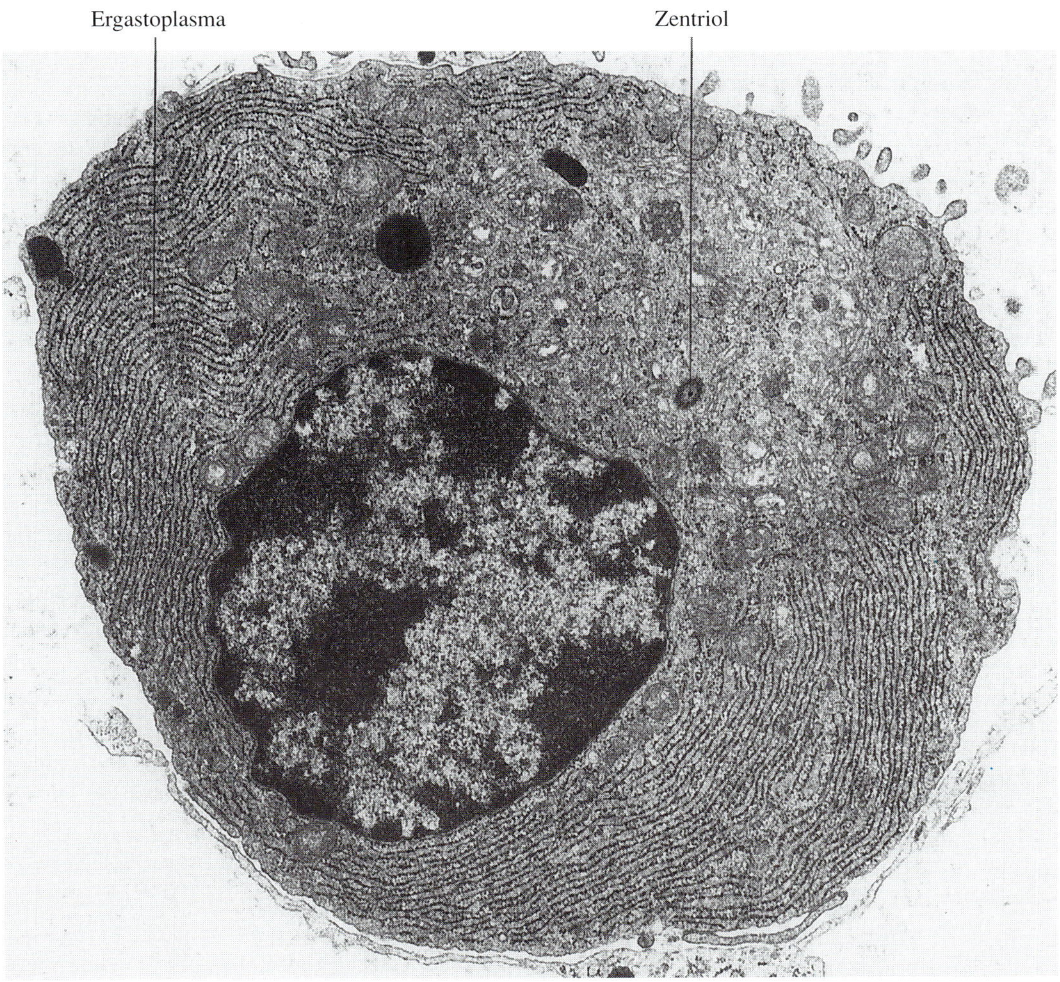

Ergastoplasma   Zentriol

Abb. 106: Plasmazelle aus dem Knochenmark. Mensch. Vergr. 13500mal. EM von Prof. Wulfhekel, Bonn.

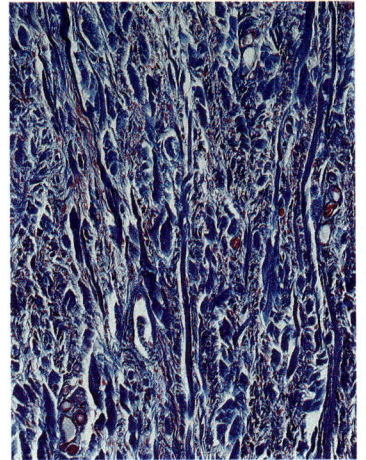

Abb. 107: Darstellung der kollagenen Fasern (blau) durch Azan-Färbung. Nähe Ligamentum vocale (Mensch). Vergr. 100mal.

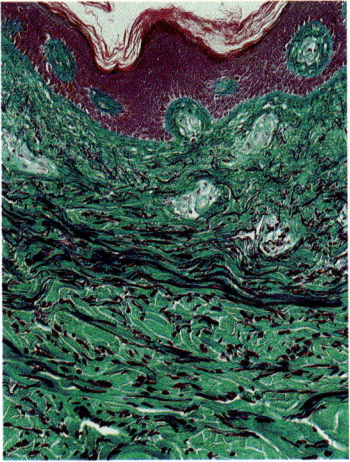

Abb. 108: Darstellung der kollagenen Fasern (grün) und der elastischen Netze (schwarzblau) durch eine Goldner-Elastika-Färbung. Corium der Haut (Mensch). Vergr. 100mal.

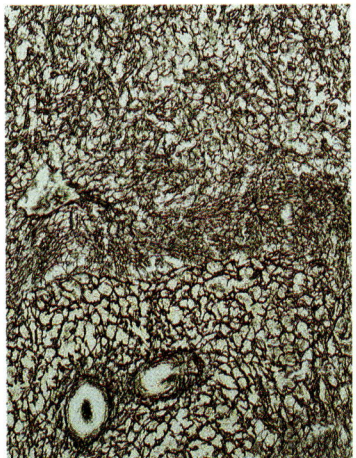

Abb. 109: Darstellung der retikulären Fasern im Milzretikulum (oben) und in einem Milzfollikel (unten) durch Versilberung nach Pap. Vergr. 100mal.

Licht. Die kollagenen Fasern (Fibrae collagenosae) bilden **Bündel** (Fasciculi collagenosi) und sind aus kleineren Strukturbestandteilen, den Fibrillen[9] aufgebaut, und als Fibrillenbündel lassen sie lichtmikroskopisch eine leichte Längsstreifung erkennen; dementsprechend sind die Faserquerschnitte fein punktiert. Die Fibrillen, deren Dicke etwa 0,3–0,5 μm beträgt, sind im Elektronenmikroskop noch weiter in Mikrofibrillen auflösbar, die je nach Gewebe, Alter oder Tierart einen Durchmesser von 20–190 nm haben.

Die **kollagenen Mikrofibrillen** zeigen eine aus hellen und dunklen Bändern bestehende *Querstreifung* (**Abb. 111**), deren Periodizität vom Neugeborenen bis ins Greisenalter in der Größenordnung von 64 nm liegt. Diese charakteristische Struktur der Mikrofibrillen ist das Resultat der parallelen Aggregation der Bausteine der Fibrille, der Tropokollagenmoleküle.

Die Bildung des *Tropokollagens* beginnt *intrazellulär* (**Abb. 110**). Verschiedene Zellformen, vor allem Fibroblasten und Fibrocyten, aber auch Osteo-, Chondro- und Odontoblasten, sowie glatte Muskelzellen und einige andere Gewebe sind in der Lage die *Synthese von Prokollagen* vorzunehmen. Zunächst werden lange Kettenmoleküle gebildet, die reich an Prolin und Lysin sind, Aminosäuren, von denen wiederum ein hoher Anteil hydroxyliert wird, und die an beiden Enden besondere Peptide (Registerpeptide) tragen. Der hohe Hydroxyprolingehalt, durch den sich Kollagen von Elastin (dem Protein der elastischen Fasern) unterscheidet, erlaubt es, die Menge an Kollagen in einem Gewebe quantitativ zu ermitteln. Die Kettenmoleküle sind zu einer α-Helix gewunden (sog. α-Kette), und drei α-Ketten bilden ein Prokollagenmolekül, indem sie wie zu einem Faden miteinander verdrillt werden. Das Prokollagen ist etwa 300 nm lang, 1,5 nm dick und trägt endständig weiterhin die Registerpeptide, die eine Polymerisation zu Kollagenfibrillen innerhalb der Zelle verhindern. Der Weg führt vom endoplasmatischen Retikulum zum Golgiapparat und verpackt in Transportvesikel an die Zelloberfläche, wo die Prokollagenmoleküle durch Exocytose aus der Zelle abgegeben werden.

Die *Fibrillogenese* erfordert zunächst die Abspaltung von Teilen der endständigen Registerpeptide durch Prokollagen-Peptidasen. Damit wird das Prokollagen zu *Tropokollagen*, wobei es auf eine Moleküllänge von etwa 280 nm reduziert und in die Lage versetzt wird, im *extrazellulären Raum* zu Mikrofibrillen zu polymerisieren. Die Tropokollagenmoleküle fügen sich parallel zusammen, sie aggregieren zu *Primärfilamenten*, die aus fünf gebündelten, jeweils um $^1/_4$ ihrer Länge gegeneinander versetzten Einheiten bestehen. Ein Primärfilament (auch Protofibrille) hat einen Durchmesser von 4–5 nm, aber die typische Querstreifung wird erst sichtbar, wenn sich genügend Primärfilamente zusammengefügt und aneinandergereiht haben und eine *Mikrofibrille* von wenigstens 20 nm Dicke entstanden ist. Die Querstreifung tritt in zwei Formen in

Erscheinung. Bei Negativkontrastfärbung wird sich das zur Färbung verwendete Schwermetallsalz vor allem in Zonen ansammeln, in denen die Fibrillenstruktur weniger dicht ist, und welche dem Kontrastierungsmittel die Anreicherung erlauben. Durch die versetzte Anordnung der *Tropokollageneinheiten* erscheinen die dunklen Streifen mit einer Periodizität von etwa 64 nm. Das zweite «Bänderungsbild» der kollagenen Fibrille entsteht bei der «positiven» Kontrastierung (Direktfärbung mit Schwermetallsalzen, s. S. 16). Dabei entsteht ein differenziertes Muster feiner Banden mit ebenfalls der gleichen Periodizität von 64 nm. Die Banden werden durch einen Summationseffekt bei der Anfärbung von reaktiven Gruppen verursacht, die in entsprechenden Abständen entlang den Tropokollagenmolekülen sitzen.

Die verschiedenen morphologischen Komponenten der Kollagenfaser bis hinab zu den Mikrofibrillen (**Tab. 13**) sind durch eine amorphe, glykosaminoglykanhaltige Kittsubstanz zusammengehalten. Die Faserbreite ist durch Dicke und Anzahl ihrer Fibrillen bedingt; sie hängt vom Verwendungsort und auch vom Lebensalter ab und kann von 1–12 (und mehr) μm variieren. Die Färbung der kollagenen Fasern im histologischen Präparat ist in der **Tab. 22** (S. 175) angegeben.

Geordnete Molekülverbände, die, wie z. B. die kollagenen Fibrillen, in verschiedenen Richtungen unterschiedliche optische Eigenschaften – Anisotropie – aufweisen, sind *doppelbrechend*: Sie zerlegen das durchtretende Licht in zwei linear polarisierte Strahlen, deren Schwingungsebenen senkrecht aufeinanderstehen und den Richtungen größter Strukturverschiedenheiten des anisotropen Objektes entsprechen. Die *kollagenen Fasern* sind positiv einachsig doppelbrechend; die optische Achse entspricht der Längsachse der Fibrillen. Sie werden im Polarisationsmikroskop dann am stärksten aufleuchten, wenn sie – längsgetroffen – in die Diagonale der senkrecht aufeinanderstehenden Schwingungsebenen der beiden Polarisationsfilter (Polarisator und Analysator) gedreht werden (s. **Abb. 1c**). Durch Erhitzen kollagener Fasern (z. B. von Sehnen) auf 60–80 °C läßt sich eine starke Kontraktion auslösen, wobei die Doppelbrechung abnimmt oder sogar verschwindet. Beim Kochen kollagener Substanz mit Wasser wird das Kollagen in ein lösliches Protein abgebaut (Verkürzung der Polypeptidketten), und es entsteht Leim[10] (Gelatine oder Glutin). Aus einer Kollagenlösung können experimentell wieder Fibrillen ausgefällt werden, die eine submikroskopische Segmentierung von der erwähnten Periodizität besitzen. Die kollagenen Fasern sind sowohl gegen Säuren als auch gegen Alkalien weniger widerstandsfähig als die elastischen.

Kollagene Fasern oder Fibrillen fehlen in keiner Form der Binde- und Stützgewebe, bei der me-

---

9   *lateinisch:* fibra = Faser; fibrilla = Fäserchen.
10 *griechisch:* kólla = Leim; génesis = Bildung; daher «kollagene» = leimbildende Fasern.

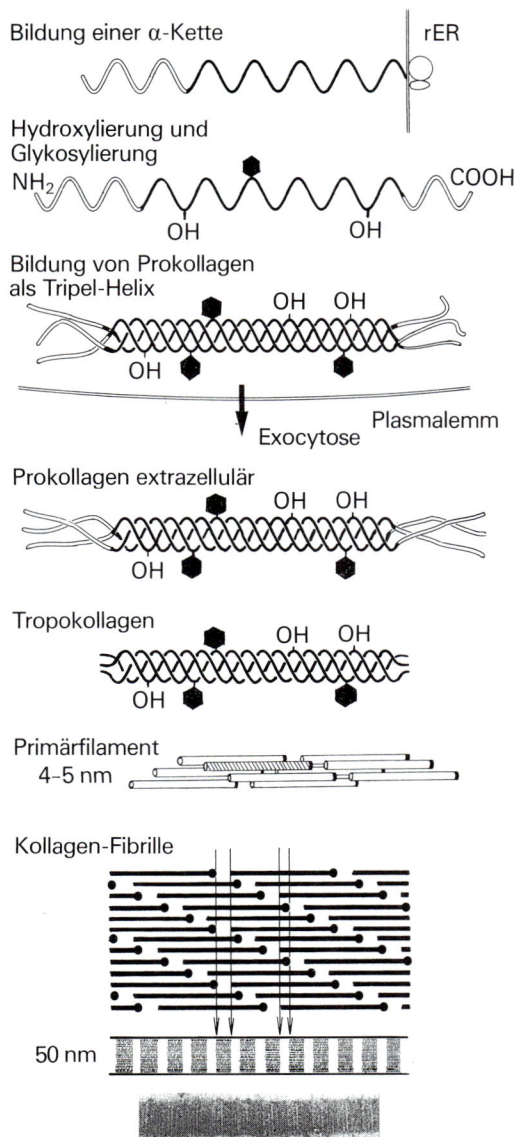

Bildung einer α-Kette

rER

Hydroxylierung und
Glykosylierung

NH_2

COOH

OH   OH

Bildung von Prokollagen
als Tripel-Helix

OH   OH

OH

OH

Exocytose

Plasmalemm

Prokollagen extrazellulär

OH   OH

OH

Tropokollagen

OH   OH

OH

Primärfilament
4–5 nm

Kollagen-Fibrille

50 nm

Abb. 110: Schematische Darstellung der intrazellulären Bildung von Prokollagen und der extrazellulären Entstehung einer Kollagenfibrille aus Tropokollagen. Modifiziert nach Alberts et al., 1983.

chanische Aufgaben im Vordergrund stehen. Man findet sie im faserigen Bindegewebe sowie im Knorpel, Knochen oder Zahnbein, und immer läßt sich eine funktionell sinnvolle Anordnung nachweisen. Im Feinbau der Organe bilden sie das an das retikuläre Maschenwerk anschließende, gröbere Gerüstwerk (s. Lymphknoten und Milz). Im faserigen Bindegewebe sind die kollagenen Fasern gewöhnlich in Form von gewellten Bündeln angeordnet (**Abb. 123**).

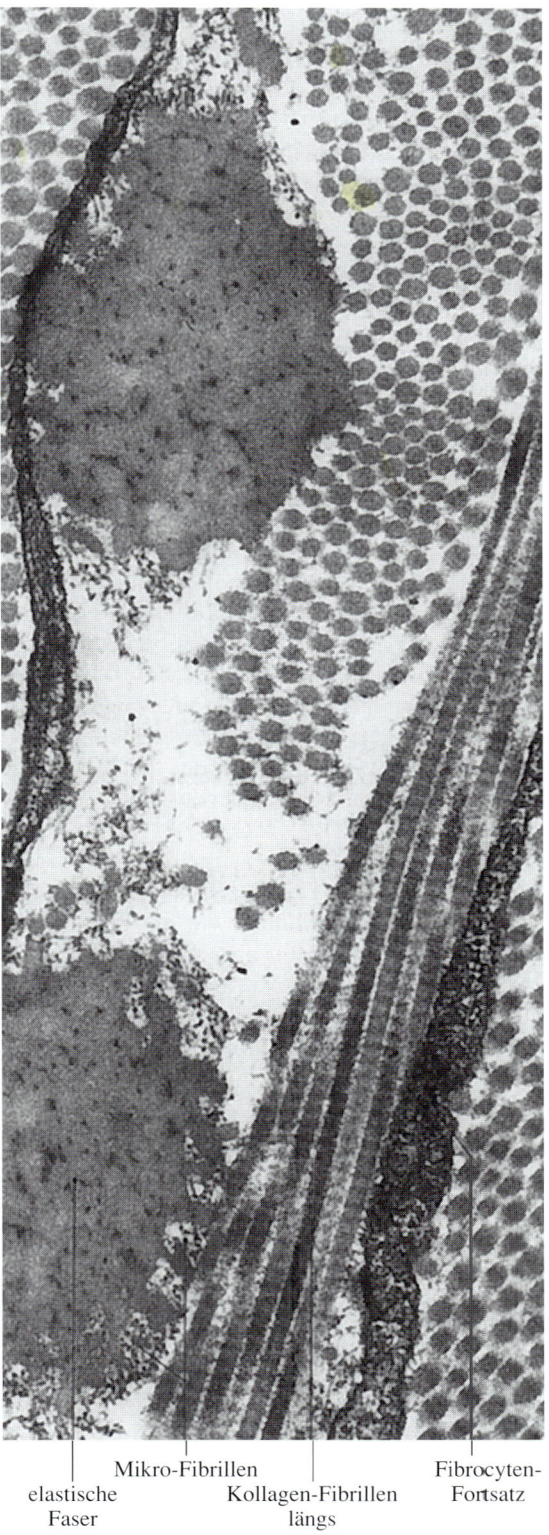

Mikro-Fibrillen

elastische
Faser

Kollagen-Fibrillen
längs

Fibrocyten-
Fortsatz

Abb. 111: Bindegewebsfasern: Kollagenfibrillen längs und quer geschnitten, zwei elastische Fasern von Mikrofibrillen durchsetzt und Fibrocytenfortsätzen. Vergr. 36 600mal.

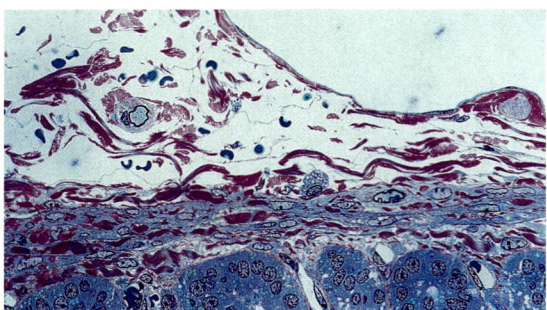

Abb. 112: Bindegewebsfasern und extrazelluläre Matrix (ECM) (rot), dargestellt durch eine polychromatische Färbung am Semidünnschnitt. Kapsel und perikapsuläres Bindegewebe der Nebenniere, Affe. Vergr. 300mal.

Die kollagenen Fasern haben einen sehr großen Elastizitätsmodul und sind somit, im Gegensatz zu den elastischen Fasern, fast undehnbar. Eine gewisse Dehnungsmöglichkeit kommt jedoch der Gesamtkonstruktion zu *(Scherengitterprinzip)*. Die größte Verschiebungsmöglichkeit besteht bei rechtwinkliger Faserkreuzung; anderseits sind dort, wo stärkere Zugspannungen aufgefangen werden sollen, die kollagenen Fasersysteme vor allem in der Richtung der Zugkräfte orientiert (extremer Fall: Sehne, **Abb. 127**).

Während die gröberen *retikulären Fasern* sich bei gewissen Färbungen – vgl. **Tab. 22**, S. 175 – ähnlich verhalten wie die kollagenen, im Gegensatz zu diesen aber PAS-positiv sind, lassen sich die feineren retikulären Fasern nur durch Silberimprägnation darstellen. Man nennt sie deshalb auch argyrophile Fasern[11] (Silberfasern); diese sind je nach ihrer Dicke mehr oder weniger intensiv schwarz, indes die kollagenen Fasern gelblich bis gelbbraun getönt sind.

Beim Bau des Körpers haben Silberfasern eine ausgedehnte Verwendung gefunden. Im sog. retikulären Bindegewebe (S. 116) vereinigen sie sich zum feinen, dreidimensionalen Stützgerüst ganzer Organe. Ferner liefern sie zarte «Gitterfasern» um Kapillaren, Milzsinus (**Abb. 109**), Drüsenendstücke, Nierenkanälchen, Fettzellen (**Abb. 113**), Nerven- und Muskelfasern (**Abb. 178** und **Abb. 163**). Die retikulären Fasern müssen so angeordnet sein, daß die Gesamtkonstruktion des Fasernetzes[12] Volumenschwankungen der eingelagerten Kapillaren, Muskelfasern usw. zuläßt.

Die argyrophilen Fasern bilden auch eine mit mechanischen Aufgaben betraute Unterlage (Lamina fibroreticularis) der zwischen Epithel und Bindegewebe gelegenen Basalmembranen (z. B. **Abb. 178**).

Die sich verzweigenden retikulären Fasern oder Retikulumfasern, von einem Durchmesser von etwa 0,2–1 μm, sind aus noch kleineren Strukturelementen (Mikrofibrillen) zusammengesetzt (**Abb. 114**). Die Fibrillen sind nur elektronenmikroskopisch sichtbar und haben die gleiche Periodizität wie die kollagenen Fibrillen. Die retikuläre Mikrofibrille ist im Mittel 50 nm dick, weicht aber in der chemischen Zusammensetzung etwas von der kollagenen Fibrille ab. Sie ist aus Kollagen von Typ III aufgebaut und vor allem mit Heparansulfat vernetzt (**Tab. 14** und **16**). Da versilberbare Fibrillen zuerst und vor kollagenen Fibrillen in embryonalen Geweben auftreten, hat man die Retikulinfasern auch als Vorläufer der kollagenen aufgefaßt. Die Argyrophilie der retikulären Fasern wird mit dem feineren Kaliber, der nicht so engen Packung der Mikrofibrillen und deren Beziehung zur umgebenden Grundsubstanz in Zusammenhang gebracht.

11 *griechisch:* árgyros = Silber; phílos = liebend, befreundet.

12 *lateinisch:* rete = Netz, reticularis = netzartig.

Tabelle 13: Mikroskopische und submikroskopische Organisation der kollagenen Fasern

Bündel kollagener Fasern	kollagene Fasern (⌀ 1–15 μm)	kollagene Fibrillen (⌀ 0,2 bis 0,5 μm)	Mikrofibrillen (⌀ 20 bis 100 nm)	Primärfilamente (Protofibrillen) (⌀ < 5 nm)	Tropokollagenmoleküle (⌀ 1,5 nm)	Aminosäuren (vor allem Glycin, Prolin, Hydroxyprolin, Lysin, Hydroxylysin, Alanin, Glutaminsäure, Arginin, Asparaginsäure) Glykosaminoglykane Wasser, usw.
Lichtmikroskop						
		Elektronenmikroskop				
				Röntgenanalyse		
						Biochemie

Tabelle 14: Einige Kollagentypen, deren Struktur und ihr Vorkommen im Bindegewebe

Fibrilläre Typen	I	2 α1(I)-Ketten 1 α2(I)-Kette	Mikrofibrillen Ø 20–200 nm	Lederhaut, Sehnen, Bänder, Faszien, Organkapseln, Knochen, Dentin, Sclera, Cornea, Faserknorpel
	II	3 α1(II)-Ketten	Mikrofibrillen Ø 10–20 nm	Hyaliner und elastischer Knorpel, Chorda dorsalis
	III	3 α1(III)-Ketten	Mikrofibrillen Ø 50 nm	argyrophilen Fasern der Haut, um glatte Muskel- zellen und Gefäße, im Endoneurium und in Organgerüsten
	V	2 α1(V)-Ketten 1 α2(V)-Kette	Mikrofibrillen Ø < 30 nm, zusammen mit Typ I und III	perizelluläre Basalmembran und Typ I Verbreitung
	XI	1 α1(XI)-Kette 1 α2(XI)-Kette 1 α3(XI)-Kette	Mikrofibrillen zusammen mit Typ II	Knorpel wie Typ II
Fibrillen-assozi- ierte Typen	IX	je 1 α1/2/3(IX)- Kette	assoziiert mit Typ II Fibrille	Knorpel
	XII	3 α1(XII)-Ketten	assoziiert mit Typ I Fibrille	Sehne, straffes Bindegewebe
Nicht-fibrilläre Kollagen Typen	IV	2 α1(IV)-Ketten 1 α2(IV)-Kette	bilden Netzwerk	Basalmembran (Lamina densa)
	VII	3 α1(VII)-Ketten 400 nm Periodik	Ankerfibrillen in Haut	Verbindung: Stratum papillare – Epithel

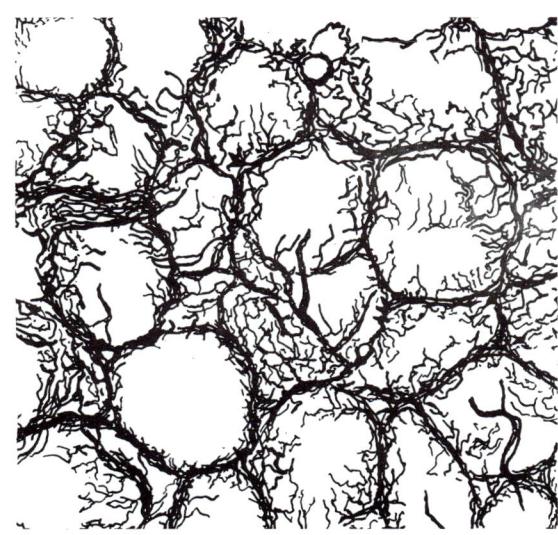

Abb. 113: Retikuläre Fasergitter um Fettzellen (Mensch). Silberimprägnation nach Bielschowsky-Pap. Vergr. 330mal. (W.)

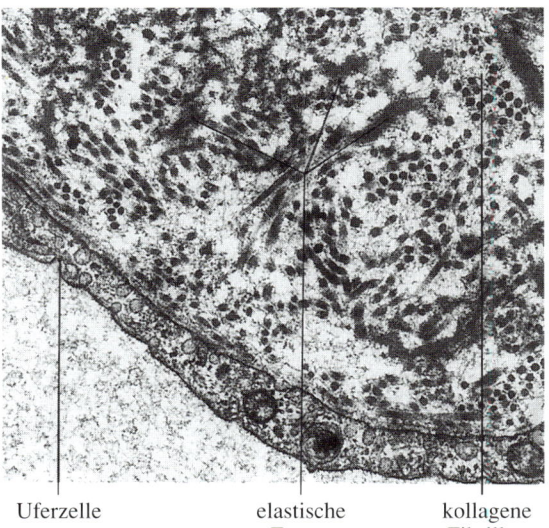

Uferzelle   elastische   kollagene
                         Fasern   Fibrillen

Abb. 114: Retikuläre Faser im Randsinus eines Lymphknotens ummantelt von Uferzellen (Affe). Beachte die sehr dünnen kollagenen Fibrillen. Vergr. 22000mal.

Die **elastischen Fasern** unterscheiden sich von den kollagenen schon durch ihre andere Färbbarkeit (s. **Tab. 22**, S. 175). Mehr oder weniger elektiv lassen sie sich durch die sog. Elastika-Färbungen darstellen. Im Frischpräparat sind die elastischen Fasern infolge ihrer starken Lichtbrechung glänzend («glänzende Glasfäden»). Ihre Dicke ist sehr verschieden: Teils sind sie sehr fein, teils so dick wie kräftige Kollagenfasern; oft liegt ihr Durchmesser zwischen 1 und 4 μm. Die elastischen Fasern verzweigen sich und bilden **Fasernetze** (**Abb. 103**). Sie verlaufen im natürlichen Verband gewöhnlich gestreckt oder, wenn sie bei der Präparation abgerissen sind, auch geschlängelt; häufig sind die losgerissenen Enden eingerollt («Bischofsstabform»).

Elastische Fasern findet man im faserigen Bindegewebe (s. d.), im Stroma und in der Kapsel mancher Organe, besonders reichlich in der Lunge (**Abb. 274–277**). Ein Gewebe, das sehr viele elastische Elemente enthält, erscheint makroskopisch gelblich (Aorta, elastische Bänder wie die Ligg. flava zwischen den Wirbelbogen, elastischer Knorpel). Die elastische Substanz kann auch in Form von gefensterten Membranen vorkommen (s. Aorta, **Abb. 249/250**; Membrana elastica interna, **Abb. 252**). Funktionell ist die *Elastizität* von besonderer Bedeutung: Elastische Fasern sind um 100–150% dehnbar (wofür eine Kraft von nur 196–294 Newton je cm² notwendig ist) und kehren nachher wieder zur Ausgangslänge zurück. Mit fortschreitender Dehnung nimmt der ihr entgegenwirkende Widerstand zu, was für die elastischen Sehnen (S. 144) besonders wichtig ist. Die Elastizität nimmt mit dem Alter etwas ab (Auftreten von chemischen Veränderungen und degenerativen Vorgängen in den Fasern, Einlagerungen von Calcium bis zu 14%).

Die elastischen Fasern sind, gefärbt und ungefärbt, lichtmikroskopisch homogen. Im *elektronenmikroskopischen* Bild hat sich gezeigt, daß die elastische Faser zwar aus einer *homogenen Komponente, dem* **Elastin**, besteht, zusätzlich aber als *zweiten Anteil,* feine, etwa 12 nm dicke *Mikrofibrillen* enthält. Diese durchziehen, locker verteilt, die homogene Elastinkomponente (**Abb. 111**) und bilden an deren oft sehr zerklüfteten Oberfläche ein unregelmäßig dichtes und dickes Fibrillenwerk, welches sich in den angrenzenden Bindegewebsraum fortsetzen kann (s. u.). Die Elastinkomponente läßt bei auch sehr hohen Auflösungen keine Substruktur erkennen. Chemisch ist das Elastin ähnlich dem Kollagen zusammengesetzt. In der Polypeptidkette machen auch hier Glycin und Prolin die Hauptmenge an Aminosäuren aus. Hydroxyprolin ist ebenfalls in geringen Mengen vorhanden, dagegen aber kein Hydroxylysin, welches im Kollagen für die Aggregation zum Tropokollagen verantwortlich ist. Dafür enthält es viel Valin und zwei weitere Aminosäuren, die nur im Elastin nachweisbar sind, Desmosin und Isodesmosin; sie vernetzen die Polypeptidketten untereinander. Die Vorstufe des Elastins, das Proelastin wird in Fibrocyten synthetisiert. Es wird wie das Prokollagen in den extrazellulären Raum sezerniert. Die Besonderheit des Elastinmoleküls besteht darin, daß es nicht wie das Kollagen zu gestreckten und steifen Tropokollagenmolekülen verdrillt wird, sondern auch im vernetzten Zustand die Tendenz beibehält, unregelmäßig zu verknäulen, d. h. eine mehr globuläre Form anzunehmen, deren Windungsmuster nicht vorhersagbar ist. Bei der Dehnung werden die Ketten gestreckt und deutlicher geordnet. Daraus ergibt sich das *Verhalten im polarisierten Licht:* Im entspannten Zustand sind die elastischen Fasern so gut wie isotrop; im gedehnten Zustand werden sie infolge der Entfaltung und Parallelisierung der Eiweißmolekülketten anisotrop *(Dehnungsdoppelbrechung).*

Die oben erwähnte größere *chemische Widerstandsfähigkeit* der elastischen Fasern kommt auch darin zum Ausdruck, daß man beim pathologischen Zerfall von Lungengewebe (bei Tuberkulose, Lungenabszeß) im Auswurf elastische Fasern nachweisen kann, jedoch meist keine kollagenen Fasern, weil diese von den proteolytischen Fermenten bereits aufgelöst worden sind.

Die in den elastischen Fasern als eigene Strukturkomponente sichtbare **Mikrofibrille** hat sich in letzter Zeit als ein ubiquitär auftretender Bestandteil des Bindegewebes erwiesen (**Abb. 115** und **Abb. 111**). Sie steht stets mit der Elastinkomponente vor allem an der Oberfläche der elastischen Fasern in Verbindung, läßt sich aber auch gebündelt oder als einzelne Fibrille zusammen mit retikulären Fasern und zwischen kollagenen Fibrillenbündeln des lockeren Bindegewebes nachweisen. Vollkommen eigenständig bilden derartige Mikrofibrillen die Zonulafasern zwischen Corpus ciliare und Linsenkapsel des Auges (S. 456).

Die Mikrofibrillen unterscheiden sich morphologisch und chemisch grundsätzlich von den kollagenen Mikrofibrillen. Sie haben einen gleichbleibenden Durchmesser von 12–20 nm und zeigen im Querschnitt ein Lumen mit einer punktförmigen, granulären zentralen Verdichtung. Der innere hohlzylinderartige Teil ist aus kurzen, fünfseitigen Segmenten (Pentagone) zusammengesetzt, bis zu 10 nm dick und von einer band- oder streifenförmigen Struktur helixartig umwickelt. Von diesem Band stehen radiär und in gleichmäßigen Abständen «Spikes» ab. Dadurch wird im Querschnitt der Durchmesser von z. T. 20 nm erreicht. Im Längsschnitt ruft die Umwicklung eine Quer- bzw. Schrägstreifung hervor, deren Periodik sich mit etwa 10 nm deutlich von der der kollagenen Mikrofibrille unterscheidet. In den pentagonalen Innensegmenten wurde immunhistochemisch *Amyloid P* nachgewiesen, ein Glykoproteid, welches auch im Blutserum, in der Basalmembran der Nierenglomerula und unter pathologischen Bedingungen (Amyloidose) in Leber oder Niere angereichert sein kann. Die äußere bandförmige Struktur soll *Fibronectin* enthalten.

Elastin-Anteil der elastischen Faser   Mikrofibrillen der elastischen Faser

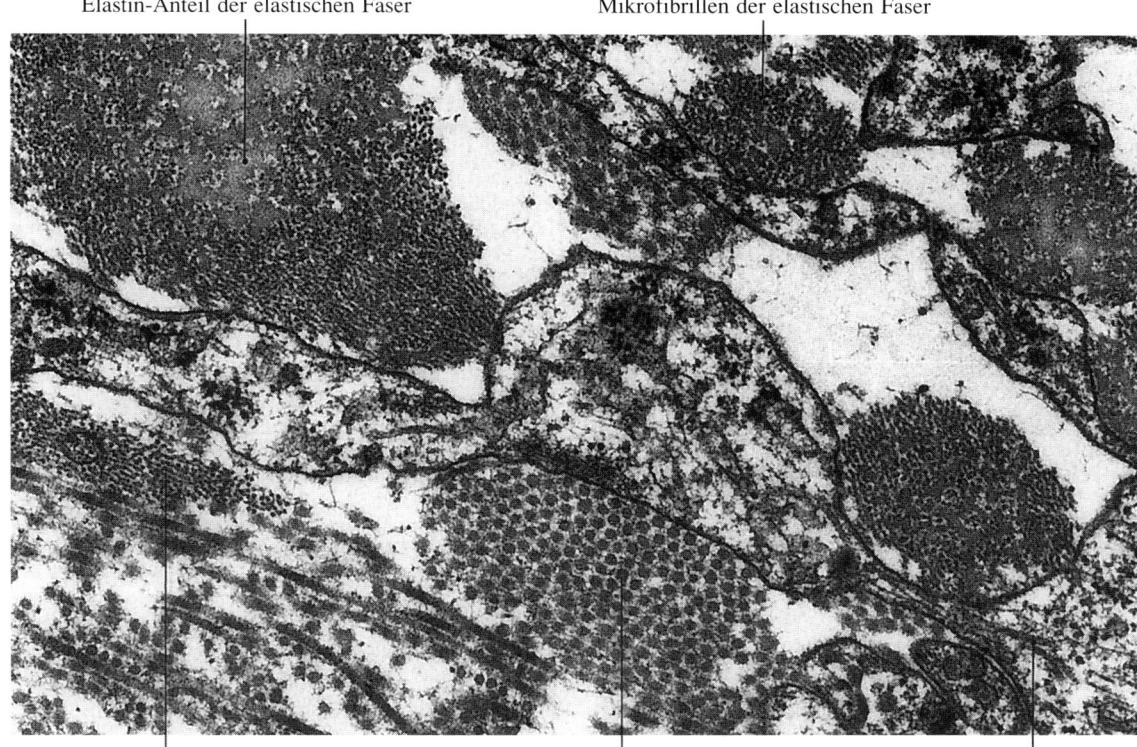

Bündel von Mikrofibrillen   Bündel kollagener Fibrillen   Fibrocyten-Fortsatz

Abb. 115: Bündel von Mikrofibrillen (Oxytalanfibrillen) mit und ohne elastischen Anteilen im Bindegewebe einer Lamina propria. Bündel kollagener Fibrillen gehören zum retikulären Bindegewebe. Trachea, Affe. Vergr. 40000mal.

Tabelle 15: Gegenüberstellung einiger Eigenschaften von kollagenen und elastischen Fasern

	kollagene Fasern	elastische Fasern
Anordnung im Gewebe	Faserbündel	Fasernetze und gefensterte Membranen
Lichtmikroskopische Struktur	wenig lichtbrechende Faser mit Längsstreifung (da Fibrillenbündel)	stark lichtbrechende homogene Faser
Polarisationsoptisches Verhalten	starke Anisotropie (verschwindet mit Faserverkürzung durch Erhitzen	äußerst geringe Anisotropie der ungedehnten Faser Anisotropie der gedehnten Faser
Elektronenmikroskopische Struktur	Fibrillen = Mikrofibrillenbündel Mikrofibrillen = zusammengesetzt aus Primärfilamenten Querstreifung mit Periodizität von 64 nm der Mikrofibrillen	zwei Komponenten: Mikrofibrillen ($\varnothing$ 12 nm), amorphes Elastin keine Querstreifung
Chemische Struktur	drei Polypeptidketten verdrillt zu Tropokollagen glykosaminoglykanhaltige Kittsubstanz	einzelne globuläre Polypeptide = Proelastin (verknäuelt und vernetzt zu Elastin)
Elastische Dehnbarkeit	unbedeutend (5%)	sehr stark (100–150%)
Wasserlöslichkeit	unlöslich in kaltem Wasser löslich in siedendem Wasser (Leimbildung)	unlöslich in kaltem und siedenden Wasser
Verhalten bei Zusatz von verdünnter Essigsäure verdünnter Kalilauge	Quellung Auflösung	widerstandsfähig widerstandsfähig

b) Grundsubstanz

Außer den Fasern enthält die Interzellularsubstanz noch eine lichtmikroskopisch homogene Masse, die Grundsubstanz. Diese wird wohl hauptsächlich von den Bindegewebszellen gebildet, während andere, kleinmolekulare Stoffe aus dem Blutplasma stammen. Sie ist je nach ihrer chemischen Zusammensetzung mehr sol- oder mehr gelartig und stark hydratisiert. Die größtenteils wasserlösliche Substanz ist in den nach den üblichen Methoden hergestellten histologischen Präparaten gewöhnlich mehrheitlich extrahiert.

Die Grundsubstanz ist von großer Bedeutung für den selektiven *Stoffaustausch* zwischen Zellen und Blut; sie repräsentiert das zwischen Kapillarwand und Zellmembran eingeschaltete Medium, durch welches der Transport von Nährstoffen und Abbauprodukten erfolgt.

Auch der *Transport von ganzen Zellen* wird, z. B. bei Abwehrvorgängen (s. S. 210ff.), der Wundheilung und während der frühen Morphogenese, von der Beschaffenheit der Grundsubstanz abhängig sein. So spielt der Grad der *Hydratation,* d. h. die Quantität der Wasserbindung, und die durch die Sol-Gelverschiebung einstellbare «*Porengröße*» und *Ladungsdichte* eine regulierende Wirkung auf den Transport von Molekülen und Zellen.

Wichtig für diesen Austausch sind natürlich auch Bau und Funktionszustand der Kapillarwandung (S. 236ff.). Mit steigendem *Alter* nimmt der Grundsubstanzgehalt des Bindegewebes und damit der Gewebsturgor ab, die Fasermasse zu; dadurch wird das Gewebe derber und seine Permeabilität vermindert. Im weiteren weist die Grundsubstanz *örtliche und funktionsbedingte Unterschiede* auf, die z. T. durch die quantitativen und qualitativen Beziehungen zwischen den Protein- und Glykosaminoglykankomponenten und deren Polymerisationsgrad bedingt sein dürften. Am auffälligsten ist die Grundsubstanz im gallertigen Bindegewebe der Nabelschnur. Eine besondere, vor allem *mechanische Bedeutung* kommt ihr in den Stützgeweben zu (Knorpel, Knochen), wo sie oft noch mit Kalksalzen imprägniert ist (Knochen, Zahnzement und Zahnbein).

Chemisch hat man aus der Grundsubstanz, neben löslichen Tropokollagen u. a., hochmolekulare Stoffe isoliert, die als *Glykosaminoglykane* oder *Mukopolysaccharide* bezeichnet werden und größtenteils an Proteine gebunden sind (Glykoproteide). Die Glykosaminoglykane enthalten vor allem Aminozucker (wie Glukosamin, Galaktosamin = Chondrosamin), Uronsäure (meistens Glukuronsäure), Essigsäure und teils auch noch Schwefelsäure. Die schwefelsäurehaltigen Glykosaminoglykane oder Sulfomukopolysaccharide (Mukoitinschwefelsäure, Chondroitinschwefelsäure) sind stark sauer (basophil) und haben eine größere Viskosität als die ganz oder fast schwefelsäurefreien (Hyaluronsäure bzw. Chondroitin). Hyaluronsäure, ein leicht polymerisierbares, aus Azetylglukosamin und Glukuronsäure aufgebautes Polysaccharid, ist z. B. in der Grundsubstanz des Bindegewebes, insbesondere des gallertigen Bindegewebes, ferner im Augenglaskörper und in der Gelenkflüssigkeit nachweisbar (**Tab. 16**). Gewisse pathogene Bakterien bilden eine Hyaluronidase, welche die Hyaluronsäure depolymerisiert, damit die Viskosität der Interzellularsubstanz herabsetzt und die Ausbreitung der Infektion erleichtert (Wirkung als «spreading factor»). Über die Bedeutung der Hyaluronidase der Spermien s. S. 356).

Als reversibel quellungsfähiges kolloidales System spielt die Grundsubstanz des Bindegewebes – speziell infolge der Wasserbindungskraft der Hyaluronsäure – eine große Rolle als Reservoir für extrazelluläre Flüssigkeit (besonders in der Haut) und damit im *Wasserhaushalt* des Körpers sowie in der Regulation der Blutkonzentration. Auch manche andere Stoffe, wie Ionen (besonders Na$^+$), Enzyme, Hormone, Vitamine, Antikörper usw., können in der Grundsubstanz gefunden werden. Ist deren Flüssigkeitsgehalt unter pathologischen Verhältnissen (Kreislaufstörung, Nierenkrankheiten, gestörte Kapillarpermeabilität) erhöht, spricht man von einem *Oedem.* Bei ungenügender Schilddrüsenfunktion (Hypothyreose) entsteht das sog. *Myxoedem* infolge einer starken Durchdringung des Bindegewebes mit schleimiger, des erhöhten Gehaltes an Hyaluronsäure und Chondroitinsulfat wegen, metachromatischer Flüssigkeit.

B. Einteilung der Binde- und Stützgewebe

Eine große Gruppe bilden die *Bindegewebe,* die keine konstante Eigenform besitzen. Dem Bindegewebe sind die *Stützgewebe* im engeren Sinne, die alle eine bestimmte Eigenform aufweisen, gegenüberzustellen. Sie enthalten keine freien Zellen. Nach der Zusammensetzung der Interzellularsubstanz, vor allem ihrer Grundsubstanz, und den Beziehungen der fixen Zellen zur Interzellularsubstanz, sind hier *Knorpelgewebe, Knochengewebe* und das diesem nahe verwandte *Zahnbein* (Dentin) zu unterscheiden.

Wir werden somit folgende *Arten von Binde- und Stützgewebe* zu besprechen haben: (s. Kasten auf S. 115)

Tabelle 16: Zusammenstellung verschiedener Formen der Glykosaminoglykane und deren Vorkommen in den Bindegeweben (nach B. Alberts et al., 1983, und D. W. Fawcett, 1986, zusammengestellt)

Bezeichnung der Glykosaminoglykane	Sulfatgruppen pro Disaccharideinheit	Vorkommen	Eigenschaften
Hyaluronsäure	0	diverse Bindegewebe, embryonales Bindegewebe Nabelschnur, Synovialflüssigkeit, Knorpel, Glaskörper	hohes Mol.-Gewicht bis 8×10^6 d, lange Ketten aus tausenden Disaccharideinheiten, keine covalente Bindung an Protein, hohe Wasserbindung
Chondroitin 4-Sulfat (Sulfat des Chondroitin A)	bis 1	Knorpel, Knochen, Media der Arterien, Cornea, Haut	im Vergleich zu Hyaluronsäure:
Chondroitin 6-Sulfat (Sulfat des Chondroitin C)	bis 2,3	Cornea, Knochen, Haut, Arterien	niedriges Molekulargewicht bis 50 000 d
Dermatansulfat (Sulfat des Chondroitin B)	bis 2	Haut, Blut, Gefäßadventitia, Herz, Herzklappen, Sehnen, Bänder, Organkapseln	kürzere Ketten bis zu 300 Disaccharideinheiten
Heparansulfat	bis 3	Lunge, Arterien, Organgerüste mit retikulären Fasern	immer covalent an Proteine gebunden (= Proteoglykane)
Keratansulfat	bis 1,8	Knorpel, Knochen, Cornea, Discus intervertebralis	

C. Bindegewebe

1. Embryonales Bindegewebe

Die wichtigste Form des embryonalen Bindegewebes ist das **Mesenchym.** Seine cytoplasmaarmen basophilen Zellen sind durch dünne verzweigte Ausläufer miteinander in Kontakt-Verbindung, so daß ein lockeres Schwammwerk entsteht, dessen Lücken von der mehr oder weniger flüssigen und noch nicht speziell differenzierten Interzellularsubstanz ausgefüllt sind (**Abb. 116**). Die Mesenchymzellen teilen sich mitotisch und sind aktiv beweglich. Schon früh lösen sich einzelne Zellen aus dem Verband und werden zu primitiven Wanderzellen, die eine gewisse Ähnlichkeit mit großen Lymphocyten haben.

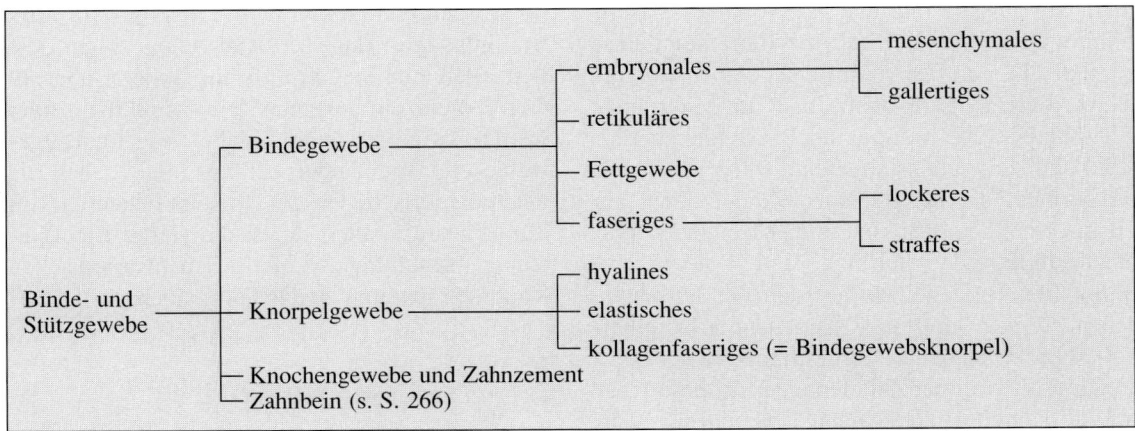

Eine weitere Form des embryonalen Bindegewebes ist das **gallertige Bindegewebe** (Gallertgewebe, **Abb. 117**). Man findet es bei Mensch und Säugetier vor allem in der Nabelschnur (**Abb. 464**), im Verlaufe der Histogenese vorübergehend auch an anderen Stellen des Embryos.

Das gallertartige Bindegewebe steht dem Mesenchym morphologisch noch sehr nahe, hat dessen große histoplastische Fähigkeiten aber nicht mehr. Die abgeplatteten, sternförmig verzweigten Zellen bilden auch einen weitmaschigen Verband. In den Zwischenräumen liegt eine hyaluronsäurehaltige, gallertige Grundsubstanz, in der kollagene Fäserchen auftreten. Diese sind locker gebündelt oder miteinander verfilzt und verleihen dem Gewebe eine gewisse Zugfestigkeit. Die Grundsubstanz zeigt in den fixierten Präparaten häufig Gerinnsel; in frischen, unfixierten Präparaten ist sie jedoch homogen. Durch ihren Turgor (Wasserbindungsvermögen der Hyaluronsäure) trägt sie wesentlich zur Konsistenz der Nabelschnur bei. Freie Zellen sind im gallertigen Bindegewebe selten.

2. Retikuläres Bindegewebe

Unter dem Begriff *retikuläres Bindegewebe* werden Gewebsformen zusammengefaßt, die sehr unterschiedliche Funktionen aufweisen und nur eine Eigenschaft gemeinsam haben, ihre *Fasern lassen sich versilbern* (S. 110). Dagegen stellen die *Zellen* dieser Gewebe eine heterogene Gruppe von Elementen mit unterschiedlichen Funktionen dar. Es werden die faserbildenden, **fibroblastischen Retikulumzellen** beschrieben. Diese bilden einen weitmaschigen dreidimensionalen Verband wie die Mesenchymzellen und die Zellen des Gallertgewebes. Zusätzlich findet man gemeinsam mit den argyrophilen Fasern **phagocytierende Retikulumzellen,** bei denen es sich aber um Abkömmlinge des mononukleären Phagocyten-Systems, also um Makrophagen handelt. Sie werden auch als histiocytäre Retikulumzellen bezeichnet und entsprechen den Zellformen, die als ruhende Wanderzellen, als Histiocyten (S. 102) in allen Bindegeweben anzutreffen sind. Allerdings stellen sie in den retikulären Bindegewebsgerüsten der lymphatischen Organe und des Knochenmarks einen hohen Prozentsatz der «Retikulumzellen» dar.

Diese Vielfalt der Zellelemente tritt besonders im retikulären Bindegewebe des blutbildenden Gewebes im Knochenmark und in den lymphatischen Organen (ohne Thymus) hervor. Geht man von der versilberbaren Faserkomponente aus, dann liefert das retikuläre Bindegewebe nicht nur das zarte schwammartige Gerüstwerk der Milz (**Abb. 109**), der Lymphknoten und Lymphfollikel sowie des Knochenmarks, sondern wir finden es in der Lamina propria des Darmes (**Abb. 118**), in Begleitung von Blut- und Lymphkapillaren und damit als Stromabestandteil noch mancher anderer Organe, wie etwa den der Leber.

Im Knochenmark, in den von Lymphe oder Blut durchströmten lymphatischen Organen wie Lymphknoten und Milz, aber auch in der Leber haben die retikulären Fasern enge Beziehungen zu Endothelien und sog. Uferzellen, die das Faserretikulum abdecken und von allen Räumen, zu denen Lymph- oder Blutbestandteile Zugang haben, trennen. Besonders auffällig ist dieser Zustand im Randsinusgebiet des Lymphknotens. Neben Uferzellen, die die retikulären Fasern umscheiden, sind vorwiegend Makrophagen aber keine fibroblastischen Retikulumzellen zu finden. Die Zusammenhänge zwischen Uferzellen, Makrophagen und retikulären Fasern erinnern sehr an diejenigen, die man zwischen Sinusendothelien, Kupffer-Zellen und retikulärem Gewebe in der Leber beobachten kann (s. S. 298). In den Strängen des Retikulums kommen neben quergestreiften Kollagenfibrillen auch feinste elastische Fäserchen mit reichlich mikrofibrillärer Komponente vor (**Abb. 114**).

3. Fettgewebe

Das Fettgewebe besteht aus auffällig großen, blasigen Zellen (Lipocyten, Adipocyten[13]), deren Leib voll von Paraplasma, deren Kern abgeplattet und an die Wand gedrängt ist (**Abb. 119**). Ihr Durchmeser beträgt häufig mehr als 100 μm. Bei günstiger Lage des Schnittes zeigen die Fettzellen eine Siegelringform. Isolierte oder im Gewebe einzeln gelegene Zellen sind mehr oder weniger kugelig; wenn sie aber, wie im Fettgewebe, eng aneinandergedrängt sind, haben sie eine polyedrische Gestalt. Frische Fettzellen (im Zupfpräparat) fallen durch die starke Lichtbrechung ihres Inhaltes auf. In den histologischen Routinepräparaten ist das Fett jedoch – sofern es

---

13 *griechisch:* lípos = Fett; kȳtos = Zelle.
    lateinisch: adipatus = fettig, adeps = Schmalz, Fett.

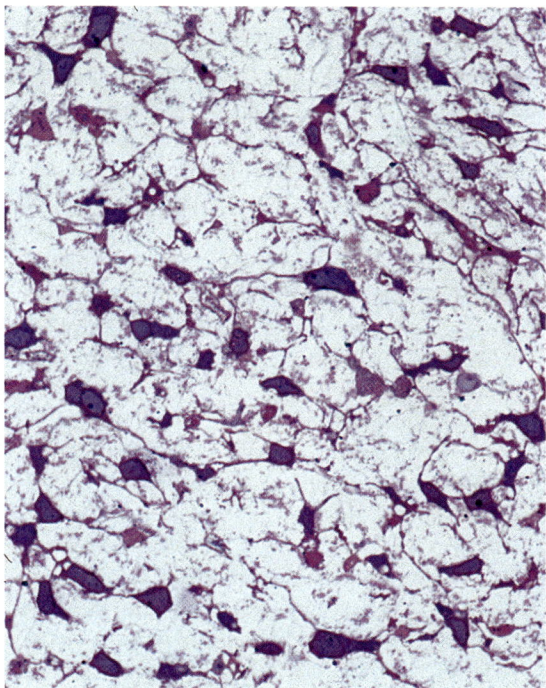

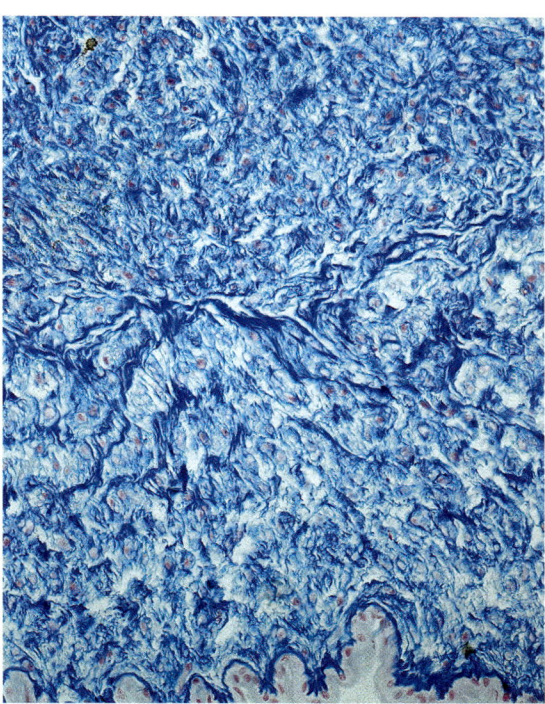

Abb. 116: Embryonales Bindegewebe aus dem Kopfme-senchym eines Feten. Semidünnschnitt. Vergr. 750mal.

Abb. 117:   Gallertiges   Bindegewebe.   Nabelschnur, Mensch. Azanfärbung. Vergr. 150mal.

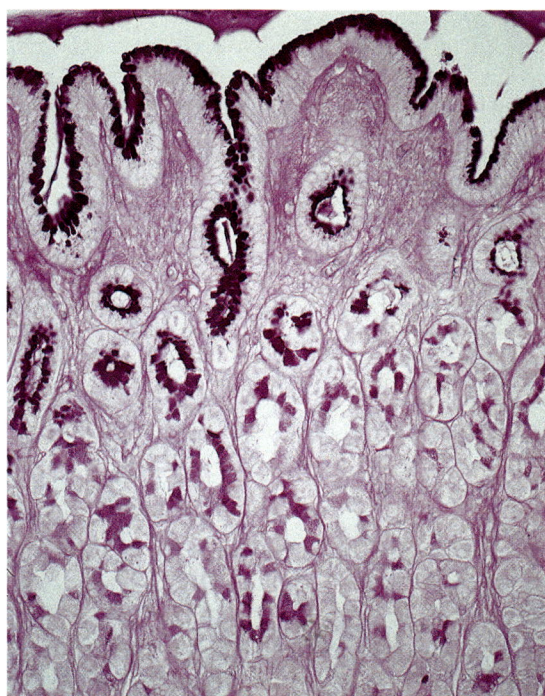

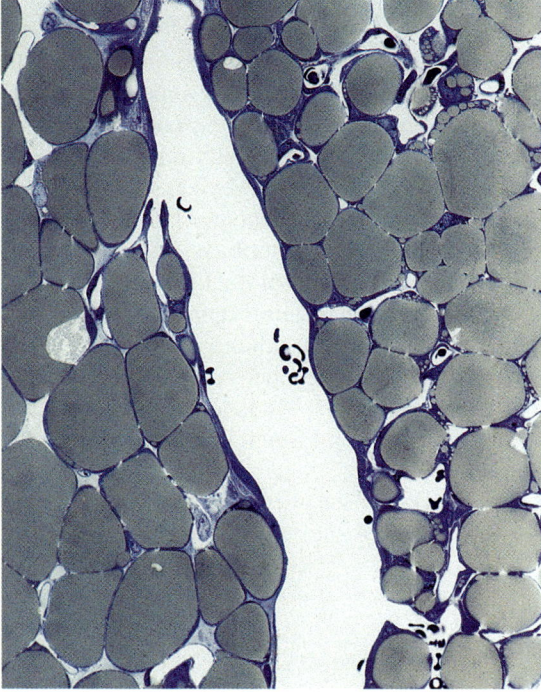

Abb. 118: Retikuläres Bindegewebe in der Lamina propria der Magenschleimhaut. PAS-Reaktion: die feinen reti-kulären Fasern und die Schleimgranula in den Saum- und Nebenzellen reagieren mit dem Schiffschen Reagenz rot. Mensch. Vergr. 150mal.

Abb. 119: Fettgewebe nach Fixierung mit Glutardialde-hyd/OsO$_4$. Beachte die reichliche Gefäßversorgung und die Ablagerung von kleinen Fettvakuolen im Cytoplasma-saum. Semidünnschnitt. Vergr. 300mal.

sich nicht um in Formol fixierte Gefrierschnitte handelt – herausgelöst: Man sieht dann (**Abb. 120**) große Vakuolen; diese sind von Plasmalemm und ganz wenig Cytoplasma umgeben, das nur um den Zellkern herum etwas reichlicher ist. Dort lassen sich Mitochondrien sowie gewisse Enzyme (Esterase, alkalische Phosphatase, Succinodehydrogenase) nachweisen. Im Leben ist die Zellmembran durch den paraplasmatischen Inhalt prall gespannt, weshalb die Fettzellen mechanisch als druckelastische Kugeln wirken. Jede Zelle wird von einer nur im Elektronenmikroskop sichtbaren basalmembranähnlichen Glykoproteidschicht und einem feinen Gitterfaserwerk (**Abb. 113**) überzogen und durch dieses mit den Nachbarzellen sowie den reichlich dazwischengelagerten Blutkapillaren verbunden. Der in der Aufsicht elliptische, chromatinarme Zellkern scheint gelegentlich durchlocht («Lochkern»).

Einzeln oder in Gruppen sind Fettzellen fast überall in das lockere faserige Bindegewebe eingestreut (z. B. in Tela submucosa, Tela subserosa). Wo größere Mengen von Fettgewebe vorkommen – wie im Unterhautgewebe, in Mesenterien und Netzen, in der Nierenfettkapsel –, ist es durch faseriges Bindegewebe in Läppchen gegliedert.

Nach der physiologischen Bedeutung kann man Speicher- und Baufettgewebe unterscheiden. Das *Speicherfettgewebe* steht natürlich in enger Beziehung zum Ernährungszustand des Individuums: Bei starker Abmagerung wird das Speicherfett allmählich entspeichert und in den sich verkleinernden, oft plurivakuolär werdenden Zellen durch eine seröse Flüssigkeit ersetzt. Das *Baufettgewebe* bleibt auch bei starker Abmagerung größtenteils erhalten.

Die Fettzellen entstehen aus Mesenchymzellen. Zwei Wege der *Entstehung* werden angenommen (**Tab. 17**). Einmal werden frühembryo-

nal epitheloide Lipoblasten gebildet, welche in einer gelappten, drüsenartigen Anordnung zu finden sind (primäre Fettbildung). Durch Einlagerung zahlreicher kleiner Fetttröpfchen entsteht das für den Menschen weniger charakteristische plurivakuoläre Fett (**Abb. 121**). In der späten Fetalperiode und in der frühen postnatalen Wachstumsphase differenzieren sich weitere Mesenchymzellen zu Lipoblasten, die zunächst Fibroblasten sehr ähneln. Auch in ihnen sammeln sich bei beginnender Fettspeicherung Tröpfchen (Praeadipocyten), die sich aber bald zu einer großen Fettvakuole vereinen (sekundäre Fettbildung). Man nimmt an, daß beim Menschen das für den Erwachsenen typische univakuoläre Fett auch aus plurivakuolären Fettzellen durch weitere Fettspeicherung entstehen kann (**Abb. 122**), und das Wiederauftreten von plurivakuolärem Fett beim Erwachsenen mit einer Rückführung dieses Vorganges zu erklären ist. Die Mehrzahl der univakuolären Fettzellen der großen Fettdepots leitet sich aber von jenen Lipoblasten her, die vor allem in der frühkindlichen Zeit gebildet wurden. Diese Lipoblasten sollen im Erwachsenenalter nicht mehr teilungsfähig sein, so daß das Ausmaß einer Fettzunahme an den verschiedenen Speicherorten von der Anzahl der in der Jugend gebildeten Lipoblasten abhängt. Die *Adipositas* (allgemeine Fettsucht) beruht also auf einer Hypertrophie vorhandener Zellen.

Chemisch besteht das menschliche (und tierische) Fett hauptsächlich aus einem Gemisch von Glyzerinestern von Öl-, Palmitin- und Stearinsäure, wobei es je nach der Ernährung und der Lokalisation des Gewebes im einzelnen gewisse Unterschiede gibt. Je reicher das Fett an Triglyzeriden von ungesättigten Fettsäuren ist, desto tiefer liegt sein Schmelzpunkt; bei Lebenden ist es im allgemeinen flüssig («Öl»; das Fett der Capsula adiposa renis ist dagegen fest). In den Endothelien der Fettgewebskapillaren werden die in Form von Chylomikra und «very low density»-Partikel zirkulierenden Triglyzeride durch Lipasen zu Fettsäuren und Glyzerin abgebaut, diese den Fettzellen zugeführt und in ihnen resynthetisiert.

Tabelle 17: Histogenese des Fettgewebes

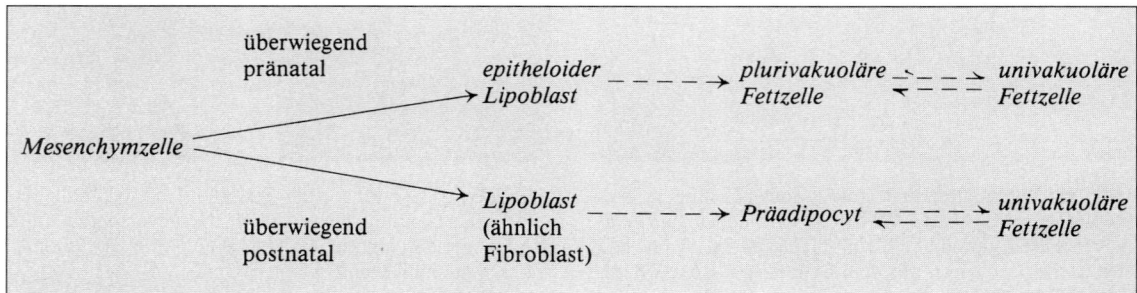

4. Faseriges Bindegewebe

Die Erscheinungsform dieses Bindegewebes wird vor allem durch das Verhalten der Fasern bestimmt. Nach ihrer Menge und Anordnung spricht man von einem lockeren und einem straffen Bindegewebe, wobei zwischen den beiden Formen ein fließender Übergang besteht. Meistens überwiegen die kollagenen Fasern, und nur in wenigen Fällen stehen – morphologisch und funktionell – die elastischen Elemente im Vordergrund (elastische Bänder).

a) Lockeres faseriges Bindegewebe

Das lockere faserige Bindegewebe ist im ganzen Körper weit verbreitet und besitzt keine selbständige Eigenform. Es liegt als interstitielles Gewebe zwischen Organen und Organteilen (Lappen, Läppchen), zwischen Muskeln und Muskelfaserbündeln und begleitet Gefäße und Nerven. Es liefert das Stroma mancher Organe (Hoden, Nieren, Leber, großer Drüsen, usw.), die weichen Hirnhäute, die mittlere Augenhaut, das Stratum papillare der Lederhaut, die Tela subcutanea und die Tela submucosa mancher Schleimhäute. Vorwiegend kollagene Bindegewebsmembranen findet man als Faszien, im Peritoneum und in der Pleura, überwiegend elastische Membranen z. B. im Pharynx, im Kehlkopf und in der Trachea (**Abb. 270** und **271**).

Die Interzellularsubstanz des lockeren faserigen Bindegewebes besteht aus Grundsubstanz und welligen, in verschiedenen Richtungen verlaufenden kollagenen Faserbündeln, denen – in verschiedener Menge – fast überall elastische Fasern beigegeben sind. Neben den ortsansässigen Fibrocyten sind noch freie Bindegewebszellen (S. 102 ff.) an manchen Orten in großer Zahl vorhanden.

In der Rindenzone des Ovars zeigt das faserige Bindegewebe ein für dieses Organ spezifisches Verhalten. Es ist außerordentlich reich an spindelförmigen Zellen (*spinozelluläres Bindegewebe*, **Abb. 427** bis **430**), die zudem – zusammen mit den dazwischenliegenden retikulären und kollagenen Fasern – eine sehr charakteristische, ihre Verlaufsrichtung immer wieder wechselnde Anordnung aufweisen («Wirbelbildung») (**Abb. 425**).

Pigmenthaltige Zellen (Chromatophoren) sind beim Menschen im allgemeinen nicht häufig; kommen sie jedoch wie in der Lamina suprachoroidea der Aderhaut (Auge) in größerer Menge vor, so kann man diese Spezialform des Bindegewebes als *Pigmentgewebe* bezeichnen.

Oft hat das faserige Bindegewebe einen Schichtenbau (*lamelläres Bindegewebe*); dieser ist mitunter im Subkutangewebe (**Abb. 123**) und in manchen Muskelfaszien erkennbar. Am deutlichsten tritt der Lamellenbau dann hervor, wenn die Schichten durch eine pathologische, vermehrte Einlagerung von Flüssigkeit (Oedem) auseinandergedrängt werden.

Eine besondere Anordnung hat das lockere Bindegewebe in den Netzen (Omenta) der Bauchhöhle: Miteinander anastomosierende Balken aus faserigem Bindegewebe bilden ein Netzwerk (areoläres oder *netzförmiges Bindegewebe*, **Abb. 124**) aus bald schmaleren, bald breiteren Bündeln von kollagenen Fasern. Die Trabekel enthalten aber auch elastische Netze; sie sind von einem argyrophilen Fasergitter umsponnen und oberflächlich von platten mesodermalen Epithelzellen (Mesothel) überzogen. Dickere Balken führen Blutgefäße, die häufig von Fettgewebe und freien Zellen umgeben sind (s. a. **Abb. 77**).

Funktionell ist das faserige Bindegewebe nicht nur ein *Stützgewebe*, ein *Hüll-* oder *Füllgewebe*, sondern in vielen Fällen auch ein ausgesprochenes **Verschiebegewebe**: So können sich Muskeln und Muskelfaserbündel gegeneinander, die Haut gegen die Unterlage, die Schleimhaut des Darmes gegen die Muskelhaut verschieben; durch lockere Bindegewebszüge wird der Eingeweidestrang des Halses verschieblich in den Körper eingebaut. In dem räumlichen Fachwerk sind die an und für sich undehbaren kollagenen Fasern, die bei Anspannung zunächst aus dem gewellten in den gestreckten Zustand übergehen, gegeneinander verschieblich und im Kreuzungswinkel veränderlich (Scherengitterprinzip). Die eingefügten elastischen Fasernetze stellen nach dem Aufhören der Krafteinwirkung wieder die Ausgangslage her; zwischen den beiden Faserarten existiert ein sinnvolles Zusammenwirken. Zu den Aufgaben des faserigen Bindegewebes gehört ferner die *Regeneration* (s. a. S. 83). Durch mitotische Teilungen entsteht ein zellreiches Gewebe mit jungen, verhältnismäßig plasmareichen Zellen (Fibroblasten), Fasern, metachromatischer Grundsubstanz und neugebildeten kleinen Gefäßen (ausgehend vom Endothel der Blutkapillaren). In das lockere Bindegewebe sind auch zahlreiche Lymphkapillaren eingebaut (**Abb. 125**), in welche die Gewebsflüssigkeit als Lymphe abgeleitet wird.

Je älter das *Narbengewebe* wird, das infolge des Gefäßreichtums anfänglich rötlicher erscheint als seine Umgebung, um so mehr tritt morphologisch der fasrige Interzellularsubstanz in den Vordergrund. Die Zellen werden wieder kleiner und spindelförmig (Fibrocyten); die Zahl der Kapillaren nimmt allmählich ab, weshalb die geschrumpfte Narbe schließlich weißlich aussieht.

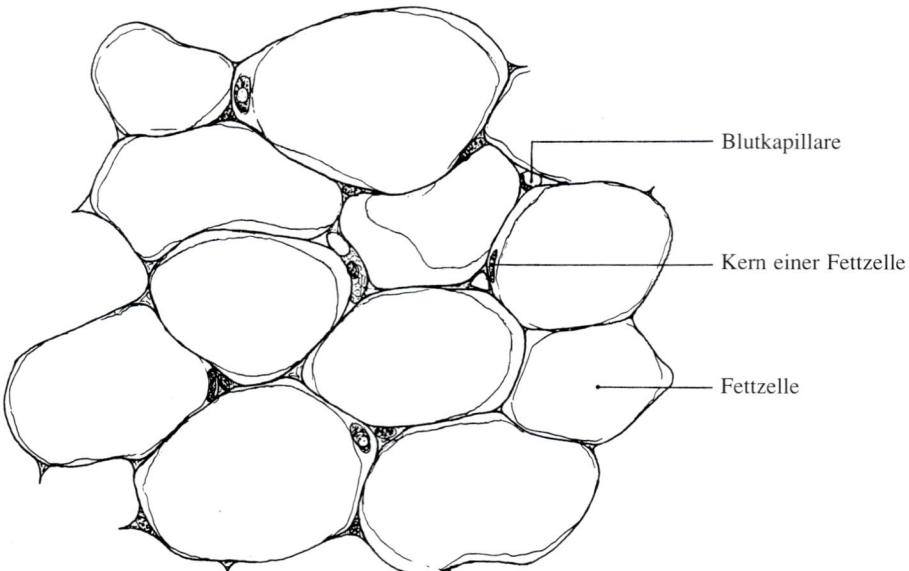

Blutkapillare

Kern einer Fettzelle

Fettzelle

Abb. 120: Schnitt durch Fettgewebe (Fußsohle, Mensch). Azan-Färbung. Vergr. 300mal. (W.)

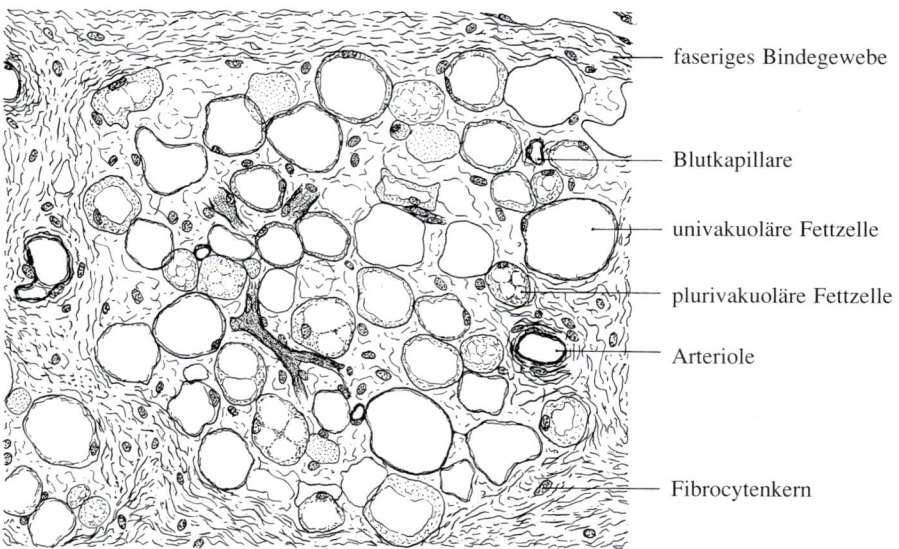

faseriges Bindegewebe

Blutkapillare

univakuoläre Fettzelle

plurivakuoläre Fettzelle

Arteriole

Fibrocytenkern

△
Abb. 121: Entwicklung der Fettzellen im Subkutangewebe eines menschlichen Fetus. Azan-Färbung. Vergr. 300mal.

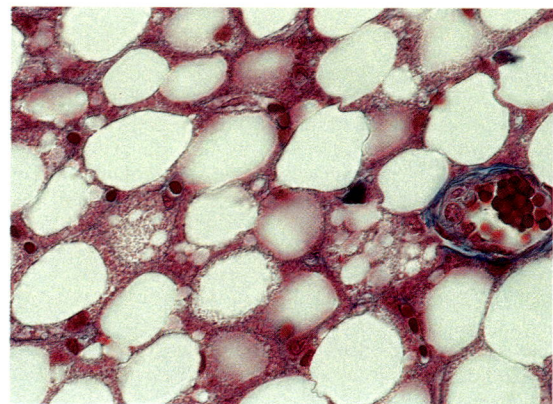

Abb. 122: Plurivakuoläres Fettgewebe. Bindegewebe der ▷ Katze. Azan-Färbung. Vergr. 315mal.

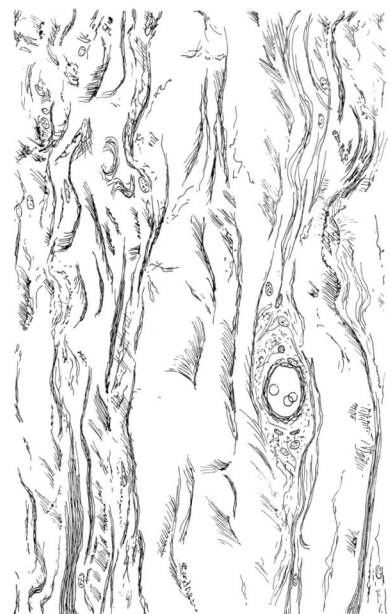

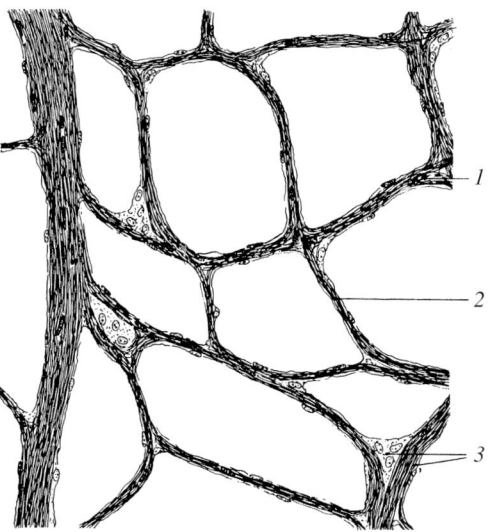

Abb. 124: Netzförmiges Bindegewebe. Omentum majus des Menschen. H.-E.-Methylblau-Färbung. Vergr. 210mal. (W.)
1 Fibrocytenkern
2 Balken aus kollagenen Fasern
3 Mesothelzellen

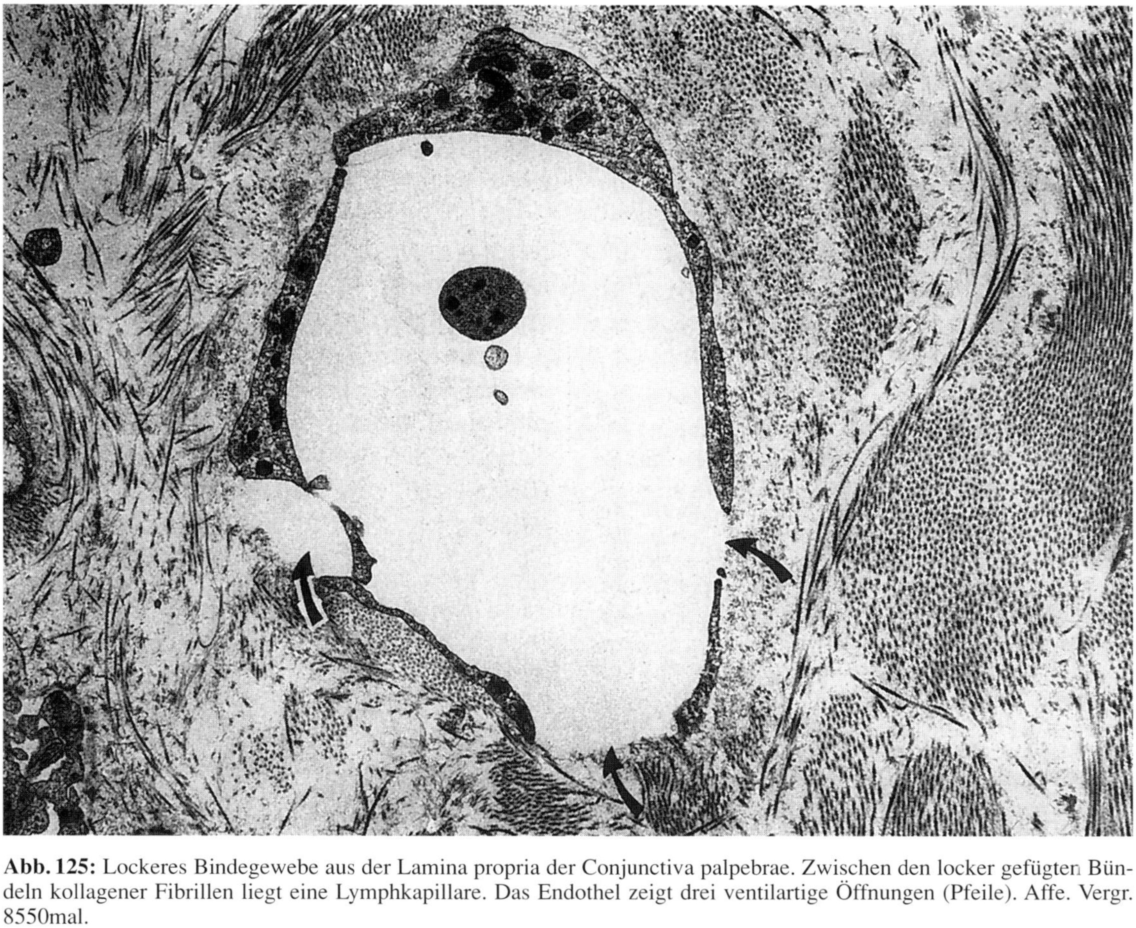

Abb. 123: Lamelläres Bindegewebe aus der Subcutis eines menschlichen Oberschenkels. Azan-Färbung. Vergr. 300mal. (W.)

Abb. 125: Lockeres Bindegewebe aus der Lamina propria der Conjunctiva palpebrae. Zwischen den locker gefügten Bündeln kollagener Fibrillen liegt eine Lymphkapillare. Das Endothel zeigt drei ventilartige Öffnungen (Pfeile). Affe. Vergr. 8550mal.

b) Straffes faseriges Bindegewebe

Das straffe faserige Bindegewebe findet sich dort, wo die mechanische Inanspruchnahme stärker ist. Deshalb treten Fibrocyten und Grundsubstanz gegenüber den faserigen Differenzierungsprodukten zurück; der Stoffwechsel ist geringer als im lockeren Bindegewebe. Auch freie Zellen und Blutkapillaren sind natürlich viel weniger häufig. Das straffe Bindegewebe hat eine charakteristische Eigenform (**Abb. 126**). Die Fasern sind eng aneinandergedrängt und verlaufen je nach den Zugspannungen entweder in verschiedenen Richtungen – wobei sie schichtenweise übereinanderliegen, wie z. B. in der Cornea, oder sich durchflechten können (**geflecht- oder filzartiges Bindegewebe**) – oder mehr oder weniger parallel (**parallelfaseriges Bindegewebe**); dieses ist der Fall, wenn die Beanspruchung immer in der gleichen Richtung erfolgt.

Aus *geflechtartigem Bindegewebe* bestehen manche Organkapseln (Hoden, Niere, Milz, Leber, usw.), die harte Hirnhaut, die Sclera des Auges und die Faserplatte (Tarsus) der Augenlider (**Abb. 558**), das Stratum reticulare der Lederhaut (**Abb. 108**), Palmar- und Plantaraponeurosen sowie stärkere Faszien, manche Bänder, das Stratum fibrosum des Periostes, das Perichondrium, das Perikard und das Skelett der Herzklappen. Immer ist ein der betreffenden Stelle angepaßter, funktioneller Bau zu erkennen. Nach Bedürfnis sind elastische Fasernetze in das verschieden, im allgemeinen jedoch nur wenig dehnungsfähige kollagene Fasersystem eingebaut (**Abb. 108**), um es nach Verformung wieder in den ursprünglichen Zustand zurückzuführen.

Straffe Bindegewebsstrukturen, deren Fasern – wie in vielen Gelenkbändern oder dem ebenfalls zugfesten Epineurium (**Abb. 528** und **529**) – ganz überwiegend in einer bestimmten Richtung angeordnet sind, leiten über zum *parallelfaserigen Bindegewebe,* das in den Sehnen vorkommt.

c) In der *Sehne* sind die kollagenen Fasern streng parallel angeordnet

Die makroskopisch weißlich glänzenden *Sehnen* (s. a. S. 399/400) enthalten, als mechanisch wichtige Strukturbestandteile, kräftige, in ungedehntem Zustand leicht gewellte kollagenen Bindegewebsfasern (**Abb. 127**). Diese Fibrae tendineae sind vermutlich so lang wie die Sehnen selbst und können spitzwinklig miteinander anastomosieren. Eine Anzahl von annähernd parallelen, in großen Sehnen oft etwas spiralig gedrehten Fasern ist jeweils zu einem Bündel zusammengefaßt (Sehnenfaser- oder Primärbündel). Die hier als Sehnenzellen bezeichneten Fibrocyten sind zwischen den Fasern hintereinander aufgereiht. Der leicht basophile Zell-Leib wird seitlich durch die dicht angeschmiegten Kollagenfasern an drei bis vier Stellen eingedellt, so daß vom zentralen Teil, in welchem der längliche, locker gebaute Zellkern liegt, dünn auslaufende, flügelartige Fortsätze ausgehen («**Flügelzellen**», **Abb. 130**). Auf dem Querschnitt erscheint der Zell-Leib mehr oder weniger sternförmig (**Abb. 129**).

Die Sehnenfaserbündel sind von lockerem faserigen Bindegewebe umgeben *(Peritendineum internum),* das spärlich elastische Netze sowie kleine Blutgefäße und Nervenfaserbündel mitführt. Die eingelagerten elastischen Fasern verkürzen die nicht gespannte Sehne ein wenig und bedingen so den leicht welligen Verlauf der kollagenen Sehnenfasern. Eine je nach der Größe der Sehne verschiedene Anzahl Faserbündel wird durch das *Peritendineum externum* zur ganzen Sehne vereint (**Abb. 477**).

Die Sehnen haben eine gute *Regenerations*tendenz. Wenn, nach Durchschneidung bei Unglücksfällen oder bei orthopädischen Operationen, die beiden Teile wieder vereinigt worden sind, dann verwachsen sie so gut, daß die Zugfestigkeit der Sehne keineswegs beeinträchtigt ist.

Flächenhaft ausgebreitete sehnige Membranen heißen *Aponeurosen.* Teils sind sie ähnlich wie die parallelfaserigen Sehnen, teils aber wie das geflechtartige Bindegewebe gebaut.

Die **elastischen Bänder** («gelbe Bänder») gehören auch zum straffen faserigen Bindegewebe. Sie sind überwiegend aus kräftigen, engmaschigen elastischen Netzen gebildet, die so stark in einer bestimmten Richtung verzogen sind, daß die Fasern annähernd parallel verlaufen (**Abb. 128**). Dazwischen liegen, in einem Gitterwerk von kollagenen und retikulären Fasern, Fibrocyten und kleine Blutgefäße. Das klassische Beispiel für ein solches Band ist das Ligamentum nuchae der Huftiere. Beim aufrecht gehenden Menschen ist das Nackenband nur wenig entwickelt; elastische Bänder kommen jedoch als Ligamenta flava zwischen den Wirbelbogen vor. Aus überwiegend elastischen, parallel angeordneten Fasern besteht auch das Stimmband (Lig. vocale).

D. Knorpelgewebe

1. Knorpelbildung und Knorpelwachstum

Der größte Teil des Skelettes wird embryonal aus hyalinem Knorpel angelegt. Dabei verdichtet sich das lockere *Mesenchym* zu einer mehr oder weniger kompakten Zellmasse *(Sklerobla-stem)*, in der häufig Mitosen vorkommen. Die glykogenreichen Zellen liegen hier so nahe bei-einander, daß die Interzellularspalten nur noch elektronenmikroskopisch nachweisbar sind. Mit der Ausscheidung der Interzellularsubstanz rücken die Blastemzellen, die man nun als *Chondroblasten* bezeichnet, wieder etwas aus-einander, doch entsteht zunächst nur ein dünn-wandiges Fachwerk von schwach basophiler Zwischensubstanz *(Vorknorpel)*. Seine Zellen sind rundlich, haben an Größe zugenommen und befinden sich einzeln in Höhlen, die in der In-terzellularsubstanz ausgespart sind; diese selbst enthält Grundsubstanz und kollagene Fibrillen.

Mit der Vermehrung der Interzellularsubstanz durch die eingeschlossenen Knorpelzellen reift der sehr zellreiche Vorknorpel allmählich zum *hyalinen Knorpel* heran. An der Oberfläche des Skelettstückes, dessen plumpe Form seine defini-tive Gestalt erst ahnen läßt, differenziert sich aus dem Mesenchym das *Perichondrium*[14] (Knorpel-haut) (**Abb. 131**). Die darin vorhandenen Chon-droblasten setzen die Knorpelbildung fort.

Das *Knorpelwachstum* erfolgt somit auf zwei Arten: appositionell an seiner Oberfläche und in jungen Entwicklungsstadien auch *interstitiell* (intussuszeptionell)[15]. Dabei teilen sich die Knorpelzellen mitotisch; die Tochterzellen sind zuerst in der gleichen Höhle eingeschlossen, rücken dann aber, indem zwischen ihnen Inter-zellularsubstanz entsteht, auseinander und teilen sich von neuem. In einem späteren Stadium kommt es im hyalinen Knorpel zu Gruppenbil-dung der Zellen, da zwischen den aus einer Mut-terzelle hervorgegangenen Knorpelzellen weni-ger Interzellularsubstanz auftritt; im jungen hya-linen wie auch im elastischen Knorpel liegen die Zellen indessen eher einzeln. Das *appositio-nelle*[15] Wachstum besorgen die Chondroblasten des Perichondriums.

Die *Ultrastruktur der Chondroblasten* wird beherrscht durch das zisternenartig erweiterte Ergastoplasma und einen gutausgebildeten Golgi-Apparat. Mit der Verbreite-rung des Interzellularraums und dem allmählichen Über-gang der Chondroblasten in die abgeplatteten Chondro-cyten des Appositionsknorpels erfolgt eine Verengung

der Zisternen, die wohl durch die Ausscheidung von proteoglykanhaltiger Grundsubstanz zu erklären ist. Über die *Chondroklasten* s. S. 132.

Bildung und Wachstum des *elastischen Knorpels* ver-läuft in grundsätzlich gleicher Weise wie beim hyalinen Knorpel.

2. Bau des Knorpelgewebes

a) Knorpelzellen

Die leicht basophilen, wasserreichen Knorpel-zellen oder **Chondrocyten** liegen in glattwandi-gen Höhlen (Lacunae); sie sind im lebensfri-schen Präparat (unfixierter Rasiermesserschnitt) sphärisch oder ellipsoidal und füllen die Knor-pelzellhöhlen ganz aus, während sie in fixierten Präparaten häufig geschrumpft sind. Der Kern ist meistens kugelig und locker gebaut. Gele-gentlich kommen auch zweikernige Knorpelzel-len vor, und ferner kann eine Höhle zwei oder mehrere Zellen beherbergen (**Abb. 132**).

Im Cytoplasma lassen sich die verschiedenen Zellorganel-len (Mitochondrien, Golgi-Apparat, Zentriolen) und ge-wöhnlich auch paraplasmatische Einschlüsse – Glykogen, ferner Lipidtröpfchen sowie im Semidünnschnitt färbbare Körnchen – nachweisen (**Abb. 132**). Im jungen, noch wachsenden Knorpel ist auch das granuläre endoplasmati-sche Retikulum gut ausgebildet. Die Zellen, die in der Re-gel auch Enzyme wie alkalische Phosphatase und Lipase enthalten, vermitteln den trägen (großenteils durch an-aeroben Abbau von Glukose zu Milchsäure) Stoffwechsel des fertig differenzierten Knorpels, der zu den bradytro-phen Geweben gehört. Freie Zellen kommen im Knorpel nicht vor.

b) Interzellularsubstanz

Die feste Interzellularsubstanz überwiegt im fer-tig gebildeten Knorpel mengenmäßig stark. Sie ist für seine mechanischen Eigenschaften ver-antwortlich und besteht aus amorpher Grund-substanz und Fibrillen bzw. Fasern, ist jedoch – im Gegensatz zu der der übrigen Binde- und Stützgewebe – größtenteils frei von Blutge-fäßen, Lymphgefäßen und Nerven. *Nach dem morphologischen Verhalten der Zwischenzell-substanz unterscheidet man hyalinen, elasti-schen und kollagenfaserigen Knorpel;* dieser wird auch Bindegewebsknorpel genannt. Über das *Vorkommen* s. **Tab. 18**.

---

14 *griechisch*: perí = um, herum; chóndros = Knorpel.

15 *lateinisch*: apponere = hinzufügen; interstitium = Zwi-schenraum; intus = darin, inwendig; suscipere = auf-nehmen.

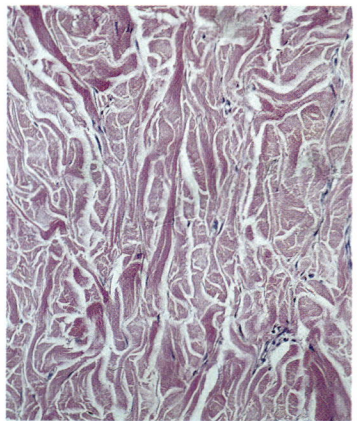

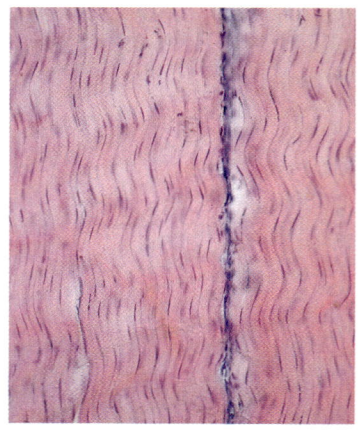

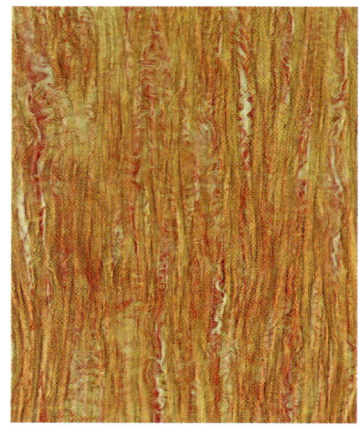

Abb. 126: Straffes faseriges Bindegewebe aus dem Corium der Bauchhaut (Mensch). H.-E.-Färbung. Vergr. 150mal.

Abb. 127: Parallelfaserige Anordnung der kollagenen Fasern in der Sehne. H.-E.-Färbung. Vergr. 150mal.

Abb. 128: Parallelfaserige Anordnung der elastischen Fasern im Ligamentum nuchae (Rind). van Gieson-Färbung. Vergr. 475mal.

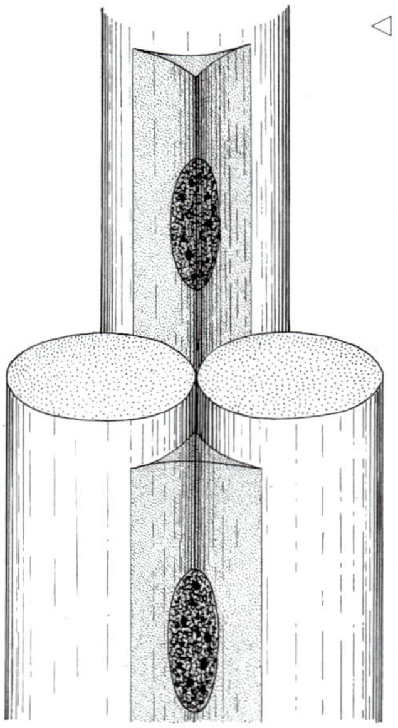

◁ **Abb. 130:** Flügelzellen und Sehnenfasern (schematisch).

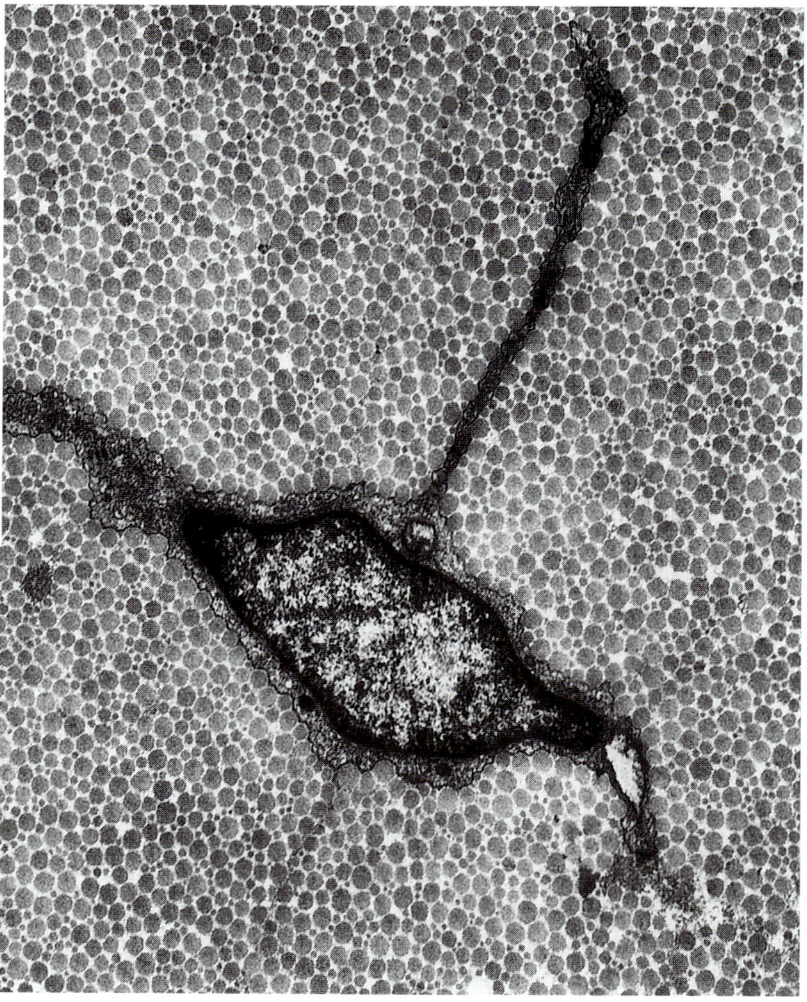

Abb. 129: Schnitt durch eine Flügelzelle quer zum Verlauf der kollagenen Fibrillen einer Sehne. Affe. Vergr. 15 000mal.

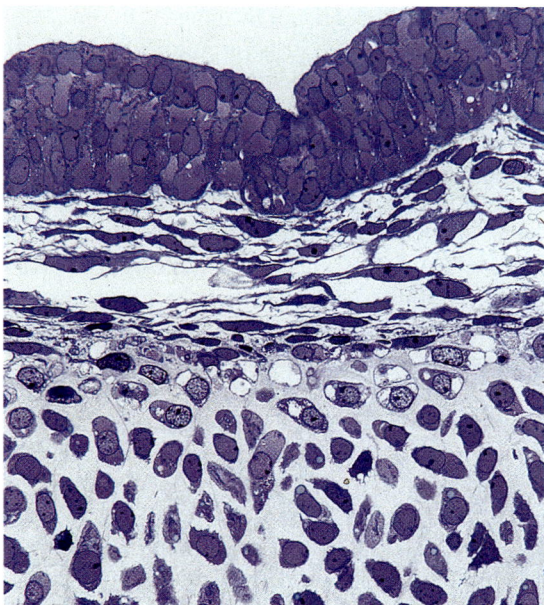

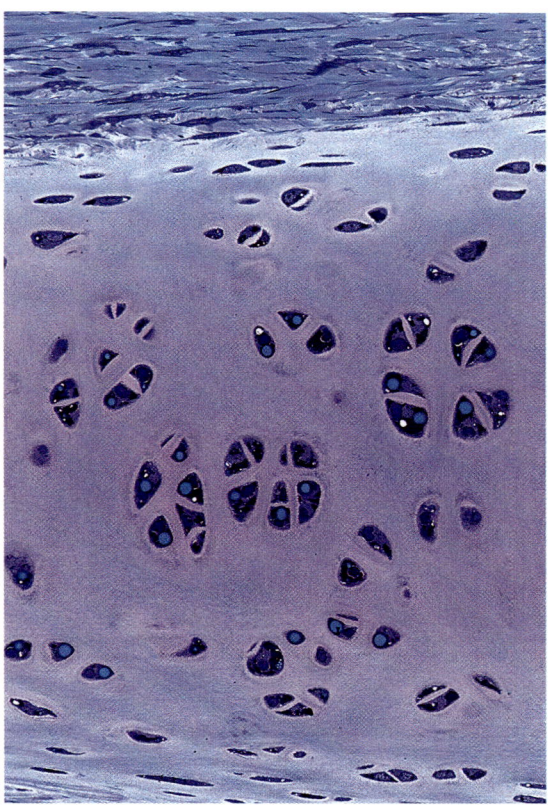

Abb. 131: Embryonaler Knorpel aus der Anlage der Cartilago thyroidea (Mensch). Semidünnschnitt. Vergr. 250mal.

Abb. 132: Knorpelzellen in Territorien angeordnet. Hyaliner Knorpel (Trachealknorpel, Affe). Beachte Fetteinschlüsse (grün) im Cytoplasma. Grundsubstanz metachromatisch (lila) gefärbt. Semidünnschnitt. Vergr. 300mal.

Tabelle 18: Vorkommen der verschiedenen Arten von Knorpelgewebe

hyaliner Knorpel	elastischer Knorpel	kollagenfaseriger Knorpel
Embryonales Skelett		
Epiphysenfugen		
Synchondrosen		Symphysen (Schamfuge, Zwischenwirbelscheiben)
Gelenkknorpel		Kiefergelenk, Schlüsselbeingelenke
Rippenknorpel		
Processus xiphoideus sterni		

Nasenknorpel:
   Cart. septi nasi
   Cart. nasi lateralis
   Cartt. alares
   Cart. vomeronasalis
	Ohrknorpel:
	   Cart. auriculae
	   Cart. meatus acustici
	   Cart. tubae auditivae	

evtl. kleines Zungenbeinhorn		

Kehlkopfknorpel:
   Cart. thyroidea
   Cart. cricoidea
   Cartt. arytenoidea (teilweise)
	Kehlkopfknorpel:
	   Cart. epiglottica
	   Cartt. arytenoideae
	     (Processus vocalis, Apex)
	   Cartt. corniculatae
	   Cartt. cuneiformes	

Cartt. triticeae		evtl. Cartt. triticeae

Knorpelspangen der Luftröhre
Knorpelstücke der großen
   und mittleren Bronchien
	Knorpelstückchen
	   der kleinsten Bronchien	

Chemisch ist der Knorpel sehr reich an Wasser (60–70%) und hat dadurch einen guten Gewebsturgor; er ist im Alter, wie das Bindegewebe, flüssigkeitsärmer (Permeabilität und Elastizität geringer). Im Vergleich mit dem Knochen ist er arm an anorganischen Salzen (Aschegehalt etwa 4%). Die Interzellularsubstanz besitzt als fibrillär differenzierte Skleroproteine im hyalinen Knorpel Kollagen vom Typ II ($^2/_5$–$^3/_5$ der Trockensubstanz) und dazu im elastischen Knorpel noch «Elastin». In der Grundsubstanz, die eine positive PAS-Reaktion gibt, finden sich Proteoglykane, die in erster Linie Chondroitin-4-Sulfat sowie Hyaluronsäure und Keratansulfat enthalten (s. **Tab. 16,** S. 115). Das Chondroitinsulfatmolekül besteht aus äquimolaren Mengen von N-Acetyl-Galaktosamin, an welches eine SO_3^--Gruppe gebunden ist, und Glukuronsäure, welche mit einem Karboxylrest eine weitere Säuregruppe trägt. Im Keratansulfat ist das Galaktosamin durch Glukosamin und die Glukuronsäure durch Galaktose ersetzt. Über den Einbau im Knorpel s. **Abb. 133.**

Durch die Anwesenheit von Chondroitinsulfat, dessen Wirkung auf die kollagenen Fibrillen unten besprochen wird, bekommt die Interzellularsubstanz eine saure Reaktion, färbt sich gut mit basischen Farbstoffen und reagiert metachromatisch (s. S. 14). Die Konzentration der Chondroitinsulfate (und parallel dazu die Basophilie und die Metachromasie der Grundsubstanz) nimmt mit steigendem Alter ab, bei gleichzeitiger Zunahme des Kollagengehaltes.

3. Die einzelnen Arten des Knorpelgewebes

a) Hyaliner Knorpel

Der hyaline Knorpel ist im frischen Zustand makroskopisch milchig, leicht bläulich, in dünnen Schnitten durchscheinend (hyalin[16]). Oberflächlich ist er – mit Ausnahme des Gelenkknorpels – von *Perichondrium* überzogen. Dieses besteht aus straffem, geflechtartigem Bindegewebe und enthält auch elastische Fasernetze, Blutkapillaren und Nervenäste. Perichondrium und Knorpel gehen fließend ineinander über (**Abb. 134**).

Die kollagenen Fibrillenbündel verlassen die Knorpelhaut und biegen in der *subperichondralen Schicht* in die Knorpelinterzellularsubstanz ein, wobei sie ihre Bündelung und Färbbarkeit allmählich verlieren. Die subperichondrale Zone färbt sich noch schwach acidophil (wie die Knorpelhaut); ihre Zellen sind länglich, platt und mit ihrer Längsachse ungefähr parallel zur Oberfläche orientiert. Mehr in der Tiefe – im reifen, basophilen Knorpel – sind die Zellen eher kugelig und meist in kleinen Gruppen zusammengelagert (**Abb. 131, 132**).

Die kollagenen *Fibrillen* sind unter der Wirkung der in der **Grundsubstanz** vorhandenen

Chondroitinschwefelsäuren «maskiert» und weder in frischen, noch in gefärbten Routinepräparaten beim gewöhnlichen Mikroskopieren zu sehen, da sich ihre Lichtbrechung von der der Umgebung nicht unterscheidet. Hingegen behalten sie ihre Anisotropie, weshalb der Verlauf der Fibrillensysteme im polarisierten Licht gut untersucht werden kann (**Abb. 136**). Sie bilden einen dichten Filz, in welchem sich gewisse bevorzugte Verlaufsrichtungen nachweisen lassen (s. u.). Elastische Fasern fehlen im hyalinen Knorpel.

In der Interzellularsubstanz der meisten reifen Knorpel erkennt man eine mehr oder weniger deutliche Gliederung in verschiedene Zonen, die sich bei geeigneter Färbung nicht ganz identisch verhalten (**Abb. 135**). Die sog. *Knorpelkapsel,* die schon im ungefärbten Schnitt durch ihre stärkere Lichtbrechung auffallende Begrenzung der **Zellhöhle**, ist eine ganz schmale Schicht stark metachromatischer, an Chrondroitinschwefelsäuren besonders reicher Grundsubstanz. Um die Kapsel liegt der *Zellhof,* der mehrheitlich nicht nur eine einzige Zelle, sondern eine Gruppe von isogenen – d. h. aus der gleichen Mutterzelle hervorgegangenen – Knorpelzellen mit ihren Kapseln umschließt; er hat oft eine kugelige, im Knorpelinnern indes sehr häufig eine ellipsoidale Form (mit dem längsten Durchmesser senkrecht zur Oberfläche). Solche Gruppen von Knorpelzellen mit dem sie umgebenden Zellhof werden als **Territorien** oder *Chondrone* bezeichnet; dazwischen befindet sich die schwächer lichtbrechende und weniger stark basophile *interterritoriale Substanz* (**Abb. 138**).

Die beschriebene territoriale Gliederung ist ein Kennzeichen des *funktionellen Baus* des hyalinen Knorpels. Die Chondrone sind druckelastische Körper aus einzelnen oder aus Gruppen von Zellen, die von kollagenen Fibrillen schalenartig umwickelt werden. Was wir im Schnittpräparat Zellhöfe nennen, sind derartige fibrilläre, mit Chondroitinsulfat durchtränkte Schalen. Der Verlauf der interterritorialen Fibrillenzüge variiert je nach den mechanischen Ansprüchen. Die Knorpelkapsel weist keine quergestreiften Kollagenfibrillen, aber eine hohe Dichte von Proteoglykanstrukturen auf (**Abb. 137**). Damit ist die besonders starke

---

16 *griechisch*: hyálinos = gläsern.

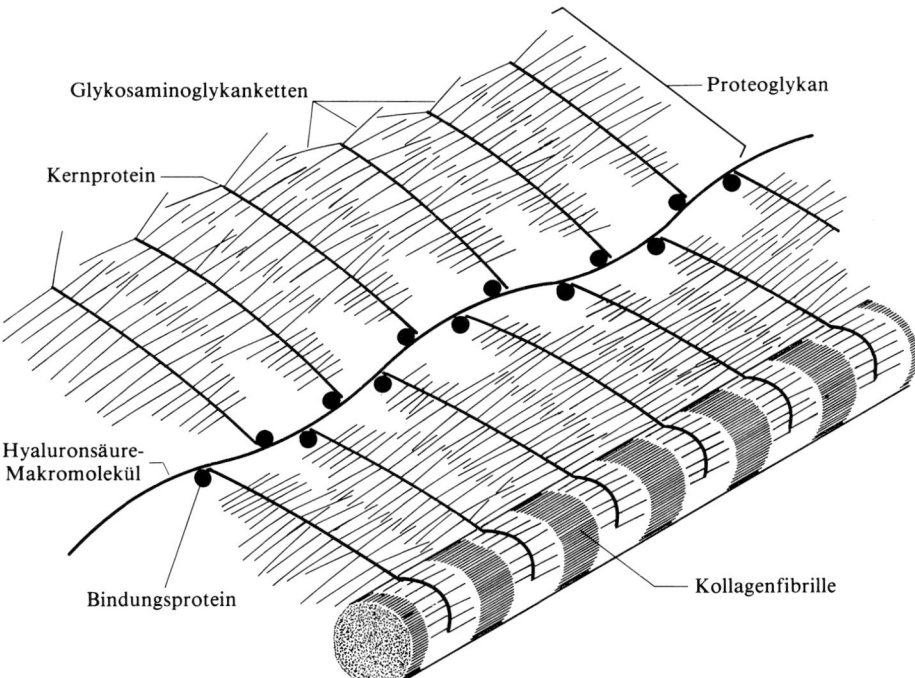

Abb. 133: Schematische Darstellung der Proteoglykane im Knorpel. Glykosaminoglykane formen lange, dünne Ketten-moleküle, in denen sich Monosaccharide wechselnd aneinanderreihen. Etwa 80 Chondroitinsulfat- und 100, etwas klei-nere Keratansulfat-Moleküle sind mit einem fadenförmigen Kernprotein verbunden, auf dem sie wie die Borsten einer Flaschenbürste angeordnet sind. Ein Ende des Proteoglykans – gewissermaßen der Bürstenstiel – ist relativ frei von Zuckerketten und ist über ein Bindungsprotein an einen Hyaluronsäurefaden gebunden. In Abständen von etwa 30nm kön-nen mehr als 100 Proteoglykane mit der Hyaluronsäure einen Komplex bilden, der eine räumliche Ausdehnung von meh-reren Mikrometern (μm) aufweisen kann. Die Proteoglykanverzweigungen sollen mit den Kollagenfibrillen verbunden sein und somit ein Zusammenhalt zwischen den beiden Komponenten der Knorpelgrundsubstanz sichern.

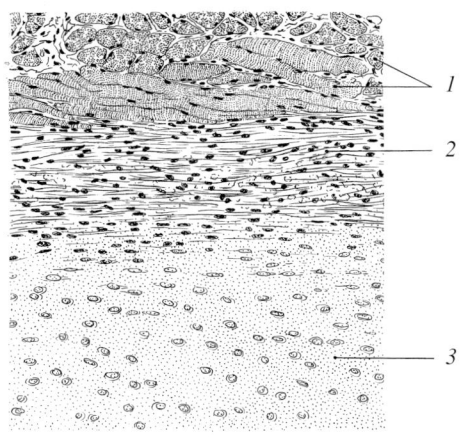

Abb. 134: Hyaliner Knorpel mit am Perichondrium anset-zender Skelettmuskulatur. Rippe eines zweijährigen Kin-des. H.-E.-Färbung. Vergr. 160mal. (W.)
1 quergestreifte   *2* Perichondrium
    Muskelfasern   *3* hyaliner Knorpel

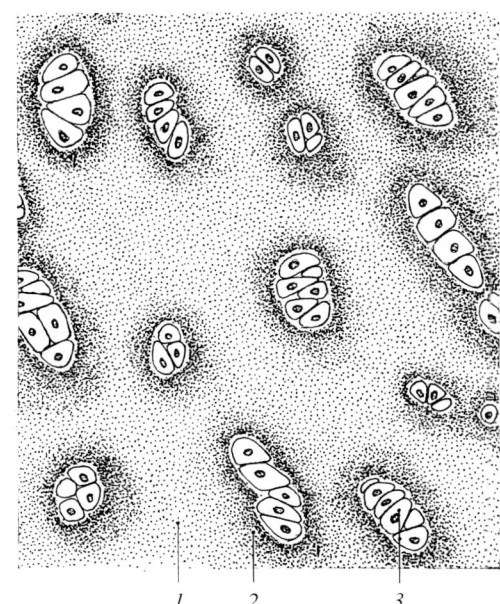

Abb. 135: Hyaliner Knorpel. Ausschnitt aus einer mensch-lichen Rippe. H.-E.-Färbung. Vergr. 200mal. (W.)
1 interterritoriale   *2* Zellhof
    Substanz   *3* isogene Knorpelzellen

Basophilie und metachromatische Reaktion in dieser Zone zu verstehen. In den übrigen Bereichen der Knorpelgrundsubstanz wechseln quergestreifte und dünnere (unter 20 nm) Kollagenfibrillen ohne Querstreifung.

Die Hauptmasse des Knorpelgewebes ist *gefäßlos*, doch können gelegentlich, auch ohne Beziehung zur enchondralen Knochenbildung, kleine Blutgefäße einwachsen (besonders beim Kind), so z. B. in die Rippenknorpel. Die *Ernährung* des gefäßlosen Knorpels erfolgt vom Perichondrium aus – beim Gelenkknorpel von der Synovia aus – mittels Permeation durch die Grundsubstanz; sie ist in den zentralen Abschnitten größerer Knorpel trotz der geringen Ansprüche oft ungenügend, weshalb nicht selten *degenerative Veränderungen* auftreten.

Es kommt an den betreffenden Stellen allmählich zu einer Demaskierung der kollagenen Fibrillen und zu einer parallelfaserigen Streifung, die schon makroskopisch einen asbestartigen Glanz besitzt *(Asbestfaserung)*: gleichzeitig gehen Knorpelzellen zugrunde (**Abb. 136**). Auch die *Verkalkung* und der Ersatz durch *Knochen* («Verknöcherung»), die an den Kehlkopfknorpeln schon bald nach der Pubertät beginnen, sind als regressive Veränderungen zu betrachten.

b) Elastischer Knorpel

Der elastische Knorpel ist makroskopisch leicht gelblich («gelber Knorpel») und im Vergleich mit dem hyalinen Knorpel trüb. Er tritt in Phylogenese und Ontogenese später auf. Seine *Zellen* unterscheiden sich morphologisch nicht von denen des hyalinen Knorpels, liegen jedoch häufiger einzeln in den Zellhöfen. Seine Interzellularsubstanz enthält, außer der an Chondroitinschwefelsäuren etwas weniger reichen *Grundsubstanz*, ebenfalls maskierte *kollagene Fibrillen*, deren Anordnungsprinzip dem des hyalinen Knorpels entspricht. Dazu kommen im elastischen Knorpel aber noch die vorwiegend in die interterritoriale Substanz eingelagerten *elastischen Fasernetze* (**Abb. 139**). Diese sind in der subperichondralen Schicht weniger dicht, stehen aber mit denen der Knorpelhaut in Verbindung. Sie sind nicht maskiert, lassen sich also durch eine geeignete histologische Färbung darstellen. Auch ohne Elastika-Färbung mit Orceïn oder Resorcinfuchsin erkennt man meistens, daß die Interzellularsubstanz nicht hyalin ist, sondern eine feine netzartige Faserstruktur aufweist («Netzknorpel», s. a. **Abb. 269** und **Abb. 548**).

c) Kollagenfaseriger Knorpel (= Bindegewebsknorpel)

Das mikroskopische Bild des Bindegewebsknorpels (**Abb. 140**) wird bestimmt durch die *kollagenen Faserbündel;* diese lassen sich ohne weiteres färben (daher auch die Bezeichnung «Faserknorpel»), während die Kollagenfibrillen des hyalinen und des elastischen Knorpels maskiert sind. Vom straffen faserigen Bindegewebe unterscheidet sich der kollagenfaserige Knorpel durch das spärliche Vorkommen typischer *Knorpelzellen,* von denen oft einige in einer Reihe hintereinander gelegen sind. Die *Grundsubstanz* tritt stark zurück und ist morphologisch nur in der unmittelbaren Umgebung der Zellen erkennbar, wo eine Kapsel und ein schmaler basophiler Hof gebildet wird; dessen Fasern sind wie im hyalinen Knorpel unsichtbar.

Disci und Menisci articulares (s. S. 398) sind sehr ähnlich, jedoch nicht gleich gebaut wie der Faserknorpel, aus welchem z. B. Teile der Disci intervertebrales (**Abb. 470**) und der Symphysis pubica bestehen.

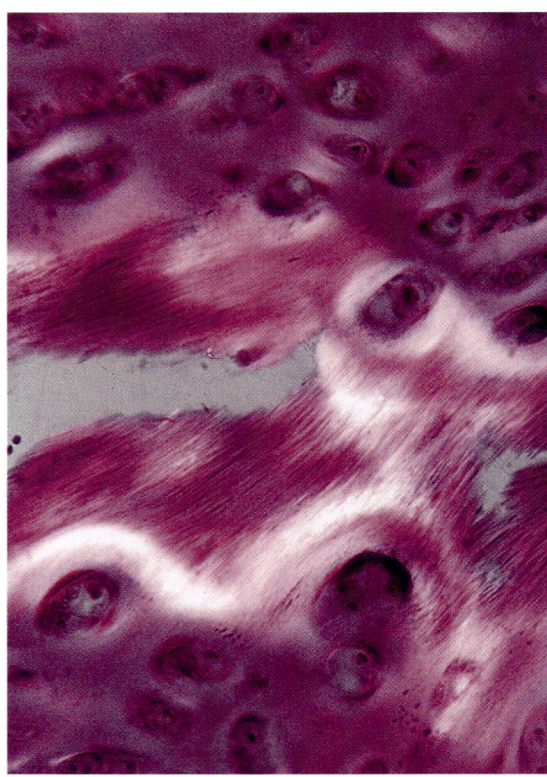

Abb. 136: Asbestfaserung in hyalinem Knorpel. Darstellung in polarisiertem Licht: Die doppelbrechenden Asbestfasern leuchten hell auf. Aufnahme Prof. Schmidt, Bonn.

E. Knochengewebe

1. Knochenbildung und Knochenwachstum

a) Allgemeines

Das hyalinknorpelige Primordialskelett wird allmählich bis auf wenige, knorpelig bleibende Abschnitte (Gelenkknorpel, Rippenknorpel, usw.) durch Knochen ersetzt: **Ersatzknochen.** Dazu muß neben der Neubildung von Knochen gleichzeitig auch Knorpelmaterial aufgelöst und weggeräumt werden *(indirekte Ossifikation)*. Es gibt aber auch Knochen, welche sich unmittelbar aus embryonalem Bindegewebe entwickeln: **Bindegewebsknochen** (Deckknochen). So entstehen Seitenwände und Dach des Schädels, die große Mehrzahl der Gesichtsknochen und größtenteils auch die Schlüsselbeine *(direkte Ossifikation)*.

Die Ablagerung der Knochensubstanz erfolgt bei der direkten wie bei der indirekten Knochenbildung durch die **Osteoblasten**[17]. Diese entstehen beim Embryo aus *osteogenetischen Stammzellen,* die ihrerseits aus Mesenchymzellen hervorgehen. Die basophilen Zellen liegen gewöhnlich epithelartig in einer Reihe und sezernieren die aus vorerst noch weicher Grundsubstanz und kollagenen Fibrillen bestehende Interzellularsubstanz (Osteoid). Mit zunehmender Grundsubstanzbildung werden sie allmählich eingemauert und damit zu den abgeplatteten, länglichen **Osteocyten** (Knochenzellen). Außer den Zellen werden auch Blutgefäße und Nervenfaserbündel bei der Ausscheidung der Interzellularsubstanz miteingeschlossen; wir begegnen diesen Strukturen später in den Haversschen Kanälen.

Die osteogenetischen oder Knochen-Stammzellen sind die zur Knochenbildung determinierten Elemente. Sie haben die Pluripotenz der Mesenchymzellen verloren, sind aber stark teilungsfähig. Dagegen sind Osteoblasten und Osteocyten nicht mehr in der Lage, in die Mitose einzutreten. Die Stammzelle erkennt man vor allem an ihrer

Lage. Sie ist an Knochenoberflächen, im Periost und Endost auch des Erwachsenen neben dem Osteoblast angesiedelt und unterscheidet sich von diesem durch ihr helleres, weniger basophiles Erscheinungsbild.

Elektronenmikroskopisch zeigen die Osteoblasten, deren längster Durchmesser 20–30 μm beträgt, ein sehr gut ausgebildetes Ergastoplasma (gelegentlich mit zisternenartigen Erweiterungen) und viele Ribosomen, was ihre Basophilie erklärt. Die Mitochondrien sind zahlreich; der Golgi-Apparat ist in den aktiven Zellen ebenfalls sehr gut entwickelt. Die cytoplasmaärmeren Osteocyten besitzen weniger Ergastoplasma und Ribosomen sowie – entsprechend ihrem geringeren Energiebedarf – auch weniger Mitochondrien.

Die als *Osteoid* bezeichnete proteoglykanhaltige Interzellularsubstanz erhält erst mit der *Einlagerung der Kalksalze* die für den Knochen charakteristische Härte. Mit dem Verkalkungsprozeß stehen aber noch weitere Veränderungen der Grundsubstanz in Zusammenhang, weshalb sich Osteoid und Knochensubstanz auch in den entkalkten Schnittpräparaten in der Regel verschieden färben (**Abb. 141** und **142**).

Die anorganischen Knochenbestandteile fallen submikroskopisch kristallin aus. Sie werden in Form von Hydroxylapatit oder einer diesem sehr ähnlichen Verbindung als *Kristallisationskeime* an oder in den schon vorhandenen *Kollagenfibrillen* sichtbar. Dabei orientieren sich die ersten Ablagerungen an der 64 nm-Periodik der Kollagenstruktur, bringen diese im Negativkontrastbild zur Geltung (s. S. 108) und rufen eine (negative) *Doppelbrechung* hervor; doch wird diese Anisotropie von der weit stärkeren positiven Doppelbrechung der kollagenen Fibrillen verdeckt, die für das polarisationsmikroskopische Bild verantwortlich sind. Im weiteren nehmen die Kristallisationszentren an Umfang zu und sitzen mit feinen Kristallnadeln versehen auf den Kollagenfibrillen. Ein zweiter Weg der «Aussaat» führt offenbar über sog. *Matrix-Vesikel*, die sich von den Osteoblasten abschnüren, ein Präzipitat der Calcium-Phosphatverbindung in kristalliner Form enthalten und als eine Art extrazelluläre Transportvesikel anzusehen sind.

Nach dem Ausgangsmaterial und der Lokalisation sind nun folgende *Knochenbildungsvorgänge* einzeln zu besprechen (primäre Knochenbildung):

---

17 *griechisch:* ostéon = Knochen; blasteĩn = bilden, hervorbringen.

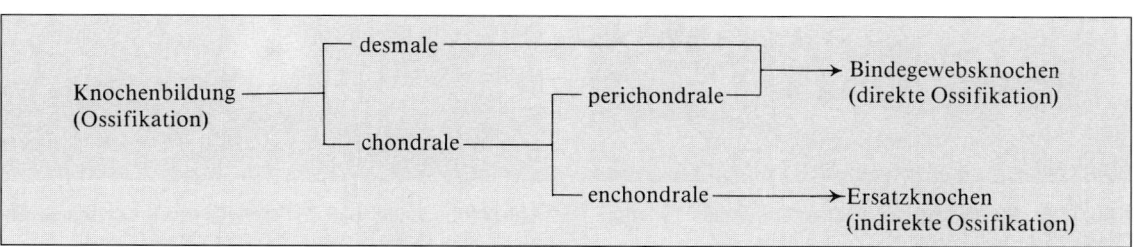

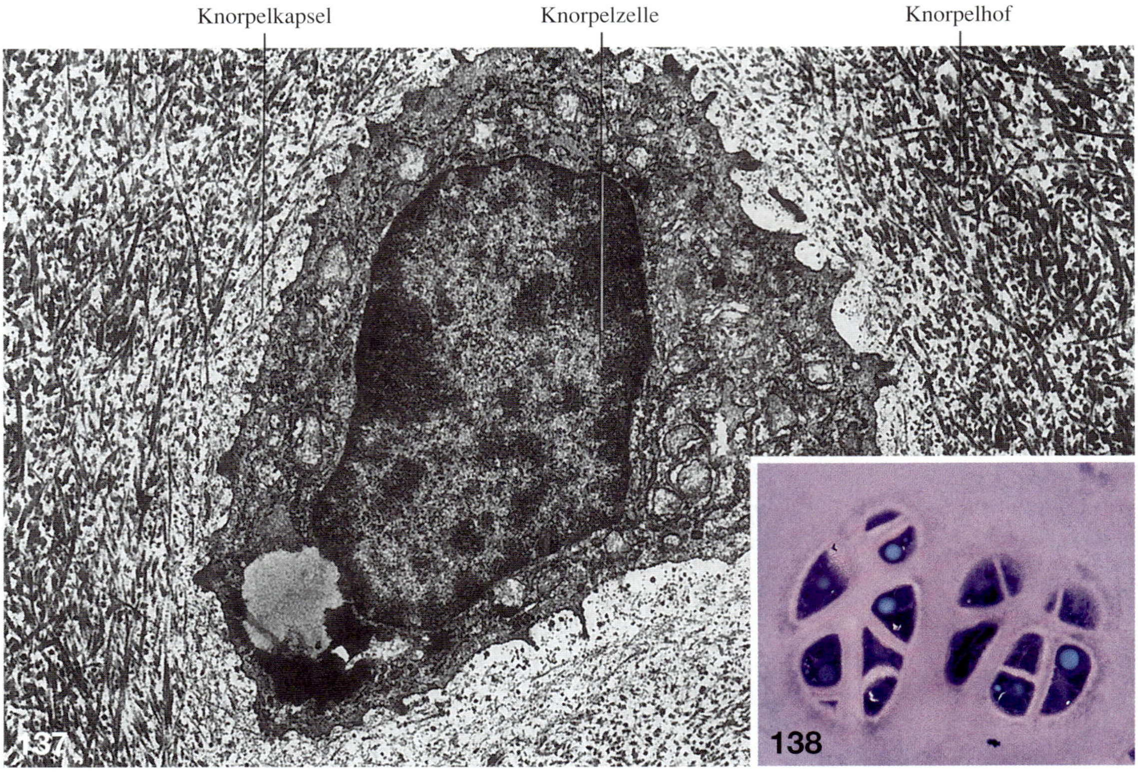

Knorpelkapsel   Knorpelzelle   Knorpelhof

Abb. 137: Hyaliner Knorpel. – Anschnitt einer Knorpelzelle mit Knorpelkapsel und Knorpelhof. Rippenknorpel, Affe. Vergr. 9200mal.

Abb. 138: Knorpelterritorien bei starker lichtmikroskopischer Vergrößerung. Semidünnschnitt. Vergr. 500mal.

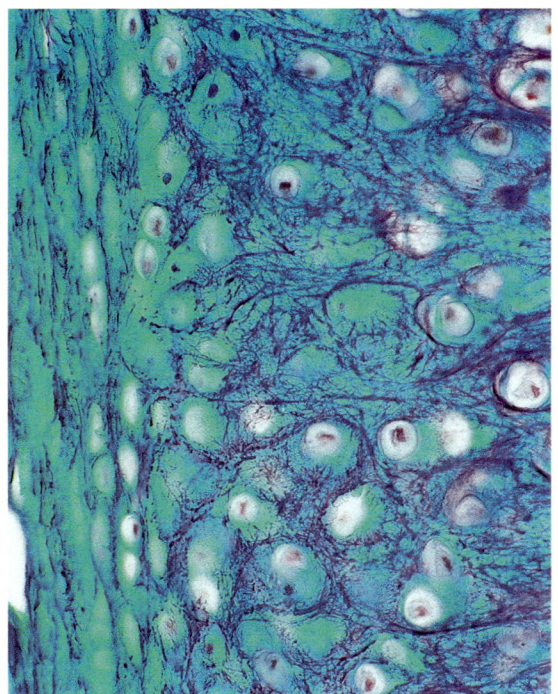

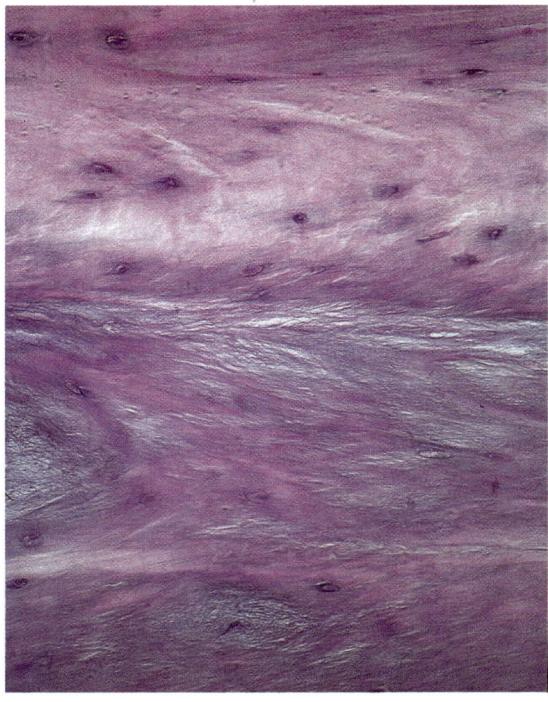

Abb. 139: Elastischer Knorpel. Ohrmuschel, Mensch. Goldner-Elastika-Färbung. Vergr. 300mal.

Abb. 140: Bindegewebs-(Faser-)Knorpel. Zwischenwirbelscheibe. H.-E.-Färbung. Vergr. 150mal.

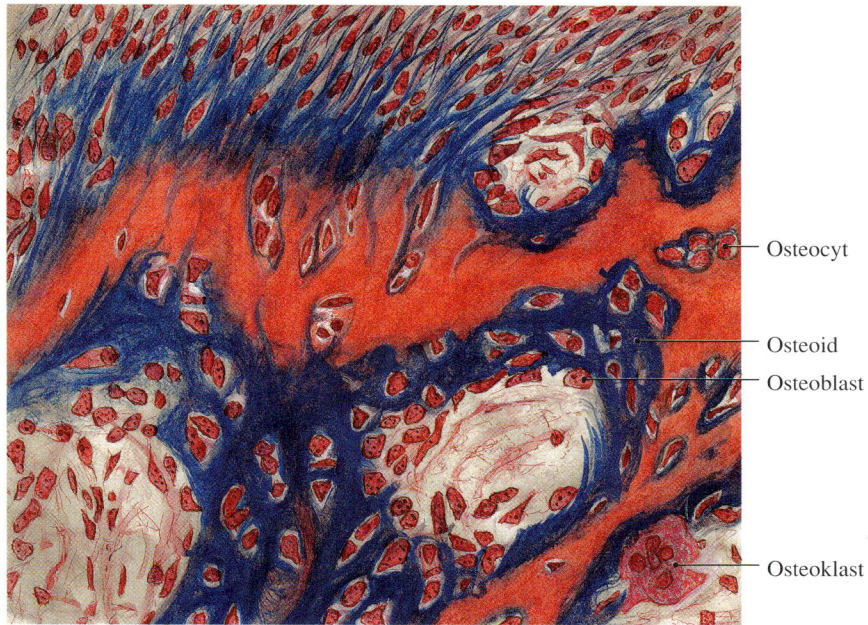

— Osteocyt

— Osteoid
— Osteoblast

— Osteoklast

Abb. 141: Desmale Knochenbildung. Unterkiefer eines menschlichen Fetus. Azan-Färbung. Vergr. 300mal. (L.)

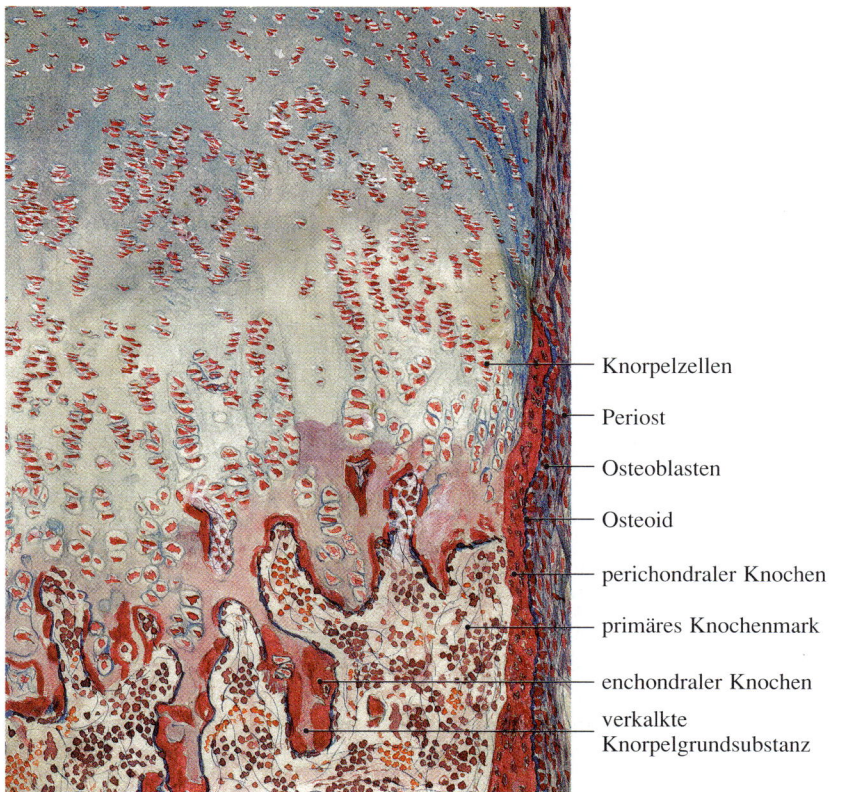

— Knorpelzellen

— Periost

— Osteoblasten

— Osteoid

— perichondraler Knochen

— primäres Knochenmark

— enchondraler Knochen

— verkalkte
Knorpelgrundsubstanz

Abb. 142: Perichondrale und enchondrale Knochenbildung. Metacarpale eines menschlichen Fetus. Azan-Färbung. Vergr. 110mal. (L.)

b) Desmale Ossifikation

Die desmale Ossifikation, die immer zu *Bindegewebs-* und der Struktur nach zu *Geflechtknochen* führt, geht so vor sich (s. **Abb. 141** und **144**), daß sich die *Mesenchymzellen* an bestimmten Stellen reichlich vermehren, zu osteogenetischen Stammzellen und zu *Osteoblasten* differenzieren. Es treten kollagene Fibrillen auf, die sich bündeln und durchflechten; ferner kommt es zu einer stärkeren Vaskularisierung. Mit der Bildung von Grundsubstanz entsteht dann das Osteoid, aus welchem durch Verkalkung bald der eigentliche Knochen hervorgeht. Dieser Geflechtknochen wird schon beim Kind durch Lamellenknochen ersetzt.

Zwischen den Knochenbälkchen, die Osteocyten enthalten, liegt das zell- und gefäßreiche primäre Knochenmark. Die Bälkchen *wachsen durch Apposition:* An ihrer Oberfläche sind eine Reihe von Osteoblasten zu sehen sowie ein je nach deren Aktivität mehr oder weniger breiter Osteoidsaum. Meistens sind jedoch nicht nur Anbau-, sondern auch Abbauvorgänge zu erkennen.

c) Chondrale Ossifikation

Bei der chondralen Ossifikation haben wir nach dem Ort der Entstehung perichondralen und enchondralen Knochen zu unterscheiden. *Während die perichondrale Knochenbildung grundsätzlich gleich abläuft wie die desmale Ossifikation, ist die enchondrale Knochenbildung morphologisch und histochemisch komplizierter, weil durch Auflösung von Knorpelgewebe erst Platz geschaffen werden muß (indirekte Ossifikation), bevor Ersatzknochen abgelagert werden kann.* Gleichzeitig wächst das knorpelige Skelettstück in den noch nicht von der Knochenbildung erfaßten Abschnitten weiter.

Die chondrale Ossifikation beginnt – z. B. bei der Entwicklung der röhrenförmigen Extremitätenknochen (**Abb. 143**) – damit, daß von den etwa in der Mitte der Diaphyse im Perichondrium auftretenden Osteoblasten oberflächlich eine grobfaserige Knochenmanschette angebaut wird: **perichondrale Knochenbildung.** Dadurch wird das Skelettstück versteift (gewissermaßen eingeschient), so daß die nun folgenden enchondralen Resorptionsvorgänge keine Unterbrechung der Stützfunktion zur Folge haben. Das dem perichondralen Knochen anliegende Bindegewebe wird zum Periost (S. 140).

Während der perichondrale Knochen durch Apposition an Dicke zunimmt und sich gleichzeitig in Richtung der beiden Epiphysen ausdehnt, kommt es im Innern des Knorpelmodelles zu charakteristischen Veränderungen, welche die **enchondrale Knochenbildung** einleiten. Im Bereich der perichondralen Knochenmanschette vergrößern sich die Knorpelzellen und werden auffällig reich an Glykogen sowie an alkalischer Phosphatase und an Phosphorylase. Die Zellhöhlen werden erweitert und die Interzellularsubstanz tritt im Verhältnis zu den großblasigen Chondrocyten mengenmäßig zurück. Außerdem erfolgt eine Einlagerung von Kalksalzen in die Interzellularsubstanz, wodurch die Permeation der Nährstoffe und damit die Ernährung der Knorpelzellen praktisch unterbrochen wird; diese gehen deshalb zugrunde. Man nennt eine solche schon makroskopisch sichtbare, gelblich getönte Stelle *Verkalkungszone* (Verkalkungspunkt) oder, da bald die enchondrale Knochenbildung folgen wird, auch *Ossifikationspunkt.*

Nun dringt am Ort der späteren Foramina nutricia von der Cambium-Schicht gefäß- und zellreiches junges Bindegewebe durch die Knochenmanschette hindurch in den verkalkten Knorpel ein. Dabei wird die Knorpelzwischensubstanz durch *Chondroklasten, die* mit den später zu besprechenden Osteoklasten[18] übereinstimmen, aufgelöst; dadurch entsteht im Zentrum der Diaphyse ein sich allmählich vergrößernder Hohlraum, die **primäre Markhöhle.** Diese bleibt in ihrer Ausdehnung hinter der oberflächlichen Schienung durch perichondralen Knochen immer etwas zurück. Das in der Höhle gelegene *primäre Knochenmark* ist ein mesenchymähnliches, an Blutkapillaren reiches Gewebe. In ihm treten nicht nur Chondroklasten, sondern bald auch knochenbildende und -zerstörende Zellen, d. h. Osteoblasten und Osteoklasten auf.

Betrachten wir ein Skelettstück mit etwas weiter fortgeschrittener chondraler Ossifikation, so lassen sich in der Reihenfolge von der Epiphyse gegen die primäre Markhöhle *verschiedene Zonen* unterscheiden (**Abb. 142, 145** und **147**):

1. *Reservezone (Zona reservata):* Hyaliner **Knorpel der Epiphyse,** dessen Struktur von den Knochenbildungsvorgängen noch nicht be-

---

18 *griechisch:* chóndros = Knorpel; ostéon = Knochen; klān = brechen, abbrechen.

einflußt wird. Die verhältnismäßig kleinen Zellen sind in die beim hyalinen Knorpel beschriebene charakteristische Interzellularsubstanz eingelagert (sog. *ruhenden Knorpel*).

2. *Zone der Knorpelzellsäulen (Zona proliferativa):* Die isogenen Knorpelzellen sind in ungefähr parallelen **Säulen** angeordnet und in der Längsrichtung des Knochens keilförmig abgeplattet (**Abb. 148**). Das Längenwachstum des Skelettstückes wird durch die lebhafte Teilungstätigkeit der Knorpelzellen – vor allem in dieser Zone, die erst mit dem Abschluß des Wachstums verschwindet – gewährleistet *(Proliferations-* oder *Wachstumszone).*

Diaphysenwärts werden die Chondrocyten der Zellreihen immer größer (insbesondere in der Längsrichtung der Säulen); gleichzeitig wird die zwischen den Säulen gelegene Interzellularsubstanz in die Länge gezogen und entsprechend schmäler. Es folgt die

3. *Zone des großblasigen Knorpels (Zona hypertrophica:* **Blasen-Knorpel***)*, dessen *Interzellularsubstanz* im Bereich der letzten 1–3 Reihen hypertropher Zellen teilweise *verkalkt* ist (**Abb. 149**). Die säulenartige Anordnung, deren Zellen noch nicht absterben, sondern vielseitig stoffwechselaktiv sind, bleibt größtenteils erhalten. Der Bau dieser Zone stimmt mit dem des oben erwähnten Verkalkungspunktes grundsätzlich überein.

4. *Zone des Knorpelabbaus (Zona resorbens) und der enchondralen Knochenbildung (Zona ossificationis).* Der Knorpelabbau erfolgt durch die Tätigkeit der Chondroklasten. Die dünnen, übrigens unverkalkt gebliebenen Quersprossen der Interzellularsubstanz werden leichter aufgelöst als das die Zellsäulen umgebende verkalkte Fachwerk (**Abb. 142, 145, 147, 150**), das auf Längsschnitten durch das Skelettstück in Form von Bälkchen in Erscheinung tritt (**Eröffnungszone**). So bleiben unregelmäßig konturierte Reste **verkalkter Grundsubstanz** als Leitstrukturen übrig, an deren Oberfläche durch die aufgereihten Osteoblasten Knochensubstanz abgelagert wird (primitive Spongiosa). Indem der enchondrale Ersatzknochen Knorpelreste enthält, läßt er sich vom perichondralen Bindegewebsknochen leicht unterscheiden (**Abb. 141, 144** und **99**).

Elektronenmikroskopisch haben die Zellen der Wachstumszone eine auffallend dichte Struktur. Ihr Ergastoplasma ist gut ausgebildet, manchmal zu Zisternen erweitert. In den großblasigen Knorpelzellen anderseits ist das Hyaloplasma hell und strukturarm; die Ergastoplasma-Doppelmembranen zeigen eine sehr lockere Anordnung.

Die *Epiphysen* der Röhrenknochen bestehen während des ganzen intrauterinen Lebens und auch noch extrauterin eine gewisse, je nach dem Skelettstück verschieden lange Zeit (s. **Tab. 19**) aus unverkalktem hyalinem Knorpel. Nur in der distalen Femurepiphyse und meistens auch noch in der proximalen Tibiaepiphyse ist beim ausgetragenen Neugeborenen ein schon im letzten Fetalmonat aufgetretener Ossifikationspunkt – **Epiphysenkern** – zu erkennen (Reifezeichen!) (**Abb. 146**). In den übrigen Epiphysen beginnt die Knochenbildung postnatal erst nach Monaten, z. T. sogar erst im Alter von einigen Jahren, so z. B. in der proximalen Epiphyse der Fibula und des Radius oder in der distalen Epiphyse der Ulna sowie in den sog. Apophysen. Dabei spielen sich – nur etwas langsamer – im Prinzip die gleichen Vorgänge ab wie bei der enchondralen Ossifikation der Diaphyse (**Abb. 99** und **150**). Vom Epiphysenkern aus schreitet die Knochenbildung zentrifugal fort, doch erreicht sie die Gelenkoberfläche nie; diese bleibt deshalb zeitlebens von hyalinem Knorpel (Gelenkknorpel) überzogen.

Mit der von der Epiphyse und der Diaphyse her vorrückenden enchondralen Knochenbildung wird die dazwischenliegende Knorpelzone immer mehr verschmälert; sie bleibt jedoch als **Epiphysenfuge** (Epiphysenscheibe, Cartilago epiphysialis) bis zum Abschluß des Wachstums des betreffenden Skelettstückes, in der Regel also bis über die Pubertät hinaus, erhalten. Das interstitielle Wachstum der Fugenknorpel gewährleistet das *Längenwachstum* des Skelettes. Es ist – je nach Skelettstück zu verschiedenen Zeiten (**Tab. 19**) – dann zu Ende, wenn der Knorpelabbau die Knorpelproliferation überwiegt und die Zerstörung auf die Epiphysenlinie selbst übergreift, die schließlich durch enchondralen Knochen ersetzt wird.

Während das Längenwachstum der Knochen von der normalen Tätigkeit der Epiphysenfuge abhängt, erfolgt das *Dickenwachstum,* wie schon früher angedeutet, durch subperiostale Anlagerung weiterer Schichten von desmalem Knochen (**Abb. 156**).

Das Wachstum des Knochens – und damit das des Gesamtkörpers – wird *hormonal gesteuert.* Eine fördernde Wirkung muß Hormonen des Hypophysenvorderlappens (insbesondere dem von den acidophilen α-Zellen gelieferten Somatotropin) und der Schilddrüse (s. S. 317) zugeschrieben werden. Eine hemmende Wirkung geht von Nebennierenrinden- sowie von Geschlechtshormonen aus.

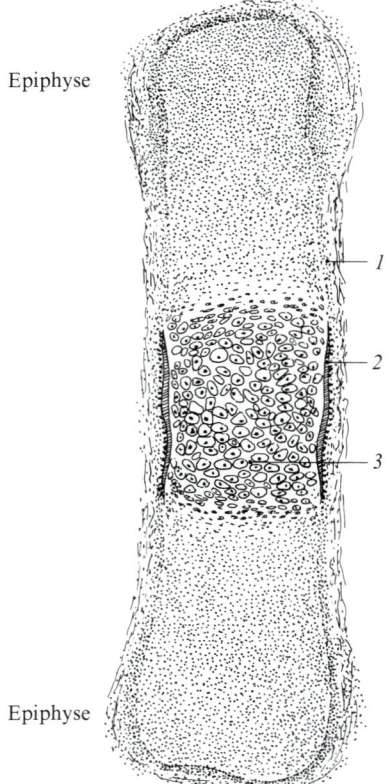

Epiphyse

1

2

3

Epiphyse

◁ **Abb. 143:** Perichondrale und enchondrale Knochenbildung. Längsschnitt durch Metacarpale eines etwa drei Monate alten menschlichen Fetus. H.-E.-Färbung. Vergr. 60mal. (W.)
1 Perichondrium; *2* perichondraler Knochen; *3* großblasiger Knorpel mit verkalkter Grundsubstanz

Abb. 144: Desmale Ossifikation bei der Bildung der Knochenmanschette der Tibia eines menschlichen Fetus. H.-E.-Färbung. Vergr. 100mal.
1 Periost, Stratum fibrosum; *2* Stratum osteogenicum; *3* desmal gebildeter Knochen; *4* Grenze der chondralen
▽ Ossifikation.
◁

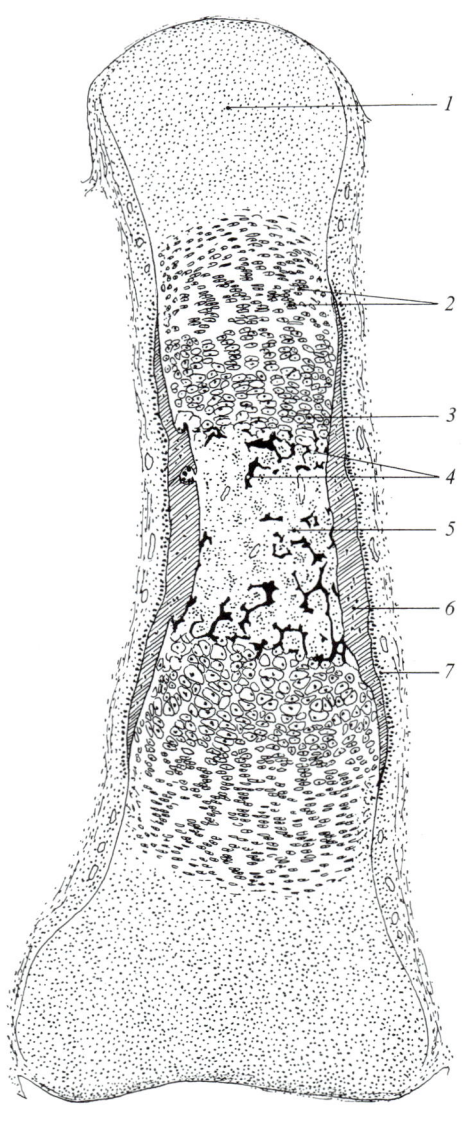

1

2

3

4

5

6

7

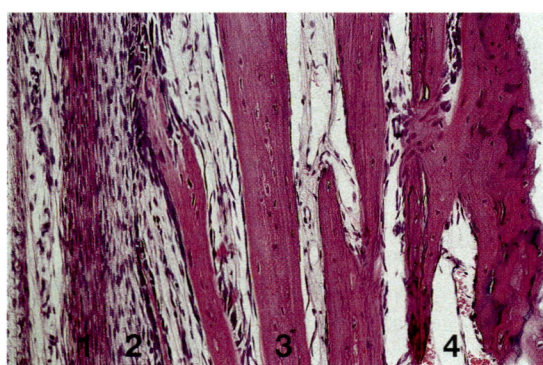

Abb. 144

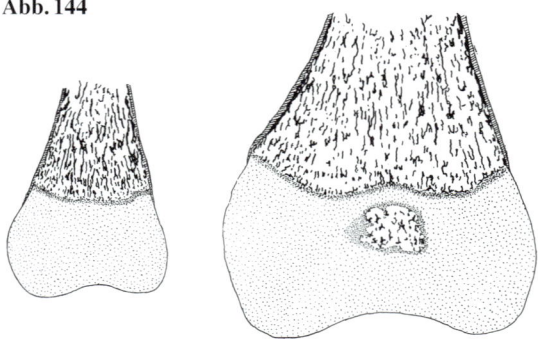

Abb. 146: Distale Femurepiphyse eines 30,5 cm langen, etwa sechs Monate alten Fetus (links) und eines fünf Wochen alten Säuglings mit Epiphysenkern (rechts) H.-E.-Färbung. Vergr. 1,5mal. (W.)

Abb. 145: Perichondrale und enchondrale Knochenbildung. Längsschnitt durch Mittelphalanx eines 4–5 Monate alten menschlichen Fetus. H.-E.-Färbung. Vergr. 60mal. (W.)
1 hyaliner Knorpel der Epiphyse; *2* Knorpelzellsäulen; *3* großblasiger Knorpel; *4* enchondraler Knochen; *5* primäres Knochenmark; *6* perichondraler Knochen; *7* Osteoblasten in der Cambiumschicht des Periostes

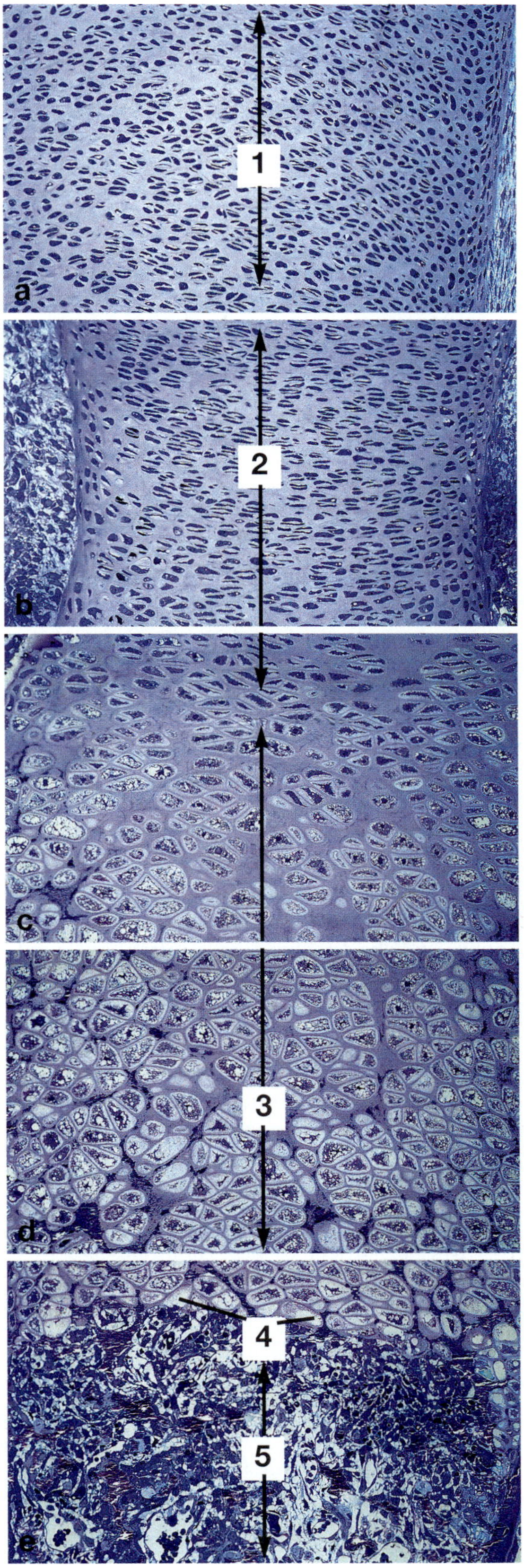

◁ **Abb. 147:** Übersicht über Zonen der chondralen Ossifikation. Längsschnitt durch einen Femur eines menschlichen Fetus (Alter: 8. Woche). Semidünnschnitt unentkalkt. Vergr. 100mal.
1 Epiphysenknorpel; *2* Zone des Säulenknorpels; *3* Zone des Blasenknorpels; *4* Eröffnungszone; *5* Primäre Knochenbälkchen und Knochenmark

Abb. 148: Ausschnitt aus der Zone des Säulenknorpels (Zona proliferata).

Abb. 149: Ausschnitt aus der Zone des Blasenknorpels (Zona hypertrophica) mit Verkalkung in Knorpelgrundsubstanz.

Abb. 150: Ausschnitt aus Eröffnungszone (Zona resorbens und Zona ossificans. z. Abb. 148–150 s. Angaben z. Abb. 147; Vergr. 475mal.

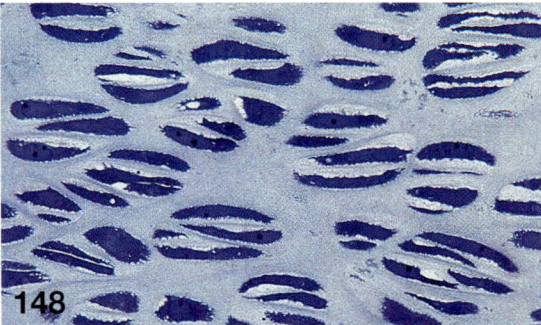
148

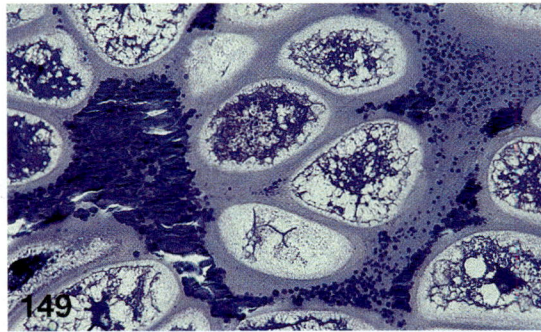
149

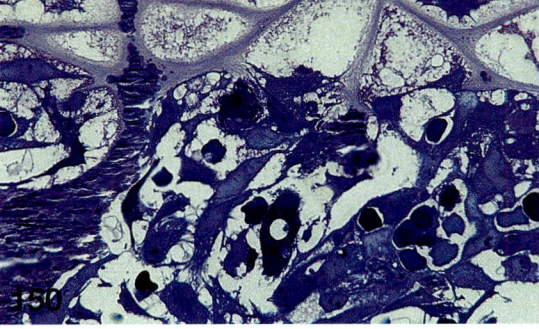
150

Histochemische Befunde. Das Glykogen, das in den Knorpelzellen stets vorhanden ist, wird bei deren Proliferation vermehrt und findet sich am reichlichsten in den großblasigen Chondrocyten; es verschwindet aber mit der Verkalkung der Grundsubstanz (der Glykogengehalt der Zellen ist umgekehrt proportional dem Calciumgehalt der Interzellularsubstanz).

d) Knochenumbau

Durch das fein abgestimmte Zusammenspiel von Aufbau- und Abbauvorgängen, wobei letztere durch das Hormon der Epithelkörperchen aktiviert werden, erfolgt ein Umbau des Knochenskelettes nicht nur während der Entwicklung, sondern – in kleinerem Ausmaß – während des ganzen Lebens. Das Knochengewebe ist dadurch in der Lage, seine Struktur den infolge Wachstums oder anderer Ursachen geänderten funktionellen Anforderungen dauernd anzupassen.

Schon mit der Bildung der ersten Knochenbälkchen durch die Osteoblasten treten amöboid bewegliche, meist acidophile Riesenzellen mit einem Durchmesser von $10-100$ μm und $3-30$ oder noch mehr Kernen, von denen im Schnittpräparat nur ein Teil vorhanden ist, in Erscheinung. Diese *Osteoklasten* entstehen wahrscheinlich durch Fusion von Zellen des mononukleären Phagocytensystems (MPS; s. S. 210) und haben die Auflösung von Knochengewebe zur Aufgabe. Ihre Lebensdauer beträgt höchstens wenige Tage; ihr Schicksal ist unbekannt. Häufig liegen sie in Einbuchtungen (Erosionsbuchten oder «Howshipschen Lakunen»), die durch ihre Tätigkeit entstanden sind (lakunäre Resorption); gelegentlich sitzen sie kappenartig auf dem freien Ende der Knochenbälkchen. Nicht selten erkennt man auf der diesen zugewandten Seite der Osteoklasten eine streifige Struktur (s. **Abb. 141**).

Elektronenmikroskopisch zeigen die Osteoklasten kein auffälliges endoplasmatisches Retikulum, jedoch relativ viele Ribosomen; zudem sind sie reich an Mitochondrien und Vakuolen. Die eben erwähnte Streifenstruktur ist auf tiefe intracytoplasmatische Einfaltungen des Plasmalemms zurückzuführen (hier spielen sich mikropinocytotische Vorgänge ab), sie wird noch verstärkt durch das ausgefranste Aussehen der Knochenoberfläche, welches offenbar dadurch zustande kommt, daß die Resorption der kollagenen Fibrillen mit der Grundsubstanz nicht ganz Schritt hält.

Histochemisch sind die Osteoklasten (wie die Chondroklasten) ausgezeichnet durch einen hohen Gehalt an Ribonukleinsäure, Proteoglykanen – die wahrscheinlich resorbiert und intrazellulär abgebaut werden – und an gewissen Enzymen (saure Phosphatase, β-Glukuronidase, Succinodehydrogenase, Cytochromoxydase u. a.).

Der primitive, nicht lamelläre **Faserknochen** oder Geflechtknochen, der kollagene Fasergeflechte und, sofern er enchondraler Herkunft ist auch noch verkalkte Knorpelreste enthält (**Abb. 99**), wird abgebaut und schon während der ersten Lebensjahre größtenteils durch den in mechanischer und biologischer Hinsicht höher differenzierten Lamellenknochen ersetzt (**Abb. 152**). Dieser ist reicher an verkalkter Grundsubstanz, ärmer an kollagenen Fibrillen und an Zellen. Die Osteocyten sind im Faserknochen weniger abgeplattet als in Lamellenknochen.

Daß von dem intrauterin entstandenen Knochen bald nichts mehr vorhanden sein wird, geht schon daraus hervor, daß ein langer Röhrenknochen (Humerus, Femur, usw.) eines Neugeborenen in der knochenfreien (sekundären) Markhöhle des entsprechenden ausgewachsenen Knochens annähernd Platz hätte.

Beim *erwachsenen Menschen* kommt geflechtartiger, grobfaseriger Knochen nur noch an wenigen Orten vor, wo größere Sehnen und Bänder in das Skelett einstrahlen (s. S. 400), sowie stellenweise in der knöchernen Labyrinthkapsel und im knöchernen äußeren Gehörgang.

Der **Lamellenknochen** hat, im Gegensatz zum Faserknochen, eine deutliche Schichtung, wobei in jeder Lamelle die kollagenen Fibrillen miteinander parallel in einer bestimmten Richtung verlaufen. Solche feinfaserigen Knochenschalen können an der inneren und insbesondere an der äußeren Oberfläche des wachsenden Knochens ohne weiteres angelagert werden (innere bzw. äußere Grundlamellen). In der Substantia compacta selbst (s. u.) wird durch in den Gefäßkanälen auftretende Osteoklasten Knochensubstanz herausgelöst, so daß von Markgewebe und Gefäßen erfüllte, unregelmäßige Hohlräume entstehen. Wenn diese eine gewisse Größe erreicht haben, erscheinen Osteoblasten an ihrer Oberfläche, und die Lichtung wird durch neu gebildete, mehr oder weniger konzentrische Knochenlamellen (sog. Speziallamellen) bis auf einen zentral, oft auch etwas exzentrisch gelegenen gefäßführenden Kanal allmählich wieder ausgefüllt (**Abb. 151a** und **b**, **Abb. 152**). Solche Lamellensysteme, die man als Osteone bezeichnet, werden nun überall eingebaut, fertige Osteone jedoch auch wieder arrodiert. Reste von derartigen, teilweise wieder aufgelösten Systemen liegen schließlich als Schaltlamellen zwischen den vollständigen, neueren Osteonen (**Abb. 151c** und **153**).

2. Bau des Knochengewebes

Das Knochengewebe ist teilweise – so z. B. in der Diaphyse der Röhrenknochen – kompakt (**Substantia compacta**), teilweise – wie im Innern der Epiphysen und der kurzen Knochen –

Tabelle 19: Zeitangaben über das Auftreten der Knochenkerne und das Verschwinden der knorpeligen Epiphysenfugen in langen Röhrenknochen (nach T. von Lanz und W. Wachsmuth: Praktische Anatomie)

Knochen			Auftreten der Knochenkerne	Verschwinden der Epiphysenfugen
Humerus	Diaphyse	Corpus	7.–8. E.-Wo.	
	prox. Epiphyse	Caput	12.–15. Mo.	
	Apophysen	Tuberculum majus	2.–3. J.	20.–25. J.
		Tuberculum minus	2.–4. J.	
	dist. Epiphysen	Capitulum	1. J.	
		Trochlea	12. J.	14.–16 J.
	Apophysen, usw.	Epicondylus lat.	8.–13. J.	
		Epicondylus med.	5. J.	14.–18. J.
Radius	Diaphyse	Corpus	7. E.-Wo.	
	prox. Epiphyse	Caput	5.–7. J.	14.–18 J.
	dist. Epiphyse		8.–16. Mo.	21.–25. J.
Ulna	Diaphyse	Corpus	7. E.-Wo.	
	prox. Epiphyse	Olecranon	8.–12. J.	13.–17. J.
	dist. Epiphyse	Caput	5.–7. J.	20.–24. J.
Femur	Diaphyse	Corpus	6.–7. E.-Wo.	
	prox. Epiphyse	Caput	5.–8. Mo.	19.–20. J.
	Apophysen	Trochanter major	3.–5. J.	17.–20. J.
		Trochanter minor	10.–11. J.	16.–20. J.
	dist. Epiphyse		*10. E.-Mo.*	16.–24. J.
Tibia	Diaphyse	Corpus	7. E.-Wo.	
	prox. Epiphyse		*10. E.-Mo.*	17.–18. J.
	dist. Epiphyse		6. Mo.	17.–18. J.
Fibula	Diaphyse	Corpus	7. E.-Wo.	
	prox. Epiphyse	Caput	5.–6. J.	17.–18. J.
	dist. Epiphyse	Malleolus lat.	12. Mo.	17.–18. J.

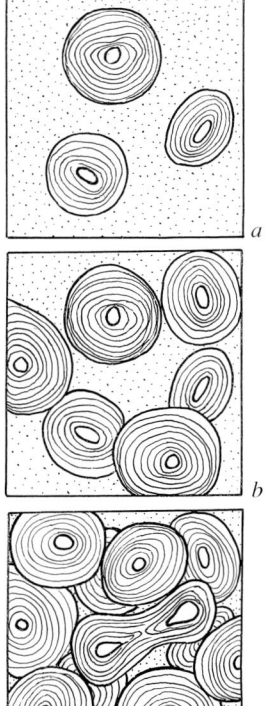

◁ **Abb. 151:** Schematische Darstellung des Knochenumbaus. Faserknochen punktiert. Entstehung der konzentrischen Speziallamellen und der Schaltlamellen. Erklärung siehe Text. (E.)

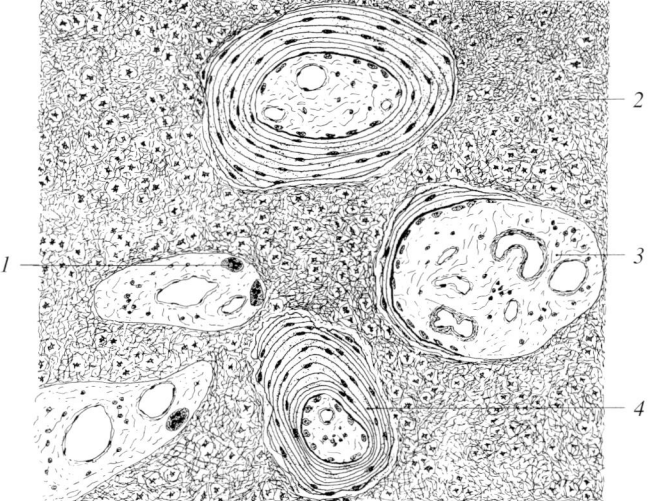

Abb. 152: Knochenumbau. Ersatz von Faserknochen durch Lamellenknochen. Pars tympanica ossis temporalis eines 34jährigen Mannes. Azan-Färbung. Vergr. 75mal. (Be.)
1 Osteoklast; *2* Faserknochen; *3* Resorptionshöhle mit primärem Knochenmark und beginnender Lamellenknochenbildung; *4* Osteon mit Haversschem Kanal

ein Schwammwerk (**Substantia spongiosa**), dessen Hohlräume mit Knochenmark ausgefüllt sind. In der Compacta sind Kanäle *(Foramina nutricia)* ausgespart, durch welche die Blutgefäße für das Knochenmark und die Spongiosa in die Markhöhle gelangen. Die Blutversorgung des Knochengewebes geschieht jedoch größtenteils durch eigene Gefäße, die mehrheitlich in der hohlen Achse der konzentrischen Lamellensysteme verlaufen *(Haverssche Kanäle* oder *Längskanäle,* **Abb. 153** und **155**) und miteinander, wie auch mit Gefäßen des Periostes und des Markes, anastomosieren. Der Durchmesser der Haversschen Kanäle ist recht verschieden: durchschnittlich variiert er zwischen 20 und 100 µm. Daneben findet man, vor allem in den äußeren Grundlamellen, noch Gefäße in Kanälen, die nicht von konzentrischen Lamellen umgeben sind, sondern die Lamellensysteme durchbrechen *(Volkmannsche Kanäle* oder *Querkanäle).* Diese perforierenden Gefäße verbinden das in den größeren Haversschen Kanälen gelegene Blutgefäßsystem mit dem des Periostes.

Die verschiedenen Lamellensysteme erkennt man am besten auf einem Querschnitt durch die Substantia compacta eines Röhrenknochens (**Abb. 153**). Unmittelbar unter der Knochenhaut liegen, parallel zur Oberfläche, die *äußeren Grundlamellen* (äußeren Generallamellen). Häufig sieht man aus der Umgebung einstrahlende kollagene Fasern; diese *Sharpeyschen Fasern* fixieren Sehnen, Bänder und Periost am Skelett. Den äußeren Grundlamellen entsprechen an der inneren, an die Markhöhle grenzenden Oberfläche die im allgemeinen nur mäßig entwickelten *inneren Grundlamellen* (inneren Generallamellen); sie entstehen erst nach vollständiger Resorption des enchondralen Knochens.

Am auffälligsten sind die vielfach konzentrisch, nicht selten aber auch exzentrisch um die Haversschen Kanäle angeordneten Lamellensysteme. Etwa 5–20 derartiger ineinandergeschachtelter Lamellen – man nennt sie *Speziallamellen* oder *Haverssche Lamellen* – bilden ein $^1/_2$ bis einige Zentimeter langes **Osteon** (Haversches System oder Knochenröhrchen). Die oberflächlich meist unregelmäßig begrenzten, sich gelegentlich spitzwinklig aufzweigenden Osteone stellen das Hauptbauelement der Compacta dar, während sie in der Spongiosa, die zwar lamellär strukturiert ist, eher selten sind. Sie sind in bestimmter Richtung orientiert (s. a.

S. 393 f.) und in den langen Knochen mit deren Längsachse parallel.

Zwischen den Osteonen liegen die **Schaltlamellen** oder interstitiellen Lamellen, die, wie uns die Entwicklung zeigt (**Abb. 151**), Bruchstücke von älteren, teilweise abgebauten Lamellensystemen sind.

Der *Faserverlauf in den Lamellen* steht in Beziehung zu den lokalen funktionellen Ansprüchen. Die 2–3 µm dicken kollagenen Fibrillenbündel sind, eingelagert in die verkalkte Grundsubstanz, einander weitgehend parallel (möglicherweise auch stark in die Länge gezogene Geflechte bildend). Die Hauptverlaufsrichtung der bald mehr, bald weniger steilen Spiraltouren ändert sich in zwei aufeinanderfolgenden Lamellen so, daß Rechts- und Linkswicklungen miteinander abwechseln; daraus resultiert eine höhere Festigkeit (Prinzip des Sperrholzes). Je nachdem wie die Lamellen geschnitten sind, erscheinen sie alternierend mehr gestreift oder mehr punktiert. Zwischen benachbarten Lamellen werden Fibrillen ausgetauscht.

Alle Lamellensysteme sind durch *Kittflächen* voneinander getrennt, welche aus fibrillenarmer Grundsubstanz bestehen und nur selten von Knochenkanälchen durchbrochen werden.

Zwischen den durchschnittlich 5–10 µm dicken Lamellen finden sich in länglichen Höhlen die **Osteocyten** (Knochenzellen, **Abb. 154**), beim erwachsenen Menschen etwa 700–800 je mm² Schnittfläche. Das Knochengewebe enthält außer den Gefäßkanälen noch ein engmaschiges System viel feinerer, kaum 1 µm weiter Kanälchen, die für die zahlreichen verzweigten Osteocytenfortsätze ausgespart sind und mit den Gefäßkanälen kommunizieren. Die *Knochenkanälchen* (Canaliculi) sind in den gewöhnlichen histologischen Präparaten nicht zu erkennen, durch Spezialmethoden – Thionin-Pikrinsäure-Färbung nach Schmorl, Versilberung – jedoch gut darzustellen (**Abb. 154**). Sie liegen in den Osteonen vorwiegend radiär und sind, wie die «zwetschgensteinförmigen» *Knochenhöhlen* (Lacunae), von einer dünnen Lage einer etwas modifizierten Interzellularsubstanz, der Grenzscheide oder *Knochenkapsel* (einem Analogen der Knorpelkapsel) ausgekleidet.

Die *Ernährung des Knochens* erfolgt durch die kleinen Blutgefäße der Haversschen und Volkmannschen Kanäle; dazu kommt das System der Knochenkanälchen, durch welche die Osteocyten – im Gegensatz zu den Zellen des in der Regel gefäßlosen Knorpels – miteinander Kontakt aufnehmen. Die Zellfortsätze sind durch Nexus miteinander verbunden. Der Stoff-

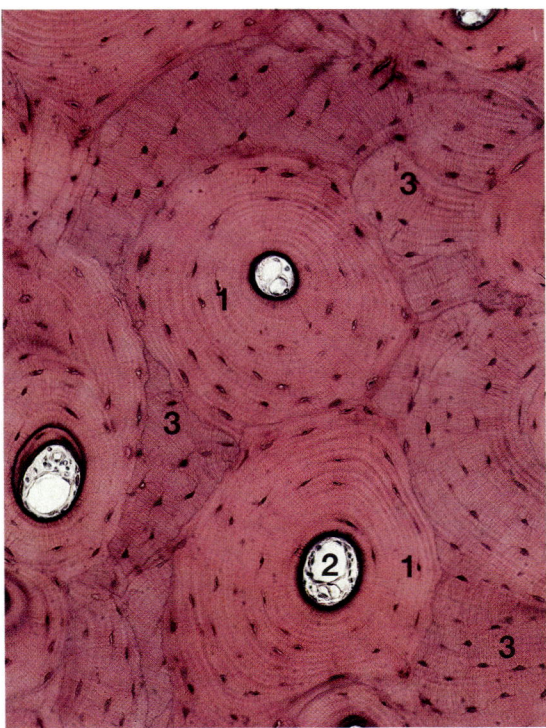

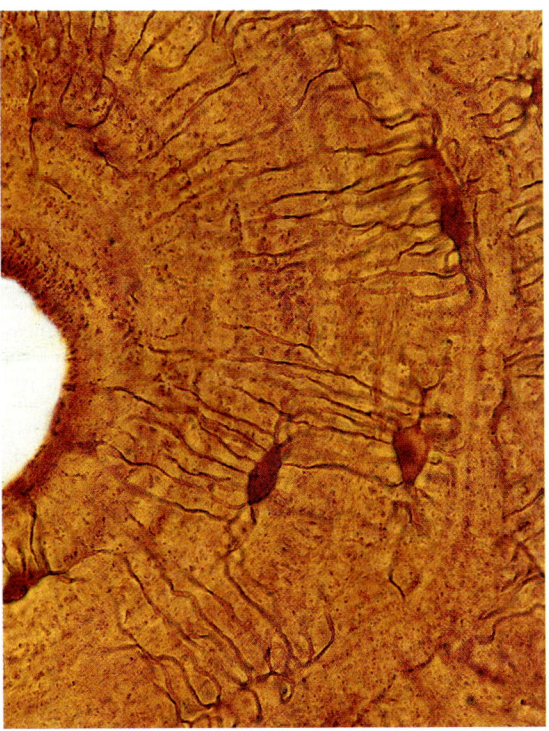

Abb. 153: Lamellenknochen aus der Substantia compacta eines Röhrenknochens. Hämalaun-Carmin-Färbung. Vergr. 150mal.
1 Haverssches Lamellensystem (Osteon)
2 Haversscher Kanal
3 Schaltlamellen

Abb. 154: Ausschnitt aus einem Haversschen Lamellensystem mit Darstellung der Osteozyten und deren anastomosierenden Fortsätzen. Jedes Osteon ist durch eine Kittlinie begrenzt, welche auch die Verbindung zu benachbarten Lamellensystemen herstellt. Thionin-Pikrinsäure-Färbung (Schmorl). Vergr. 750mal.

Volkmannscher   Haverssche
Kanal   Kanäle

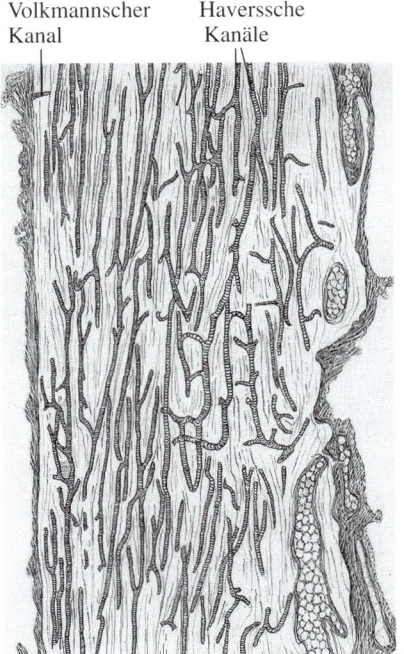

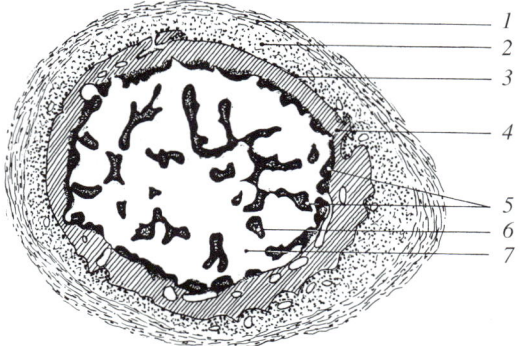

Abb. 156: Faser- und Cambiumschicht des Periostes. Dickenwachstum des perichondralen Knochens; enchondraler Knochen mit Resten von Knorpelgrundsubstanz. Querschnitt durch die Ulna eines menschlichen Fetus. H.-E.-Färbung. Vergr. 40mal. (W.)
1 Stratum fibrosum ⎫ Periost
2 Cambium   ⎭
3 Osteoblasten
4 perichondraler Knochen
5 enchondraler Knochen
6 Rest von verkalkter Knorpelgrundsubstanz
7 primäres Knochenmark

Abb. 155: Anastomosierende Haverssche Kanäle in der Substantia compacta eines menschlichen Femurs (Längsschnitt). Ungefärbt. Vergr. 7,5mal. (E.)

austausch geschieht durch Vermittlung der Gewebsflüssigkeit, die sich in geringer Menge in den Kanälchen und Höhlen vorfindet, und der Zellfortsätze.

Chemisches. Der *Wassergehalt* des Knochens ist nur etwa halb so groß wie der des Knorpels; er nimmt mit steigendem Alter ebenfalls ab. An *organischen Bestandteilen* kommen neben dem Kollagen der Fasern (ungefähr $1/4$–$1/3$ der Trockensubstanz) hochpolymerisierte Proteoglykane und Citrat (je etwa 1%) in der Interzellularsubstanz vor. Während die Trockensubstanz des Knorpels an anorganischen Bestandteilen arm ist, besteht die des Knochens mehr als zur Hälfte bis zu zwei Dritteln (je nach dem Lebensalter) aus *anorganischen Salzen,* und zwar – wie auch die der Zahnhartsubstanz – aus einem Apatit, wahrscheinlich **Hydroxylapatit:** $Ca(OH)_2 \cdot 3Ca_3(PO_4)_2$, wie man aufgrund röntgenographischer Feinstrukturuntersuchungen glaubt. Daraus resultiert die Härte des Knochengewebes, welche aber von der des Zahnbeins und insbesondere von der des Schmelzes noch übertroffen wird (s. a. **Tab. 44**, S. 275).

Im Gegensatz zum Knorpel ist der normal verkalkte Knochen nicht mehr biegsam und schneidbar. Um mit gewöhnlichen Mikrotomen *histologische Schnitte* von Knochengewebe herstellen zu können, müssen wir die Präparate vorbehandeln, indem wir durch Säure (z. B. 5%ige Salpetersäure oder EDTA = Ethylendiamintetraessigsäure) die anorganischen Bestandteile herauslösen.

3. Regeneration und Transplantation

Die Heilung eines Knochenbruchs (Fraktur) erfolgt nicht durch eine vom differenzierten Knochengewebe ausgehende *Regeneration,* sondern durch Vermittlung des Bindegewebes des Periostes und des Endostes (s. unten) sowie der Knochenkanäle. Zwischen den Bruchenden und an ihrer Oberfläche erscheint zunächst ein junges, gefäß- und zellreiches Keimgewebe (bindegewebiger **Callus**[19]), in welchem dann eine faserige Interzellularsubstanz und später auch Knochensubstanz auftritt. Damit ist, durch die Tätigkeit von Osteoblasten, aus dem bindegewebigen Callus ein ebenfalls im Überschuß vorhandener Faserknochen-Callus entstanden. Besonders wenn die reponierten Knochenfragmente mangelhaft fixiert sind, kann im Callus aber auch Knorpelgewebe gebildet werden, welches schließlich enchondral durch Knochen ersetzt wird. Der provisorische Callus wird später in lamellären Knochen umgebaut und das nicht beanspruchte, überflüssige Material allmählich resorbiert. Die Bruchheilung dauert – je nach Art und Ort der Fraktur sowie dem Lebensalter – sehr verschieden lang (einige bis viele Wochen).

4. Periost

Der Knochen ist oberflächlich vom Periost (Knochenhaut) überzogen, einer je nach der örtlichen Beanspruchung verschieden dicken und im einzelnen verschieden gebauten Bindegewebsmembran. Solange das Periost an der Ossifikation beteiligt ist, sind leicht zwei Schichten zu unterscheiden. Eine innere, dem Knochengewebe unmittelbar anliegende, respektive dieses bildende Zone ist zell- und gefäßreich und wird *Cambiumschicht*[20] oder **Stratum osteogenicum** genannt (**Abb. 156**). Hier differenzieren sich die Osteoblasten aus osteogenetischen Stammzellen. Nach Abschluß des Skelettwachstums sind die Osteoblasten nicht mehr erkennbar, jedoch später – bei einer Frakturheilung beispielsweise – können sie erneut in Erscheinung treten. Eine dickere äußere, vor allem aus einem Geflecht kollagener Fasern und elastischen Netzen bestehende Membran wird als *Faserschicht* oder **Stratum fibrosum** bezeichnet. Sie entspricht dem Stratum fibrosum der Gelenkkapsel und übernimmt die mechanischen Aufgaben der Knochenhaut.

Die *Verbindung des Periostes mit dem Knochen* geschieht sowohl durch die aus der Faserschicht in die äußeren Grundlamellen einstrahlenden Sharpeyschen Fasern als auch durch die Kommunikation der Periostgefäße mit dem Gefäßsystem des Knochens. Je nach dem Grad dieser Beziehungen läßt sich die Knochenhaut mehr oder weniger gut von der Unterlage ablösen. Niemals ist der Zusammenhang mit dem fertig entwickelten Knochen so innig wie beim Periochondrium, das allmählich in den Knorpel übergeht, im übrigen jedoch grundsätzlich gleich gebaut ist wie das Periost. Das **Endost** besteht aus einer dünnen Schicht platter Bindegewebszellen, welche, dem Knochengewebe eng anliegend, dieses vom Knochenmark abgrenzt.

Die Knochenhaut enthält nicht nur reichlich *Blut- und Lymphgefäße,* sondern auch *Nervenfaserbündel, -geflechte* und *-endigungen.* Sie ist sehr schmerzempfindlich; gelegentlich kommen auch Lamellenkörperchen vor. Markhaltige und marklose vegetative Nervenfasern dringen in die Knochenkanäle und in die Markhöhle ein.

19 *lateinisch:* callum = Schwiele.
20 *Cambium* (neulateinisch): in der Botanik eine bei Holzgewächsen vorkommende *Keimschicht* zwischen Holz und Rinde.

IV. Muskelgewebe

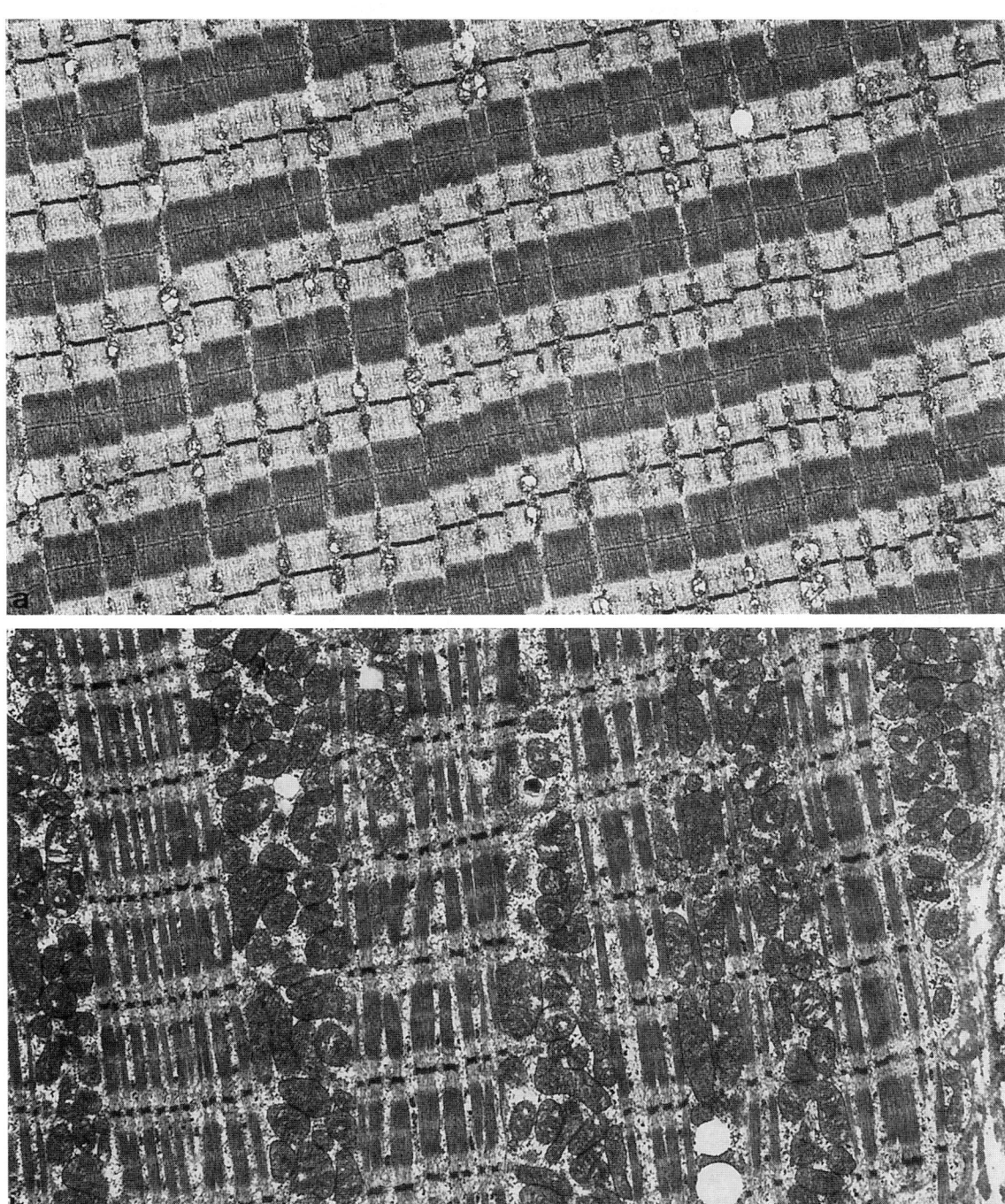

Abb. 157: Die Kontraktion von Muskelzellen wird durch die Wechselwirkung von Myosin- und Aktinfilamenten hervorgerufen, die in den verschiedenen Muskelformen in unterschiedlicher Dichte und Ordnungsgrad zu finden sind. Auch der Skelettmuskel zeigt diese Unterschiede. Vergleich eines sarkoplasmaarmen Skelettmuskels mit einem sarkoplasmareichen, feinfibrillären Muskel. Beachte die unterschiedliche Dicke der Myofibrillen. – **a** Musculus sartorius. – **b** Augenmuskel, Affe. Vergr. (a, b) 6700mal.

Man unterscheidet nach dem histologischen und physiologischen Verhalten *drei Arten von Muskelgewebe*, denen morphologisch der Besitz von Myofibrillen, funktionell die Eigenschaft der Kontraktilität und chemisch der relativ hohe Gehalt an Aktin und Myosin gemeinsam ist. Der glatten Muskulatur werden die Skelett- und die Herzmuskulatur gegenübergestellt, die beide quergestreift sind.

A. *Glatte Muskulatur.* Ihr Bauelement ist die langgestreckte «glatte», d. h. keine Querstreifung aufweisende Muskelzelle. Sie ist im allgemeinen durch den Willen nicht beeinflußbar und kommt vor allem in der Wand von Hohlorganen vor, deren Inhalt befördert (Peristaltik) oder deren lichte Weite reguliert werden soll. So finden wir glatte Muskulatur in der Wandung des Darmes, der Gallenblase, der Luftwege, der Harn- und Geschlechtswege sowie der Gefäße, ferner im Stroma der Prostata (**Abb. 420**), im Corpus cavernosum penis und in gewissen Organkapseln (z. B. der Milz), in der Haut (S. 406) sowie im Auge. Dazu sind noch die Myoepithelzellen und die Myofibroblasten (s. S. 102) zu zählen.

B. *Quergestreifte Skelettmuskulatur.* Sie enthält lange, sehr kernreiche Muskelfasern, deren Myofibrillen eine Querstreifung zeigen, und kann – von wenigen Ausnahmen (Oesophagus z. B.) abgesehen – willkürlich innerviert werden. Allergrößtenteils ist sie ein Bestandteil des Bewegungsapparates, doch sind auch die mimischen Muskeln, die Muskulatur der Zunge und des Gaumens, des Schlundkopfes, der oberen Hälfte der Speiseröhre und des Kehlkopfes, des Zwerchfells und des Beckenbodens, ferner der Musculus spincter ani externus und der Musculus cremaster sowie die äußeren Augenmuskeln und die Mittelohrmuskeln (M. tenson tympani und M. stapedius) quergestreift.

C. *Herzmuskulatur.* Morphologisch nimmt sie eine Mittelstellung ein zwischen der glatten Muskulatur und der Skelettmuskulatur, mit der sie die Querstreifung teilt. Der Herzmuskel, dessen Tätigkeit unserem Willen nicht unterworfen ist, muß zeitlebens andauernd arbeiten, was gewisse Strukturbesonderheiten bedingt.

A. Glatte Muskulatur

Die glatte Muskulatur besteht aus mehr oder weniger langgestreckten, band- oder *spindelförmigen Zellen* (**Abb. 158**). Ihre *Länge* schwankt zwischen 50 und 200 μm, doch können auch kürzere (15–20 μm, in Blutgefäßen) und längere Muskelzellen (im schwangeren Uterus bis zu 800 μm) gefunden werden. Ihre *Dicke* beträgt durchschnittlich 5–10 μm. Die kontrahierten Zellen sind natürlich dicker und kürzer als die erschlafften, und die Größe ihrer Querschnitte hängt auch davon ab, ob sie in der Mitte oder in der Gegend der sich verschmälernden Enden getroffen sind. Gelegentlich kommen

miteinander anastomosierende, *verzweigte Muskelzellen* vor, so z. B. im Endokard und in manchen Gefäßen.

Der fein strukturierte stäbchenförmige *Zellkern* ist **zentral** in der Faser gelegen; gegen die stumpfen Enden kann er sich leicht verjüngen. In der stark kontrahierten Zelle ist er manchmal geschlängelt oder korkzieherartig gewunden (**Abb. 162**). Er erreicht beim Menschen, je nach der Größe der Muskelzelle, eine Länge von 15–25 μm und ist natürlich nicht in allen Faserquerschnitten vorhanden (**Abb. 161**). Der *Zell-Leib* ist meist homogen. Nur unter besonderen Bedingungen läßt sich im Längsschnitt schon lichtmikroskopisch bei stärkster Vergrößerung eine sehr feine, mit der Längsachse der Zelle parallele Streifung erkennen. Dafür sind zusammengelagerte **Myofibrillen**[21] verantwortlich. Sie sind im Polarisationsmikroskop einheitlich anisotrop, im Gegensatz zu den quergestreiften Fibrillen der Skelett- und Herzmuskulatur.

Das Cytoplasma (**Sarkoplasma**[22]), in welches die Myofibrillen eingebettet sind, tritt nicht besonders hervor; es ist in der Umgebung des Kernes etwas vermehrt (Endoplasma), jedoch nie so deutlich wie in den Herzmuskelfasern. Im Sarkoplasma lassen sich neben paraplasmatischen (Glykogen-)Körnchen – im Alter kann auch Lipofuszinpigment vorkommen – vor allem in der Nähe der Kernpole Mitochondrien nachweisen. Das übrige Cytoplasma ist überwiegend von *Myofibrillen* ausgefüllt (**Abb. 163a**), die sich elektronenmikroskopisch aus mehreren Komponenten zusammensetzen, nämlich (1) *dicken* oder *Myosin-Filamenten* (mindestens 15 nm Durchmesser), (2) *dünnen* oder *Aktin-Filamenten* (4–8 nm), (3) *intermediären Filamenten* (10 nm) vom Desmin- aber auch Vimentin-Typ (s. S. 50) und schließlich (4) *dichten Körpern (Areae densae),* die zu einem Teil zwischen den Filamenten verstreut sind, zum anderen der Innenfläche der Zellmembran anliegen (**Abb. 164**).

Die räumliche Anordnung und die funktionellen Beziehungen dieser Komponenten ist

21   *griechisch:* mýs (im Genitiv myós) = Muskel; *lateinisch:* fibrilla = Fäserchen
22   *griechisch:* sárx (im Genitiv sarkós) = Fleisch (= Muskel).

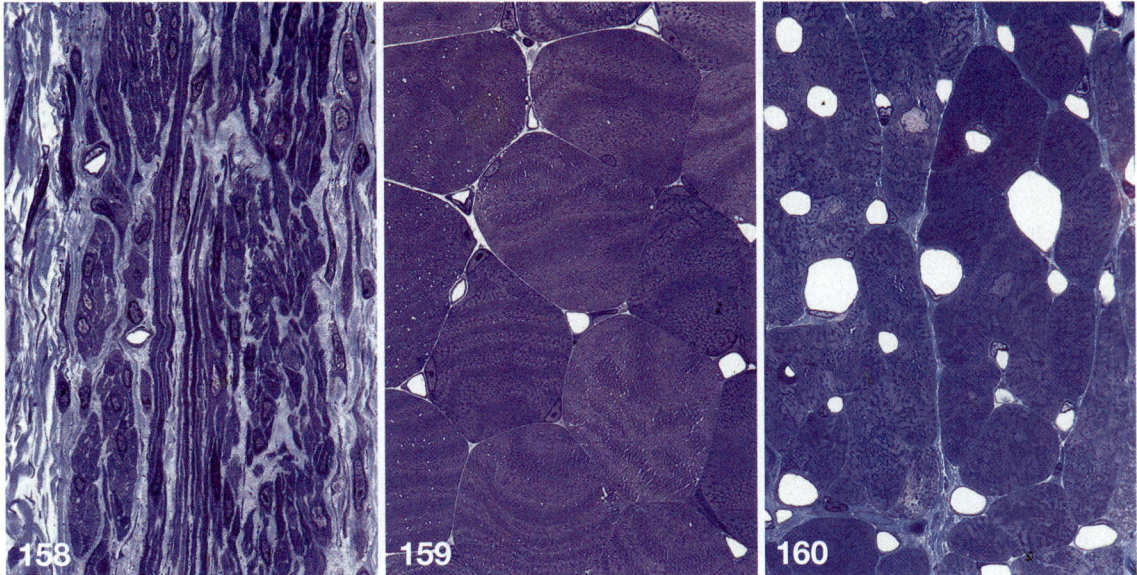

Abb. 158–160: Vergleich von Schnitten durch glatte Muskulatur (links), quergestreifter Muskulatur (Mitte) und Herz-muskulatur (rechts) in quergetroffenen Fasern bei gleicher Vergrößerung von 500mal. Beachte das unterschiedliche Kaliber der Fasern, die Lage der Zellkerne und das Muster der Myofibrillen im Semidünnschnitt der Skelett- und Herzmuskelfaser. Die glatte Muskulatur der Muscularis mucosae (Dünndarm, Affe) ist z. T. längs getroffen. Das marmorierte Muster im Querschnitt der Skelettmuskulatur ist durch schräg getroffene Zonen der Sarkomere bedingt: Mit 1,5 μm ist ein Sarkomer länger als der Schnitt mit 1 μm dick ist.

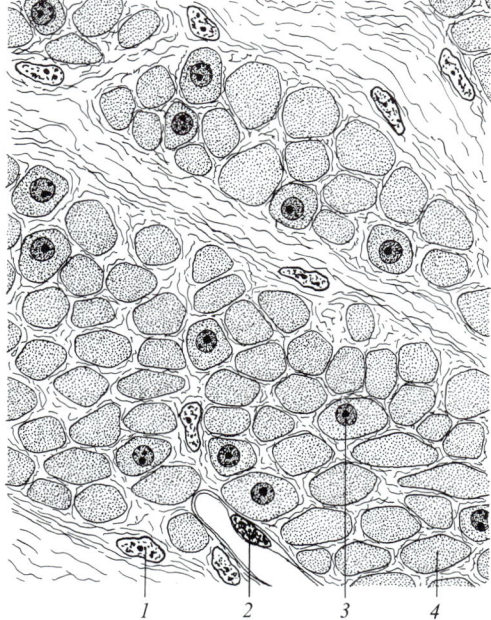

Abb. 161: Glatte Muskulatur (quer) aus der Tunica muscularis eines menschlichen Dünndarms. H.-E.-Färbung. Vergr. 1000mal. (W.)
1 Fibrocytenkern
2 Endothelzellkern
3 Kern einer Muskelzelle
4 quergeschnittene glatte Muskelzelle

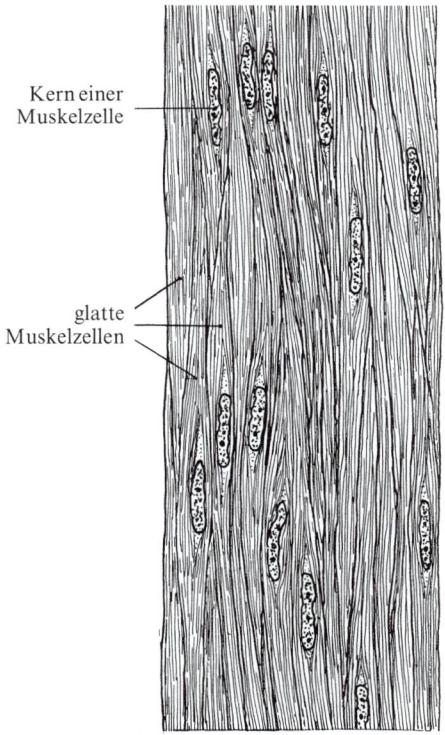

Kern einer
Muskelzelle

glatte
Muskelzellen

Abb. 162: Glatte Muskulatur (längs). Gleiches Präparat wie Abb. 161. Vergr. 500mal. (W.)

bisher nicht in allen Details geklärt. Ob eine dem Sarkomer der quergestreiften und Herz-Muskulatur entsprechende Zuordnung von Myosin- und Aktinfilamenten vorhanden ist und damit der Kontraktionsmechanismus nach dem «sliding filament»-Modell (s. S. 148) erklärt werden kann, wird angenommen. Die Aktinfilamente, welche die Hauptmenge der fibrillären Strukturen ausmachen, sind einerseits in den im Cytoplasma verstreuten, dichten Körpern verankert, zum anderen enden sie in den dichten Zonen entlang der Zellmembran (**Abb. 163b**). Sie bilden Bündel und liegen streckenweise den seltener sichtbaren Myosinfilamenten (Länge 2,2 μm) parallel an. Das Verhältnis von Aktin- zu Myosinfilamenten beträgt je nach Muskelart 12 bis 30:1. Die verstreut liegenden dichten Körper, die gemeinsam mit den membranständigen Verdichtungen als Äquivalente der Z-Streifen der Sarkomerstruktur angesehen werden, haben außerdem enge Beziehungen zu den intermediären Filamenten, die als Bestandteile des Cytoskelets bevorzugt den inneren, axialen Bereich der Zelle einnehmen. Auf der Basis dieser Vorstellungen würde der kontraktile Mechanismus durch die Interaktion zwischen den parallelgeführten Abschnitten der Aktin- und Myosinfilamente ausgelöst (s. S. 148). Im Querschnittsbild tritt diese enge Beziehung der beiden Filamentformen als kleine «Rosette» in Erscheinung. Die Zugwirkung überträgt sich auf das Cytoskelet und auf die Zellmembran.

Eine lichtmikroskopisch faßbare, dem Sarkolemm der Skelettmuskulatur entsprechende oberflächliche Membran ist bei der glatten Muskulatur nicht feststellbar; dagegen sieht man im Elektronenmikroskop das *Plasmalemm.* Dieses gliedert sich in längliche, streifenförmige Bereiche, die durch die Unterfütterung durch dichtes Material der *Areae densae* hervortreten, und alternierend in Zonen mit dicht gedrängten, aufgereihten *Caveolae,* pinocytotischen Bläschen mit häufig dichtem Inhalt (**Abb. 163**). Benachbarte Zellen können durch kurze, seitliche Fortsetze untereinander Kontakt haben. Vor allem aber die spitzen Zellenden sind miteinander verzahnt, und in beiden Fällen weisen die Kontakte Membranverbindungen in Form von *Nexus* auf, welche der interzellulären Erregungsübertragung und Erregungsausbreitung dienen. Jede Zelle ist – ausgenommen im Bereich dieser Kontaktstellen – von einer dich-

ten extrazellulären Schicht umgeben, die ihrem Aufbau und der Zusammensetzung nach (PAS-positiv) der Basal-Lamina unter Epithelzellen entspricht. Ferner umgeben sich die glatten Muskelzellen mit einem feinen, vorwiegend *retikulären Fasergitter* (wie in **Abb. 163b**). In diesen, in einen PAS-positiven Grundsubstanzfilm eingebetteten Fibrillenstrumpf sind gelegentlich auch elastische Netze eingewebt, die am Ende der Muskelfaserbündel, z. B. der Musculi arrectores pilorum, in *elastische Sehnen* übergehen können.

Einzeln in das Bindegewebe eingestreute glatte Muskelzellen sind, bei Hämatoxylin-Eosin-Färbung beispielsweise, recht schwer zu erkennen (man beachte vor allem das verschiedene Aussehen ihrer Kerne und das der Fibrocyten). Weit häufiger sind sie bündelweise eng zusammengelagert und durch Bindegewebe so in die Umgebung eingebaut, daß sich ihre Kontraktion in dem gewünschten Sinne auswirkt, die dabei auftretenden Formveränderungen jedoch nicht beeinträchtigt werden. In der Regel sind solche *Muskelfaserbündel* von einem Strumpf aus schräg verlaufenden, sich kreuzenden kollagenen Fasern (Scherengitter-Anordnung) und weitmaschigen elastischen Netzen umgeben. In den lockeren Bündeln dringt ein dem Endomysium der Skelettmuskeln vergleichbares, gefäßführendes Bindegewebe zwischen die Muskelzellen ein; in dicht gepackten Bündeln liegt zwischen den Muskelzellen höchstens die oben erwähnte Interzellularsubstanz. Aus Faserbündeln entstehen schließlich Strukturen höherer Ordnung, die wir in der Wandung der verschiedenen Hohlorgane finden: *Muskelhäute (Tunicae musculares).* In diesen laufen die Bündel miteinander mehr oder weniger parallel in einer bestimmten Richtung (z. B. innere Ring- und äußere Längsmuskelschicht des Darmes, s. **Abb. 313**), bilden ein Balkennetz (Harnblase) oder durchflechten sich in komplizierter Weise (Uterus usw.).

Die *Kontraktion* und die Erschlaffung der glatten Muskulatur erfolgt viel langsamer als die der Skelett- und der Herzmuskulatur. Das glatte Muskelgewebe ist besonders geeignet zur Aufrechterhaltung eines bestimmten Spannungszustandes (Tonus) in der Wandung von Hohlorganen.

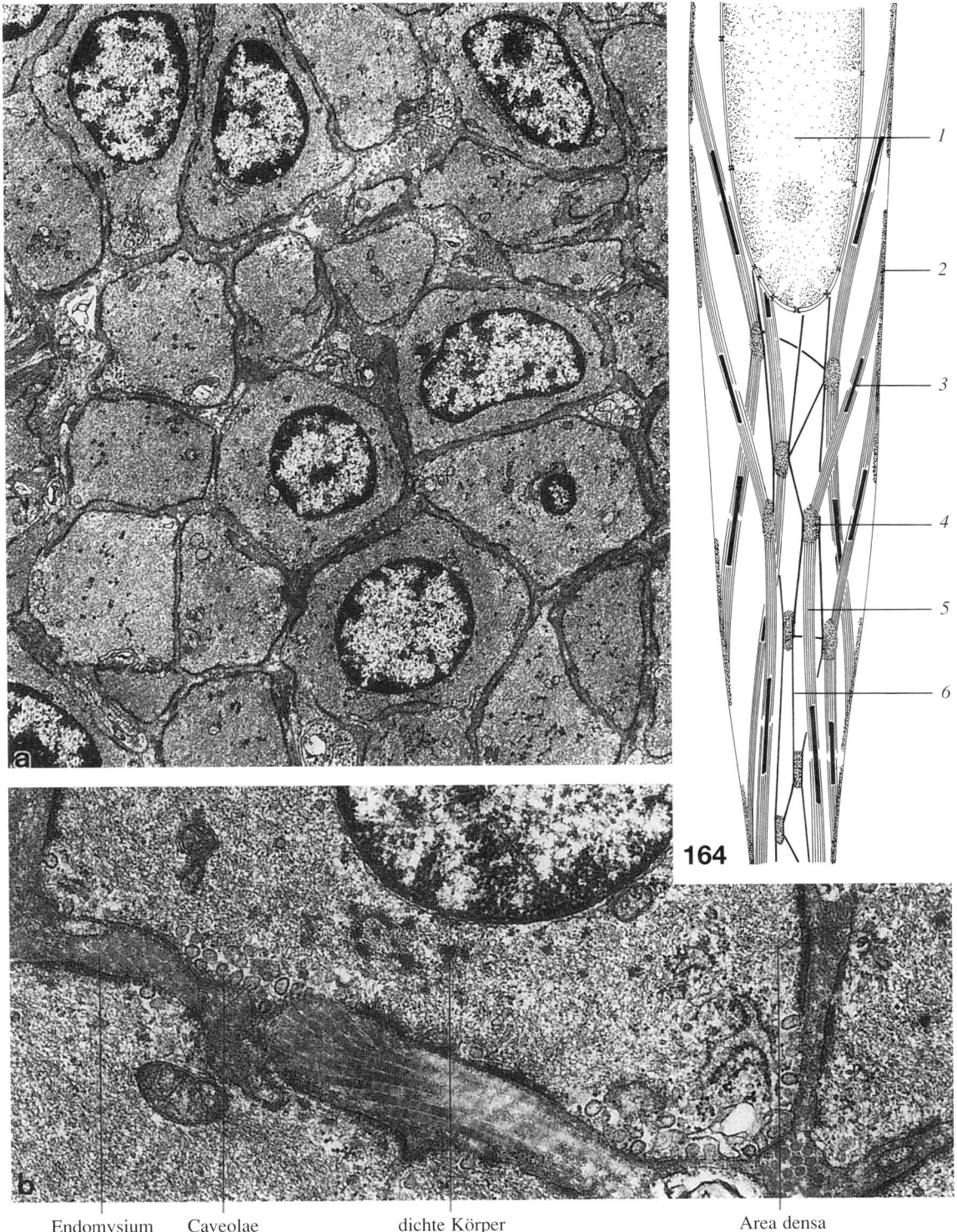

Endomysium   Caveolae   dichte Körper   Area densa

Abb. 163: Glatte Muskelzellen im Querschnitt. – **a** Übersicht: Jede Muskelzelle ist von einer Basallamina umgeben. Zwischen den Zellen liegt ein feines lockeres Bindegewebe mit retikulären Fibrillen. Tunica media einer Arterie, Affe. Vergr. 2600mal. – **b** Ausschnittsvergrößerung. Die dickeren Myosinfilamente sind schwer von den zahlreichen Aktinfilamenten zu unterscheiden. Vergr. 12000mal.

Abb. 164: Schematische Darstellung der Aktin-, Myosin- und Intermediär-Filamente in einer glatten Muskelzelle.
1 Zellkern; *2* dichter Streifen; *3* Myosin-Filament; *4* dichter Körper; *5* Aktin-Bündel; *6* Intermediär-Filamente

B. Skelettmuskulatur

Das Skelettmuskelgewebe wird von *quergestreiften Muskelfasern* gebildet, deren *Länge* je nach dem Bau des Muskels beim Menschen 10 bis 30 Zentimeter beträgt. Die *Dicke* der Fasern schwankt zwischen 10 und 100 μm, wobei es auch unter den Fasern des gleichen Muskels ziemliche Unterschiede geben kann.

Jede Skelettmuskelfaser enthält Hunderte von *Zellkernen,* die, im Gegensatz zu den glatten Muskelzellen, fast ausschließlich an ihrer Oberfläche gelegen sind. In der Aufsicht sind die Kerne meist elliptisch, in der Profilansicht etwas abgeplattet; ihr längster Durchmesser ist parallel mit der Faserlängsachse und mißt 8–10 μm: Die Kerne der Skelettmuskelfasern sind also kürzer als die der glatten Muskelzellen. Über Zunahme der Kernzahl s. **Abb. 169.**

Die **Myofibrillen** sind in den Skelettmuskelfasern besser zu erkennen als in den glatten Muskelzellen. Jene besitzen deshalb eine im allgemeinen gut feststellbare *Längsstreifung* (**Abb. 166**), der die feine Punktierung des Querschnittbildes entspricht. Oft sind die Muskelfibrillen – besonders in sarkoplasmareichen Muskeln – zu Bündeln zusammengelagert; so entsteht auf dem Querschnitt eine *Felderung* (**Abb. 165**). Die Myofibrillen, deren Durchmesser 0,5–2 μm beträgt, sind selbst aus nur elektronenmikroskopisch auflösbaren **Myofilamenten** zusammengesetzt (**Abb. 157, 167** und **168**).

Die für die Skelett- und Herzmuskulatur charakteristische **Querstreifung** beruht auf der Struktur der Myofibrillen und der Regelmäßigkeit, mit der diese Strukturen von Fibrille zu Fibrille einander zugeordnet sind. Die Myofibrille zeigt periodisch abwechselnde dunklere und hellere Streifen, eine Bänderung, deren breitere, dunkle Abschnitte im polarisierten Licht hell, doppelbrechend *anisotrop* erscheinen und deshalb als **A-Streifen** bzw. A-Bänder bezeichnet werden. Die schmäleren, schwach gefärbten Abschnitte sind kaum doppelbrechend und deshalb dunkel im Polarisationsmikroskop. Es sind die *isotropen* **I-Streifen** oder I-Bänder (**Abb. 166**). Bei starker Vergrößerung erkennt man an geeigneten Präparaten im I-Streifen eine stärker lichtbrechende, feine anisotrope Linie, den **Z-Streifen** oder die Z-Linie (**Abb. 157**). Der Myofibrillenabschnitt zwischen zwei aufeinanderfolgenden Z-Streifen heißt **Sarkomer;** es hat beim Menschen eine Länge von 2–3 μm. Weniger

deutlich als der Z-Streifen ist die etwas hellere Mitte, die sog. **H-Zone** (früher Hensenscher Streifen) innerhalb der A-Bande, und der genau im Zentrum des Sarkomers abgeordnete **M-Streifen** («Mittelmembran»). Die H-Zone nimmt bei Entspannung der Muskelfaser an Umfang zu und verschwindet im kontrahierten Zustand. In entsprechender Weise ist der I-Streifen variabel, wogegen der A-Streifen eine konstante Länge von 1,5 μm hat. Die Sequenz der Sarkomerabschnitte

$$Z–I–A–H–M–H–A–I–Z$$

entspricht einer myofibrillären Periode (**Abb. 167**).

Elektronenmikroskopisch lassen sich in den Myofibrillen zwei Arten von Proteinfilamenten nachweisen (**Abb. 157, 167** und **168**). Die etwa 1,5 μm langen und 15 nm dicken **Myosinfilamente** finden sich – parallel nebeneinander liegend – in den A-Streifen und zeigen im Bereich des M-Streifens eine leichte Verdickung und einen Zusammenhalt über drei feine Seitenketten (**Abb. 167**). Die rund 1 μm langen und 8 nm dicken **Aktinfilamente** reichen von der Z-Linie durch den I-Streifen in den A-Streifen, wo sie sich zwischen die Myosinfilamente schieben und je nach Kontraktionszustand mehr oder weniger an den M-Streifen heranreichen. Bei sehr starker Kontraktion der Myofibrille kann es offenbar zu einer Überlappung der Aktinfilamente im Zentrum der A-Bande kommen. Querschnitte durch die einzelnen Abschnitte des Sarkomers vermitteln einen Eindruck von der Anordnung der Filamente in einer Myofibrille (**Abb. 167 b** bis **f**). Vor allem das hexagonale Muster, welches sich bei der Gruppierung von 6 dünnen Filamenten um ein dickes ergibt, zeigt die geordnete Beziehung zwischen Aktin- und Myosinfilamenten im A-Streifen. Noch gleichmäßiger ist dieses Muster im M-Streifen, da hier die Myosinfilamente durch die Seitenketten zusammen- und in Abstand gehalten werden. Im Z-Streifen sind die Aktinfilamente der jeweils benachbarten Sarkomere miteinander verbunden. Die Schnittbilder durch die sehr dichte Zone des Z-Streifens gestatten nicht eine eindeutige Vorstellung von der Zuordnung der Aktin-Untereinheiten bei ihrer Verankerung. Man erkennt nur, daß ein quadratisches Muster vorherrscht (**Abb. 167**) und die Aktinfilamente sich in vier kurze Stränge aufteilen, die sich so mit den von der Gegenseite einstrahlenden Filamen-

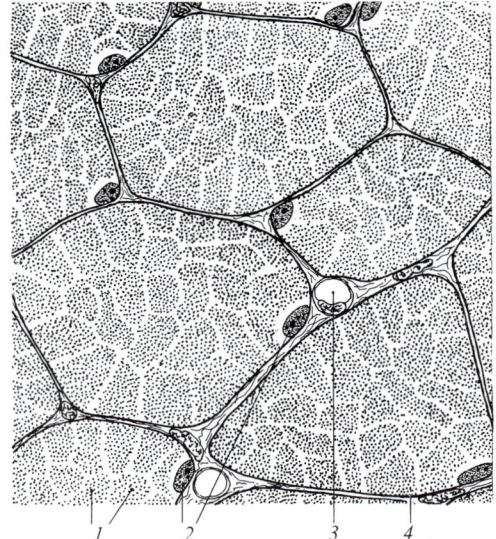

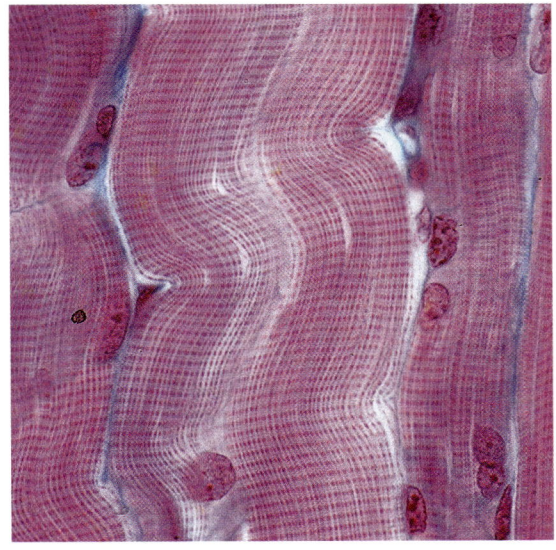

Abb. 165: Skelettmuskulatur (quer). M. omohyoideus. Mensch. H.-E.-Färbung. Vergr. 1000mal. (W.)
1 Myofibrillenbündel; *2* Zellkerne quergestreifter Muskelfasern; *3* Blutkapillare; *4* Sarkolemm

Abb. 166: Skelettmuskulatur längs geschnitten. Beachte die Myofibrillenstruktur und die Querstreifung. Azan-Färbung. Vergr. 750mal.

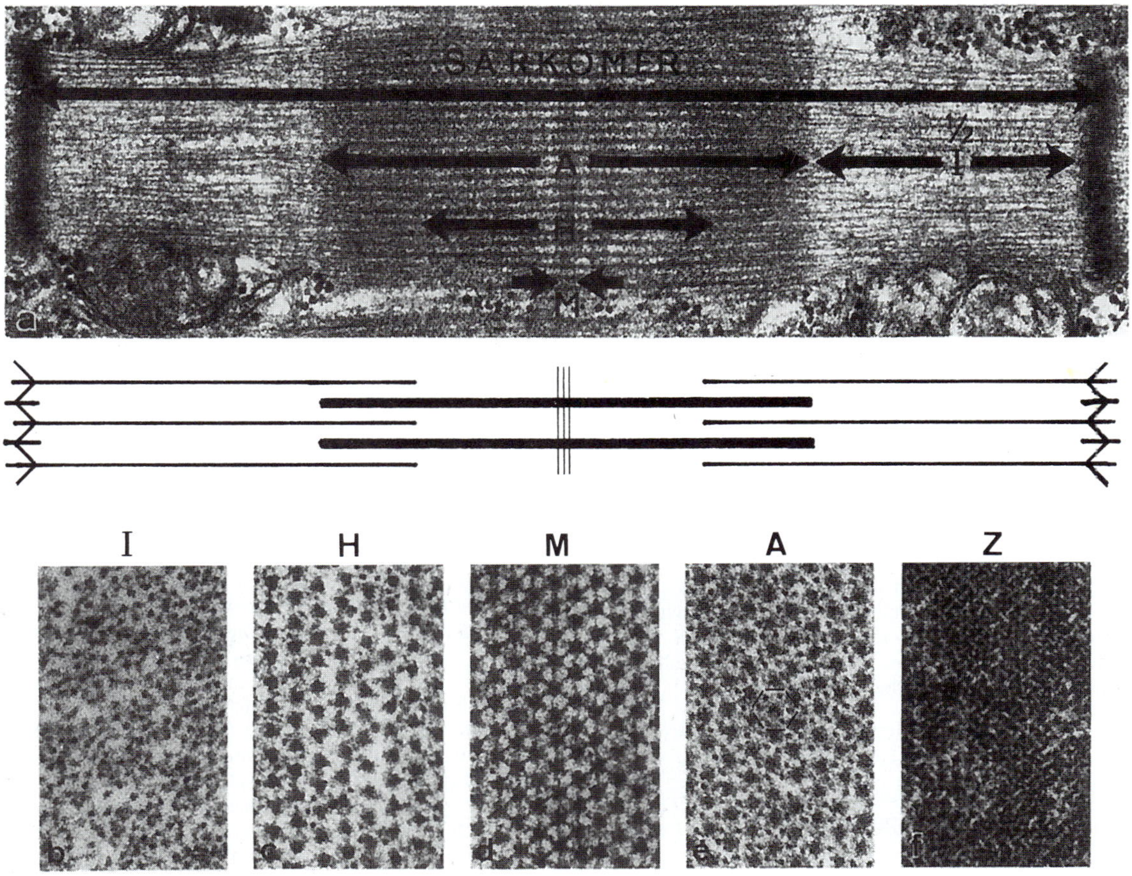

Abb. 167: – **a** Ein einzelnes Sarkomer einer quergestreiften Myofibrille mit seinen Teilen. Vergr. 64000mal. Darunter: Schematische Darstellung von Aktin- und Myosinfilamenten in einem Sarkomer. – **b** bis **f** Filamentmuster, sichtbar bei Querschnitten durch die verschiedenen Sarkomeranteile. Vergr. 116000mal.

ten verbinden, daß im Längsschnitt eine zick-zackförmige Anordnung wahrzunehmen ist (**Abb. 167**). Weitere fibrilläre Proteine, wie α-Actinin und Desmin, sind an der Verankerung der Aktinfilamente beteiligt und tragen zu der Verdichtung des Z-Streifens bei.

Die Anordnung der Aktin- und Myosinfila-mente ist so, daß sie über Querbrücken einen Kontakt zwischen den Filamenten erlaubt und die Muskelkontraktion mit einem *Filamentgleit-Mechanismus* erklärt werden kann (sliding-fila-ment-concept nach Huxley). Bei zunehmender Verkürzung werden in steigender Zahl Verbin-dungen zwischen den Querbrücken der Myosin-filamente und dem Aktin hergestellt, was das Hineingleiten der Aktinfilamente in den A-Strei-fen zur Folge hat. Das Sarkomer wird sich also verkürzen und zwar im Maximum um fast den Betrag der beiden Anteile der I-Streifen. An-stelle der H-Zone erscheint eine *C-Linie* («con-traction line»).

Das einzelne *Myosinfilament* ist ein Bündel aus mehreren hundert Myosinmolekülen, von denen jedes wie ein Golf-schläger geformt ist. Ein langgestreckter Anteil, das *leichte Meromyosin,* ist in das Bündel eingeordnet. Ein kurzer Anteil, das *schwere Meromyosin,* gliedert sich in eine S1 und eine S2-Fraktion und ist gegenüber dem übri-gen Molekül abgewinkelt. Die verdickten S1-Enden ragen als «Köpfchen» aus dem Myosinbündel heraus. Die bei-den peripheren Abschnitte des Myosinfilaments sind all-seitig dicht mit den häkchenartigen Köpfchen besetzt, und nur der zentrale Anteil des Filaments ist von diesen frei.

Der *Aktinfaden* ist aus zwei perlschnurartigen Strängen geformt (s. S. 50) und wird durch ein langgestrecktes *Tro-pomyosin*molekül und aufgelagertes *Troponin,* zwei wei-tere Proteine, ergänzt. Zwei Konfigurationsänderungen bedingen die Verschiebung des Aktins gegenüber dem Myosin. Am Aktinfaden wird durch eine Ca^{2+}-abhängige Verlagerung des Tropomyosin-Troponin-Komplexes eine Bindungsstelle für das Myosinköpfchen freigemacht. Da-mit ist der Kontakt zwischen Myosin und Aktin möglich. Mit einem weiteren Schritt wird unter Abspaltung von ADP und Phosphor die rechtwinklige Lage des Köpfchens verändert und damit das Aktinfilament verschoben. Durch erneute Bindung von ATP an das Köpfchen wird die Bin-dung an das Aktin gelöst und unter Spaltung des ATP in ADP + P die Ausgangsstellung des Köpfchens wiederher-gestellt. Dieser Prozeß wiederholt sich an einer benach-barten und sukzessive an weiteren Bindungsstellen und führt so zur Verkürzung des Sarkomers.

Im Vergleich mit den kontraktilen Myofibrillen tritt das interfibrilläre Cytoplasma, das *Sarko-plasma* der Muskelfasern, ganz zurück. Es ist zwischen den Fibrillenbündeln sowie in der Umgebung der Kerne etwas vermehrt. Das Men-genverhältnis zwischen Sarkoplasma und Myo-fibrillen ist nicht bei allen Muskeln gleich (**Abb. 157 a** und **b**): Solche, die fortwährend

arbeiten müssen, wie die Atmungsmuskeln (und natürlich auch die Herzmuskulatur), sind beson-ders reich an Sarkoplasma wie auch an Mito-chondrien und besitzen zudem eine relativ große Kernmasse. Andere, etwas hellere Muskelfasern sind fibrillenreicher, dafür aber ärmer an Sarko-plasma und Mitochondrien; sie können sich rascher kontrahieren, ermüden jedoch früher. In vielen Muskeln kommen beide Faserarten nebeneinander, aber auch intermediäre Formen vor. Man unterscheidet **rote Fasern** (Typ I-Fa-sern), **weiße Fasern** (Typ II-Fasern mit Unter-gruppen hinsichtlich Faserdicke und Ermüdbar-keit) und *intermediäre Fasertypen.* Die Unter-schiede sind in **Tab. 20** zusammengestellt. Die *Mitochondrien («Sarkosomen»,* **Abb. 168**) lie-gen meist in Reihen zwischen den Myofibrillen und unter dem Sarkolemm an den Kernpolen; besonders zahlreich sind die Sarkosomen im Bereich der motorischen Endplatten (**Abb. 533**). *Golgi-Apparate* sind in der Nähe mancher Kern-pole nachweisbar. Die *Zentriolen* sollen wäh-rend der Histogenese verlorengegangen sein (und damit auch die mitotische Teilungsfähig-keit).

In der quergestreiften Muskulatur bildet das glattwandige endoplasmatische Retikulum – hier **sarkoplasmatisches Retikulum** genannt – ein Netzwerk um jede Myofibrille. Es besteht aus verschiedenen, stets wiederholenden Ab-schnitten, die eine charakteristische Beziehung zur Quer-streifung aufweisen (**Abb. 168**). In jedem Sarkomer gehen die Längsmaschen des Retikulums *(L-System)* bei Mensch und Säugetieren in der Nähe der Grenzen zwischen A- und I-Bändern in zwei parallele, quer zur Myofibrille angeord-nete und zirkulär verlaufende Kanälchen mit einem größe-ren Durchmesser über *(terminale Zisternen).* Diese kom-munizieren mit den entsprechenden Kanälchen der übri-gen Myofibrillen. Zwischen den beiden Querkanälchen je-den Paares liegen englumigere transversale Tubuli, welche sowohl miteinander – jedoch nicht mit dem sarkoplasma-tischen Retikulum – als auch an der Faseroberfläche mit dem extrazellulären Raum kommunizieren. Diese röhren-förmigen Einstülpungen des Plasmalemms, die in regel-mäßigen Abständen transversal (**T-Tubuli**) ins Innere der Muskelfasern eindringen und in ihrer Gesamtheit das *T-System* bilden, treten stets mit zwei terminalen Zisternen des Retikulums in Kontakt. Dies ergibt im Schnittbild typische *Triaden.* Das T-System dient der Erregungslei-tung von der Oberfläche ins Innere der Muskelfaser, deren Fibrillen sich deshalb gleichzeitig kontrahieren. Die Quer- und Längskanälchen des sarkoplasmatischen Reti-kulums wirken bei der Aufnahme und Speicherung von Ca^{++} während der Erschlaffungsphase und der Freisetzung von Ca^{++} zur Kontraktionsauslösung.

Die rote Farbe der Skelett- wie auch der Herzmuskula-tur ist nicht nur durch den Blutgehalt, sondern auch durch das dem Hämoglobin nahestehende *Myoglobin* (Muskel-farbstoff) bedingt, das im Muskel selbst gebildet wird. Es dient als Sauerstoffspeicher, wobei es reversibel in Oxy-myoglobin umgewandelt wird.

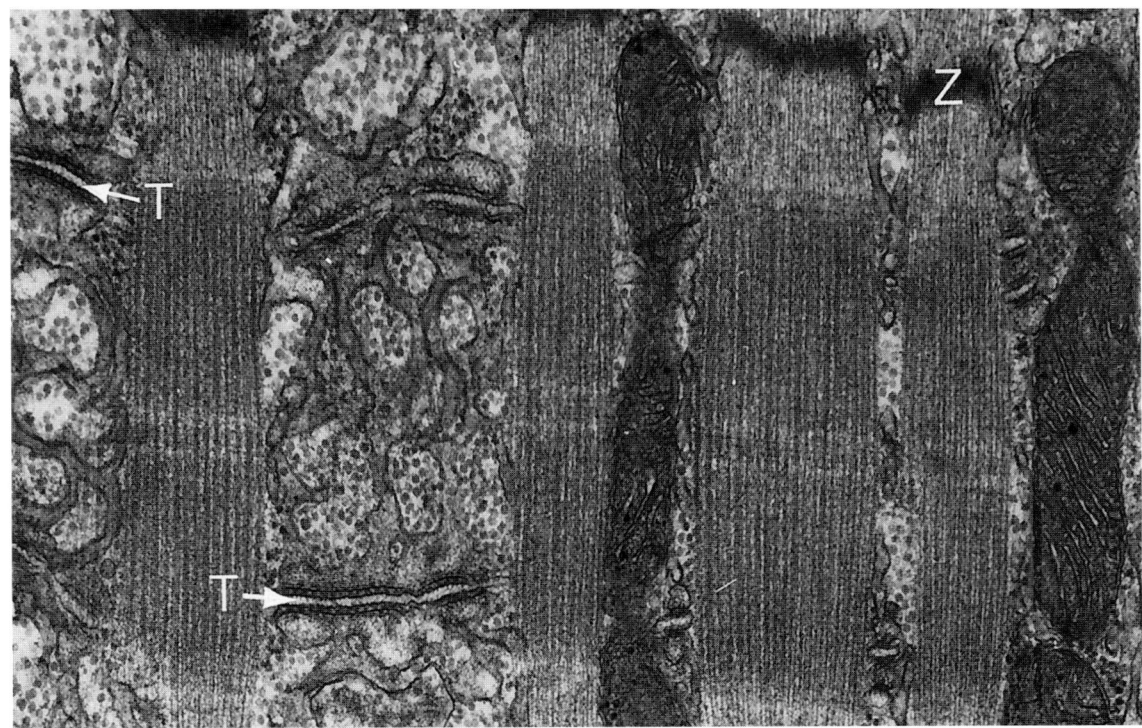

Abb. 168: Längs- und Tangentialschnitte einiger quergestreifter Myofibrillen (Zungenmuskulatur, Meerschweinchen) mit deutlicher Sarkomerengliederung. Man findet alle in der schematischen Abb. 167 angegebenen Einzelheiten (A- und I-Bänder, Z-Streifen und H-Zone mit M-Streifen) sowie auch das sarkoplasmatische Retikulum (L-System und terminale Zisternen) und die T-Tubuli (T). Zwischen den Myofibrillen liegen langgestreckte Mitochondrien, und in das Sarkoplasma sind Glykogenkörnchen eingelagert. Vergr. 42000mal. EM von Dr. Böck, Wien.

Tabelle 20: Vergleich von Fasertypen der quergestreiften Skelettmuskulatur

Merkmale	Typ I-Fasern Rote Fasern	Typ II-Fasern Weiße Fasern
Faserdurchmesser	dünner: 40–50 µm	dicker: 80–100 µm
Gefäßversorgung	sehr dicht	geringer
Mitochondrien	sehr zahlreich	weniger zahlreich
Sarkoplasmatisches Retikulum (ER)	sehr ausgedehnt und komplex	einfacher
Z-Streifen	breit	dünner
Myoglobin	viel (= rote Faser)	weniger
Succinatdehydrogenase-Reaktion	stark (Mitochondrien)	schwächer
ATP	viel	weniger
Phosphorylase-Reaktion	stark	schwächer
Innervation	dünne Axone	dickere Axone
Erregbarkeit	leicht	weniger leicht
Ermüdung	resistent	ermüdbar
Stoffwechsel	mehr oxydativ	mehr glykolytisch
Kontraktion	«langsame» Fasern 50–80 m/sec	«schnelle» Fasern 70–110 m/sec

In Abhängigkeit von Funktion ist der Übergang von einem zum anderen Typ möglich
Intermediäre Fasertypen sind nachweisbar
Rote und weiße Fasern gehören zu der Gruppe der phasischen Muskelfasern
Tonische Fasern bilden eine zweite Gruppe (Vorkommen: Äußere Augenmuskeln, Oesophagus, intrafusale Fasern in Muskelspindeln)

Oberflächlich ist die Skelettmuskelfaser von einer dünnen elastischen Membran, dem **Sarkolemm,** umgeben. Dieses besteht aus dem Plasmalemm (mit mikropinocytotischen Bläschen wie in **Abb. 21**), einer glykoproteidhaltigen Basalmembran, die physiologisch eine spezifische Permeabilität aufweist (s. S. 94), und einem retikulären Fibrillengitter. Zwischen den quergestreiften Muskelfasern liegt ein zartes, feinfaseriges Bindegewebe *(Endomysium)* mit vielen Blutkapillaren; auch Nervenfasern können in ihm dargestellt werden. Auch bei der Skelettmuskulatur sind eine Anzahl Fasern durch eine bindegewebige Hülle, die hier als *Perimysium internum* bezeichnet wird, zu einem Bündel (Primärbündel) zusammengefaßt. Eine stärkere Bindegewebsstruktur, das *Perimysium externum,* verbindet einige Primärbündel zu einer Einheit höherer Ordnung, die nun schon mit bloßem Auge sichtbar ist («Fleischfaser», Sekundärbündel, s. a. **Abb. 475**).

Die Skelettmuskelfasern haben in Übereinstimmung mit ihrem intensiven Stoffwechsel eine sehr gute *Blutversorgung*. Die dünnen Kapillaren bilden ein längsgestrecktes Maschenwerk mit rechtwinkligen Anastomosen und sind so zahlreich, daß jedem Muskelfaserquerschnitt mehr als eine anliegt (**Abb. 159**). Zudem müssen alle Gefäße so in den Muskel eingebaut sein, daß ihre Durchströmung durch die Kontraktion nicht gestört wird: Die Kapillaren sind im kontrahierten Muskel geschlängelt; die Arteriolae und Venulae, welche in die Muskelfaserbündel eindringen, sind mehr oder weniger quer zur Faserrichtung angeordnet. Die größeren Gefäße verlaufen im Perimysium.

Die Durchblutung steht in Beziehung zum Aktivitätszustand des Muskels. Nach den Angaben der Literatur würde die Gesamtlänge der Kapillaren unserer 20–30 kg schweren Muskulatur mehr als zweimal den Erdumfang (40 000 km) umspannen. Eine ausgiebige Durchströmung mit Blut ist auch notwendig, um die bei der Kontraktion entstehende Wärme abzuleiten.

Die motorische *Innervation* der Skelettmuskulatur wird auf Seite 438 f. besprochen.

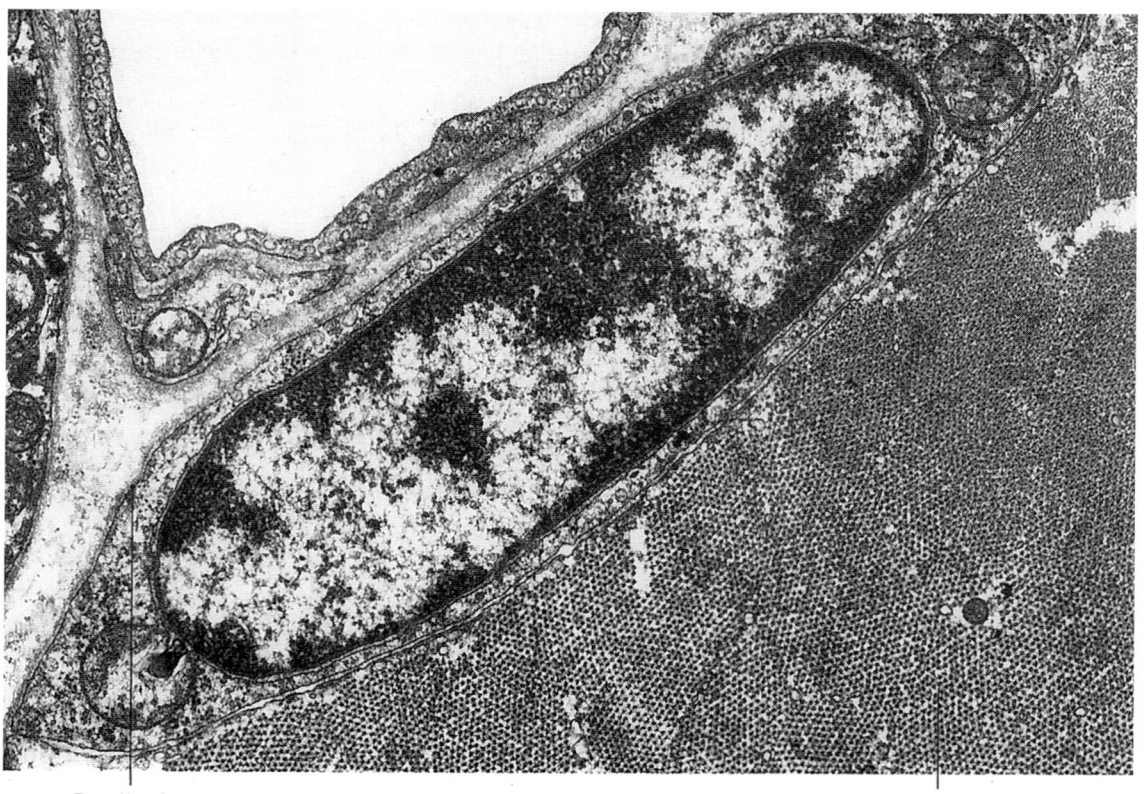

Basallamina   Myofilamente

Abb. 169: Satelliten-Zelle liegt einer quergestreiften Muskelfaser unmittelbar an (Querschnitt). Die Skelettmuskulatur regeneriert schlecht, weshalb an Stelle eines Defektes sich gewöhnlich eine bindegewebige Narbe bildet. Bei einer etwaigen Regeneration verschmelzen die Satellitenzellen mit der Muskelfaser und erhöhen dadurch die Zahl der Zellkerne. Die myoblastenähnlichen Zellen sind nur elektronenmikroskopisch erfaßbar und liegen innerhalb der Basalmembran der Muskelfaser. Skelettmuskel. Affe. Vergr. 23 000mal.

C. Herzmuskulatur

Die Herzmuskelfasern sind dünner als die Skelettmuskelfasern, aber dicker als die glatten Muskelzellen. Sie verzweigen sich und anastomosieren in spitzem Winkel miteinander, wodurch ein *Netzwerk* entsteht (**Abb. 171**). Darin und im Vorkommen von Glanzstreifen (s. u.) unterscheidet sich der Herzmuskel sowohl von der Skelett- als auch von der glatten Muskulatur, während er im übrigen teils der einen, teils der anderen Muskelart gleicht (s. a. **Tab. 26**, S. 181).

Die *Glanzstreifen* oder *Disci intercalati* sind für die Herzmuskulatur spezifische Strukturen. Sie liegen stets am Ort von Z-Streifen, sind aber viel seltener als diese und können in ungefärbten Zupfpräparaten an ihrem stärkeren Glanz («Glanzstreifen»), in den Dauerpräparaten an ihrer stärkeren Färbung – besonders mit Eisenhämatoxylin – erkannt werden; in den Routinepräparaten sind sie jedoch oft nicht deutlich zu sehen. Die Disci intercalati setzen sich an der Faseroberfläche in das Sarkolemm fort. Sie verlaufen selten geradlinig quer durch die Muskelfasern, sondern sind – häufig an deren Verzweigungsstellen gelegen – gewöhnlich treppenförmig abgestuft; sie gliedern das Herzmuskelgewebe in 50–120 μm lange Abschnitte, die meist je einen Zellkern enthalten. Nach elektronenmikroskopischen Untersuchungen sind die Glanzstreifen Zellgrenzen mit einem Interzellularspalt von durchschnittlich 15–20 nm.

Der Herzmuskel ist somit kein Syncytium, wie man aufgrund des lichtmikroskopischen Bildes lange geglaubt hat. Indessen sind die Muskelzellen in den Disci intercalati in den transversalen Abschnitten stark miteinander verzahnt (**Abb. 173**), was den mechanischen Zusammenhalt erhöht. An diesen Stellen liegt unter dem Plasmalemm elektronendichtes amorphes Material, in welchem die einstrahlenden Aktinfilamente verankert sind. Das Strukturprinzip dieser *Fasciae adhaerentes* entspricht dem der beim Epithel beschriebenen Zonulae adhaerentes (S. 36), doch handelt es sich nicht um bandartige, sondern um diskontinuierliche flächenhafte Gebilde. Ferner kommen im Verlauf der Glanzstreifen *Desmosomen* (Maculae adhaerentes) vor, in denen Intermediär-Filamente vom *Vimentin*-Typ verankert sind (S. 53 und **Tab. 6, 7**). Als weitere Strukturbesonderheit finden sich im Membranverlauf der Glanzstreifen *Nexus,* welche als Zonen mit geringem elek-

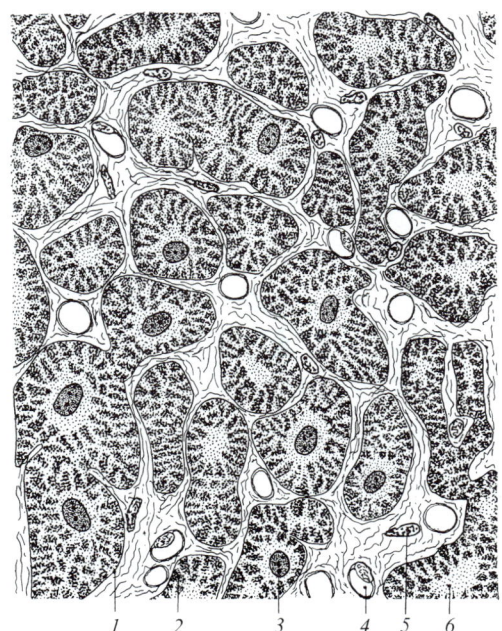

Abb. 170: Herzmuskulatur (quer) aus einem Papillarmuskel eines 15jährigen Knaben. Azan-Färbung. Vergr. 1000mal (W.)

1 Sarkolemm	*3* Muskelkern	*5* Fibrocytenkern
2 Fibrillenbündel	*4* Blutkapillare	*6* Endoplasma

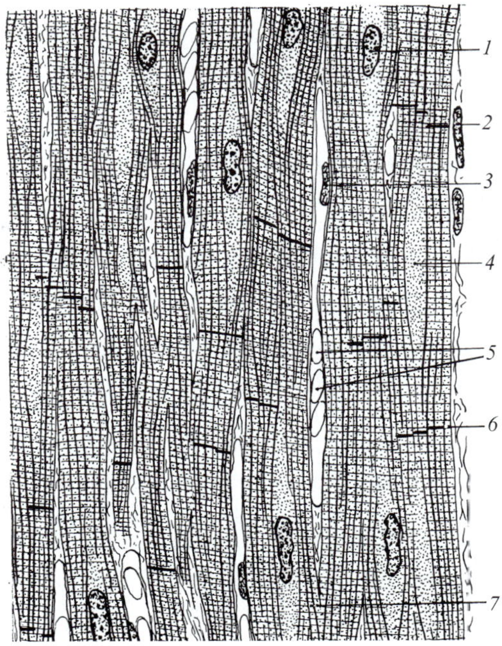

Abb. 171: Herzmuskulatur (längs) aus dem rechten Ventrikel eines Erwachsenen. H.-E.-Methylblau-Färbung. Vergr. 500mal. (W.)

1 Muskelkern	*5* Erythrocyten in Blutkapillare
2 Fibrocytenkern	*6* Discus intercalatus
3 Endothelkern	*7* Muskelfaseranastomose
4 Endoplasma	

trischen Widerstand der schnellen Erregungsausbreitung von Zelle zu Zelle dienen. Dort, wo die Glanzstreifen stufenartige Versetzungen aufweisen, sind die Nexus longitudinal orientiert und besonders ausgedehnt. Schließlich sind als vierte Strukturkomponente Kontakte zwischen Sarkoplasmaschläuchen und der Zellmembran nachweisbar, die wie «Hemi-Triaden» mit intermembranösen Material ausgestattet sind (**Abb. 172**).

Die blassen *Zellkerne* liegen zum größten Teil einzeln, gelegentlich aber auch zu zweien im Innern der Fasern. Sie sind linsenförmig mit abgestumpften Enden (im Längsschnitt manchmal fast rechteckig) und – mit einer Länge von durchschnittlich 12 μm – immer kürzer als die stäbchenförmigen, ebenfalls zentral gelegenen Kerne der glatten Muskelzellen, aber ein wenig länger als die oberflächlichen Kerne der Skelettmuskulatur.

Die *Myofibrillen* bedingen die deutliche Längsstreifung der Fasern; ihre Querstreifung (**Abb. 171** und **172**) entspricht grundsätzlich der des Skelettmuskels, ist jedoch meist etwas weniger klar gezeichnet. Die Querschnitte der Herzmuskelfasern (**Abb. 170**) weisen in der Regel eine Felderung durch vorwiegend radiär gestellte interfibrilläre Sarkoplasmasepten auf, indem die Myofibrillen zu kleinen Bündeln gruppiert sind. Innerhalb dieser sind die Fibrillen eng aneinandergefügt; eine unvollständige Abgrenzung erfolgt nur durch die dazwischengelagerten Mitochondrien und das sarkoplasmatische Retikulum (**Abb. 172**).

Das *Sarkoplasma* ist im Herzmuskel, der während des ganzen Lebens andauernd arbeiten muß, reichlicher als in der übrigen Muskulatur. Am besten ist es in der Faserachse zu sehen, vor allem im spindelförmigen *Endoplasma* mit dem Zellkern, wo die Fibrillenbündel seitlich abgedrängt sind. Im Endoplasma findet man häufig paraplasmatische Einlagerungen, so unter Umständen – als Ausdruck einer Stoffwechselstörung – ein gelbbraunes *Lipofuszinpigment;* dessen Menge steigt mit zunehmendem Lebensalter an (sog. Abnutzungspigment). Die *Mitochondrien* *(«Sarkosomen»)* sind – im Zusammenhang mit den hohen Anforderungen an den Stoffwechsel der Herzmuskulatur – viel zahlreicher als in den Skelettmuskeln (s. a. S. 46) und erstrecken sich über ein oder mehrere Sarkomere.

Der Golgi-Apparat ist nur spärlich ausgebildet. Ein *sarkoplasmatisches Retikulum* existiert auch im Herzmuskel. Das *T-System* ist, zumindest im Ventrikelmyokard, besonders gut entwickelt und hier in Höhe der Z-Streifen gele-

gen. Das Sarkoplasma ist reicher an *Glykogengranula* als das der Skelettmuskulatur und kann auch normalerweise kleinste *Lipidtröpfchen* enthalten, die bei degenerativen Vorgängen vermehrt auftreten (degenerative Verfettung des Myokards).

Oberflächlich besitzen die Herzmuskelfasern eine Membran, die zwar schwächer entwickelt ist als das *Sarkolemm* der Skelettmuskelfasern, aber ebenfalls aus Plasmalemm, Basalmembran und vorwiegend *argyrophilen Fäserchen* besteht. Diese werden an gewissen Stellen möglicherweise zur Bildung von Sehnenfasern verwendet (z.B. der Chordae tendineae an den Spitzen der Papillarmuskeln). Zwischen den Muskelfasern liegt auffällig viel interstitielles Bindegewebe, *Endomysium,* mit einer großen Zahl von *Blut- und* auch *Lymphkapillaren* (**Abb. 170**, s.a. **Abb. 160**).

Das *Querschnittsbild des Herzmuskelgewebes* (**Abb. 170**, ferner **Abb. 160**, **Abb. 210** und **Abb. 247**) ist ebenfalls sehr charakteristisch, wenn auch seine *Diagnose* den Studenten nicht selten Schwierigkeiten bereitet. Die einzelnen Faserschnitte, von denen natürlich nur ein Teil einen Zellkern zeigt, variieren in Form und Größe beträchtlich. Dazu kommen ihre Strukturbesonderheiten: Die Myofibrillenfelder sind mehr an der Faseroberfläche gelegen; im Faserzentrum befindet sich entweder der Zellkern selbst oder – häufiger – mehr oder weniger Sarkoplasma (Endoplasma), dessen Menge von der Entfernung vom Zellkern abhängt. In einem Teil der Vorhoffasern findet man elektronenmikroskopisch an dieser Stelle Ansammlungen membranbegrenzter Granula, die ein hormonartiges Polypeptid («atrial natriuretic peptide») enthalten (s. S. 230). Infolge des reichlichen Endomysiums und Schrumpfens während der Einbettung haben die Herzmuskelfasern eine verhältnismäßig lockere Anordnung.

Gelegentlich sieht man Präparate, in welchen die Herzmuskelfasern in der Querrichtung in kleine Bruchstücke zerfallen sind: *Fragmentation.* Es ist eine agonal oder mit der Totenstarre auftretende Veränderung, die vor allem bei älteren Menschen beobachtet wird. Über weitere *Altersveränderungen* sowie über *Atrophie* und *Hypertrophie* s. S. 80f. Das Herzmuskelgewebe *regeneriert nicht.*

Über die im Dienste der Reizleitung stehenden, besonders differenzierten *Purkinje*schen *Fasern,* die auch Disci intercalati und Querstreifung aufweisen, orientiere man sich auf S. 230.

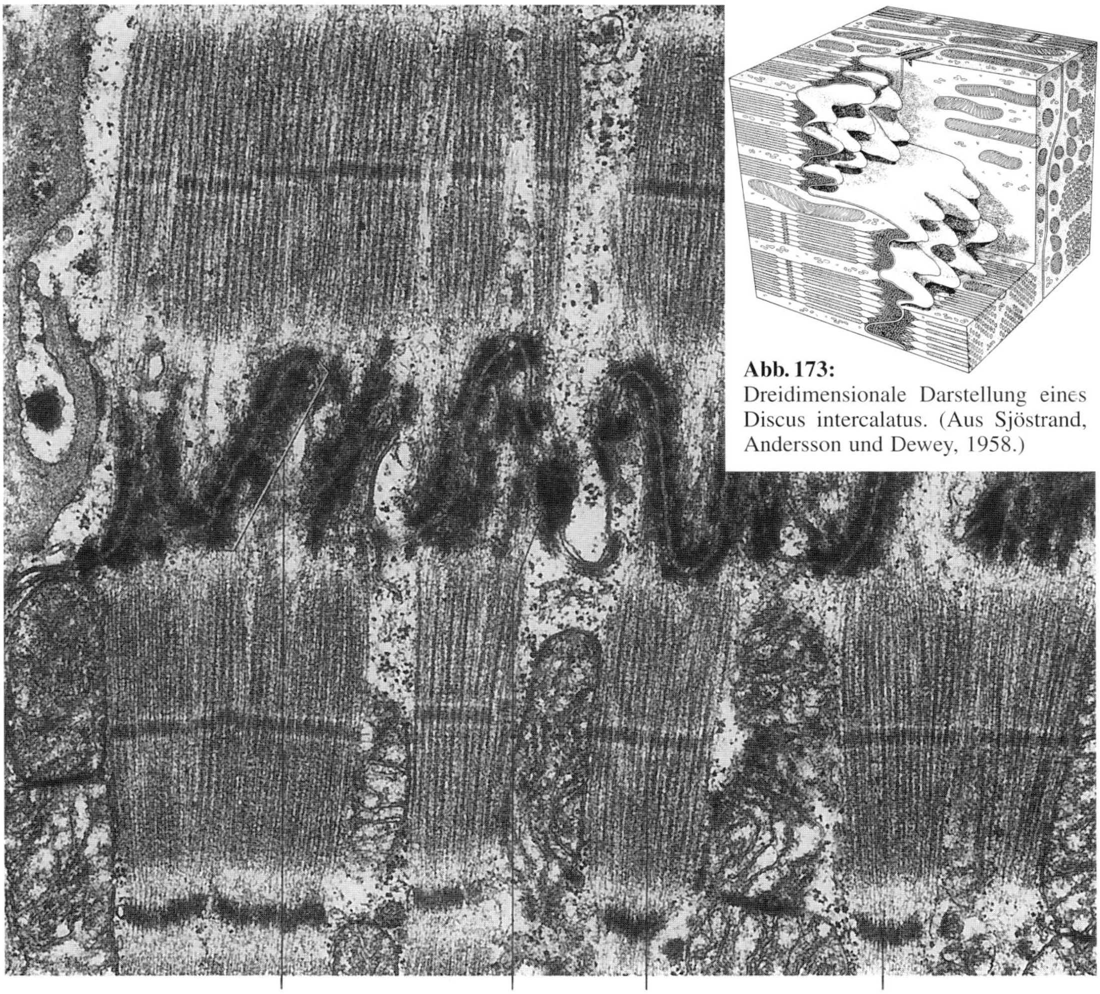

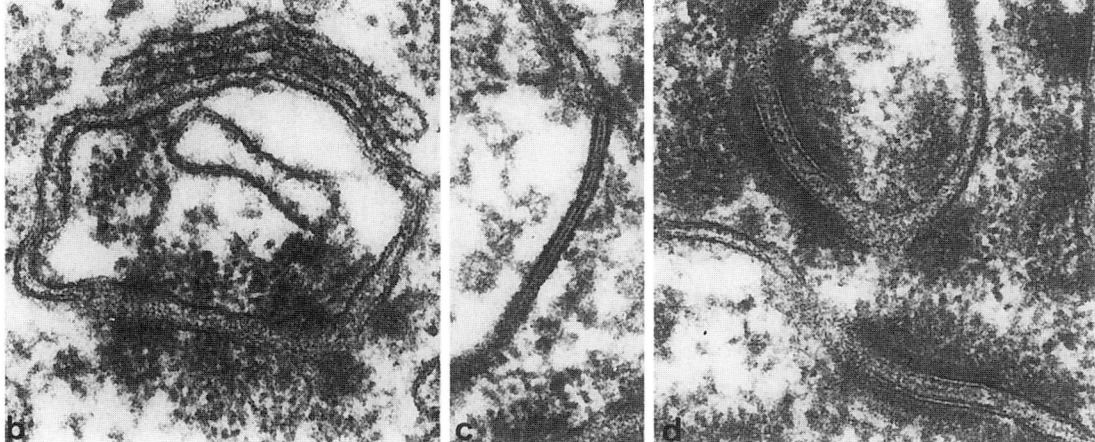

Abb. 173:
Dreidimensionale Darstellung eines Discus intercalatus. (Aus Sjöstrand, Andersson und Dewey, 1958.)

Fascia adhaerens   Macula adhaerens Myofibrille   Z-Streifen

Abb. 172a: Teil einer Herzmuskelfaser längs geschnitten mit Glanzstreifen (Discus intercalatus). Affe. Vergr. 27 800mal.

Abb. 172b–d: Elektronenmikroskopische Aufnahmen von den verschiedenen Haftstrukturen der Zellmembranen innerhalb eines Glanzstreifens (Discus intercalatus) des Herzmuskels. – **b** Fascia adhaerens (unten) mit Aktin-Filamenten und einer Kontaktzone des sarkoplasmatischen Retikulum mit dem Plasmalemm (oben); – **c** Nexus (gap junction); – **d** mehrere Maculae adhaerentes (Desmosomen) mit Intermediär-Filamenten. Affe. Vergr. (b–d) 105000mal.

V. Nervengewebe

Aufgaben des Nervengewebes. Die Erregbarkeit gehört zu den Grundeigenschaften der lebenden Zellen. Sie ist in den hochspezialisierten Nerven- und Sinneszellen der Metazoen besonders stark ausgeprägt. Zur Aufnahme der entsprechenden Reize, die aus der Umwelt stammen oder auch im Körper selbst auftreten können, sind die peripheren Endigungen der sensiblen Nerven oft besonders differenziert (s. Nervenendigungen und Sinnesorgane). Durch die Reize, welche die verschiedenen Rezeptoren treffen, entstehen Erregungen; diese werden zentripetal geleitet, übertragen, verarbeitet und – teils unbewußt (Reflex) – beantwortet. In der Tat kommt nur ein Teil der in das Zentralnervensystem gelangenden Erregungen zum Bewußtsein und führt zu Empfindungen und Wahrnehmungen, auf die willkürlich eine Reaktion erfolgen kann. Das hochdifferenzierte Zentralnervensystem dient der Verarbeitung der mannigfaltigen hier eintreffenden Informationen (s. Physiologie); dabei werden neue Erregungen gebildet, die über efferente Nerven schließlich das periphere Erfolgsorgan erreichen. Außerdem gibt es Hormone sezernierende Nervenzellen (Neurosekretion, s. S. 164 und 313).

Funktionell ist das Nervensystem nur in der Zusammenarbeit aller seiner Anteile zu verstehen. Wenn wir im nachfolgenden Abschnitt seine Bauelemente, das eigentliche *Nervengewebe* und die Neuroglia, allein besprechen und das zentrale und periphere *Nervensystem* erst später beschreiben, so geschieht das aus didaktischen Gründen.

Histogenese. Das Nervengewebe stammt aus dem Ektoderm (Neuroektoderm). In diesem tritt in der dorsalen Mittellinie des Körpers eine Verdickung auf, die Neuralplatte, die zur Neuralrinne wird und sich dann als *Neural-* rohr – der Anlage von Gehirn und Rückenmark – vom Hautektoderm abschnürt und ins Körperinnere verlagert. An der Stelle, wo die Neuralanlage seitlich mit dem Hautektoderm zusammenhängt, entsteht durch Zellvermehrung das Material der sog. *Neuralleiste* (= Ganglienleiste).

Die Zellen des *Neuralrohrs* differenzieren sich im 2. Embryonalmonat zu Neuroblasten und Glioblasten. Die *Neuroblasten,* in denen sich Neurofibrillen nachweisen lassen, werden zu Nervenzellen, von denen Fortsätze (Neuriten und Dendriten) auswachsen. Aus den *Glioblasten* gehen die Astro- und Oligodendrocyten der Neuroglia hervor. Während die Nervenzellen ihre Teilungsfähigkeit kurz nach der Geburt verlieren, können sich Gliazellen unter bestimmten Umständen zeitlebens vermehren; die Gehirntumoren sind deshalb fast immer Gliageschwülste *(Gliome).* Von der um das Lumen des Neuralrohrs gelegenen, noch undifferenzierten Bildungsschicht (ventrikuläre Zone), deren Zellen sich zunächst vielfach mitotisch teilen, dann aber größtenteils zu Neuro- und Glioblasten weiterentwickeln (in der Mantelzone), bleibt zuletzt nur noch die die Hohlräume des Gehirns und des Rückenmarks (Hirnventrikel bzw. Zentralkanal) auskleidende Schicht von *Ependymzellen* übrig. Aus dem Zellmaterial der paarigen, sich sekundär segmental gliedernden *Neuralleiste* entstehen die sensiblen Neurone der cerebrospinalen Ganglien, die Glia des peripheren Nervensystems (Schwannsche Scheidenzellen und Mantelzellen), das sympathische Nervensystem und die chromaffinen Zellen des Nebennierenmarks und der Paraganglien; doch liefert die Neuralleiste auch noch andere Gewebe (Mesenchym) sowie die Melanoblasten.

Zusammenstellung der von Neuralohr und Neuralleiste abstammenden Zellen:

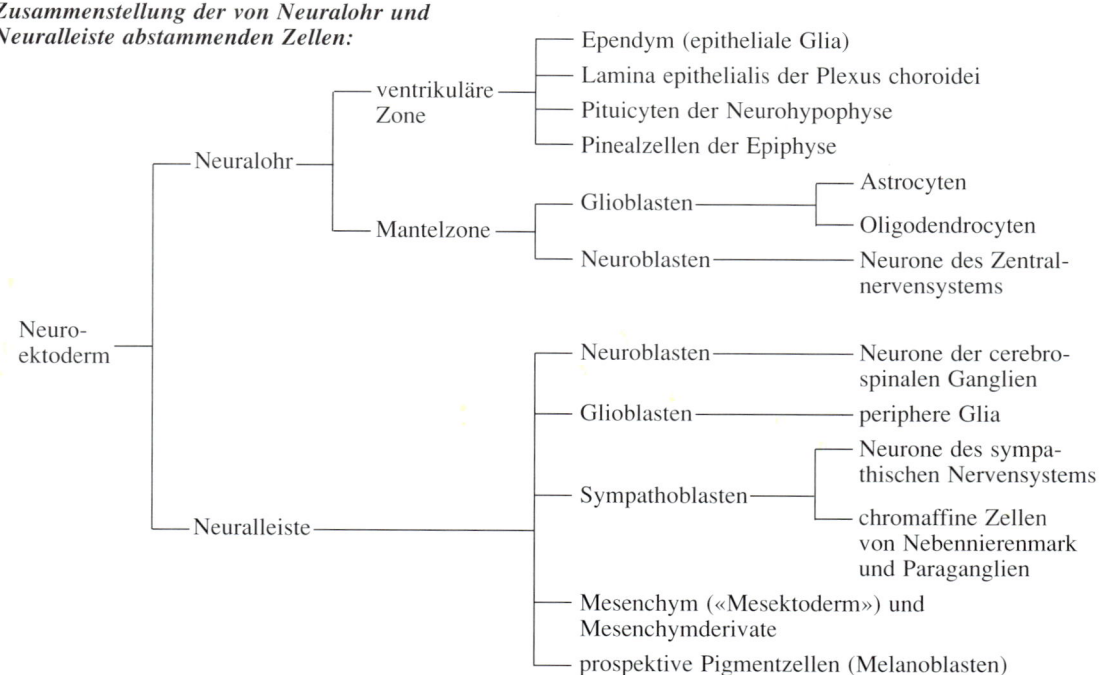

Tabelle 21: Neuroglia des Zentralnervensystems

Zellart	Herkunft aus	Zellgröße	Cytoplasmafortsätze	Zellkern	Funktionelles
Ependym-Zellen	Neuroektoderm (ventrikuläre Zone des Neuralrohr)	prismatisch bis flach	Zellbasis glatt oder in einen kurzen, sich verästelnden Fortsatz auslaufend	ziemlich klein ellipsoidal	Auskleidung des Rückenmarks-kanals und der Hirnventrikel («epitheliale Glia»)
Astrocyten	Neuroektoderm (Glioblasten)	unterschiedlich größte Gliazellen («Makroglia»)	sehr zahlreich sternförmig verzweigt («Astrocyten») mit Nährfüßchen nach ihrem Verhalten 2 Zelltypen	relativ groß meist kugelig chromatin-arm (hell)	fixe Zellen mit Stützfunktion Stofftransport grenzt Nerven-gewebe gegen Gefäße ab
Oligo-dendro-cyten	Neuroektoderm (Glioblasten)	klein cytoplasmaarm	spärlich nicht oder nur wenig verzweigt («Oligodendroglia»)	klein kugelig chromatin-reich (dunkel)	Myelinbildung
Hortega-Zellen Mikro-glia	Knochenmark stammende makrophagen-artige Zellen («Mesoglia»)	klein cytoplasmaarm	mehrere fein und stark verzweigt	klein länglich chromatin-reich (dunkel)	amöboid bewegliche Phagocyten Speicher-funktion, Umwandlung in Fettkörnchen-zellen

A. Neuroglia

Das Nervengewebe ist nicht in interstitielles Bindegewebe eingelagert, sondern besitzt ein eigenes Hüllgewebe, die Neuroglia[23] (oder kürzer: Glia), deren Besprechung hier vorangestellt werden soll.

Die Neuroglia erfüllt im Nervensystem die *Aufgabe,* die in anderen Organen dem Bindegewebsstroma zukommt. Sie ist das dreidimensionale Stützgerüst der nervösen Organe und begleitet auch die peripheren Nervenfasern. Überall sind die leicht erregbaren Neuronen (S. 166 f.) von einer isolierenden Gliahülle umgeben. Diese ist aber auch für den Stoffwechsel des Nervengewebes von großer Bedeutung, und sie nimmt an den spezifischen Leistungen der Neurone teil. Eine wichtige Rolle spielt die Glia bei pathologischen Veränderungen im Nervensystem (Entzündung, Phagocytose und Abtransport der Trümmer nach Zellzerfall, Regeneration, Narbenbildung, Gliageschwülste).

23 *griechisch:* neūron = Nerv (eigentlich Sehne, Faser); glía = Leim, Kitt.

1. Glia des zentralen Nervensystems

Zahlenmäßig übertreffen die Gliazellen die Nervenzellen etwa im Verhältnis 10:1. Elektronenmikroskopische Aufnahmen vermitteln den Eindruck, daß im Zentralnervensystem alle Zwischenräume zwischen Neuronen und Blutkapillaren durch Gliazellen ausgefüllt sind. So entsteht ein geschlossener, jedoch verschiedenartige Zellen und Zellfortsätze enthaltender Verband, dessen interzelluläre Spalträume nur 10−25 nm breit sind, aber 18% des Hirnvolumens ausmachen sollen. Bei der Neuroglia müssen wir, abgesehen von den Ependymzellen, drei *Zellarten* – Astrocyten («Makroglia»), Oligodendrocyten und Hortega-Zellen («Mikroglia») – unterscheiden (**Tab. 21**), deren Darstellung jedoch die Anwendung von Spezialmethoden erfordert.

Die **Ependymzellen** überziehen[24] als einfache Schicht prismatischer Epithelzellen (epitheliale Neuroglia) die Wände der mit Liquor cerebrospinalis gefüllten Hohlräume des Zentralnervensystems. Beim Fetus sind sie noch hochprismatisch und tragen an ihrer freien Oberfläche Kinozilien, während von ihrer Basis lange, bis zur äußeren Oberfläche des nervösen Zentralorgans reichende, sich verzweigende Fortsätze (Ependymfasern) ausgehen.

Beim Erwachsenen sind diese Cytoplasmafortsätze meist kurz. Kinozilien und Mikrovilli sind meist vorhanden. – Einen langen, eine Blutkapillare erreichenden basalen Fortsatz haben nur die sog. *Tanycyten* beibehalten. – Die Ependymzellen weisen zwischen sich Zellkontakte (Zonulae adhaerentes, Nexus) aber keine Zonulae occludentes auf. Deshalb kann der Liquor cerebrospinalis direkt in den extrazellulären Raum übertreten. An umschriebenen Stellen, z.B. am Boden des III. Ventrikels über dem Hypothalamus, ist das Ependym ganz flach. – Das einschichtige kubische Epithel *(Lamina epithelialis)*, das am Aufbau der Telae choroideae und der Plexus choroidei der vier Hirnventrikel beteiligt ist, entspricht dem Ependym.
Einen speziellen Aufbau zeigen einige Ependymregionen, die als *circumventrikuläre Organe* zusammengefaßt werden. Hier bilden Ependym, spezifische, subependymal gelegene und z.T. sezernierende Zellen und Gefäße einen jeweils charakteristischen Verband. Zu diesen Regionen gehören das Organon vasculosum der Lamina terminalis, das Subfornikalorgan, das Subkommissuralorgan, die Area postrema am Boden des IV. Ventrikels. Auch das Infundibulum mit dem Hypophysenhinterlappen (s. S. 313) und die Epiphysis cerebri (s. S. 316) rechnet man zu diesen Organen. In diesen Regionen ist die Blut-Hirn-Schranke (s. S. 426) nicht komplett. Substanzen, die sonst vom Übertritt in die Hirnsubstanz ausgeschlossen sind, finden hier eine Gelegenheit zur Passage. Auch der Transport von Substanzen durch das Ependym von und in den Liquor ist offenbar möglich. Der Liquor könnte als kurzer und direkter Weg für Wirkstoffe von einer zur anderen Ependymregion dienen.

Die **Astrocyten**[25] – die größten aller Gliazellen – sind sternförmige Zellen. Durch zahlreiche, sich verästelnde Plasmafortsätze anastomosieren sie miteinander und ergeben so ein dreidimensionales Schwammwerk (**Abb. 174**). Der Zellkern ist groß, meist kugelig, hell (chromatinarm) und von einem schmalen Zell-Leib umkleidet.
Die Astrocyten sind zunächst einmal die Stützzellen des Nervengewebes. Mit geeigneten Methoden lassen sich gelegentlich feine doppelbrechende Fäserchen, sog. *Gliafibrillen* (s.a. **Abb. 43**), nachweisen, welche intrazellulär gelegen sind. Feinstrukturell haben sich die Gliafibrillen als Bündel von *Gliafilamenten* mit einem Durchmesser von 8–9 nm erwiesen. Diese gehören zu den Intermediärfilamenten

(s. **Tab. 7**). Ferner haben die elektronenmikroskopisch verhältnismäßig hellen Astrocyten, die mit einem oder mehreren sich verbreiternden Fortsätzen *(«Nähr- oder Gefäßfüßchen»)* mit Blutkapillaren in Verbindung treten und diese vollständig umhüllen, eine Bedeutung für den Stoffaustausch zwischen den Nervenzellen und dem Blut. Sie können nötigenfalls speichern und phagocytieren.

Die Astrocyten sind am Stoffaustausch mit dem Zentralnervensystem aktiv beteiligt. Überall dort, wo Nervengewebe an Bindegewebe grenzt, wie an die dem nervösen Zentralorgan oberflächlich anliegende weiche Hirnhaut oder an das Pia-Bindegewebe, welches die in Gehirn und Rückenmark eindringenden Blutgefäße begleitet, bilden die fußartig verbreiterten Enden der Makroglia miteinander der zelluläre Grenzmembran, die *Membrana limitans gliae superficialis* bzw. *perivascularis* (ein ähnliches Verhalten zeigen auch die Stützzellen der Netzhaut; **Abb. 554** und **555**).
Es werden *zwei Typen von Astrocyten* mit grundsätzlich gleicher Ultrastruktur beschrieben: *cytoplasmatische und faserige* Formen, die nach ihrem Aussehen in den Gold- oder Silberimprägnationspräparaten auch als *Kurzstrahler* und *Langstrahler* bezeichnet werden und vorwiegend, jedoch nicht ausschließlich, in der grauen bzw. der weißen Substanz des Zentralnervensystems vorkommen. Die cytoplasmatischen Astrocyten besitzen sehr zahlreiche, kurze und stark verzweigte radiäre Plasmaausläufer; die dünnen Fortsätze der faserigen Astrocyten, deren Zell-Leib schmäler ist, sind länger, weniger verästelt, aber fibrillenreicher. Die Astrocytenfortsätze können auch einen dichten Faserfilz unter dem Ependym, z.B. der Wand des III. Ventrikels bilden oder gebündelt über weite Strecken verlaufen und sich z.B. über die Verbindungen zur Epiphysis cerebri in diesem Organ ausbreiten.

Die **Oligodendroglia** (**Abb. 175** und **177**) besteht aus kleinen Zellen, die einen annähernd kugeligen Zellkern haben (ähnlich dem der kleinen Lymphocyten). Sie ist beim Menschen nicht leicht zu erkennen. Der Zell-Leib ist schmal, enthält zahlreiche kleine Mitochondrien und viel Ribosomen; die anscheinend spärlichen Ausläufer sind in der grauen Substanz kurz und nicht oder nur wenig verzweigt[26] (Name!). Hier findet man die Oligodendrocyten gewöhnlich in enger Beziehung zum Perikaryon von Nervenzellen (als sog. Trabanten- oder Satellitenzellen). In der weißen Substanz liegen die Oligodendrogliazellen mit längeren Ausläufern in Reihen zwischen den markhaltigen Nervenfasern.
Von der *Leistung* der relativ enzymreichen Oligodendrocyten weiß man, daß sie in der

---

24 *griechisch:* epéndyma = Oberkleid, Überzug.
25 *griechisch:* astér = Stern; kýtos = Zelle.
26 *griechisch:* olígos = wenig; déndron = Baum.

weißen Substanz – analog den Schwannschen Scheidenzellen der peripheren Nervenfasern – verantwortlich sind für die Bildung der Myelinlamellen, wobei die Ausläufer einer einzigen Zelle Segmente von mehreren Neuriten umfassen (**Abb. 177**).

Die ebenfalls kleinen **Mikrogliazellen,** die nach ihrem Entdecker *Hortega-Zellen* (**Abb. 176**) genannt werden, stammen aus dem Blut (S. 211), sind also mesenchymaler Herkunft (Mesoglia). Ihre Mutterzellen sind mit den Blutgefäßen sekundär, wahrscheinlich als Monocyten aus dem Knochenmark, in das Zentralnervensystem eingedrungen. Die Hortega-Zellen liegen vor allem in der grauen Substanz, häufig – ähnlich wie die Histiocyten des Bindegewebes – an der Wandung von Blutgefäßen. Sie bestehen aus einem länglichen, dunklen Zellkern mit einem schmalen, auffällig elektronendichten Cytoplasmasaum, von welchem feine, stark verzweigte Ausläufer abgehen. Diese Mesogliazellen können wandern, sehr gut speichern – besonders Lipoide, Eisen und Pigmente – sowie Stoffe transportieren. Sie werden als makrophagen-ähnliche Zellen dem mononukleären Phagocyten-System zugerechnet (s. S. 210f., **Tab. 36**).

Auffällig wird ihre *Tätigkeit* erst unter pathologischen Bedingungen: Bei Zerfall von Nervengewebe beladen sie sich mit Abbaustoffen und räumen sie weg. Sie sind dann mit stark lichtbrechenden Lipoidkörnchen, die sich mit Sudan gut färben, angefüllt *(Fettkörnchenzellen)* und – z.B. um einen apoplektischen Erweichungsherd – ziemlich leicht zu finden.

2. Glia des peripheren Nervensystems

Die Schwannschen Zellen der Nervenfasern und die homologen Mantelzellen der peripheren Ganglienzellen werden gewöhnlich unter der Bezeichnung periphere Neuroglia zusammengefaßt.

Die **Schwannschen Zellen** oder *Lemnocyten* umgeben als feine Hülle (Neurolemm[27]) die Achsenzylinder der peripheren Nervenfasern und isolieren sie – gemeinsam mit der nur elektronenmikroskopisch erfaßbaren Basallamina – vom umgebenden gefäßführenden Bindegewebe, dem Endoneurium. Sie können myelinhaltig oder myelinfrei sein, und dementsprechend unterscheidet man morphologisch zwei Arten von Fasern.

Die *marklosen Nervenfasern* (**Abb. 179** und **180**) haben sich in das Cytoplasma der Schwannschen Zellen eingesenkt und sind von

ihm ganz oder größtenteils umschlossen. Jede der aneinandergereihten Zellen enthält in der Regel mehrere – durchschnittlich 6–12 – Achsenzylinder (**Abb. 178**).

In den *markhaltigen Nervenfasern* umhüllt jede Schwannsche Zelle einen Teil nur eines einzigen Achsenzylinders. Dafür besitzt sie eine *Einlagerung von Myelin* («**Markscheide**» der Lichtmikroskopie), die in bestimmten Abständen – an der Stelle der **Ranvierschen Schnürringe** – unterbrochen ist, während lichtmikroskopisch das Neurolemm selbst kontinuierlich weiterzulaufen scheint, was in Wirklichkeit aber nicht der Fall ist (s. S. 166f. sowie **Abb. 195** und **198**). Unter «Neurolemm» wird im engeren Sinn nur diese äußere, der Markscheide aufliegende Schicht der Schwannschen Zelle mit Plasmalemm und Basalmembran verstanden. Auch der Begriff Neurilemm wurde und wird dafür benutzt. In der Mitte zwischen je zwei Einschnürungen findet man einen oberflächlich gelegenen platten, in der Aufsicht elliptischen Zellkern (Schwannscher Kern, **Abb. 182** und **202**). Je größer der Durchmesser des Axons einer markhaltigen Nervenfaser, um so dicker ist im allgemeinen die Markscheide. Diese ist in frischem Zustand homogen, doppelkonturiert und, infolge ihres Myelingehaltes, stark lichtbrechend. In den histologischen Routinepräparaten sind die Lipoide des Nervenmarks durch die Einwirkung fettlösender Flüssigkeiten (Alkohol, Xylol usw.) je nach der Fixierung mehr oder weniger vollständig herausgelöst worden: Vom Mark bleibt dann ein spongiöses Gerüstwerk zurück, das sog. *Neurokeratingerüst,* dessen Baumaterial von den Proteinbestandteilen des Myelins (s. u.) stammt.

Die *Markscheidenbildung* geht im peripheren Nervensystem in folgender Weise vor sich (**Abb. 181**): Die Schwannsche Zelle umfaßt den ihr zunächst nur anliegenden Achsenzylinder und umhüllt ihn bald vollständig. Dort, wo die beiden Cytoplasma«arme» aufeinander treffen, entsteht eine Membranduplikatur, die das innere, den Achsenzylinder umhüllende Plasmalemm mit der oberflächlichen Zellmembran verbindet. Diese Duplikatur wird, da sie an die Bauchfellverläufe erinnert, als *Mesaxon* bezeichnet. Im weiteren Verlauf, wenn das Axon ein bestimmtes Mindestkaliber von etwa 1 μm erreicht hat, verlängert sich das Mesaxon und wird bis zu dreimal locker um das Axon gewickelt. Bei der weiteren Wicklung legen sich dann aber die Membranen dicht aneinander, so daß das charakteristische Bild von konzentrisch geschichteten Lamellen der Markscheide entsteht. Der extrazel-

---

27 *griechisch:* neûron = Nerv; lémma = Hülle, Scheide.

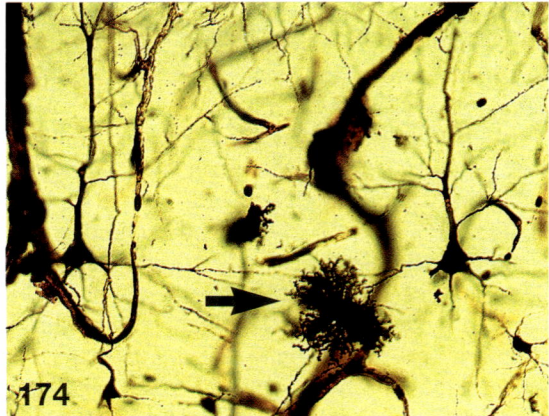

◁ **Abb. 174:** Astrocyt (Pfeil) und zwei Pyramidenzellen in der Großhirnrinde. Golgi-Versilberung. Vergr. 175mal.

Abb. 175: Oligodendrocyten (Pfeile) zwischen markhaltigen Nervenfasern. Querschnitt durch den Nervus opticus (Kaninchen). Vergr. 800mal.

Abb. 176: Mikrogliazelle (Hortega-Zelle) aus der inneren plexiformen Schicht der Retina (Kaninchen).
Enzymhistochemische Darstellung der Nucleosiddiphosphatase (NDPase), welche die verzweigten Fortsätze erkennen läßt. Vergr. 760mal. Präparat Prof. Büssow, Bonn.

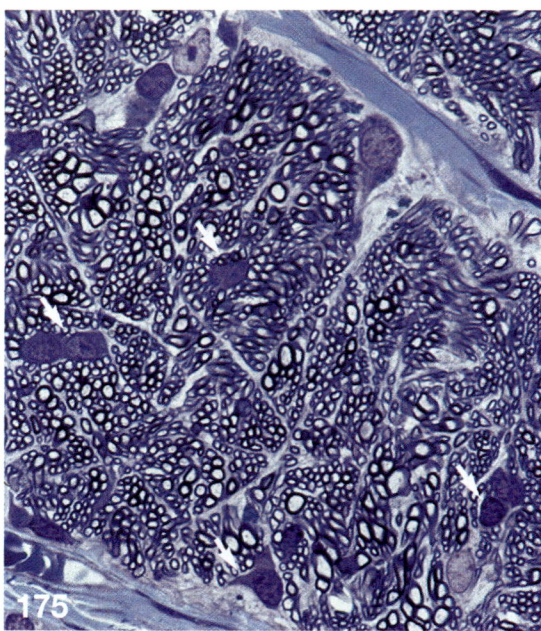

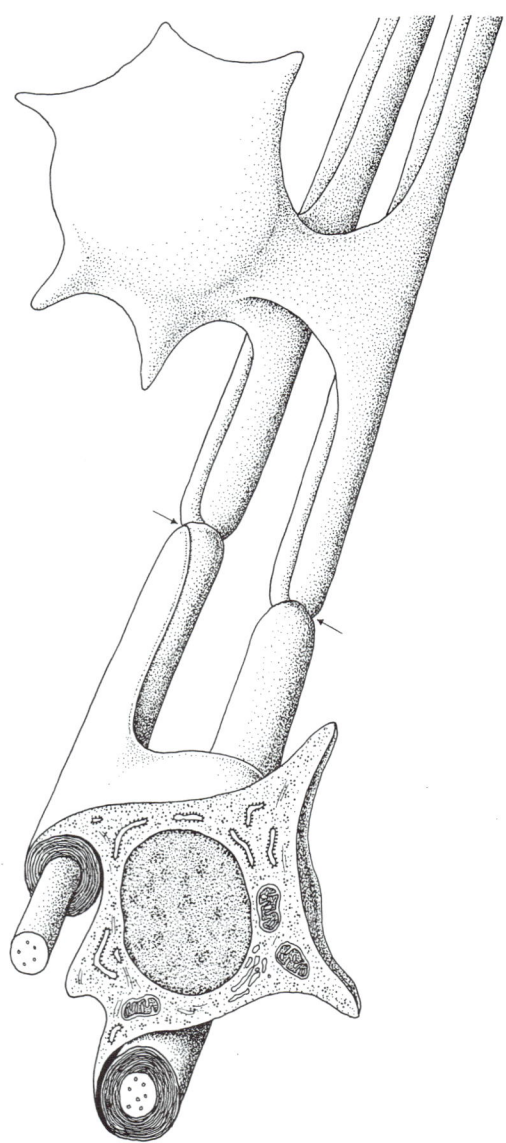

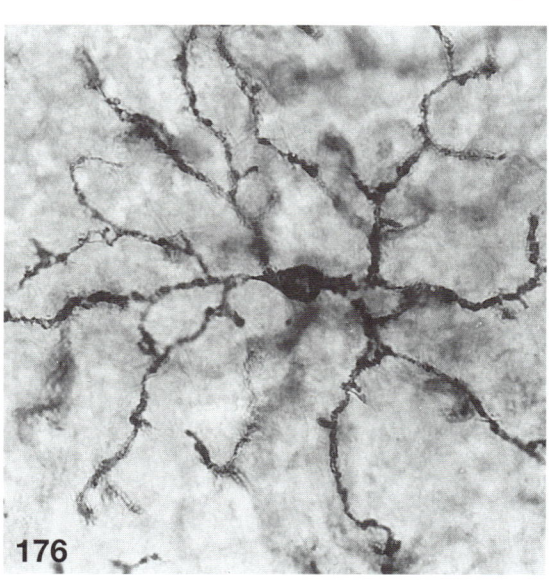

Abb. 177: Schematische Darstellung von Oligodendrocyten, deren flächenförmige Ausläufer die Myelinlamellen der markhaltigen Nervenfasern bilden. Die Pfeile bezeichnen Ranviersche Schnürringe. (Kr.)

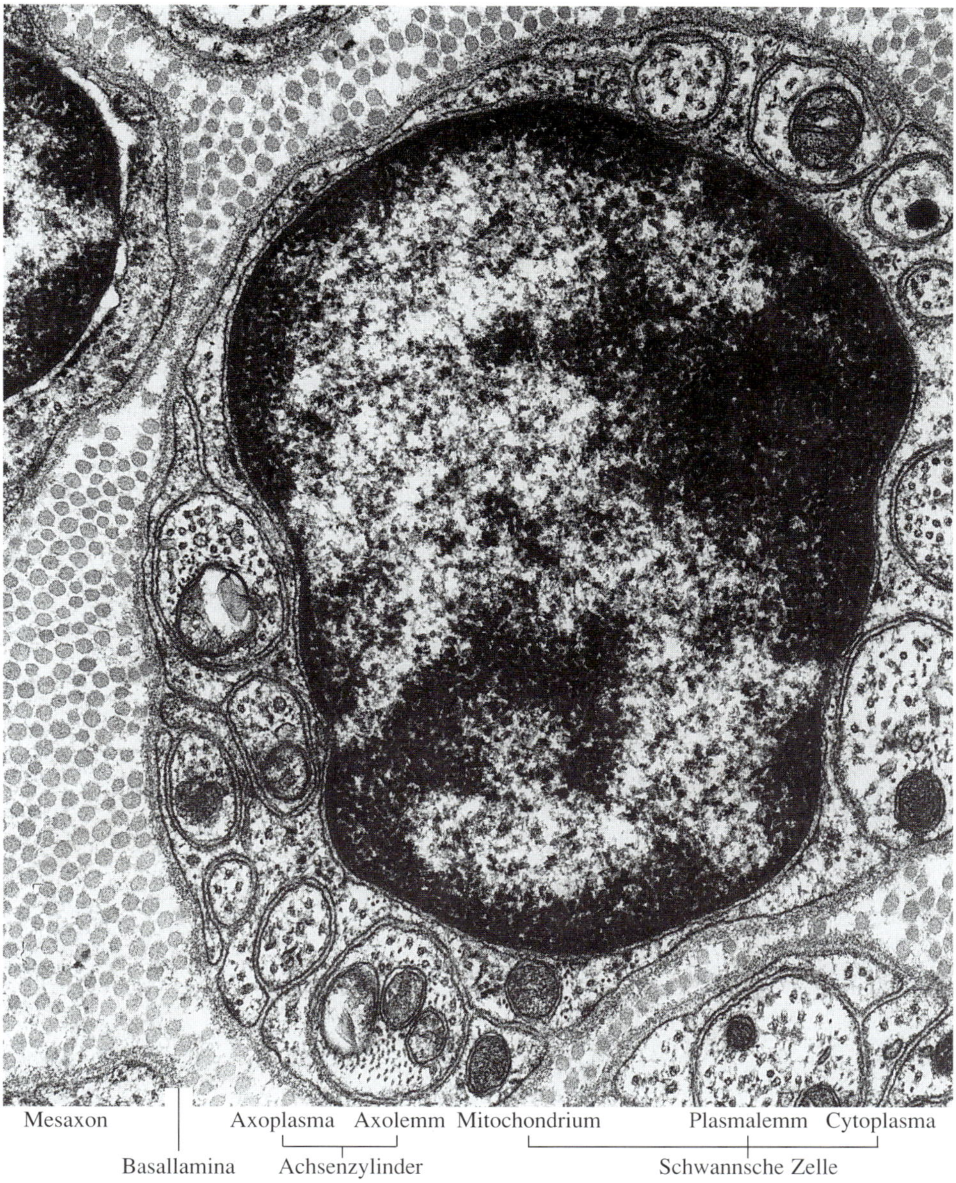

Mesaxon   Axoplasma Axolemm Mitochondrium   Plasmalemm Cytoplasma

Basallamina   Achsenzylinder   Schwannsche Zelle

Abb. 178: Querschnitt durch eine Schwannsche Zelle, die mehrere Axone umhüllt. Die marklose Nervenfaser liegt im Endoneurium. Nervus vagus, Affe. Vergr. 36000mal.

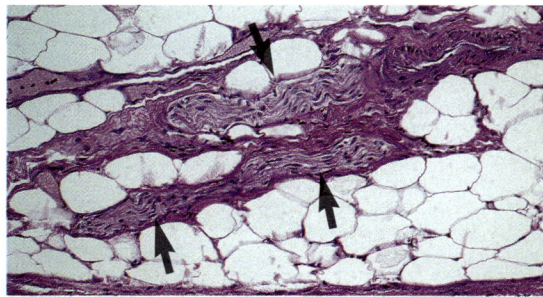

Abb. 179: Marklose Nerven (Pfeile) im perikapsulären Fett-Bindegewebe der Nebenniere (Mensch). H.-E.-Färbung. Vergr. 100mal.

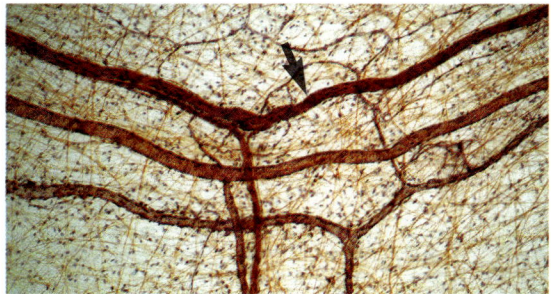

Abb. 180: Markloser Nerv (Pfeil) begleitet von kleiner Arterie und Vene im Mesenterium (Häutchenpräparat). Benzopurpur-Färbung. Vergr. 50mal.

luläre Spalt zwischen den beiden Membranen des Mes-
axons setzt sich als feiner Zwischenraum von 2–3 nm
zwischen allen Wicklungen fort. Er läßt sich bis in den
periaxonalen Spalt an der Oberfläche des Axons verfolgen. Dagegen verschwindet das Cytoplasma zwischen den
Lamellen vollkommen und die cytoplasmatischen Oberflächen der Zellmenbran legen sich ohne sichtbaren Zwi-
schenraum unmittelbar aufeinander. Es entstehen damit
die besonders kontrastreichen *Hauptlinien* (major dense
lines) von etwa 3–4 nm Dicke, die mit Abständen von
9–10 nm die konzentrische Schichtung sichtbar werden
lassen. Zwischen den Hauptlinien sind je zwei dünnere
Zwischenlinien (intraperiod lines), die den Außenlamellen
der Plasmalemmata entsprechen und zwischen sich den
«extrazellulären» Spalt einschließen (**Abb. 182 b**). Anfang
und Ende der Wicklung sind nun als *äußeres und inneres
Mesaxon* zu sehen.

Die Wicklungen sind bei der peripheren, wie bei der
zentralen Nervenfaser in gleicher Weise angelegt; sie können bis zu 50mal erfolgen, was aber von dem Kaliber des
zu ummantelnden Achsenzylinders abhängt. Zwischen
Umfang der Markscheide und Dicke des Axons besteht
eine enge Beziehung. Der Bewegungsablauf während der
Markscheidenbildung ist ungeklärt. Auf keinen Fall «ro-
tiert» die Schwannsche Zelle um das Axon.

Beim Embryo sind alle Nervenfasern zuerst marklos.
Die Markbildung (Markreifung, Myelogenese), die celluli-
fugal verläuft, beginnt im peripheren Nervensystem für
die afferenten und, etwas später, für die efferenten Fasern
ungefähr gleichzeitig im 4. Fetalmonat. Im Zentralnervensystem dagegen verläuft sie systemweise, was der For-
schung interessante Einblicke in seine komplizierte Architektonik ermöglicht hat, und beginnt – je nach dem phylo-
genetischen Alter und der funktionellen Bedeutung der
Systeme – zu verschiedenen Zeiten. Nach der Geburt erstreckt sich die Myelogenese im Zentralorgan noch über
einige Jahre.

Bei gewissen pathologischen Vorgängen schwindet
stellenweise das Nervenmark, so z. B. bei der multiplen
Sklerose und der Tabes dorsalis. Das Verhalten der
Schwannschen Zellen und des Myelins bei der Faserdege-
neration nach Unterbrechung des Zusammenhangs von
Nervenfaser und -zelle ist auf Seite 170 beschrieben.

Chemisch besteht das Myelin aus rund 60–70% Wasser
und aus einem hohen Prozentsatz Lipiden. Proteine sind
im Vergleich zu anderen Cytomembranen gering vertreten.
Unter den reichlich vorkommenden Glykolipiden (28%
gegenüber 3–7% im normalen Plasmalemm) ist das Ga-
laktocerebrosid in der äußeren Membranlamelle sehr konzentriert (40%). Als Lipide – etwa 80% des Trockengewichtes – hat man u. a. Cholesterin, Phosphatide und
Cerebroside gefunden. Da die Phosphatide ungesättigte
Fettsäuren besitzen, werden sie bei der *Fixierung* mit dem
in Wasser gelösten Osmiumtetroxyd, welches am besten
geeignet ist, die Nervenfasern und ihre markhaltige Hülle
in einem möglichst lebensnahen Zustand zu erhalten, geschwärzt (**Abb. 196**) und in Alkohol unlöslich. Bei der
Markscheidenfärbung (nach Weigert) werden die mit
chrom- oder kupferhaltigen Flüssigkeiten vorbehandelten
Präparate mit Hämatoxylin gefärbt.

Die an marklosen Nervenfasern erkennbare schwach
positive *Doppelbrechung* der Neurofibrillen des Achsenzylinders wird bei markreichen Fasern durch die in bezug
auf die Längsachse der Nervenfasern negative (in bezug
auf die Achse der Lipidmoleküle jedoch positive) Anisotropie des Myelins bei weitem übertroffen. Nach den

polarisationsmikroskopischen Befunden müssen die Lipide mit ihren Längsketten radiär eingebaut sein, und zwar
in bimolekularen Schichten, was den Vorstellungen vom
Aufbau der Cytomembranen entspricht (s. S. 28).
Damit ist auch die elektronenmikroskopisch sichtbare
Lamellierung der Markscheide mit einer Periodizität von
12–15 nm zu verstehen (**Abb. 182**).

Die **Mantelzellen** oder *Amphicyten* (oder Satellitenzellen, Gliocytiganglii) umgeben, als Fortsetzung der Schwannschen Zellen der Nervenfasern mantelartig die peripheren Ganglienzellen
(**Abb. 184** und **190**). Sie bilden eine einfache
epithelartige Schicht aneinanderliegender, platter Zellen und vermitteln den Stoffaustausch
zwischen den Nervenzellen und den Kapillaren
des außen angrenzenden retikulären Bindegewebes, von dem sie durch eine nur elektronenmikroskopisch faßbare Basallamina getrennt sind.

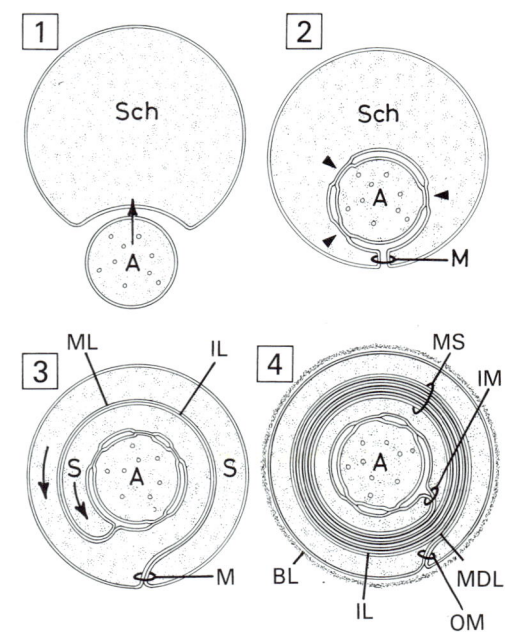

Abb. 181: Prinzip der Marscheidenbildung im periphe-
ren Nervensystem. Übernommen mit Erlaubnis von Prof.
Krstić,Lausanne: aus «Illustrated Encyclopedia of Human
Histology», 1984.

Sch   Schwannsche Zelle
A   Axon
M   Mesaxon
S   Schwannsches Cytoplasma
ML   Myelinlamelle
IL   intraperiod line (Zwischenlinie)
MS   Myelinscheide
IM   inneres Mesaxon
OM   äußeres Mesaxon
MDL   major dense line (Hauptlinie)
BL   Basallamina

Pfeilköpfe in Stadium 2 markieren Haftzonen zwischen
Axolemm und Plasmalemm der Schwannschen Zelle, die
dort den periaxonalen Spalt einengen

B. Nervenzellen

Nervenzellen (Neurocyten, Ganglienzellen) findet man vor allem in der grauen Substanz des Zentralnervensystems und in den Sinnesorganen sowie in den Ganglien des peripheren Nervensystems (S. 436 f.), ferner in manchen Organen, gelegentlich auch im Verlauf von peripheren Nerven. Sie sind von sehr verschiedener Größe, außerordentlich mannigfaltiger Form und haben mindestens einen oder zwei, häufig mehrere Fortsätze. Der kernhaltige Teil der Zelle, von welchem diese ausgehen, wird als **Perikaryon** bezeichnet.

Die starken Schwankungen in der *Größe* des Perikaryons der Nervenzellen stehen in Beziehung zu Zahl, Länge und Verzweigung ihrer Fortsätze, insbesondere des Neuriten (s. S. 164) und seiner Endausbreitung. Während viele Nervenzellen – so z. B. die Körnerzellen des Kleinhirns – nicht einmal den Durchmesser eines roten Blutkörperchens haben, wird dieser bei anderen Neurocyten um ein Vielfaches übertroffen. Die multipolaren Zellen in den Vordersäulen des Rückenmarks und die kugeligen Zellen in den cerebrospinalen Ganglien gehören zu den größten Zellen des Körpers.

Je nach ihrem Standort und ihren besonderen Aufgaben lassen die Nervenzellen auch in der *Form* große Unterschiede erkennen. Um sich eine Vorstellung davon zu machen, vergleiche man eine Pyramidenzelle aus der Großhirnrinde (**Abb. 187**) oder eine Purkinje-Zelle aus der Kleinhirnrinde (**Abb. 186**) mit einer multipolaren Vordersäulenzelle aus dem Rückenmark (**Abb. 188** und **189**), einer kugeligen Spinalganglienzelle (**Abb. 184** und **190**) oder einer bipolaren Zelle aus einem Ganglion des Nervus vestibulocochlearis (**Abb. 191**).

Die Nervenzellen haben meistens *einen Zellkern,* dessen Größe ebenfalls sehr variabel ist. Im allgemeinen besitzen die großen Nervenzellen auch einen verhältnismäßig großen, bläschenförmigen Kern mit einem – seltener mehr als einem – deutlichen Nucleolus (**Abb. 184**). Die multipolaren und kugeligen Zellen haben mehr oder weniger kugelige Kerne, die gewöhnlich in der Zellmitte gelegen sind. Es gibt indessen auch Ganglienzellen, für die eine exzentrische Kernlage typisch ist (Nucleus dorsalis im Rückenmark). Im *Cytoplasma* (Neuroplasma, **Abb. 185** und **194**) sind mit geeigneten Methoden außer dem meist voluminösen perinukleären *Golgi-Apparat,* der in diesen Zellen 1898 entdeckt worden ist, und den *Mitochondrien* («Neurosomen») zwei spezifische Strukturen nachweisbar: die Nissl-Substanz und die Neurofibrillen. *Zentriolen* fehlen in der großen Mehrzahl der Ganglienzellen des Erwachsenen.

Besonders nach Fixierung in Alkohol und Färbung mit einem basischen Anilinfarbstoff wie Methylenblau, Toluidinblau oder Thionin findet man chromophile Körnchen oder Schollen, die nach ihrem Entdecker **Nissl-Substanz** genannt werden. Durch diese Einlagerungen erhält der Zell-Leib eine granuläre oder streifige Struktur (**Abb. 188**) und weil dadurch gelegentlich eine gewisse Ähnlichkeit mit der Zeichnung eines Tigerfelles entsteht, hat man sie auch als Tigroidsubstanz bezeichnet. Deren Menge, Aussehen und Verteilungsform sind für jede Zellart charakteristisch. Am reichlichsten ist die chromophile Substanz in großen Nervenzellen, so in den motorischen Vordersäulenzellen des Rückenmarks (**Abb. 192**), in den Pyramidenzellen der Großhirnrinde oder in den Spinalganglienzellen (**Abb. 50b**). Die Nissl-Substanz dringt auch in die Dendriten ein, während der Neurit samt seinem *Ursprungskegel* davon frei ist (**Abb. 192** und **194**, s. a. **Abb. 50b** und **184**).

Elektronenmikroskopisch entsprechen den Nissl-Schollen Areale mit stark entwickeltem rauhen endoplasmatischen Retikulum (**Abb. 185** und **194**) und/oder einer Masse von Ribosomen, was ihre Basophilie erklärt; je nach dem Typ der Nervenzellen kann das eine oder das andere Strukturelement überwiegen. Der Ausbildungsgrad des ganzen Systems ändert sich mit der Stoffwechselaktivität der Nervenzellen: Die Ribonukleinsäuren des Tigroids spielen zusammen mit dem Nucleolus eine Rolle in der *Proteinsynthese,* als auch beim Aufbau und beim Ersatz von verbrauchtem Enzym- und Struktureiweiß. Ein Teil der neugebildeten Proteine strömt in den Neuriten bis in deren periphere Endigungen (axonaler Transport, s. S. 173). Auf zellschädigende Einwirkungen oder Erschöpfung reagiert die Tigroidsubstanz, die auch in vivo mit Hilfe des Phasenkontrastmikroskopes nachweisbar ist, sehr fein (*Chromatolyse* durch Verringerung des RNS- und Proteingehaltes; s. a. S. 170); die Nissl-Methode hat deshalb für die Histopathologie des Nervensystems eine große Bedeutung erlangt.

Die **Neurofibrillen,** die sich durch geeignete Metallimprägnationsmethoden oder durch supravitale Methylenblaufärbung darstellen lassen, treten als Differenzierung schon in den Neuroblasten auf. Als feine, schwach doppelbrechende Fäden durchziehen sie den Zell-Leib in allen Richtungen bis in die Zellfortsätze (**Abb. 189**). Mehr oder weniger eng zusammengelagerte, parallel verlaufende Neurofibrillen liegen auch im Achsenzylinder der Nervenfaser.

Die Neurofibrillen, die unter geeigneten Bedingungen in der Gewebekultur in vitro auch in lebenden Neuronen gesehen werden konnten, sind normale mikroskopische Strukturelemente: *elektronenmikroskopische Untersuchun-*

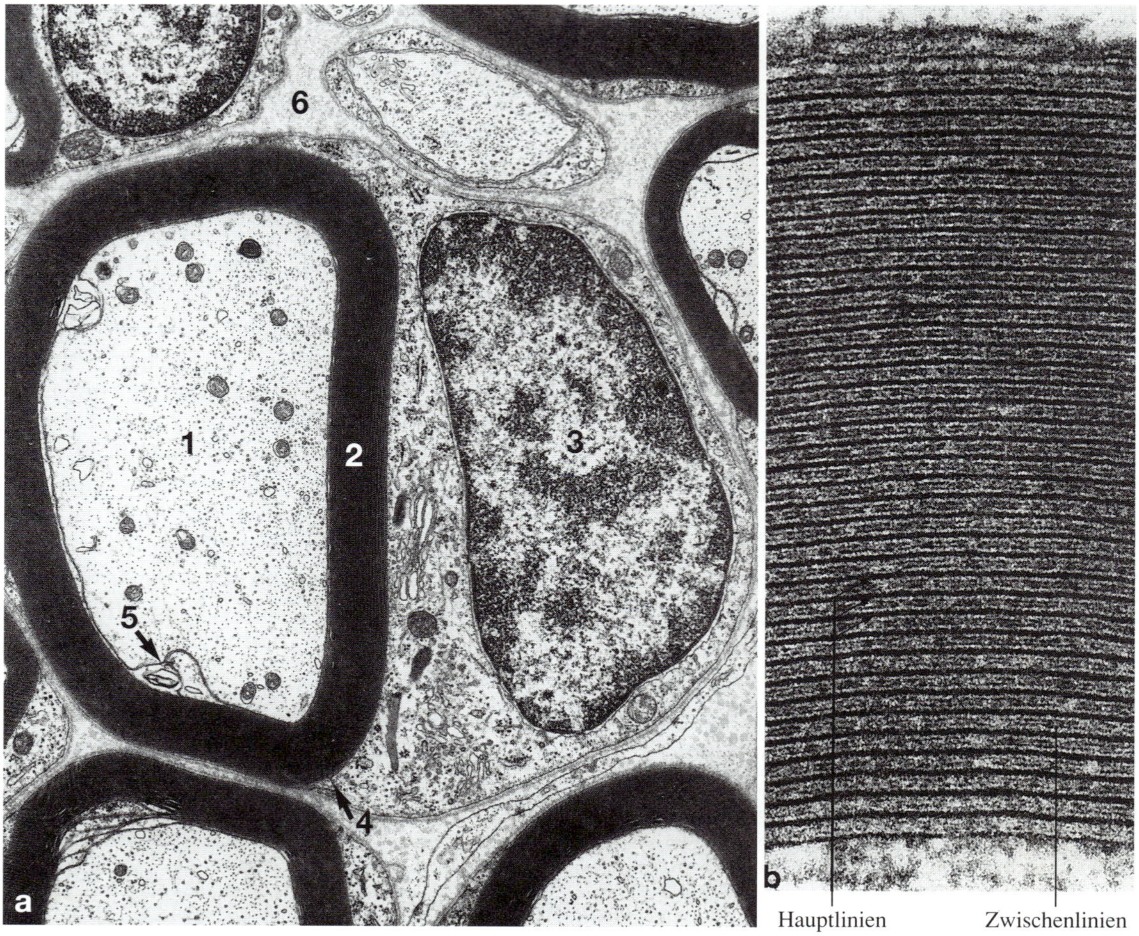

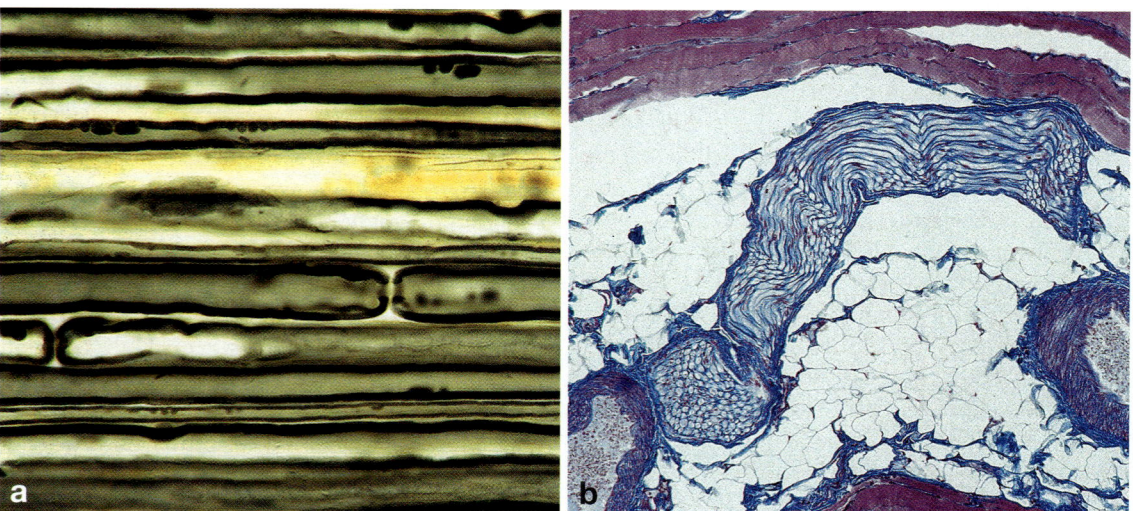

Abb. 182: – **a** Markhaltige periphere Nervenfaser. *1* Axoplasma mit Neurofilamenten und Neurotubuli; *2* Markscheide; *3* Kern der Schwannschen Zelle; *4* äußeres Mesaxon; *5* inneres Mesaxon; *6* Endoneurium. Nervus ciliaris, Affe. Vergr. 13 300mal. – **b** Schnitt durch die Markscheide eines peripheren Nerven. Vergr. 220 000mal.

Abb. 183: – **a** Markhaltige Nervenfasern. Die durch Osmierung geschwärzten Markscheiden sind durch Ranviersche Schnürringe unterbrochen. Vergr. 475mal. – **b** Markhaltige Nervenfasern in Muskel-Bindegewebe (Mensch). Azan-Färbung. Vergr. 75mal.

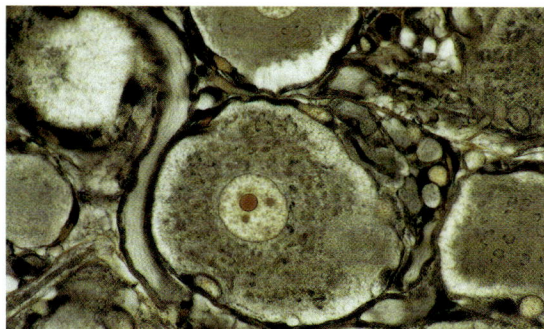

Abb. 184: Ganglienzelle. Golgi-Apparat imprägniert mit Osmiumtetroxyd. Vergr. 500mal.

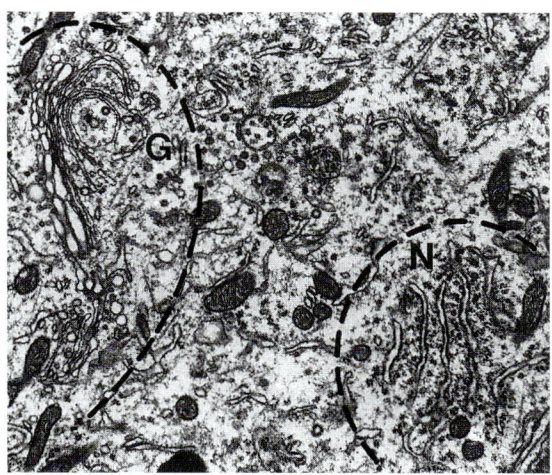

Abb. 185: Feinstruktur des Golgi-Apparates (G) in Purkinje-Zelle, Kleinhirn, Affe. Vergr. 10800mal. N = Nissl

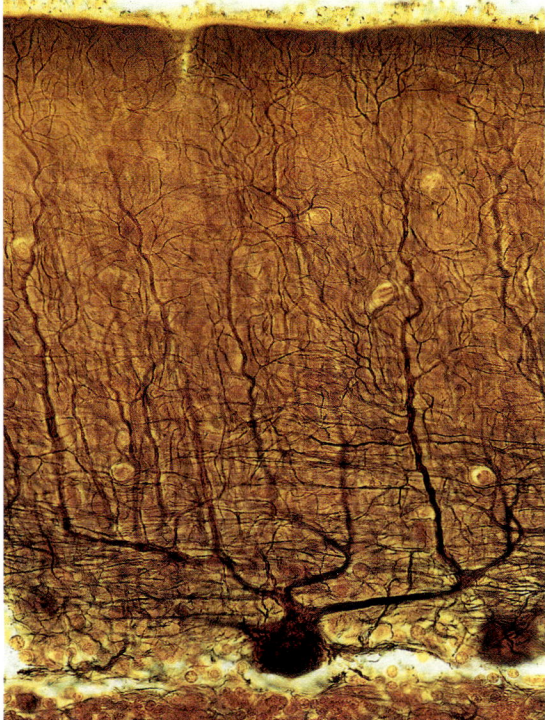

Abb. 186: Dendritenbaum einer Purkinje-Zelle des Kleinhirns. Versilberung nach Golgi. Vergr. 300mal.

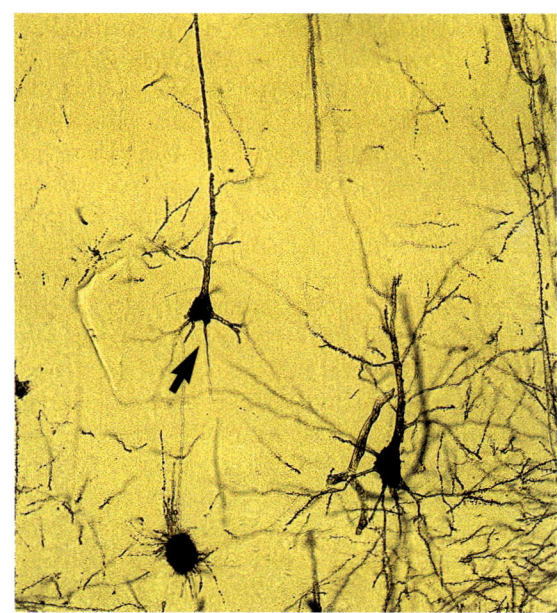

Abb. 187: Neurit (Pfeil) und Dendriten einer Pyramiden-Zelle. Versilberung. Vergr. 300mal.

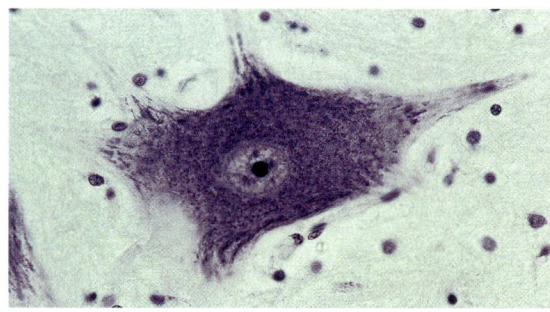

Abb. 188: Motorische multipolare Vorderhornzelle im Rückenmark. Darstellung der Nissl-Substanz. Kresylviolett-Färbung. Vergr. 315mal.

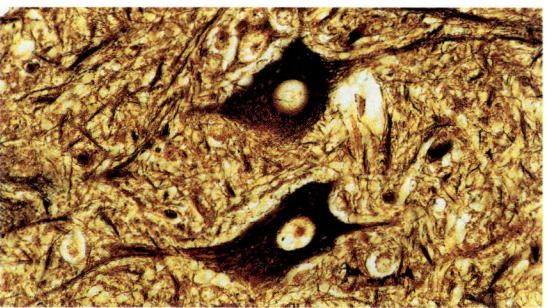

Abb. 189: Motorische Vorderhornzelle im Rückenmark. Darstellung der Neurofibrillen. Katze. Silberimprägnation nach Bielschowsky. Vergr. 315mal.

gen haben ergeben, daß eine permanente submikroskopische Fibrillenstruktur vorhanden ist (s. a. S. 166). Wenn sich unter bestimmten Umständen, so auch unter dem Einfluß der Fixierung, die submikroskopischen Neurofilamente und -tubuli (**Abb. 198**) durch seitliche Aggregation zu gröberen Bündeln zusammenlagern, dann entstehen die lichtmikroskopisch nachweisbaren Neurofibrillen; bei der *Silber- und Goldimprägnation* werden diese Strukturen durch die Einlagerung der Metallpartikelchen noch vergröbert und damit besser zur Darstellung gebracht. Neurofilamente stellen eine Kategorie von Intermediärfilamenten dar und bilden mit den Neurotubuli das Cytoskelett der Nervenzelle (s. **Tab. 7**). Vor allem in den Neuriten zeigen die gebündelten Neurofilamente Querverbindungen (s. **Abb. 198**). Die Neurotubuli sind, wenn sie sämtlich erhalten bleiben, gleichmäßig im Axoplasma verteilt. Sie sind allerdings sehr labil und zerfallen leicht in ihre Tubulineinheiten (s. S. 51).

Nicht selten findet man Nervenzellen mit *Pigment.* An bestimmten Stellen des Hirnstamms (Substantia nigra, Locus coeruleus), die schon makroskopisch durch ihre dunklere Tönung hervortreten, enthalten die Zellen reichlich *Melanin.* Die funktionelle Bedeutung dieser Vorkommen ist nicht bekannt. Auch *Eisen* kommt in feindisperser Form an verschiedenen Orten vor, am auffälligsten in den Zellen des Nucleus ruber, was dessen rötliche Farbe erklärt. Es gibt, auch wenn es in den histologischen Routinepräparaten nicht zu erkennen ist (so in der Pars reticularis der Substantia nigra, im Globus pallidus, im Striatum, im Nucleus dentatus cerebelli), eine positive Berlinerblau- sowie Turnbullblau-Reaktion und dürfte bei der Zellatmung eine Rolle spielen. Das in großen Nervenzellen am weitesten verbreitete Pigment ist *Lipofuszin* (**Abb. 69**). Es erscheint in Häufchen von feinen gelbbraunen Körnchen in Nähe des Zellkerns, der bei starker Pigmentierung gegen die Zelloberfläche verschoben sein kann. Mit dem Alter nimmt seine Menge eindeutig zu, doch kann es physiologischerweise auch beim Jugendlichen gesehen werden, in motorischen Vordersäulenzellen und in Spinalganglienzellen gelegentlich schon im ersten Dezennium. Deren Funktion wird dadurch nicht beeinträchtigt.

In gewissen Nervenzellen – z. B. des Nucleus supraopticus und des Nucleus paraventricularis – werden Sekretgranula gebildet: *neurosekretorische Nervenzellen* (Neurosekretion s. S. 313).

Die Form der Nervenzellen wird wesentlich bestimmt durch die **Zellfortsätze:** diese Tatsache wird zur Einteilung der Neurocyten verwendet. **Unipolare Nervenzellen** sind nicht häufig; hierher gehören die Stäbchen- und Zapfenzellen

der Netzhaut des Auges (**Abb. 555**), die zugleich Sinneszellen sind. **Bipolare Nervenzellen** (**Abb. 191**) findet man im Ganglion vestibulare und im Ganglion spirale cochleae des Nervus vestibulocochlearis sowie in der inneren Körnerschicht der Netzhaut. Beim Embryo sind die sensiblen Nervenzellen der Ganglien der Rückenmarks- und Hirnnerven zunächst bipolar; doch legen sich – infolge asymmetrischen Wachstums des Zell-Leibes – die beiden Ursprünge beim Menschen und den höheren Wirbeltieren aneinander, wodurch die Zellen T-förmig oder **pseudounipolar** werden (**Abb. 193**). Am weitesten verbreitet sind die **multipolaren Zellen,** die in zahlreichen Formvarianten anzutreffen sind.

Bei den Fortsätzen der Nervenzellen unterscheidet man Dendriten und Neuriten (**Abb. 192** und **202**). Die **Dendriten** sind cytoplasmatische, meist in Mehrzahl vorhandene Ausläufer, die grundsätzlich gleich gebaut sind wie der Zell-Leib, also neben Neuroplasma, Neurofibrillen und Mitochondrien auch Nissl-Substanz enthalten. An ihrem Ursprung sind sie relativ dick, werden jedoch, indem sie sich in der Umgebung der Zelle baumartig[28] verästeln, immer schmaler. Durch die Verzweigung der Dendriten, die elektronenmikroskopisch dornartige Vorsprünge (Spinulae dendriticae) zeigen können, kommt es zu einer starken Zunahme der Oberfläche und der postsynaptischen Kontaktstellen.

Die **Neuriten**, die im N. ischiadicus bis etwa 1 m lang werden können, sind weniger breit als die Dendriten, bewahren jedoch bis zu ihrer Endausbreitung *(Telodendron)* ungefähr das gleiche Kaliber (Achsenzylinder!), da sie sich vorher nicht oder nur selten gabeln. Von den Neuriten, die den mit besonderen Hüllen ausgestatteten Achsenzylinder (Axon) der Nervenfaser bilden, können indessen rechtwinklig dünne Kollateralen (Paraxonen, **Abb. 202**) abgehen, besonders im Zentralnervensystem. Jede Nervenzelle hat in der Regel einen Neuriten. Ausnahmen bilden z. B. die amakrinen Zellen in der Retina: anaxonische Neurone.

28 *griechisch:* déndron = Baum.

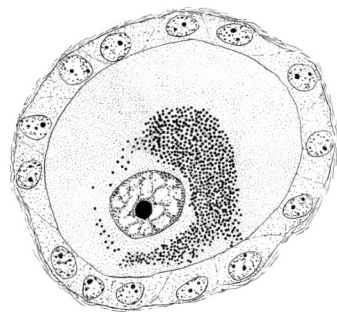

Abb. 190: Nervenzelle mit Lipofuszinpigment und den sie umhüllenden Mantelzellen. Aus einem Spinalganglion (36jähriger Mann). H.-E.-Methylblau-Färbung. Vergr. 600mal. (Be.)

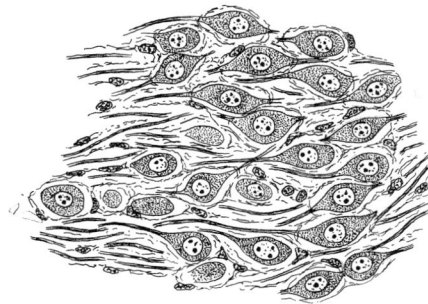

Abb. 191: Bipolare Ganglienzellen aus einem Ganglion spirale cochleae (Meerschweinchen). H.-E.-Färbung. Vergr. 400mal. (W.)

Nissl-Scholle   Zellkern

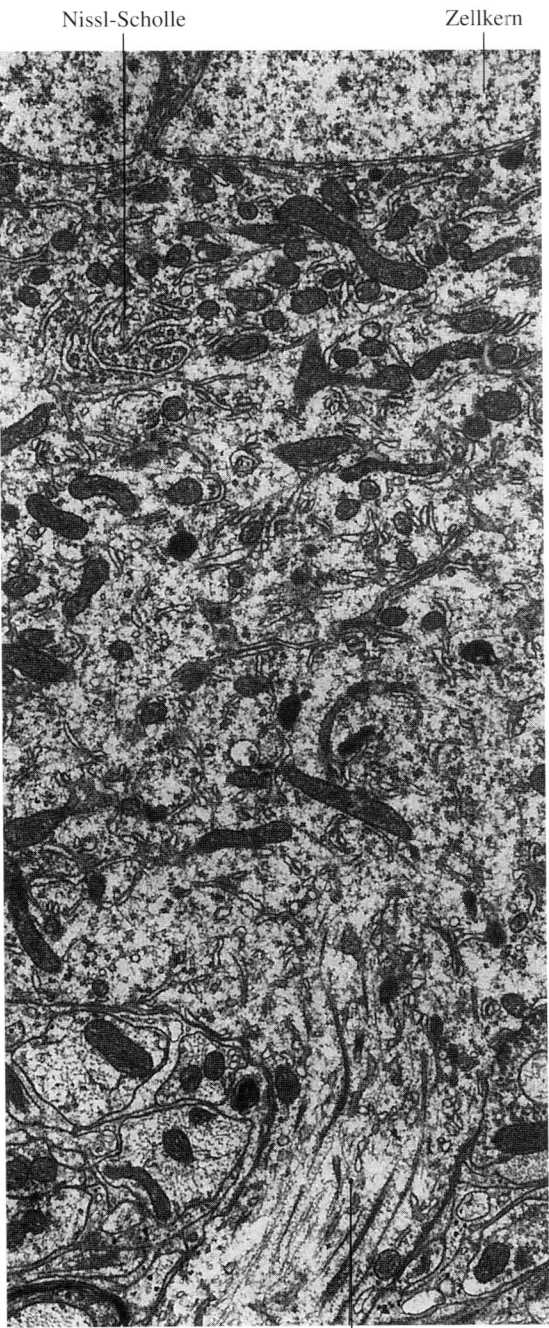

Initialsegment des Neuriten

Abb. 194: Ultrastruktur einer Nervenzelle. Kleinhirn, Affe. Vergr. 10 400mal.

◁ **Abb. 192:** Multipolare Ganglienzelle im Rückenmark (Hund). Nissl-Präparat. Kresylviolett-Färbung. Vergr. 475mal.

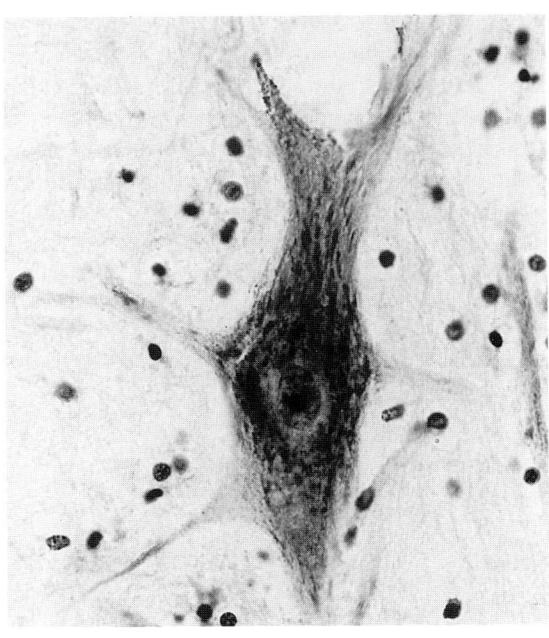

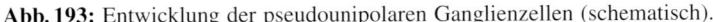

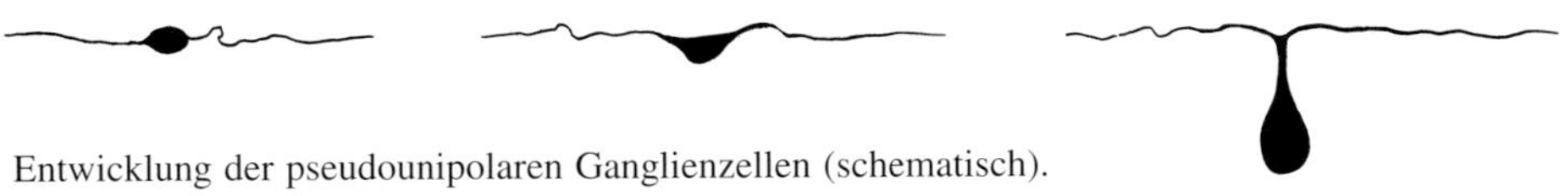

Abb. 193: Entwicklung der pseudounipolaren Ganglienzellen (schematisch).

C. Nervenfasern

Eine Nervenfaser setzt sich aus einem Achsenzy-linder und seinen Hüllen zusammen (**Abb. 195**). Der *Achsenzylinder* ist der Neurit (**Axon**) der Nervenzelle und besteht aus einem oberflächlichen Plasmalemm (Axolemm), einer je nach der Dicke wechselnden Anzahl von Neurofibrillen und dem kaum färbbaren Neuroplasma (Axoplasma); in ihm sind keine Nissl-Schollen, kein Golgi-Apparat und keine Pigmente, wohl aber Mitochondrien nachweisbar. Der Durchmesser der Nervenfasern kann beträchtlich variieren (0,1–22 μm; s. **Abb. 196** sowie **Abb. 529**).

Infolge seines hohen Wassergehaltes ist der Achsenzylinder in den histologischen Präparaten gewöhnlich stark geschrumpft. Er erscheint im Lichtmikroskop häufig homogen und zeigt nur bei optimaler Fixierung und Spezialfärbungen eine feinste Längsstreifung. *Elektronenmikroskopisch* sind im Axon folgende Strukturbestandteile zu sehen (**Abb. 178, 182a, 194** und **198**): 1. das Axolemm, welches dem Plasmalemm des Perikaryons entspricht und dessen Permeabilitätsänderung von funktioneller Bedeutung ist (S. 32), 2. parallel angeordnete, längsgerichtete Neurofilamente und Neurotubuli von etwa 8–11 bzw. 25 nm Dicke und unbestimmter Länge und 3. das interfibrilläre Axoplasma mit wenigen Einschlüssen wie Mitochondrien und glatten endoplasmatischem Retikulum mit vesikulären Anteilen.

Je nach ihrem Verlauf in der weißen Substanz des Zentralnervensystems *(zentrale Nervenfasern)* oder in den peripheren Nerven *(periphere Nervenfasern)* sind die *Hüllen* verschieden gebaut. Im nervösen Zentralorgan werden sie von zentralen *Gliazellen* umgeben, die auch Myelin bilden können (Oligodendrocyten). In peripheren Nerven werden die Achsenzylinder von peripheren Gliazellen (Lemnocyten = Schwannsche Zellen) überzogen, die markhaltig oder marklos

sind (s. u.), und schließlich liegt um das Neurolemm jeder einzelnen Nervenfaser noch ein feinstes Häutchen (Basalmembran) mit einem retikulären Fasergitter. Diese beiden stellen zusammen das *Endoneurium* dar. Ein solches fehlt natürlich im Zentralnervensystem.

Nach dem Resultat der Markscheidenfärbung unterscheidet man **markhaltige** *und* **marklose Fasern.** Die am schnellsten leitenden und stark markhaltigen, 5–20 μm dicken *A-Fasern,* die nach ihrer Leitungsgeschwindigkeit noch in die Untergruppen, α, β, γ und δ aufgeteilt werden, sind infolge der reichlichen Einlagerung von Myelin gelblichweiß; im Zentralnervensystem bilden sie die weiße Substanz. Die *B-Fasern* (mittlerer Durchmesser 3 μm) besitzen eine dünne Markscheide: zu ihnen gehören vor allem die präganglionären vegetativen Fasern. Die langsam leitenden, marklosen Fasern (**Abb. 178** und **196**), welche im vegetativen System als dünne (Durchmesser 0,5–1,5 μm), postganglionäre und afferente *C-Fasern* weit verbreitet sind und auch im Zentralorgan vorkommen, zeigen einen grauen Farbton. Im peripheren Nervensystem sind sie in Schwannsche Zellen eingeschlossen (**Abb. 178**).

In bestimmten Abständen ist der Markmantel unterbrochen: Dadurch entstehen die nach ihrem Entdecker benannten **Ranvierschen Schnürringe** (**Abb. 195, 198** und **202**). Der Achsenzylinder der peripheren Nervenfaser liegt an diesen Stellen aber nur scheinbar frei, da er noch von den ineinandergreifenden Cytoplasmafortsätzen der Lemnocyten und der Basalmembran überzogen ist. Durch die Einschnürungen erfährt die Faser eine Segmentierung, wobei jedem *internodalen Segment* (**Internodium**) eine

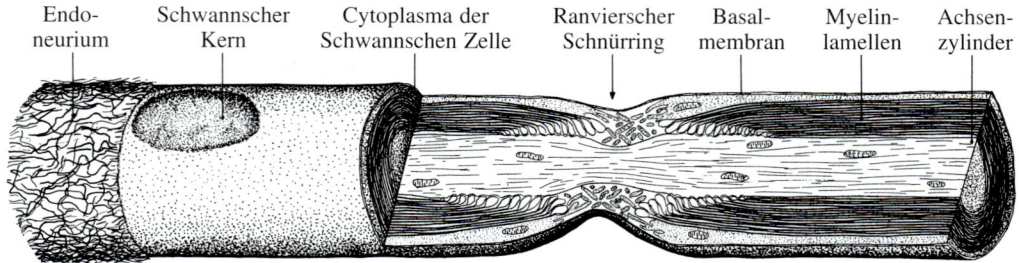

Abb. 195: Schematische Darstellung des Baus einer markhaltigen peripheren Nervenfaser. (Be.)

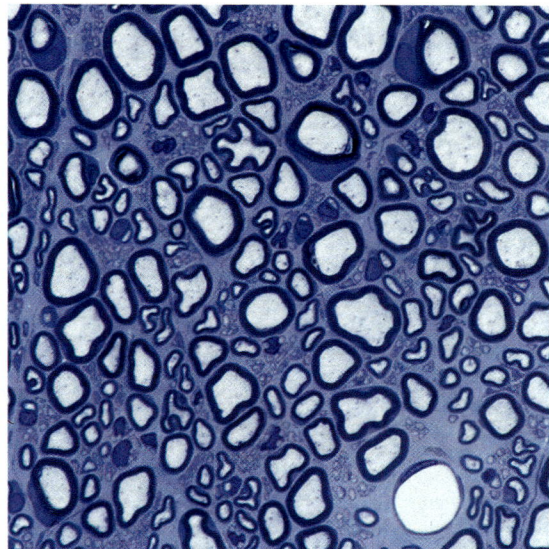

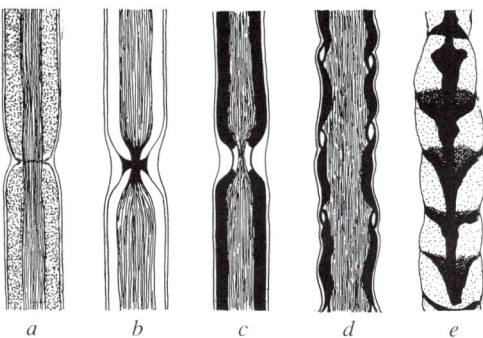

Abb. 197: Ausschnitte aus markhaltigen peripheren Nervenfasern (längs). Achsenzylinder, Markscheide. Endoneuralscheide. Vergr. etwa 500mal.

a Azan-Färbung
b Fixation mit AgNO3 (Ranviersches Kreuz)
c Fixation mit OsO$_4$ (Markscheide mit Ranvierschem Schnürring)
d Fixation mit OsO$_4$ (Schmidt-Lantermannsche Einkerbungen)
e Eisenhämatoxylin-Färbung (Golgi-Trichter und zylindro-konische Segmente)

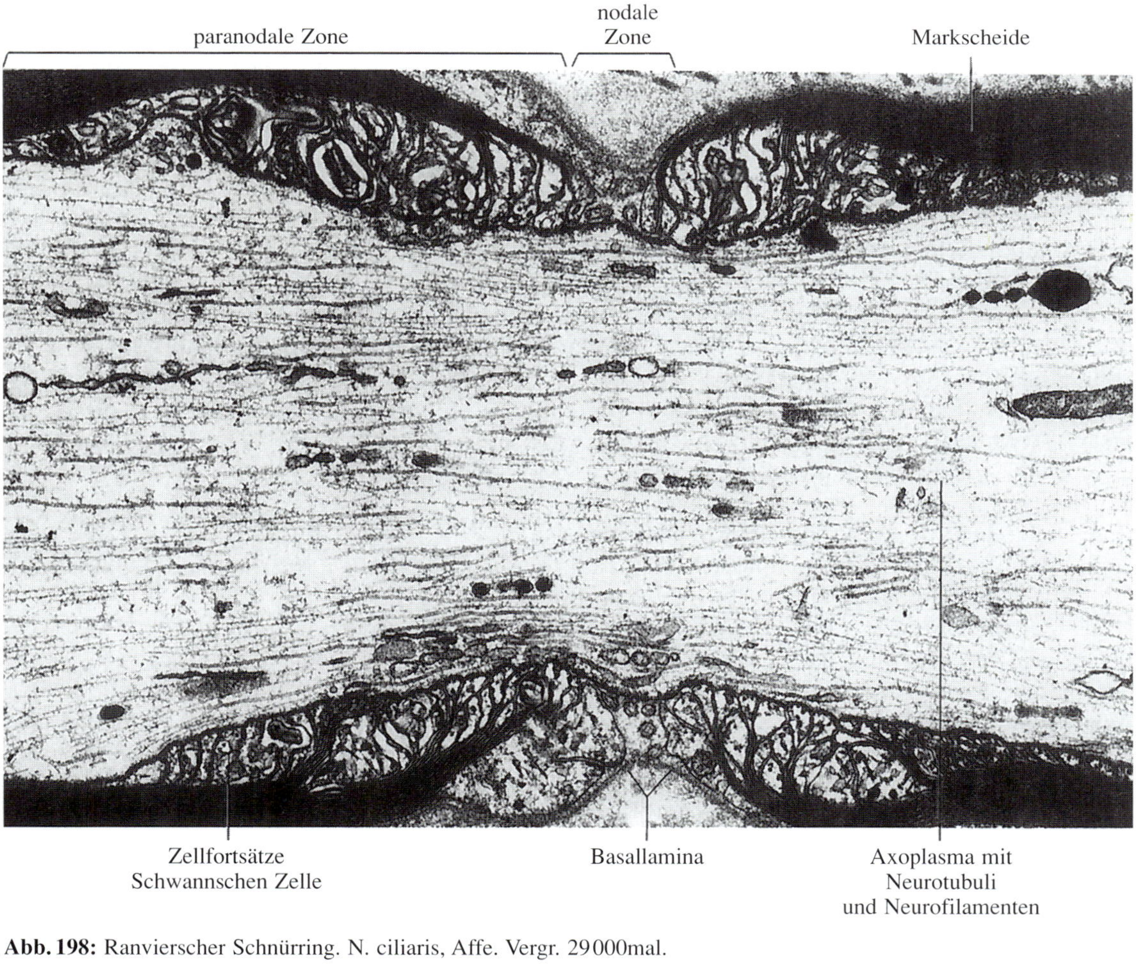

Abb. 196: Quergeschnittene Nervenfasern aus einem peripheren Nerven des Kaninchens. Man beachte die verschiedene Dicke der Achsenzylinder und des Markmantels. Fixation in OsO$_4$. Semidünnschnitt. Vergr. 750mal.

paranodale Zone   nodale Zone   Markscheide

Zellfortsätze Schwannschen Zelle   Basallamina   Axoplasma mit Neurotubuli und Neurofilamenten

Abb. 198: Ranvierscher Schnürring. N. ciliaris, Affe. Vergr. 29000mal.

Schwannsche Zelle mit einem Kern entspricht (Länge 0,2–1,5 mm). Die terminale Aufzweigung des Achsenzylinders erfolgt immer im Bereich der Schnürringe (**Abb. 202**). Die Ranvierschen Schnürringe der zentralen Nervenfasern liegen dort, wo zwei Oligodendrocytenfortsätze aneinandergrenzen (**Abb. 177**).

Feinstrukturell läßt sich der Ranviersche Schnürring in eine *nodale Zone* und die beiden angrenzenden *paranodalen Zonen* aufgliedern. Die paranodalen Zonen zeigen eine, von den inneren Lamellen der Markscheide zu den äußeren fortschreitende Aufsplitterung des Myelins (**Abb. 199 c**). Diese führt zu der Bildung von lippenförmigen Auftreibungen der Marklamellen – im Schnittbild imponieren diese als Membranschlingen –, die dem Axonlemm anliegen und in diesem leichte, rinnenförmige Einsenkungen hervorrufen. Das zu den Rinnen kongruente Muster der Lippenwülste ist in der Aufsicht, welche man im Gefrierbruchpräparat gewinnen kann, gut zu erkennen (**Abb. 199 b**). Dort, wo die Lippen das Axolemm erreichen, sind die Membranen in regelmäßigen, kurzen Abständen durch dichtes Material miteinander verbunden. Damit wird auch der periaxonale Spalt gegenüber der internodalen Zone und gegenüber dem extrazellulären Raum abgedichtet. Die Lippen der paranodalen Zone enthalten geringe Mengen Cytoplasma (der Schwannschen Zellen) und darin einige zirkulär verlaufende Cytotubuli.

Die nodale Zone, die am peripheren Nerven des Säugers im Durchschnitt eine Ausdehnung von 0,8 μm hat (Strecken von 0,4–4,0 μm sind gemessen worden), zeigt eine nur unvollkommene Abdeckung des Neuriten durch das Cytoplasma der beiden aneinanderstoßenden Schwannschen Zellen. Stets findet man eine freie Verbindung des extrazellulären Spaltes bis zum Axolemm, und nur im peripheren Nerv ist die Zone durch die Basallamina der Schwannschen Zellen abgedeckt (**Abb. 198** und **199 a**). Im Zentral-Nervensystem ist der Achsenzylinder in der nodalen Zone frei oder wird von Astrocytenfortsätzen umhüllt. Das Axolemm der nodalen Zone ist mit besonders eng gelagerten Membranpartikeln besetzt (**Abb. 199 b**) und von dichtem, granuliertem Material unterfüttert (**Abb. 199 a**). Die Membranpartikel sollen den Calcium-Kanälen entsprechen (s. S. 32).

Selbstverständlich sind an den marklosen Fa-

sern weder Schnürringe noch Einkerbungen zu erkennen (*«unsegmentierte Fasern»*, im Gegensatz zu den markhaltigen, *«segmentierten Fasern»*). Die *afferenten und efferenten markhaltigen Fasern* zeigen grundsätzlich den gleichen Bau, und ebenso lassen sich die *sympathischen und parasympathischen marklosen Fasern* strukturell nicht auseinanderhalten.

Physiologisches. Da die Erregung der Rezeptor-Zone durch Bildung eines Aktionspotentials und die Erregungsleitung der Nervenfaser keine mikroskopisch eindeutig faßbaren Zustandsänderungen bedingt, ist es schwer, Funktion und Struktur der Fasern miteinander in Verbindung zu bringen. Die Schwannsche Zelle ist zweifellos nicht nur ein Isolator, sondern auch ein Stoffwechselort und an der Erregungsleitung beteiligt. Die Fortpflanzungsgeschwindigkeit der Erregungswellen – sie schwankt beim Warmblüter zwischen 0,5 (C-Fasern) und 120 m/sek (dickste A-Fasern) – ist vom Bau der Nervenfaser (Durchmesser des Achsenzylinders, Menge und Struktur des Markes) abhängig: Je größer der Abstand der Ranvierschen Schnürringe, je größer die Zahl der eine Faser umgebenden Myelinlamellen (einige wenige bis über 50), und je dicker damit der Achsenzylinder ist, um so größer ist die Leitungsgeschwindigkeit (Erhöhung der Geschwindigkeit der saltatorischen Erregungsleitung bei Zunahme der Strecken der Internodien). Da in jedem Nervenfaserbündel Unterschiede in der Dicke der verschiedenen Neuriten und ihrer Hüllen existieren (s. **Abb. 196** und **Abb. 529**), stehen zur Erregungsleitung schnellere und langsamere Fasern zur Verfügung. Besonders gering ist die Leitungsgeschwindigkeit in den marklosen Fasern.

Sehr deutlich erkennt man an den mit Osmiumtetroxyd fixierten Nervenfasern die Schnürringe als Unterbrechung der geschwärzten Markscheide (**Abb. 183a, 197c**). Durch Behandlung mit Silbernitrat entstehen, indem das Reagens in die Schnürringe eindringt und sich von hier aus dem Achsenzylinder entlang noch etwas ausbreitet, dunkle Kreuze – Ranviersche Kreuze – aus abgelagertem reduziertem Silber (**Abb. 197b**).

Zwischen den Ranvierschen Einschnürungen findet man in unregelmäßigen Intervallen oft noch weitere, schräg gestellte scheinbare Unterbrechungen der Markscheide (*Schmidt-Lantermann*sche *Einkerbungen,* **Abb. 197d**), deren Richtung wechselt. Die Gliahülle wird dadurch in Segmente unterteilt (*zylindro-konische Segmente*). Diese Bildungen (*Golgi-Trichter* **Abb. 197e**) kommen durch eine Auflockerung der Myelinlamellen zustande.

Degeneration und Regeneration

Seit mehr als einem Jahrhundert weiß man, daß die peripheren Stümpfe von durchschnittenen Nervenfasern, die mit ihren Ganglienzellen keine Verbindung mehr besitzen, die Erregbarkeit verlieren und degenerieren (*absteigende,* auch *sekundäre* oder *Wallersche Degeneration*). Der abgetrennte Neurit wird unregelmäßig in bezug auf Durchmesser und Färbbarkeit und

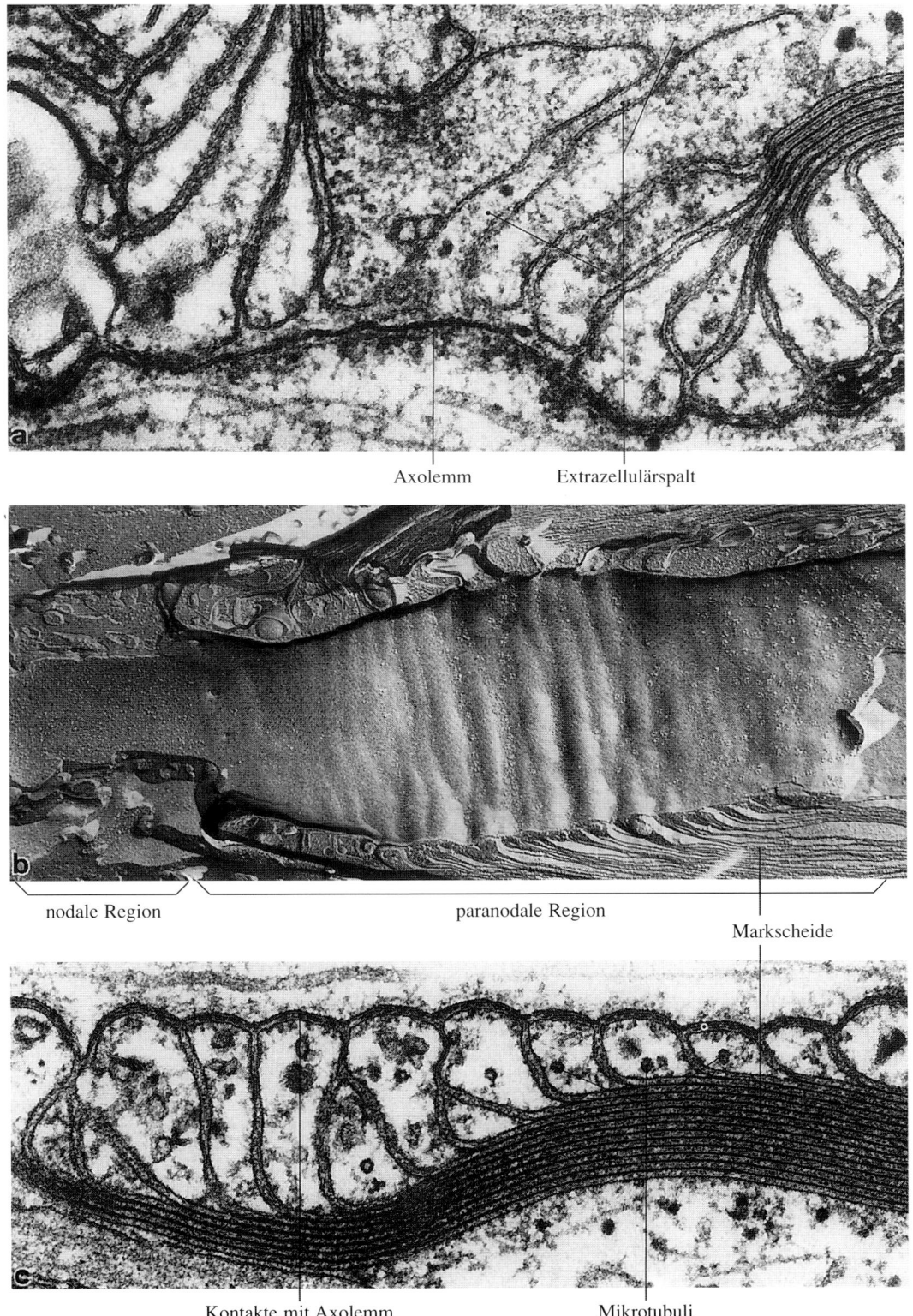

Axolemm   Extrazellulärspalt

nodale Region   paranodale Region

Markscheide

Kontakte mit Axolemm   Mikrotubuli

Abb. 199: Ranvierscher Schnürring. – **a** Zentrale, nodale Region: Schnittbild. Beachte die Struktur des Axolemms. Vergr. 108 000mal. – **b** Nodale und paranodale Region im Gefrierätzverfahren. Beachte die Partikeldichte über dem Axolemm in der nodalen Region. Präparat und EM von W. Tetzlaff, Bochum. Vergr. 24 000mal. – **c** Längsschnitt durch paranodale Region. N. ciliaris, Affe. Vergr. 82 000mal.

zerfällt binnen weniger Tage (**Abb. 200 a**); nach etwa 3–4 Wochen ist er samt seiner Endausbreitung verschwunden. Schon früher erkennt man auch, daß das Myelin vom Degenerationsprozeß erfaßt wird: Es kommt nach 1–3 Tagen zu seiner Fragmentierung und im Verlauf von etwa einer Woche zum strukturellen Zerfall (**Abb. 200 b**); in der 2. bis 3. Woche entstehen ellipsoidale Gebilde, die sog. Markballen. In der Folgezeit werden die Lipide des Myelins auch chemisch abgebaut, wobei mit Sudan oder Scharlachrot färbbare, einfachere Fettsubstanzen auftreten, und schließlich von Mikrogliazellen – im peripheren Nervensystem von Makrophagen des Endoneuriums – phagocytiert und abtransportiert. Nach 2 Monaten sind die Zerfallsprodukte größtenteils weggeräumt. Die Schwannschen Zellen degenerieren jedoch nicht; sie haben eine wichtige Aufgabe bei der Regeneration der peripheren Nervenfasern zu erfüllen.

Mit den distalen Faserstümpfen degenerieren auch die sensiblen und motorischen *Nervenendigungen*. Sie können aber nach Regeneration der Nervenfasern ebenfalls neu gebildet werden.

Vorübergehend zeigen auch die zugehörigen *Ganglienzellen* gewisse Veränderungen, am stärksten etwa in der 2. bis 3. Woche: Sie schwellen an und die Nissl-Substanz wird vermindert (**Abb. 200 b**). Diese Chromatolyse ist umgekehrt proportional dem Abstand der Faserdurchtrennung vom Perikaryon. Die Zelle kann sogar zugrunde gehen, wenn der Neurit in der Nähe des Ursprungs durchtrennt wurde. Ist die Schädigung jedoch nicht zu groß, so wird sich die Zelle wieder erholen, wobei – im Zusammenhang mit der Neubildung von Axoplasma – in einem späteren Stadium eine starke Zunahme der Nissl-Substanz auffällt.

Eine transneuronale Degeneration entsteht durch Übertragung einer Schädigung auf ein zweites Neuron, mit dem von seiten des primär geschädigten Neurons eine monosynaptische Verbindung besteht.

Während die menschlichen Nervenzellen bald nach der Geburt nicht mehr teilungsfähig und infolgedessen nach einer Zerstörung für den Organismus verloren sind, ist eine *Regeneration der peripheren Nervenfasern* von gesunden Ganglienzellen aus möglich. Am proximalen und am distalen Stumpf beginnen die Schwannschen Zellen an Größe zuzunehmen und durch fortgesetzte mitotische Teilung, die am Ende der 1. Woche ihren Höhepunkt erreicht, zu wuchern (**Abb. 200 b**). Dadurch entstehen Zellbänder (die sog. Büngnerschen Bänder), welche die Verbindung zwischen den beiden Faserstücken herzustellen trachten. Diese Gewebsbrücken können nun von den aus dem proximalen Stumpf auswachsenden Achsenzylindern auf ihrem Weg in die Peripherie als Leitstruktur benützt werden (**Abb. 200 c**). Der Achsenzylinder rückt beim Menschen im Tag durchschnittlich etwa 1–2 mm vor; die Wachstumsgeschwindigkeit nimmt mit der Längenzunahme des Axons allmählich ab.

Zunächst wird durch eine nur dünne Faser die Verbindung mit dem Erfolgsorgan wiederhergestellt, und erst nach Aufnahme eines funktionierenden Kontaktes erfolgt das Dickenwachstum und die Reifung der Nervenfaser; diese Reifungsperiode dauert etwa 6 Monate (**Abb. 200 d**). Im Perikaryon ist die Zahl der Mitochondrien während der ganzen Zeit der Faserregeneration erhöht; ebenso sind Protein- und Ribonukleinsäurestoffwechsel gesteigert.

Die chirurgische *Nervennaht* bezweckt nichts anderes, als den regenerierenden Nervenfasern das Auffinden des richtigen Weges in die Peripherie zu erleichtern; selbstverständlich wachsen die durchtrennten Neuriten nicht mehr zusammen. Fehlen nach einer Amputation die distalen Nervenstümpfe, so bilden die am proximalen Teil wuchernden Schwannschen Zellen und die auswachsenden, sich durchflechtenden Achsenzylinder gemeinsam mit Bindegewebe an der Schnittstelle eine Anschwellung, ein sog. *Amputationsneurom. Zentrale Nervenfasern* regenerieren beim Menschen nicht.

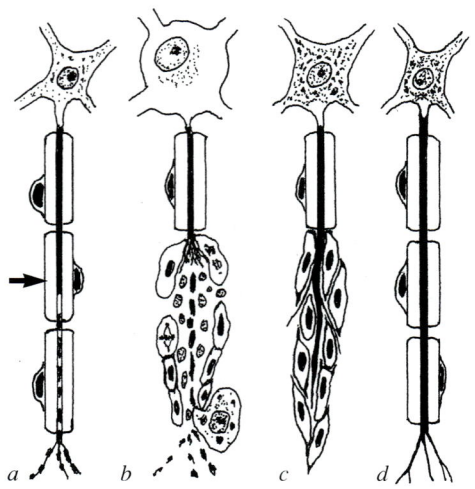

Abb. 200: Prozeß der Nervendegeneration distal der Durchtrennung (Pfeil) (*a, b*) und Regeneration (*c, d*). S. Erläuterung im Text.

D. Das Neuron kann Neuriten bis zu 1 Meter Länge entsenden

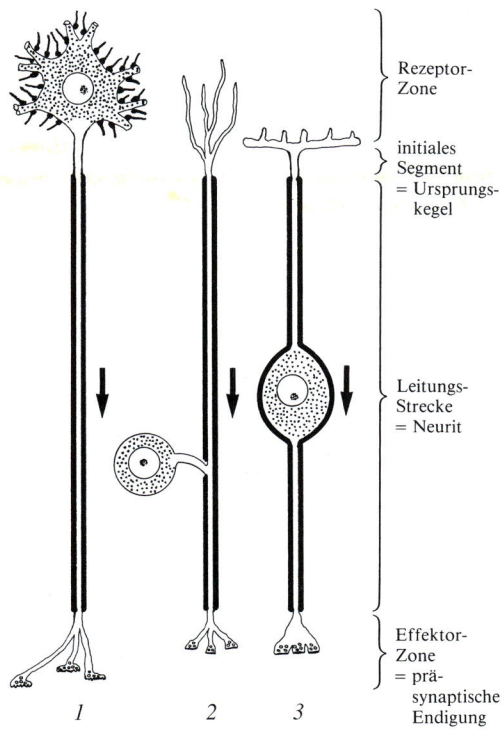

Abb. 201: Vergleich von Neuronen-Typen: *1* multipolare Ganglienzelle; *2* pseudounipolare Ganglienzelle; *3* bipolare Ganglienzelle. Im initialen Segment verlassen die Neurotubuli gebündelt den Ursprungskegel. Hier wird das Aktionspotential ausgelöst.

Nervenzellen mit ihren sämtlichen Fortsätzen bezeichnet man als *Neurone* (**Abb. 202**). Sie sind, zusammen mit der Neuroglia, die Bauelemente des Nervensystems. Nach der klassischen *Lehre von den Neuronen* sind diese nicht nur genetische und morphologische, sondern auch trophische (regnerative, S. 170) und biologische Einheiten, die wohl miteinander in Kontakt stehen (durch die sog. Synapsen, S. 172 f.), jedoch nie kontinuierlich ineinander übergehen.

Die Vielfalt der Neurone läßt zwei Hauptformen erkennen. Makroneurone (Golgi-Typ I) entlassen lange Neuriten, die in entfernte Gebiete projizieren. Diese Projektionsneurone sind meist exzitatorisch und benutzen Glutamat oder Acetylcholin als Transmitter. Neurone vom Golgi-Typ II sind mit kurzen Neuriten, wie auch Dendriten, als Interneurone auf die unmittelbare Umgebung beschränkt. Sie sind oft inhibitorisch und nutzen GABA oder Glyzin als Transmitter.

Das Neuron wird unter vorrangig funktionellen Gesichtspunkten in (1) eine *Rezeptor-Zone,* (2) eine *Leitungsstrecke* und (3) eine *Effektor-Zone* gegliedert (**Abb. 201**). Am Beispiel des motorischen, multipolaren Vorderhornneurons nimmt die Rezeptorzone die gesamte Oberfläche des Perikaryons und seiner dendritischen Verzweigungen ein. Die Leitungsstrecke entspricht dem myelinisierten Neuriten und die Effektorzone der Endaufzweigung des Axons mit den synaptischen Kontakten (Teledendron oder Axonterminale). Das sensible, pseudounipolare Neuron der Spinalganglien stellt sich dagegen anders dar. Seine Rezeptorzone ist auf einige terminale Verzweigungen am peripheren Fortsatzende reduziert, während die Leitungsstrecke, der Neurit, die Rezeptorzone direkt mit der Effektorzone verbindet. Die Perikaryen sind nach diesem Konzept als *trophische Zonen* in einen der anderen Bereiche einbezogen oder liegen, wie die Zellkörper der pseudounipolaren Neurone im «Nebenschluß».

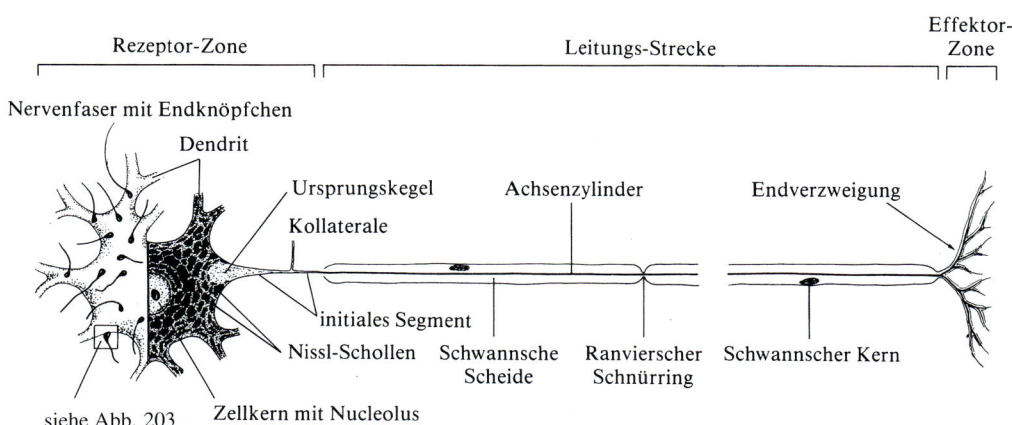

Abb. 202: Schematische Darstellung eines Neurons. (Be.)

E. Synapsen

Der Begriff Synapse[29] beruht auf der klassischen Neuronenlehre, nach welcher die Bauelemente des Nervensystems an bestimmten Stellen miteinander in Kontakt treten und damit eine funktionelle Verbindung aufnehmen. An solchen synaptischen Schaltstellen werden nervöse Erregungen von praesynaptischen Fasern – Neuriten oder deren Kollateralen – auf postsynaptische Neurone – Perikaryon oder Dendriten – übertragen (**Abb. 203**). Dementsprechend unterscheidet man summarisch axo-somatische und axo-dendritische chemische Synapsen (zu den letztgenannten gehören auch die sog. Dornsynapsen); diese können auch in Serie geschaltet sein. Seltener sind axo-axonale Verbindungen.

An einem Neuron finden sich manchmal nur einige wenige, in anderen Fällen weit über tausend Synapsen, die lichtmikroskopisch mit bestimmten Silberimprägnationsmethoden oder immunhistochemisch sichtbar gemacht werden können. Gewöhnlich endet der praesynaptische Neurit mit einer Anschwellung des Axoplasmas *(Endknöpfchen = «boutons»)* an der Oberfläche des postsynaptischen Neurons.

In der Synapse sind das Axolemm des Endknöpfchens wie das Plasmalemm der nachgeschalteten Zelle als verdickte *prae-* und *postsynaptische Membranen* aneinandergelagert und durch einen 20–30 nm breiten *synaptischen Spalt* voneinander getrennt (**Abb. 203** bis **205**). Ein konstanter, charakteristischer Bestandteil des praesynaptischen Axoplasmas sind die *synaptischen Bläschen* von 30–60 nm Durchmesser, die von einer einfachen glatten Membran umgeben sind und leer sind oder elektronendichten Inhalt haben («dense core vesicles»). Es werden zwei *Synapsentypen* beschrieben, die sich in der Breite des synaptischen Spaltes, in der Verteilung von dichtem Material entlang der prae- und postsynaptischen Membran und in der Form der synaptischen Bläschen unterscheiden: *Synapsen vom Typ Gray I* haben einen 30 nm weiten Spalt, eine asymmetrische Verteilung der Membranverdichtungen – postsynaptisch findet man eine stärkere Schicht unter dem Plasmalemm – und runde Vesikel (**Abb. 204**). Diesem Typ sollen vor allem exitatorisch, d. h. erregend wirkende Synapsen entsprechen. Dagegen zeigen die *Synapsen vom Typ Gray II* einen engeren, nur 20 nm weiten Spalt, eine symmetrische Anordnung des dichten Membranmaterials und

bei Verwendung von Aldehyden im Fixierungsmittel abgeflachte, ovale Vesikel (**Abb. 205**). Diesen Synapsen wird eine inhibitorische, hemmende Wirkung zugeschrieben. Immer sind die Vesikel in der Nähe der praesynaptischen Membran konzentriert. Außerdem enthält das Axoplasma einige glatte endoplasmatische Schläuche, manchmal einige Neurofilamente und reichlich Mitochondrien. Weitere Synapsen bestehen zwischen Neuronen und Sinneszellen (z. B. Haarzellen des Innenohres; Stäbchen- und Zapfenzellen des Auges), diese in Form von Ribbon-Synapsen (**Abb. 206**) sowie, in der Peripherie, zwischen Nervenfasern und Erfolgsorgan (z. B. motorische Endplatten, **Abb. 531–533**). Auch die Nexus (s. S. 38 und **Abb. 26–28**) sind als Synapsen (elektrische!) zu betrachten.

Bei der *Erregung der Synapse* strömt aus dem Spalt Ca^{2+} durch Membrankanäle ein und die synaptischen Bläschen fusionieren mit der praesynaptischen Membran. Sie öffnen sich und geben den Inhalt, bei dem es sich um das Agens der chemischen Übertragung, den *Transmitter* handelt, in dosierten Mengen (10 bis 20 Bläschen an zentralen Synapsen pro Impuls) in den Spalt ab. Der Kontakt der Vesikel erfolgt in den sog. aktiven Zonen, die das für die Fusion erforderliche dichte Material entlang der Membran aufweisen. Die aktiven Zonen sind dort vorbereitet, wo in der postsynaptischen Membran die für die Bindung des Transmitters notwendigen *Rezeptoren* angeordnet sind. Durch Bindung der Transmittermoleküle an die postsynaptische Membran werden auch in ihr Ionenkanäle geöffnet und die Erregung, das Aktionspotential im Effektor (postsynaptisches Neuron, Muskelfaser) ausgelöst. Die Beendigung der kurzen Transmitterwirkung ist durch den Abbau des Acetylcholins durch *Acetylcholin-Esterase* im Spalt zwischen den Membranen gesichert. Für das Membranmaterial der synaptischen Bläschen besteht ein «Recycling»-Mechanismus. Die bei der Exocytose in die Membran aufgenommenen Bläschen werden durch Endocytose wieder dem Axoplasma einverleibt. Dort kann man sie als «coated vesicles» neben den sonst glatten synaptischen Bläschen sehen. Dabei werden die gespaltenen Anteile des Acetylcholins in die Synapse rückresorbiert.

Die Anzahl der Transmitter-Substanzen ist groß. Neben den Synapsen, die mit dem schon klassischen Acetylcholin arbeiten *(cholinerge Synapsen),* ist die Gruppe der *adrenergen* bzw. *aminergen Synapsen* zu nennen, die Stoffe wie Noradrenalin, Dopamin, 5-Hydroxytryptamin (5-HT = Serotonin), aber auch verschiedene Aminosäuren wie Gamma-Amino-Buttersäure (GABA), Glycin, Glutamat als Überträger bei der synaptischen Erregung verwenden. Als weitere Transmitter kommen eine ganze Reihe von Peptiden *(peptiderge Synapsen)* in Frage, so z. B. Substance P, Enkephalin, die z. T. auch als Neurohormone in die Blutbahn abgegeben werden (hypothalamische releasing Hormone) sowie als Hormone des parakrinen, disse-

29 *griechisch:* sýnapsis = Verbindung, Verknüpfung.

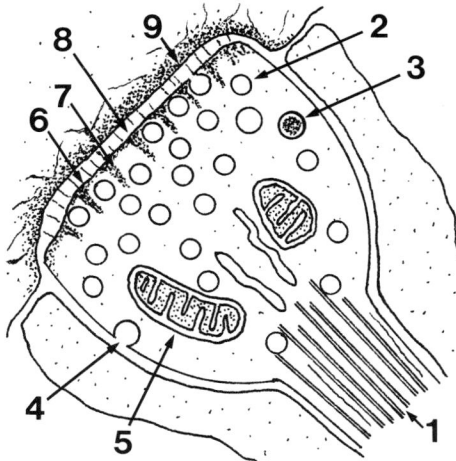

Abb. 203: Schematische Darstellung einer Synapse (eingerahmte Stelle in Abb. 202).

1 Axon mit Neurotubuli
2 synaptische Vesikel
3/4 endocytotische Bläschen
5 Mitochondrien
6 praesynaptische Membran
7 sprossenförmige, submembranöse Verdichtungen
8 synaptischer Spalt
9 postsynaptische Membran mit Verdichtungen

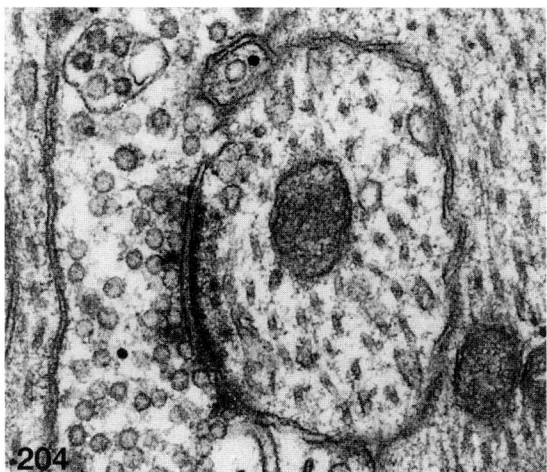

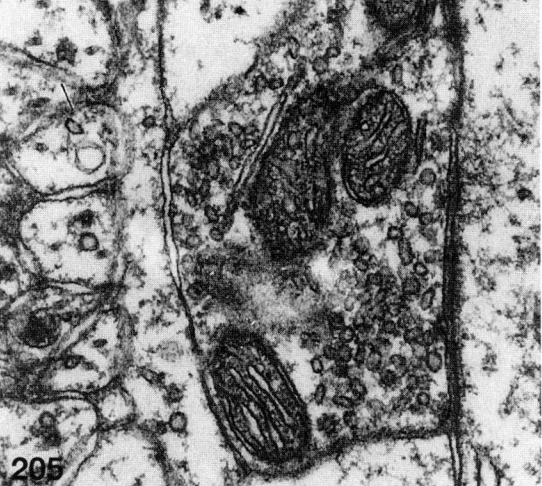

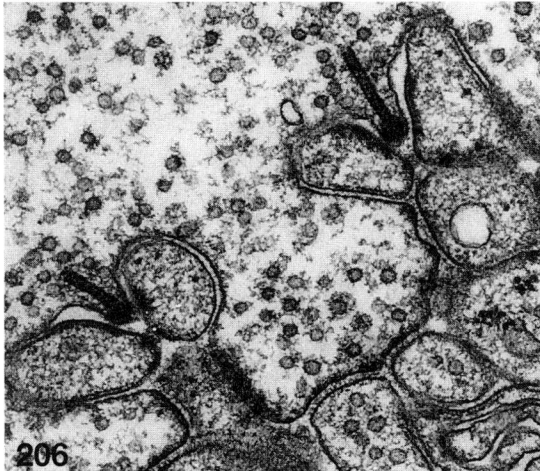

Abb. 204–206: Feinstruktur verschiedener Synapsenformen im Zentralnervensystem. – **Abb. 204:** Synapse von Typ Gray I aus der Area postrema (Affe). Vergr. 48 000mal. – **Abb. 205:** Synapse vom Typ Gray II aus dem Kleinhirn (Katze). Vergr. 48 000mal. – **Abb. 206:** Zwei Ribbon-Synapsen aus der äußeren plexiformen Schicht der Retina (Affe). Vergr. 44 000mal.

minierten Zellsystems (s. S. 325) des Magen-Darmtraktes bekannt sind (Cholecystokinin, Neurotensin, Vasoaktives Intestinales Polypeptid). Diese werden auch direkt in das Darmlumen sezerniert.

Transmitter, Membranmaterial, Enzyme, d.h. alle für die Funktion der Synapse erforderlichen Substanzen müssen von den Perikarya herantransportiert und ergänzt werden. Dazu dient ein Transport durch den Neuriten *(Axontransport)*. Die Stoffe fließen oder strömen (Axonfluß, Axonstrom) von proximal nach distal *(anterograd)*, unter Umständen aber auch in der anderen Richtung *(retrograd)*. Den retrograden Axontransport nutzt man nicht nur unter experimentellen Bedingungen zum Verfolgen von Faserverläufen, sondern er spielt auch unter physiologischen Bedingungen eine Rolle für den Rücktransport von Stoffen, die vom Axon aufgenommen wurden. Man beobachtet einen schnellen Transport von 2–40 cm pro Tag, aber auch einen langsamen, der die Geschwindigkeit von 0,2–4 mm pro Tag zeigt. Durch den schnellen Transport werden in einem ATP-abhängigen aktiven Mechanismus Zellstrukturen (Vesikel, glattes ER, Mitochondrien) entlang Mikrotubuli bewegt. Dazu werden offenbar die Neurotubuli von den übrigen Anteilen des Cytoskeletts (**Abb. 198**) isoliert und die zu transportierenden Strukturen über Querbrücken mit dem Tubulus verbunden. Der Transportmechanismus hat wohl Ähnlichkeit mit jenen Mechanismen, durch die über Querbrücken im Muskel oder im Kinozilium Bewegung erzeugt wird (s. S. 148). Dem schnellen Transport unterliegen auch molekulare Stoffe, wie etwa Zucker, Aminosäuren, Nukleotide und Calcium. Langsam werden die Bestandteile des Cytoskeletts (langsame Komponente a) und Matrixproteine (langsame Komponente b) transportiert.

VI. Differentialdiagnose der verschiedenen Gewebe und ihre Bedeutung für die mikroskopische Organdiagnostik

A. Allgemeines

Voraussetzungen für jede histologische Diagnostik sind ein gutes *Mikroskop,* die Fähigkeit, damit richtig umzugehen, gewisse Grundkenntnisse über dessen Leistungen (Unterschied zwischen Vergrößerung und Auflösungsvermögen, s. S. 18), eine saubere Optik und richtig eingestelltes Licht (Spiegel oder zentrierte Lampe; Blende). Vor allem vergesse man nie, daß die *Qualität des mikroskopischen Bildes vom Auflösungsvermögen des Objektivs abhängt.*

Mit *schwacher Vergrößerung* verschaffen wir uns zunächst eine Übersicht über das Präparat. Viele Organdiagnosen sind ja ohnehin schon mit bloßem Auge zu stellen; als Belege dazu betrachte man unter anderem folgende Abbildungen: 246 (Herz mit Klappe), 269–271 (Epiglottis, Larynx, Trachea), 294 (Zungenlängsschnitt), 335 (Appendix), 361 (Hypophyse), 421 (Penis), 490 und 491 (Fingerendphalanx mit Nagel), 507 (Kleinhirn), 518, 519, 521–524 (Rückenmark), 525 (Wirbel mit Wirbelkanal und Rückenmark), 549 (Auge). Unter dem Mikroskop soll das Präparat, sofern es nicht im Gesichtsfeld Platz hat, verschoben werden, wobei die Scharfeinstellung andauernd kontrolliert werden muß (wer mikroskopieren kann, hat immer eine Hand an der Mikrometerschraube!). Mit der Wahl einer *stärkeren Vergrößerung* gewinnen wir bei richtigem Vorgehen gleichzeitig auch ein besseres Auflösungsvermögen, müssen dafür aber als eventuelle Nachteile ein kleineres Gesichtsfeld, eine geringere Schärfentiefe, eine geringere Helligkeit – die durch eine geeignete Lichtquelle ausgeglichen werden kann – und einen geringeren Objektivabstand in Kauf nehmen.

Wenn beim Arbeiten mit starken Objektiven der Abstand zwischen Optik und Präparat auf den Bruchteil eines Millimeters absinkt, so besteht für den im Mikroskopieren noch Ungeübten die Gefahr, daß das Objektiv das Objekt einmal berührt, evtl. sogar zerdrückt, oder daß bei einem frisch eingeschlossenen Präparat die Optik beschmutzt wird. Erfahrungsgemäß arbeitet der Student viel zu oft nach dem Motto: «Je geringer die histologischen Kennt-

nisse, um so stärker die im Mikroskop eingestellte Vergrößerung.»

Gewöhnlich wird man zur Organdiagnose mit schwachen und mittleren Vergrößerungen auskommen; zum Studium der Zellen und Gewebe sind aber auch stärkere Vergrößerungen notwendig, denn hier geht es – wie in der pathologischen Histologie – oft um die Beurteilung von Einzelheiten.

Die *Strukturunterschiede* eines Präparates genügen im allgemeinen zur Diagnose. So können wir in Schwarzweißzeichnungen, wie sie zur Illustrierung dieses Buches in großer Zahl verwendet werden, die morphologischen Charakteristika in den meisten Fällen genügend zum Ausdruck bringen (die elektronenmikroskopischen Bilder sind ja auch nicht farbig). Zweifellos wird die Diagnose durch eine geeignete, gut gelungene *histologische Färbung* erleichtert. Es ist deshalb zweckmäßig, über die Resultate der gebräuchlichsten Färbungen orientiert zu sein (s. **Tab. 22**). Man hüte sich jedoch, eine faserige Struktur z. B. nur aufgrund der roten Färbung als Muskelfaser zu diagnostizieren: Bei der Hämatoxylin-Eosin- und der Azan-Färbung ist die Muskulatur wohl (auch) rot; bei der Pikrofuchsinfärbung dagegen werden die kollagenen Fasern rot und die Muskelfasern gelb! *Nie dürfen Form und Struktur wegen einer eindrucksvollen Färbung vernachlässigt werden.* Auch Farbenblinde können mit Erfolg histologisch arbeiten.

Es kann den Studenten nicht genügend empfohlen werden, mit einem schwarzen, nicht zu weichen Bleistift ihre *Präparate zu zeichnen.* Zeichnen zwingt zum genauen Beobachten; manche Fehldiagnosen können dadurch von vornherein vermieden werden.

Nicht alle Präparate eines histologischen Kurses können vom technischen Standpunkt aus Idealpräparate sein; infolgedessen ist gelegentlich auch mit *Artefakten* zu rechnen. Gewisse Organe oder Organteile unterliegen sehr bald postmortalen Veränderungen (z. B. Magenschleimhaut, Nebennierenmark). Bei der Fixierung und der Einbettung der Präparate kommt es oft zu Schrumpfungen, zum Auftreten von künstlichen Spalträumen – besonders

Tabelle 22: Resultate einiger der gebräuchlichsten histologischen Färbungen (Die Resultate können je nach Fixierung, Vorbehandlung und Ausführung der Färbung leicht variieren)

	H.-E.	Azan	van Gieson	Masson-Goldner
Farbstoffe	Hämatoxylin Eosin	Azokarmin Orange G Anilinblau	Eisenhämatoxylin Pikrinsäure Säurefuchsin	Eisenhämatoxylin Azophloxin Lichtgrün
Zellkerne	blau	rot	schwarzbraun	schwarzbraun
Cytoplasma	blaßrot	rötlich bis bläulich	gelbbraun	rotbraun
Bindegewebsfasern retikuläre kollagene elastische	rot blaßrosa	blau blau orange bis rot	rot gelb	grün grün
hyalineKnorpel-Interzellularsubstanz	blaßblau (bis violett)	blaßblau (gelegentlich rötlich)	rot oder gelb	grün
verkalktes Knochengewebe	rot	rot	gelb bis rotorange	
Muskelgewebe	rot (röter als kollagene Fasern)	rot (bis orange)	gelb	rotbraun
Erythrocyten	rot (bis orange)	rot (bis orange)	gelb	orangegelb
Beispiele	Abb. 82, 251, 335, 447/9, 456	Abb. 78, 117, 141, 142, 166, 368	Abb. 128, 245, 396, 400, 420	Abb. 85, 249, 274, 461, 462

	H.-Sudan	Elastika-Färbung	Silberimprägnation nach Bielschowsky-Pap	PAS-Reaktion
Farbstoffe	Hämatoxylin Sudan III	Orceïn bzw. Resorcinfuchsin	ammoniakalische Silbernitratlösung	Oxidation mit Perjodsäure und Schiffsches Reagenz
Zellkerne	blau			
Fettzellen	orange			
Bindegewebsfasern retikuläre kollagene elastische		braunrot bzw. dunkelblau bis schwarz	schwarz braun	rot rot
Beispiele		Abb. 108, 139, 245, 250	Abb. 109	Abb. 96, 118

dort, wo ein derberes und ein zarteres Gewebe aneinandergrenzen –, beim Schneiden können Risse oder, durch Scharten im Mikrotommesser bedingt, Kratzspuren entstehen, beim Aufkleben Falten im Präparat, beim Einschließen Luftblasen. Gewisse Fixierungen und Färbungen hinterlassen vielleicht einmal *Niederschläge,* die aus irgendeinem Grunde nicht entfernt wurden und *die nicht als Pigmente diagnostiziert werden dürfen;* anderseits sollen wirklich vorhandene Pigmente nicht unbeachtet bleiben oder als Kunstprodukte abgetan werden.

Von großer Wichtigkeit beim Studium histologischer Präparate sind die gegenseitigen *Größenverhältnisse* der verschiedenen Strukturen. Als Maßstab kann man die roten Blutkörperchen nehmen (Durchmesser 7,5 µm). Die absolute Größe des Bildes hängt natürlich von der Optik ab, woran man immer denken soll, nicht zuletzt auch bei der Beurteilung von Blutgefäßen (bei starker Vergrößerung entspricht der Diameter einer Kapillare dem einer schwächer vergrößerten Arterie oder Vene).

Histologische Schnitte sind in der Lichtmikroskopie etwa $^1/_{100}$ mm dick (in der Elektronenmikroskopie noch 200–500mal dünner). Von den gröberen Strukturen haben wir im Präparat also praktisch nur zwei Dimensionen vor uns, und es gehört für den Studenten zu den größten Schwierigkeiten auf dem Gebiete der Histologie, aus mikroskopischen Schnitten die Gesamtarchitektonik eines Organes zu verstehen, d. h. durch intellektuelle Synthese der verschiedenen Strukturelemente – evtl. sogar unter Berücksichtigung nach verschiedenen Methoden behandelter Präparate – die *dritte Dimension* aufzubauen (s. **Abb. 248, 315, 507**). Diese Fähigkeit zu erlernen und zu trainieren ist im Hinblick auf die in der klinischen Medizin zu großer Bedeutung gelangten bildgebenden Verfahren, wie die Röntgen-Computer-Tomographie (CT), die Kernspin-(resonanz)tomographie (NMR = nuclear magnetic resonance) und die Ultraschalltomographie (Sonographie) von nicht zu unterschätzender Wichtigkeit. Es ist auch daran zu erinnern, daß die verschiedenen Baubestandteile, sofern ihre Lage im Gewebe und die *Schnittrichtung* nicht genau definiert sind, ganz nach Zufall in allen möglichen Ebenen geschnitten sein können. Dabei ändert sich das Bild, wie zunächst an einem ganz einfachen Beispiel – dem verschieden geformter Zellkerne – gezeigt werden soll (**Tab. 23**).

Ein Schrägschnitt durch ein einschichtiges wie auch durch ein mehrreihiges prismatisches Epithel kann ein mehrschichtiges Epithel vortäuschen (**Abb. 207**, s. a. **Abb. 420**). Haben wir mehrschichtige Hohlorgane vor uns, ein Darmstück oder ein Blutgefäß, so wird auch hier die Schnittrichtung einmal variieren und damit die Verhältnisse noch weiter komplizieren. Das Lumen eines solchen Organes braucht nicht unbedingt getroffen zu sein, sondern der Schnitt kann auch tangential liegen, die eine oder die andere Schicht berührend. In **Abb. 208** wird schon mit wenig Übung der Querschnitt der Arterie (rechts) diagnostiziert; beim Längsschnitt (links) gibt es, wenn er allein vorkommt, vielleicht schon einige Versager; am meisten Schwierigkeiten bereitet aber – weil man an diese Möglichkeit oft gar nicht denkt – der Tangentialschnitt (Mitte). Die Gesamtheit der an verschiedenen Schnitten gemachten Beobachtungen muß schließlich zum Verständnis des räumlichen Aufbaus der Arterie führen (**Abb. 248**). Im Längsschnitt imponieren kleine Arterien mitunter zunächst als «Gänge» mit «kubischer» Epithelauskleidung. Die quergeschnittenen Profile der zirkulären glatten Muskelzellen werden so mißverstanden, wenn man die dünne Epithelzellschicht übersieht.

Die Struktur- und Gewebsanalyse, die wir in den histologischen Präparaten treiben, darf nie zum Selbstzweck werden. Ihr Ziel muß darin gesehen werden, die Einzelteile wieder zu einem Ganzen zusammenzufügen. Die analytischen Befunde sind die Bausteine zur Synthese, die nicht immer einfach ist («... hat er die Teile in der Hand, fehlt leider nur das geistige Band», Goethe).

So wertvoll die Intuition für den Arzt und den Forscher ist, so gefährlich wäre es für den Anfänger im Diagnostizieren, sich darauf zu verlassen. Immer halte man sich an die objektiv gegebenen Tatsachen, bei ähnlich gebauten Organen das Pro und Contra gewissenhaft miteinander vergleichend. Die Schulung in der *Differentialdiagnose,* mit welcher der Medizinstudent in der Histologie zum erstenmal in Berührung kommt, hat eine weit größere Bedeutung als das sichere Erkennen der mikroskopischen Präparate: *Das differentialdiagnostische Denken ist eine äußerst wertvolle Vorbereitung und eine wesentliche Voraussetzung für die klinische Tätigkeit und behält damit seinen Wert für das ganze Leben.*

Tabelle 23: Abhängigkeit des Kernbildes (Form und Größe) von der Lage des histologischen Schnittes

Kernform	Schnittrichtung		
	längs	schräg	quer
Kugel (kubische oder polyedrische Epithelzellen, Ganglienzellen)	◯	◯	◯
Rotationsellipsoid (hochprismatische Epithelzellen)	⬭	⬭	⬭
abgeplattetes Ellipsoid (Fibrocyten)	⬬ ⬬	⬬	⬭
Stabform (glatte Muskelzellen)	▬	⬬	○

Nicht nur die Schnitte durch eine Kugel, sondern auch solche quer zur Längsachse eines Rotationsellipsoides oder eines runden Stabes ergeben eine Kreisfläche, und erst die Kombination der verschiedenen Schnittbilder läßt uns die betreffende Kernform körperlich erfassen. Was die Größe der Schnitte betrifft, so spielt es zudem noch eine Rolle, ob – bei der Kugel z. B. – die Äquatorgegend mit im Schnitt ist oder nur eine Kalotte.

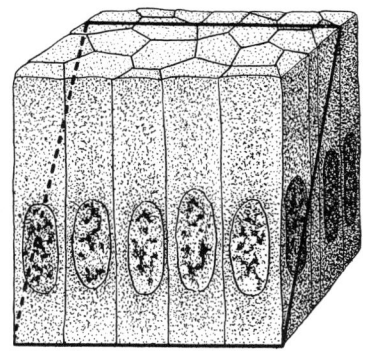 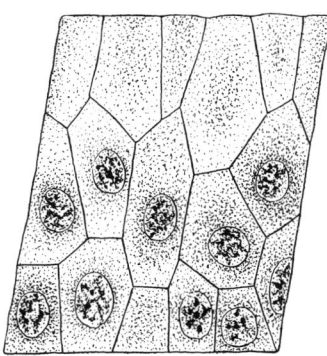

Abb. 207: Einfluß der Schnittrichtung auf das histologische Bild des Epithels (Schema): Ein Schrägschnitt durch ein einschichtiges hochprismatisches Epithel kann ein mehrschichtiges Epithel vortäuschen. Man beachte jedoch das Verhalten der Zellkerne. (K.)

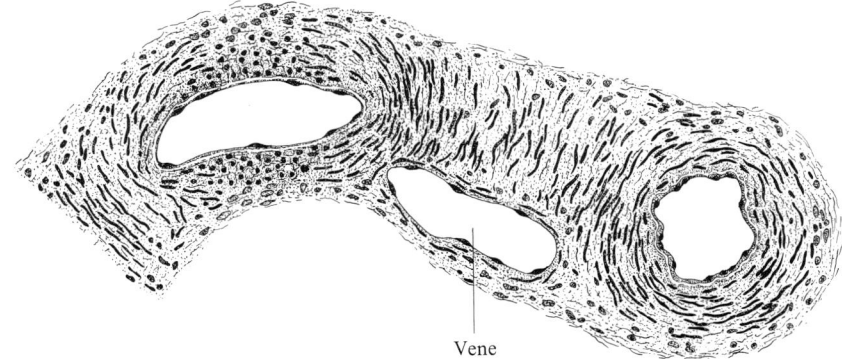

Vene

Abb. 208: Gebogen verlaufende Arterie aus einem menschlichen Uterus, die in verschiedener Richtung getroffen ist. Von rechts nach links: Querschnitt, Tangentialschnitt durch die Media, Längsschnitt (mit Gefäßlichtung), Tangentialschnitt. Unter der Arterie eine leicht schräg geschnittene Vene. H.-E.-Färbung. Vergr. 150mal. (K.)

B. Gewebsdiagnose

1. Epithelgewebe

Epithelgewebe sind *geschlossene, gefäßlose Zellverbände* an inneren oder äußeren freien Oberflächen (*Oberflächenepithelien*, S. 86 ff.). Da lichtmikroskopisch keine Interzellularsubstanz sichtbar ist, liegen die Zellen eng nebeneinander, woraus der *Kernreichtum* des Epithelgewebes resultiert. Dieses ist gegen das daruntergelegene Bindegewebe scharf abgegrenzt (evtl. ist eine Basalmembran zu erkennen).

Man bestimme die **Epithelart** nach der Schichtenzahl und der Form der die oberflächlichste Lage bildenden Zellen (platt, kubisch oder hochprismatisch; s. S. 86 f.). Ein Übergangsepithel (**Abb. 86**) darf nicht mit einem unverhornten geschichteten Plattenepithel (**Abb. 85, 306–308, 466**) verwechselt werden.

Die Untersuchung der *Epitheloberfläche* mit starker Vergrößerung führt zur Feststellung besonderer *Differenzierungen* (S. 94, s. a. **Tab. 28**, S. 183): Crusta, Stäbchen- oder Bürstensaum, Kinozilien (mit Kinetosomen), Stereozilien, Verhornung.

Eine *vollständige Epitheldiagnose* würde z. B. lauten: Einschichtiges hochprismatisches Epithel mit Stäbchensaum und Becherzellen (**Abb. 322–323**) oder mehrreihiges hochprismatisches Flimmerepithel (**Abb. 83**) oder verhorntes geschichtetes Plattenepithel (**Abb. 87 und 88**). Im letztgenannten Beispiel darf auch die Pigmentierung nicht übersehen werden.

Einer genauen Untersuchung bedürfen im weiteren die meistens in Bindegewebe eingebetteten **Drüsenepithelien** (S. 97 ff.): Unverzweigte und verzweigte Einzeldrüsen sowie zusammengesetzte Drüsen, Bau und Sekretionstyp der Endstücke: exokrin – endokrin, homokrin – heterokrin, merokrin – apokrin – holokrin, serös – mukös (vgl. **Tab. 12**, S. 100), Zusammensetzung und Morphologie des Ausführungsgangssystems.

Eine *vollständige Drüsendiagnose* würde lauten, z. B. für die **Abb. 300**: Zusammengesetzte gemischte, vorwiegend seröse Speicheldrüse mit gut ausgebildetem Ausführungsgangsystem (bestehend aus Schaltstücken, Sekretrohren und Ausführungsgängen): Glandula submandibularis; für die **Abb. 368**, S. 318: Große endokrine Drüse (ohne Ausführungsgangsystem! Beziehung zum Blutkreislauf!) mit kolloidhaltigen Drüsenbläschen: Glandula thyroidea (dazu käme noch die Beurteilung des Aktivitätszustandes, s. S. 317).

2. Bindegewebe

Bindegewebe sind *weitmaschige Zellverbände* mit reichlich Interzellularsubstanz. Neben den ortsansässigen *Zellen* (Fibrocyten, Pigmentzellen, Sehnenzellen, Retikulumzellen, Fettzellen), die den Verband bilden, finden sich in wechselnder Menge freie Zellen (S. 102 ff.). Charakteristisch für die **Interzellularsubstanz** ist das Verhalten der Grundsubstanz und die Differenzierung von Fasern (nur das Mesenchym ist anfänglich noch faserfrei). Man untersuche die *Art der Fasern* (retikulär, kollagen, elastisch; s. S. 105 ff. und **Tab. 15**, S. 113, sowie **Tab. 25**) und ihre *Anordnung* (locker oder straff, sich durchflechtend oder parallel). Siehe auch **Tabelle 24**.

Retikuläres Bindegewebe (S. 116): Weitmaschiger Verband sternförmig verzweigter Zellen mit einem Gitterwerk retikulärer Fasern; in den Maschen relativ viele freie Zellen (vor allem Lymphocyten; s. z. B. **Abb. 241**).

Fettgewebe (S. 116): Auffällig große, blasige, mehr oder weniger kugelige Zellen mit wandständigem, abgeplattetem Kern (Siegelringform der Zellen!). Wenn sie in größerer Menge vorkommen, sind sie durch faseriges Bindegewebe zu Läppchen zusammengefaßt; die aneinandergedrängten Lipocyten sind dann polyedrisch. In Paraffinschnitten, wo die Lipide herausgelöst sind, sieht man die Fettzellen nur noch als entspannte, leere Bläschen (dagegen als schwarze Kugeln nach Fixation mit Osmiumtetroxyd, als orangerote Kugeln nach Sudan-Färbung in Gefrierschnitten). Man denke auch an das plurivakuoläre Fettgewebe (**Abb. 122**).

Lockeres faseriges Bindegewebe (S. 119): Lockere Geflechte aus kollagenen Faserbündeln und elastischen Netzen, dazwischen Fibrocyten (und reichlich, jedoch meistens unauffällige freie Zellen); Vorkommen vor allem als interstitielles Bindegewebe und als Organstroma. Besondere Erscheinungsformen (s. S. 119): Pigmentgewebe, lamelläres und netzförmiges Bindegewebe, spinozelluläres Stroma des Eierstockes.

Im *straffen faserigen Bindegewebe* (S. 122) bestimmen parallel angeordnete kollagene (bzw. elastische) Fasern das Bild: Sehne (bzw. elastisches Band, z. B. Nackenband); die Faserbündel können sich aber auch in verschiedenen Richtungen durchflechten wie z. B. im Stratum reticulare der Lederhaut.

Tabelle 24: Bedeutung der verschiedenen Strukturelemente für den Aufbau der Binde- und Stützgewebe

	Zellen		Interzellularsubstanz					Eigen-form
			Grund-sub-stanz	Fasern				
Gewebsart	fixe	freie		retiku-läre	kolla-gene	elasti-sche		
A. *Bindegewebe*								
Mesenchym	++	+	++++	–	–	–		–
Gallertiges Bindegewebe	++	±	++++	±	++	–		–
Retikuläres Bindegewebe	+++	++++	++	+++	–	–		–
Fettgewebe	+++	+	+	++	+	+		–
Faseriges Bindegewebe								
lockeres	++	+++	++	++	+++	++		–
straffes								
vorwiegend kollagenes	+	±	+	+	++++	+		+
vorwiegend elastisches	+	±	+	+	+	++++		+
B. *Knorpelgewebe*								
Hyaliner Knorpel	++	–	+++	–	+++	–		+
Elastischer Knorpel	++	–	+++	–	++	+		+
Bindegewebsknorpel	+	–	+	–	++++	–		+
C. *Knochengewebe*	++	–	++++	–	++	–		+

Tabell 25: Zur Diagnose der «Fasern»*

Faserart	weitere Einteilung	histologische Wertigkeit	Kerne	weiteres Verhalten
Bindegewebsfasern	retikuläre kollagene elastische	} geformte Interzellular-substanz	} kernlos (Binde-gewebszellkerne angelagert)	Gitterwerk gebündelt Netzbildung
Muskelfasern	glatte Skelett- Herz-	Zelle Syncytium Zellfolge	1 zentraler Kern (stabförmig) viele oberflächlich gelegene Kerne 1(–2) zentraler Kern je Zell-territorium	meist gebündelt relativ große Querschnitte Polymorphie der Querschnitte, Anastomosen-bildung
Periphere Nervenfasern	markhaltige marklose	} Zellfortsatz	} Achsenzylinder kernlos (Kerne gehören zu den Schwannschen Zellen)	«Markscheide» segmentiert unauffällig unsegmentiert

* Für die histologische Färbung der Fasern siehe Tabellen 22, S. 175, und 27, S. 183.

3. Knorpelgewebe

Die wasserreichen, blasigen, meist etwas geschrumpften *Knorpelzellen* (Chondrocyten) befinden sich in glattwandigen, kugeligen oder ellipsoidalen Höhlen. Nach dem verschiedenen Verhalten der in der Regel *gefäßlosen Interzellularsubstanz* kann man hyalinen Knorpel, elastischen Knorpel und Bindegewebsknorpel unterscheiden. Da diese Diagnosen auch ohne Spezialfärbung gestellt werden können, genügt die Diagnose «Knorpel» ohne genauere Bezeichnung nicht.

An seiner Oberfläche liegt – abgesehen vom Gelenkknorpel – straffes fasiges Bindegewebe *(Perichondrium),* das allmählich in Knorpel übergeht.

Hyaliner Knorpel (S. 126) mit homogener Interzellularsubstanz; von den «maskierten» kollagenen Fibrillen ist bei Untersuchung im gewöhnlichen Licht nichts zu sehen. Die Zellen sind häufig zu kleinen Gruppen zusammengeballt (Chondrone, Territorien).

Elastischer Knorpel (S. 128) mit feinen elastischen Fasernetzen in der Interzellularsubstanz, die auch ohne Elastika-Färbung zu erkennen sind (etwas abblenden beim Mikroskopieren!); häufiger als im hyalinen Knorpel kommen im elastischen Knorpel, selbst beim Erwachsenen, einzellige Chondrone vor.

Kollagenfaseriger Knorpel (= Bindegewebsknorpel, S. 128) besteht vor allem aus kollagenen Bindegewebsfasern; dazwischen liegen – wenn auch relativ spärlich – im Gegensatz zum straffen faserigen Bindegewebe typische Knorpelzellen (Differentialdiagnose!), während Blutgefäße fehlen. Es gibt fließende Übergänge vom einen Gewebe zum andern (Disci und Menisci, S. 398), Labra glenoidalia, um ein Hypomochlion ziehende «Gleitsehnen», S. 400).

Für das *Vorkommen der verschiedenen Knorpelarten* siehe **Tab. 18** (S. 125); deren Kenntnis erleichtert die Lokalisation eines histologischen Schnittes.

4. Knochengewebe

Die *Knochenzellen* (Osteocyten) liegen in abgeplatteten «zwetschgensteinförmigen» Höhlen; in geeigneten Präparaten sieht man das die Höhlen miteinander verbindende Kanälchensystem (**Abb. 154**).

Die äußere Oberfläche wird vom *Periost* überzogen, das gegen den Knochen klar abgrenzbar ist (im Gegensatz zum Perichondrium). Die Markhöhle ist mit gelbem Fettmark oder blutbildendem *Knochenmark* ausgefüllt.

Im *Lamellenknochen* (S. 138 ff.) zeigt die Interzellularsubstanz, die zum Herstellen von Schnittpräparaten zuerst entkalkt werden mußte, eine deutliche Schichtung mit verschiedenen *Lamellensystemen* (Grundlamellen, Speziallamellen, Schaltlamellen). Ein System von blutgefäßführenden Kanälen *(Haversschen Kanälen),* die von den Speziallamellen der Osteone konzentrisch umgeben sind, durchzieht die Hartsubstanz.

Der *Faserknochen* (S. 136) ist beim Erwachsenen nur selten anzutreffen: Teile des Os temporale (s. **Abb. 152**). Man erkennt kollagene Fasergeflechte («verknöchertes Bindegewebe»).

5. Zahnhartsubstanzen

Das *Zahnzement* (S. 266) ist stellenweise zellfreier fasiger, stellenweise zellhaltiger, oft sogar lamellärer Knochen. Überall strahlen aus der Wurzelhaut Sharpeysche Fasern ein.

Das *Zahnbein* (Dentin, S. 266) enthält keine Zellen – die Odontoblasten liegen an seiner inneren Oberfläche in der Zahnpulpa –, sondern nur radiär angeordnete Kanälchen.

Der *Schmelz* (Email, S. 266) ist aus dicht zusammengekitteten, leicht gewellt verlaufenden Prismen aufgebaut; Zellen und Kanälchen fehlen. Der im fertigen Zustand fast ganz aus anorganischer Substanz bestehende Schmelz kann nur an Zahnschliffen untersucht werden (er ist in den entkalkten Schnittpräparaten aufgelöst). Siehe auch **Tab. 44** auf S. 275.

6. Muskelgewebe

Das Muskelgewebe besteht aus kernhaltigen, fein längs- und je nachdem auch quergestreiften *Fasern.* Diese unterscheiden sich von den interzellulären Bindegewebsfasern nicht nur durch ihre Zell-Struktur (**Tab. 25**), sondern auch durch ihr anderes färberisches Verhalten (**Tab. 22,** S. 175).

Für die *Differentialdiagnose* «Muskulatur» benütze man die in der **Tab. 26** zusammengestellten Merkmale.

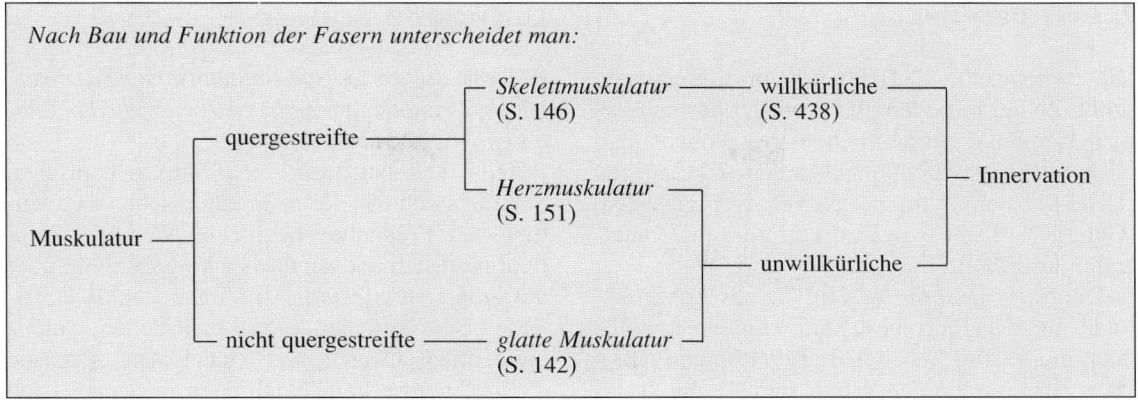

Nach Bau und Funktion der Fasern unterscheidet man:

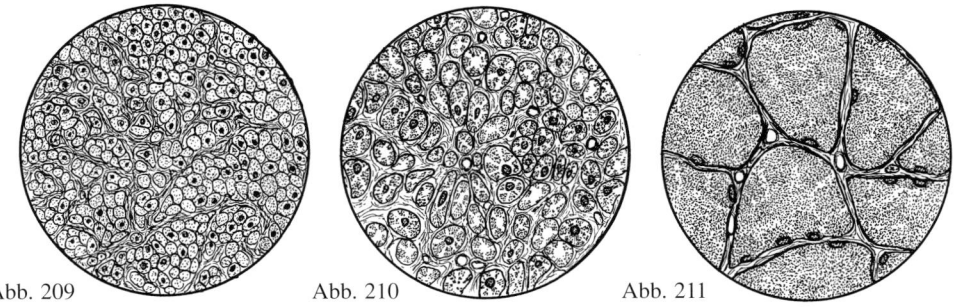

Abb. 209   Abb. 210   Abb. 211

Abb. 209–211: Querschnitte durch glatte Muskulatur (Harnblase), Herzmuskulatur (Papillarmuskel) und Skelettmuskulatur (Extremitätenmuskel) des gleichen Menschen. H.-E.-Färbung. Vergr. 280mal. (E.)

Tabelle 26: Diagnostisch wertvolle morphologische Eigenschaften der drei verschiedenen Arten von Muskulatur

morphologisches Verhalten	glatte Muskulatur	Herzmuskulatur	Skelettmuskulatur
Bauelement	spindelförmige Zelle	Zellterritorium (zwischen Glanzstreifen)	Muskelfaser
Faserlänge	50–200 µm	50–120 µm	bis 15 cm
Faserdicke	5–10 µm	10–20 µm	10–100 µm
Verzweigungen	selten	häufig	sehr selten
Anordnung der Fasern	einzeln oder in Bündeln	Netzwerk	Bündel
Zellkerne: Form	stäbchenförmig oder geschlängelt, Enden abgerundet	linsenförmig mit stumpfen Enden	linsenförmig, abgeplattet
Länge	15–25 µm	etwa 12 µm	8–10 µm
Anzahl	1 je Zelle	1(–2) je Zellterritorium	Hunderte je Faser
Lage	zentral	zentral, umgeben von Endoplasma	oberflächlich
Querstreifung	–	+	++
Glanzstreifen	–	+	–
Längsstreifung	±	+	+
Felderung auf Querschnitt	–	++	+
Lipofuszinpigment	selten	im Alter häufig	sehr selten
Sarkolemm	–	+	++
Blutversorgung	+	+++	++

7. Nervengewebe

Die *Nervenzellen* (S. 161) sind im allgemeinen
große Zellen mit ebenfalls großen, chromatinarmen Kernen – mit deutlichem Nucleolus – und
basophilem, gewöhnlich körnigem Cytoplasma
(Nissl-Substanz). Im peripheren Nervensystem
(Ganglien, S. 436) sind sie von gliösen Mantelzellen umgeben.

Die *Nervenfasern* (S. 166), die aus Achsenzylinder und Hüllen bestehen, können marklos
oder markhaltig sein (**Abb. 179/180** und **183**).
Im peripheren Nervensystem sind sie durch das
Perineurium (S. 436) zu *Nervenfaserbündeln* zusammengefaßt (**Abb. 528** und **530**) und zeigen
meistens einen leicht welligen Verlauf; ist dieser
besonders stark ausgeprägt, so können die Fasern streckenweise annähernd längs, schräg oder
quer getroffen sein. Der Achsenzylinder färbt
sich anders als die retikulären und kollagenen
Fasern (s. **Tab. 27**), Endoneurium). Die Ranvierschen Einschnürungen in den Markscheiden
sind in der Regel gut zu finden; durch sie werden die markhaltigen Fasern segmentiert.

Die *Schwannschen Kerne* (Lemnocytenkerne)
haben eine gewisse Ähnlichkeit mit den Fibro-
cytenkernen, sind aber etwas größer als diese
(die im Zentrum der Fasern gelegenen glatten
Muskelkerne sind indessen wesentlich länger);
man beachte auch die charakteristische Lage der
Schwannschen Kerne zwischen Neurokeratingerüst und Endoneuralscheide. Die ohne Silberimprägnation schwer erkennbaren marklosen
(unsegmentierten) Nervenfasern sind verhältnismäßig reich an Lemnocytenkernen und lassen
sich leicht mit Bündeln glatter Muskulatur verwechseln. Diese sind aber nicht durch eine Perineuralscheide vom umgebenden Bindegewebe
getrennt. Auch liegen die Muskelzellkerne zentral in der Faser.

Für die Diagnose der *Neuroglia des zentralen
Nervensystems* siehe **Tab. 21**, S. 155, für die
Diagnose *Ganglion* und *peripherer Nerv* S. 436.

C. Organdiagnose

*Für die mikroskopisch-anatomische Diagnostik
ist die Kenntnis der Zellen und Gewebe eine un-
umgängliche Voraussetzung.*

Jede Untersuchung eines mikroskopischen
Schnittes soll mit der makroskopischen Betrachtung des Präparates beginnen. Nachher orientiere man sich bei schwacher Vergrößerung über
die *grobe Architektonik* und unterscheide künst-
liche Schnitträder von natürlichen, meist
epithelialen Oberflächen: dabei wird sich die
Organdiagnose vom Erfahrenen in den meisten
Fällen bereits stellen lassen (S. 174 f.). Es wird
sehr zweckmäßig sein, eine einfache, aber wirk-
lichkeitstreue Zeichnung zu machen und darin
die charakteristischen Merkmale festzuhalten.

Der Anfänger, der ein ihm unbekanntes
Präparat vor sich hat, wird dann die *einzelnen
Baubestandteile* bei stärkerer Vergrößerung systematisch untersuchen. Ist er sich über die Beteiligung der verschiedenen Gewebe und Zellen
am Aufbau der Gesamtstruktur klar geworden,
so wird er zur schwächeren Vergrößerung
zurückkehren.

Schon mit der genauen Diagnose des vorkommenden *Epithels* wird der Kreis der noch in
Frage kommenden Organe oder Körperregionen
wesentlich eingeschränkt. Einige Hinweise, woran bei diesem oder jenem Oberflächenepithel
zu denken ist, sind in **Tab. 28** zusammengestellt
(weitere Angaben über das Vorkommen verschiedener Epithelformen S. 88 ff.). Man ersieht
daraus, daß nach der Diagnose z. B. eines Übergangsepithels nur noch die verschiedenen Abschnitte der Harnwege gegeneinander abzugrenzen sind oder daß ein mehrreihiges Flimmerepithel (mit deutlich ausgebildeter Basalmembran) für die Luftwege charakteristisch ist. Im
übrigen wird es gut sein, sich in Erinnerung zu
rufen, was auf S. 88 über den engen Zusammenhang zwischen der gewählten Epithelform und
den an sie gestellten funktionellen Ansprüchen
gesagt ist.

In analoger Weise können wir auch versuchen, die Diagnose von einem anderen Gewebe
ausgehend abzuleiten. Der **Tabelle 18** (S. 125)
ist zu entnehmen, daß hyaliner oder elastischer
Knorpel nur an ganz bestimmten Körperstellen
anzutreffen ist. Finden wir beispielsweise in einer von äußerer Haut überzogenen Gewebefalte
elastischen Knorpel, so muß das Präparat einer
Ohrmuschel entstammen, denn im Nasenflügel

Tabelle 27: Zur Diagnose der markhaltigen peripheren Nervenfasern

Technik	Achsenzyliner	Markscheide		Schwannsche Kerne	Endoneurium
Azan-Färbung	rot	rot	blasses vakuoläres Neurokeratingerüst	rot	blau
Hämatoxylin-Eosin-Färbung	violett bis blau	rot		blau	rot
van Gieson-Färbung	schwärzlich	gelb		schwarzbraun	rot
Silberimprägnation für Nervenfasern	schwarz	ungefärbt		(je nach Methode)	(je nach Methode)
Markscheiden-färbung	ungefärbt	blauschwarz		unsichtbar	(gelblich)
Fixierung in OsO_4	blaßgrau	schwarz		ungefärbt	ungefärbt

Tabelle 28: Beziehungen zwischen verschiedenen Oberflächenepithelien und Organdiagnose

Schichtung	Zellform*	Oberflächen-differenzierung	Vorkommen
einschichtig	platt	–	seröse Häute, Endothelauskleidung von Herz und Gefäßen, hinteres Hornhautepithel
	hochprismatisch	–	Magen
		Stäbchensaum	Dünn- und Dickdarm, Gallenblase
		Kinozilien (je nach Funktion)	Tuba uterina Uterus
zweireihig	hochprismatisch	Stereozilien	Ductus epididymidis
		–	Ductus deferens**
			Ductus parotideus, submandibularis, sublingualis
			Ductus nasolacriminalis
mehrreihig	hochprismatisch	–	Urethra masculina (größtenteils)
		Kinozilien	*Luftwege:* Nasenhöhle (Regio respiratoria und Sinus paranasales) Pars nasalis pharyngis Larynx (ohne Plica vocalis) Trachea und Bronchialbaum Tuba auditiva
mehrschichtig	platt	unverhornt	vorderes Hornhautepithel, Plica vocalis *Kopfdarm:* Mundhöhle Pars oralis und laryngea pharyngis *Oesophagus* Anus *Vagina* Urethra feminina (Endteil) Fossa navicularis urethrae masculinae
	platt	verhornt	*Epidermis* Vestibulum nasi äußerer Gehörgang Zahnfleisch, evtl. harter Gaumen Papillae filiformes der Zunge
	wechselnd (Übergangsepithel)	Crusta	*Harnwege:* Nierenbecken und -kelche Ureter, Harnblase, Urethra (Anfangsteil)

  * Bei den mehrschichtigen Epithelien ist die Form der oberflächlichsten Zell-Lage maßgebend.
** Im Anfangsteil des Ductus deferens kommen gewöhnlich noch Stereozilien vor.

(**Abb. 264**), der an der Oberfläche auch ein verhorntes geschichtetes Plattenepithel aufweist, ist
der Knorpel hyalin. Ist aber das Plattenepithel,
welches die den elastischen Knorpel enthaltende
Falte überzieht, nicht verhornt, dann ergibt sich
die Diagnose **Epiglottis**; bei genauer Untersuchung würde man dann vielleicht noch sehen,
daß auf der laryngealen Seite das Plattenepithel
schließlich in mehrreihiges Flimmerepithel übergehen kann (**Abb. 269**). Auch das Vorkommen
von *Knochen* kann über den Ort Aufschluß geben, dem das Untersuchungsobjekt entnommen
ist (z. B. **Abb. 267**).

Ist *Muskulatur* im Präparat vorhanden, so
muß man sich selbstverständlich immer darüber
klar werden, ob es sich um glatte oder quergestreifte (Skelett- oder Herz-)Muskulatur handelt.
Sehen wir in der Wandung eines uns zunächst
noch unbekannten, von unverhorntem Plattenepithel ausgekleideten Hohlorgans quergestreifte Muskulatur, so kommt die Diagnose Vagina nicht mehr in Frage: Nun muß es sich um
Kopfdarm oder Speiseröhre (obere Hälfte) handeln, und auch diese Differentialdiagnose ist
dann unter Berücksichtigung der später zu besprechenden Einzelheiten ohne besondere
Schwierigkeiten zu stellen (S. 274 und 280).
Diagnostizieren wir jedoch glatte Muskulatur, so
brauchen wir nur zwischen Vagina und Oesophagus (untere Hälfte) zu entscheiden, worüber
man auf S. 390 f. weitere Angaben findet.

Die Diagnose soll ohne Übereilung systematisch aufgebaut, was dafür und was dagegen
spricht sorgfältig gegeneinander abgewogen
werden. Auch beim mikroskopischen Diagnostizieren erwäge man – wie beim Beurteilen einer
Krankheit – stets noch die *Differentialdiagnose*.
Haben wir beispielsweise eine zusammengesetzte, rein seröse Drüse erkannt, deren Bau
nach unserer Meinung mit dem der Glandula
parotis übereinstimmt, so wird es immer klug
sein, noch besonders zu überlegen, was im vorliegenden Präparat alles gegen die der Ohrspei-
cheldrüse morphologisch ähnlichen Drüsen (wie
Pankreas, Tränendrüse) spricht; die Antwort findet sich in **Tab. 43** auf S. 275.

Der Fortgeschrittene überlege sich übungshalber einmal
die folgenden Differentialdiagnosen: 1. Plexus choro-
ideus/reife Placenta/unreife Placenta, 2. Prostata/Vesicula
seminalis/Ductuli efferentes testis, 3. Milz/Lymphknoten,
4. Magen/Dünndarm/Dickdarm/Gallenblase, 5. Augen-
lid/Lippe/Labium minus und majus pudendi. Er suche
weitere differentialdiagnostische Fragen und trachte, sie
zu beantworten, indem er die gemeinsamen und die nicht

gemeinsamen Strukturmerkmale in logischer Reihenfolge
zusammenstellt (als Beispiel nehme man die **Tab. 39, 41,
43, 46** und **47**).

Man bemühe sich immer, möglichst viel aus den
Präparaten herauszuholen und eine *genaue Diagnose* zu stellen. So wollen wir auch wissen, ob
ein Darmpräparat längs- oder quergeschnitten ist
(s. S. 292). Oftmals wird auch eine bestimmte
Lokalisierung möglich sein, so z. B. der Schnitthöhe des Oesophagus – je nachdem, ob glatte
oder quergestreifte Muskulatur oder beide vorhanden sind (s. S. 280) – oder des vorliegenden
Abschnittes des Eileiters (Ampulle oder Isthmus, vgl. **Abb. 441** und **443**) oder des Nebenhodens (Kopf oder Körper, s. S. 362). Wir werden
uns auch nicht mit der Diagnose Dickdarm be-
gnügen, wenn die Betrachtung des ganzen Präparates bei schwacher Vergrößerung erkennen
läßt, daß auf der einen Seite das einschichtige
hochprismatische Epithel durch geschichtetes
Plattenepithel abgelöst wird, was heißt, daß hier
das Rectum in den Canalis analis (**Abb. 337**)
übergeht.

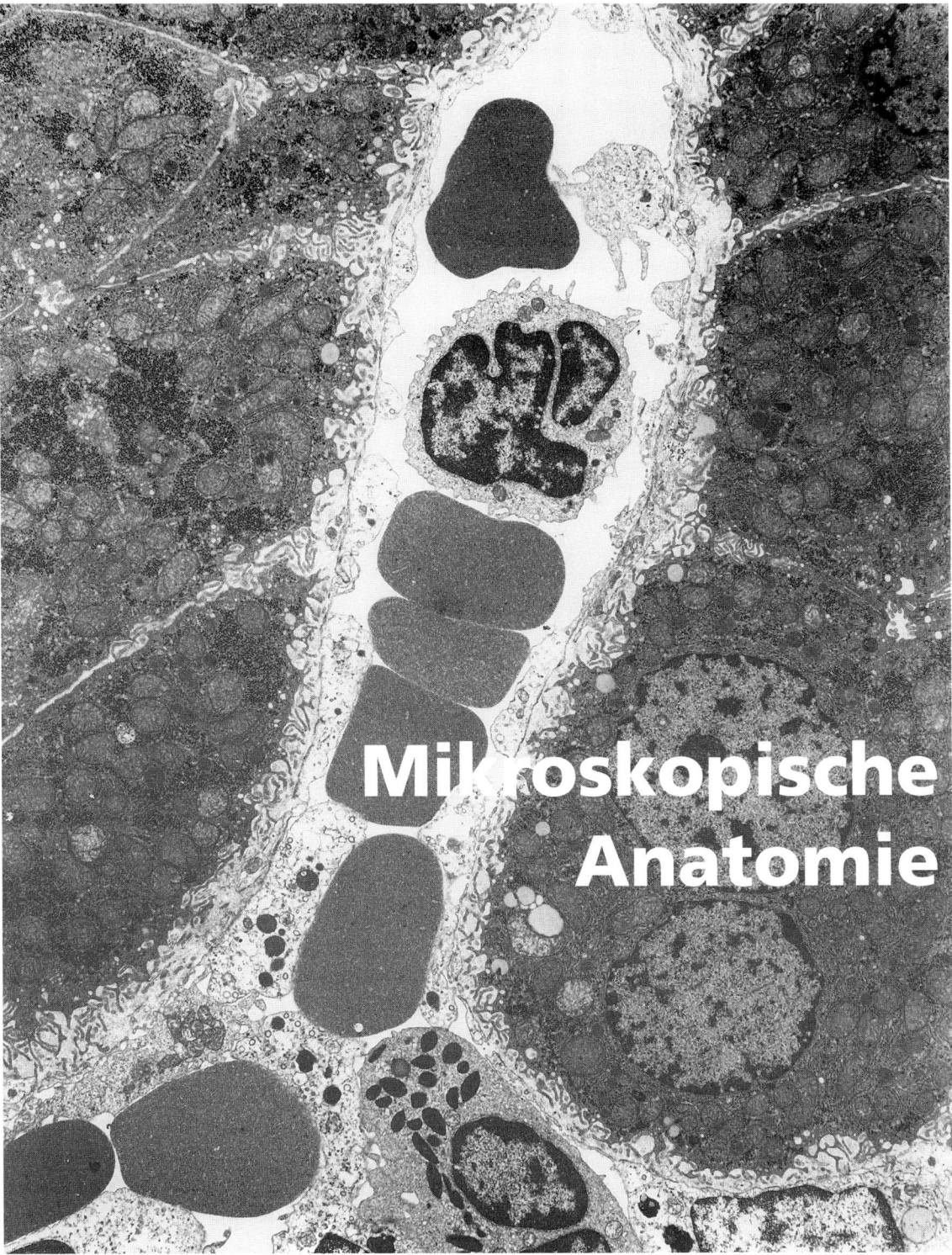

Mikroskopische Anatomie

Die Mikroskopische Anatomie beschreibt den Bau vor allem der zahlreichen Organe, deren Zusammensetzung aus spezifischen Zellen, aus Bindegewebe und Blutgefäßen: Das Leberparenchym fügt sich aus polygonalen, z.T. zweikernigen Hepatocyten zusammen. Es grenzt an weitlumige Lebersinusoide. Das Sinusendothel besitzt Lücken und keine Basalmembran. In den subendothelialen Spalt (Dissescher Spalt) ragen Mikrovilli der Leberzellen und liegen Zellfortsätze der Ito-Zellen. Die Kapillare zeigt kernhaltige und kernlose Blutzellen. Elektronenmikroskopische Aufnahme der Leber eines Affen. Vergr. 5000mal.

I. Blut und blutbildende Organe

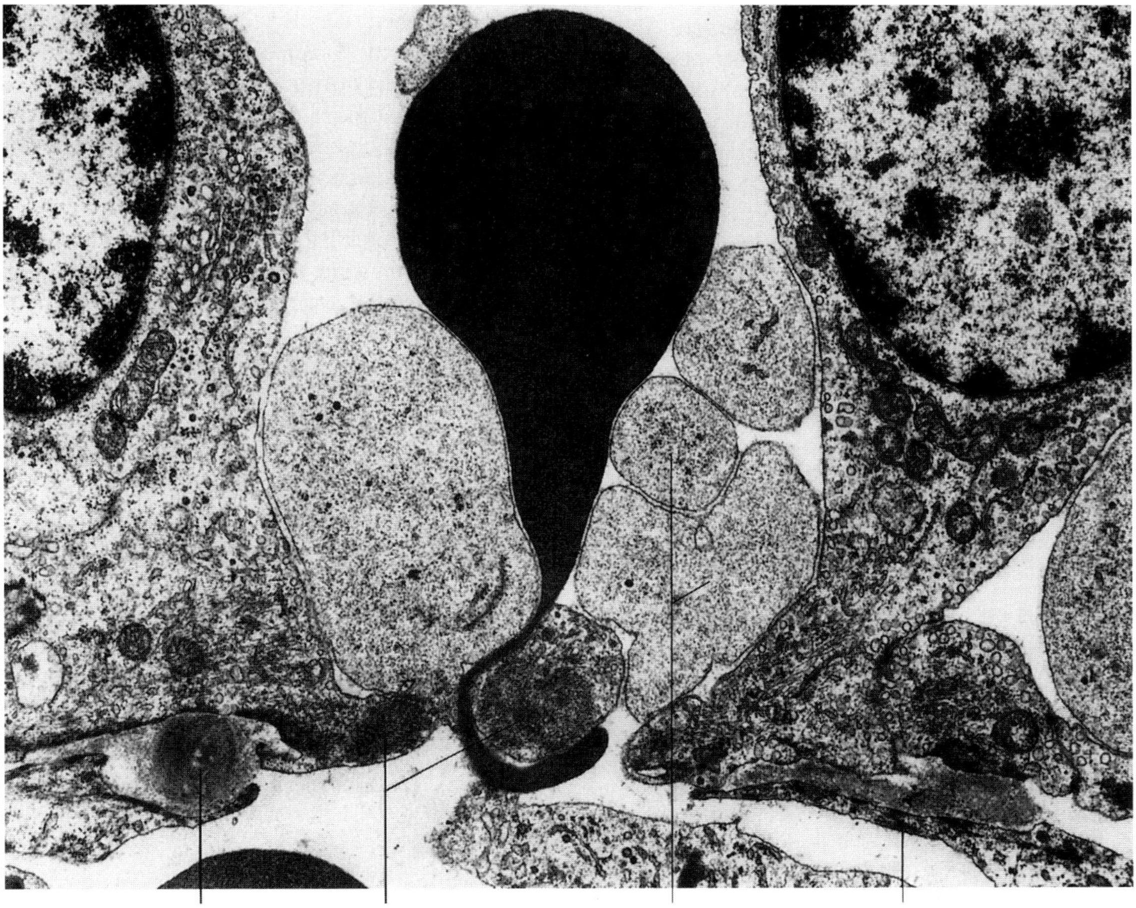

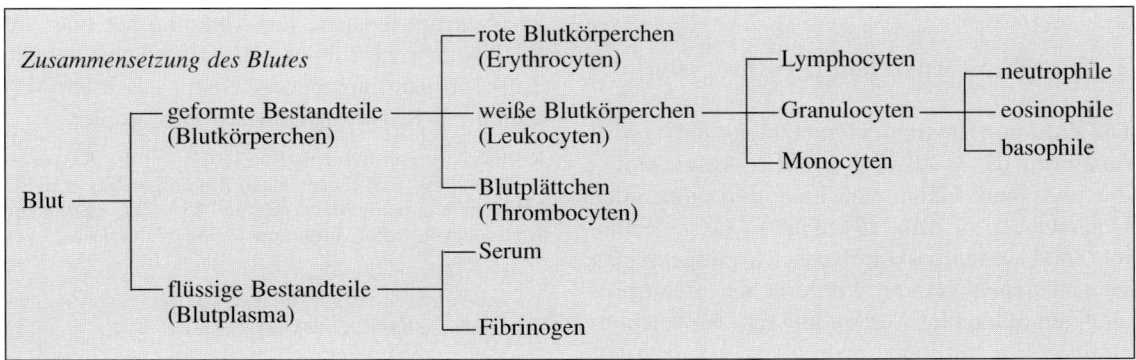

Ringfaser Endothelzellfortsätze Makrophagen- Fortsatz einer fibro-
mit Filamentbündeln Fortsätze blastischen Retikulumzelle

Abb. 212: Erythrocyten werden bei ihrem Durchtritt durch die Sinuswand der Milz auf ihre Funktionstüchtigkeit (Verformbarkeit) geprüft. Endothelzellen (links und rechts im Bild) flankieren die schlitzförmige Öffnung. Ringfasern bilden die extrazelluläre Ergänzung dieser Barriere. Gleichzeitig nehmen Fortsätze von Makrophagen Kontakt mit der Erythrocytenoberfläche auf. Gealterte Erythrocyten werden im Milzretikulum von den Makrophagen phagocytiert. Milz, Affe. Vergr. 13 200mal.

A. Blut

1. Zusammensetzung und Aufgabe

Das Blut besteht aus einem flüssigen Anteil, dem **Blutplasma,** und den darin suspendierten **Blutkörperchen (Abb. 214).** Diese sind lebende Zellen, die sich nicht nur morphologisch, sondern auch in ihrem Stoffwechsel sowie ihren weiteren Leistungen unterscheiden.

Die kernlosen roten Blutkörperchen *(Erythrocyten[1])* geben dem Blut durch ihren Gehalt an rotem Blutfarbstoff (Hämoglobin) die Farbe. Die Zellen aus der Gruppe der weißen Blutkörperchen *(Leukocyten[1])* sind farblos und kernhaltig. Zu den geformten Bestandteilen gehören weiterhin die Blutplättchen *(Thrombocyten).*

Im Blut, dessen Zusammensetzung auch vom Lebensalter abhängig ist (**Tab. 29**), ändert sich bei manchen Krankheiten nicht nur die Zahl der im Mikroliter[2] vorhandenen roten und/oder weißen Blutzellen (Bestimmung mit einer Zählkammer), sondern es verschiebt sich auch der prozentuale Anteil der verschiedenen Zellformen, den wir im gefärbten Ausstrichpräparat ermitteln (Differential-Blutbild). Ferner kann die Morphologie der Zellen beeinflußt werden. Aus all dem ergibt sich, daß die Beurteilung des Blutbildes *(Hämogramm)* für den Arzt von großer praktischer Bedeutung ist. Die *Hämatologie[1],* die sich mit der Untersuchung und Erforschung des Blutes befaßt, ist heute ein wichtiges Spezialgebiet der Medizin.

Der Anteil der geformten Bestandteile beträgt beim Erwachsenen nicht ganz die Hälfte des Blutes und wird als Hämatokrit bezeichnet (beim Neugeborenen etwas mehr, s. **Tab. 29**). Das gerinnungsfähige *Blutplasma* – Blut minus Blutkörperchen – kann durch Abzentrifugieren der spezifisch schwereren Blutkörperchen erhalten werden. Im strömenden Blut kommt nicht das *Fibrin* selbst, sondern dessen gelöste Vorstufe (Fibrinogen) vor. Gerinnt das Blut, so scheidet sich das klare, flüssige *Blutserum* vom *Blutkuchen,* der aus dem Fibrinfaserfilz und den Blutkörperchen besteht. In den histologischen Präparaten ist das Blutplasma acidophil.

Blut und Lymphe sind leicht zu unterscheiden. Das Blut ist reich an sehr verschiedenartigen Zellen und durch die roten Blutkörperchen gefärbt. Lymphe dagegen ist zellarm (sie enthält nur Lymphocyten).

2. Rote Blutkörperchen [Erythrocyten]

Die **Zahl der Erythrocyten** beträgt *4,8–5,4 Millionen* im μl (= 4,8–5,4 × 10[12]/l) Blut[2], wobei die zwischen Mann und Frau vorkommenden Unterschiede (s. **Tab. 29**) nicht als Geschlechtsmerkmal, sondern als Folge der im allgemeinen verschiedenen starken körperlichen Beanspruchungen betrachtet werden müssen. Abweichungen von 0,5 Millionen nach oben und nach un-

ten gelten noch als physiologisch. Die Erythrocytenzahl steigt bei dauernd vermehrter Muskelarbeit oder bei längerem Aufenthalt im Hochgebirge: Es besteht somit eine enge Beziehung zwischen der Erythrocytenmenge einerseits und dem Sauerstoffbedarf des Körpers bzw. dem Sauerstoffgehalt der Atemluft und der Funktionstüchtigkeit der Lungen anderseits. So erklärt sich auch die beim Fetus – infolge des geringeren Sauerstoffangebotes in der Placenta und der ungünstigeren Kreislaufverhältnisse – höhere Zahl roter Blutkörperchen (durchschnittlich 6 Millionen im μl, die nach der Geburt in vermehrtem Maß abgebaut werden (Icterus neonatorum).

Die roten Blutkörperchen des Menschen (**Abb. 214** und **215**) haben die **Form** von bikonkaven runden Scheiben, wie in der Profilansicht sofort zu sehen ist (**Abb. 213**). Doch auch in der Flächenansicht erkennt man das dünnere, im gefärbten Präparat hellere Zentrum.

Gelegentlich findet man Erythrocyten mit ihren konkaven Breitflächen zu Reihen aneinandergelagert («*Geldrollen*», besonders in frischen Blutpräparaten). Die Tendenz zur Geldrollenbildung – und damit die *Blutsenkungsgeschwindigkeit* – ist erhöht bei einem vermehrten Gehalt des Blutes an bestimmten Plasmaproteinen (Fibrinogen und Globulin, so bei Infektions- und Entzündungsprozessen).

Die Erythrocyten sind *plastisch* und *formelastisch.* Dank dieser Eigenschaften können sie auch solche Kapillaren passieren, deren lichte Weite geringer ist als ihr eigener größter Durchmesser. Sie nehmen dabei u.a. eine Napfform an (**Abb. 214**).

Die **Größe der Erythrocyten** ist artspezifisch und ohne Beziehung zur Körpergröße. Ihr durchschnittlicher *Durchmesser* beträgt beim Menschen 7,5 μm (Normocyten); in manchen Ausstrichpräparaten ist er oft noch etwas kleiner (Schrumpfung), im strömenden Blut 0,5–1,0 μm größer. Rote Blutkörperchen mit einem Durchmesser von über 9 μm (unter 6 μm) nennt man Makrocyten (bzw. Mikrocyten). Die Dicke eines menschlichen Erythrocyten beträgt am Rand 2,6 im Zentrum 0,8 μm, das Volumen hat man auf 85–94 μm³ berechnet. Als Oberfläche werden 120–160 μm² angegeben. Damit ist sie im Vergleich zur Kugelform um 20–30% größer.

Rechnen wir mit 5 Litern Blut –1/12 –1/13 des Körpergewichtes – und 5 Millionen roten Blutkörperchen je μl, so kommen wir beim Menschen auf 25 · 10[12] (Billionen) Erythrocyten, die insgesamt eine Oberfläche von

---

1   *griechisch:* erythrós = rot; leukós = weiß; kýtos = Zelle; haĩma = Blut; lógos = Wort, Lehre.

2   1 μl = 1 Mikroliter = 10^{-6} Liter (ℓ).

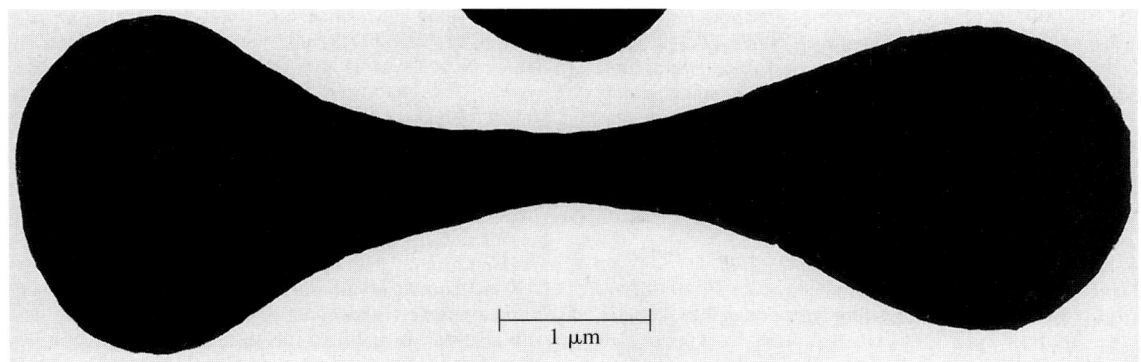

Abb. 213: Elektronenmikroskopische Aufnahme eines Erythrocyten, Mensch. Vergr. 22000mal. EM von Prof. Wulfhekel, Bonn.

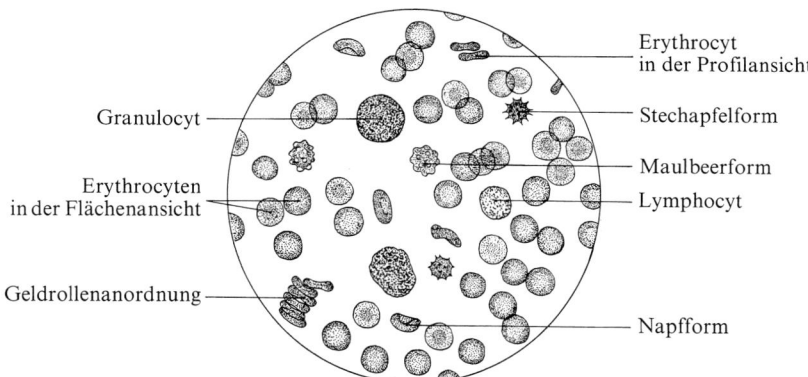

Granulocyt

Erythrocyten in der Flächenansicht

Geldrollenanordnung

Erythrocyt in der Profilansicht

Stechapfelform

Maulbeerform

Lymphocyt

Napfform

Abb. 214: Frisches menschliches Blut, verdünnt mit physiologischer Kochsalzlösung. Ungefärbt. Vergr. 500mal.

Tabelle 29: Abhängigkeit der Blutzusammensetzung vom Lebensalter

Lebensalter	Neugeborener	Säugling	Kleinkind	Schulkind	Erwachsener
Geformte Bestandteile des Blutes in Volumenprozenten (Hämatokrit)	50–60	35–45	30–40	30–50	40–50 ♂46 ♀41
Hämoglobin g in 1 l Blut	180–220	130–190	100–145	115–145	♂160±20 ♀140±20
Erythrocyten Millionen in 1 µl Blut	5,0–6,5	3,5–6,0	3,5–5,0	3,8–5,3	♂5,4±0,5 ♀4,8±0,5
Leukocyten in 1 µl Blut	10000–30000	5000–20000	5500–17000	4500–14500	4300–10000
Neutrophile Granulocyten in % aller Leukocyten	50–70	20–40	35–50	50–65	50–75
Lymphocyten in % aller Leukocyten	20–40	50–70	40–55	30–45	20–35

3000–4000 m² haben, die somit annähernd 2000mal größer ist als die äußere Körperoberfläche.

In den Dünnschnitten der *Elektronenmikroskopie* (**Abb. 213**) erscheinen die Erythrocyten, in Abhängigkeit von der Schnittrichtung, außerordentlich polymorph und auffällig dunkel. Die Dichte des Cytoplasmas ist allein auf den hohen Gehalt an Hämoglobin und die enge Lagerung dieser Partikel zurückzuführen. An der Oberfläche findet man das übliche Plasmalemm. Zellorganellen und Ribosomen sind nicht vorhanden.

Abweichungen von der normalen Zahl, Form und Größe. Eine pathologische Vermehrung der Erythrocytenzahl bezeichnet man als Erythrocytose oder Polyglobulie, eine Verminderung, die viel häufiger vorkommt, als Erythrocytopenie[3] oder Anämie. In Frischpräparaten sowie in schlechten Ausstrichpräparaten findet man gelegentlich durch Schrumpfung entstandene abweichende Erythrocyten*formen*, die als Stechapfelformen bezeichnet werden (**Abb. 214**). Sie treten dann auf, wenn das Medium hypertonisch geworden ist. In einem hypotonischen Medium quellen die roten Blutkörperchen auf und geben ihr Hämoglobin an das Blutplasma ab (osmotische Cytolyse); das vorher undurchsichtige (deckfarbene) Blut wird durch die sog. *Hämolyse* durchsichtig (lackfarben), und von den Erythrocyten erkennt man nur noch die farblosen «Blutkörperchenschatten». Schon im strömenden Blut vorhandene Abweichungen von der Normalform – Poikiloerythrocytose[4] – sind pathologisch (z.B. bei schweren Anämien), ebenso stärkere Unterschiede in der Erythrocyten*größe* (Anisoerythrocytose[4]).

Die Erythrocyten des Menschen und der Säugetiere sind *kernlos* und können deshalb eine größere Menge von Hämoglobin aufnehmen, sich jedoch nicht mehr selbständig vermehren. Ihre *Regeneration* erfolgt durch die noch kernhaltigen Vorstufen (Erythroblasten) im roten Knochenmark.

Als *Lebensdauer* der menschlichen Erythrocyten werden heute aufgrund von Markierungsversuchen mit radioaktiven Isotopen durchschnittlich 120 (110–130) Tage angenommen. Täglich müssen durch das Knochenmark also 0,83% des Bestandes ersetzt, d.h. 190–200 Milliarden neue Erythrocyten gebildet werden. Die *Zerstörung* der überalterten roten Blutkörperchen erfolgt durch Makrophagen. In Leber, Milz und vor allem im Knochenmark.

Die einzelnen Erythrocyten haben eine gelbliche bis gelblichgrüne *Farbe*. Diese ist durch den roten Blutfarbstoff (**Hämoglobin,** S. 74) bedingt, der meist 34% der Erythrocytensubstanz (etwa 95% der Trockensubstanz) darstellt. Erst in dickerer Schicht verleihen die Erythrocyten dem arteriellen Blut die hellrote (Oxyhämoglobin), dem venösen Blut die dunkle, fast blaurote Farbe (reduziertes Hämoglobin).

Das Hämoglobin, das im Blut aller Wirbeltiere vorkommt, dient vor allem als Sauerstoffüberträger (reversible Reaktion seiner Eisenatome mit einem Sauerstoffmolekül); so ist das Blut in der Lage, rund 40mal mehr O_2 zu transportieren, als das in einer gewöhnlichen wässerigen Lösung möglich wäre. Der *Hämoglobingehalt* der

Erythrocyten kann – unabhängig von der Zellzahl im µl – schwanken (s. **Tab. 29**) und beträgt etwa 34% der Zellmasse. Neben normochromen Blutkörperchen gibt es bei gewissen Erkrankungen auch *hypochrome* Erythrocyten. Die *mittlere korpuskuläre Hämoglobinkonzentration* von 34 g Hb/dl Erythrocyten, die sich aus dem Hämatokrit, der Erythrocytenzahl und der Hämoglobinkonzentration ergibt, ist bei solchen hypochromen *Anämien* abgesenkt.

Bei der *histologischen Färbung* reagiert das Hämoglobin mit sauren Farbstoffen wie z.B. mit Eosin, das in den zur Blutfärbung gebräuchlichen Gemischen (nach *May-Grünwald* oder *Giemsa*, die bei der Färbung nach *Pappenheim* kombiniert verwendet werden) vorhanden ist; deshalb sind die roten Blutkörperchen auch in den gefärbten (Blut-)Präparaten meistens rot (**Abb. 215**); die Farbintensität läßt auf den Hämoglobingehalt schließen.

Bei der *Supravitalfärbung* mit Brillantkresylblau tritt nach wenigen Minuten in einigen, relativ großen Erythrocyten eine feine körnige, in anderen Fällen eher fädige Struktur *(Substantia reticularis)* in Erscheinung. Diese Zellen, *Retikulocyten,* von denen wir im normalen Blut 5–15‰ finden, sind jungendliche, noch nicht vollständig ausgereifte Erythrocyten (Proerythrocyten). Die Substantia reticularis ist je nach dem Reifungsgrad verschieden ausgebildet und ein bei der Supravitalfärbung vor allem aus RNS entstandenes Artefakt: Sie tritt nicht auf, wenn das Präparat mit Ribonuklease vorbehandelt worden ist. Der Retikulocyt entwickelt sich, von der Entkernung an gerechnet, in etwa 2–5 Tagen zum reifen Erythrocyten. Ein vermehrtes Auftreten von Retikulocyten (Retikulocytose) weist auf eine verstärkte Neubildung im Knochenmark hin.

3. Weiße Blutkörperchen [Leukocyten]

Die **Zahl der Leukocyten** ist viel geringer als die der Erythrocyten und beträgt, nüchtern und vor der gewohnten Frühstückszeit bestimmt, normalerweise 4000–10000 im µl (= $4–10 \times 10^9$/l) Blut des Erwachsenen (s.a. **Tab. 29**, S. 189). Sie werden von ihrem Bildungsort – dem Knochenmark – zu dem Ort ihrer eigentlichen Wirkung – den Geweben – im Blut transportiert. Damit befindet sich nur ein kleiner Teil der im Körper vorhandenen Leukocyten vorübergehend im Blut. Sie umfassen 1% des Blutvolumens.

Um die Leukocyten in der Zählkammer *zählen* zu können, verdünnt man das Blut gewöhnlich zehnmal mit einer Essigsäure und einem basischen Farbstoff enthaltenen Flüssigkeit[5]: Die bei der Zählung störenden roten Blutkörperchen werden dadurch unsichtbar gemacht (toxische Cytolyse), während die resistenteren weißen Blutkörperchen mit ihren gefärbten Kernen deutlich hervortreten.

---

3 *griechisch:* penía = Mangel.

4 *griechisch:* poikílos = verschiedenartig, bunt; ánisos = ungleich.

5 z.B. mit *Türk*scher *Flüssigkeit*: Acidum aceticum glaciale 1,0, Aqua destillata 100,0 und 1%ige wässerige Gentianaviolettlösung 1,0 ml.

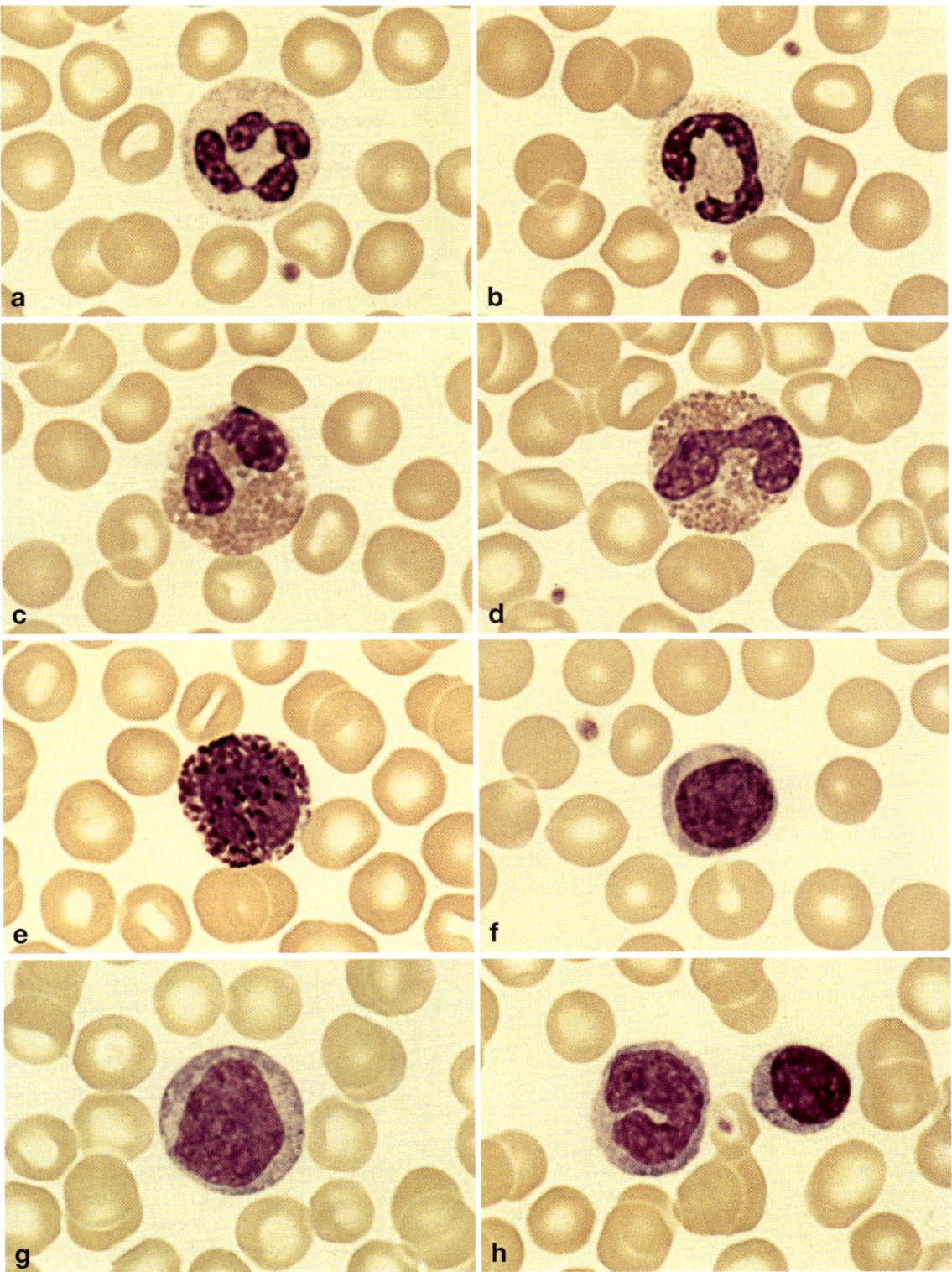

Abb. 215: Zellen im menschlichen Blutausstrich. – **a** Segmentkerniger neutrophiler Granulocyt. – **b** Stabkerniger neutrophiler Granulocyt mit «drumstick» (Geschlechtschromatin). – **c** Reifer eosinophiler Granulocyt. – **d** Stabkerniger, unreifer, eosinophiler Granulocyt. – **e** Basophiler Granulocyt. – **f** Mittelgroßer Lymphocyt. – **g** Monocyt. – **h** Monocyt und kleiner Lymphocyt. May-Grünwald-Giemsa-Färbung nach Pappenheim. Vergr. 1500mal.

Die **Lebensdauer** der weißen Blutkörperchen ist z. T. viel kürzer als die der roten; ein Teil lebt aber auch wesentlich länger. Einige Lymphocytenformen können ein Alter von vielen Jahren erreichen, die Granulocyten werden dagegen nur 8–12 Tage alt (**Tab. 32,** S. 201). Der physiologische *Abbau* der Leukocyten erfolgt durch Phagocytose durch die Makrophagen an verschiedenen Stellen des Körpers. Ein großer Teil der weißen Blutkörperchen verläßt jedoch den Körper durch Schleimhautdiapedese (s. u.) oder wird in der Peripherie bei der Abwehr schädigender Einwirkungen verbraucht.

Die Leukocyten bilden eine aus *verschiedenartigen Zellen* zusammengesetzte Gruppe, in der *Granulocyten* und ungranulierte Formen zu erkennen sind (*Lymphocyten* und *Monocyten*). Bei den granulierten Leukocyten gibt es die fein granulierten neutrophilen, zu denen etwas mehr als 50% der weißen Blutkörperchen des strömenden Blutes gehören, die grob granulierten eosinophilen (= acidophilen) und die nur in ganz geringer Zahl vorkommenden basophilen Granulocyten. Die **Form** aller weißen Blutkörperchen ist im strömenden Blut mehr oder weniger kugelig. In verschieden starkem Ausmaß besitzen die einzelnen Leukocytenarten im Gewebe eine *amöboide Bewegungsfähigkeit.*

a) Granulocyten

Die Granulocyten besitzen einen vielgestaltigen, *gelappten Kern* – man spricht deshalb auch von **polymorphkernigen Leukocyten** –, der keinen Nucleolus enthält, chromatinreich ist und sich mit basischen Farbstoffen somit stark färbt. Das *Cytoplasma* ist schwach acidophil und enthält außerdem die charakteristischen *Granulationen* (**Abb. 215**).

Die Granulocyten überragen die Lymphocyten und die Erythrocyten an *Größe* (s. **Tab. 30,** S. 193); unter den granulierten Zellen selbst sind die eosinophilen in der Regel größer, die basophilen durchschnittlich etwas kleiner als die neutrophilen.

Alle Granulocyten – wie auch ihre unreifen, jedoch bereits granulierten Vorstufen, die Myelocyten – geben eine positive *Peroxydasereaktion* (mit Benzidin); diese fällt meistens, jedoch nicht immer, auch bei den Monocyten positiv aus, während sie bei den Lymphocyten stets negativ ist. Mit dieser Reaktion kann man myeloische, d. h. aus dem Knochenmark stammende, und lymphatische weiße Blutkörperchen im Zweifelsfall unterscheiden.

Neutrophile Granulocyten

50–75% der weißen Blutkörperchen sind neutrophile Granulocyten (**Neutrophile**), deren Durchmesser im Ausstrich etwa 9–12 μm beträgt. Ihre *Granulation* läßt sich am besten durch die panoptische Färbung nach Pappenheim darstellen und ist weniger durch ihre etwas unbestimmte (neutrophile), gewöhnlich rotviolette Tönung (**Abb. 215**) gekennzeichnet als dadurch, daß sie aus feinsten Körnchen besteht.

Elektronenmikroskopisch (**Abb. 216**) werden größere, etwas dichtere Granula erkennbar, die den azurophilen Körnchen im Pappenheim-Präparat entsprechen. Daneben findet man eine wesentlich zahlreichere Form (80%) von kleineren, weniger dichten, sog. *spezifischen Granula.* Diese sind häufig reiskornförmig gestaltet. Beide Granulatypen fusionieren mit Phagosomen, in denen das von den Granulocyten phagozytierte Material, z. B. ein Bakterium, abgebaut wird. Zuerst geben die spezifischen Granula ihren Inhalt, der alkalische Phosphatase, das antibakteriell wirkende *Lysozym* und das eisenbindende *Laktoferrin* enthält, an das Phagosom ab, gefolgt von den Bestandteilen der azurophilen Granula, die unter Absenken des pH-Wertes saure Phosphatase und andere *lysosomale Enzyme*, aber auch *Peroxydase* (Myeloperoxydase) beisteuern. Die azurophilen Granula sind also Lysosomen und bilden mit den Phagosomen Verdauungsvakuolen (sek. Lysosomen). Dabei wird auch H_2O_2 produziert, welches unter Einwirkung der Peroxydase zur Freisetzung von Chlor-Ionen beiträgt.

Neutrophile Granulocyten geben auch Enzyme in die Umgebung ab, was vor allem durch die lokale Wirkung von Kollagenase und Elastase zur Einschmelzung eines Entzündungsherdes beiträgt.

Ein kleiner Golgi-Apparat läßt sich häufig in der Nähe eines Kernsegmentes gemeinsam mit einem Zentriol lokalisieren. Mitochondrien kommen nur in geringer Zahl vor.

Der grob strukturierte **Zellkern** ist stark gelappt und zeigt meistens 3–4, weniger häufig 2 oder – seltener – 5 Segmente, die nur noch durch feinste Chromatinfäden zusammenhängen. Neben den eben beschriebenen, *segmentkernigen* Neutrophilen kommen, auch unter normalen Verhältnissen, 5–10% *stabkernige* Jugendformen vor, deren Kern zwar die Segmentanlagen erkennen lassen kann, jedoch nicht bis

Tabelle 30: Größenverhältnisse der verschiedenen Blutkörperchen im Ausstrichpräparat

Blutkörperchen	Durchmesser
	2 4 6 8 10 12 14 16 18 20 µm
Monocyten	_____ (12–20)
eosinophile Granulocyten	____ (11–14)
neutrophile Granulocyten	___ (10–12)
basophile Granulocyten	___ (8–11)
Lymphocyten	___ (7–10)
Erythrocyten	-·-·- (7–9)
Thrombocyten	__ (2–4)

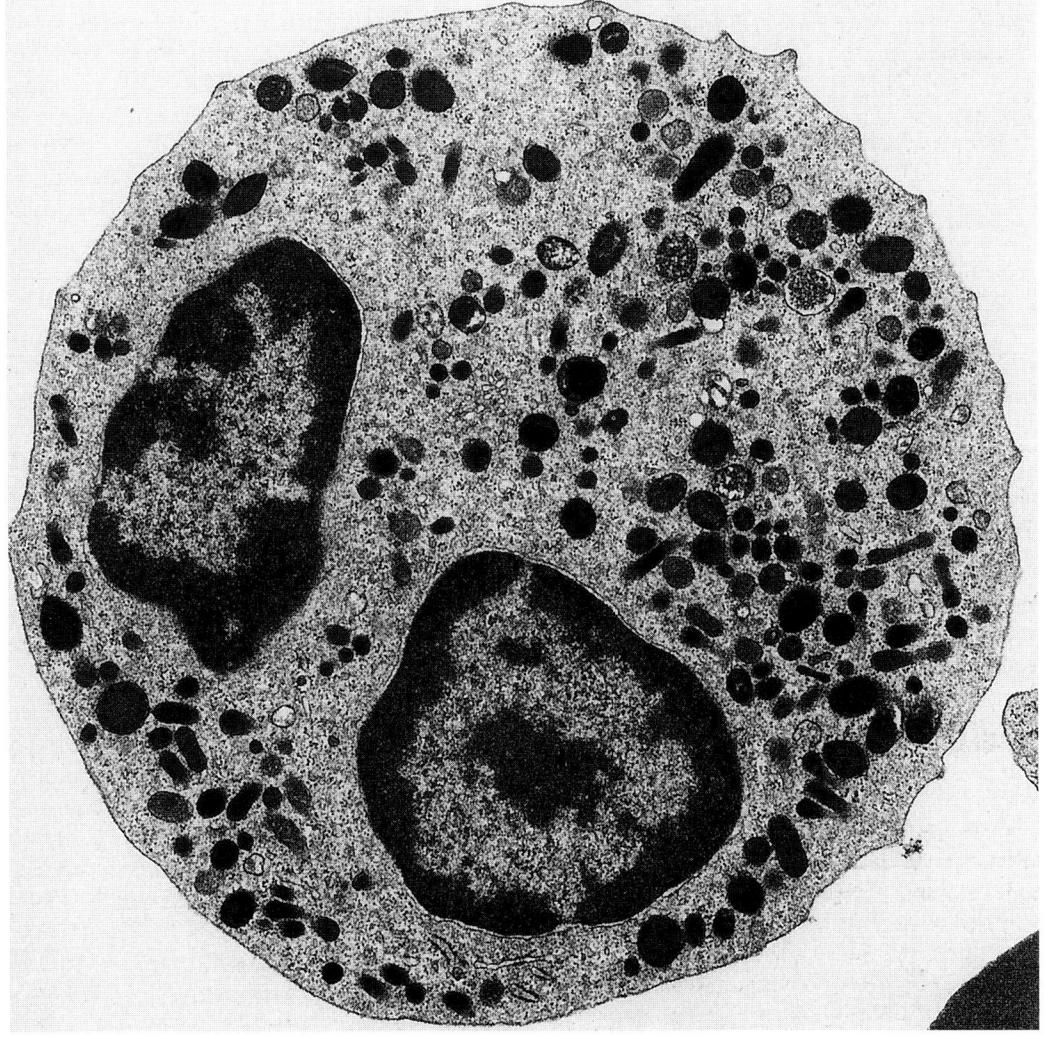

Abb. 216: Neutrophiler Granulocyt. Mensch. Der segmentierte Zellkern ist in zwei Bereichen angeschnitten. Zwei Formen von membranbegrenzten Granula sind im Cytoplasma verteilt: Größere, meist runde, dichte Typ A Granula (unspezifische azurophile Granula: Lysosomen), die etwa 20% ausmachen, und in der Mehrheit kleinere, weniger dichte und unregelmäßig geformte Typ B Granula (spezifische Granula). Vergr. 17000mal. EM von Prof. Wulfhekel, Bonn.

auf dünne Verbindungsfäden durchgeschnürt ist (**Abb. 215**). *Übersegmentierte* Neutrophile findet man bei gewissen Krankheiten häufiger. Verschiebt sich nun pathologischerweise das Verhältnis der verschieden stark segmentierten Granulocyten gegen die stabkernigen mit verminderter Kernsegmentzahl oder gegen die übersegmentierten Formen, so spricht man von einer **Links-** bzw. **Rechtsverschiebung** des neutrophilen Blutbildes:

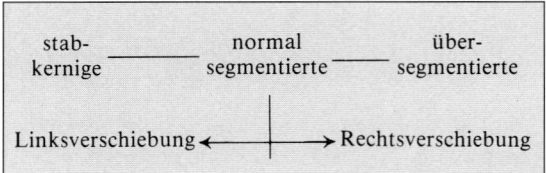

Die *Linksverschiebung* ist ein diagnostisch wichtiges Symptom für infektiöse Vorgänge im Körper; damit ist meistens eine *Leukocytose,* und zwar eine Erhöhung der Zahl der neutrophilen Granulocyten (Neutrophilie), verbunden. Wir finden bei der Linksverschiebung noch nicht ganz ausgereifte, nicht fertig segmentierte Jugendformen im strömenden Blut, die das Knochenmark vorzeitig – als Folge der vermehrten Anforderung durch die Peripherie – verlassen haben. Die Zahl der Leukocyten kann sich dabei auf bis zu 30000/µl Blut erhöhen. Das Gegenteil einer Leukocytose, das Absinken der Leukocytenzahl, die schon erwähnte *Leukopenie,* ist auf eine verzögerte Bildung im Knochenmark oder auf eine herabgesetzte Lebensdauer der Zellen zurückzuführen. Eine *Rechtsverschiebung* mit vorwiegend übersegmentierten Neutrophilen kommt z. B. bei der perniziösen Anämie vor.

Die neutrophilen Granulocyten wandern dank ihrer großen amöboiden *Bewegungsfähigkeit* auf gewisse pathologische Reize hin durch **Diapedese**[6] aus den Blutkapillaren in die Gewebe aus (**Abb. 105**). Sie werden durch Bakterien- und Zellzerfallsprodukte chemotaktisch angelockt (Leukotaxis). Die Neutrophilen enthalten Abwehrstoffe sowie verschiedene *Enzyme* und können auch phagocytieren, so z. B. Gewebstrümmer und Bakterien; die Granulocyten sind *Mikrophagen.*

Als **Mikrophagen** sind die Zellen in der Lage sowohl beliebiges Material durch eine *unspezifische Phagocytose* aufzunehmen wie auch spezifisch im Rahmen einer *Immun-Phagocytose* zu reagieren. Dafür trägt der Neutrophile an seiner Oberfläche Rezeptoren, die spezifisch Ligandenkomplexe an der Oberfläche von Bakterien binden können, die ihrerseits im Rahmen einer sekundären Immunantwort zwischen bakteriellem Antigen, einem im Blut vorhandenen Antikörper (IgG) und einem Komplement entstanden sind. Die Bindung zwischen Ligandenkomplex und Rezeptor leitet die Phagocytose durch den Neutrophilen ein.

Die *Lebensdauer* der Neutrophilen soll 8 Tage betragen (Verweildauer im Randstrom des Blutes jedoch nur 6–7 Stunden). Da es sich um hoch spezialisierte Zellen handelt, können sie sich selbst nicht mehr teilen. Ihre *Regeneration* erfolgt durch das Knochenmark. Die neutrophilen Granulocyten sind an der Bildung des *Eiters* beteiligt; durch fettige Degeneration wandeln sie sich in *Eiterkörperchen* um. Die dabei freiwerdenden proteolytischen Fermente können das Gewebe einschmelzen (man denke z. B. an das «Reifen» eines Furunkels).

Eosinophile Granulocyten

Die eosinophilen Granulocyten (**Eosinophile**) sind auch im frischen, ungefärbten Blutpräparat leicht an ihren relativ großen, stark lichtbrechenden **Granulationen** zu erkennen. Diese Körner, in der Größenordnung von 0,5–1 µm, färben sich mit sauren Farbstoffen, so z. B. mit Eosin (sind also eosinophil = acidophil). Der *Zellkern* ist durch die dichte Granulierung des Cytoplasmas oft mehr oder weniger verdeckt; er besteht meistens aus 2 (Hantelform), seltener aus 3 Segmenten (**Abb. 215**). Die Eosinophilen sind etwas größer als die Neutrophilen; ihr Durchmesser beträgt im Mittel 11–14 µm (**Tab. 30**). Im normalen Blut sind *1–4%* der weißen Blutkörperchen eosinophile Granulocyten. Diese sind gut amöboid *beweglich* und *phagocytieren* unter besonderen Umständen.

Im *elektronenmikroskopischen Bild* (**Abb. 217**) lassen sich neben einer kleinen Zahl azurophiler Granula die durch ihre besondere Struktur auffallenden *spezifischen Granula* nachweisen. Beide Granulaarten sind Formen primärer Lysosomen, die sich durch Aufbau und Zusammensetzung unterscheiden. Die spezifischen eosinophilen, membranbegrenzten Granula lassen ein weniger dichtes, homogenes *Externum* und ein unterschiedlich geformtes und beim Menschen kristalloid aufgebautes *Internum* erkennen. Im Externum sind lysosomale Enzyme und Peroxydase, die sich allerdings von der der Neutrophilen unterscheidet, nachgewiesen worden. Dagegen enthalten die Granula kein Lysozym. Im Internum ist ein basisches Protein (major basic

---

6 *griechisch:* diapédesis = Durchtreten.

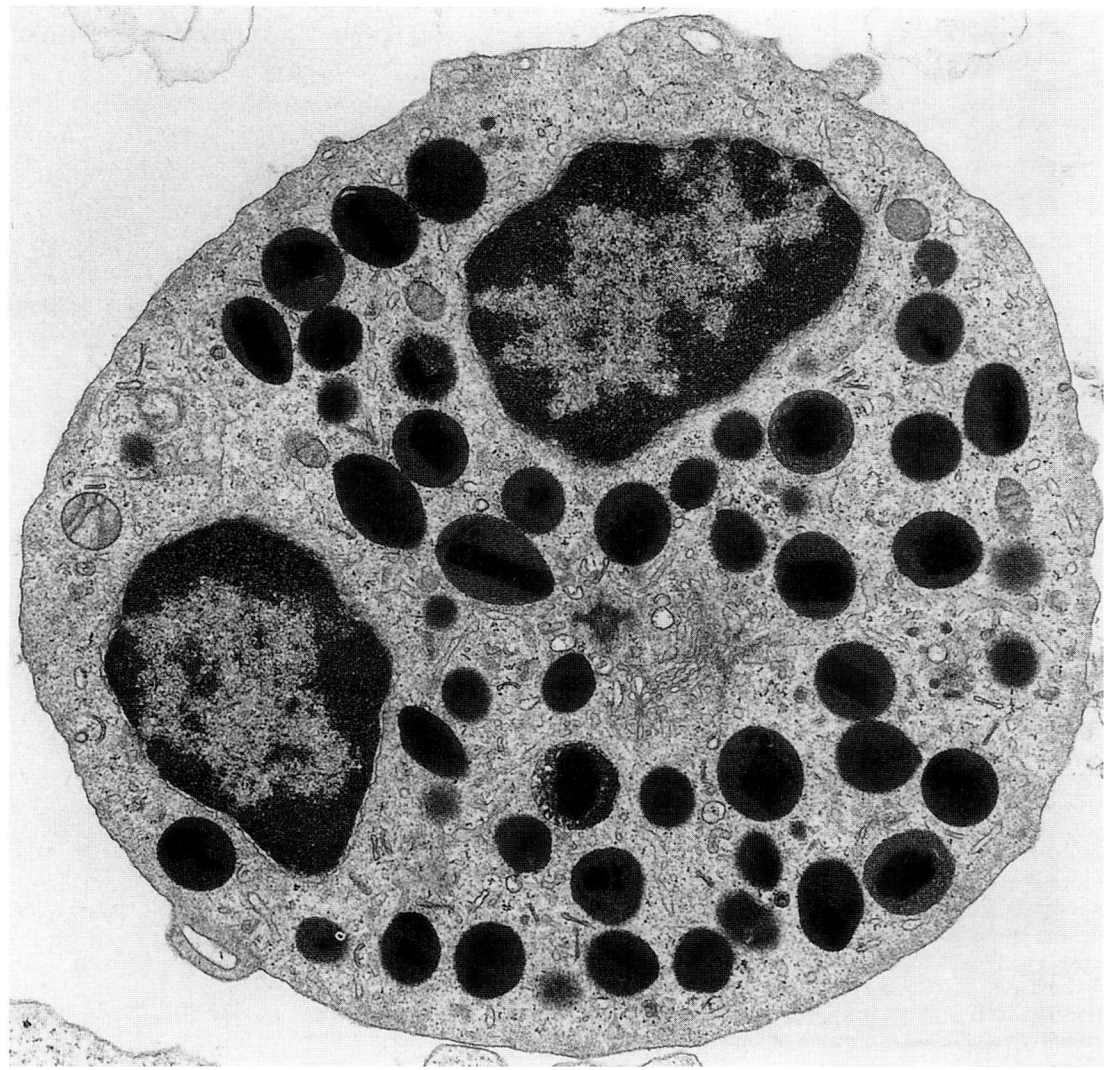

Abb. 217: Eosinophiler Granulocyt aus der Milz. Die großen, spezifischen Granula gliedern sich in ein homogenes Externum und ein kristalloides Internum. Vereinzelt sind kleinere azurophile Granula zu finden. Vergr. 18600mal. EM von Prof. Wulfhekel, Bonn.

protein) gespeichert, welches eine cytotoxische Wirkung hat aber auch in den Blutgerinnungsvorgang eingreifen soll.

Die *Funktion* der Eosinophilen ist nicht in allen Einzelheiten geklärt: Sie sind an den Abwehrreaktionen beteiligt, obwohl sie selten und langsam phagocytieren. Ihre Zahl ist vor allem am Ort von allergischen Reaktionen, im Blut bei Parasitenbefall, besonders bei Überempfindlichkeitsreaktionen des Körpers (wie z. B. Bronchialasthma, Heuschnupfen) und manchen Krankheiten (z. B. Scharlach) erhöht (Eosinophilie). Bei anderen Krankheiten (Masern, Typhus) sind sie vermindert (Eosinopenie). Durch Einspritzung von corticotropem Hormon des Hypophysenvorderlappens sowie von Cortisol (Neben-

nierenrindenhormon) kann man eine Eosinopenie erzeugen. Es wird angenommen, daß sie bei der Unterdrückung allergischer Reaktionen und Entzündungen, bei dem Abbau von Antigen-Antikörper-Komplexen und bei der Auseinandersetzung mit körperfremden Eiweißen eine Rolle spielen, indem sie diese phagocytierten. Durch einen chemotaktischen Faktor, der von Basophilen und Mastzellen abgegeben wird, werden die Eosinophilen an Gewebsorte geleitet, wo sie die örtliche Histaminwirkung dämpfen.

Die eosinophilen Granulocyten kommen, unter normalen Bedingungen, nicht nur im Blut, wo ihre *Lebensdauer* 1–2 Wochen beträgt, sondern auch als *freie Zellen* im Bindegewebe vor (z. B. in der Lamina propria der Darmschleimhaut).

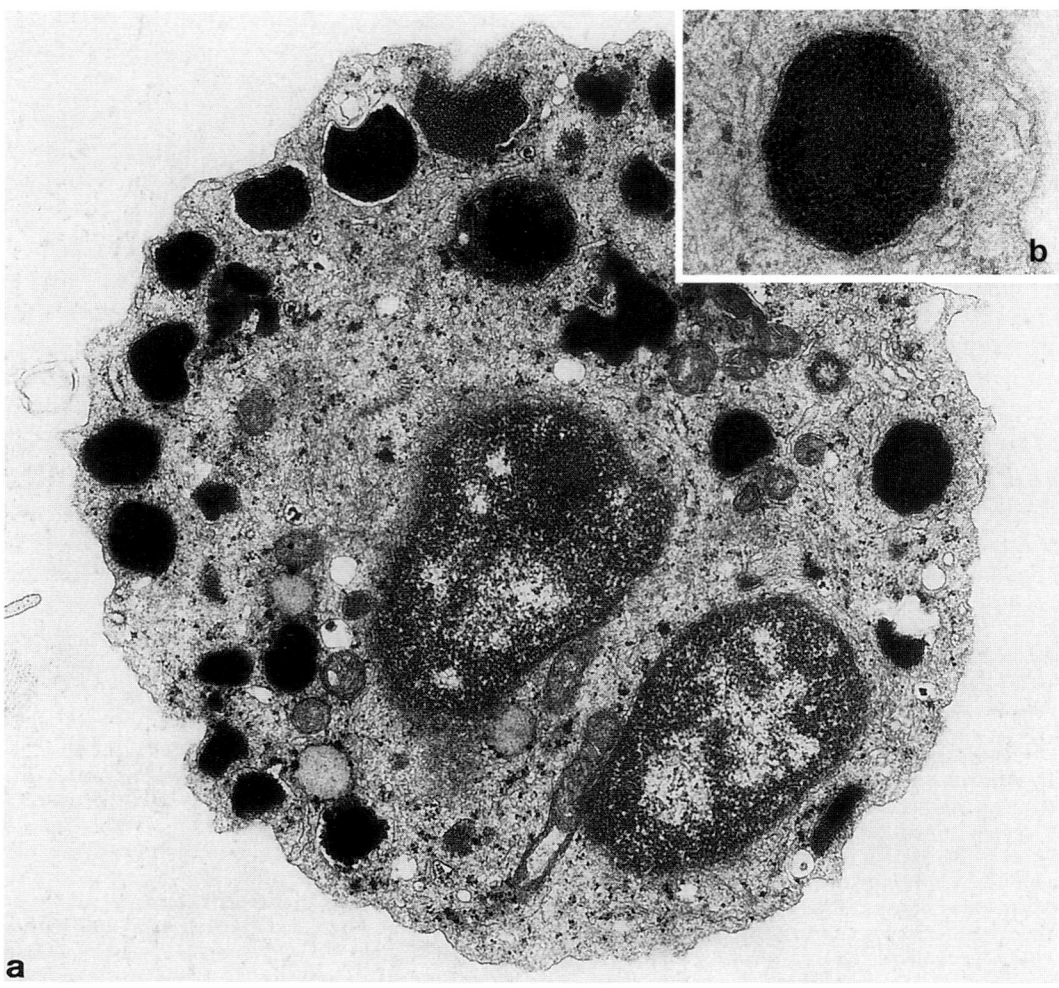

Abb. 218: – a Basophiler Granulocyt. Mensch. Vergr. 18000mal. **– b** Ausschnittsvergrößerung mit basophilem Granulum. Darunter Querschnitt durch Zentriol. Vergr. 53000mal. EM von Prof. Wulfhekel, Bonn.

Basophile Granulocyten

Die basophilen Granulocyten (**Basophile**) sind von allen Formen der weißen Blutkörperchen die seltensten *(0–1,0%)*. Sie sind durchschnittlich größer als die Erythrocyten und die Lymphocyten, aber kleiner als die beiden anderen granulierten Formen. Der *Zellkern* ist verhältnismäßig groß, einmal fast kugelig, einmal wenig gelappt und von den unregelmäßig groben, basophilen *Granula* fast verdeckt (**Abb. 215**). Diese sind wasserlöslich und deshalb unter Umständen herausgelöst (vakuoläre Cytoplasmastruktur).

Der *feinstrukturelle Aufbau* der basophilen Granula (**Abb. 218**), die selber einen Durchmesser von 0,2–1,2 μm haben und damit eine sehr variable Größe aufweisen, stellt sich als eine Ansammlung von feinen Partikeln in unter-schiedlich dichter Lagerung heraus. Auch myelinartige Anordnungen – wie bei den Mastzellen – sind beobachtet worden. Sie speichern Peroxydase, Histamin und Heparin, welches als schwefelhaltiges Mukopolysaccharid für die metachromatische Farbreaktion (s. S. 14) verantwortlich ist. *Histamin* wirkt gefäßerweiternd und erhöht die Permeabilität der Kapillarendothelien. *Heparin* ist vor allem ein die Blutgerinnung hemmender und bei der Spaltung der Triglyzeride beteiligter Bestandteil der Basophilengranula, der gemeinsam mit Histamin auch in den Mastzellgranula enthalten ist (s. S. 104).

Mit den Gewebsmastzellen (S. 104) sind die basophilen Granulocyten («Blutmastzellen») nicht identisch. Die Basophilen geben eine positive Peroxydasereaktion wie die anderen im Knochenmark gebildeten weißen Blutzellen, während die Gewebsmastzellen peroxydase-negativ sind. Ihre Funktionen sind aber weitgehend gleich.

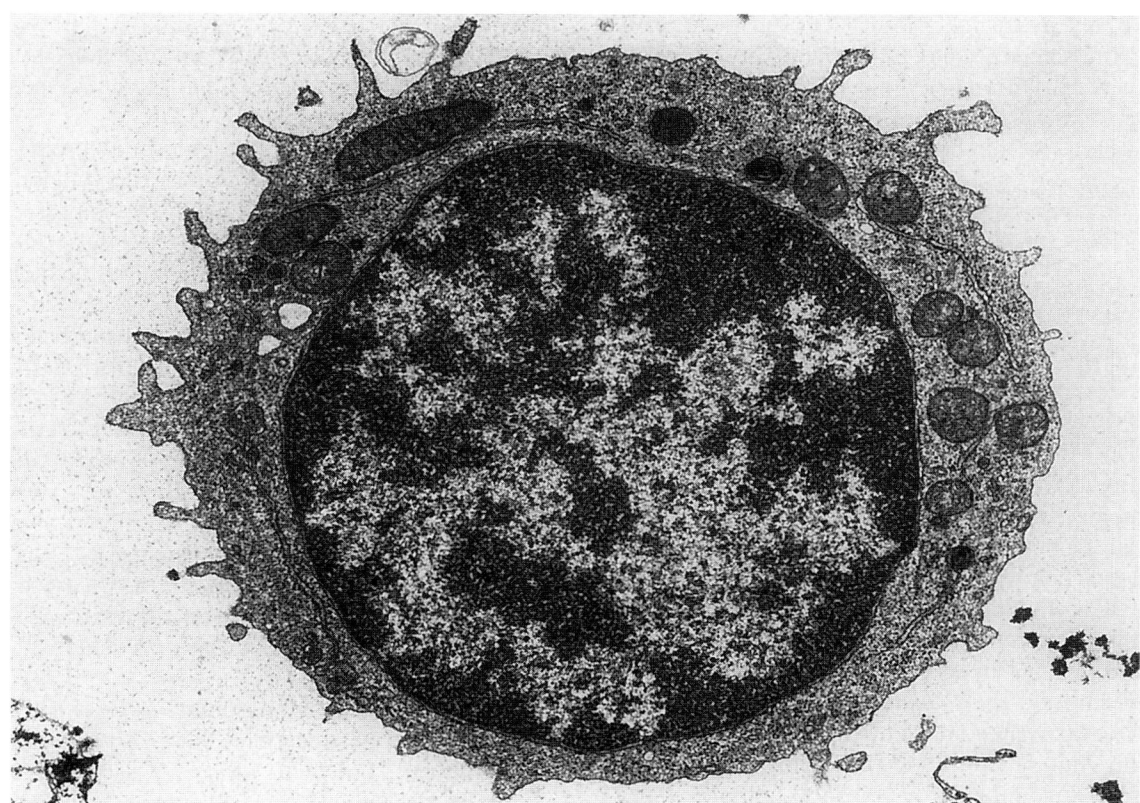

Abb. 219: Lymphocyt. Mensch. Vergr. 18 800mal. EM von Prof. Wulfhekel, Bonn.

b) Lymphocyten

Die Lymphocyten (**Abb. 215**) sind kugelige Zellen, die einen ungefähr gleich großen oder etwas größeren Durchmesser haben als die Erythrocyten. Der *Zellkern* zeigt eine ziemlich dichte, schollige Chromatinstruktur und somit eine kräftige Färbung; er ist mehr oder weniger kugelig, häufig an einer Stelle etwas eingedellt, aber niemals gelappt. Um den verhältnismäßig großen Kern, in welchem nur in zerdrücktem Zustand der Nucleolus zu sehen ist, bildet das helle, infolge seines relativ hohen Gehaltes an freien Ribosomen basophile *Cytoplasma* einen schmalen, lichtmikroskopisch oft kaum sichtbaren Saum (s. a. **Abb. 219**).

Bei der Blutfärbung mit der Farblösung nach Giemsa, die neben Eosin und Methylenblau noch Methylenazur enthält (somit auch bei der kombinierten May-Grünwald-Giemsa-Färbung nach Pappenheim, **Abb. 215**), sieht man mit Ölimmersion im klarblauen Cytoplasma mancher Lymphocyten vereinzelte feine, metachromatische, d. h. purpurrote Körnchen (lysosomale *Azurgranula*), die von einem schmalen Hof umgeben sind und mit den Granulationen der Granulocyten keinesfalls verwechselt werden können.

Die Lymphocyten haben eine unterschiedliche Lebensdauer, die im Durchschnitt länger ist als die der Granulocyten. Ein kleiner Teil von ihren lebt nur wenige Tage, 90% aber wenigstens 18 Monate und ein Teil vermutlich auch viele Jahre. Im zirkulierenden Blut lassen sich Lymphocyten unterschiedlicher Größe feststellen: 80–90% rechnen zu der kleinen Form (bis zu 7 μm), 5–15% zu einer mittleren Form (bis zu 11 μm), während große Lymphocyten, deren Kern oft etwas eingekerbt und weniger dicht gebaut ist als der der kleinen Lymphocyten, selten im Blut aber reichlich in der Lymphe zu finden sind und bis zu 15 μm Durchmesser aufweisen. Im Ausstrichpräparat liegen die Werte um 1–2 μm höher.

Die Unterschiede in Lebensdauer und Größe der Lymphocyten werden verständlich, wenn man ihre Aufgaben und ihr jeweiliges Schicksal in der Immunabwehr kennt. Die Lymphocyten bilden das Hauptkontingent der Zellen, die zwei Formen unterschiedlicher immunologischer Reaktionen bewirken, die *zelluläre* oder *zellvermittelte Immunität* und die *humorale Immunität*:

T- und B-Lymphocyten. Über die funktionellen Unterschiede, die Entstehungsweise und die weitere Differenzierung der Lymphocyten u. a. zu Plasmazellen wird im Abschnitt «Immunabwehr» (S. 212) berichtet.

Das Gesamtgewicht aller Lymphocyten des Körpers wird auf annähernd 1500 g geschätzt, wovon nur 3 g kurzfristig im Blut kreisen; die übrigen Lymphocyten befinden sich im lymphatischen System und im Knochenmark (je etwa 100 g) und vor allem als freie Zellen im Bindegewebe, in großer Menge in der Darmschleimhaut. *Plasmazellen* (s. S. 105 und S. 213) kommen im Blut nicht regelmäßig vor (0–2%), jedoch an manchen Stellen als freie Bindegewebszellen. Die Lymphocyten – und unter gewissen Umständen auch die Plasmazellen – sind die vorherrschende Zellform bei chronischen Entzündungen.

Die Lymphocyten haben eine (geringe) amöboide *Beweglichkeit*: Sie können aus den Kapillaren in die Gewebe auswandern und umgekehrt – aus dem lymphatischen Organen – in die Blut- und Lymphbahn eindringen. Die Lymphocyten phagocytieren gewöhnlich nicht und können, da sie nicht über genügend proteolytische *Enzyme* verfügen, auch kein Gewebe einschmelzen. Über den prozentualen Anteil der Lymphocyten im Blut s. **Tab. 29**, S. 189. Ein Mikroliter Blut enthält somit etwa 1500–2500 Lymphocyten.

Der Name Lymphocyt (Lymphzelle) weist auf das Vorkommen dieser Zellen in der *Lymphe* hin, wo 97–99% der Zellen Lymphocyten sind. Aus dem Ductus thoracicus gelangen beim Menschen je Stunde und Kilogramm Körpergewicht schätzungsweise 8 Millionen Lymphocyten in den Blutkreislauf, im Tag insgesamt also mehr als 10 Milliarden. Die im Blut vorhandenen Lymphocyten werden täglich einmal ausgewechselt. Es handelt sich vorwiegend um T-Lymphocyten, die aus den verschiedenen lymphatischen Geweben kommend einer ständigen *Rezirkulation* unterliegen.

c) Monocyten

Die Monocyten sind die Bildungs- (im Knochenmark) und Transportform (im Blut) der Zellen, die in den Geweben und vielen Organen als **Makrophagen** oder diesen nahestehende Zellen Bestandteil des mononukleären Phagocytensystems (MPS) sind (s. S. 210). Im Blut (**Abb. 215**) sind sie die größten und vielgestaltigsten Formen der weißen Blutkörperchen; sie zeigen starke Unterschiede in ihrer *Größe* (12–20 μm und mehr). Auch der grobmaschige, lockere *Zellkern* ist bei verschiedenen Zellen von wechselnder Form (nieren- oder wurstförmig, gelegentlich kugelig oder gelappt) und gewöhnlich exzentrisch gelegen. Nukleolen sind lichtmikroskopisch in der Regel kaum zu fin-

den. Das *Cytoplasma* ist basophil, bei Färbung nach Giemsa oder Pappenheim blaugrau mit vielen, allerfeinsten azurophilen Granulationen (sichtbar mit Ölimmersion).

Elektronenmikroskopisch sind die azurophilen Granula überwiegend runde membranbegrenzte Gebilde von 100–450 nm Durchmesser. Nur wenige Granula sind ovoid oder reiskornförmig gestaltet. Der Inhalt ist unterschiedlich dicht, teils locker-flockig bis homogen und stark osmiophil. In Nachbarschaft insbesondere der locker strukturierten Granula findet man *multivesikuläre Körper* (s. S. 44), so daß man die Entstehung der Monocytengranula u. a. aus diesen annehmen kann. Die meisten Granula sind *Lysosomen* aufgrund ihres Gehaltes an saurer Phosphatase und anderen Hydrolasen, zeigen aber auch eine positive *Peroxydasereaktion*. Eine zweite Gruppe von Granula sind peroxydasenegativ, lassen sich aber auch anderweitig nicht durch cytochemische Nachweise charakterisieren.

Die Monocyten sind gut amöboid *beweglich*, *speichern* und phagocytieren als *Makrophagen* auch größere Teilchen, wie z. B. geschädigte oder abgestorbene (Blut-)Zellen und Zelltrümmer. Sie gehören zum Schutzapparat des Körpers und finden sich nicht nur im Blut – 2–8% der Leukocyten –, sondern in viel größerer Zahl als freie Zellen im Gewebe, wo sie aber schnell eine Umdifferenzierung in Makrophagen erfahren. Ihre Verweildauer im Blut beträgt 1–1$\frac{1}{2}$ Tage oder sogar nur wenige Stunden (s. **Tab. 32**).

Differentialdiagnose von Monocyt und Lymphocyt. Von den großen Lymphocyten sind die Monocyten bei mangelnder Übung nicht immer gut zu unterscheiden, obschon diese im allgemeinen einen feiner strukturierten, weniger intensiv gefärbten (chromatinärmeren) Kern haben. Zudem sind die Azurgranula in den großen Lymphocyten gröber, dafür jedoch spärlicher als in den Monocyten, zu deren Gunsten ein positiver Ausfall der Peroxydasereaktion spricht. Elektronenmikroskopisch sind die wenigen Mitochondrien der Lymphocyten relativ groß; ferner ist das endoplasmatische Retikulum sehr spärlich. Die Monocyten indessen besitzen mehr, dafür kleinere Mitochondrien, ein besser ausgebildetes endoplasmatisches Retikulum (gelegentlich zisternenartig erweitert) und primäre Lysosomen sowie einen gut entwickelten Golgi-Komplex; dieser liegt mit dem Diplosom in der Gegend der Kerneinkerbung. Charakteristisch für den Monocyten sind die Bündel von *Filamenten*, die vor allem entlang der Kernmembran und in den Kernbuchten zu finden sind.

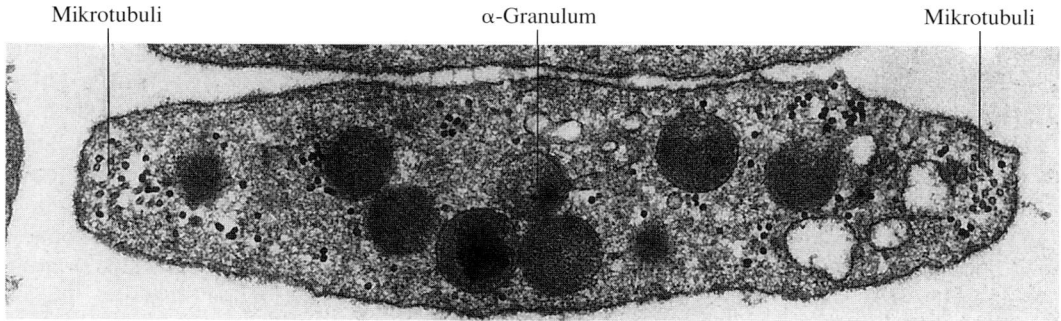

Mikrotubuli   α-Granulum   Mikrotubuli

Abb. 220: Thrombocyt aus einem Lebersinus (Affe). Querschnitt durch das diskoid geformte Blutplättchen mit randständigem Bündel von Mikrotubuli. Vergr. 37000mal.

4. Blutplättchen [Thrombocyten]

Die Blutplättchen sind farblose, platte rundliche oder spindelförmige Körperchen von 1–4 μm Durchmesser, die in den Blutpräparaten (**Abb. 215**) meist in kleinen Gruppen zusammenliegen. Da sie sehr empfindlich sind, zeigen sie außerhalb der Blutgefäße gewöhnlich merkwürdige Formen (ausgezogene Fortsätze, verwaschene Konturen). Man findet im μl Blut *150000–350000* (= 150–350 × 10^9/l) Thrombocyten. Ihr Einzelvolumen beträgt 7–8 fl (μm^3).

Man erhält um so höhere Maximalwerte, je natürlichere Bedingungen während der Zählung eingehalten werden können. Außerdem bestehen starke physiologische Schwankungen. Die Thrombocyten haben eine *Lebensdauer* von 9–12 Tagen. Ihr *Abbau* erfolgt von Makrophagen der Milz und Leber (Erhöhung der Plättchenzahl nach Splenektomie), ihre *Neubildung* im Knochenmark.

Die Blutplättchen sind beim Menschen und den Säugetieren eigentlich keine Zellen (Thrombo«cyten»), denn sie besitzen keinen Zellkern. In gefärbten Ausstrichpräparaten erkennt man gelegentlich basophile Körnchen in einer meistens zentralen Zone *(Granulomer)*, die von einer helleren Zone *(Hyalomer)* umgeben ist. Elektronenmikroskopisch findet man die Plättchen von einem Plasmalemm umgeben. Während das Hyalomer außer Mikrotubuli keine auffälligen Ultrastrukturen aufweist, sieht man im Granulomer nicht nur Mitochondrien, Vakuolen und Glykogengranula, sondern auch (z. T. azurophile) Granula verschiedener Natur, (s. a. **Abb. 228**). 10–15 Mikrotubuli bilden im Hyalomer – bei diskoid gestalteten Plättchen entlang dem Äquator – ein Bündel von zirkulärer Verlaufsrichtung, von dem man annimmt, daß es auf den Erhalt der typischen Plättchenform Einfluß nimmt (**Abb. 220**). Außerdem kommen zahlreiche Aktinfilamente vor. Unter den Thrombocytengranula unterscheidet man eine Form mit dichtem Inhalt (Serotonin, ADP, ATP) von den α-Granula mit weniger dichtem Inhalt (**Abb. 220**). Die zweite Kategorie ist uneinheitlich und umfaßt Lysosomen, Peroxysomen und Vesikel mit Gerinnungsfaktoren des Thrombocyten. Die Oberflächenmembran trägt eine gut ausgebildete Glykokalix. Ein Teil der cytoplasmatischen Vesikel zeigt an seiner Innenfläche ebenfalls eine Glykokalix. Diese Vesikel sind als Anschnitte eines Kanälchensystems aufzufassen, welches mit der Oberflächenmembran in Verbindung steht und bereits im Cytoplasma des Megakaryocyten angelegt ist (s. S. 208).

Physiologisch sind die Thrombocyten trotz ihrer Unscheinbarkeit höchst wichtig: Sobald die Endothelauskleidung der Gefäßwand verletzt wird, agglutinieren sie (Blutplättchenthrombus[7], der eine kleine blutende Öffnung im Gefäß verstopfen kann); bei ihrem Zerfall liefern sie die Thrombokinase. Diese führt zur Blutgerinnung.

5. Embryonale Blutbildung

Mesoblastische Periode (1. bis 3. Embryonalmonat)
Es treten zunächst extraembryonal – beim Menschen im Dottersack-, Chorion- und Haftstielmesoderm –, etwas später weit verbreitet im Mesenchym des Embryos Zellansammlungen *(Blutinseln)* auf.

Hepato-lienale Periode (2. bis 9. Embryonalmonat)
Während der mesoblastischen Bildungsphase hat die *Leber*anlage die Blutbildung übernommen. Im 2. Monat sind fast alle roten Blutkörperchen noch kernhaltig; dann erscheinen die ersten kernlosen Erythrocyten, und am *Ende des 3. Monates* sind annähernd alle *kernhaltigen roten Blutzellen* aus dem Kreislauf *verschwunden*.

Am Anfang des 4. Embryonalmonates entstehen auch in der *Milz* Blutbildungsherde. Lymphocyten werden in der Milz zeitlebens gebildet, die übrigen Blutzellen normalerweise nur bis gegen Ende des 7. Embryonalmonates.

Medulläre Periode (ab 5. Embryonalmonat)
In dem primären Knochenmark entwickeln sich die myeloischen Stammzellen (vor allem Proerythroblasten und Myeloblasten), welche dann die weitere Bildung der Blutzellen übernehmen. *Am Ende der intrauterinen Entwicklung ist das Knochenmark der einzige Bildungsort der sog. myeloischen Blutzellen* geworden.

7 Auf die Fähigkeit der Plättchen zusammenzuklumpen bezieht sich die Bezeichnung «Thrombo»cyten; *griechisch:* thrómbos = Klumpen.

6. Die Abstammung der Blutzellen und das Problem der Stammzelle

Die **Hämatopoëse,** die Herkunft der verschiedenen Blutzellen, war lange Zeit ein heftig umstrittenes Problem. Heute hat sich die *monophyletische Anschauung* durchgesetzt. Danach haben Erythrocyten, Granulocyten, Monocyten, Lymphocyten und auch die Megakaryocyten den gleichen Ursprung, sie leiten sich von einer Stammzelle her (**Tab. 31**).

Die hämatopoëtische Stammzelle gewährleistet die kontinuierliche Erneuerung des gesamten Blutzellsystems während der drei genannten Blutbildungsperioden. Dies ist ihr möglich, da sie in das Blut übertreten und damit anderen Organen zugeleitet werden kann.

Die Stammzelle tritt in zwei Formen auf, nämlich als **pluripotente Stammzelle,** die befähigt ist, sämtliche Blutzellarten zu bilden, und als **unipotente Stammzelle,** welche sich nur zu *einer* der verschiedenen Blutzellreihen fortentwickeln kann. Die pluripotente Stammzelle besitzt die Fähigkeit, sich so mitotisch zu teilen, womit einerseits der Bestand an pluripotenten Zellen erhalten bleibt, aber auch die notwendige Anzahl an unipotenten Zellen für die Vervielfältigung und Differenzierung der einzelnen Blutzellformen gebildet wird. Unipotente Stammzellen sind der Ausgangspunkt der einzelnen

Zell-Linien. Pluripotente Stammzellen teilen sich selten, sie proliferieren langsam, während unipotente Stammzellen sich häufig teilende, schnell proliferierende Elemente sind. Das Stammzellkonzept bietet allerdings die Schwierigkeit, daß man pluri- und unipotente Stammzellen morphologisch nicht unterscheiden kann. Sie gleichen mittelgroßen oder großen Lymphocyten und sind, obwohl sie auch im Blut zirkulieren sollen, im Ausstrichpräparat nicht erkennbar. Die Anzahl der pluripotenten Stammzellen ist gering im Knochenmark: Auf 1000 kernhaltige Zellen des hämatopoëtischen Systems kommt *eine* pluripotente Stammzelle. Die *unipotenten Stammzellen* sind Ausgang einer *klonalen Proliferation,* d. h. sie bilden Kolonien gleichartiger Blutzellen. Sie werden deshalb auch als «**colony forming units**» (CFU) bezeichnet. Die weitere Differenzierung innerhalb einer solchen Kolonie hängt davon ab, welche Form der unipotenten Stammzelle in die Proliferation eingetreten ist und welcher stimulierende Faktor eingewirkt hat.

Das Stammzellkonzept (**Tab. 31**) vermittelt heute eine gesicherte Vorstellung über die Abstammung der im Knochenmark gebildeten Blutzellen (myeloische System) von einer gemeinsamen pluripotenten Stammzelle. Dies schließt auch die Lymphocytopoëse ein, deren Lymphoblast sich gleichfalls von der hämatopoëtischen Stammzelle ableitet.

Tabelle 31: Die Entwicklung und Differenzierung der Blutzellen im myeloischen System

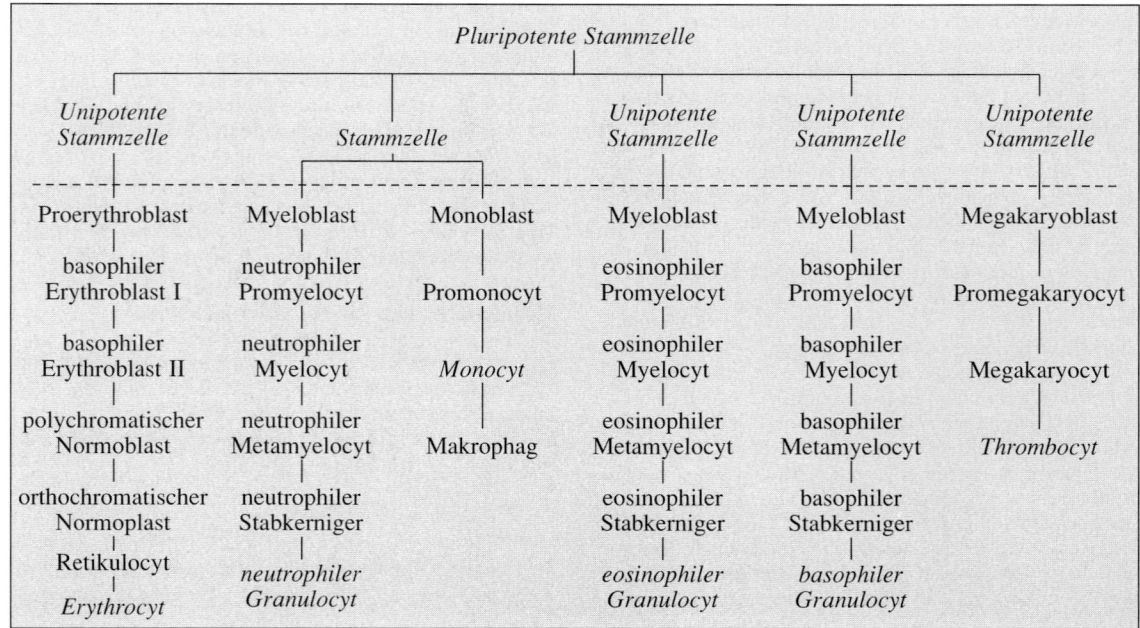

Pluripotente Stammzelle					
Unipotente Stammzelle	Stammzelle		Unipotente Stammzelle	Unipotente Stammzelle	Unipotente Stammzelle
Proerythroblast	Myeloblast	Monoblast	Myeloblast	Myeloblast	Megakaryoblast
basophiler Erythroblast I	neutrophiler Promyelocyt	Promonocyt	eosinophiler Promyelocyt	basophiler Promyelocyt	Promegakaryocyt
basophiler Erythroblast II	neutrophiler Myelocyt	*Monocyt*	eosinophiler Myelocyt	basophiler Myelocyt	Megakaryocyt
polychromatischer Normoblast	neutrophiler Metamyelocyt	Makrophag	eosinophiler Metamyelocyt	basophiler Metamyelocyt	*Thrombocyt*
orthochromatischer Normoplast	neutrophiler Stabkerniger		eosinophiler Stabkerniger	basophiler Stabkerniger	
Retikulocyt	*neutrophiler Granulocyt*		*eosinophiler Granulocyt*	*basophiler Granulocyt*	
Erythrocyt					

Tabelle 32: Übersicht über die geformten Bestandteile des Blutes

Blutkörperchen	Zahl [Mittelwert]	Durchmesser im Ausstrich in μm		Zellkern	Zell-Leib	amöboide Beweglichkeit	Phago-cytose	Lebensdauer Halbwertszeit im Blut
1. *Rote Blukörperchen:* Erxthocyten	4,3–5,9 · 10⁶ im μl*	7,5		–	acidophil homogen	–	–	*120 Tage* 29 Tage
2. *Weiße Blukörperchen:* Leukocyten	4000–10000 im μl** [7000]							
a) *Granulocyten* neutrophil davon: segment-kernige stabkernige	50–75% [53,0] [40,5] [9,5]	9–12		gelappt (ohne Nukleolen) stark segmentiert 2–5 Segmente	schwach acidophil granuliert feine neutrophile Granulationen	+++	++ Mikro-phagen	*8 Tage* 6–7 Stunden
eosinophile	1–4% [3,2]	11–14		2(–3) Segmente «Hantelkern»	grobe, acidophile Granulationen	++	+	*12 Tage* 8 Stunden
basophile	0–1% [0,6]	8–11		wenig gelappt bis kugelig	grobe, basophile Granulationen	+	–	5–6 Stunden
b) *Lymphocyten*	20–40% [36,1]	7–10		kugelig dunkel gefärbt	schwach basophil nicht granuliert schmaler Saum	+	–	*wenige Tage bzw. 18 Monate bis 20 Jahre*
c) *Monocyten*	2–8% [7,1]	12–20		eingekerbt («nierenförmig») exzentrisch	schwach basophil nicht granuliert groß	++	+ +++ als Makro-phagen	*Monate–Jahre* 8–9 Stunden
3. *Blutplättchen:* Thrombocyten	150000–350000 im μl*** [250000]	1–4		–	schwach basophil oft agglutiniert	–	–	*9–12 Tage* 5–6 Tage

Nach SI: *4,0–5,5 × 10¹²/l, **4–10 × 10⁹/l, ***150–350 × 10⁹/l.

B. Knochenmark

1. Allgemeines

Das Knochenmark erfüllt die Binnenräume der Knochen und besitzt dadurch auch eine sehr geschützte *Lage.* Schon makroskopisch können wir *rotes und gelbes Knochenmark* unterscheiden. Beim Neugeborenen und in den ersten Lebensjahren ist das gesamte Mark rot, d. h. blutbildend (hämoblastisch). Beim Erwachsenen findet man in den Röhrenknochen (besonders in ihren Diaphysen) größtenteils gelbes Fettmark, blutbildendes Mark dagegen vor allem in den überwiegend spongiösen Knochen des Rumpfes – wie Wirbeln, Rippen, Brustbein, Darmbein – und in den Schädelknochen.

Die *Masse des Knochenmarks* beträgt im Mittel etwa 2600 g (Gesamtmasse von rotem + gelbem Mark), also 3–5% des Körpergewichtes. Normalerweise ist etwa vom zehnten Lebensjahr an ungefähr gleichviel rotes Mark wie Fettmark vorhanden; das Gewicht des blutbildenden Knochenmarks entspricht mit rund 1300 g annähernd dem der Leber.

Das **rote Knochenmark (Abb. 221)** ist gut mit *Blutgefäßen* versorgt. Die Arterien gelangen – begleitet von zahlreichen markhaltigen und marklosen Nervenfasern – durch Foramina nutricia in den Binnenraum des Knochens; innerhalb der Foramina abzweigende Äste versorgen gemeinsam mit Gefäßen des Periostes das Endstromgebiet des Knochens. Das terminale Gefäßsystem des Knochens setzt sich dann unmittelbar in das Kapillarbett des Markes fort. Die Beteiligung der Arteriae nutriciae an der direkten Versorgung des Knochenmarks ist relativ gering. Die Kapillaren des Knochenmarkes bestehen aus dünnwandigen, netzartig miteinander anastomosierenden, weiten **Sinusoiden** mit einem Durchmesser von $50-70$ μm **(Abb. 222)**. Die damit verbundene starke Erweiterung der Blutbahn führt zu einer entsprechenden Stromverlangsamung. Die Sinuswand weist elektronenmikroskopisch keine Fenestrierungen der Endothelzellen auf. Die Zellen sind von einer unvollständigen Basalmembran unterlagert. Der Übertritt ausgereifter Knochenmarkszellen in das Blut erfolgt durch Öffnungen, die sich durch Fusion der Endothelzellmembranen bilden und eine Weite von 4 μm haben sollen.
    In den Gefäßmaschen liegt ein Gerüstwerk aus *Retikulumzellen,* welche gemeinsam mit retikulären Fibrillen das **Markstroma** bilden. Ein

Teil der Zellen formen entlang den Endothelzellen eine Schicht von adventitiellen Zellen, die 40–60% der Sinuswand abdecken und mit ihren zahlreichen Zellfortsätzen in die Umgebung einstrahlen. Sie sind als fibroblastische Retikulumzellen an der Bildung der extrazellulären Bindegewebsanteile beteiligt; z. T. sind sie phagocytierend (histiocytäre Elemente), und außerdem sind sie – ohne direkt Stammzellen bilden oder aus ihnen hervorgehen zu können – an den Prozessen der Hämatopoese durch Bildung von Wachstumsfaktoren beteiligt (Mikroenvironment). Die große Zahl in das Retikulum eingelagerter freier Zellen – mehrheitlich Vorstufen der myeloischen Blutzellen[8], aber auch Makrophagen und die fixen Fettzellen – ergeben das **Markparenchym;** dieses ist Träger der spezifischen Knochenmarksfunktion **(Abb. 222)**.

Innerhalb des Knochenmarkparenchyms lassen sich die Zellen des hämatopoëtischen Systems – und dies z. T. zusammen mit den Retikulumzellen und den Makrophagen – einzelnen Arealen oder Speicherregionen zuordnen. Vier Speicherareale werden abgegrenzt: Der *Stammzellspeicher* als Ort der Proliferation und Differenzierung der morphologisch schwer erkennbaren Ausgangszellen, der *Produktionsspeicher,* in dem die weitere Proliferation und Differenzierung der verschiedenen Blastenformen erfolgt, der *Reifungsspeicher,* in dem ohne mitotische Teilungen die abschließende Ausreifung vollzogen wird, und ein *Reservespeicher,* aus dem der Übertritt – ausgelöst durch Stimulation – in das Blut stattfindet.
    Im Knochenmark kommt ein gewisser Prozentsatz von hier gebildeten *Lymphocyten* und auch von *Plasmazellen* (s. a. S. 106) vor. Gelegentlich sieht man sogar kleine *Lymphknötchen,* besonders beim Kind. Die *Retikulumzellen* (s. a. S. 116) sind oft nicht leicht zu erkennen. Bei der kurzen Lebensdauer der verschiedenen Blutzellen sind die Anforderungen an die Proliferationsfähigkeit der Medulla ossium rubra außerordentlich groß: jeden Tag müssen 200 bis 250 Milliarden rote und etwa 15 Milliarden weiße Blutkörperchen sowie 500 Milliarden Thrombocyten gebildet werden.
    Die dem Kliniker unentbehrliche Beurteilung des Knochenmarks geschieht am zuverlässigsten durch die Untersuchung von gefärbten Ausstrichpräparaten **(Abb. 223)** oder Schnitten von hämoblastischem Mark, welches durch Punktion des Brustbeins oder der Crista iliaca gewonnen wird. Die differenzierte Auszählung der kernhaltigen Zellen im **Sternalpunktat** ergibt normalerweise die in **Tabelle 33** zusammengestellte Verteilung: Knochenmarksbild oder *Myelogramm.* Dazu werden wie üblich die kernhaltigen Blutzellen und ihre Verläufer in Prozent angegeben, während Erythrocyten und nicht zum Knochenmarksparenchym gehörende Zellen (Haut-, Gefäß-, Knochenzellen) nicht berücksichtigt werden.

---

8   *griechisch:* myelós = Mark.

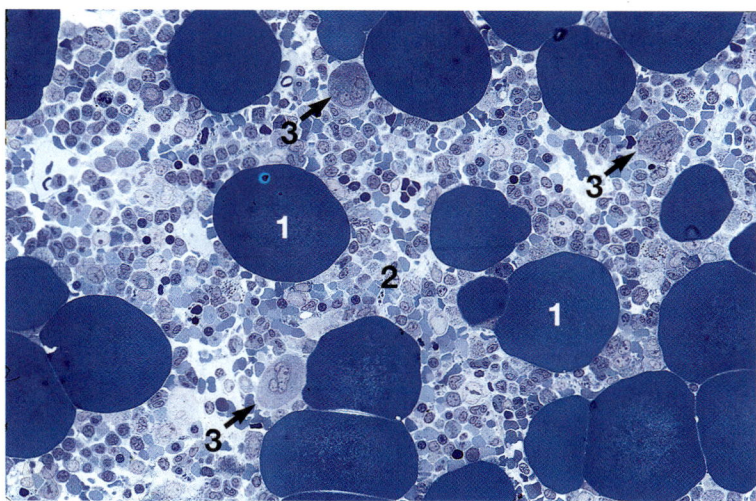

Abb. 221: Übersicht von einem Schnitt durch das menschliche Knochenmark. Semidünnschnitt. Fettzellen *1* sind tiefblau gefärbt. *2* Knochemarks-Parenchym; *3* Magakaryocyt. Vergr. 320mal. Präparat von Prof. Wulfhekel, Bonn.

Tabelle 36: Myelogramm. Durch Punktion gewonnenes Knochenmarkt von Erwachsenen (Zahlen nach Wintrobe, 1974)

Lokalisation	Zellformen
Knochenmark	hämopoetische Stammzelle
	Monoblast
	Promonocyt
	Monocyt
Blut	Monocyt
Bindegewebe	Makrophagen (Histiocyten)
seröse Häute	Pleura- und Peritoneal-Makrophagen
Leber	Kupffer-Zellen
Lunge	Alveolar-Makrophagen
Knochen	Osteoklasten
Knochenmark	Makrophagen
Lymphatisches Gewebe	Makrophagen
ZNS	Mikrogliazellen
Lymphatisches Gewebe	interdigitierende und dendritische Retikulum-Zelle
Epidermis	Langerhans-Zellen
bei Entzündung Bindegewebe	Exsudativer Makrophag Epitheloidzelle Riesenzelle vom Fremdkörpertyp und Langhans-Typ

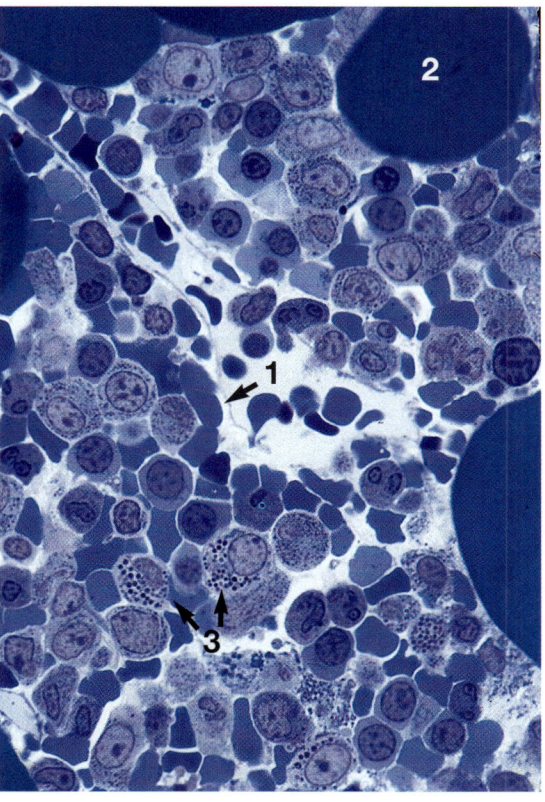

Abb. 222: Ausschnitt aus dem Schnitt durch ein menschliches Knochenmark. Semidünnschnitt: Präparate dieser Art werden zunehmend für die Diagnostik von Knochenmarkszellen verwendet. Vergleiche mit dem üblichen Quetschpräparat (Abb. 225). *1* Sinus mit Endothel; *2* Fettzelle; *3* eosinophile Promyelocyten. Vergr. 750mal. Präparat von Prof. Wulfhekel, Bonn.

2. Erythropoëse

Die erste, morphologisch von der unipotenten Stammzelle unterscheidbare hämatopoëtische Zelle und zugleich die größte Zelle dieser Reihe ist der **Proerythroblast.** Sein Plasma ist stark basophil; der kugelige, oft leicht exzentrisch gelegene Kern zeigt eine feine, ziemlich dichte Chromatinstruktur und – nur undeutlich – zwei bis drei Nukleolen. Der Proerythroblast teilt sich viermal, wobei die Zellform Stadien durchläuft, die über den *basophilen Erythroblasten I* und *II*, den *polychromatischen Normoblasten* zum *orthochromatischen Normoblasten* führen (**Tab. 34**). Mit diesem endet die klonale Proliferation, und die 16 Zellen des Klons treten in den Reifungsspeicher über. Während die anfangs starke Basophilie des Cytoplasmas während der Teilungen abgenommen hat, ist die Acidophilie so angewachsen, daß sie sich der der Retikulocyten angeglichen hat. Die Polychromasie ist auf das Gemisch an basophilen, an Menge abnehmenden Ribosomen und acidophilen, an Menge zunehmendem Hämoglobin zurückzuführen. Auch elektronenmikroskopisch läßt sich diese Änderung von zuerst hoher Ribosomen-Konzentration bis zu der homogenen und sehr dichten Lagerung des Hämoglobins im reifen Erythrocyten verfolgen (**Abb. 224**). Dementsprechend unterscheidet man – mit zunehmender Reifung – *basophil-polychromatische, acidophil-polychromatische* und *acidophile* (= eosinophile) Erythroblasten oder **Normoblasten.** Durch rhythmische Halbierungsteilungen sind aus einem Pro-

erythroblasten 16 Normoblasten hervorgegangen, die meist in einem Häufchen – um einen Makrophagen angeordnet und mit ihm im Kontakt – zusammenliegen *(Erythroblastennester).* Die Zellkerne sind im Laufe dieser Entwicklung pyknotisch geworden, und so besitzen die Normoblasten von allen Knochenmarkszellen die am intensivsten gefärbten Zellkerne (**Abb. 223,** und **Abb. 225**). Mit deren Verlust werden die Erythroblasten zur *Retikulocyten (Proerythrocyten,* s.a. S.190) und schließlich zu reifen *Erythrocyten* (s.a. **Tab. 31**).

Die physiologische **Entkernung** *der Erythroblasten* erfolgt durch Ausstoßung und spielt sich in etwa 10 Minuten ab (**Abb. 224**). Dabei zeigt die Zelle merkwürdige aktive Kontraktionsbewegungen, deren auch die entstehenden Retikulocyten noch fähig sind.

Die Ausschwemmung erfolgt, indem unter dem Druck der an Umfang zunehmenden Erythrocytennester in der Sinuswandung vorübergehend interzelluläre Kontinuitätstrennungen auftreten, die sich, nach Passage der Blutkörperchen wieder schließen. Der gesamte erythropoëtische Prozeß dauert etwa 1 Woche.

Die Erythropoëse bedarf zu ihrem geregelten Ablauf des von der Niere gebildeten Hormons *Erythropoëtin,* der Vitamine B_{12} und *Folsäure* sowie einer ausreichenden *Eisenzufuhr.* Das Erythropoëtin veranlaßt die Stammzellen und die Proerythroblasten zur Proliferation. Ein Mangel an Vitamin B_{12} oder Folsäure hat eine Makrocytose mit Erhöhung des Erythrocytenvolumens und damit des Hämoglobingehaltes pro Zelle, aber auch eine Abnahme der Mitosezahl und damit eine geringere Zellzahl zur Folge *(makrocytäre Anämie).* Den Eisenbedarf deckt das Knochenmark aus den Reserven, die vor allem in den Makrophagen gespeichert sind, aber auch durch äußere Zufuhr. Die Speicherung geschieht in Form des *Ferritins.*

Tabelle 34: Differentialdiagnostische Merkmale einiger Knochenmarkszellen der Erythropoëse

Zellart	Zell-Leib	Zellkern
Erythropoëse (Mitoseindex 2–5%) Proerythroblasten	stark basophil homogen 14–19 μm	kugelig (Größe K_2) feine, relativ dichte Chromatinstruktur 2–3 wenig deutliche Nukleolen
basophiler Erythroblast	basophil homogen	kugelig (Größe K_1) grobschollige Chromatinstruktur Nukleolen fehlen meistens
polychromatischer und orthochromatischer Normoblast	zuerst basophil-polychromatisch, dann acidophil-polychromatisch, schließlich acidophil immer homogen	kugelig (Größe abnehmend: $K^1/_2 \rightarrow K^1/_4 \rightarrow K^1/_8$) zuerst grobstrukturiert schließlich pyknotisch
Erythrocyten	acidophil homogen	ausgestoßen

3. Granulocytopoëse

Die drei Formen granulierter Leukocyten lassen sich auf jeweils eine eigene Stammzelle zurückführen, die sich zu noch nicht voneinander unterscheidbaren *Myeloblasten* entwickelt und die im normalen Mark mit etwa 1% nur recht spärlich vorhanden ist. Die Stammzelle der eosinophilen wie auch der basophilen Reihe ist jeweils unipotent, während die der neutrophilen Granulocyten offenbar gleichzeitig Ausgangszelle für die Monocyten ist. Hier setzt der Verlust der Pluripotenz möglicherweise erst auf der Ebene Myeloblast – Monoblast ein (s. **Tab. 31**).

Die Myeloblasten sind Zellen von recht unterschiedlicher Größe (10–20 μm Durchmesser), mit einem großen kugeligen Kern, der eine feinmaschige Chromatinstruktur aufweist. Diese ist etwas weniger dicht und klarer gezeichnet als die der Proerythroblasten, und auch die zwei (seltener ein oder drei) Kernkörperchen sind deutlicher begrenzt (**Tab. 35**).

Die weitere Entwicklung vollzieht sich über den *Promyelocyten* (**Abb. 226, 227**), eine sehr große Zelle, zum *Myelocyten*. Diese Stadien sind zur Proliferation befähigt und beginnen mit der *Granulogenese,* zuerst mit der Bildung der azurophilen Granula und im Myelocytenstadium mit der Entstehung der verschiedenen spezifischen Granula. Die Promyelocyten sind voluminöser als die Myeloblasten; der Zellkern ist feinstrukturiert, die Nukleolen sind wohl sehr groß, aber nicht besonders auffällig. Im schmalen basophilen Zell-Leib erscheinen azurophile Granula. Gleichzeitig wird die *Peroxydase-Reaktion* positiv. In den weiteren Reifungsstadien, den *Myelocyten,* wird der kugelige Kern kleiner und seine Chromatinstruktur allmählich grobmaschig; die Nukleolen verschwinden. Das am Anfang noch basophile Cytoplasma wird acidophil, und gleichzeitig bildet sich seine spezifische – neutrophile, eosinophile oder basophile – Granulation. In Promyelocyten und in noch nicht reifen Myelocyten sind oft Mitosen zu finden, während Teilungen von Myeloblasten und Metamyelocyten (s. u.) selten sind; der Gesamtmitoseindex der granulopoëtischen Zellen beträgt normalerweise nur 1–3‰. Dafür beträgt das Verhältnis zwischen myelopoëtischen und erythropoëtischen Zellen etwa 2 bis 3:1.

Die *Metamyelocyten,* deren Kern einseitig eingebuchtet und deren Cytoplasma immer acidophil und mit den charakteristischen Gra-

nula versehen ist (**Abb. 227**), leiten über zu den jungen, *stabkernigen Granulocyten* (**Abb. 226**), die bereits die Segmentanlagen erkennen lassen. Bei den ausgereiften, *segmentkernigen Granulocyten* bestehen zwischen den Kernsegmenten nur noch fadenförmige Verbindungen (**Abb. 215**). Das Knochenmark enthält eine sehr große Reserve ausschwemmungsfähiger Granulocyten, welche die Zahl der im Blut zirkulierenden granulierten weißen Blutkörperchen um ein Vielfaches übertrifft (an Erythro- Thrombocyten besteht dagegen kein so großer Vorrat). 90% der Metamyelocyten, stabkernigen und ausgereiften neutrophilen Granulocyten verbleiben als eine Reserve im Knochenmark. Sie können bei plötzlichen Infektionen insgesamt in das Blut übertreten.

Die Myelo- und Metamyelocyten haben noch keine amöboide *Beweglichkeit*; sie tritt bei den Stabkernigen auf und ist eine charakteristische Eigenschaft der reifen Granulocyten. Für diese ist die *Ausschwemmung* in den Blutstrom somit kein Problem: Sie können aus dem Knochenmarkparenchym aktiv in die Sinus einwandern.

Die gesamte Granulocytopoëse durchläuft von der Vorläuferzelle bis zum Myelocytenstadium 4–7 Teilungen und bis zur Ausschwemmung 10 Tage.

Die *Monocyten* des Blutes sind ebenfalls myeloischer Abstammung (s. **Tab. 31,** S. 200) und lassen sich dabei gemeinsam mit der granulocytopoëtischen Reihe von der gleichen Stammzelle ableiten. Der *Monoblast* ist eine schwer von den übrigen Blasten unterscheidbare Zelle. Sie entwickelt sich zum *Promonocyten* (**Abb. 225**), der sich lebhaft teilt und eine große Zahl von nichtproliferierenden Monocyten sowie eine sich langsam teilende Reserve hervorbringt. Dieser Prozeß dauert nur etwa 50 Stunden, so daß Monocyten im Vergleich zu den anderen im Knochenmark gebildeten Zellen schnell in das Blut übertreten können (1–3 Tage). Dort zirkulieren sie als nicht voll ausgereifte Zellform nicht viel länger als 1 Tag und erfahren dann nach Übertritt in die Gewebe und Organe ihre endgültige Differenzierung zu Makrophagen (s. S. 102).

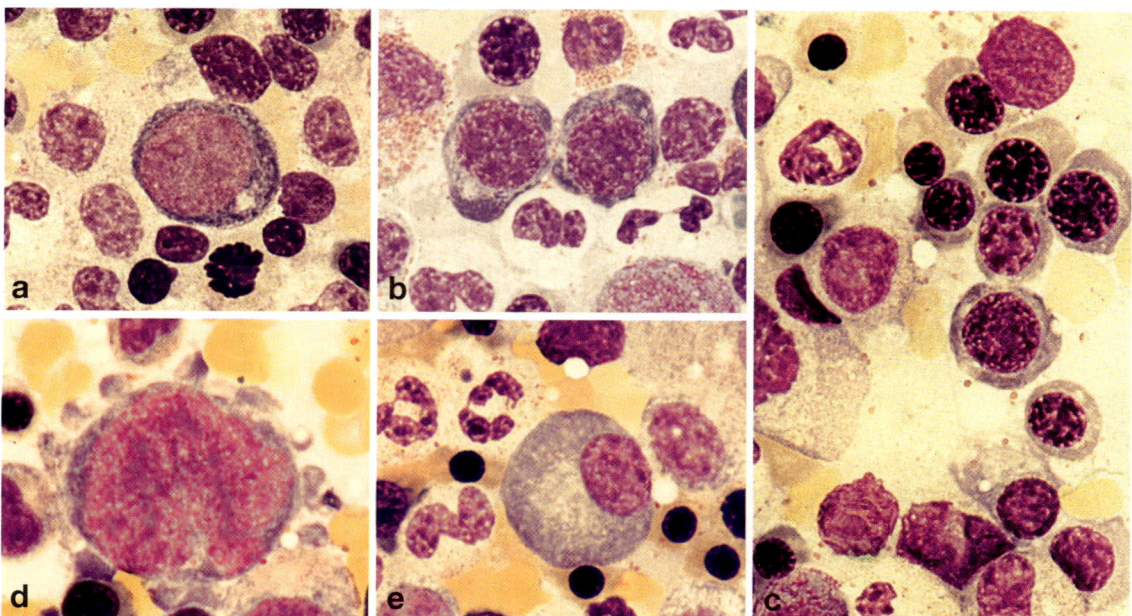

Abb. 223 a–c: Zellen der Erythropoese: – **a** Proerythroblast; – **b** basophiler Erythroblast; – **c** polychromatische und orthochromatische Normoblasten. – **d** Megakaryoblast und – **e** Plasmazelle im Knochenmarks-Quetschpräparat. Die bezeichneten Zellformen liegen jeweils im Zentrum der Abbildung. Mensch. May-Grünwald-Giemsa-Färbung. Vergr. 1000mal.

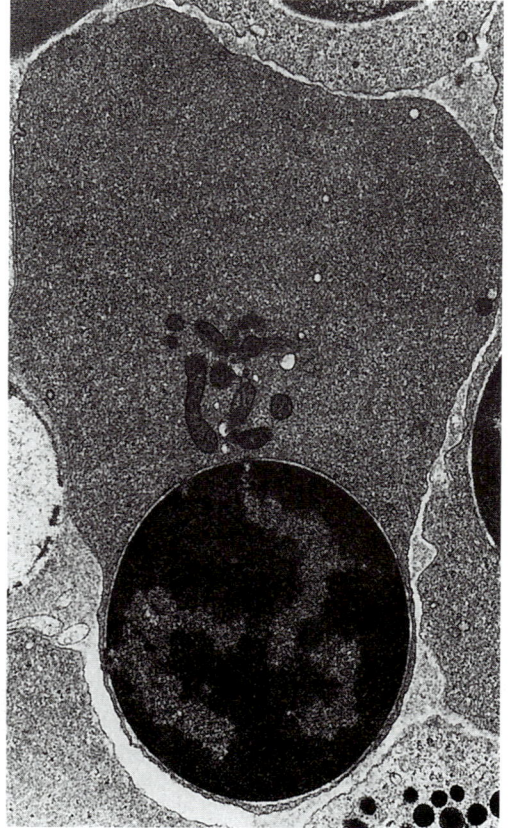

Abb. 224: Normoblast, im Begriff Zellkern auszustoßen. Knochenmark, Mensch. Vergr. 10000mal. EM von Prof. Wulfhekel, Bonn.

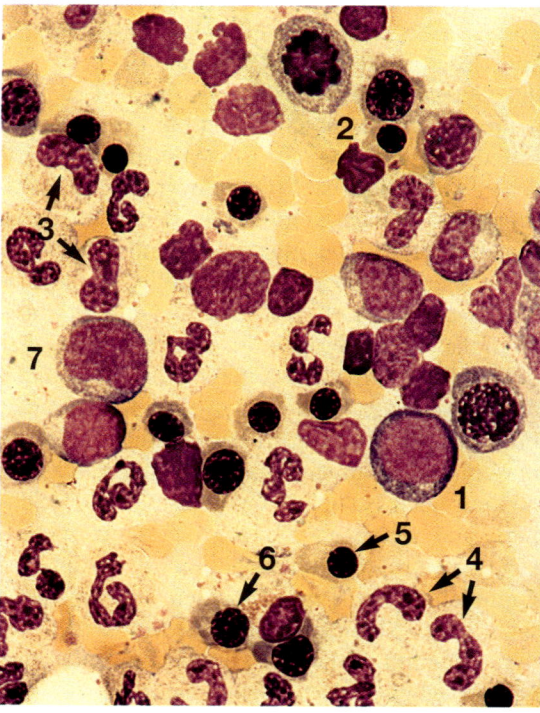

Abb. 225: Übersicht von einem Knochenmarks-Quetschpräparat. Verschiedene Zellformen der Erythropoese und Granulopoese sind sichtbar. *1* Proerythroblast; *2* Mitose einer undifferenzierten Knochenmarkszelle; *3* neutrophile Metamyelocyten: *4* stabkernige neutrophile Granulocyten; *5* orthochromatischer Normoblast; *6* polychromatischer Normoblast; *7* Promonocyt. May-Grünwald-Giemsa-Färbung. Vergr. 750mal.

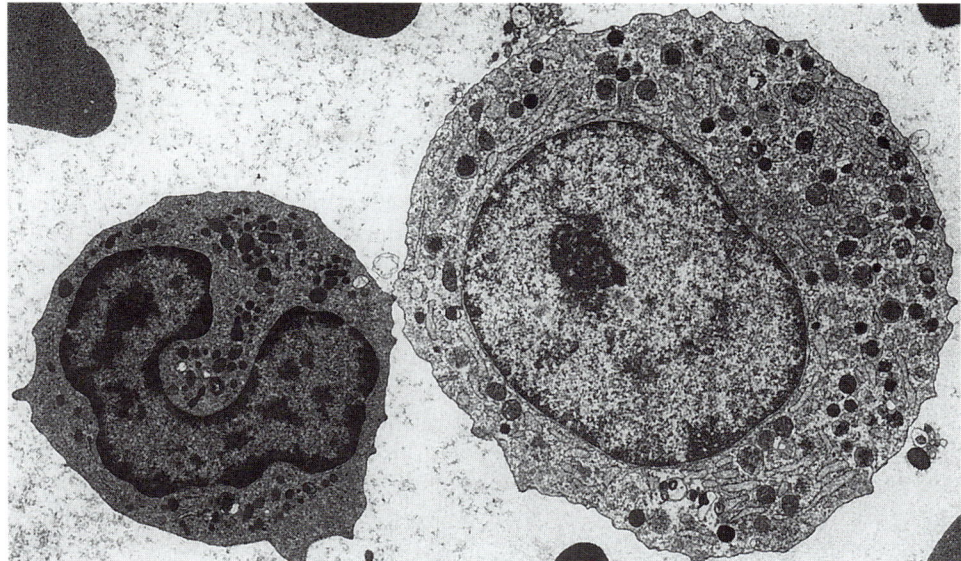

Abb. 226: Promyelocyt (rechts) und stabkerniger neutrophiler Granulocyt (links). Knochenmark, Mensch. Vergr. 6000mal. EM von Prof. Wulfhekel, Bonn.

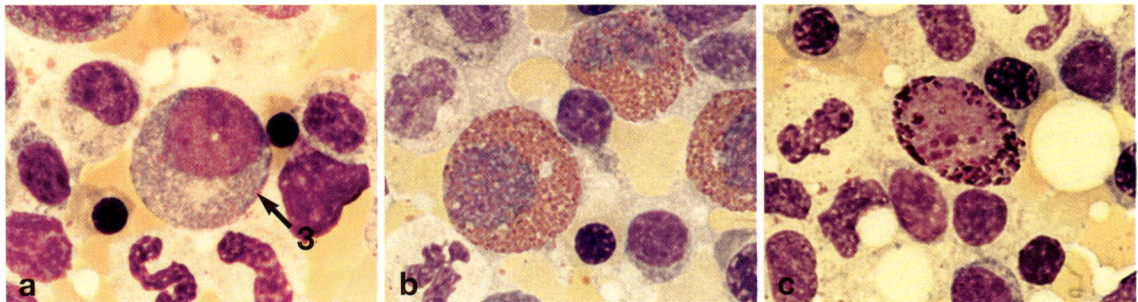

Abb. 227: a–c Zellen der Granulopoese im Knochenmark. *1* neutrophiler Promyelocyt; *2* eosinophiler Myelocyt und Metamyelocyt; *3* basophiler Granulocyt. Mensch. May-Grünwald-Giemsa Färbung. Vergr. 1000mal.

Tabelle 35: Differentialdiagnostische Merkmale einiger Knochenmarkszellen der Granulopoëse

Zellart	Zell-Leib	Zellkern
Granulocytopoëse (Mitoseindex 1–3%)		
Myeloblasten	basophil homogen 10–20 μm	kugelig (Größe K_1) feine, mäßig dichte Chromatin-struktur 2 (1–3) deutliche Nukleolen
Promyelocyten	basophil azurophile Granula größte Granuloblasten (20–25 μm)	kugelig (Größe K_2) feine Chromatinstruktur relativ große, aber weniger deutliche Nukleolen
Myelocyten (verschiedene Reifestadien) Metamyelocyten	zuerst noch basophil wird allmählich acidophil Granulation wird spezifisch schwach acidophil spezifische Granulation	kugelig (Größe K_1 und $K^{1}/_{2}$) Chromatinstruktur wird gröber Nukleolen verschwinden eingebuchtet (Größe $K^{1}/_{2}$) grobe, dichte Chromatinstruktur
Granulocyten	schwach acidophil spezifische Granulation	vorübergehend stabförmig nachher segmentiert

4. Thrombocytopoëse

Die Bildungszellen der Blutplättchen sind die Knochenmarksriesenzellen, die Megakaryocyten[9]; diese gehen aus Vorstufen, den *Megakaryoblasten* und den *Promegakaryocyten* hervor, die sich ihrerseits von unipotenten Stammzellen des Knochenmarks herleiten (s. **Tab. 31**).

Die **Megakaryocyten** sind in den Ausstrichen von Sternalpunktaten selten anzutreffen, in den Schnittpräparaten vom Knochenmark infolge ihres großen Durchmessers (40–160 μm) aber ohne Schwierigkeiten aufzufinden. Sie stehen gewöhnlich in topographischer Beziehung zu Blutgefäßen. Der Zellkern ist vielgestaltig und hat eine starke Tendenz zur Lappung und Segmentierung (**Abb. 229**). Er weist je nach Größe eine mehr oder weniger hochgradige Polyploidie auf, wobei Chromosomensätze von 32 n und 64 n gefunden wurden. Diese entstehen durch Endomitose, und erst eine Polyploidie von 8 n machen eine Thrombocytenbildung möglich.

Der ebenfalls voluminöse Zell-Leib ist leicht lädierbar, unscharf begrenzt und besitzt oft pseudopodienartige Fortsätze; er färbt sich bei jüngeren Zellen noch basophil (**Abb. 223**), bei älteren Zellen acidophil. Die reifen Megakaryocyten, die amöboid beweglich sein sollen, enthalten in großer Menge feine azurophile Granula. *Elektronenmikroskopisch* zeigt das Cytoplasma eine gewisse, durch verzweigte Kanälchen hervorgerufene Felderung (**Abb. 229**), die ungefähr der Größe der prospektiven Blutplättchen entspricht und bereits Gruppierungen von unterschiedlich dichten Granula aufweist. In der Nähe des Kerns findet man Golgi-Komplexe und rauhes ER. Einzelne kleine Mitochondrien liegen zusammen mit den Granula. Der äußere Cytoplasmasaum ist frei von Zellstrukturen und enthält nur Filamente (**Abb. 229**).

Im Rahmen der *Thrombocytenentstehung* entwickeln sich Zellfortsätze zu «Proplättchen», indem sie durch die Sinuswand treten (**Abb. 228**), sich abstoßen oder sich direkt in etwa 1200 Plättchen auflösen. Proplättchen oder auch ganze Megakaryocyten sollen nach Übertritt in das Blut in die Lunge eingeschwemmt werden und sich erst dort zu Plättchen auflösen. Im Pulmonalvenenblut lassen sich deutlich mehr Plättchen nachweisen als im Blut der Pulmonalarterie. Jeder Megakaryocyt produziert zwischen 4–8000 Blutplättchen. Der Zellkern bleibt nach Abgabe der Plättchen mit einem Rest an Cytoplasma zurück und wird von Makrophagen verarbeitet.

9   *griechisch:* mégas = groß; káryon = Kern; kýtos = Zelle.

5. Mikroskopische Diagnose des Knochenmarks

Mit schwacher Vergrößerung sieht man eine lockere, wabige Struktur, da auch in das blutbildende Knochenmark viele Fettzellen eingestreut sind, deren Inhalt in den üblichen histologischen Schnittpräparaten herausgelöst ist. Das zwischen den Waben gelegene Gewebe ist außerordentlich zellreich (**Abb. 221**).

Bei stärkerer Vergrößerung erkennt man zwischen den leeren Fettzellen die gewöhnlich Blut enthaltenden *Sinus* und die verschiedenen Zellen des *Markparenchyms,* die ein sehr buntes Bild geben. *Knochenmarksriesenzellen* sind relativ selten, wegen ihrer Größe jedoch trotzdem zu finden.

Über die *Diagnose der wichtigsten Markzellen* siehe auch **Tab. 34** und **35**, sowie **Abb. 223, 225** und **227**.

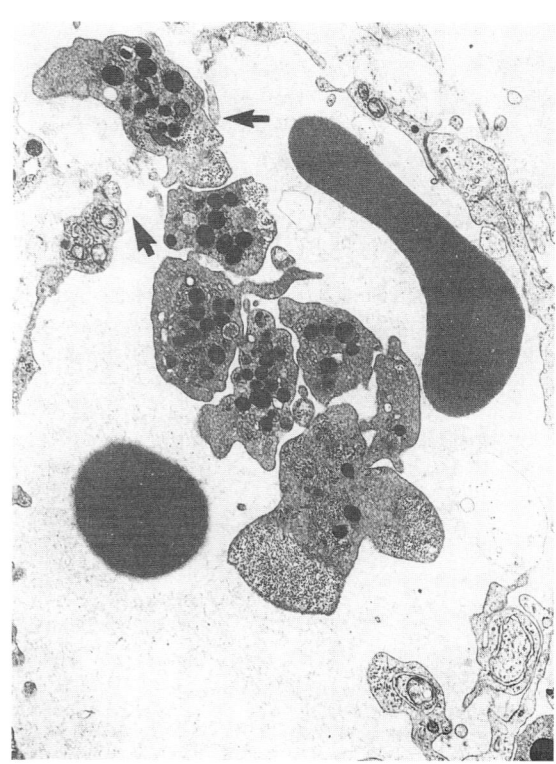

Abb. 228: Thrombocyten (Blutplättchen) werden im Knochenmark durch eine Lücke im Endothel (Pfeile) in das Sinuslumen ausgeschleust. Mensch. Vergr. 7200mal. EM von Prof. Wulfhekel, Bonn.

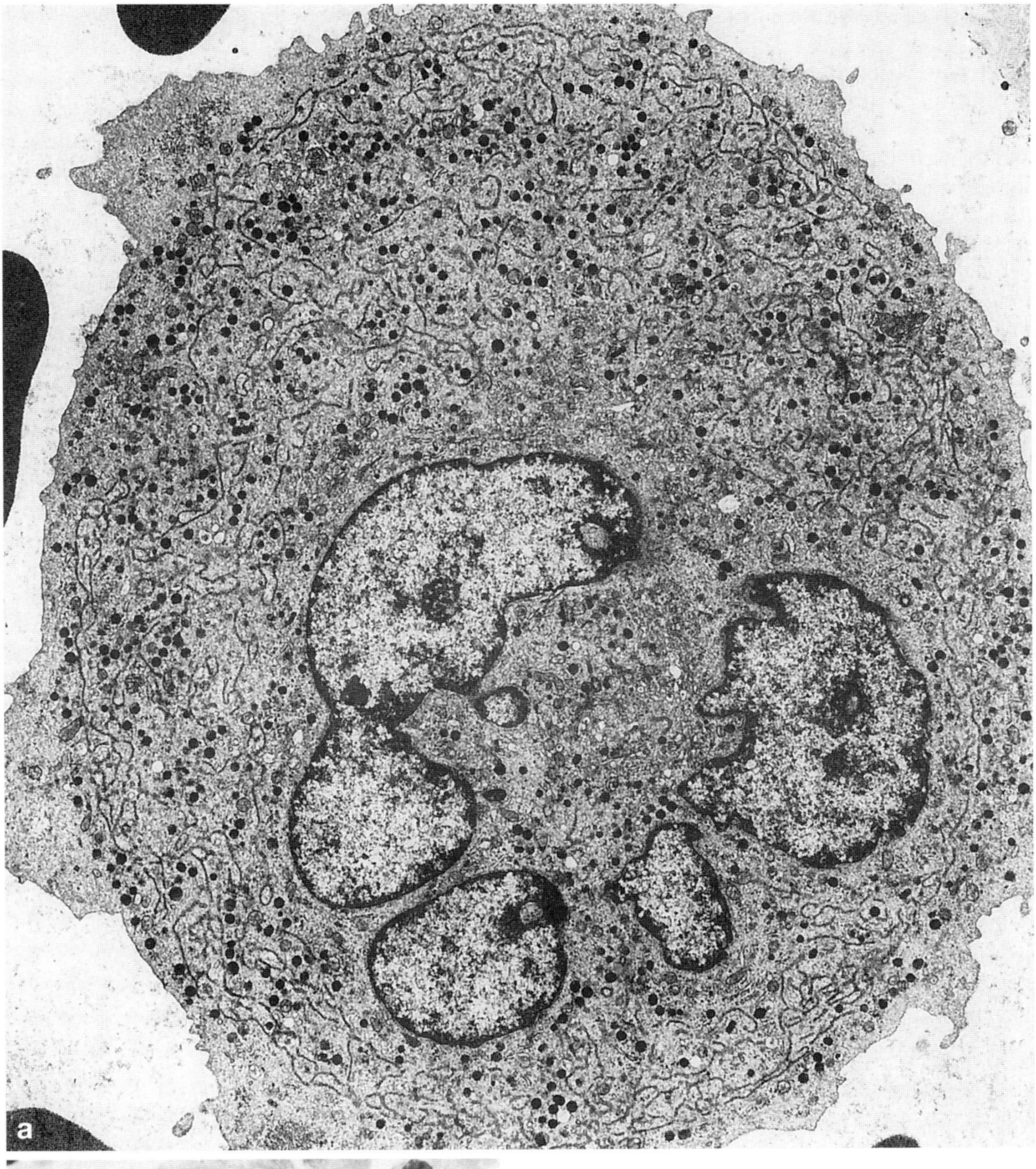

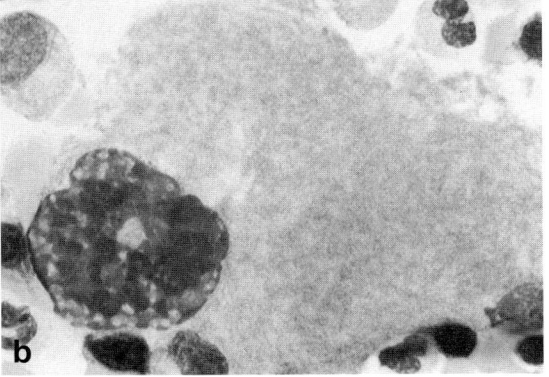

Abb. 229: – **a** Megakaryocyt. Knochenmark, Mensch. Vergr. 4900mal. EM von Prof. Wulfhekel, Bonn. – **b** Megakaryocyt im Ausstrichpräparat vom Knochenmark. Mensch. May-Grünwald-Giemsa Färbung. Vergr. 1000mal.

C. Lymphatisches System

1. Organisation der körperlichen Abwehr und das Immunsystem

Der menschliche Organismus hat ein vielfältiges System zur Abwehr all der Stoffe entwickelt, die den geregelten Ablauf seiner Lebenstätigkeit stören, Teile zerstören können oder die Besonderheit seiner chemischen Zusammensetzung in Frage stellen. Diese Stoffe dringen entweder als Fremdorganismen (Krankheitserreger, Parasiten) oder als körperfremde Verbindungen (z. B. Fremdeiweiß, Toxine) in den Körper ein, oder sie entstehen im Körper als entartete Zellen oder Stoffe, die für diesen fremd und unverträglich sind. Die *Abwehr* vollzieht sich auf zwei Ebenen, durch **Phagocytose,** die von dem System der Mikrophagen (Granulocyten) und dem System der Makrophagen (mononukleäres Phagocyten-System) ausgeübt wird *(System der unspezifischen Abwehr)*, und durch die **Immunantwort,** für die das Lymhocytensystem verantwortlich ist *(System der spezifischen Abwehr)*. Beide Systeme reagieren nicht getrennt, sondern arbeiten in der Regel Hand in Hand. Vor allem wäre die Tätigkeit des Immunsystems ohne die Hilfe der Makrophagen nicht möglich. Wenn auch viele Beispiele einer isolierten unspezifischen Abwehrreaktion (reine Phagocytose mit anschließender intrazellulärer Verdauung) und solche einer rein spezifischen Abwehr ohne sichtbaren Zusammenhang beschrieben werden, so vollziehen sich die Funktionen beider Systeme in weiten Bereichen überlappend und in gegenseitiger Abhängigkeit.

Die Hauptelemente der unspezifischen Abwehr sind die *neutrophilen Granulocyten* (s. S. 192) und die sich aus den Blutmonocyten entwickelnden *Makrophagen* (s. S. 102). Während die Phagocytosetätigkeit der Granulocyten sich weitgehend im Rahmen der Fremdkörperabwehr bewegt, ist der Makrophag zusätzlich in der Lage, eine *Abraumfunktion* bei der Beseitigung untergehender Zellen des eigenen Körpers zu übernehmen. Die Unterscheidung von Mikro- und Makrophagen wurde von Metschnikoff (1887) aufgrund deren Größenunterschiede vorgenommen. Heute versteht man darunter auch, daß Granulocyten vorrangig kleinere Partikel und Bakterien, die Makrophagen auch ganze Zellen phagocytieren können.

a) Mononukleäres Phagocyten-System (MPS)

Die Zusammenfassung aller im Körper und den verschiedenen Organen nachgewiesenen Makrophagen und Zellen mit makrophagenähnlichem Verhalten hat zu der Formulierung des *mononukleären Phagocyten-Systems* (MPS) geführt (**Tab. 36**). Dem liegt die Erkenntnis zugrunde, daß zahlreiche Zellen des MPS sich von Monocyten und damit einheitlich von einer Blutstammzelle (s. S. 200) herleiten lassen, und diese gemeinsame Herkunft für sämtliche Zellformen des MPS angenommen wird. Zu den mononukleären Phagocyten werden die *ortständigen Makrophagen* (Histiocyten, phagocytierende Zellen der Leber und der lymphatischen Organe sowie des Knochenmarks) gerechnet. Dazu gehört die *exsudative Form* des Makrophagen, die als eingewanderte Zelle in z. B. Entzündungsherden zu finden ist. Außerdem zählt

Tabelle 36: Zellformen des mononukleären Phagocyten-Systems (MPS) und deren Herkunft (nach R. van Furth et al., 1975)

Lokalisation	Zellformen
Knochenmark	hämopoetische Stammzelle Monoblast Promonocyt Monocyt
Blut	Monocyt
Bindegewebe	Makrophagen (Histiocyten)
seröse Häute	Pleura- und Peritoneal-Makrophagen
Leber	Kupffer-Zellen
Lunge	Alveolar-Makrophagen
Knochen	Osteoklasten
Knochenmark	Makrophagen
Lymphatisches Gewebe	Makrophagen
ZNS	Mikrogliazellen
Lymphatisches Gewebe	interdigitierende und dendritische Retikulum-Zelle
Epidermis	Langerhans-Zellen
bei Entzündung Bindegewebe	Exsudativer Makrophag Epitheloidzelle Riesenzelle vom Fremdkörpertyp und Langhans-Typ

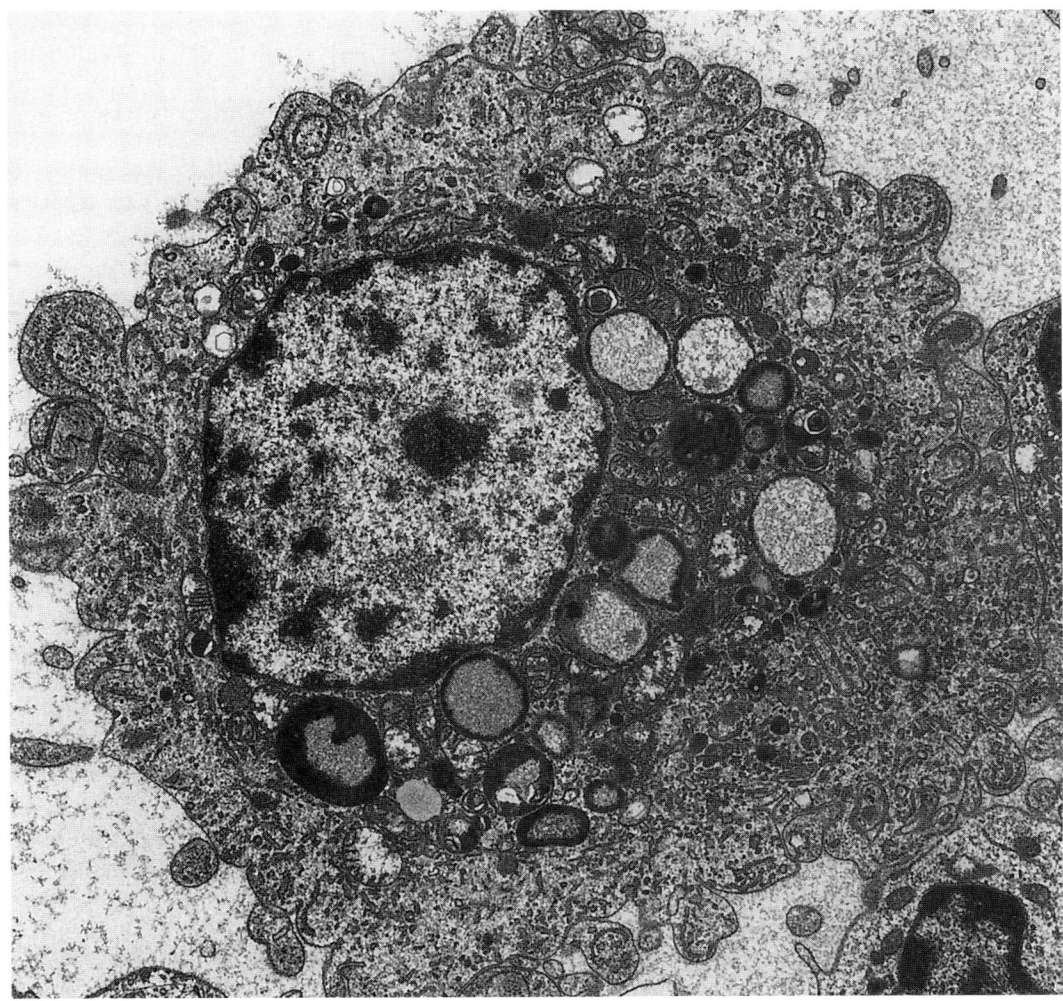

Abb. 230: Makrophag in dem Randsinus eines Lymphknotens (Affe). Vergr. 8400mal.
Makrophagen erfüllen neben der – unspezifischen – Phagocytosetätigkeit auch eine wichtige Rolle bei der Immunabwehr in Zusammenarbeit mit den Lymphocyten. Sie bilden selber keine Antikörper, aber sie sind in der Lage, Antigene zu phagocytieren und zu vernichten. Ein Teil dieser Antigene entgeht der Vernichtung, bleibt an der Oberflächenmembran des Makrophagen gebunden und wird *konzentriert* dem Lymphocyten angeboten. Diese Form der *Antigen-Präsentation* fördert die Antikörperbildung im Lymphocyten um ein Vielfaches.

man zum MPS Zellen, die, wie Osteo- und Chondroklasten und die Mikrogliazellen, mit speziellen phagocytierenden Aufgaben am Knochen- und Knorpelabbau und als «Abraumzellen» im ZNS betraut sind. Schließlich werden in das System auch solche Monocytenabkömmlinge aufgenommen, für die wenig oder keine Phagocytose nachgewiesen wurde. Dies sind die dendritische und interdigitierende (Retikulum-) Zelle des lymphatischen Systems und die Langerhansschen Zellen der Epidermis (s. S. 405). Diese Zellformen sind vor allem bei der Vermittlung der Antigenität an Lymphocyten tätig.

Die *Makrophagen* sind in ihrer aktiven Form an ihren zahlreichen Einschlüssen zu erkennen. Durch den histochemischen Nachweis eines der zahlreichen lysosomalen Enzyme läßt sich der Zellkörper insgesamt gut erfassen. Die Makrophagen zeigen um den Zellkern konzentriert die verschiedenen Zellorganellen und vor allem die Strukturen der lysosomalen Verdauung und viele Residualkörper. Die Zellperipherie ist mit zahlreichen, sehr unterschiedlich geformten Fortsätzen versehen, die z. T. mit den Fortsätzen des jeweiligen Organ- oder Bindegewebsgerüstes verzahnt sind (**Abb. 230**) oder durch Lücken zwischen Uferzellen in die Blutbahn reichen (**Abb. 212**).

b) Zellen der Immunabwehr (spezifisches Abwehrsystem)

Die Funktionsträger der spezifischen oder Immun-Abwehr sind die **Lymphocyten.** Sie gliedern sich in zwei, nur funktionell unterscheidbare Gruppen, nämlich die T-Lymphocyten, die Träger der **zellulären Immunität,** und die B-Lymphocyten, welche ihre Abwehrstoffe sezernieren können und damit Träger der **humoralen Immunität** sind. Beide Zellformen sind in der Lage, körperfremde (Makro-)Moleküle von körpereigenen zu unterscheiden und auf diese *Antigene* mit einer *Immunantwort* zu reagieren. Die Zellen sind aufgrund dieser Unterscheidungsfähigkeit *immunkompetent.* Gegen die körpereigenen Substanzen entwickelt der Organismus frühzeitig eine *Immuntoleranz.* Versagt die Fähigkeit zur Unterscheidung, kann es zu einer Immunantwort auch auf körpereigene «Antigene» kommen, es entsteht eine *Autoimmunreaktion.* Von der Toleranz nicht betroffen sind auch Substanzen, die zwar im Körper, aber unter pathologischen Bedingungen entstehen. Soweit sie Antigenität besitzen, können sie eine Immunantwort auslösen und beseitigt werden.

Die Immunkompetenz erlangen die Lymphocyten an zwei verschiedenen Orten, dem Thymus und dem sog. Bursa-Äquivalent, die auch als *zentrale lymphatische Organe* aufzufassen sind. Zunächst werden die Lymphocyten im Knochenmark aus hämopoëtischen Stammzellen (s. S. 200) gebildet (**Tab. 38,** S. 223). Ein Teil von diesen Vorläuferzellen gelangt in den Thymus und erfährt dort eine Differenzierung zu *T-Lymphocyten* (**T**hymus-abhängige Lymphocyten). Immunkompetente T-Lymphocyten treten in das Blut über, siedeln sich in bestimmten Arealen, den **T-Zellregionen** der *peripheren lymphatischen Organe* an und rezirkulieren. T-Zellen sind sehr mobil und machen 90% der im Blut enthaltenen Lymphocyten aus. Sie wechseln ständig zwischen den verschiedenen lymphatischen Geweben und Organen. Für die B-Lymphocyten gibt es nur bei den Vögeln einen entsprechenden gesonderten Prägungsort, die Bursa Fabricii (ein Organ im Bereich der Kloake): Aus diesem Zusammenhang leitet sich die Bezeichnung **B**ursaabhängige Lymphocyten her. Beim Menschen und allen Säugern übernimmt das *Knochenmark* diese Funktion. An ihrem Bildungsort er-

fahren sie auch ihre Prägung zu *B-Lymphocyten* und siedeln sich dann in den **B-Regionen** *der peripheren lymphatischen Gewebe* an. Sie rezirkulieren selten, sind also vergleichsweise ortsständig.

Die Reaktion der Lymphocyten auf ein Antigen, die **Immunantwort,** läuft bei beiden Formen zweistufig ab. Zunächst wird bei einem *erstmaligen* Antigenkontakt eine *primäre Immunreaktion* ausgelöst. Sie tritt nach einer gewissen Verzögerung ein, und das wesentliche Ergebnis der Primär-Reaktion ist neben der Bildung einer begrenzten Zahl von **Effektor-Zellen** das Entstehen von **Gedächtniszellen,** die sich, bedingt durch die Auseinandersetzung mit einem bestimmten Antigen, später an dieses «erinnern» können. Sie sind bei einem erneuten Auftreten dieses Antigens zur Auslösung der *sekundären Immunantwort* aufgerufen. Diese Sekundär-Reaktion löst zwei Schritte aus. (1) Die antigenstimulierten Lymphocyten unterliegen einer *blastischen Transformation,* sie werden größer, ihre Basophilie nimmt zu, der Zellkern zeigt Zeichen der Aktivierung, es entsteht ein **Immunoblast.** (2) Die transformierten Zellen treten in eine *klonale Proliferation* ein, d.h. aus jedem Immunoblasten geht durch mehrere Mitosen eine Kolonie (Klon) identischer Zellen hervor, identisch vor allem im Hinblick auf die Bereitschaft, nur mit dem einen Antigen zu reagieren. Es entstehen in großer Zahl und sehr schnell *antigendeterminierte Lymphocyten.* Die klonale Proliferation ist der sichtbare Ausdruck eines grundlegenden Prinzips der Immunität, das der *klonalen Selektion.* Durch die klonale Zellvermehrung wird eine Auswahl von Zellen produziert, die selektiv nur mit einem Antigen reagieren. Bereits bei der Bildung von immunkompetenten T-Zellen im Thymus und B-Zellen im Knochenmark wirkt sich die klonale Selektion – hier noch antigenunabhängig – insofern aus, als die Vorläuferzellen mit Oberflächenrezeptoren ausgestattet werden, die selektiv nur jeweils eine *Antigen-Determinante* binden können. Da ein Antigen mit mehreren Determinantengruppen ausgestattet sein kann, Gruppen, die zwar unterschiedlich stark, aber jeweils für sich antigen wirken können, induzieren diese die Bildung mehrerer Klone, sie wirken *polyklonal.* Antigene mit nur einer Determinante induzieren eine *monoklonale* Proliferation.

Die aus der sekundären Immunreaktion hervorgehenden B-Zellklone haben eine andere

Aufgabe im Immungeschehen als die T-Zell-klone, die sich ihrerseits noch weiter funktionell unterscheiden. **T-Lymphocyten,** die durch ihre häufige Rezirkulation schnell an den Ort ihrer Wirkung herangeführt werden können, wirken lokal. Durch Kontakt mit dem Antigen, welches entweder von Makrophagen angeboten wird (s. S. 211) oder als Gewebstransplantat oder Tumor vorliegt, wird die zelluläre Reaktion ausgelöst. Dabei treten T-Lymphocyten mit unterschiedlichen Funktionen in Erscheinung. (1) *Zytotoxische T-Lymphocyten* (auch Effektor- oder Killer-Zellen genannt), die z. B. Zellen eines Transplantates oder eines Tumors abtöten können. Sie verursachen die gefürchtete Abstoßungsreaktion bei Organtransplantationen. (2) *T-Helfer-Zellen,* die sehr stark unter den im Blut zirkulierenden Lymphocyten vertreten sind, kurzlebig sind und in den B-Zell-Arealen gemeinsam mit den Makrophagen und den dendritischen Retikulum-Zellen die B-Lymphocyten bei ihrer Reaktion unterstützen. (3) *T-Suppressor-Zellen,* die ebenfalls nur kurze Zeit leben und die Immunreaktion eingrenzen. (4) Ein Teil der T-Zellklone dient, wie bei der Primärreaktion, der Ergänzung der *Gedächtniszellen* (T-memory-cells). Sie sind langlebig und können bis zu 500 Tage rezirkulieren. Schließlich bilden T-Lymphocyten sog. *Mediatoren,* die *Lymphokine,* die in vielfältiger Weise die Immunreaktion der T-Zellen unterstützen und in den Ablauf eingreifen.

Die T-Zellen tragen auf der Zellmembran antigene Gruppen, die sich bei den einzelnen T-Zell-Populationen unterscheiden. Mit diesen T-zellspezifischen Antigenen lassen sich monoklonale Antikörper produzieren (s. S. 14), mit denen im immuncytochemischen Verfahren die T-Lymphocyten markiert werden können. Ein gleiches Verfahren ist auch mit B-Zellen durchführbar, durch das membranständige Immunglobulinkomplexe zur Darstellung kommen. Einem weiteren immunologischen Testverfahren liegt die Fähigkeit aller T-Lymphocyten zugrunde, Schaf-Erythrocyten mittels Oberflächenrezeptoren zu binden. Dabei formen die Schaf-Erythrocyten mit einem Lymphocyten eine rosettenförmige Aggregation, was beim Nachweis der Membrankontakte die Zugehörigkeit zur T-Zellgruppe unterstreicht.

B-Lymphocyten wirken in ihrer antigen-determinierten Form einheitlich, indem sie unter *Differenzierung zu Plasmazellen Antikörper bil-*

den und abgeben. Antikörper resultieren aus der Immunantwort der B-Zellen auf ein spezifisches Antigen und wirken humoral, da sie über Gewebsflüssigkeit und Blutweg dem Ort der *Antigen-Antikörper-Reaktion* zugeführt werden. Antikörper sind die verschiedenen Immunglobuline (IgM, IgG, IgA, IgE, IgD). Zur Chemie und Wirkung der Immunglobuline siehe ein Lehrbuch der Immunologie. Die Immunreaktion der B-Lymphocyten erfolgt vorwiegend an den Orten ihrer Ansiedelung in den peripheren lymphatischen Organen, den B-Zell-Arealen (**Abb. 231–233**). Die Bildung dieser Areale hat allerdings zwei verschiedene Funktionsabläufe bereits bei der primären Immunantwort zur Voraussetzung. Bei dem erstmaligen Antigenkontakt wird im Lymphknoten eine *primäre Plasmazellreaktion* ausgelöst, durch die Lymphocyten des äußeren Rindenbereiches zu B-Immunoblasten transformieren, klonal proliferieren und als determinierte B-Lymphocyten in das Mark des Lymphknotens einwandern, wo sie als *lymphoide* **Plasmazellen** Antikörper vom *IgM-Typ* bilden. Diesem ersten Schritt folgt eine Reaktion des Lymphfollikels, die zur Ausbildung des Keim- oder Reaktionszentrums führt *(Keimzentrumsreaktion).* Hierbei wirken Makrophagen, die spezifischen dendritischen Retikulumzellen und T-Helfer-Zellen gemeinsam auf den B-Lymphocyten. Er lagert sich der Retikulumzelle an, die das Antigen über ihre Oberfläche dem immunkompetenten Lymphocyten vermittelt. Dieser transformiert zur typischen großen blastischen Keimzentrumszelle, zum *Zentroblasten.* Durch klonale Proliferation entstehen aus dem Zentroblasten zahlreiche kleine *Zentrocyten,* die nach Verlassen des Keimzentrums als determinierte Lymphocyten u. a. die Rolle von *B-Gedächtniszellen* übernehmen. Die sekundäre Immunantwort des B-Zell-Systems äußert sich – ausgelöst durch die erneute Antigen-Exposition – als *sekundäre Plasmazellreaktion,* deren Resultat die Bildung der typischen Plasmazellen ist. Sie produzieren Antikörper vom IgG-Typ. Antikörper vom IgM-Typ sind also als erste Zeichen einer Immunantwort nachweisbar; ihnen folgen nach 2–4 Tagen die IgG-Antikörper.

c) Die Retikulumzellen und ihre Formen im lymphatischen Gewebe

Wie bereits bei der Besprechung des retikulären Bindegewebes (s. S. 116) erwähnt wurde, sind ein wesentlicher Bestandteil des bindegewebigen Gerüstes der lymphatischen Gewebe retikuläre Fasern. Allerdings bilden die zellulären Elemente dieses Gerüstes eine heterogene, von Form und Funktion her nicht einheitliche Gruppe. Vor allem sind es Zellen, die vielfältige Aufgaben als *akzessorische Zellen des Immunsystems* haben. Zusätzlich besteht der unmittelbare Zusammenhang mit den Uferzellen der Lymph- bzw. Blutsinusoide (in Lymphknoten und Milz). Man unterscheidet daher im lymphatischen Gewebe mehrere Formen von Retikulumzellen (**Tab. 37**).

2. Bestandteile und allgemeiner Bau des lymphatischen Systems

Zum lymphatischen System gehören:
1. Die *Noduli lymphatici solitarii* (= Lymphfollikel oder **Lymphknötchen**), die vor allem in den Schleimhäuten des Darmrohrs, aber auch der Luft- und Urogenitalwege vorkommen, und die *Noduli lymphatici aggregati* (im Ileum);
2. die *Folliculi linguales* und die **Tonsillen** (*Tonsillae palatinae, Tonsilla pharyngealis*), die zusammen die wichtigsten Teile des lymphoepithelialen Rachenrings bilden (die unter Punkt 1 und 2 aufgelisteten Teile werden, soweit sie dem Verdauungstrakt anliegen, auch als *darmassoziiertes lymphatisches Gewebe* zusammengefaßt);
3. der **Thymus,** der zusammen mit dem Knochenmark auch die Rolle eines zentralen, primären Systems zur Prägung der T- und B-Lymphocyten übernimmt;
4. die *Nodi lymphatici* (= Lymphonodi oder **Lymphknoten**), welche in großer Zahl in die Lymphbahnen eingeschaltet sind;
5. die **weiße Pulpa** der *Milz* (Lymphonoduli splenici und periarterielle lymphatische Scheide = PALS).

Mit Ausnahme des Thymus, dessen Grundgerüst epithelialer Herkunft ist, besitzen die lymphatischen Systeme ein Parenchym aus retikulärem Bindegewebe und – zwischen dessen Maschen – massenhaft Lymphocyten: **lymphoretikuläres Gewebe.**

Die unmittelbar subepithelial gelegenen Lymphknötchen, die Folliculi linguales (Zungenbälge) und die Tonsillen (Mandeln) sowie der Thymus haben enge morphologische Beziehungen zum Epithel. Deshalb werden sie als **lymphoepitheliale Organe** bezeichnet.

Das lymphoretikuläre Gewebe hat teilweise die Form von mehr oder weniger kugeligen Knötchen, *Noduli lymphatici* (**Abb. 333**), auch *Lymphfollikel* genannt, denen eine Bindegewebskapsel fehlt und die bei reichlichem Vorkommen zum Zusammenfließen neigen, so z. B. im Ileum und in der Appendix vermiformis (**Abb. 329** bzw. **Abb. 335**). An anderen Stellen sind die lymphoretikulären Einlagerungen mehr diffus oder sie lassen kugelige Verdichtungen durch gedrängte Ansiedelung von Lymphocyten *(Primärknötchen)* erkennen wie in den Tonsillen (**Abb. 236**) und in der Rinde der Lymphknoten. Die Lymphfollikel zeigen oft ein helleres Zentrum; dann nennen wir sie *Sekundärknötchen,* die zentrale Aufhellung *Reaktionszentrum* oder Keimzentrum (s. **Abb. 243**). Im Thymus fehlen Lymphfollikel.

Diese Zentren fehlen bei Feten und Neugeborenen sowie bei steril aufgezogenen Tieren (Versuche mit Meerschweinchen), treten also – in den Primärknötchen – erst sekundär auf (deshalb «Sekundärknötchen»).

In Abhängigkeit von der unterschiedlichen Besiedelung verschiedener Gebiete des lymphatischen Gewebes mit T- oder B-Lymphocyten werden entsprechende Regionen oder Areale unterschieden (**Abb. 231–233,** s. a. **Tab. 37**).

T-Zell-Regionen oder -Areale sind:

im Lymphknoten	die parakortikalen Zonen
in der Milz	die periarteriellen Scheiden
in allen übrigen lymphatischen Geweben	die interfollikulären Gebiete

und: in T-Zell-Arealen sind *interdigitierende Retikulumzellen* vertreten

B-Zell-Regionen oder -Areale sind:

im Lymphknoten	die Lymphfollikel und Markstränge
in der Milz	die Milzknötchen
in allen übrigen lymphatischen Geweben	die Follikel (Noduli)

und: in B-Zell-Arealen sind *dendritische Retikulumzellen* vertreten

Tabelle 37: Unterschiede zwischen Formen der «Retikulumzellen» und Lymphocyten

	dendritische Retikulumzellen	interdigitierende Retikulumzellen	phagocytierende Retikulumzellen	fibroblastische Retikulumzellen	Lymphocyten
Morphologisch Vorkommen	B-Zell-Areale in Keimzentren: als «follikulär» dendritische RZ	T-Zell-Areale in Haut als Langerhans Zellen	in allen lymphatischen Geweben als Makrophag	nicht in Thymus	
Zellkern	groß, länglich chromatinarm	groß, gelappt chromatinarm	groß, gelappt chromatinarm	groß, länglich chromatinarm	klein, kugelig chromatinreich
Cytoplasma	locker	schwach anfärbbar	Einschlüsse	schwach basophil	Saum basophil
Zellfortsätze	bäumchenartig Desmosomen	fingerförmig verzahnt	kurz, plump mit Aktinfilamenten	lang, dünn mit Kontakten	keine
Organellen	rauhes ER Golgi-Apparat ++	rauhes ER Golgi-Apparat +	glattes und rauhes ER Golgi-Apparat + viel Lysosomen	rauhes ER Golgi-Apparat ++	Ribosomen Golgi-Apparat (+) Azur-Granula
Faserbildung	fehlt	fehlt	fehlt	Kollegen-Typ III	fehlt
Funktion	fixe Zellen	fixe Zellen	amöboid beweglich	fixe Zellen	Wanderzellen
Herkunft	unbekannt (= Monocyten?)	Knochenmark – Thymus	Blutmonocyten «Histiocyten»	Fibroblasten	s. Rezirkulation
Phagocytose	fehlt	fehlt	sehr ausgeprägt	fehlt	fehlt meist
Immunologie	Antigen-Präsentation	Antigen-Präsentation	als akzessorische Zellen: Antigen-Präsentation Phagocytose von Antigenen	keine, nur als «Ammenzellen» in Thymus: Epithel-Zellen!	Tansformation in Immunoblasten – klonale Prolif. – Zelluläre und humorale Immunität

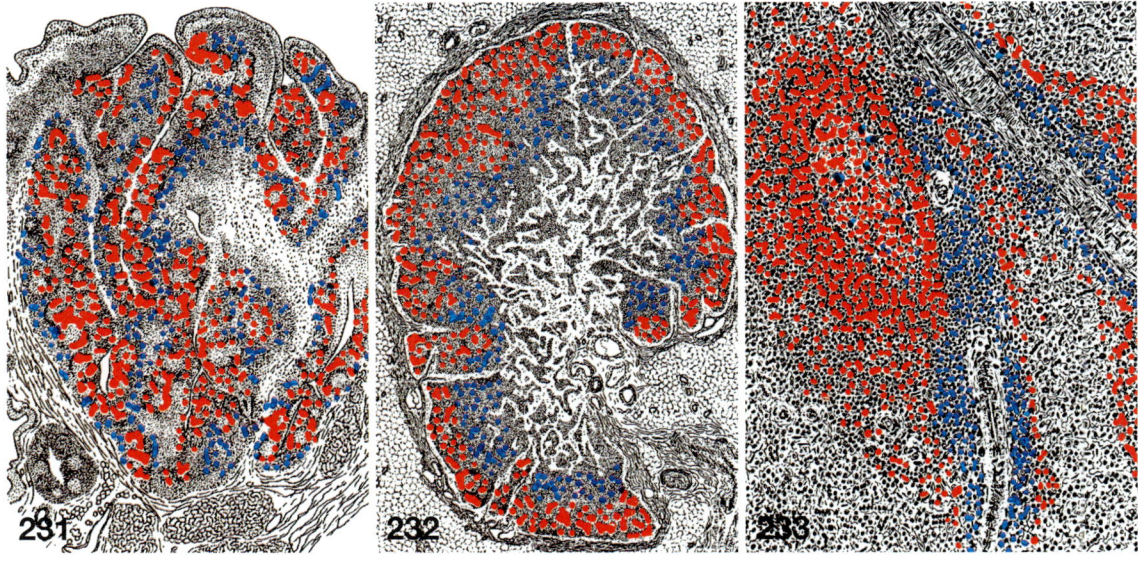

Abb. 231–233: Lymphatische Organe (Tonsilla palatina, Lymphknoten, Milz) mit schematischer Kennzeichnung der B-Zell-Areale (rot) und der T-Zell-Areale (blau).

3. Lymphoepithelialer Rachenring

Im Bereiche des Übergangs der Mundhöhle und der Nasenhöhle in den Pharynx enthält die Schleimhaut reichlich lymphoretikuläres Gewebe, dessen enge Beziehung zum Epithel zum Begriff der «lymphoepithelialen Organe» geführt hat. Soweit diese in der Umgebung des Isthmus faucium lokalisiert sind, werden sie zum lymphoepithelialen Rachenring (oder Waldeyerschen Schlundring) zusammengefaßt. Dazu gehören die Folliculi linguales des Zungengrundes, die Tonsillae palatinae, die Tonsilla pharyngealis, das lymphatische Gewebe am weichen Gaumen und in der Gegend des Ostium pharyngeum tubae auditivae; dieses wird auch als Tonsilla tubaria bezeichnet.

Die *Folliculi linguales* (Zungenbälge, **Abb. 234**) werden in ihrer Gesamtheit oft auch **Tonsilla lingualis** genannt. In jedem Follikel senkt sich das unverhornte geschichtete Plattenepithel des Zungengrundes als Balghöhle kryptenartig in die Tiefe. Um diese Epitheleinsenkung, in welche der Ausführungsgang einer rein mukösen Glandula lingualis posterior ausmündet, ist lymphoretikuläres Gewebe angehäuft; darin sind in der Regel Sekundärknötchen zu erkennen. Das Epithel der Balghöhle ist papillenlos und wird in wechselndem Ausmaß von Lymphocyten durchwandert (Diapedese, s. a. **Abb. 235**). Der ganze Zungenfollikel wird von einer dünnen bindegewebigen Kapsel umfaßt; hier findet man auch Blut- und Lymphgefäße, in der weiteren Umgebung Schleimdrüsen und quergestreifte Muskulatur.

Die Folliculi linguales wölben die Schleimhautoberfläche etwas vor, woraus das typische, höckerige Oberflächenrelief der Radix linguae resultiert. Neben den beschriebenen Zungenbälgen gibt es – besonders in den seitlichen Abschnitten der Zungenwurzel – noch kleine Erhebungen, die sog. *Papillae lenticulares,* die ebenfalls durch die Ansammlung von lymphoretikulärem Gewebe bedingt sind, denen aber eine Epithelkrypte fehlt.

Bei der paarigen *Tonsilla palatina* (**Gaumenmandel, Abb. 236**) sind eine ganze Anzahl von tiefen, sich gelegentlich aufzweigenden Epitheleinsenkungen – etwa 10–15 oder noch mehr Fossulae und die sie fortsetzenden Cryptae tonsillares – mit dem ihnen angeschlossenen lymphoretikulären Gewebe zu einem etwa mandelgroßen Organ (Name!) vereinigt. Dieses ist durch eine bindegewebige Kapsel, die von Lymphkapillaren umsponnen wird, begrenzt.

Von der Kapsel dringen schmale Bindegewebssepten, die Blut- und Lymphgefäße führen, in die Tonsille ein und bedingen so eine gewisse Aufteilung in Läppchen; diese entsprechen jeweils dem Hauptstamm einer Fossula tonsillaris.

Vor allem in der Tiefe der Tonsillarkrypten wird das geschichtete Plattenepithel, in welchem aus mehrreihigem Flimmerepithel bestehende Inseln vorkommen können, von Lymphocyten – aber auch von Granulocyten – durchwandert; durch diese **Diapedese** wird es teilweise so aufgelockert, daß der epitheliale Zellverband sowie seine Grenze gegen das darunterliegende lymphoretikuläre Gewebe oft nicht mehr zu erkennen sind (wie in der unteren Hälfte der **Abb. 235**). Dieses besteht in den Tonsillen ebenfalls aus einem Gerüstwerk von retikulärem Bindegewebe, in das vor allem Lymphocyten, ferner Plasmazellen sowie Granulocyten eingelagert sind. Es ist großenteils diffus angeordnet, läßt aber auch Primär- und – postnatal – Sekundärknötchen mit hellen Reaktionszentren erkennen. Das Parenchym der Tonsillen besitzt keine zuführenden, wohl aber wegführende Lymphgefäße.

In der Nachbarschaft der Gaumenmandeln liegen muköse Speicheldrüsen, die aber nicht – wie bei den Folliculi linguales – in die Epithelkrypten, sondern direkt an die Oberfläche münden. In der Kryptentiefe liegen abgeschilferte Epithelien, Lymphocyten sowie aus den Blutgefäßen ausgewanderte Granulocyten, ferner Mikroorganismen und möglicherweise Speisereste; aus diesem Inhalt können *Tonsillarpfröpfe* entstehen.

Die unpaare *Tonsilla pharyngealis* (**Rachenmandel, Abb. 235**) liegt am Pharynxdach, und ihr Bau stimmt mit dem der anderen Tonsillen im wesentlichen überein. Das Epithel ist indessen ein Becherzellen enthaltendes mehrreihiges Flimmerepithel, wie es für die Nasenhöhle und den obersten Teil des Schlundkopfes typisch ist.

Das Epithel bildet in den Gaumenmandeln enge Krypten, in der Rachenmandel jedoch Falten und Buchten, um welche das lymphoretikuläre Gewebe angehäuft ist. Seromuköse Drüsen der Pars nasalis pharyngis münden in die Epithelfurchen der Tonsilla pharyngealis. Deren Bindegewebskapsel ist nur dünn.

Im kindlichen Alter neigt ganz besonders die Rachentonsille häufig zu Hyperplasie (*adenoide Vegetationen,* die das Atmen durch die Nase behindern können); beim Erwachsenen ist sie dagegen meist rudimentär.

Der gesamte *lymphoepitheliale Rachenring* hat den Kampf gegen Bakterien zur *Aufgabe.* Über die genaue Bedeutung der Diapedese der weißen Blutkörperchen sind die Auffassungen nicht einheitlich. Unter gewissen Umständen können die Tonsillen, insbesondere zerklüftete hyperplastische Gaumenmandeln, zu einem Locus minoris resistentiae werden. Hier spielen sich deshalb nicht selten Entzündungsvorgänge ab *(Angina).*

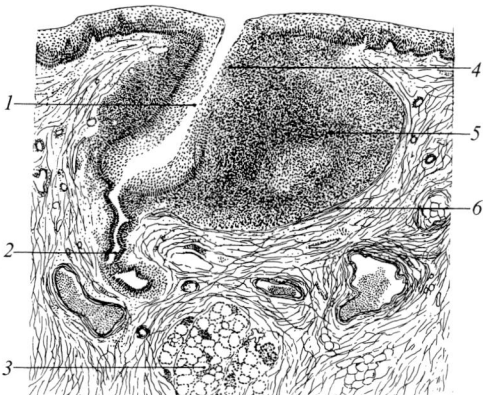

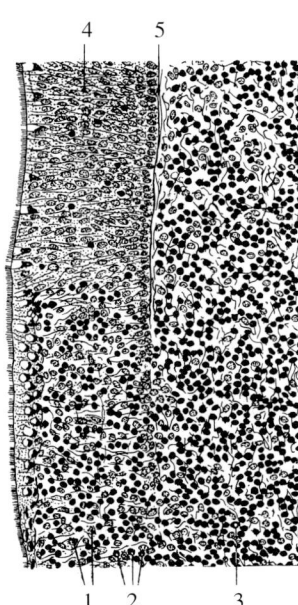

Abb. 234: Folliculus der Tonsilla lingualis. Zungengrund (Mensch). H.-E.-Färbung. Vergr. 20mal. (N.)

1 Epitheleinsenkung	*4* Diapedese von
2 Drüsen-	Lymphocyten
ausführungsgang	*5* lymphoretikuläres Gewebe
3 muköse Speicheldrüse	*6* bindegewebige Kapsel

▷
Abb. 235: Ausschnitt aus einer Tonsilla pharyngealis (Mensch). Mehrreihiges Flimmerepithel mit durchwandernden Lymphocyten. H.-E.-Färbung. Vergr. 160mal. (W.)
1 Epithelzellen; *2* durchwandernde Lymphocyten; *3* lymphoretikuläres Gewebe der Lamina propria; *4* mehrreihiges Flimmerepithel mit Becherzellen; *5* Basalmembran

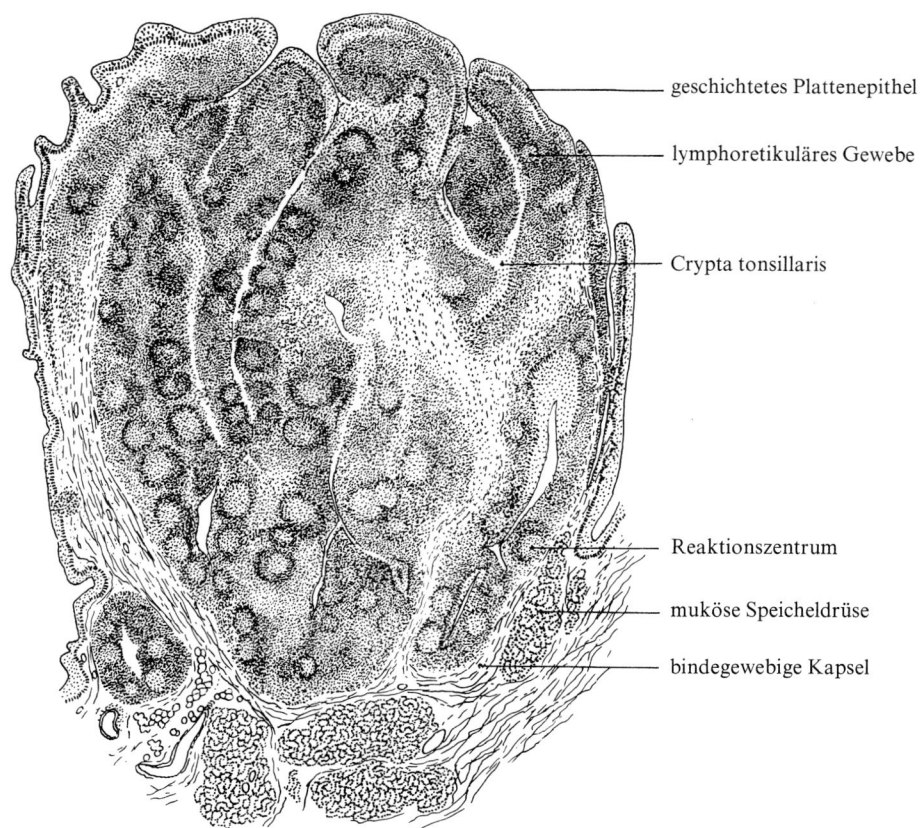

            — geschichtetes Plattenepithel

            — lymphoretikuläres Gewebe

            — Crypta tonsillaris

            — Reaktionszentrum

            — muköse Speicheldrüse

            — bindegewebige Kapsel

Abb. 236: Tonsilla palatina (Mensch). H.-E.-Färbung. Vergr. 6mal. (N.)

4. Thymus

Am (nicht involvierten) Thymus erkennt man schon makroskopisch eine dem Läppchenbau entsprechende Felderung und im gefärbten Schnittpräparat eine Gliederung in zwei Zonen, die fließend ineinander übergehen (**Abb. 237**). Die der Marksubstanz oberflächlich aufgelagerte **Rinde** ist infolge ihres hohen Gehaltes an kleinen Lymphocyten, zwischen welchen die aus dem ursprünglich epithelialen Zellverband hervorgegangenen Zellen zahlenmäßig stark zurücktreten, dunkler gefärbt. Im **Mark** sind die Epithelzellen größer und bilden ein engeres Maschenwerk, da die Lymphocyten hier etwas weniger zahlreich sind. In jedem der beiden Thymuslappen formt das Mark einen verzweigten zentralen Strang (Tractus centralis thymi), durch den die verschiedenen Lobuli zusammengehalten werden. Im mikroskopischen Präparat können jedoch bei entsprechender Schnittrichtung einzelne Läppchen isoliert erscheinen.

Die *Epithelzellen* des Thymus liefern ein lockeres Schwammwerk, in das die kleinen Lymphocyten eingelagert sind. Die epitheliogenen (entodermalen: aus dem Epithel der III. Schlundtasche) Retikulumzellen, die nicht wie die Zellen des (mesodermalen) retikulären Bindegewebes Kollagen III-Fasern bilden, stehen durch Cytoplasmafortsätze und Desmosomen miteinander in Verbindung. Die Kerne sind relativ groß und chromatinarm, gelegentlich etwas länglich. Die Zellen behalten auch im Mark die Fähigkeit, sich wieder zu typischen epithelialen, d. h. geschlossenen Verbänden zusammenzulagern (Epithelzellstränge oder -haufen, Hassallsche Körperchen, s. u.).

Als charakteristische Bildungen des Thymusmarkes entstehen die nach *Hassall* benannten *Körperchen* (**Abb. 238**), indem sich um eine auffällig vergrößerte Epithelzelle die benachbarten Markzellen schalenartig herumlagern. Solche konzentrisch geschichteten Körperchen, die schon im fetalen Thymus zu finden sind, haben einen Durchmesser von 20–50 μm, doch werden sie nicht selten auch größer. Allmählich kommen dann – im Zentrum der Körperchen beginnend – Degenerationserscheinungen vor. Zerbröckelung und Auflösung des pyknotischen Kerns, Auftreten von paraplasmatischen Körnchen, hyaline Umwandlung des Zell-Leibs, evtl. Verkalkung oder Cystenbildung.

Die *funktionelle Bedeutung der Hassallschen Körperchen* ist noch nicht geklärt. Anscheinend fällt ihr vermehrtes Vorkommen mit einer gesteigerten Abwehrtätigkeit des Organs zusammen. Anderseits sind sie bei manchen schweren chronischen Erkrankungen und bei Unterernährung vermindert. Es sind keine Dauereinrichtungen, sondern dynamische Strukturen, die in wenigen Tagen gebildet werden können.

An der Läppchenoberfläche legen sich Zellen zu einer einschichtigen Lage prismatischer Zellen eng aneinander. Sie bilden eine *epitheliale Grenzschicht,* welche sich entlang der Gefäße fortsetzt und die das morphologische Korrelat der *Blut-Thymus-Schranke* darstellen soll. Diese Schranke sichert die Thymusrinde vor Einflüssen von Makromolekülen, die als Antigene hier nicht zur Wirkung kommen sollen. Diesen Zellen der Grenzschicht wird eine ektodermale Herkunft zugeschrieben, sie sollen aus dem Sinus cervicalis stammen. Die Markregion enthält auch *interdigitierende Retikulumzellen* und ist mit den rezirkulierenden T-Lymphocyten u. a. als eine T-Zell-Region aufzufassen. Im Mark treten außerdem häufig *myoide Zellen* auf, in denen Aktin und ein für die quergestreifte Muskulatur charakteristisches Myosin nachgewiesen wurden. Die Bedeutung dieser Zellen ist unbekannt. Im gesamten Thymus sind reichlich Makrophagen vertreten, die vor allem Lymphocyten phagocytieren.

Die in das Thymusretikulum eingelagerten *kleinen Lymphocyten («Thymocyten»)* sind von anderen Lymphocyten morphologisch nicht zu unterscheiden (aber durch immunbiologische Methoden: T-Lymphocyten). Im Gegensatz zu den epitheliogenen Retikulumzellen haben sie einen kugeligen, dunkler gefärbten Zellkern. Reaktionszentren treten im Thymus nicht auf.

Die Größe und der histologische Bau des Thymus sind stark abhängig vom Lebensalter sowie von manchen akzidentellen Faktoren (Ernährungszustand, Erkrankungen usw.), auf die das Organ sehr empfindlich reagiert *(akzidentelle Involution).* Der Thymus ist beim Neugeborenen verhältnismäßig groß (etwa 12–14 g) und zeigt in der Kindheit noch ein gewisses Wachstum, besonders der Marksubstanz. Gleichzeitig nimmt aber auch schon die Menge des interstitiellen Bindegewebsstromas und der darin eingelagerten Fettzellen zu. Nach der Pubertät beginnt die Rückbildung des Thymus *(Pubertätsinvolution,* **«Altersinvolution»**), die zunächst die Rinde stärker betrifft als das Mark; der zentrale Markstrang ist jetzt besonders gut

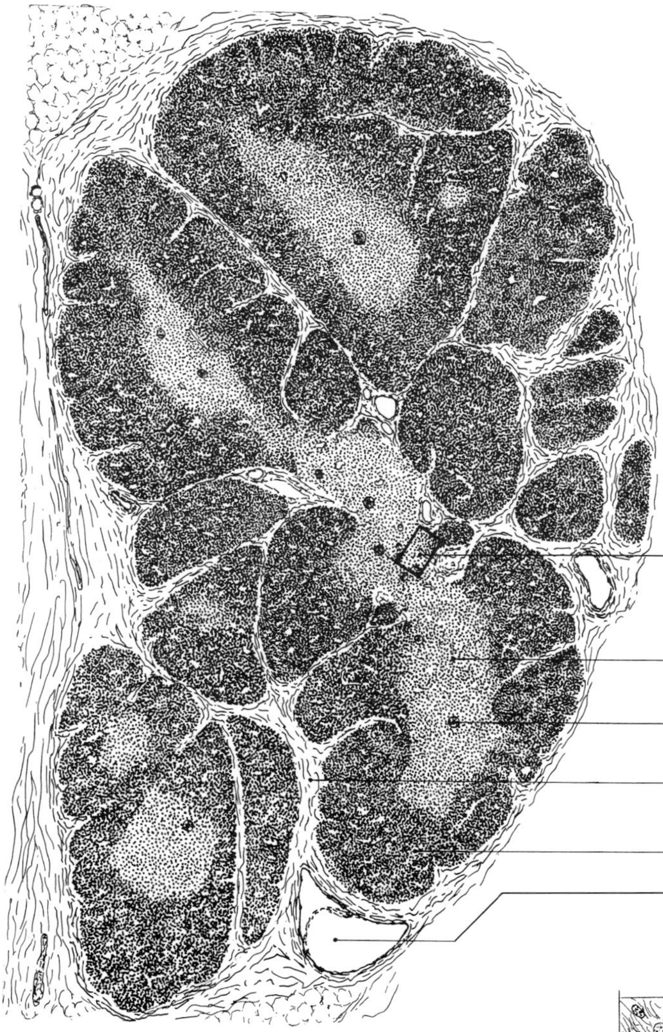

Abb. 237: Thymus (Ausschnitt) eines 7 Monate alten Kindes. H.-E.-Färbung. Vergr. 30mal. (W.)

siehe Abb. 238

Mark

Hassallsches Körperchen

interlobuläres Bindegewebe

Rinde

Vene mit Klappe

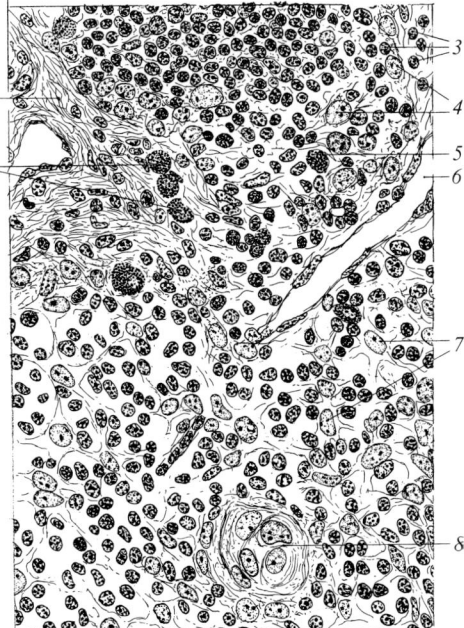

Rinde

Mark

Abb. 238: Menschlicher Thymus: die in Abb. 237 bezeichnete Stelle bei 420facher Vergr. (W.)
1 interlobuläres Bindegewebe
2 eosinophile Myelocyten
3 Lymphocytenkerne
4 Epithelzellkerne
5 eosinophiler Granulocyt
6 kleine Vene an der Mark-Rinden-Grenze
7 Epithelzellen im Mark
8 Hassallsches Körperchen

zu erkennen. Der Lymphocytengehalt geht infolge Auswanderung zurück und die epitheliogenen Retikulumzellen rücken, an Größe etwas zunehmend, näher zusammen. Allmählich tritt an Stelle des Parenchyms in vermehrtem Maße Fettgewebe auf (**Abb. 239**). Der Thymus des Greises schließlich besteht aus einem nicht mehr deutlich gegen die Umgebung abgegrenzten Fettkörper, in welchem aber immer noch letzte Reste von Parenchym – ohne Unterschied von Rinde und Mark – zu finden sind (*Thymusfettkörper*).

Funktion des Thymus

In der Jugend, solange die Rinde erhalten ist, kommt es im Thymus zur Vermehrung und Differenzierung (Prägung) der immunkompetenten T-Lymphocyten. Diese entstehen aus großen, blastischen Stammzellen, die ihrerseits als «T-restricted pre-thymic precursor cells» aus der Dottersackregion in die Thymusrinde eingewandert sind. Durch Proliferation werden kleinere Rinden-Lymphocyten gebildet, die durch Kontakt mit den epithelialen Rindenzellen ihre Befähigung zur Immuntoleranz und ihre Immunkompetenz erhalten (s. S. 212). Ein Großteil dieser Rinden-Lymphocyten wird aber ausgesondert, geht zugrunde und wird durch Makrophagen abgeräumt. Ein kleinerer Teil tritt in das Mark über, reift dort im Kontakt mit den interdigitierenden Retikulumzellen zu T-Lymphocyten aus. Diese werden über die an der Mark-Rindengrenze gelegenen speziellen Venulen (die solchen im Lymphknoten entsprechen, S. 222) in die Zirkulation aufgenommen, gelangen in die T-Zell-Areale der verschiedenen lymphatischen Organe, rezirkulieren und können damit auch wieder in das Thymusmark zurückkehren, wo sie den größeren Teil an Lymphocyten ausmachen. Eine Antikörperbildung ist im Thymus nicht nachweisbar, da B-Lymphocyten sich nicht ansiedeln, B-Zell-Areale folglich nicht entstehen (der Thymus besitzt keine Follikel).

Der Thymus ist für die Abwehrtätigkeit des Körpers insofern unentbehrlich, als er ihn auf seine immunbiologischen Aufgaben vorbereitet (in kurz nach der Geburt thymektomierten Tieren ist die Fähigkeit zur Antikörperbildung herabgesetzt) und er für die zellgebundenen Immunreaktionen (z. B. bei der Abstoßung eines allogenen Transplantates) von entscheidender Bedeutung ist. Die Anregung der Proliferation und der Differenzierung der T-Lymphocyten durch das spezifische mikroökologische Milieu wird durch humorale Faktoren unterstützt. Es handelt sich um ein Polypeptid, das *Thymosin*. Das Problem einer *inkretorischen Tätigkeit* der Thymusepithelzellen ist immer noch umstritten. Es bestehen Beziehungen zwischen dem Thymus und den Keimdrüsen: Die Zufuhr von Geschlechts- sowie von Nebennierenrindenhormonen führt bei beiden Geschlechtern zur Thymusinvolution; im gleichen Sinne ist auch die mit der Geschlechtsreife beginnende physiologische Pubertätsinvolution, die beim Kastraten natürlich ausbleibt, zu deuten. Vielleicht wird auch der humorale Faktor an das Blut abgegeben, der auf das extrathymische lymphatische Gewebe wirken kann.

5. Lymphknoten

Die Lymphknoten (Nodi lymphatici, **Abb. 240–241**) sind deutlich abgegrenzte, etwa bohnenförmige Organe von verschiedener Größe (Durchmesser 1–25 mm), die von einer dünnen bindegewebigen Kapsel umgeben werden. Sie sind – oft in Gruppen zusammengelagert – in ein lockeres faseriges, reichlich Fettzellen enthaltendes Bindegewebe eingebettet und gegenüber den anderen lymphatischen Bildungen dadurch ausgezeichnet, daß sie von Lymphe durchströmt werden. Diese durchfließt auf ihrem Weg von der Peripherie zum Venenwinkel (S. 244) meistens mehrere Lymphknoten.

An einer Stelle der Lymphknotenoberfläche erkennt man nicht selten eine kleine Einziehung (Hilum), wo die Blutgefäße ein- und austreten und das wegführende Lymphgefäß (Vas efferens) das Organ verläßt. Von der vorwiegend kollagenfaserigen **Kapsel**, die neben elastischen Netzen gelegentlich auch noch einzelne glatte Muskelzellen enthalten kann, ziehen – beim Menschen nur spärlich – entsprechend gebaute Balken (Trabekel) ins Innere des Lymphknotens. Gewöhnlich sind die vom Hilum ausgehenden Bindegewebsbalken zahlreicher als die von der übrigen Oberfläche einstrahlenden Trabekel; gemeinsam bilden sie ein grobes Gerüstwerk. In dieses ist dann das feinere Fachwerk der argyrophilen Fasern mit den verschiedenen Formen der Retikulumzellen eingeschachtelt, das überall die Grundlage des lymphoretikulären Gewebes darstellt.

Nach der in den oberflächlichen und zentralen Abschnitten des Lymphknotens verschiedenen *Anordnung des lymphoretikulären Gewebes und der Lymphwege* unterscheidet man **Rinde** (Cortex) und **Mark** (Medulla). Jene ist durch Lymphsinus und Trabekel unvollständig in größere, unregelmäßige Komplexe unterteilt. Sie liegt der Kapsel nicht direkt an, sondern ist von ihr durch den Randsinus (s. u.) getrennt. Gegen diesen ist die z. T. diffuse Rindensubstanz oft höckerig vorgewölbt, da in ihr meistens – durch Anhäufung von B-Lymphocyten entstandene – Primär- und vor allem aus verschiedenen Zelltypen bestehende Sekundärknötchen (s. S. 214) ausgebildet sind. Die innere *paracorticale Zone* der Rinde ist ebenfalls aus diffusem lymphatischen Gewebe aufgebaut und wird, da sie viele T-Lymphocyten enthält, den T-Zellen-Arealen zugeordnet (**Abb. 232**). Das

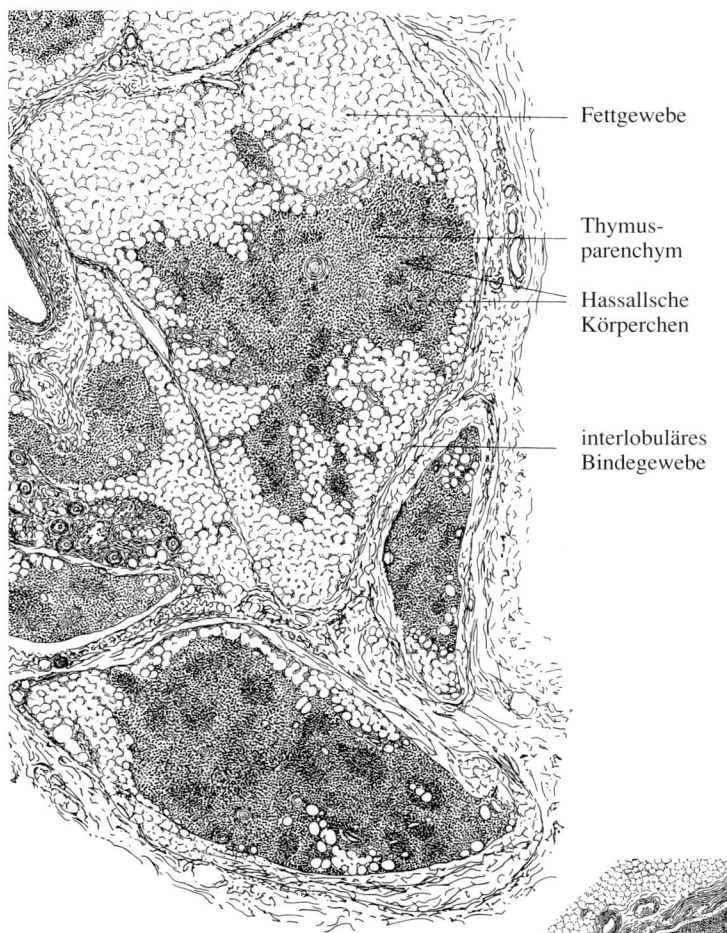

Fettgewebe

Thymus-
parenchym

Hassallsche
Körperchen

interlobuläres
Bindegewebe

△
Abb. 239: Thymus (Ausschnitt) eines erwachsenen Menschen. H.-E.-Färbung. Vergr.
30mal. (W.)

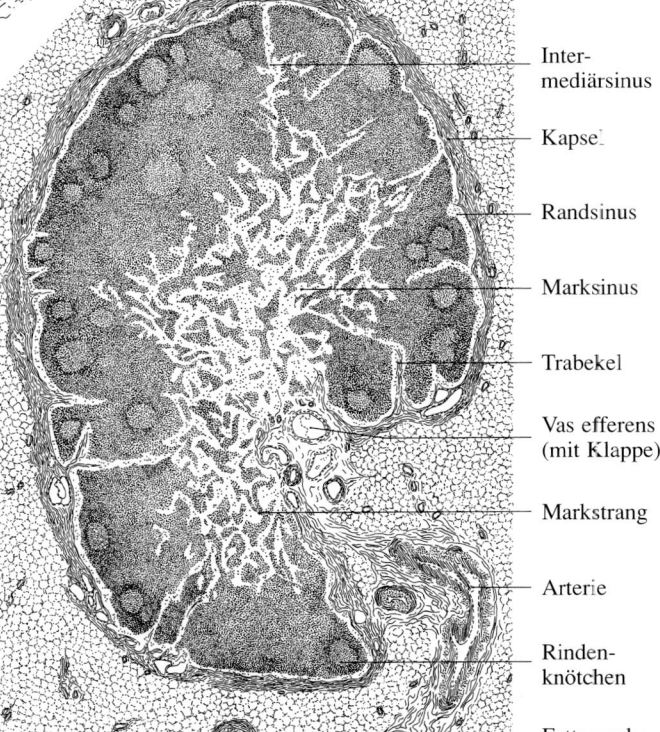

Vas afferens

Inter-
mediärsinus

Kapsel

Randsinus

Marksinus

Trabekel

Vas efferens
(mit Klappe)

Markstrang

Arterie

Rinden-
knötchen

Fettgewebe

Abb. 240: Längsschnitt durch einen Lymphknoten (Nodus lymphaticus inguinalis,
Mensch). H.-E.-Färbung. Übersichtsbild bei
15facher Vergr. (M.)

Mark indessen besteht aus Strängen, die untereinander und mit der Rinde zusammenhängen. Zwischen den – neben B-Lymphocyten auch Plasmazellen enthaltenden – **Marksträngen** befinden sich die Marksinus und die vom Hilum ausgehenden Trabekel mit ihren Blutgefäßen.

Die *Lymphgefäße* bilden im Lymphknoten ein lymphatisches Wundernetz, dessen einzelne Abschnitte als Sinus bezeichnet werden. Mehrere zuführende, mit Klappen versehene Lymphgefäße *(Vasa afferentia)* durchbohren schräg die Kapsel und münden in den **Randsinus** (Marginalsinus). Dieser steht mit den **Marksinus** durch wenige, unauffällige, die kompakte Rindensubstanz durchbrechende **Intermediärsinus** in Verbindung, welche von Trabekeln begleitet sein können; Rand- und Marksinus anastomosieren außerdem am Hilum, wo die Rindensubstanz fehlt. Die letztgenannten kommunizieren vielfach untereinander, wodurch ein reich verzweigtes kavernöses System entsteht. Der Abfluß der Lymphe erfolgt am Hilum durch ein ebenfalls mit Klappen versehenes *Vas efferens* (oder nur wenige Vasa efferentia). Die stark durchströmten Mesenteriallymphknoten besitzen weitere Sinus als beispielsweise die Extremitätenlymphknoten.

Alle Lymphsinus sind mit einem *Endothel* (**Uferzellen, Abb. 241**) ausgekleidet, das die Stränge aus retikulären Fasern überzieht und einen gegen Rindengewebe und Markstränge mit Poren ausgestatteten Wandbelag bildet. Die Poren werden gebildet, wenn Zellen das Endothel passieren; eine Basalmembran fehlt dort. **Retikulumzellen** liegen nur in dem an die Sinus anschließenden lymphoretikulären Gewebe. Die Berührung zwischen der infolge der starken Erweiterung der Strombahn außerordentlich langsam durchströmenden Lymphe und den der Abwehr dienenden Zellen ist sehr innig. Außer dem Trabekelwerk aus Endothelzellen und retikulären Fasern, das eine Art Reusensystem bildet, findet man in den Lymphsinus noch verschiedene **freie Zellen,** so am häufigsten kleine, seltener große Lymphocyten, ferner Makrophagen, gelegentlich Monocyten, Plasmazellen, vereinzelte Erythrocyten und (vor allem eosinophile) Granulocyten.

Die *Blutgefäße* der Lymphknoten verlaufen zunächst in den vom Hilum ausgehenden Trabekeln und, indem sie die Balken verlassen, fortan in den Marksträngen; diese bilden somit – ähnlich wie die weiße Milzpulpa – Gefäßscheiden. Das lymphoretikuläre Gewebe von Mark und Rinde wird von einem dichten Blutkapillarnetz versorgt.

Das venöse Blut sammelt sich in den an der Innenfläche des Cortex gelegenen Venulen; aus ihnen gehen schließlich die Venen hervor, die unabhängig von den Arterien in (anderen) Trabekeln zum Hilum ziehen. Die postkapillären Venulen haben ein auffallend hohes (iso- bis hochprismatisches) Endothel, das für den Stoff- und Zellaustausch eine besondere Bedeutung hat. Hier treten B- und T-Lymphocyten im Verlauf ihrer Rezirkulation in das Parenchym über. Einzelne Arterien und Venen durchbrechen die Kapsel und verbreiten sich im umgebenden Fettgewebe.

Funktion der Lymphknoten

Die Lymphknoten haben durch ihren Bau und ihren Anschluß an die Lymphbahnen die Fähigkeit, Bakterien und andere körperfremde Stoffe abzufangen und bei mäßiger Dosierung unschädlich zu machen *(biologische Filter).* Zu jedem Körperteil gehören *regionäre Lymphknoten,* die bei pathologischen Vorgängen im tributären Einzugsgebiet ansprechen (z. B. Anschwellen der axillären Knoten – Lymphadenitis – bei Infektion an einem Finger, Miterkrankung der Hilumlymphknoten bei einem tuberkulösen Lungenherd). Sie können immunbiologisch auf schädigende Stoffe ansprechen, die im Blut kreisen (s. S. 212 ff.). Mit ihrer *Abwehrtätigkeit* wird das Auftreten der Reaktionszentren in Beziehung gebracht (S. 214). Die mit der Lymphe zugeführten Fremdstoffe (auch experimentell eingespritzte Vitalfarbstoffe oder Farbkörperchen aus Tätowierungen im tributären Hautgebiet) kommen zuerst mit Makrophagen der Sinuswand in Berührung, werden dort vorübergehend gespeichert und in den phagocytierenden Zellen des lymphoretikulären Gewebes endgültig abgelagert. In den für die Lungen regionären Lymphknoten werden auf diese Art und Weise Ruß- und Kohlenteilchen deponiert (Anthrakose; s. a. S. 74 und 258 sowie **Abb. 272**); solche Lymphknoten können im Laufe des Lebens unter Verödung des spezifischen Gewebes bindegewebig vernarben (schieferige Induration). Auch körpereigene Zellen und Zelltrümmer (untergehende Erythrocyten, verschleppte Krebszellen) werden in den Lymphknoten – gewöhnlich schon im Randsinus – abgefangen. Bei der operativen Entfernung bösartiger Geschwülste müssen deshalb die regionären Lymphknoten mit entfernt werden, da sonst von den hier abgelagerten Tumorzellen Tochtergeschwülste (Metastasen) ausgehen können.

Wie in den anderen lymphoretikulären Geweben werden in den Lymphfollikeln unter Einfluß von Antigenen Teilung und Weiterdifferenzierung von Zentroblasten in Zentrocyten verursacht und *Plasmazellen* gebildet (**Tab. 38**). Lymphocyten gelangen größtenteils mit der Lymphe in die Blutbahn und rezirkulieren; über die postkapillären Venulen können die Lymphocyten den Blutkreislauf wieder verlassen und in das lymphoretikuläre Gewebe zurückkehren (S. 197 f.).

Die (Mesenterial-)Lymphknoten sind außerdem an der *inneren Fettverdauung* beteiligt. Während und noch längere Zeit nach der Fettresorption findet man in angeschwollenen, sich teilweise aus dem Verband lösenden Zellen Fettstoffe gespeichert.

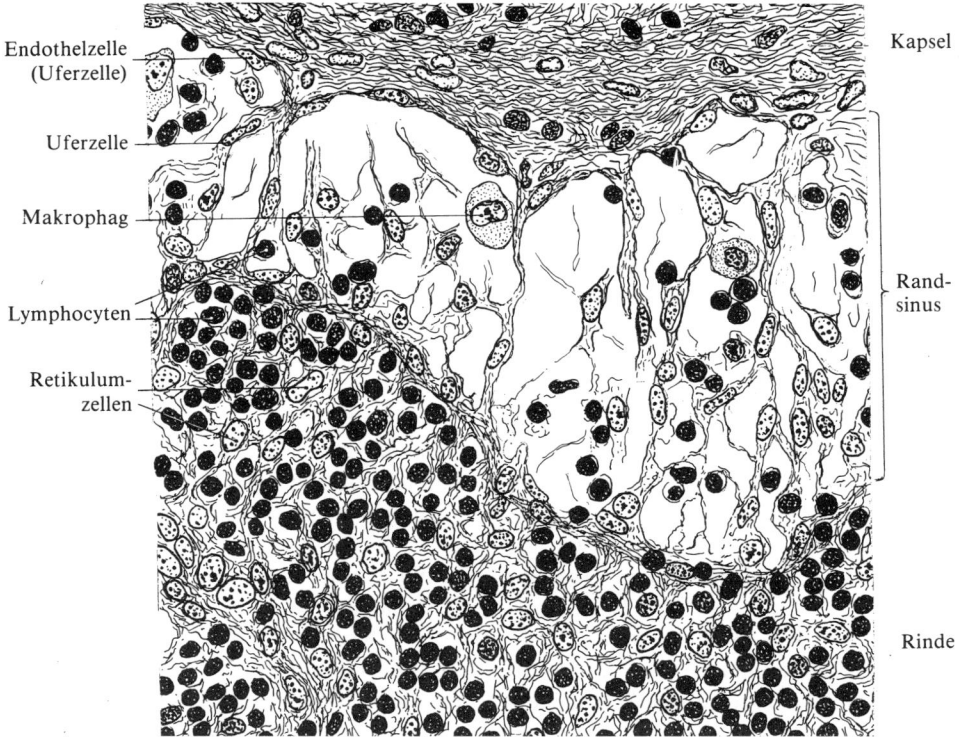

Endothelzelle (Uferzelle)

Uferzelle

Makrophag

Lymphocyten

Retikulum- zellen

Kapsel

Rand- sinus

Rinde

Abb. 241: Kapsel, Randsinus und angrenzende Rinde eines Lymphknotens (Nodus lymphaticus hepaticus, Mensch). H.-E.-Methylblau-Färbung. Vergr. 600mal. (W.)

Tabelle 38: Herkunft und Differenzierung der T- und B-Lymphocyten

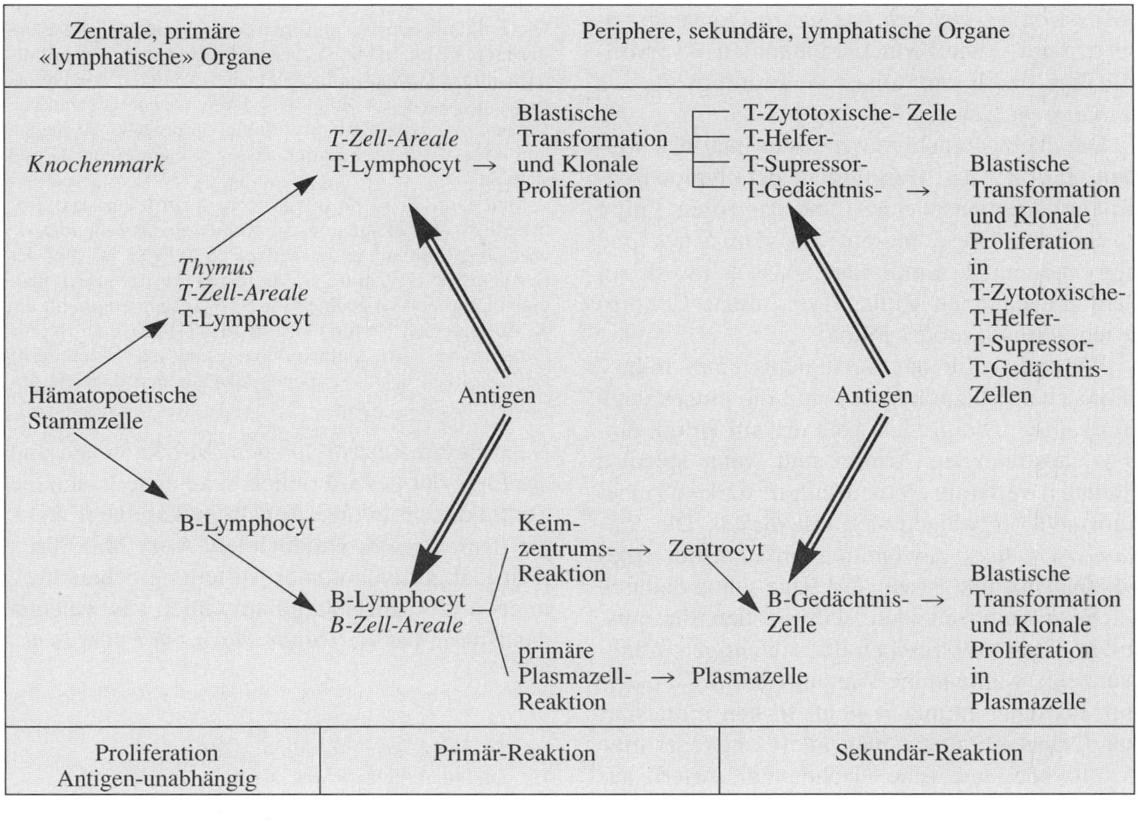

Zentrale, primäre «lymphatische» Organe		Periphere, sekundäre, lymphatische Organe	
Knochenmark	*T-Zell-Areale* T-Lymphocyt →	Blastische Transformation und Klonale Proliferation ⎯ T-Zytotoxische- Zelle ⎯ T-Helfer- ⎯ T-Supressor- ⎯ T-Gedächtnis- →	Blastische Transformation und Klonale Proliferation in T-Zytotoxische- T-Helfer- T-Supressor- T-Gedächtnis- Zellen
Thymus T-Zell-Areale T-Lymphocyt			
Hämatopoetische Stammzelle	Antigen	Antigen	
B-Lymphocyt	B-Lymphocyt *B-Zell-Areale*	Keim- zentrums- → Zentrocyt Reaktion primäre Plasmazell- → Plasmazelle Reaktion	B-Gedächtnis- → Zelle Blastische Transformation und Klonale Proliferation in Plasmazelle
Proliferation Antigen-unabhängig	Primär-Reaktion		Sekundär-Reaktion

6. Milz

Die Milz[10] (**Abb. 242–244** und **212**) ist ein größeres Organ (110–160 g) von einfacher äußerer Form, aber kompliziertem mikroskopischen Bau. Obwohl sie nur z. T. – mit ihrer weißen Pulpa – zum lymphatischen System gehört, ist sie dasjenige Organ, welches die größte Ansammlung von lymphoretikulärem Gewebe enthält, nämlich etwa gleichviel wie alle Lymphknoten zusammen. Im Gegensatz zu diesen ist die Milz aber nicht in die Lymphbahn, sondern in den Blutkreislauf eingeschaltet.

Die etwa 0,1 mm dicke *Milzkapsel* (Tunica fibrosa) besteht aus geflechtartigem straffem Bindegewebe mit dichten elastischen Fasernetzen und enthält beim Menschen nur vereinzelte glatte Muskelzellen. Oberflächlich besitzt sie mit Ausnahme des Hilumfeldes einen Überzug von *Peritoneum* (Tunica serosa) mit Epithelzellen (Mesothelzellen, s. a. S. 294), deren Höhe vom Dehnungszustand abhängig ist. Vom Hilum aus ziehen kräftige Bindegewebsbalken fächerartig in die Tiefe. Diese *Trabekel,* in denen zunächst die größeren Äste der Arteria und Vena splenica liegen, verzweigen sich; die kleinen Trabekel sind gefäßlos. Das so entstandene, mehr oder weniger dehnbare grobe Gerüstwerk (Milzstroma), welches das ganze Organ durchsetzt, wird – wie beim Lymphknoten – vervollständigt durch ein feines Schwammwerk aus *retikulärem Gewebe.*

Das Milzparenchym setzt sich aus der **weißen Pulpa**[11] (= Gesamtheit der lymphoretikulären Arterienscheiden) und der **roten Pulpa** zusammen. Diese besteht aus den Sinus und dem intersinuösen retikulären Maschenwerk mit den eingelagerten Zellen (vor allem Erythrocyten, deshalb «rote» Pulpa).

Wesentlich für das Verständnis eines mikroskopischen Milzpräparates sind die eingebauten *Blutgefäße.* Die großen Äste der am Hilum ein- bzw. austretenden Arteria und Vena splenica (lienalis) verlaufen gemeinsam in starken Trabekeln und verzweigen sich mit diesen. Die *Balkenarterie* liegt gewöhnlich im Zentrum eines Milzbalkens und ist von der Vene schon dadurch leicht zu unterscheiden, daß sie den für muskuläre Arterien typischen dreischichtigen Wandbau zeigt, während die Wandung der *Balkenvene* nur aus einer Intima besteht. In den mittelstarken Trabekeln findet man allein entweder eine Arterie oder eine Vene. Nachdem die Arterie aus

dem Balken in die Pulpa eingetreten ist, bekommt sie eine **periarterielle Scheide** aus lymphoretikulärem Gewebe (**PALS**), in welcher die T-Lymphocyten überwiegen. Die periarteriellen Scheiden weiten sich und umfassen kugelige oder ellipsoidale *Milzfollikel* (= **Milzknötchen,** Folliculi lienales oder Lymphonoduli splenici). An diesen Stellen zweigen feinere Äste von der als *Zentralarterie* bezeichneten Gefäßstrecke ab. Die sog. Zentralarterien verlaufen mehrheitlich exzentrisch, was ihre Lage zu den Milzfollikeln betrifft (**Abb. 243** und **244**). Von ihnen zweigen feine Äste ab, die über die periarterielle Scheide in sinusartige Kapillaren der sog. **Marginalzone** münden, die ihrerseits direkte Verbindung mit den Sinus der roten Pulpa haben. Andere Zweige versorgen die Keimzentren der Follikel. Die Marginalzonen sind Grenzabschnitte zwischen weißer und roter Pulpa und gegen das lymphatische Gewebe mit einer dichten Schicht von fibroblastischen Retikulumzellen abgetrennt. In der Marginalzone findet die erste Auseinandersetzung mit Antigenen statt. Hier liegen viele Makrophagen und Plasmazellen. Während die periarteriellen Scheiden den T-Zell-Arealen zugerechnet werden, gehören die Follikel zu den B-Zell-Arealen (s. **Tab.** auf S. 214 und **Abb. 231–233**).

Die Folliculi lienales, die man auch **Malpighische Körperchen** nennt (nicht zu verwechseln mit den ebenfalls nach ihrem Entdecker Malpighi bezeichneten Nierenkörperchen!), sind auf Schnitten durch frische jugendliche Milzen makroskopisch als kleine, grauweiße Körnchen von etwa $1/3 - 1/2$ mm Durchmesser auf graurotem Grund sichtbar.

Man kann die Gefäßstrecke vom Austritt aus dem Trabekel bis zum Übergang in die Kapillaren als *Pulpaarterie* bezeichnen, da sie in der Milzpulpa gelegen ist. Bei der Bezeichnung der Zentralarterie folgen wir der in den gängigen Lehrbüchern geübten Praxis. Dagegen empfiehlt die 5. Auflage der Nomina histologica (1983) den Begriff *Pulpaarterie* (Art. pulpae albae) und als Unterbegriff *Follikelarterie* (Art. lymphonoduli) für den distalen Abschnitt.

Nach ihrem Austritt aus dem Milzknötchen und am Ende der periarteriellen Scheide teilt sich die Zentralarterie in eine Anzahl präkapillärer Äste, die *Penicilli* (**Pinselarteriolen, Abb. 243**). Nach mehrmaliger dichotomer Aufteilung gehen diese in etwa 40–50 Endkapillaren über, aus welchen das Blut in das *Retikulum der roten Pulpa* (s. u.)

---

10 *lateinisch:* lien; *griechisch:* splén.
11 *lateinisch:* pulpa = weiche Masse, Fleisch.

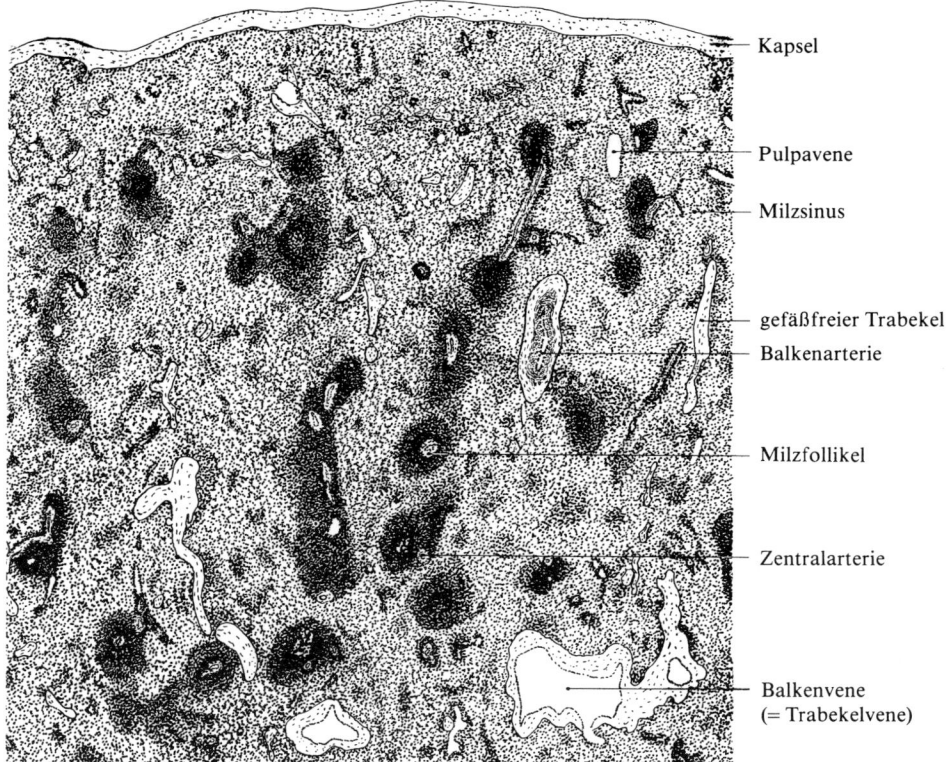

Kapsel

Pulpavene

Milzsinus

gefäßfreier Trabekel
Balkenarterie

Milzfollikel

Zentralarterie

Balkenvene
(= Trabekelvene)

Abb. 242: Ausschnitt aus der Milz eines 34jährigen Mannes. H.-E.-Färbung. Übersichtsbild bei 20facher Vergr.

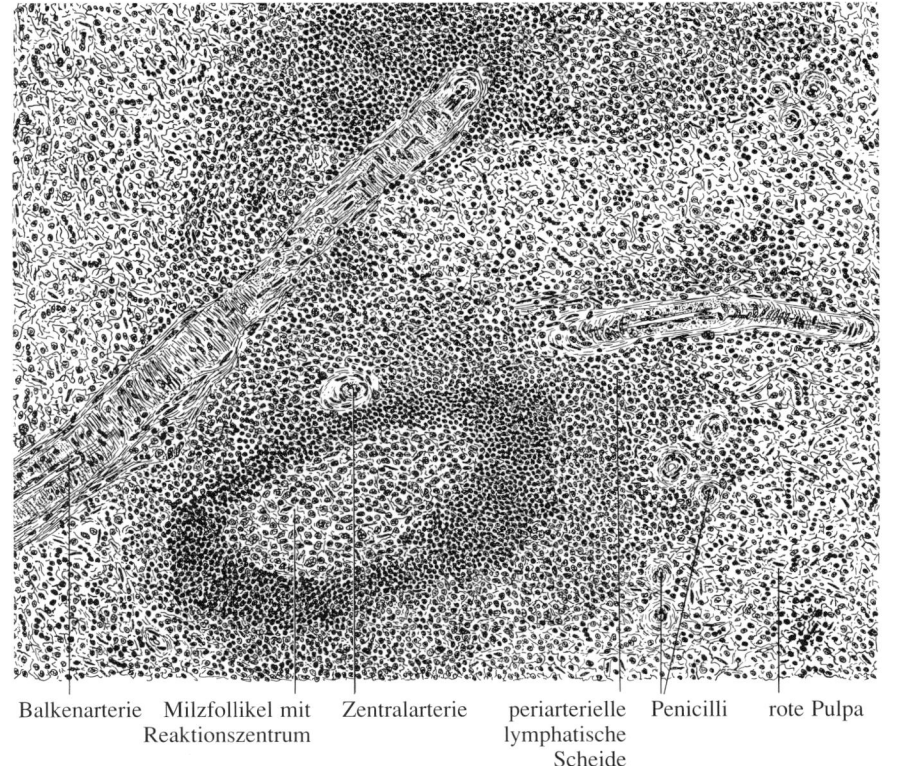

Balkenarterie Milzfollikel mit Zentralarterie periarterielle Penicilli rote Pulpa
Reaktionszentrum lymphatische
Scheide

Abb. 243: Ausschnitt aus der Milz eines zweijährigen Kindes. H.-E.-Färbung. Vergr. 120mal. (Be.)

gelangt. Durch schlitzförmige Öffnungen in dem Endothel weiter *Milzsinus* kann das Blut je nach Druckverhältnissen und Funktionsphase in das Gefäßsystem zurückkehren (**Abb. 212**). Andere Arteriolen ändern ihre Richtung und finden rückläufig Anschluß an das sinusoide Kapillarsystem der Marginalzone.

Nach den heute vorliegenden Kenntnissen liegt in der Milz eine sowohl «offene» wie auch «geschlossene» Strombahn vor, indem das Blut einerseits aus den Endkapillaren direkt in die intersinuösen Retikulummaschen ausfließt, andererseits über Verbindungen unmittelbar in die Milzsinus geleitet wird. Ein wesentlicher Teil des Blutstromes gelangt über das Kapillarbett der Marginalzone ebenfalls direkt in die Sinus. Über die «geschlossene» Strombahn werden etwa 90% des Blutes sehr schnell durch die Milz geleitet, während nur etwa 10% den «offenen» Weg wählen und langsam durch das ausgedehnte Milzretikulum und die Sinuswand «hindurchsickern».

Die Penicilli (s. a. **Abb. 244**) sind englumige, aber noch verhältnismäßig muskelreiche Arteriolen (trotz der oft gebrauchten Bezeichnung Pinsel«arterien»). In dem auf sie folgenden Gefäßabschnitt liegt um die geschlossene Wandung der Kapillaren eine spindelförmige hülsenartige Verdichtung, die anscheinend aus modifizierten Retikulumzellen und Makrophagen besteht. Diese **Hülsenkapillaren** sind in den gewöhnlichen Präparaten menschlicher Milzen (im Gegensatz zur Milz z. B. der Katze und besonders des Schweins) kaum zu erkennen; die in kleinen Büscheln zusammenliegenden Penicilli sind dagegen – vor allem in durchspülten Milzen – recht gut zu finden.

Die verzweigten und miteinander anastomosierenden **Milzsinus** (**Abb. 244a** und **b**) besitzen – in Abhängigkeit von ihrer Lage und ihrem Funktionszustand (Durchströmungs- oder Speicherphase) – einen wechselnden Durchmesser (10–50 μm). Ihre Wand ist gitterartig durchbrochen und besteht aus langgestreckten, stabförmigen Sinusendothelien, deren längliche Kerne in den ungedehnten Sinus knopfartig gegen das Lumen vorspringen, und aus quer zur Längsrichtung angeordneten, 1–2 μm dicken Fasern (Ringfasern), die aus basallamina-artigem Material bestehen (**Abb. 212**). Eine durchgehende Basallamina fehlt. Durch die zwischen diesen beiden Bauelementen ausgesparten schlitzförmigen Lücken kommunizieren die Sinus mit dem Pulparetikulum (**Abb. 212** und **244b**). Kurze, dünnwandige, mit einem geschlossenen Endothel ausgekleidete, muskelfreie *Pulpavenen* leiten das Blut in die *Balkenvenen.*

Das Sinusnetz ist beim Menschen gut entwickelt: Sinustyp. Die Sinus beginnen entweder als blinde Säcke im Retikulum oder gehen unmittelbar aus dem engmaschigen Gefäßbett der Marginalzone bzw. aus den Pinselarteriolen hervor. Da der Strömungswiderstand in dem einen Fall groß ist, entlang den beiden anderen Wegen aber geringer ist, bietet die Milz zwei «Kompartimente» mit gänzlich unterschiedlichen Durchflußraten. Hierin ist die Bedeutung der «offenen» und «geschlossenen» Strombahn zu sehen. Die *Sinusendothelien,* in deren basalen Anteilen dicht gelagerte Mikrofilamente (Aktin) mit Verdichtungen entlang der Zellmembran («dense areas») verbunden sind, lassen durch die schlitzförmigen Lücken, die sich je nach Bedarf offenbar öffnen können und zwischen zwei Ringfasern eine Länge von mehreren Mikrometern haben, die Blutzellen nur unter deutlicher Verformung durchtreten (**Abb. 212**). Dabei werden evtl. Einschlußkörper in den Erythrocyten abgetrennt und im Retikulum zurückgehalten. Vor allem Erythrocyten, deren Verformbarkeit nicht mehr voll erhalten ist, können nicht in die Blutbahn zurückgelangen. Sie werden – wie auch andere Blutzellen – von den reichlich vorhandenen Makrophagen phagocytiert. Makrophagen reichen mit ihren Fortsätzen auch in das Sinuslumen oder treten vollkommen durch die Endothellücken hindurch (**Abb. 212**).

Lymphgefäße kommen – beim Menschen nur spärlich – in der Milzkapsel und den größeren Trabekeln vor. *Nervenfasern* lassen sich im Stroma und in der Pulpa (marklose Fasergeflechte) nachweisen.

Zwischen den Milzsinus liegen die sog. *Pulpastränge*: sie bestehen aus retikulären Fasern und fibroblastischen Retikulum-Zellen. Ihr Gitterfasergerüst (**Abb. 244b**) steht in Verbindung mit den Ring-Fasern in der Wand der Pulpagefäße und mit den Trabekeln. In den Pulpasträngen findet man außer verschiedenen Blutkörperchen und Retikulumzellen größere, von Monocyten abstammende Milzmakrophagen, die phagocytieren und nicht selten als Einschlüsse Reste von Erythrocyten sowie eisenhaltiges Pigment enthalten (**Abb. 19**).

Funktion der Milz

Bildung und Zerstörung von Blutkörperchen. In der Milz werden während des ganzen Lebens Lymphocyten gebildet, im Fetalstadium vorübergehend – hepato-lienale Periode der Blutbildung – ebenfalls die übrigen Blutzellen. Unter pathologischen Bedingungen (z. B. bei schweren Anämien, Leukämien) kann die Milz von ihrer embryonalen Fähigkeit, auch myeloische Blutzellen zu produzieren, später wieder Gebrauch machen. Normalerweise werden in der Milz zeitlebens alte, abgenützte Blutkörperchen sowie Thrombocyten dem Blut entnommen. Bei der intrazellulären Verdauung der phagocytierten roten Blutkörperchen in den Makrophagen der roten Pulpa entsteht Bilirubin, das – leicht löslich – rasch aus den Zellen herausdiffundiert, und Eisen, das mit Hilfe von Transferrin abtransportiert oder bei einem Überangebot – an Apoferritin gebunden – als Ferritin gespeichert wird. Bei gesteigertem Blutkörperchenzerfall kann das Pigment Hämosiderin (S. 76) in den Makrophagen angehäuft werden; bei reichlicher Hämosiderineinlagerung bekommt das Organ eine

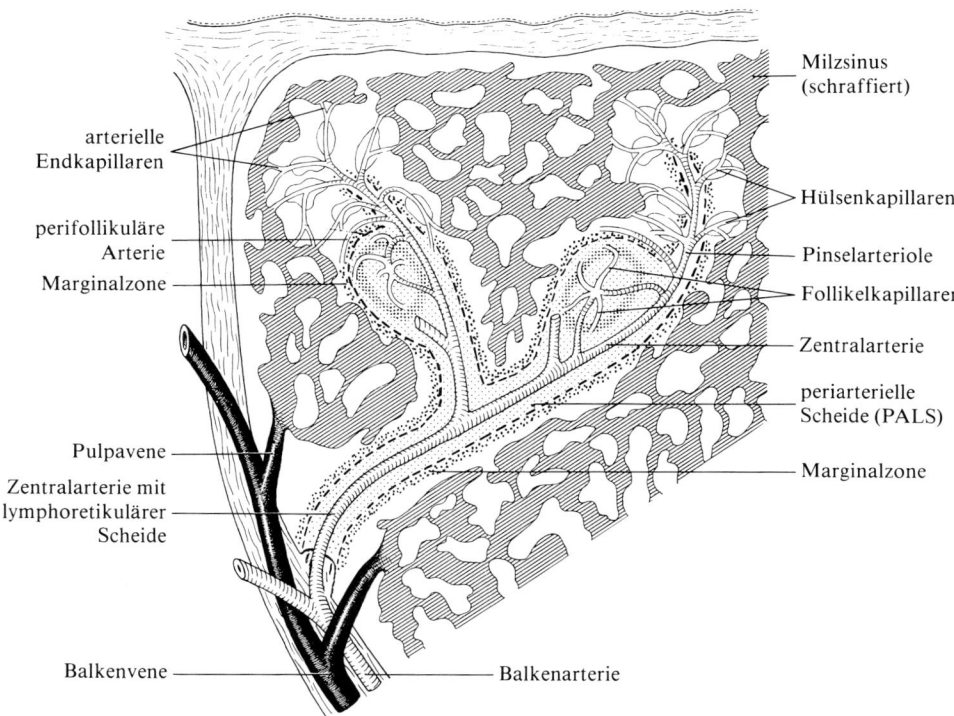

arterielle
Endkapillaren

perifollikuläre
Arterie

Marginalzone

Pulpavene

Zentralarterie mit
lymphoretikulärer
Scheide

Balkenvene

Milzsinus
(schraffiert)

Hülsenkapillaren

Pinselarteriole

Follikelkapillaren

Zentralarterie

periarterielle
Scheide (PALS)

Marginalzone

Balkenarterie

a

Abb. 244: – **a** Gefäßschema der menschlichen Milz. (Geändert nach F. Tischendorf, Handbuch der mikroskopischen Anatomie des Menschen VI/6, 1969.) – **b** Übersicht vom Milzretikulum (rote Pulpa) mit mehreren Milzsinus im Semidünnschnitt. Affe. Toluidinblau-Pyronin-Färbung. Vergr. 475mal.

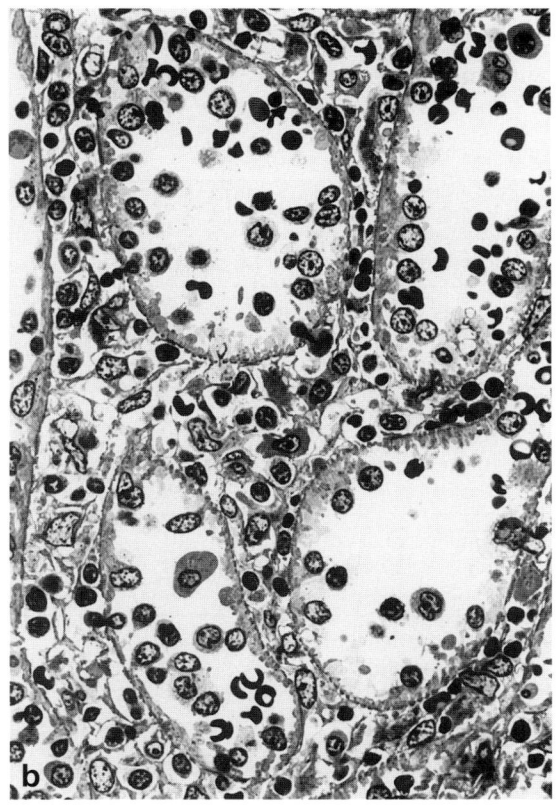

b

rostbraune Farbe (Hämosiderose). Milz und Leber arbeiten eng zusammen (Abbau des roten Blutfarbstoffes und Bildung der Gallenfarbstoffe, die dann durch die Leberzellen ausgeschieden werden können; Eisenstoffwechsel).

Auch in der Milz hat das lymphoretikuläre Gewebe, wie an anderen Stellen des Körpers, eine *Abwehrfunktion*. Damit sind die Milzfollikel und die periarteriellen Lymphocyten-Scheiden betraut (s. a. S. 214). Die starke Vergrößerung des Strombahnquerschnittes in den Retikulummaschen führt zu einer entsprechenden Verlangsamung des Blutstromes; Blut und Zellen des Retikulums stehen in inniger Berührung, wobei eine Überprüfung der «Erythrozytenkondition» erfolgt. Auch im Blute kreisende schädigende Stoffe – so z. B. Bakterien oder von diesen gebildete Toxine – können abgefangen werden (biologisches «Blutfilter»). Das Organ nimmt dabei nicht selten an Größe zu (Milzschwellung bei verschiedenen Infektionskrankheiten). Die Milz ist auch an der Bildung von Immunglobulinen beteiligt; in diesem Falle findet man viele Plasmazellen am Rande der weißen Pulpa sowie um die Penicilli (Marginalzone).

Die Milz ist *kein unbedingt lebensnotwendiges Organ* – sie muß gelegentlich operativ entfernt werden –, weil sie für keine der erwähnten Leistungen das Monopol besitzt: Bei ihrem Funktionsausfall können die restlichen Bestandteile des mononukleären Phagocyten-Systems (in Leber, Lymphknoten, Knochenmark) mit einer vermehrten Tätigkeit einspringen.

7. Mikroskopische Differentialdiagnose der lymphatischen Organe

Der *Lymphknoten* (**Abb. 240**) ist ein deutlich abgegrenztes, kleines Organ mit *Kapsel, eingelagert* in lockeres faseriges Bindegewebe und Fettgewebe; die *Trabekel* sind *schwach* entwickelt. Er ist *an Lymphgefäße angeschlossen.* Das lymphoretikuläre Gewebe zeigt eine verschiedene Anordnung in der *Rinde* (oft Ausbildung von Sekundärknötchen mit Reaktionszentren) und im *Mark* (Markstränge). Sehr typisch ist der subkapsuläre *Randsinus* (s. **Abb. 241**); zwischen den Marksträngen befinden sich die Marksinus.

Die *Milz* (**Abb. 242–244**) ist ein größeres, ebenfalls von einer (kräftigeren) *Kapsel* umgebenes Organ, das ein *Peritonealüberzug* hat; die *Trabekel* sind *stark* ausgebildet. Die Milz ist *an den Blutkreislauf angeschlossen.* Das lymphoretikuläre Gewebe umgibt scheidenartig die sog. Zentralarterien und bildet die *periarteriellen lymphatischen Scheiden* (PALS) und die *Milzfollikel.* Die *Milzsinus* haben ein weites Lumen mit knopfartig vorspringenden Endothelkernen und sind in der nicht durchspülten Milz meistens mit Blut gefüllt; die *rote Pulpa* ist gewöhnlich kollabiert.

Charakteristisch für den *lymphoepithelialen Rachenring* ist die enge Beziehung des lympho-

retikulären Gewebes mit dem Epithel des Kopfdarms.

Die *Tonsilla pharyngealis* (**Abb. 235**) hat ein mehrreihiges Flimmerepithel; die sero-mukösen Drüsen münden in die Epithelbuchten. Die Tonsillae palatinae und die *Folliculi linguales* liegen im Bereich des geschichteten Plattenepithels. Die vorkommenden Speicheldrüsen sind Schleimdrüsen, die bei den Zungenbälgen in die einzige, unverzweigte Balghöhle einmünden (**Abb. 234**). Die Umgebung der Folliculi linguales läßt die Diagnose Zunge stellen. Die *Tonsilla palatina* (**Abb. 236**) besitzt viele, verzweigte Krypten, in die keine Drüsen münden. Sie ist von einer deutlich erkennbaren Bindegewebskapsel umgeben und übertrifft die anderen Tonsillen an Größe.

Der *Thymus des Jugendlichen* (**Abb. 237**) ist ein durch Bindegewebssepten gelapptes Organ, in dessen lymphoepitheliales Parenchym eine dunklere, kernreichere Rinden- und eine hellere, weniger stark von Lymphocyten durchsetzte Markzone unterschieden werden kann. Im Mark findet man zwiebelschalenartig geschichtete Hassallsche Körperchen. Im *Thymus des Erwachsenen* (**Abb. 239**) ist das Parenchym in verschieden starkem Ausmaß durch Fettgewebe verdrängt (Altersinvolution). Rinde und Mark sind im Alter nicht mehr deutlich voneinander zu unterscheiden; ihr Lymphocytengehalt hat stark abgenommen. Hassallsche Körperchen sind noch vorhanden.

Für die *Differentialdiagnose* der verschiedenen lymphatischen Organe s. a. **Tab. 39**).

Tabelle 39: Diagnostisch wichtige Unterscheidungsmerkmale lymphatischer Organe

Lymphknoten	*Kapsel* darunter *Randsinus*	lymphoretikuläre *Rinde* mit *Lymphfollikeln* *Mark* mit Strängen und Marksinus
Milz	*Kapsel* kein Randsinus *Trabekel* mit Balkengefäßen	lymphoretikuläre *Scheiden* (PALS) und *Milzfollikel* um *Zentralarterien* = *weiße Pulpa* (dazu rote Pulpa)
Tonsilla pallatina	mehrschichtiges unverhorntes *Plattenepithel* bis in *Krypten: Diapedese*	lymphoretikuläres Gewebe mit *Lymphfollikeln:* Bezug zum Oberflächenepithel
Tonsilla pharyngealis	prismatisches mehrreihiges *Flimmerepithel*	lymphoretikuläres Gewebe mit *Lymphfollikeln*
Tonsilla lingualis	*Plattenepithel* der Zunge	lymphoretikuläres Gewebe mit *Lymphfollikeln*
Thymus jugendlicher	*Läppchenbau* mit *Kapsel*	lymphoepitheliales Gewebe in *Rinde* und *Mark* (keine Follikel) Hassall Körperchen

II. Kreislaufapparat

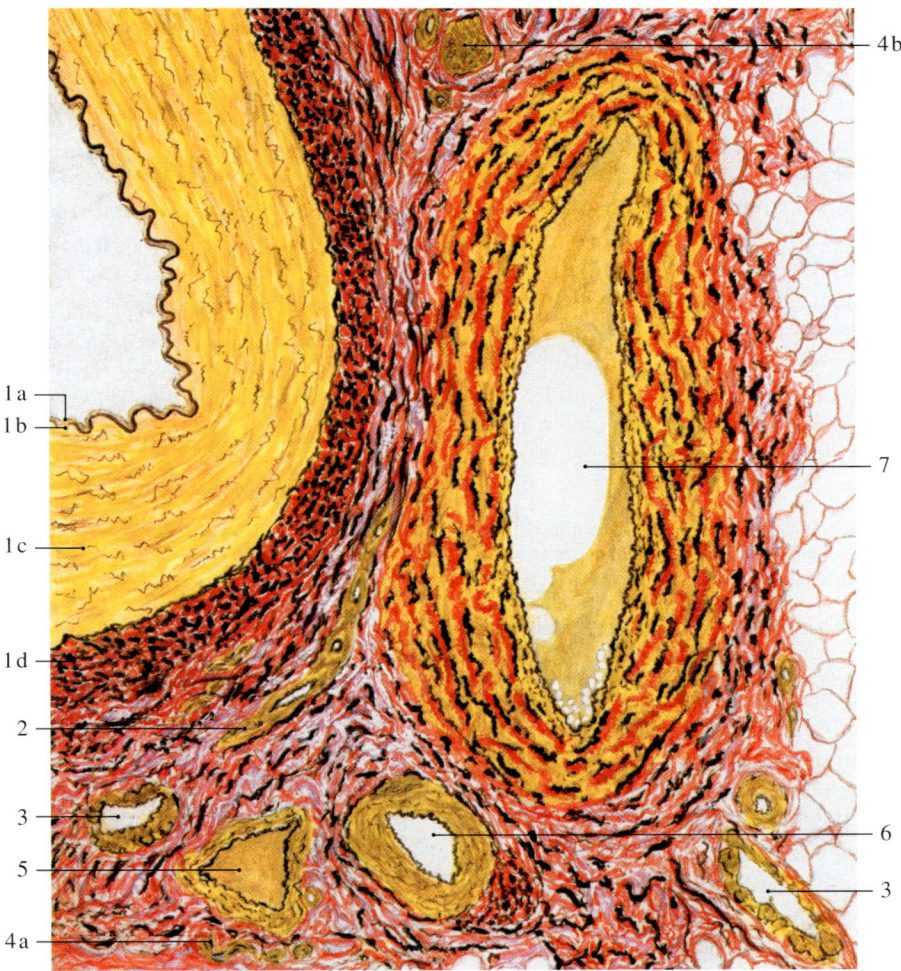

Abb. 245: Die Gefäßwände sind den unterschiedlichen Druckverhältnissen, den Erfordernissen der Blutstrombeschleunigung oder -verlangsamung und des Gas- und Stofftransportes angepaßt. Mittelgroße Extremitätenarterie und -vene (Arteria und Vena radialis) eines 34jährigen Mannes. Orceïn-van-Gieson-Färbung. Vergr. 100mal. (L.) Die elastischen Fasern sind rotbraun bis schwarzbraun, die kollagenen rot, die glatten Muskelzellen gelb gefärbt.

1a Tunica intima
1b Membrana elastica interna
1c Tunica media ⎱ arteriae radialis
1d Tunica externa
2 Arteriole

3 Lymphgefäß
4a längsgeschnittenes
4b quergeschnittenes ⎱ Nervenfaserbündel
5 kleiner Venenast
6 kleiner Arterienast
7 Vena radialis

Der Zirkulationsapparat besteht aus dem Blut- und dem Lymphgefäßsystem. Beide besitzen eine mit Endothel ausgekleidete, lichtmikroskopisch geschlossene Strombahn.

Das *Herz* ist ein besonders differenzierter Abschnitt des Blutgefäßsystems. Es pumpt das Blut in die *Arterien* des großen (Körper-) und kleinen (Lungen-)Kreislaufs. Durch die *Venen* kehrt das Blut, nachdem es die Kapillaren durchflossen hat, in das Herz zurück. Die dünnwandigen *Kapillaren* («Austauschsystem») besorgen den Stoff- und Gasaustausch zwischen dem Blut und den umliegenden Geweben, während die undurchlässigen Arterien und Venen vorwiegend mechanisch beansprucht werden. Die Lymphe sammelt sich aus den Lymphkapillaren und den kleinen *Lymphgefäßen* schließlich im Ductus thoracicus und im Ductus lymphaticus dexter.

A. Herz

Die *Herzwand (Abb. 246) hat drei Schichten,* deren stärkste das Myokard[12] ist. Auf dieses folgt außen, entsprechend der Tunica externa vasorum, das Epikard[12], innen das der Tunica intima der Gefäße vergleichbare Endokard[12].

Das **Epikard** (= Lamina visceralis pericardii) ist die der Außenfläche des Herzmuskels aufliegende seröse Haut, die aus einem einschichtigen, je nach dem Dehnungszustand platten bis kubischen Epithel (Mesothel) und einer Lamina propria besteht. Diese enthält reichlich kollagene Faserbündel und elastische Netze. Vom Myokard ist das Epikard durch das *subepikardiale Bindegewebe* getrennt, in das neben Blut- und Lymphgefäßen sowie aus Vagus und Sympathicus stammenden Nervenfaserbündeln noch Fettgewebe in individuell verschiedener Menge eingelagert ist.

Am **Perikard** (Herzbeutel) unterscheidet man eine Tunica serosa und eine außen anschließende Tunica fibrosa aus straffem faserigem Bindegewebe. Das Mesothel des Perikards bildet gemeinsam mit dem des Epikards eine klare gelbliche Flüssigkeit, den Liquor pericardii (normalerweise 10–20 ml).

Das **Myokard** besteht aus der quergestreiften Herzmuskulatur (s. S. 151 ff.). Vorhof- und Kammermyokard sind durch die Anuli fibrosi getrennt. Zwischen den Herzmuskelfasern findet man – im Vergleich zur Skelettmuskulatur verhältnismäßig viel – zartes, reichlich Blut- und auch Lymphkapillaren führendes interstitielles Bindegewebe (Endomysium).

Das Myokard der Vorhöfe, welches das Blut nur in die diastolisch erschlafften Ventrikel zu befördern hat, ist dünner als das der Herzkammern; dieses ist rechts 2–4 mm, links dagegen 9–12 mm dick (der linke Ventrikel pumpt das Blut in den großen Kreislauf). Die Wand der Vorhöfe ist indessen reicher an elastischen Elementen als die der Herzkammern. Ein Teil der Zellen des Vorhofmyokards – vor allem in den Herzohren – zeigt im perinukleären Cytoplasma und in Nähe des Golgi-Apparates membranbegrenzte Granula, die gefäßaktive Polypeptide enthalten. Die Vorhofmuskulatur entwickelt eine endokrine Aktivität (s. S. 152).
    Das Herzmuskelgewebe kann *nicht regenerieren.* Sind Muskelfasern infolge lokaler Ernährungsstörung (z. B. Herzinfarkt) oder Entzündung (Myokarditis) zugrunde gegangen, so entstehen bindegewebige Narben (Schwielen). Im *Alter* – bei gewissen Krankheiten schon früher – tritt eine Verschmälerung der Muskelfasern mit Einlagerung von Lipofuszinpigment in das Endoplasma auf *(braune Atrophie).* Wird andersseits vom gesunden Myokard eine länger dauernde Mehrleistung gefordert, so kommt es zu einer *Hypertrophie* (s. a. S. 80) der Muskelfasern, wobei gleichzeitig die Zahl der Blutkapillaren vermehrt wird.

Blutversorgung: Man findet im Herzmuskel, dessen Ernährungszustand von vitaler Bedeutung ist, ein besonders gut ausgebildetes Kapillarnetz. Die *Herzarterien* (Aa. coronariae) gehören, obwohl sie direkt aus der Aorta entspringen, zum muskulären Bautyp.
    Zum *Herzskelett* rechnet man die in der Ventilebene um die Herzostien gelegenen, vorwiegend kollagenfaserigen Anuli fibrosi und Trigona fibrosa sowie die sehnige Pars membranacea septi interventricularis. Am Herzskelett sind die Muskelfasern mit kurzen Sehnen befestigt. Ebenso findet man an der Spitze der Papillarmuskeln Sehnen (Chordae tendineae), welche diese mit den Klappensegeln verbinden (**Abb. 246**).

Vom Myokard ist auch das **Reizleitungssystem** abzuleiten. Seine blassen, ein- oder auch zweikernigen Fasern (**Abb. 247**) sind auffällig reich an Sarkoplasma, vor allem an Endoplasma, sowie an Glykogen, dagegen arm an Mitochondrien und an Myofibrillen; diese liegen unter der Zelloberfläche. Glanzstreifen sind in den Reizleitungsfasern nicht im üblichen Sinn vorhanden. Die Zellen der Reizleitungsfasern werden vielmehr allseitig, durch Verzahnungen zusammengehalten, die mit Desmosomen, Fasciae adhaerentes und – allerdings erstaunlich wenig – Nexus ausgestattet sind.

Das **Endokard** überzieht die ganze innere Oberfläche des Herzens. Unmittelbar unter dem aus platten polygonalen Zellen gebildeten Endothel liegt eine dünne, sehr feinfaserige Bindegewebsschicht (Stratum subendotheliale). Darauf folgt eine kräftigere, aus kollagenen und reichlich elastischen Fasern gebaute, je nach der Dicke des Endokards verschieden breite Schicht, die an vielen Stellen auch glatte Muskelzellen enthält (Stratum myo-elasticum). Schließlich verbindet das etwas lockere *subendokardiale Bindegewebe* (Tela subendocardialis) die Herzinnenhaut mit dem Endomysium (**Abb. 247**).

Am dicksten ist das Endokard in der Gegend, wo Blutgefäße ein- oder ausmünden; das der Vorhöfe ist – wie das Epikard – dicker als das der Kammern (**Abb. 246**). Die verzweigten, netzartig zusammenhängenden *glatten Muskelzellen* des Endokards (**Abb. 247**) sind in der Lage, dessen der diastolischen Dehnung entgegenwirkenden Widerstand aktiv zu regulieren. Das Endokard selbst ist *gefäßfrei;* es wird vom subendokardialen Kapillarnetz aus ernährt, im linken Herzen auch direkt vom durchströmenden arteriellen Blut. Die *Purkinje*schen *Fasern* liegen ebenfalls subendokardial.

---

12 *griechisch:* kardía = Herz; mỹs (im Genitiv myós) = Muskel; éndon = innen; epí = auf; perí = um, herum.

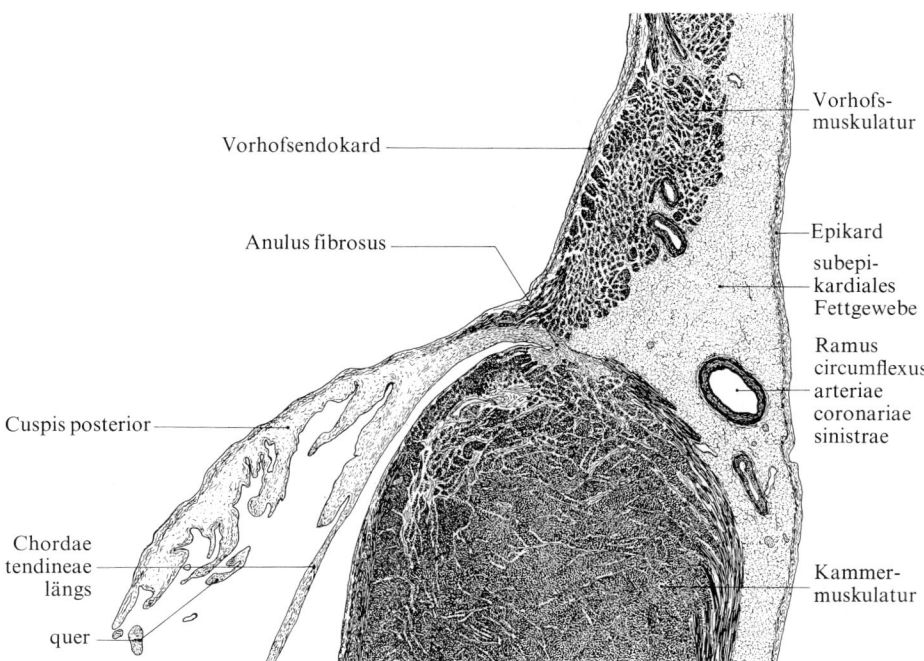

Vorhofsendokard

Anulus fibrosus

Cuspis posterior

Chordae
tendineae
längs

quer

Vorhofs-
muskulatur

Epikard
subepi-
kardiales
Fettgewebe

Ramus
circumflexus
arteriae
coronariae
sinistrae

Kammer-
muskulatur

Abb. 246: Schnitt durch die Herzwandung (Mensch). Hinteres Segel der Valva mitralis mit ansetzenden Chordae tendineae. Orceïn-van-Gieson-Färbung. Vergr. 5mal. (W.)

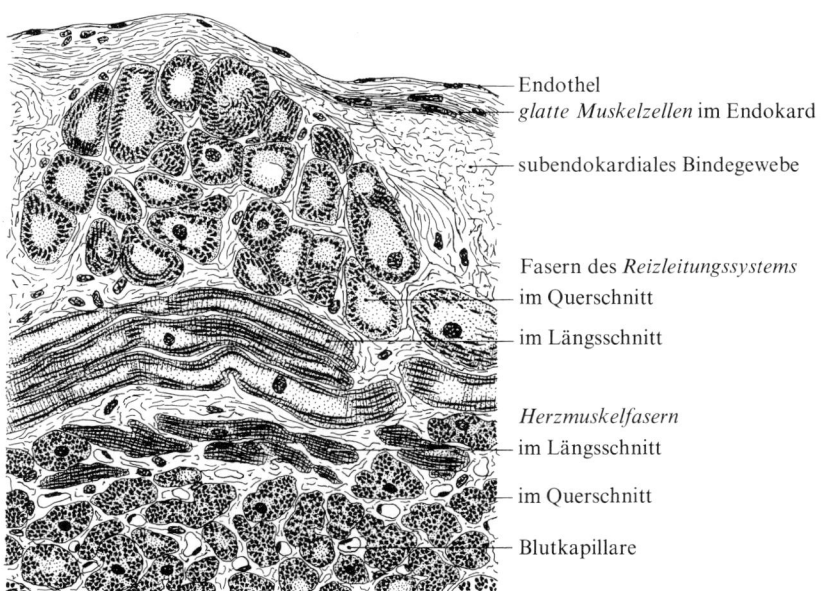

Endothel
glatte Muskelzellen im Endokard

subendokardiales Bindegewebe

Fasern des *Reizleitungssystems*
im Querschnitt

im Längsschnitt

Herzmuskelfasern
im Längsschnitt

im Querschnitt

Blutkapillare

Abb. 247: Ausschnitt aus der Wand der linken Herzkammer (Mensch). Zwischen den glatten Muskelzellen der elastisch-
muskulösen Schicht und dem Myokard erkennt man breite, längs und quergetroffene Fasern des Reizleitungssystems. H.-
E.-Färbung. Vergr. 300mal. (W.)

Lymphgefäße und *Nerven* mit teils marklosen, teils markhaltigen Fasern kommen in allen drei Schichten der Herzwand vor; besonders subendokardial und vor allem subepikardial; hier finden sich stellenweise auch vegetative *Ganglienzellen*.

Die **Segelklappen** (rechte und linke Atrioventrikularklappe: Valva tricuspidalis bzw. Valva bicuspidalis sive mitralis) und die **Taschenklappen** (Valva trunci pulmonalis bzw. Valva aortae) sind Endokardfalten, welche durch eine derbe, sehnige Faserplatte (Klappenskelett) gestützt werden. Die Segel (Cuspides) der Atrioventrikularklappen sind mit ihrer Basis an den Anuli fibrosi und im interstitiellen Bindegewebe verankert (**Abb. 246**). Der glatte Endokardüberzug ist auf der dem Blutstrom zugekehrten Fläche entsprechend der stärkeren Beanspruchung kräftiger gebaut. Gegen den freien Rand zu verwischen sich die Grenzen der verschiedenen Schichten, und der Bau wird lockerer. Normale Herzklappen des Menschen sind immer *gefäßlos*.

In gesunden Herzklappen findet man Blutkapillaren postnatal nur soweit, wie Herzmuskelfasern subendokardial in die Klappen einstrahlen, also höchstens im basalen Drittel der Atrioventrikularklappen. Weitere Blutgefäße sind pathologische Neubildungen infolge einer Entzündung (Endokarditis). – Während die Taschenklappen immer muskelfrei sind, kommen im Endokard der Segelklappen auf der Vorhofseite auch glatte Muskelzellen vor. An der Kammerseite der Segel strahlen Chordae tendineae ein.

B. Blutgefäße

1. Allgemeiner Bauplan

Bei Arterien und Venen besteht die *Gefäßwandung* aus **drei Schichten,** die als Tunica intima, media und externa bezeichnet werden. Die Externa oder Adventitia dient dem Einbau der Gefäße in die Umgebung und der Aufnahme äußerer Krafteinwirkungen, vor allem von Längsdehnungen (z. B. bei Eingeweide- und Extremitätengefäßen). Die Media hat der Dehnung des Gefäßes durch den Blutdruck entgegenzuwirken und durch den Spannungszustand ihrer Muskulatur die Lumenweite einzustellen. Die Intima steht direkt unter der Schubwirkung des vorbeiströmenden Blutes und besitzt einen glatten Überzug von länglichen, platten Endothelzellen (Endotheliocyten) (**Abb. 248**).

Aus diesen allgemeinen Betrachtungen läßt sich der Bau der Gefäßwand ableiten: In Arterien und Venen sind die faserigen Bestandteile in der *Tunica intima* und der Tunica externa mehr oder weniger in Richtung der Gefäßachse (d. h. in steilen Schraubengängen), in der Media annähernd ringförmig (d. h. in ganz flachen Schraubengängen) angeordnet. Auch der längste Durchmesser der Endothelzellen ist parallel zur Gefäßachse. Die *Tunica media* besteht – abgesehen von den Arterien des elastischen Typus – vorwiegend aus glatten Muskelzellen (**Tab. 40**). Entsprechend dem geringen Blutdruck im Venensystem ist hier die Media im Vergleich mit der der Arterien weniger entwickelt; mit zunehmendem hydrostatischem Druck (Venen der unteren Körperhälfte) nimmt die Mediamuskulatur jedoch an Stärke zu. Bindegewebsfasern spielen im Bau der Venenwandung im allgemeinen eine weit größere Rolle als im Bau der Arterien. Außerdem sind die im ganzen viel dünnwandigeren Venen stärker den äußeren Einflüssen, die vielfach die Strömung des Venenblutes begünstigen, ausgesetzt. Ihre *Tunica externa* gewinnt dadurch wesentlich an Bedeutung und enthält bei den größeren Venen längsverlaufende Muskelzellen; diese dienen zur Regulierung des Widerstandes gegen eine Längsdehnung.

Die **Ernährung** der größeren und mittleren Arterien und Venen erfolgt durch eigene kleine Gefäße (**Vasa vasorum**), die in der Externa ein Netzwerk bilden und Ästchen in die Media abgeben; die Intima dagegen ist in der Regel frei von Kapillaren. Bei den Arterien des Körperkreislaufs ist auch die Media in dem inneren Bereich (bis zu 29 lamelläre Einheiten) avaskulär und wird durch das im Lumen strömende Blut versorgt. Bei den dünnwandigen Venen und den Arterien des Lungenkreislaufs erfolgt die Versorgung durch Diffusion von den äußeren Gefäßschichten her. Venen mit einer Wandstärke über 70 μm (untere Extremitäten) werden in ihren äußeren Wandhälften ebenfalls von eigenen Vasa vasorum versorgt. Die Gefäßwände enthalten außerdem *Lymphgefäße* und (vor allem marklose) *Nervenfasergeflechte* für die Innervation der glatten Muskulatur. Über das Vorkommen von *freien Zellen* in der Gefäßadventitia siehe S. 102 ff.

Die Blutgefäße haben eine gute *Regenerations*fähigkeit; das Neuaussprossen von Gefäßen spielt eine große Rolle bei der Heilung von Gewebsdefekten.

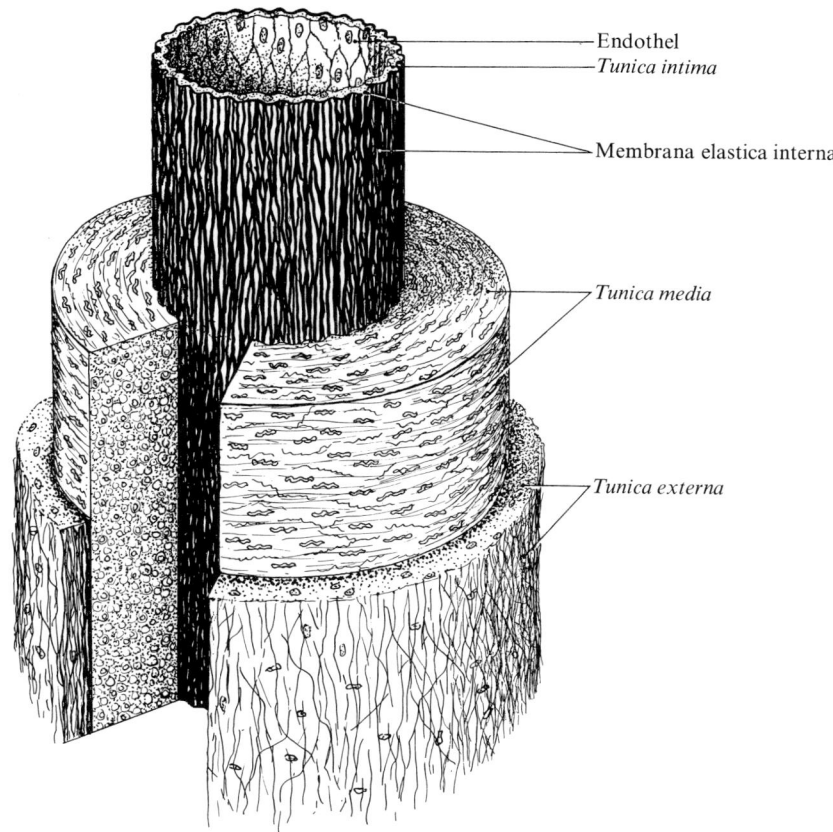

Abb. 248: Schichten der Wandung einer mittelgroßen Arterie des muskulären Typs (schematisch). (W.)

Tabelle 40: Bau der Blut- und Lymphgefäße

		abso-lute Wand-dicke	Schich-tung	Mem-brana elastica interna	Baumaterial			hauptsächliche Beanspruchung durch
					glatte Mus-kulatur	elasti-sche Fasern	kolla-gene Fasern	
Arterien {	elastischer Typ	++++	++	–	+	++	+	systolische Blutstöße
	muskulärer Typ	+++	+++	+	++	+	+	mehr oder weniger konstanten Blutdruck
Venen		++	+	±	+	+	++	wechselnde äußere Kraft-einwirkungen
Lymphgefäßstämme und große *Lymphgefäße*		+	±	(±)	+	+	++	hydrostatischen Druck

2. Arterien

a) Elastischer Bautyp

Als bestes Beispiel für eine Arterie des elastischen Typs soll die *Aorta* (**Abb. 249/250** und **261**) besprochen werden.

Die *Tunica intima* («**Intima**») ist, in Übereinstimmung mit ihrer starken mechanischen Beanspruchung, beim Erwachsenen dicker als die Innenhaut anderer Gefäße. Sie besitzt unter dem Endothel eine feinfaserige elastisch-muskulöse Schicht aus elastischen Netzen und eingestreuten, längsverlaufenden glatten Muskelzellen; eine eigentliche Elastica interna fehlt indessen. *Das Stratum subendotheliale* (auch Lamina propria intimae) nimmt im Alter zu.

Die sehr breite *Tunica media* («**Media**») ist gegen die beiden benachbarten Schichten nicht so scharf abgegrenzt wie in den Arterien des muskulären Bautyps. Die elastischen Fasern sind größtenteils zu Lamellen – 50–70 gefensterten Membranen – verflochten, die spitzwinkelig miteinander anastomosieren und zwischen denen kurze, verzweigte Muskelzellen ausgespannt sind (**Tab. 40**). Diese können die Spannung des elastischen Gerüstwerks einstellen («Spannmuskeln»); sie zeigen eine spiralige, in aufeinanderfolgenden Schichten ihre Verlaufsrichtung wechselnde Anordnung. Da eine Membrana elastica interna fehlt, ist die Grenze zwischen Intima und Media nur durch eine Kaliberänderung der elastischen Elemente und der Muskelanteile von «feinfaserig» zu «grobfaserig» zu erkennen (**Abb. 249** und **261**).

Die kräftigen systolischen Blutstöße bewirken in der Aorta («Schlagader») nicht nur eine Querschnittsdehnung, sondern auch eine Längsdehnung. Die Bindegewebsfaserstrukturen der Media sind deshalb schräg angeordnet.

Die schmale *Tunica externa* («**Adventitia**») besteht vorwiegend aus kollagenen, in steilen Schraubenwindungen verlaufenden Fasern. Sie verbindet das Gefäß locker mit seiner Nachbarschaft und enthält Nervenfaserbündel (gelegentlich auch kleine vegetative Ganglien) sowie die *Vasa vasorum.*

Zum *elastischen Typ* gehören die herznahen Arterien, insbesondere die Aorta sowie der Truncus und die Arteriae pulmonales. In der Systole wird das Blut stoßweise in die Gefäße hineingepumpt und deren Wand dadurch entgegen dem elastischen Widerstand gedehnt. Die damit in der Gefäßwand gespeicherte Energie dient während der Diastole der Förderung des Blutes (Windkesselfunktion).

Einen elastischen Bau zeigen auch die direkt aus dem Aortenbogen oder in seiner Nähe entspringenden Arterien – Truncus brachiocephalicus, A. carotis communis (**Abb. 259a**), A. subclavia, Truncus thyrocervicalis sowie die Anfangsstücke der A. vertebralis und der A. thoracica interna – und die Aa. iliacae communes. *Zwischen elastischem und muskulärem Bautyp* findet ein allmählicher *Übergang* statt *(Arterien hybriden Typs):* Dabei nimmt der Anteil an glatter Muskulatur zuerst in der inneren, intimanahen Schicht der Media zu, während die äußere Mediaschicht zunächst vorwiegend elastische Elemente enthält.

b) Muskulärer Bautyp

Nach diesem Bautyp sind die mittleren und kleineren Arterien des großen Kreislaufs gebaut. Die *Schichtung* der Wand ist hier besonders *gut zu erkennen* (**Abb. 248, Abb. 251/252** und **Abb. 245**).

Die *Tunica intima* kann bei den kleinen Arterien nur aus dem Endothel bestehen; dieses liegt dann der Membrana elastica interna unmittelbar auf. Bei größeren Gefäßen entsteht subendothelial im extrauterinen Leben noch eine Lamina propria intimae aus zartem Bindegewebe, dessen feine retikuläre, kollagene und elastische Fasern mehr oder weniger in der Längsrichtung des Gefäßes angeordnet sind. Bei manchen Gefäßen kommen in der Intima auch Längsmuskelzüge vor, am häufigsten in Beziehung zu Verzweigungen und Gefäßabgängen. Die **Membrana elastica interna,** welche die Media gegen die Intima abgrenzt, ist eine flächenartige Verdichtung der achsenparallel in die Länge gezogenen elastischen Fasernetze (**Abb. 248, 252**).

Da die Arterien in den histologischen Präparaten meistens kontrahiert sind, erscheint die Membrana elastica interna – mit der ihr aufliegenden dünnen Intima – im Gefäßquerschnitt gewöhnlich wellblechartig gefaltet. Infolge ihrer starken Lichtbrechung ist sie auch ohne Elastika-Färbung zu erkennen.

Die *Tunica media* enthält reichlich mehr oder weniger ringförmig – oder in ganz flachen Schraubenzügen – angeordnete, gewöhnlich eng aneinandergelagerte **glatte Muskelzellen.** Die dazwischenliegenden Bindegewebsfasern treten bei den kleineren Arterien stark zurück, nehmen aber in den größeren Gefäßen mit dem allmählichen Übergang zum elastischen Typ immer mehr zu.

In der Media unterscheidet man kontraktile *k-Myocyten* von besonders stoffwechselaktiven «metabolischen» *m-Myocyten,* die reichlich Zellorganellen und relativ wenig Myofilamente aufweisen. m-Myocyten können in die Intima

einwandern und phagozytieren. Sie sollen Übergänge zu Myofibroblasten zeigen.

Wie auch in anderen Muskelverbänden haben
die glatten Muskelzellen der Media untereinander **Kontakte,** die durch *Nexus* ausgezeichnet
sind. Auch myoendotheliale oder endothelio-
myocytäre Kontakte werden über Zellfortsätze
durch die Membrana elastica interna hindurch
hergestellt.

Die *Tunica externa* ist in den mittelgroßen
Arterien am besten entwickelt. Sie besteht aus
faserigem Bindegewebe, dessen kollagene Elemente zusammen mit den elastischen Fasernetzen – wie in der Intima – wieder vorwiegend in
steilen, sich spitzwinklig kreuzenden Schraubenwindungen angeordnet sind (Stratum elasticum longitudinale adventitiae).

Ihre elastischen Fasern verdichten sich an der Grenze zwischen Externa und Media manchmal zu einer elastischen
Grenzlamelle *(Membrana elastica externa),* die aber nie
so stark ist wie die Elastica interna. Die lockere äußere
Zone, in der auch Fettzellen, Histiocyten und Mastzellen
liegen, dient dem Einbau des Gefäßes in die Umgebung.
Gelegentlich findet man in der Tunica externa ebenfalls
mehr oder weniger längsverlaufende glatte Muskelfaser-
züge (in größeren Arterien des muskulären Typs).

Eine Arterie, die, ohne mit anderen Gefäßästen zu anastomosieren, ein bestimmtes Kapillargebiet ganz allein
versorgt, ist eine *Endarterie.* Sie darf, weil keine funktionell genügenden Umgehungsmöglichkeiten (Kollateralkreislauf) vorhanden sind, nicht unterbunden werden. Bei
Verstopfung von Endarterien, wie sie z. B. in Milz, Nieren
und Gehirn durch einen Embolus vorkommen, ist der zugehörige Organteil nicht mehr ernährt und stirbt ab (an-
ämischer Infarkt).

Arteriolen (Abb. 253 und **254,** ferner **Abb. 121**
und **Abb. 245)** sind die kleinsten Äste des arteriellen Gefäßbaums; sie gehen unter Verlust der
glatten Muskulatur in Kapillaren über und werden deshalb auch präkapilläre Arterien genannt.
Sie bilden gemeinsam mit den vorgeschalteten
kleinen Arterien, den Kapillaren und den Venulen die *terminale* oder **Endstrombahn.**

Das Lumen der Arteriolen, welche für die Regulation der
Kapillardurchblutung von großer Bedeutung sind, ist verhältnismäßig eng. Der Durchmesser liegt in der Größenordnung von 10–30 µm, ist unter Umständen aber sogar
kleiner als der der nachgeschalteten Kapillaren. Die *Intima* der Arteriolen besteht nur aus einer Endothelschicht,
die einer teilweise unvollständig ausgebildeten Elastica interna aufliegt. Die *Media* einer Arteriole besitzt nur eine
Lage ringförmiger Muskelzellen, die in der «Metarteriole»
auseinanderrücken **(Abb. 254),** dort eine mit zunehmenden Lücken versehene Schicht bilden und schließlich
durch die Pericyten der Kapillaren ersetzt werden. *Der afferente Schenkel der terminalen Strombahn* setzt sich also
aus (1) den kleinsten Arterien, (2) den Arteriolen und (3)
den Metarteriolen zusammen **(Abb. 253a** und **b).**

3. Kapillaren

Der Durchmesser der kleinsten Kapillaren ist,
mit etwa 6 µm, geringer als der der Erythrocyten: Diese müssen sich beim Durchfließen
also verformen. Anderseits haben die größten
Kapillaren eine lichte Weite von 20–30 µm, so
daß hier einige Blutkörperchen nebeneinander
Platz haben. In den histologischen Routinepräparaten sind die Kapillaren (Haargefäße)
oft blutleer und kollabiert, weshalb sie der Beobachtung leicht entgehen.

Durch zahlreiche Anastomosen entstehen die *Kapillarnetze,* deren Maschenweite dem Stoffumsatz des betreffenden Organs angepaßt ist (s. z. B. **Abb. 517).** Es gibt
aber auch Gewebe (Epithel, Dentin, größtenteils auch
Knorpel) und Organteile (Hornhaut, Linse, Herzklappen),
die normalerweise *keine Blutkapillaren enthalten;*
andere Gewebe (z. B. Herz- und Skelettmuskulatur,
Abb. 159/160) und Organe (Lungen; Leber, **Abb. 345;**
Nieren, **Abb. 382;** inkretorische Drüsen, **Abb. 375** und
Abb. 377) besitzen eine sehr *reichliche Versorgung mit
Haargefäßen,* wobei im Ruhezustand allerdings nicht immer alle durchströmt werden. Zeitlebens können sich
durch Sprossung *neue Kapillaren bilden* (z. B. bei Entzündungen und Regenerationsvorgängen, bei Fettgewebsein-
lagerungen). Zur Ausbildung eines Kollateralkreislaufes
können sich *Kapillaren zu Arterien und Venen weiterdiffe-
renzieren.*

Im Kapillargebiet ist der *Gesamtquerschnitt der Strombahn* viel größer als der Querschnitt der zuführenden
Arterien; damit werden Blutdruck (auf 15–30 mmHg =
2–4 kPa) und Strömungsgeschwindigkeit auf 0,5 mm/sec
herabgesetzt (diese ist annähernd 1000mal als in
der Aorta), wodurch mehr Zeit für den Stoffaustausch
bleibt. Die Oberfläche sämtlicher Kapillaren soll beim
Menschen 6000–10000 m² betragen. Am lebenden Menschen kann man Kapillaren im hinteren Nagelfalz mikroskopisch untersuchen *(Kapillarmikroskopie).*

Alle Kapillaren sind mit einem **Endothel** ausgekleidet. Meistens sitzt es einer äußerst feinen,
PAS-positiven **Basallamina** (Grundhäutchen)
auf, die von einem zarten *Gitterfasergeflecht*
umsponnen ist. Dessen retikuläre Fasern sind
so angeordnet, daß sie eine gewisse Dehnung
der Kapillaren zulassen. In der Regel finden
sich, umgeben von der Basallamina, noch Zellen – **Pericyten (Abb. 255** und **256)** –, deren
platter Zell-Leib mit seinen verzweigten Ausläufern einen Teil des Gefäßröhrchens überzieht.

Die Pericyten sind Bindegewebszellen, die einerseits eine
Stützfunktion auf die dünnwandigen Endothelschläuche
ausüben, anderseits aber die für Kontraktionen erforderlichen Filamente und Enzyme besitzen. Von ihnen zu unterscheiden sind *Adventitiazellen,* welche phagozytieren
(Makrophagen), und *Rougetsche Zellen,* die als einzelne
Myocyten Metarteriolen umgreifen.

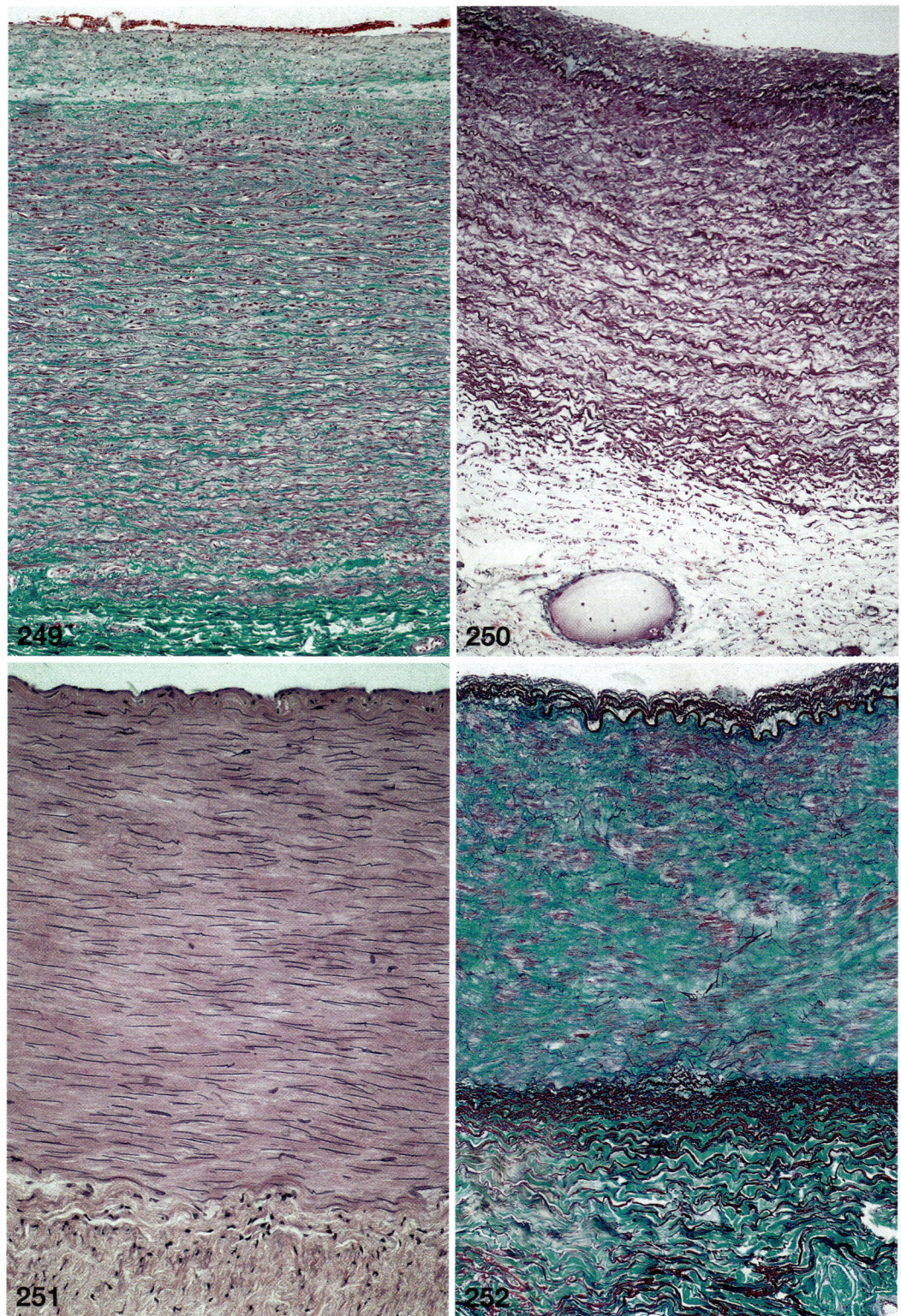

Abb. 249–252: Vergleich der Arterien vom elastischen Typ (Abb. 249, 250) und der Arterien vom muskulären Typ (Abb. 251, 252) in der Übersichtsfärbung (**Abb. 249:** Aorta, Goldner-Färbung; **Abb. 251:** Extremitäten-Arterie, H.-E.-Färbung) und in der Elastika-Färbung (kominiert mit Goldner-Färbung; **Abb. 250:** Art. carotis communis; **Abb. 252:** Extremitäten-Arterie). Verg. (Abb. 249, 250, 252) 75mal, (Abb. 251) 150mal.

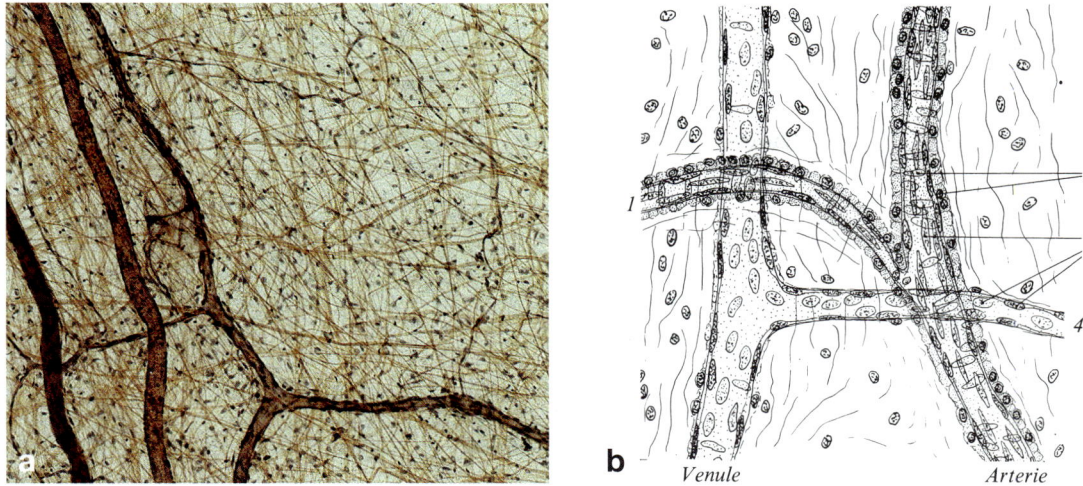

Abb. 253: – **a** Abschnitte der terminalen Strombahn (Kapillarnetz) im Mesenterium des Kaninchens. Häutchenpräparat. Benzopurpur-Färbung. Vergr. 75mal. – **b** Blutgefäße aus Omentum majus eines Menschen. H.-E.-Färbung. Vergr. 280mal. (W.)
1 Arteriole; *2* Muskelkerne; *3* Endothelkerne; *4* Kapillare

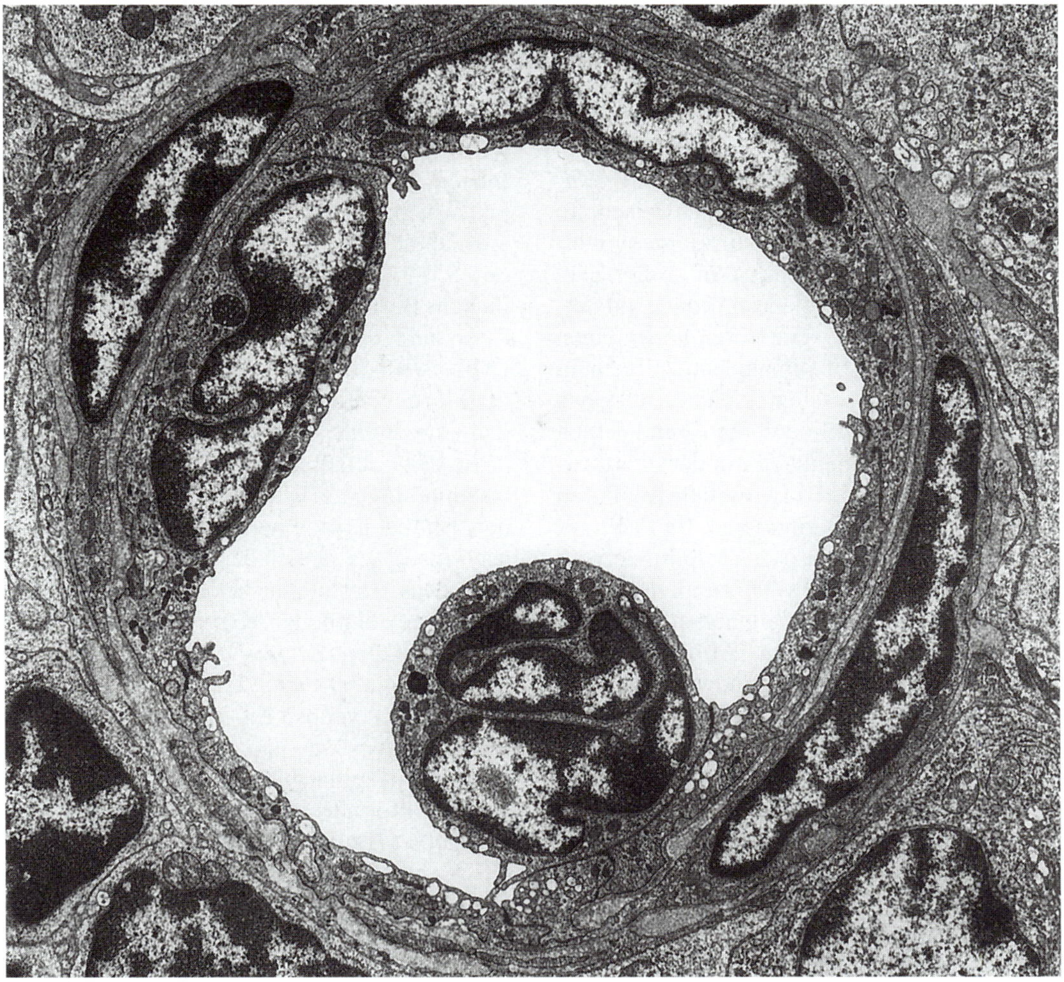

Abb. 254: Metarteriole aus der Rinde eines Lymphknotens. Dem Endothel haftet ein Lymphocyt mit atypisch gelapptem Kern an. Die Schicht der Myocyten ist lückenhaft. Affe. Vergr. 7200mal.

Elektronenmikroskopische Untersuchungen haben gezeigt, daß die *Ultrastruktur der Kapillarwandung* recht mannigfaltig ist. Nicht nur das Verhalten des Endothels, sondern auch das der Basalmembran und Pericyten ist je nach Organ und Funktionszustand recht verschieden (**Abb. 255–256**).

In Abhängigkeit von der Form des Endothels lassen sich **drei Kapillartypen** unterscheiden. So können die Endothelzellen in der Skelettmuskulatur, im Herzmuskel, im Bindegewebe und in der Haut, in der Lunge und im Zentralnervensystem einen vollständigen, 0,1–0,2 μm dicken *ununterbrochenen Belag* bilden (Kapillaren vom *Muskeltyp*); an den Kontaktstellen, wo es oft zu einer Überlappung der Zellränder und manchmal zur Bildung von Cytoplasmafalten *(Tentakeln)* kommt, sind Zonulae occludentes ausgebildet (**Abb. 256a**), die vor allem in den Gehirnkapillaren besonders ausgeprägt sind (siehe Blut-Gehirn-Schranke S. 429). Die Zellen enthalten Mitochondrien, wenig granuläres endoplasmatisches Retikulum, Aktinfilamente und Mikrotubuli sowie oft viele auf Mikropinocytose zurückzuführende Vesiculae von 50–60 nm Durchmesser. Auch mit Tubuli ausgestattete *Weibel-Palade-Körperchen* lassen sich nachweisen. In anderen Fällen ist die Endothelauskleidung dünner und unvollständig, indem sie in großer Zahl *intrazelluläre Poren* oder Fenestrationen aufweisen (**Abb. 255a, b, 388**). Die Poren haben einen Durchmesser von 70–100 nm und sind mit einem feinen *Diaphragma* versehen, welches mit etwa 4 nm dünner als eine Zellmembran ist und dessen Bedeutung im Zusammenhang mit der «Permeabilität» der Poren ungeklärt ist. Gefäße mit Poren findet man im Magen-Darm-Kanal, im Pankreas und in allen endokrinen Drüsen (Kapillaren vom *Viszeraltyp*) sowie im Plexus chorioideus. In den Glomeruluskapillaren der Niere haben die Endothelporen keine Diaphragmen (**Abb. 388**). Eine dritte Form von Endothelien findet man in der Wand der Leber- und Milzsinuoide, die durch *interzelluläre* Lücken oder Spalten ausgezeichnet sind. In der Leber sind zusätzlich zu den Lücken noch Fenestrationen ohne Diaphragmen vorhanden (**Abb. 349**); beide Öffnungsformen sind aber mit maximal 0,5 μm Durchmesser – im Gegensatz zu denen der Milzsinus (**Abb. 212**) – nicht groß genug, um Blutzellen durchtreten zu lassen. Allerdings reichen sie aus, um Chylomicra und VLDL-Partikeln den Durchtritt zu erlauben.

Für die Klassifizierung der Kapillarformen wird außerdem die Beschaffenheit der **Basallamina** (**Abb. 255** und **256**) und der Grad der Umhüllung durch *perikapilläre Zellen* herangezogen. In der Regel besitzen die Kapillaren eine ununterbrochene, oft zwischen 30 und 50 nm dicke Basallamina. Dies trifft für alle Kapillartypen mit Ausnahme der Leber- und Milzkapillaren zu. Diese zeigen eine lückenhafte Basallamina oder, wie im Fall der Milz, besondere Ringfasern (s. S. 226 und **Abb. 212**). Die Basallamina hat die Bedeutung eines selektiv permeablen Ultrafilters, das z. B. hochmolekulare Blutproteine normalerweise nicht oder nur in geringer Menge durchläßt. In den Lebersinusoiden, denen dieser Filter fehlt, besteht somit die Möglichkeit eines direkten Stoffaustausches zwischen dem Blut und der perikapillären Flüssigkeit. Die *Gitterfasern,* welche den Endothelschlauch stützen, stören dabei nicht.

Schließlich können sich auch die *perikapillären Zellen* verschieden verhalten. Während die Kapillaren des Zentralnervensystems in der Regel von *Zellfortsätzen der Astrocyten* (**Abb. 255a**) umgeben sind, bilden die **Pericyten** einen verschieden ausgeprägten, aber wohl in keinem Organ vollständigen Belag. Eine Ausnahme bilden die Glomeruluskapillaren (s. S. 336), deren Endothelzellen von einer dicken Basallamina und lückenlos von Podocyten und deren Fortsätzen abgedeckt werden (**Abb. 379**). In der Kapillarwand sind auch marklose Nervenfasernetze nachweisbar, ohne daß eine direkte Innervation gesichert wäre.

In den Gefäßknäueln der Nierenkörperchen (Glomeruli, S. 336ff.) erfolgt eine Aufteilung der Blutbahn in eine große Anzahl Kapillarschlingen, aus denen der Primärharn abfiltriert wird. Das Blut bleibt hier aber – im Gegensatz zu den gewöhnlichen Kapillaren – arteriell *(arterielles Wundernetz)* und wird erst in dem aus der Arteriola efferens hervorgehenden zweiten Kapillarnetz venös. Ein zwischen zwei Venen gelegenes, *venöses Wundernetz* bilden die intralobulären Kapillarsysteme der Leber, deren Blut aus der Pfortader stammt, somit in deren Einzugsgebiet (Darm, Milz, Pankreas) schon einmal ein Kapillarnetz passiert hat und dort bereits venös geworden ist. Derartig nachgeschaltete Kapillargebiete – wie etwa im Hypophysenvorderlappen (S. 310) – werden daher als **Pfortadersystem** bezeichnet.

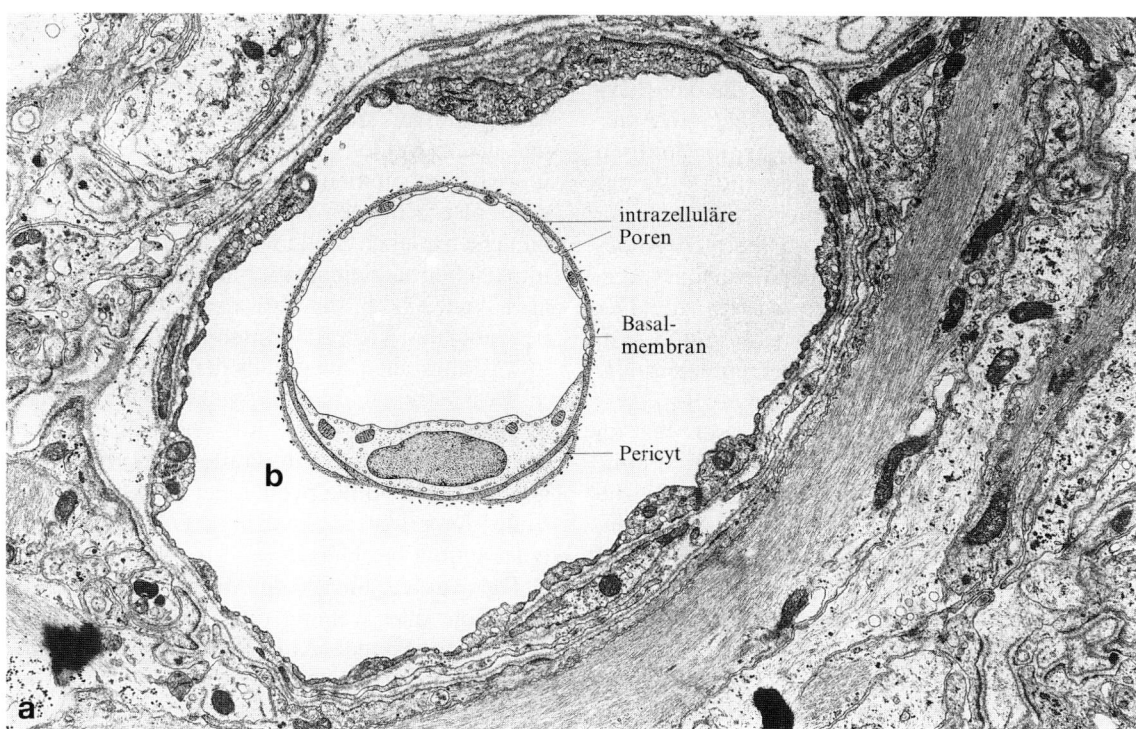

Abb. 255: – **a** Blutkapillare mit fenestrierten Endothelzellen, die einer Basallamina aufliegen. Ausschnitt aus der Area postrema (4. Ventrikel des Gehirns), in der im Gegensatz zu den geschlossenen Gehirnkapillaren solche mit Poren auftreten. Affe. Vergr. 8400mal. – **b** Endothel mit Poren auf ununterbrochener Basalmembran (Schema)

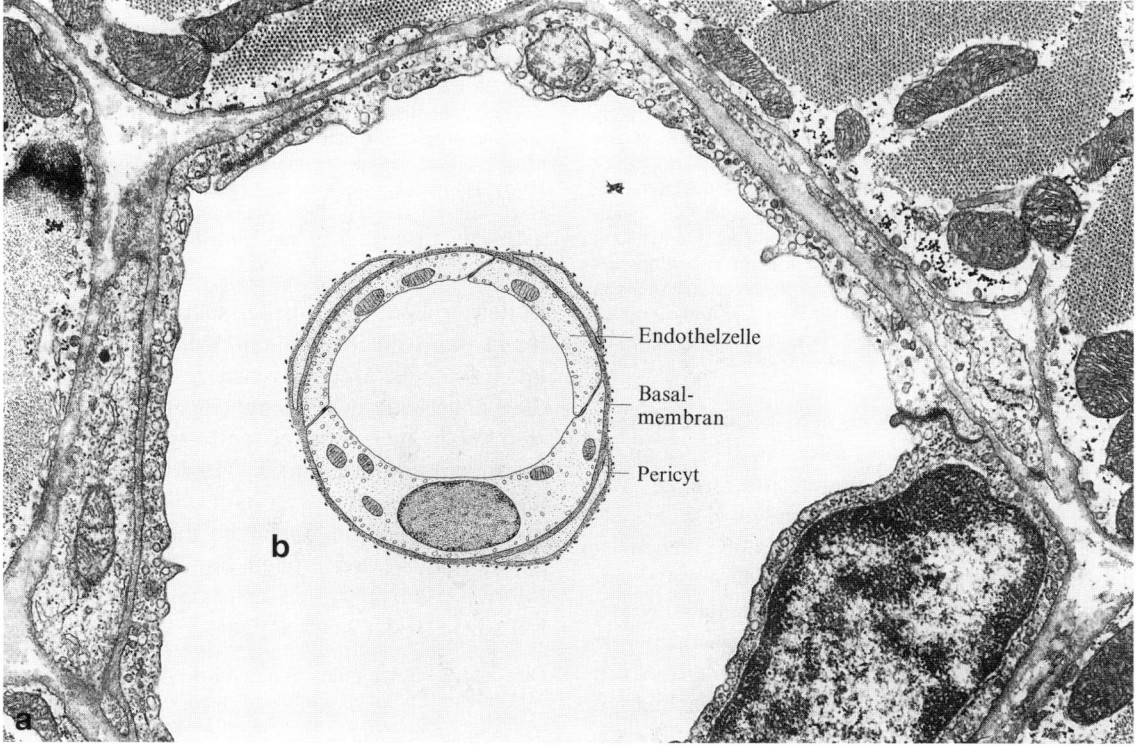

Abb. 256: – **a** Blutkapillare mit geschlossenen, lückenlosen Endothelverband und perikapillären Raum begleitet von Basallamina. Herzmuskel, Affe. Vergr. 14 500mal. – **b** Ununterbrochene Endothelauskleidung und Basalmembran

4. Venen

Der Übergang vom Kapillarbett in das Venensystem führt über den *efferenten Schenkel der* **Endstrombahn,** eine Gefäßstrecke, die in ihren einzelnen Abschnitten außerordentlich differenziert ist und die eine zunehmende Lumenweite mit einer quantitativen und qualitativen Änderung der perivaskulären Zellen aufweist. Es werden folgende Abschnitte beschrieben: (1) Der *venöse Kapillarschenkel,* der sich mit 8 μm Weite nur geringfügig von der eigentlichen Kapillare unterscheidet und in (2) die *postkapilläre Venule* übergeht, deren Durchmesser bis zu 30 μm betragen kann, und die von einer «Fibrocytenscheide» umgeben ist. Es folgt (3) die *Sammelvenule* mit einer Weite von 30–50 μm, die zusätzlich zu der Fibrocytenscheide eine Lage von Zellen aufweist, welche zwischen Pericyten und Myocyten einzuordnen sind. Besonders charakteristisch für diese Gefäßstrecke ist (4) die *muskularisierte Venule,* welche eine im Verhältnis zum Lumen (100 μm) auffällig dünne Wand (50:1) aufweist. Sie geht in (5) die *Sammelvene* von 100–300 μm Weite über, die mit einer mehrschichtigen Anordnung der glatten Muskelzellen eine deutliche Media besitzt und damit zu den typischen Venen überleitet.

Entsprechend dem geringen Druck im Venensystem – in manchen herznahen Venen herrscht sogar ein Unterdruck – ist die Venenwand dünner als die Wand der begleiteten Arterie (s. **Abb. 259**). Zudem ist auch der hydrostatische Druck der Blutsäule in verschiedenen Teilen des Venensystems ungleich; die Stärke der Gefäßwandung wird deshalb mit der Entfernung vom Herzen und der Verminderung des Durchmessers nicht unbedingt abnehmen. Da das Blut in den Venen langsamer strömt als in den Arterien, muß der Querschnitt ihrer Lichtung wesentlich größer sein; aus diesem Grund besitzen manche Extremitätenarterien zwei Begleitvenen.

Man hat in der Venenwand (**Abb. 245, 257/258**) ebenfalls drei Schichten unterschieden, doch ist die *Schichtung* – insbesondere die Grenze zwischen Media und Externa – *weniger deutlich* als bei den Arterien. In den mittelgroßen Venen ist häufig auch eine (schwächere) Membrana elastica interna ausgebildet; diese ist also keineswegs für die Arterien allein charakteristisch. Die *Wand* der Venen ist nicht nur *dünner,* sondern auch *lockerer* gebaut als die der benachbarten Arterien. In der Venenwandung spielt zudem das Bindegewebe – besonders die kollagenen Fasern, da keine Pulsschläge durch elastische Fasern aufzufangen sind – eine größere Rolle (vgl. **Tab. 40,** S. 233).

Die **Tunica intima** besteht bei den kleineren Venen nur aus dem Endothel und ist auch bei den größeren Gefäßen, wo eine Lamina propria intimae vorkommen kann, stets schmäler als in den entsprechenden Arterien; außerdem ist sie an verschiedenen Stellen des Gefäßquerschnittes nicht selten ungleichmäßig ausgebildet. In manchen Venen (z. B. den größeren Extremitätenvenen und der V. uterina) kommen in der Intima – z. T. aber auch außerhalb der Elastica interna in der Media – in der Längsrichtung verlaufende Muskelfaserbündel vor. Wo die Venen durch ihre Lage jeder äußeren Krafteinwirkung entzogen sind (z. B. Balkenvenen der Milz, **Abb. 242,** Sinus durae matris), kann ihre Wand einzig aus einer Intima bestehen.

Die **Tunica media** der mittleren Venen besitzt mehr oder weniger ringförmig angeordnete Muskelfaserbündel (**Abb. 257**), die netzartig untereinander zusammenhängen; dazwischen liegen relativ reichlich kollagene Faserbündel und auch elastische Netze, die beide aber annähernd achsenparallel verlaufen (**Abb. 258**).

Die Ringmuskulatur der Media, die – entgegen dem hydrostatischen Druck – eine bestimmte lichte Weite einzustellen hat, ist am stärksten in den mittelgroßen Venen und setzt sich auch in die kleinen Venen fort; dagegen wird sie mit der Kaliberzunahme des Gefäßes spärlicher und allmählich durch eine äußere Längsmuskulatur ersetzt. Die zirkuläre Mediamuskulatur ist am kräftigsten in den Venen der unteren Extremität. Die Armvenen besitzen weniger Muskelzellen als die Beinvenen, die tiefen Venen weniger als die Hautvenen; noch weniger Muskelgewebe haben die Hals- und Kopfvenen. Die *Abhängigkeit vom hydrostatischen Druck* kommt in diesen Verhältnissen gut zum Ausdruck.

In den großen Venen beherrscht die **Tunica externa** das Bild. Sie enthält kollagene Scherengitter und elastische Fasernetze, die wiederum die Längsrichtung bevorzugen, und in den meisten Venen auch entsprechend verlaufende, netzartig anastomosierende **Muskelfaserbündel.** Die Längsmuskulatur nimmt mit dem Gefäßdurchmesser immer mehr zu; sie ist sehr stark ausgebildet in den großen Bauchvenen (V. cava inferior [**Abb. 260**], V. iliaca communis, V. renalis) sowie in der Vena azygos.

Die V. cava superior und ihre großen Äste sind arm an Muskulatur. Die obere Hohlvene wird wie die Vv. pulmonales noch ein Stück weit – beim Menschen nur bis zur Perikardgrenze – von Herzmuskulatur überzogen. In der V. cava inferior (**Abb. 260**) findet man eine kräftige Längsmuskulatur besonders in der Externa, dünnere Muskelbündel auch in der Intima; die zirkuläre Mediamuskulatur tritt hingegen stark zurück. Auch die V.portae weist wie die Vv.mesentericae (Zugbeanspruchung!) reichlich Längsmuskulatur auf, während in der V.splenica die Ringmuskulatur größtenteils überwiegt.

Die *Venenklappen (Valvulae venosae)* sind Bildungen der Tunica intima. Man findet sie als gewöhnlich zweiteilige Taschenklappen – verkleinerte Ausgaben der gleichnamigen Gebilde in den arteriellen Herzostien – distal von der Einmündung eines kleinen Astes oder auch anderswo im Verlauf der mittleren und größeren Venen. Sie sind in den Venen der unteren Körperhälfte viel häufiger als in denen der oberen Körperhälfte (besonders des Halses und des Kopfes) und fehlen in den Venen mancher Organe (Gehirn, Nieren, Leber). Die Klappensegel bestehen aus einer Endothelfalte, welche durch die Einlagerung kollagener Fasergeflechte versteift ist.

5. Arterio-venöse Anastomosen

Als arterio-venöse Anastomosen bezeichnet man Verbindungen («Kurzschlüsse») von kleinen Arterien und Venen ohne Dazwischenschaltung eines Kapillarnetzes. Ihre Aufgabe besteht darin, die Blutversorgung des Kapillargebietes den augenblicklichen Anforderungen anzupassen. Arterio-venöse Anastomosen gibt es z.B. in der Herz-, Magen- und Darmwand, in der Nasenschleimhaut, in Speicheldrüsen, Lungen, inkretorischen Organen, Penis (**Abb. 422**), Ovar, Uterus und Placenta sowie in der Haut.

6. Gefäßinnervation

Arterien wie Venen werden von reichlich entwickelten *Nervenplexus,* die in der Tunica externa gelegen sind, begleitet. Es handelt sich um Anteile des sympathischen und parasympathischen Nervensystems. Inwieweit diese meist marklosen Fasern der direkten Innervation der Gefäßmuskulatur dienen oder das Gefäß als Weg zu einem Organ benutzen, ist im einzelnen schwer zu entscheiden. Die synaptische Zone der entsprechenden Neurone – bei den postganglionären, vegetativen Neuronen sind dies überwiegend die sog. Varikositäten – muß frei liegen, d.h. nicht von den begleitenden Schwannschen Zellen umhüllt sein. Außer-

dem sollen Basallamina des Axons und Basallamina der Muskelzelle miteinander verschmelzen.

7. Mikroskopische Differentialdiagnose der Gefäße

Arterien des elastischen Typs (**Abb. 249/250** und **261**; **Abb. 259**): Breite Media mit elastischen Membranen und dazwischengelagerten Spannmuskeln, beim Erwachsenen gut entwickelte Intima. Aufzählung der elastischen Arterien auf S. 234.

Arterien des muskulären Typs (**Abb. 248, 251/252**; **Abb. 245**): Deutliche Dreischichtung; Media mit dicht gelagerten, ringförmig verlaufenden glatten Muskelzellen (mechanisch auf Blutdruck eingestellt); gut ausgebildete Elastica interna.

Venen (**Abb. 257/258** und **245**; **Abb. 259**): Dünnwandiger als Arterien und deshalb oft unregelmäßig zusammengedrückt (Arterien haben kleineren und eher rundlichen Querschnitt); weniger deutliche Schichtung in Intima, Media und Externa (besonders letztere zwei Schichten unscharf getrennt); Wandung lockerer gebaut durch reichlichere Einlagerungen von Bindegewebe – vor allem auch von kollagenen Fasern – zwischen die Muskelzellbündel; Bündel von kräftiger Längsmuskulatur in meist starker Tunica externa, vor allem in Venenstämmen unterhalb des Herzens. Stärkere Abhängigkeit von lokalen, nicht selten wechselnden äußeren Einflüssen (T.externa) sowie vom hydrostatischen Druck (T.media; Bauunterschiede der Venen der oberen und der unteren Körperhälfte!). Intima schmaler als in den Arterien; dünnere Elastica interna, soweit überhaupt vorhanden (bei mittelgroßen Venen). Eventuell Venenklappen (**Abb. 237**). Häufiger Blut im Lumen als bei Arterien.

Lymphgefäße (s.u.): Oft dünnere Wandung und in der Regel undeutlichere Schichtung als bei den Venen, mehr Klappen, anderer Inhalt (geronnene Lymphe, gewöhnlich ohne rote Blutkörperchen), Bevorzugung der Längsmuskulatur. Elastica interna nur in den ganz großen Lymphstämmen angedeutet.

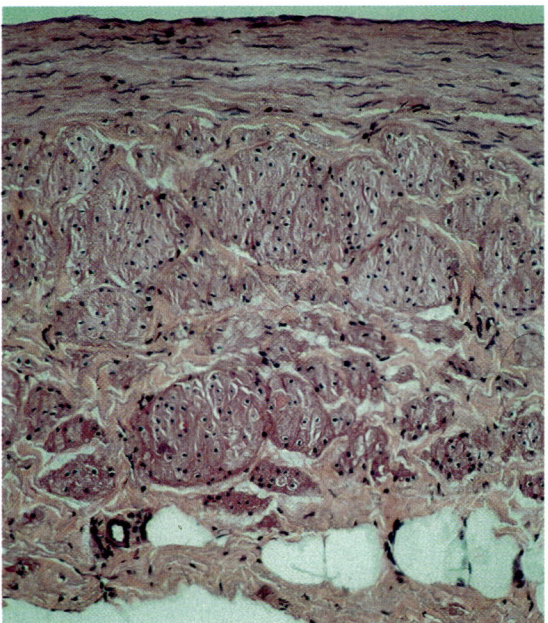

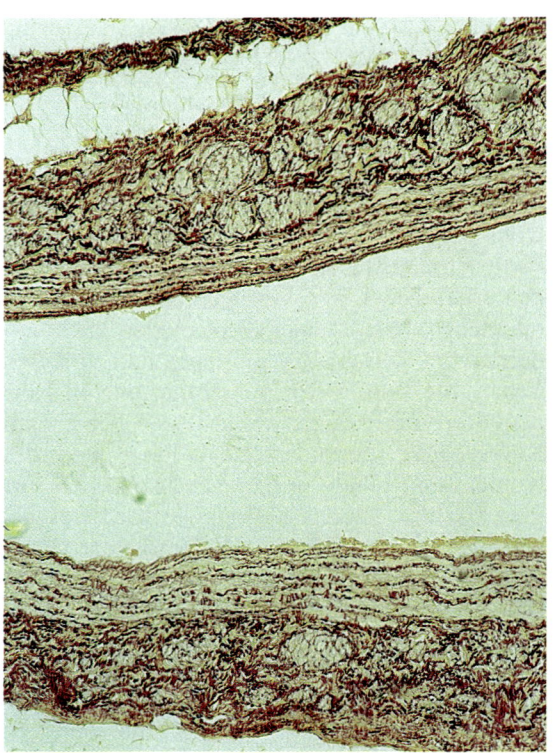

Abb. 257–258: Vergleich vom Wandaufbau der Vene im Übersichtspräparat (Abb. 257: H.-E.-Färbung) und in der Elastika-Färbung (Abb. 258). Vergr. (Abb. 257) 150mal; (Abb. 258) 75mal.

Abb. 258

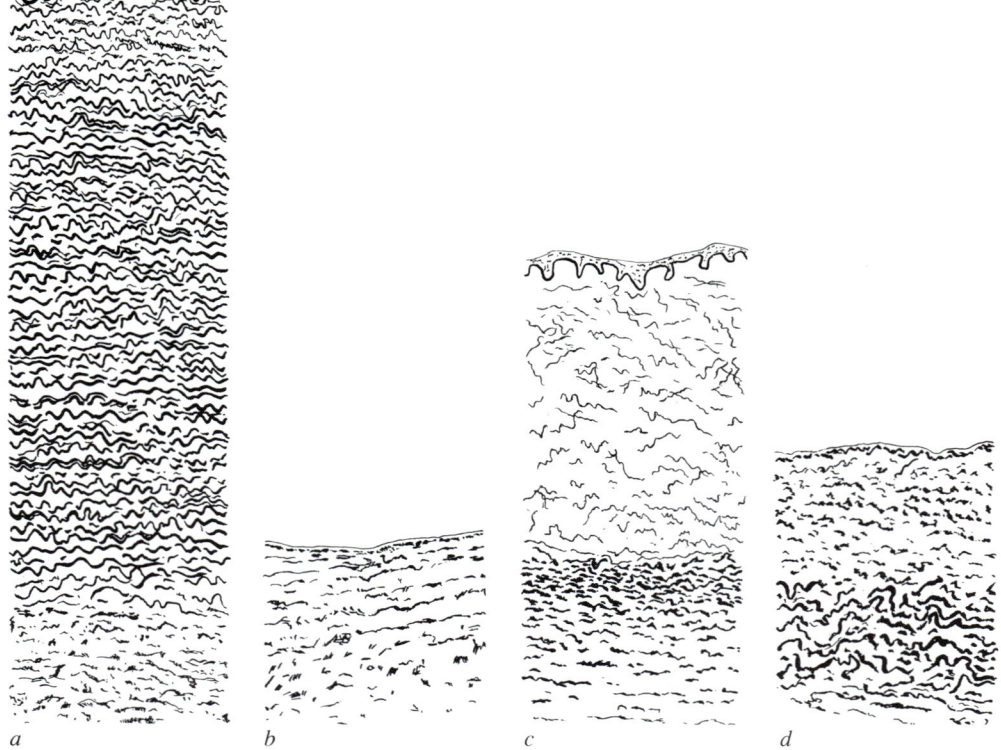

a   b   c   d

Abb. 259: Querschnitte durch vier Blutgefäße des gleichen Individuums (34jähriger Mann). Resorcinfuchsin-Färbung. Vergr. 120mal. (L.)

a A. carotis communis   b V. jugularis interna (etwas   c A. tibialis anterior
                                weiter kranial geschnitten als a)   d V. tibialis anterior

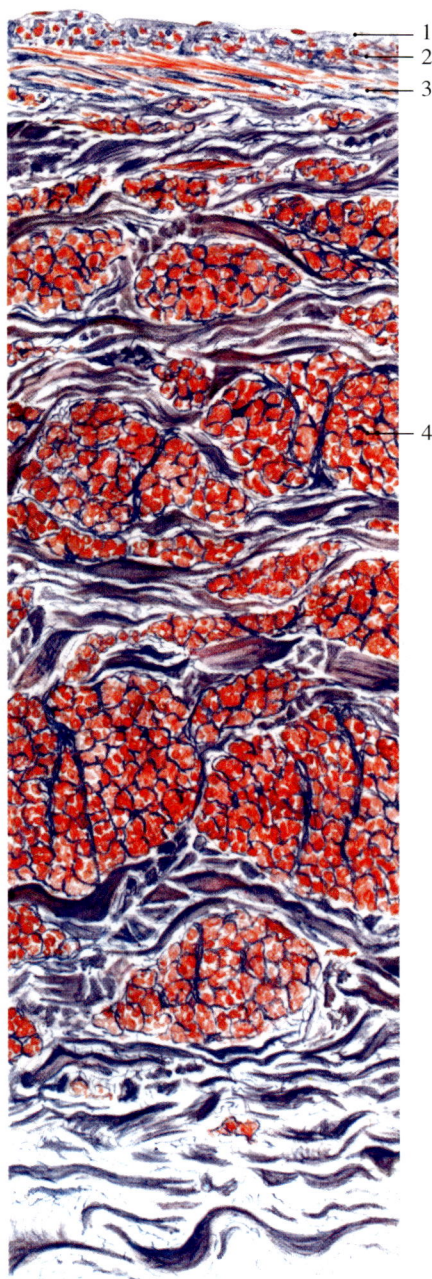

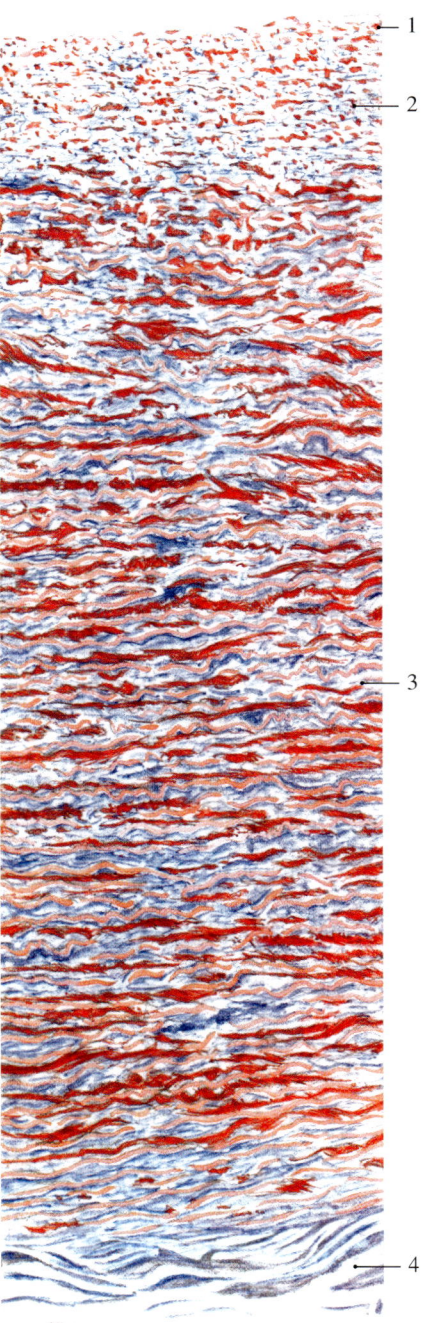

Abb. 260: Querschnitt – etwa auf der Höhe des Foramen epiploicum - durch die Vena cava inferior eines 34jährigen Mannes. Azan-Färbung. Vergr. 180mal. (L.)
1 Endothel
2 Längsmuskulatur in der Lamina propria intimae
3 Ringmuskulatur in der Tunica media
4 Längsmuskelbündel in der Tunica externa

Abb. 261: Querschnitt durch die Aorta thoracica eines 34jährigen Mannes. Azan-Färbung. Vergr. 180mal. (L.)
Die glatten Muskelzellen sind dunkelrot, die elastischen Membranen blaßrosa, die kollagenen Fasern blau gefärbt.
1 Endothel
2 Lamina propria intimae
3 Tunica media
4 Tunica externa

C. Lymphgefäße

Die Lymphgefäße (Vasa lymphatica) bilden wie die Blutgefäße ein von Endothel ausgekleidetes, geschlossenes Gefäßsystem. Dieses beginnt peripher mit den Lymphkapillaren und leitet seinen Inhalt, die Lymphe, durch die Lymphgefäße zentripetal in die großen Lymphgefäßstämme (Ductus thoracicus, Ductus lymphaticus dexter) und schließlich am linken bzw. rechten Venenwinkel – Zusammenfluß der V.subclavia und der V.jugularis interna – in die Blutbahn. Auf diese Weise wird pro Tag etwa 2,4 l Lymphe dem Blut zugeführt. Die Menge kann bis auf das 20fache gesteigert werden. Die Stromrichtung ist in den Lymphgefäßen durch zahlreiche Klappen gesichert. Ein Wandsegment, proximal und distal von einer Klappe begrenzt, bildet mit diesen eine funktionelle Einheit, das *Lymphangion*. Durch seine Kontraktion (6–12/Minute) wird der Inhalt in das nächste Segment befördert. In die Lymphbahnen sind die Lymphknoten als biologische Filter eingeschaltet.

Die **Lymphkapillaren** sind die blind beginnenden Wurzeln des Lymphgefäßsystems; sie anastomosieren miteinander und bilden Netze («Drainagesystem»). Die klappenlosen Lymphkapillaren sind im allgemeinen dünnwandiger und, durch die nicht geschlossene Anordnung der Endothelzellen bedingt, durchlässiger als die Blutkapillaren. Zudem haben sie eine unregelmäßigere Form (wechselndes Kaliber, Ausbuchtungen). Ihre Wand besteht aus einer dünnen Lage von Endothelzellen, deren Ränder überlappend angeordnet sind, nach innen «schwingen» können und damit den Einfluß der Gewebsflüssigkeit in das Lumen erlauben (**Abb. 125**). Endothelporen kommen außerdem vor. Eine Basallamina ist nicht nachzuweisen. An der Außenfläche der Endothelzellen enden sog. *Ankerfasern*. Es handelt sich um Bindegewebsfilamente, die aus dem umgebenden Raum auf das Lymphgefäß zulaufen und in fleckförmigen Arealen extrazellulären Materials (Äquivalenten der Basallamina) haften. Es sind Filamente von 12 nm Dicke, die als Bestandteil vor allem der elastischen Fasern als Amyloid P-Filamente beschrieben werden (S. 112). Ein feinstes Gitterfasergeflecht ergänzt die perilymphatischen Strukturen. Pericyten fehlen. In den histologischen Präparaten sind die Lymphkapillaren gewöhnlich kollabiert und deshalb nicht zu erkennen.

Die **Lymphgefäße** (**Abb. 262** und **245**) sind ähnlich gebaut wie dünnwandige Venen. Sie besitzen, sofern sie einmal entfaltet sind, jedoch ein weiteres Lumen und eine größere Anzahl meist zweiteiliger **Klappen** (Valvulae lymphaticae); deren Lage erkennt man schon äußerlich an einer kleinen Einschnürung. Manche kleinen

Lymphgefäße sind relativ muskulös (**Abb. 262**). Bei den größeren Gefäßen ist – noch weniger deutlich als bei den Venen – eine gewisse Dreischichtigkeit der an kollagenfaserigem Bindegewebe reichen Wand zu finden. Die in Nähe des Lumens gelegenen glatten Muskelzellen verlaufen längs; dann folgen bei größeren und muskelkräftigen (z. B. Mesenterial-)Lymphgefäßen mehr oder weniger ringförmig angeordnete Muskelzellen (T. media) und evtl. noch eine äußere Längsmuskelschicht. Erythrocyten sind in der Lymphe der peripheren Abschnitte selten, in den postnodären Strecken häufiger zu finden, da diese in den Lymphknoten an die Lymphe abgegeben werden.

Die *Lymphgefäßstämme* (z. B. der Ductus thoracicus) zeigen das gleiche Bauprinzip wie die großen Lymphgefäße. Es bestehen aber beträchtliche örtliche Unterschiede. Eine Membrana elastica interna kann vorkommen. Oft sind die verschiedenen Muskelzüge miteinander verflochten, wobei längs oder spiralig angeordnete Bündel überwiegen. Klappen finden sich beim Erwachsenen nur noch in geringer Zahl.

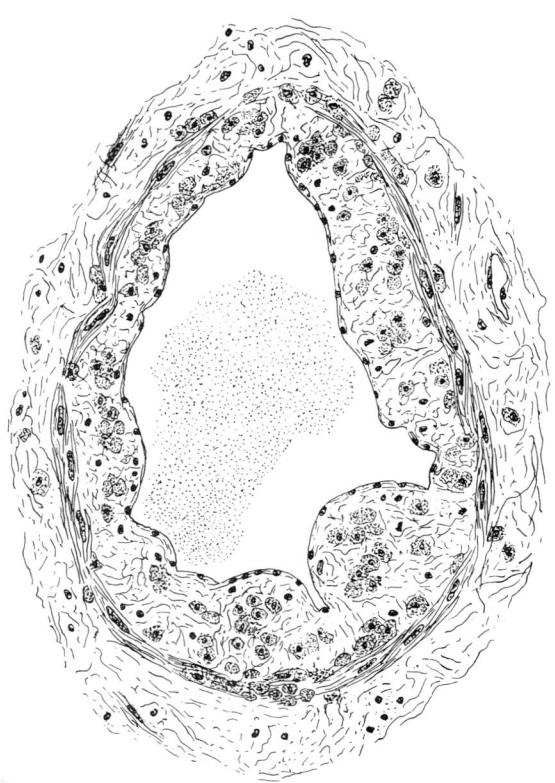

Abb. 262: Lymphgefäß aus der Nachbarschaft der A. femoralis (Mensch). Beachte die wechselnde Anordnung der Muskelzüge. H.-E.-Färbung. Vergr. 125mal.

III. Atmungsapparat

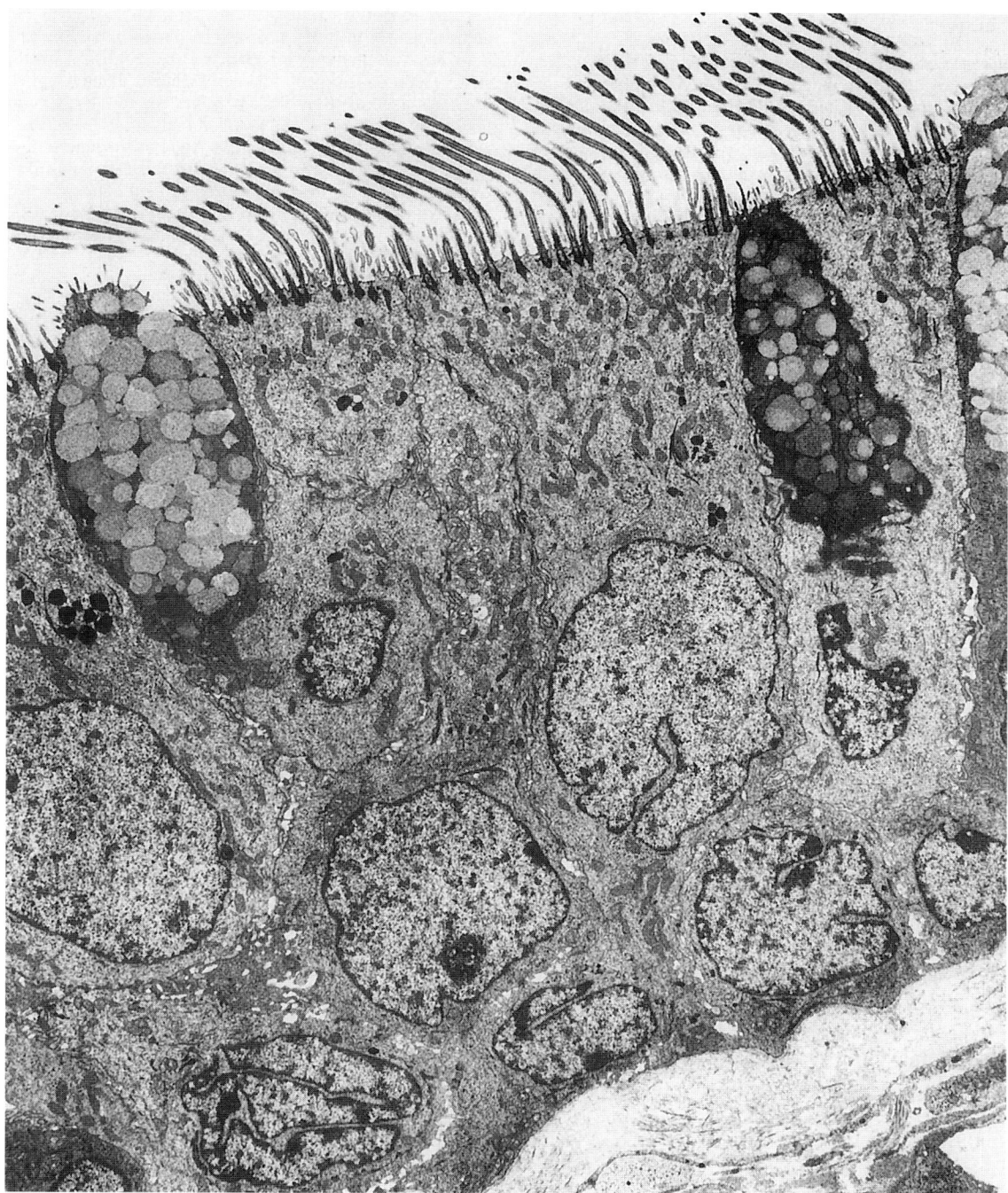

Abb. 263: Die Luftwege unterliegen einer ständigen Reinigung von Partikeln und Fremdstoffen, die mit dem Atemstrom bis in die Lungenalveolen gelangen. Der Flimmerstrom in Zusammenarbeit mit dem Sekret der Becherzellen leistet in den Abschnitten, in denen ein respiratorisches Epithel die Luftwege auskleidet, diesen Selbstreinigungsprozeß. Schädigung des Flimmerbesatzes, z. B. durch Rauchen, leitet weiterreichende pathologische Veränderungen der Atemwege und der Lunge ein. Respiratorisches Epithel aus der Trachea. Die Becherzelle links ist von einer Theka mit Mikrovillibesatz abgeschlossen. Affe. Vergr. 4200mal.

Der Atmungsapparat besteht aus dem *Alveolarsystem* – dem «Austauschraum» der Lungen – und dem *Luftweg,* dem in verschiedene Abschnitte gegliederten «Leitungssystem» (Nasenhöhle, Pharynx, Kehlkopf, Luftröhre, Bronchialbaum).

Der gesamte *Luftweg* muß so konstruiert – versteift – sein, daß er bei der Einatmung nicht kollabiert: In diesem Sinn ist der Einbau von Knorpelstücken in *Bronchien* und *Trachea* zu verstehen. Der *Kehlkopf* ist wesentlich komplizierter, weil er nicht nur den Luftweg offenhalten, sondern auch vor dem Eindringen von Nahrungsbestandteilen («Verschlucken») und anderen Fremdkörpern schützen soll und außerdem noch der Stimmbildung dient. Im *Pharynx* kreuzen sich Luft- und Speiseweg. Schon in der *Nasenhöhle* erhält die Inspirationsluft eine gewisse Vorbereitung: Besondere Einrichtungen (Oberflächenvergrößerung durch Entwicklung der Nasenmuscheln, Venengeflecht, Drüsen, Flimmerstrom) dienen der Erwärmung, Befeuchtung und Reinigung der Inspirationsluft («Luftkonditionierung»). Gröbere Verunreinigungen werden im Vestibulum nasi durch die Vibrissae (s. u.) abgefangen; Nies- und Hustenreflexe ermöglichen die Entfernung eingedrungener Partikelchen. Die Nasenhöhle birgt ferner das Geruchsorgan.

Die *Schleimhaut* ist mit der Unterlage im allgemeinen ziemlich fest verbunden, denn eine spezielle submuköse Verschiebeschicht fehlt. Besonders in den unteren Luftwegen ist die Wandung außerordentlich reich an elastischen Elementen. Mit Ausnahme des Vestibulum nasi und des Anfangsteils des Vestibulum laryngis ist der ganze Luftweg von einem *mehrreihigen Flimmerepithel* (mit eingestreuten Becherzellen) ausgekleidet (**Abb. 263**). Das Epithel ruht auf einer selbst lichtmikroskopisch immer sichtbaren *Basalmembran* (s. **Abb. 265**) und besitzt auch unter normalen Bedingungen, bis hinunter in die Bronchien, einen dünnen Schleimüberzug. Hier bleiben die Staubteilchen der Atemluft größtenteils haften; sie werden dann mit dem durch die Flimmerbewegung bewirkten kontinuierlichen Sekretstrom hinausbefördert. Die seromukösen Drüsen (**Abb. 273**) liegen in der *Lamina propria,* welche in den Luftwegen reich an freien Zellen (besonders an Lymphocyten) ist. Oft sieht man in den Präparaten weiße Blutkörperchen, die im Begriff sind, durch das Epithel hindurchzuwandern. Die glatte *Muskulatur* der Trachea, Bronchien und Bronchioli kann die Weite des Lumens beeinflussen; peristaltische Bewegungen kommen nicht vor. Die willkürlich innervierte Kehlkopfmuskulatur ist quergestreift und kann deshalb viel feiner und auch rascher reagieren (Stimmbildung).

Wie in allen Hohlorganen ist die Wahl der die innere Oberfläche auskleidenden *Epithelform* ein Ergebnis der *funktionellen Anforderungen.* An der Bifurcatio tracheae sowie den Verzweigungsstellen der Bronchien findet man auf dem Teilungssporn physiologischerweise oft Inseln von *geschichtetem Plattenepithel.* Unter gewissen chronischen Reizen kann das Flimmerepithel aber auch an anderen Orten in jenes übergehen; diese Metaplasie erklärt das Vorkommen von Plattenepithel-Krebsgeschwülsten in den Luftwegen. Ein geschichtetes Plattenepithel überzieht auch die Stimmfalten. Wenn ein Teil der Nasenhöhle und der Pars nasalis pharyngis als *Regio respiratoria* bezeichnet wird, so will das Adjektiv «respiratoria» nur sagen, daß hier die typische Epithelauskleidung des Luftweges vorliegt, im Gegensatz zur *Regio olfactoria* der Nase (mit Riechepithel) resp. zur Regio digestoria des Pharynx (mit geschichtetem Plattenepithel wie im ganzen Kopfdarm).

A. Nasenhöhle

1. Vestibulum nasi

An den Nasenlöchern (Nares) setzt sich die Epidermis ein Stück weit ins Naseninnere fort; das Vestibulum nasi ist deshalb noch von *verhorntem geschichtetem Plattenepithel* ausgekleidet (Regio cutanea, **Abb. 264**).

Die *Nasenflügel* (Alae nasi, **Abb. 264**) sind Hautfalten mit eingelagertem hyalinem Knorpel, der aber nicht bis zum freien Rand reicht, und subkutanen quergestreiften Muskelfasern (mimische Muskulatur, vor allem M.nasalis).

Im vorderen Teil des Vestibulums bilden zahlreiche kurze, aber starke Haare *(Vibrissae)* eine Art Reuse; sie können gröbere Verunreinigungen der Atemluft zurückhalten. Die Haut des Vorhofs besitzt ferner apokrine Schweißdrüsen *(Glandulae vestibulares nasi),* welche in die Haarbälge münden, und ist, wie auch die äußere Haut der Nase, reich an großen Talgdrüsen.

2. Regio respiratoria

Die Regio respiratoria der eigentlichen Nasenhöhle (Cavitas nasi) ist mit der sog. *respiratorischen Schleimhaut* ausgekleidet (**Abb. 80$_4$**, **Abb. 265** und **266**). Bindegewebspapillen kommen hier nicht mehr vor, dagegen sieht man eine deutliche Basalmembran unter dem mit vielen Becherzellen versehenen mehrreihigen Flimmerepithel.

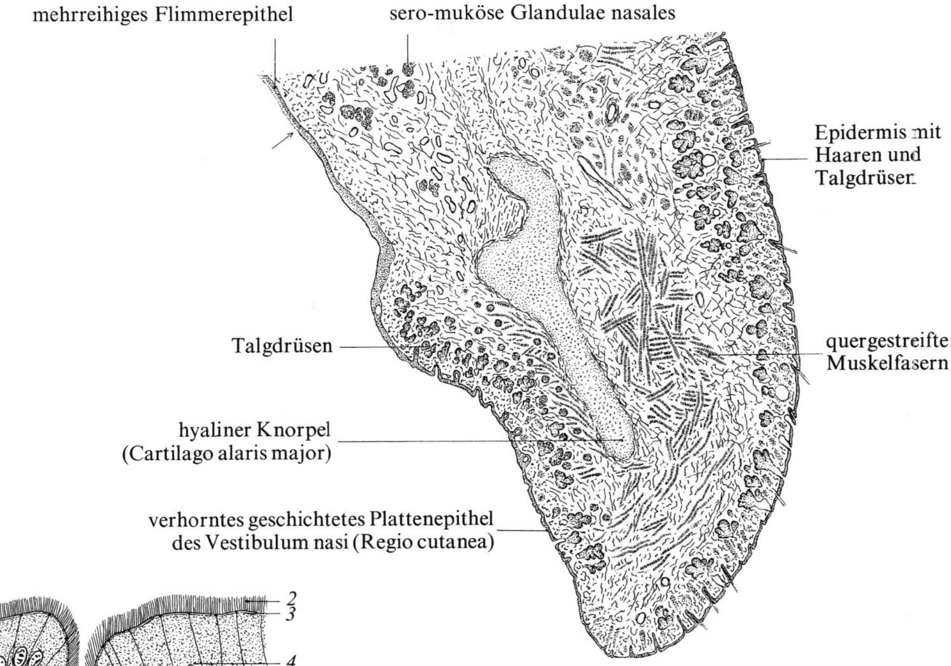

mehrreihiges Flimmerepithel   sero-muköse Glandulae nasales

Epidermis mit
Haaren und
Talgdrüsen

Talgdrüsen

quergestreifte
Muskelfasern

hyaliner Knorpel
(Cartilago alaris major)

verhorntes geschichtetes Plattenepithel
des Vestibulum nasi (Regio cutanea)

Abb. 264: Schnitt durch den Nasenflügel eines Neugeborenen. H.-E.-Färbung. Vergr. 8mal. (W.) Der Pfeil links oben bezeichnet die Stelle, wo das Plattenepithel des Vestibulum nasi in das Flimmerepithel der Regio respiratoria übergeht.

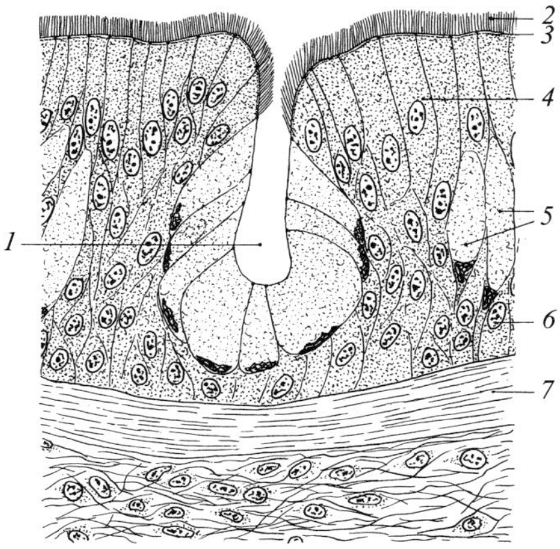

◁ **Abb. 265:** Endoepitheliale Drüse aus der Nasenschleimhaut (Mensch). Azokarmin-Naphtholgrün-Färbung. Vergr. 375mal. (W.)

1 endoepitheliale Drüse	5 Becherzellen
2 Kinozilien	6 Ersatzzelle
3 Basalkörperchen	7 Basalmembran
4 mehrreihiges Flimmerepithel	

Kinozilien   *Regio respiratoria*   *Regio olfactoria*   Riechhärchen

Becherzellen   Stützzellen

Basal-
membran   Riechzellen

Basalzellen

Glandula
olfactoria

markloses
Nervenfaser-
bündel
(N. olfactorius)

Plasmazellen

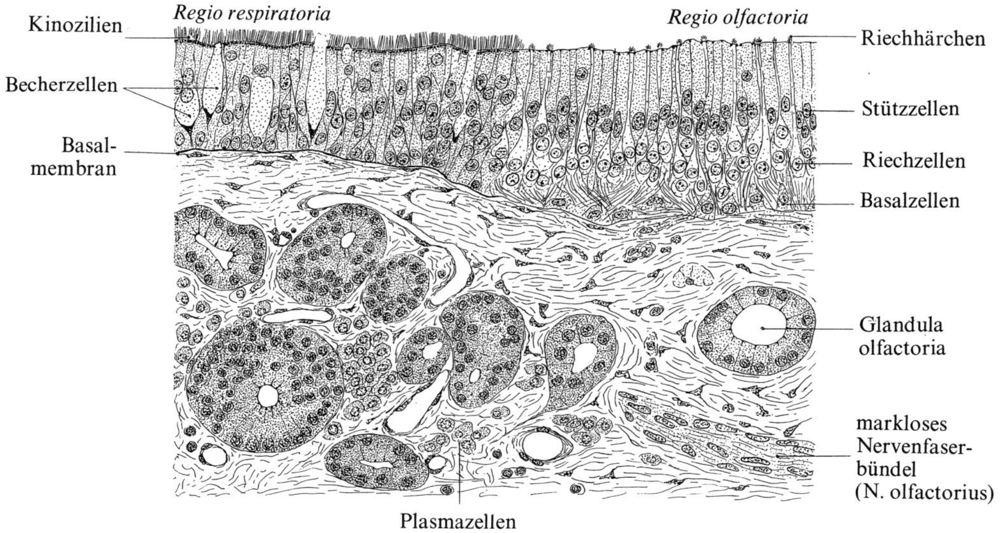

Abb. 266: Nasenhöhlenschleimhaut, Übergang der Regio respiratoria in die Regio olfactoria (Mensch). H.-E.-Methylblau-Färbung. Vergr. 250mal. (W.) Das mehrreihige Flimmerepithel mit Kinozilien ist charakteristisch für die Luftwege – «respiratorisches Epithel» – und an keiner anderen Stelle des menschlichen Körpers zu finden (Differentialdiagnose!).

Die Epitheloberfläche bildet häufig Einsenkungen, wo Becherzellen und mehrzellige *endoepitheliale Schleimdrüsen* (**Abb. 265**) besonders zahlreich sind. Die Gll.nasales münden oft in solche Epithelbuchten. Die *Flimmerbewegungen* sind – abgesehen vom allervordersten Teil der Nasenhöhle – gegen die Choanen gerichtet.

Durch die Lamina propria ist die Schleimhaut mit ihrer knöchernen oder knorpeligen Unterlage fest verbunden. Die subepitheliale Schicht ist besonders zellreich und enthält, neben anderen freien Zellen, viele Lymphocyten. An verschiedenen Stellen der Nasenschleimhaut, vor allem auf der unteren und mittleren Muschel sowie einer bestimmten Stelle der Scheidewand (s. **Abb. 267**), findet man in der Lamina propria viele Geflechte ziemlich muskulöser, weiter *Venen* (Nasenbluten!). Diese stellen in ihrer Gesamtheit eine Art Schwellkörper dar. Die *Glandulae nasales* sind verzweigte sero-muköse Drüsen, deren Zusammensetzung individuellen Schwankungen unterworfen sein kann. Oft sitzen seröse Endkappen auf Schleimröhren, doch kommen neben rein mukösen auch rein seröse Endstücke vor, die ein weiteres Lumen haben als die der Speicheldrüsen.

In den *Venenplexus,* welche das Blut durch dünnwandige Äste aus dem subepithelialen Kapillarnetz erhalten, ist die Strömungsgeschwindigkeit herabgesetzt; sie bilden gemeinsam mit diesem einen «Heizkörper» zum Vorwärmen der Atemluft. Die nachgewiesenen Drosselvenen und arterio-venösen Anastomosen beteiligen sich an der Regulierung der Blutfüllung. Bei starker Schwellung der Nasenschleimhaut, z.B. infolge entzündlicher Reizung (Rhinitis = Schnupfen), ist die normale Nasenatmung erschwert bis unmöglich gemacht; gleichzeitig erfolgt eine Zunahme der Zahl der Becherzellen. Ferner enthält die Nasenschleimhaut viele *Lymphgefäße.* Gelegentlich kommen auch *Lymphfollikel* vor, besonders in der Gegend der hinteren Nasenöffnungen (Choanen). Die marklosen und markhaltigen *Nervenfasern* besorgen die sekretorische (Drüsen) und motorische (Gefäßmuskulatur) bzw. die sensible Innervation.

Das **Nasenseptum** (Septum nasi, **Abb. 267**) ist durch eine dünne Platte aus lamellärem Knochen oder hyalinem Knorpel verstärkt, die beidseitig von Nasenschleimhaut überzogen ist.

Die Schleimhaut der Regio respiratoria (**Abb. 268**), deren Dicke örtlich verschieden ist (0,5–3 mm; bei Schwellung bis 5 mm) und deren Gesamtoberfläche 140–170 cm^2 beträgt, setzt sich in die **Nasen-Nebenhöhlen** (Sinus paranasales: Sinus maxillaris, frontalis, ethmoidalis, sphenoidalis) hinein fort; auf diesem Weg können Krankheitsprozesse aus der Nase weitergeleitet werden. In den Nebenhöhlen sind – entsprechend der geschützten Lage – sowohl die Gesamtdicke der Schleimhaut wie die Höhe des Flimmerepithels wesentlich vermindert; Becherzellen und Drüsen sind weniger zahlreich. Venenplexus fehlen. Der Flimmerstrom ist gegen die Mündung in die Nasenhöhle gerichtet.

Der **Ductus nasolacrimalis** (Tränennasengang) besitzt ein zweireihiges prismatisches Epithel und eine bindegewebige Lamina propria.

Mikroskopische Diagnose der Nasenhöhle

Regio respiratoria: mehrreihiges, mit Becherzellen versehenes Flimmerepithel, Basalmembran, Lamina propria mit sero-mukösen Glandulae nasales und örtlich verschieden stark entwickelten Venengeflechten; evtl. Unterlage aus Lamellenknochen oder hyalinem Knorpel. Im Gegensatz zum ebenfalls hyalinen Trachealknorpel ist das Perichondrium des Nasenknorpels auf beiden Seiten gleich stark ausgebildet.

Differentialdiagnose: Regio olfactoria (s. u. und S. 446), Sinus paranasales (s. oben).

3. Regio olfactoria

Beim Menschen ist nur ein kleiner, im Bereich der oberen Muschel und dem gegenüberliegenden obersten Abschnitt der Scheidewand gelegener Teil der Nasenhöhle als Regio olfactoria anzusprechen. Das mehrreihige Epithel der *Riechschleimhaut* (**Abb. 266**) ist etwas dicker und besitzt keine deutliche Basalmembran; sein Bau wird auf S. 444 beschrieben. In der Lamina propria erkennt man die *Glandulae olfactoriae* sowie zahlreiche marklose Nervenfaserbündel *(Nervi olfactorii).*

B. Nasenrachenraum

Die respiratorische Schleimhaut der Nase erstreckt sich nach hinten in den Nasenrachenraum (Pars nasalis pharyngis; s.a. **Tab. 45,** S. 277) und überzieht dessen oberen Teil, soweit er immer entfaltet und beim Schluckakt mit dem Gaumensegel nicht in Berührung kommt. Lymphoepitheliales Gewebe ist im Nasenrachenraum häufig (Tonsilla pharyngealis, Tonsillae tubariae S. 216).

Überall dort, wo im Pharynx (s.a. **S. 276**) Nahrungsteile hingelangen können, ist das prismatische Epithel, das beim Fetus im ganzen Schlundkopf vorkommt, durch das einen besseren mechanischen Schutz gewährende Plattenepithel ersetzt. Aus dem gleichen Grund sind im Kehlkopf der größte Teil der Epiglottis und die pharyngeale Seite der Stellknorpel mit geschichtetem Plattenepithel bedeckt.

C. Kehlkopf

Der Kehlkopf (**Larynx, Abb. 270**) ist größtenteils mit mehrreihigem Flimmerepithel ausgekleidet. Jedoch gibt es in seinem Anfangsteil (Vestibulum laryngis) noch geschichtetes Plattenepithel, und außerdem ist die Plica vocalis infolge ihrer stärkeren mechanischen Beanspruchung bei der Stimmbildung mit Plattenepithel überzogen.

Die Lamina propria ist im subepithelialen Bereich zellreich (besonders an Lymphocyten, aber auch an anderen freien Zellen); stellenweise kommen Lymphfollikel vor, am regelmäßigsten im Ventriculus laryngis («Larynxtonsille»). Der äußere Teil der Lamina propria enthält viele elastische Fasernetze, die sich in der Tiefe der Schleimhaut zur *Membrana fibroelastica laryngis* verdichten. Die vorwiegend mukösen gemischten Drüsen *(Glandulae laryngeales)* liegen lumenwärts von dieser.

Nach außen folgt auf die elastische Membran der aktive und passive Bewegungsapparat des Kehlkopfes *(quergestreifte Muskulatur* und Knorpel), dessen recht komplizierte morphologische Verhältnisse in einem Lehrbuch der makroskopischen Anatomie nachgelesen werden müssen. Von den drei großen, unpaaren *Kehlkopfknorpeln* sind der Schildknorpel und der Ringknorpel hyalin, der Kehldeckelknorpel elastisch. Der paarige Stellknorpel (Cartilago arytenoidea) ist überwiegend hyalin; nur der Processus vocalis und gewöhnlich auch die Spitze bestehen aus elastischem Knorpel. Die kleinen, paarigen Knorpel sind meistens elastisch (Cartilago corniculata, Cartilago cuneiformis); die Cartilago triticea ist aus Hyalin- oder Bindegewebsknorpel. Die hyalinen Kehlkopfknorpel beginnen nach dem 20. Lebensjahr enchondral zu verknöchern. In den Knorpelspangen der Luftröhre kann in höherem Alter auch Knochen auftreten, was in der Cartilago epiglottica und in der hyalinknorpeligen äußeren Nase nie der Fall ist.

Die **Epiglottis** (Kehldeckel, **Abb. 269**) ist eine Schleimhautfalte mit einer knorpeligen Skelettgrundlage. Die ganze linguale Seite ist mit geschichtetem Plattenepithel überzogen, während laryngeal gegen den Epiglottisstiel zu Flimmerepithel vorkommen kann. Der Knorpel zeigt Lücken oder Einbuchtungen, in denen – ausgehend von der laryngealen Fläche – seromuköse Drüsen liegen. Gelegentlich befinden sich laryngeal Geschmacksknospen im Plattenepithel, auf beiden Seiten (vor allem jedoch lingual) Lymphfollikel.

An der **Plica vocalis** sitzt das geschichtete Plattenepithel der Unterlage unverschieblich auf; Drüsen fehlen an dieser Stelle. In der Stimmfalte liegen das Ligamentum vocale und der Musculus vocalis. Die überwiegend elastischen Fasern der Stimmbänder – ausgespannt zwischen den Stimmfortsätzen der beiden Stellknorpel und dem Schildknorpel – verlaufen entsprechend der konstanten Beanspruchungsrichtung mehr oder weniger parallel. Sie bilden den ungefähr sagittal stehenden, verdickten freien Rand der im Endteil als Conus elasticus bezeichneten *Membrana fibroelastica laryngis;* diese strahlt kaudalwärts in das elastische Gerüst der Luftröhre aus.

Eine analoge elastische Membran in der oberen Kehlkopfhälfte ist weniger gut ausgeprägt; sie verengt sich – spiegelbildlich zum Conus elasticus – nach unten und endet in den Taschenfalten *(Plicae vestibulares),* die von den Stimmfalten durch die Ausbuchtung der *Ventriculi laryngis,* der Morgagnischen Taschen, getrennt sind. In diesen und den Taschenfalten sind die Gll.laryngealis besonders reichlich vorhanden; sie befeuchten die Stimmfalten. Abgesehen von der Plica vocalis ist die Kehlkopfschleimhaut locker gebaut, so daß sie unter pathologischen Bedingungen durch Flüssigkeitseinlagerung stark anschwellen (Glottisoedem) und den Luftweg unter Umständen lebensbedrohend einengen kann.

Der Kehlkopf ist reich an *Blutgefäßen, Lymphgefäßen* und *Nerven,* die alle ein oberflächliches (feines) und ein tieferes (gröberes) Netzwerk bilden. Besonders gut innerviert ist auch die Muskulatur, insbesondere der im einzelnen kompliziert gebaute M. vocalis.

Mikroskopische Diagnose des Kehlkopfes
Die miskroskopische Diagnose des Kehlkopfes ist meistens schon mit den – zum richtigen Verständnis des Präparates unerläßlichen – Kenntnissen der makroskopischen Anatomie zu stellen. Histologisch beachte man: Muskulatur noch quergestreift (ähnlich wie im Pharynx), Knorpel z. T. hyalin, z. T. elastisch (vgl. **Tab. 18,** S. 125); über der Plica vocalis und im Vestibulum laryngis unverhorntes geschichtetes Plattenepithel, sonst überall mehrreihiges Flimmerepithel und sero-muköse Drüsen. Für die Diagnose der Epiglottis siehe auch S. 184.

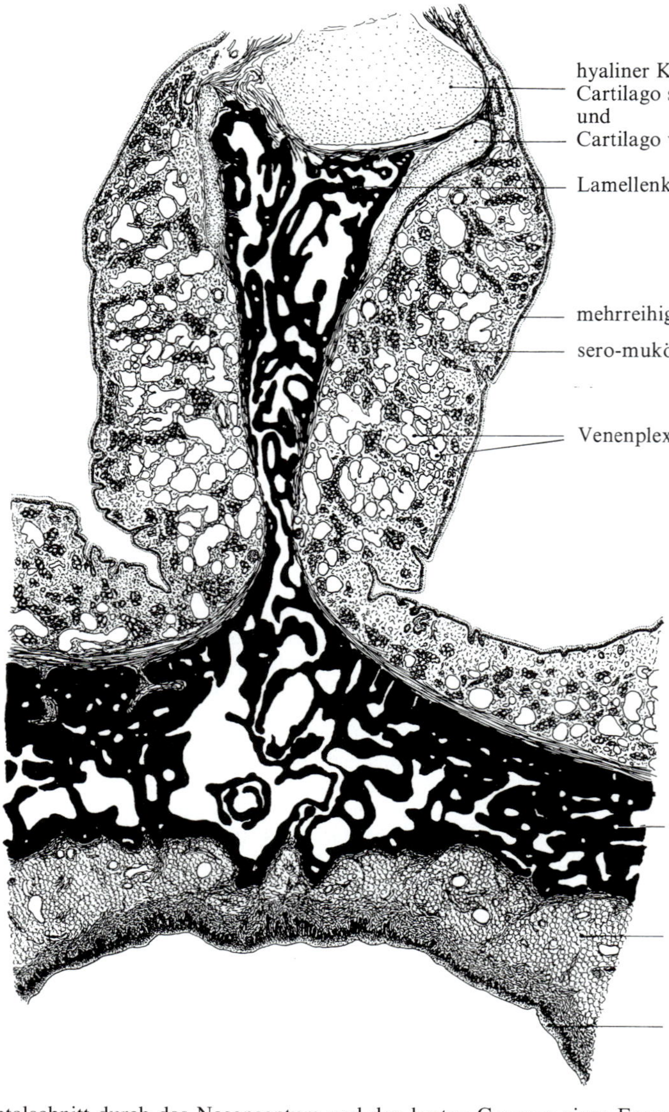

hyaliner Knorpel:
Cartilago septi nasi
und
Cartilago vomeronasalis

Lamellenknochen: Vomer

mehrreihiges Flimmerepithel

sero-muköse Glandulae nasales

Venenplexus

Processus palatinus
maxillae

Fettgewebe

geschichtetes
Plattenepithel der
Gaumenschleimhaut

Abb. 267: Frontalschnitt durch das Nasenseptum und den harten Gaumen eines Erwachsenen. Beachte die hier sehr gut ausgebildeten Venenplexus der Nasenschleimhaut. H.-E.-Methylblau-Färbung. Vergr. 6mal. (W.)

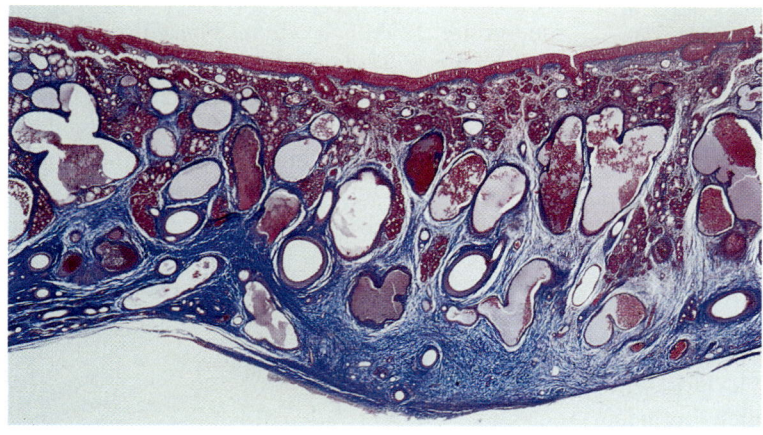

Abb. 268: Struktur der Regio respiratoria der menschlichen Nasenschleimhaut. Beachte die reichhaltigen Venenplexus. Azan-Färbung. Vergr. 19mal.

laryngeal

lingual

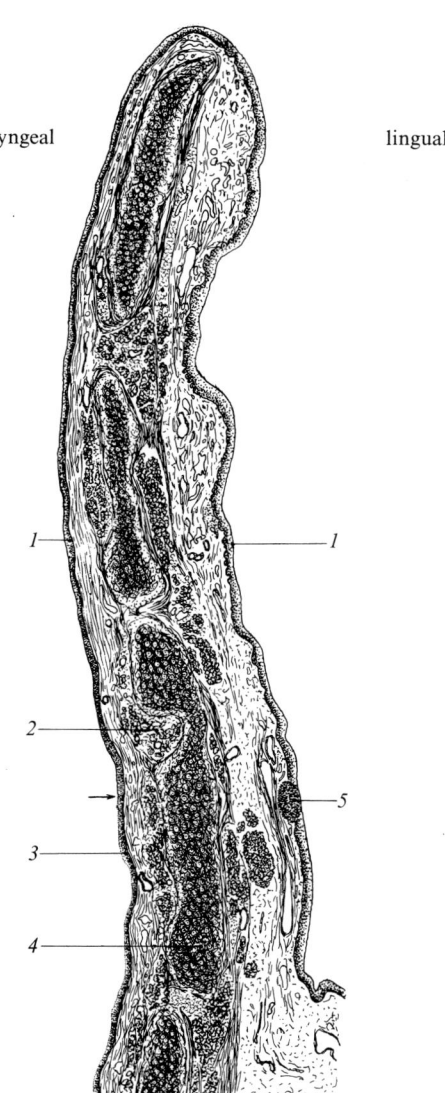

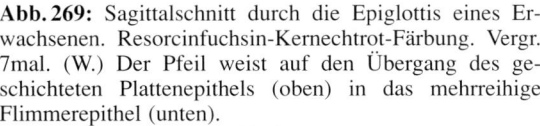

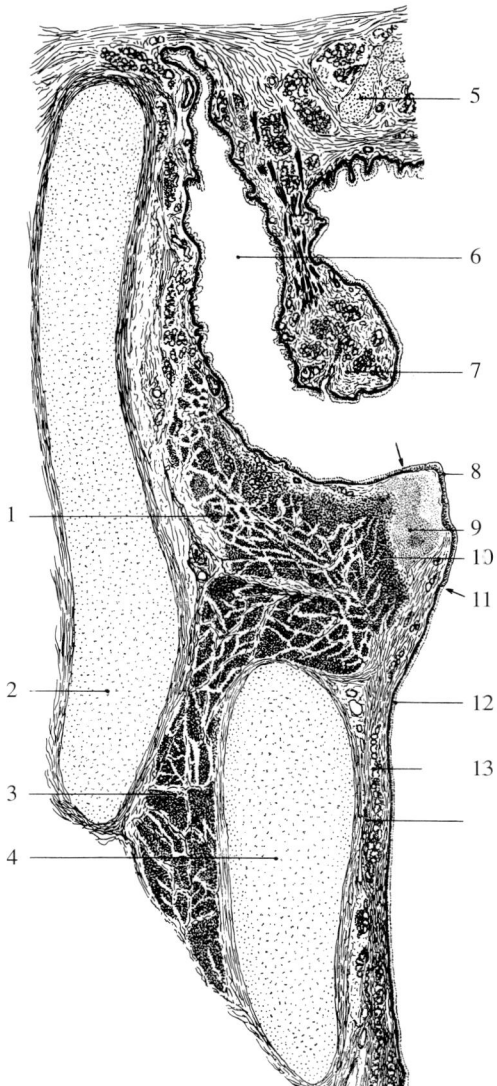

Abb. 269: Sagittalschnitt durch die Epiglottis eines Erwachsenen. Resorcinfuchsin-Kernechtrot-Färbung. Vergr. 7mal. (W.) Der Pfeil weist auf den Übergang des geschichteten Plattenepithels (oben) in das mehrreihige Flimmerepithel (unten).

1 geschichtetes Plattenepithel
2 sero-muköse Glandulae laryngeae
3 mehrreihiges Flimmerepithel
4 elastischer Knorpel
5 Lymphfollikel

Abb. 270: Frontalschnitt durch den Kehlkopf eines drei Wochen altes Kindes; es ist nur die eine Hälfte gezeichnet. H.-E.-Färbung. Vergr. 10mal. (W.) Die beiden Pfeile markieren den Übergang des geschichteten Plattenepithels der Plica vocalis in das Flimmerepithel.

1 Musculus thyroarytenoideus (Pars lateralis)
2 hyaliner Knorpel (Lamina cartilaginis thyroideae)
3 Musculus cricothyroideus
4 hyaliner Knorpel (Arcus cartilaginis cricoideae)
5 elastischer Knorpel (Cartilago epiglottica)
6 Ventriculus laryngis
7 Plica vestibularis
8 geschichtetes Plattenepithel ⎫
9 Ligamentum vocale   ⎬ Plica vocalis
10 Musculus vocalis   ⎭
11 mehrreihiges Flimmerepithel
12 Glandulae laryngeae
13 Membrana fibro-elastica infraglottica

D. Luftröhre

Die Luftröhre (Trachea, **Abb. 271**) ist ein elastisches Rohr, das durch 16–20 hufeisenförmige Spangen aus hyalinem Knorpel dauernd offengehalten wird. Diese **Cartilagines tracheales,** die beim Menschen etwa $^2/_3$–$^3/_4$ des Umfanges umgreifen, sind in eine kräftige, in der Längsrichtung elastisch dehnbare bindegewebige Haut eingefügt und bilden mit ihr und dem M. trachealis zusammen die *Tunica fibromusculocartilaginea.* Die hintere, knorpelfreie Luftröhrenwand (**Paries membranaceus**) besteht aus einer Bindegewebsmembran mit den bereits genannten, vorwiegend querverlaufenden *glatten Muskelfaserbündeln* (M. trachealis). Diese sind den Knorpelspangen entsprechend verstärkt und inserieren an deren hinteren Enden am Perichondrium der Innenseite, z. T. auch am scherengitterartig (S. 110) gebauten Fasergewebe der Zwischenräume (**Ligamenta anularia**). Die Trachea ist durch lockeres Bindegewebe *(Tunica adventitia)* verschieblich mit ihrer Umgebung verbunden.

Außerhalb der querverlaufenden Muskulatur, welche die Lichtung aktiv etwas verengern kann, kommen auch einige Längsmuskelzüge vor.

Die Schleimhaut, **Tunica mucosa,** sitzt der Unterlage ringsherum unverschieblich und – abgesehen von der weichen Rückwand – ziemlich faltenlos auf (**Abb. 271**). Die unter dem mehrreihigen Flimmerepithel liegende Basalmembran ist in der Luftröhre besonders gut ausgebildet. Seromuköse *Glandulae tracheales* (**Abb. 273**) finden sich häufiger in den bindegewebigen Zwischenräumen als im Bereich der Knorpelspangen und besonders zahlreich im Paries membranaceus, hier vielfach auch außerhalb der Muskulatur.

Trachealdrüsen sind beim Menschen sehr reichlich vorhanden. Sie liegen unter der Lamina fibrarum elasticarum und haben kurze, nicht selten etwas erweiterte – und von Flimmerepithel ausgekleidete – Ausführungsgänge. In deren Umgebung sind die freien Zellen der Lamina propria besonders häufig.

Mikroskopische Diagnose der Trachea

Mehrreihiges Flimmerepithel mit gut ausgebildeter Basalmembran, gemischte Glandulae tracheales, hyaline Knorpelspangen, Paries membranaceus mit glatter Muskulatur (s. a. **Abb. 271,** ferner **Tab. 41,** S. 254).

E. Bronchialbaum

Die beiden *extrapulmonalen Hauptbronchien* (**Bronchi principales**) zeigen im großen ganzen den Bau der Luftröhre, haben jedoch einen geringeren Durchmesser.

Bei den sich häufig – 10–11mal – dichotom verzweigenden *intrapulmonalen Bronchien* (**Bronchi lobares** und **segmentales, Abb. 272 und 274**) ist die Schichtung der Wand etwas anders geworden: Die glatte Muskulatur bildet jetzt zwischen der Schleimhaut und der Bindegewebsschicht mit den eingelagerten Knorpeln (Tunica fibromusculocartilaginea, s. u.) eine eigene Schicht, die *Tunica muscularis.* Diese besteht aus netzförmig zusammenhängenden, in den größeren Bronchien mehr oder weniger ringförmig angeordneten Muskelfaserbündeln, die durch elastische Sehnen auch mit der Knorpel-Bindegewebshaut verbunden sind. Die Knorpelstücke der *Tunica fibromusculocartilaginea* sind von unregelmäßiger Form und in den großen Bronchien hyalin; in den kleinen Bronchialästen werden sie indessen nach und nach durch elastischen Knorpel ersetzt.

Die *Tunica mucosa* ist in den großen Bronchien immer noch unverschieblich und mehr oder weniger faltenlos. In den mittleren und kleineren Bronchien und den Bronchioli sitzt sie der Unterlage jedoch lockerer auf und ist – zumindest in der entspannten Lunge – in Längsfalten gelegt; dadurch entsteht der typische «sternförmige» Querschnitt dieser Röhrchen. Mit abnehmendem Kaliber wird das respiratorische Epithel allmählich niedriger, und gleichzeitig werden auch die Basalmembran und die Lamina propria schmaler.

Tunica fibromusculocartilaginea und Lamina propria der Bronchien enthalten viele, wie in der Trachea vorwiegend längsgerichtete elastische Fasernetze. Die Knorpel-Bindegewebshaut steht durch Faseraustausch mit dem interlobulären Bindegewebe in Verbindung und wird bei der Inspiration – in Längs- und Querrichtung – etwas gedehnt. Die beiden inneren Schichten (Tunica muscularis und Tunica mucosa) bekommen in den mittleren und kleineren Bronchien aber eine gewisse Selbständigkeit, so daß ihre lichte Weite in jedem Entfaltungszustand der Lungen aktiv reguliert werden kann. Das Asthma bronchiale beruht auf einem Krampf der Bronchialmuskulatur: Die Atemkammern erhalten dann zu wenig frische Luft zugeführt.

Die sero-mukösen *Glandulae bronchiales* liegen vor allem zwischen den Knorpelstücken (**Abb. 274**). Die schräg durch die Muskel- und Schleimhaut ziehenden Ausführungsgänge sind oft ampullenartig erweitert und von Flimmerepithel ausgekleidet. Der Bronchialschleim be-

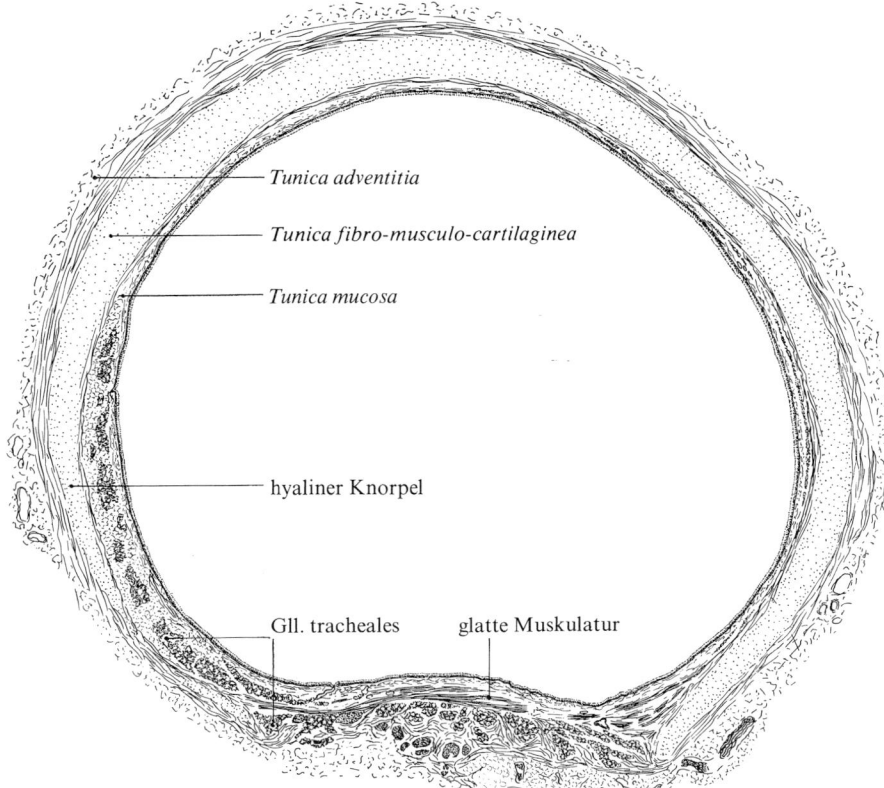

Abb. 271: Annähernd querer Schnitt durch die Luftröhre (Mensch). H.-E.-Färbung. Vergr. 6mal. (W.)

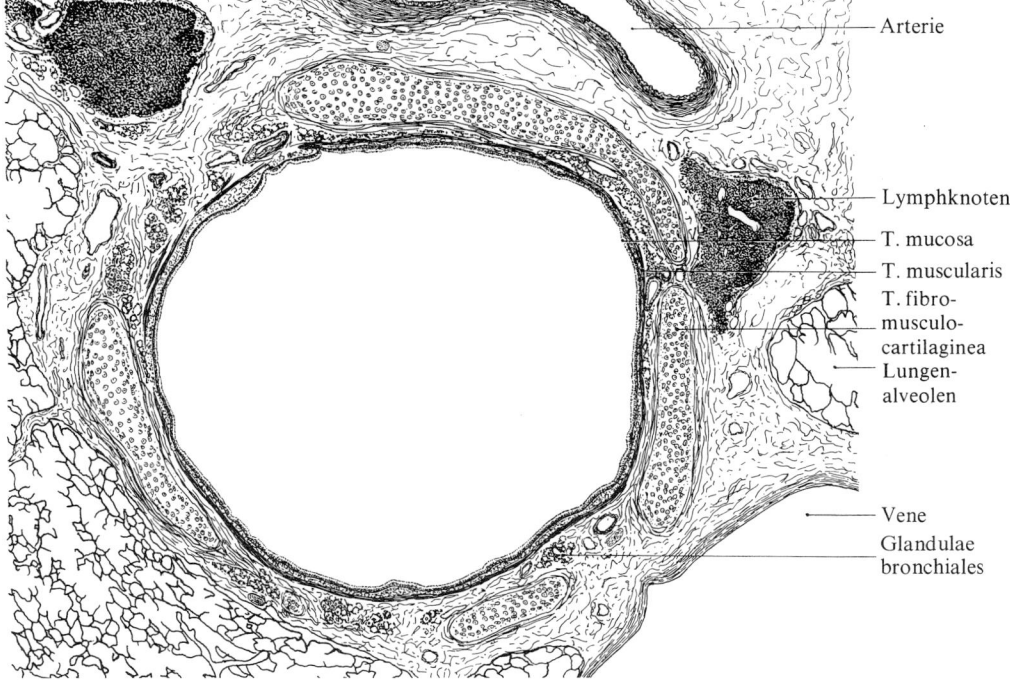

Abb. 272: Querschnitt durch einen mittelgroßen intrapulmonalen Bronchus (Mensch). In seiner Nachbarschaft erkennt man je einen Ast der Arteria und der Vena pulmonalis und zwei kleine anthrakotische Lymphknoten. H.-E.-Färbung. Vergr. 15mal. (W.)

feuchtet die Wandung und die eingeatmete Luft und fängt die bis hierher vorgedrungenen feinsten Staubteilchen auf. Das Flimmerepithel bewirkt einen dauernden Sekretstrom nach außen. Entzündliche Reizung (Bronchialkatarrh) führt zu vermehrter Sekretion bei Zunahme der Zahl der Becherzellen.

Die zwischen den Knorpel- und Bindegewebsanteilen der Tunica fibromusculocartilaginea und der Tunica muscularis eingebauten *Venenplexus* bewirken eine weitere Vorwärmung der Atemluft und beteiligen sich wohl auch an der Regulierung der Lumenweite. Das Blut erhalten sie z. T. aus arterio-venösen Anastomosen (S. 258). Gelegentlich finden sich in der Lamina propria auch *Lymphfollikel.* An den Teilungsstellen der Bronchien sitzen häufig *Lymphknoten (Nodi lymphatici pulmonales),* welche durch die Einlagerung von Kohlenstaub geschwärzt – anthrakotisch – sind (**Abb. 272**).

Die bereits intralobulär gelegenen sich etwa 3–4mal aufzweigenden **Bronchioli** (**Abb. 275, 276, 278**), deren Durchmesser weniger als 1 mm beträgt, haben in ihrer Wand keine Knorpeleinlagerungen mehr; sie sind jedoch so in das elastische Spannungssystem der Lungenläpp-chen (s. u.) eingebaut, daß sie nicht kollabieren. Die Muskulatur ist noch verhältnismäßig gut entwickelt und kann bei starker Kontraktion durch die dabei entstehenden Schleimhautfalten das Lumen fast ganz verschließen. Das (Flimmer-)Epithel ist nun einreihig geworden; Becherzellen und auch Drüsen fehlen im allgemeinen. Zwischen den Flimmerepithel-Zellen treten aber hier einzelne sekretorische Zellen, die sog. **Clara-Zellen** auf. Sie enthalten in ihrem apikalen Cytoplasma Granula mit einem proteinhaltigen Sekret. Diese Zellen gleichen funktionell den Alveolarepithelzellen vom Typ II (s. u.). Die Endaufzweigungen der Bronchioli werden als **Bronchioli terminales** bezeichnet (**Abb. 276**). Sie haben einen Durchmesser von nur etwa 0,3 mm. Im Verlauf der dichotomen Verzweigungen bilden sie die 16. Teilungsgeneration (= etwa 65000 Bronchioli terminales).

Tabelle 41: Charakteristische Bauunterschiede der Trachea und der verschiedenen Abschnitte des Bronchialbaumes

	Epithel-auskleidung	Drüsen	glatte Muskulatur	Knorpel
Trachea und extrapulmonale Bronchi principales 1. Teilung	mehrreihiges Flimmerepithel (mit Becherzellen)	sero-muköse Gll. tracheales vor allem zwischen den Knorpelspangen und im Paries membranaceus	nur im Paries membranaceus	hufeisenförmige Spangen hyalin
Bronchi lobares und segmentales (sowie deren Äste) Teilungen: 2.–11. Generation	mehrreihiges Flimmerepithel (mit vielen Becherzellen)	sero-muköse Gll. bronchiales vor allem zwischen den Knorpelstücken der Tunica fibro-musculo-cartilaginea	Tunica musculo-cartilaginea	Form und Anordnung unregelmäßig, in größeren Bronchien hyalin, in kleineren allmählich elastisch werdend
Bronchioli Teilungen: 12.–16. Generation Durchmesser: 0,3–0,5 mm	einreihig werdendes prismatisches Flimmerepithel (ohne Becherzellen)	verschwinden allmählich oder fehlen ganz	Tunica muscularis	fehlt
Bronchioli respiratorii mittleres Durchmesser 0,4 mm	einschichtig kubisch, ohne Flimmerhaare und ohne Becherzellen	fehlen	Tunica muscularis	fehlt

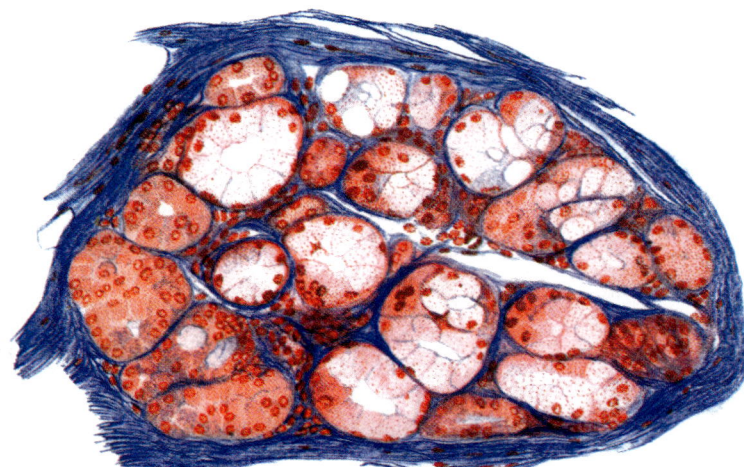

Abb. 273: Ausschnitt aus einer seromukösen Glandula trachealis (Mensch). Azan-Färbung. Vergr. 180mal. (N.) Muköse Endstücke blaßlila, mit abgeplatteten Zellkernen; seröse Endstücke – z. T. in Form von serösen Endkappen den Schleimtubuli aufsitzend – rot, granuliert und mit kugeligen Zellkernen.

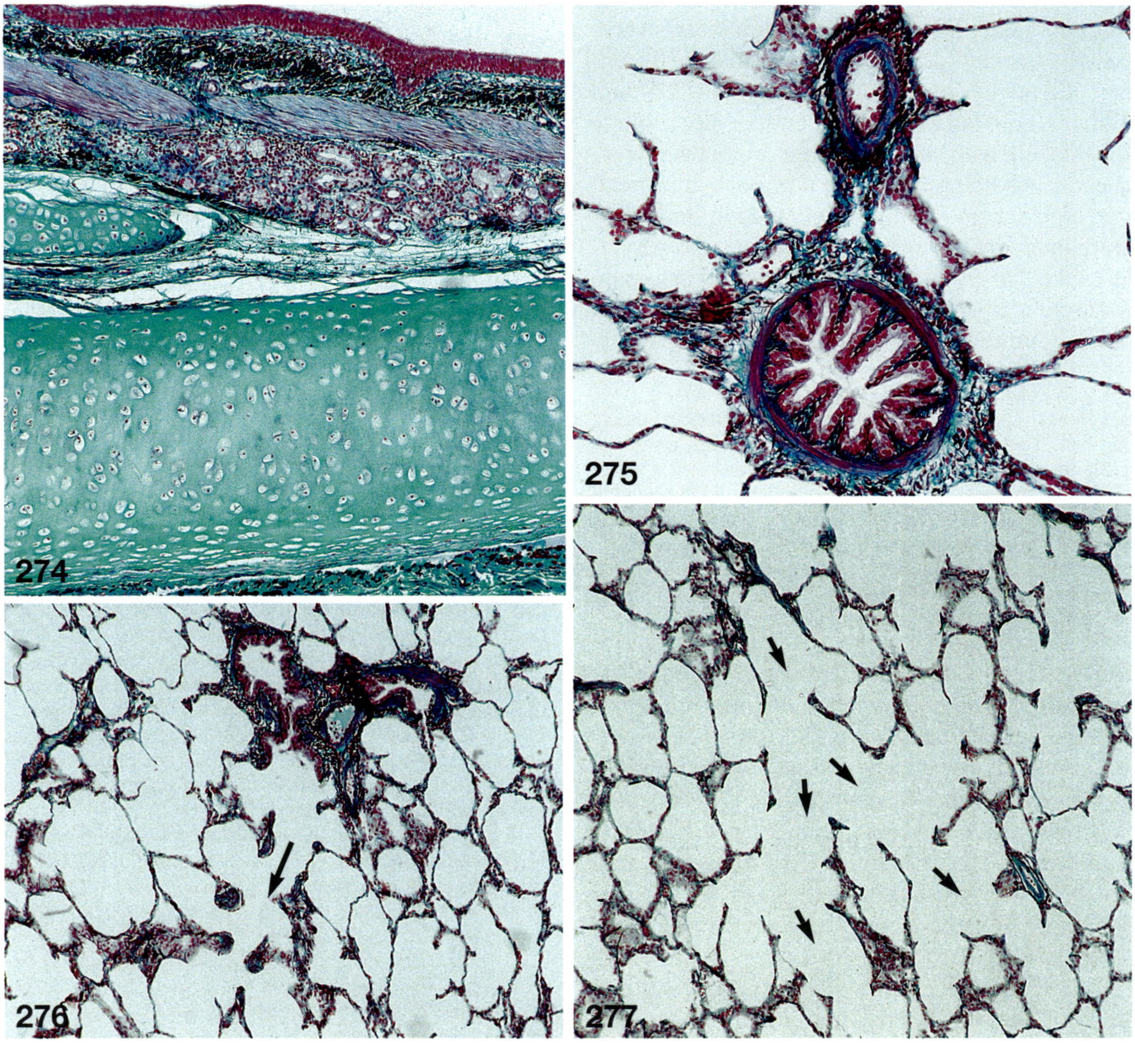

Abb. 274–277: Struktur der Luftwege innerhalb der Lunge: Bronchus mit respiratorischen Epithel (oben), glatter muskulatur, Gll. bronchiales und Knorpel (Abb. 274), Bronchiolus (oben Arterie: Abb. 275), Bronchiolus terminalis (oben in Abb. 276) – Bronchiolus respiratorius (Pfeil) und Ductus alveolaris (Pfeile) – Alveolen (Abb. 277). Hund. Goldner-Elastika-Färbung. Vergr. (Abb. 274, 276, 277) 75mal, (Abb. 275) 150mal.

F. Alveolarsystem und Gesamtaufbau der Lungen[13]

Mit dem Eintritt in das Lungenläppchen hat der Bronchus seine Knorpelanteile der Tunica fibromusculocartilaginea verloren und ist zum Bronchiolus (terminalis) geworden. Dieser verläuft – von einem Zweig der Lungenarterie begleitet – gegen das Läppchenzentrum (**Abb. 275**) und teilt sich in relativ weitlumige Ästchen (**Bronchioli respiratorii** sive alveolares), an denen schon einzelne Atmungskammern sitzen und deren Endverzweigungen die Alveolargänge sind (s. **Abb. 276, 278**). In den Bronchioli wird das Epithel allmählich kubisch und verliert schließlich – in den Bronchioli respiratorii – auch die Flimmerhaare. Die Wand der **Ductus alveolares** besteht nur aus den dicht nebeneinanderliegenden Zugängen zu den **Alveolen** (**Abb. 277** und **278**: *Alveoli pulmonis*); sie enthält noch glatte Muskelzellen in die Basalringe eingebaut, welche die Alveolaröffnungen umfassen und noch mit kubischem Epithel überzogen sind. Der Durchmesser der mehr oder weniger polygonalen Alveolen (**Abb. 279**) liegt beim erwachsenen Menschen in der Größenordnung von 0,2–0,5 mm; er nimmt mit dem Alter physiologischerweise etwas zu.

Als *Acinus* kann man einen Lungenabschnitt bezeichnen, der dem Versorgungsgebiet eines Bronchiolus respiratorius entspricht. Ein *Läppchen* (Lobulus), das in der Regel die Verästelung eines Bronchiolus in sich schließt, enthält ein bis mehrere Dutzend Acini. Die *Lungensegmente*, die für die Chirurgie wichtig sind (partielle Lungenresektion), entsprechen dem Verzweigungsgebiet eines größeren Bronchus (Bronchus segmentalis, siehe makroskopische Anatomie) und der ihn begleitenden A. pulmonalis.

Die *Alveolarwand* (**Abb. 280**) ist den beiden benachbarten Lungenbläschen gemeinsam. Sie besteht aus einem dehnbaren Gerüstwerk aus retikulären und elastischen Fäserchen und enthält ferner außer Grundsubstanz und Fibrocyten (z. T. **Myofibroblasten**) ein engmaschiges Blutkapillarnetz. Der durch Bindegewebs- und Muskelfasern verstärkte freie Rand der interalveolaren Septen entspricht den Basalringen (**Abb. 276–278**).

Während beim Fetus ein kubisches Epithel die Alveolen auskleidet, findet man in der ausdifferenzierten Lunge in der Aufsicht außer kleineren und größeren Epithelzellen ausgedehnte kernlose Bezirke («kernlose Platten»); diese sind so dünn, daß sie lichtmikroskopisch im Schnitt nicht sichtbar sind. Im Elektronenmikroskop erkennt man, daß sie den plattenartigen Cytoplasmaausläufern der *kleinen Alveolarepithelzellen* (*Alveolarepithelzellen vom Typ I* oder Deckzellen) entsprechen. Die Lungenalveolen besitzen somit auch beim Erwachsenen eine geschlossene Cytoplasmaauskleidung (**Abb. 281** und **280**). Die *großen Alveolarepithelzellen* (*Alveolarepithelzellen vom Typ II* oder «Nischenzellen«, **Abb. 281**) haben keine flächenförmigen Fortsätze, jedoch verschiedenartige, z. T. lamelläre Einschlüsse. Alveolarphagocyten werden häufig gefunden. Sie machen etwa 10% aller Zellen aus (s. S. 258).

Die *Bezeichnung «kleine»* und *«große» Alveolarepithelzellen* (oder Pneumocyten) bezieht sich nur auf das Perikaryon. Berücksichtigt man bei den erstgenannten (Typ I) auch die vom Perikaryon ausgehenden Cytoplasmaplatten – eine einzige Zelle überzieht eine Alveolaroberfläche von etwa 5000 μm^2 (die Typ II-Zelle dagegen nur 183 μm^2) –, so ergibt sich, daß ihr Volumen etwa $2^{1}/_{2}$ mal so groß ist wie das der Alveolarepithelzellen vom Typ II. Diese sind indessen zahlreicher, und zudem können sie sich noch mitotisch teilen, wobei in entspannten (atelektatischen) Alveolen wieder ein isoprismatisches Epithel auftreten kann. Die Typ II-Zellen bilden u. a. die Stammzellpopulation.

Die beiderseits die Interalveolarsepten überziehenden *Epithellamellen* ruhen, wie die Endothelzellen der Lungenkapillaren, auf einer **Basalmembran.** Bei oberflächlicher Lage der Kapillaren können die beiden Basalmembranen miteinander verschmelzen; sonst liegt ein noch andere Gewebselemente enthaltender Spaltraum zwischen ihnen. Atemluft und Blut sind somit auch im günstigsten Fall immer durch die Alveolarepithellamelle, die Basalmembranen und das porenlose *Kapillarendothel* getrennt (**Abb. 282**). Das ganze Alveolarsystem wird noch mit einem feinsten, die Oberflächenspannung herabsetzenden eiweißhaltigen Phospholipidfilm («surfactant») ausgekleidet, der nur unter besonderen technischen Voraussetzungen elektronenmikroskopisch nachweisbar ist und von den Typ II-Alveolarepithelzellen gebildet wird. Der Austausch von O_2 und CO_2 durch die beschriebene «Luft-Blut-Schranke», deren durchschnittliche Dicke beim Menschen 2,2 μm beträgt, erfolgt durch Diffusion. In dem Interstitium der Alveolarsepten sind neben den bereits erwähnten Fibrocyten auch Mastzellen, Monocyten und Lymphocyten sowie Pericyten nachweisbar. Die Pericyten sind von einer besonderen Schicht der kapillären Basallamina umhüllt und besitzen oft lange Fortsätze.

In der Alveolarwandung bestehen feine Öffnungen (Alveolarporen von 10–15 μm Durchmesser), durch welche benachbarte Lungenbläschen miteinander in Verbindung stehen und durch die Cytoplasmalamellen der Alveolarepithelzellen auf die Wand der Nachbaralveole umschlagen. Im Lumen dieser Poren stecken häufig Alveolarmakrophagen. Es wird angenommen, daß die Poren Defekte in der Alveolarwand sind und die Makrophagen an der Wiederherstellung beteiligt sind. Bei der lobären Pneumonie (Lungenentzündung) sieht man Fibrinfasern durch solche Poren von einer Alveole zur anderen ziehen.

---

13 *lateinisch:* pulmo; *griechisch:* pneúmon.

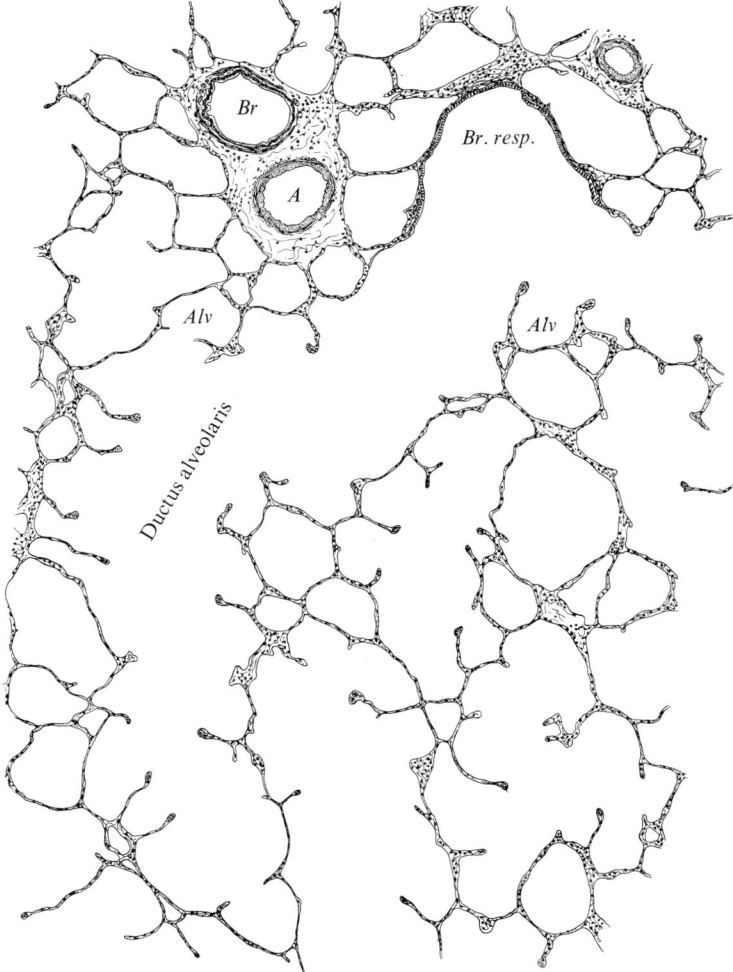

Abb. 278: Schnitt durch die Lunge eines Erwachsenen. H.-E.-Färbung. Vergr. 50mal. (W.)

A Ast der A. pulmonalis   *Br* Bronchiolus   *Br. resp.* Bronchiolus respiratorius   *Alv* Alveolen

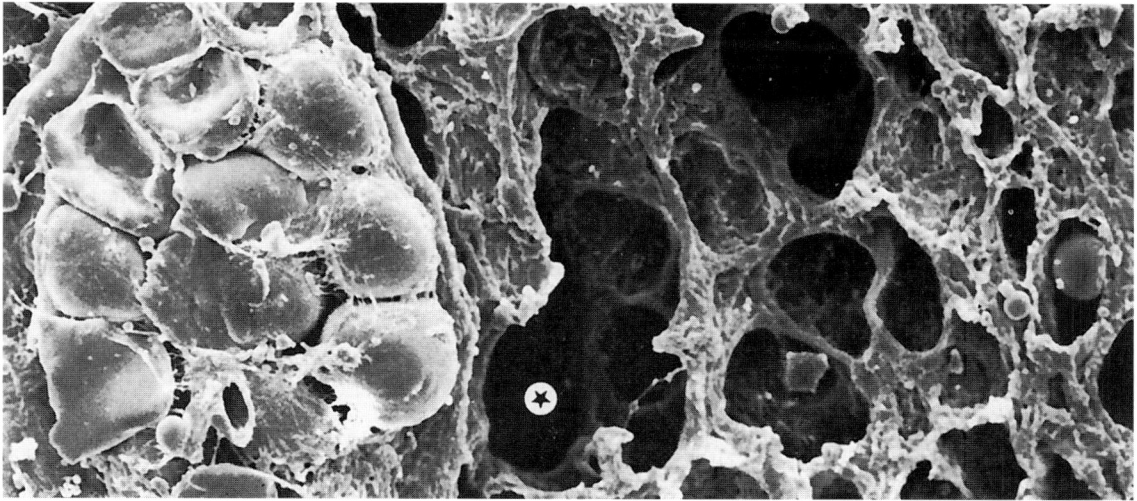

Abb. 279: Lungenalveolen. Auf der linken Bildseite sind sie in Aufsicht getroffen; auf der rechten Seite sieht man in sie hinein (★ = Bronchiolus). Das netzartige Relief ist durch die Blutkapillaren bedingt. Vergr. 250mal. Raster-EM von Prof. Krstić, Lausanne.

Da nicht alle Verunreinigungen der Atemluft schon in den Luftwegen abgefangen werden, indem sie im Schleimbelag des Flimmerepithels haften bleiben, ist in den Alveolen noch ein eigenes Abwehrsystem ausgebildet. So findet man in wechselnder Häufigkeit auch unter normalen Bedingungen in den Lungenalveolen Zellen, deren Cytoplasma schwarze oder bräunliche Körnchen enthält (**Abb. 280**). Man nennt sie – nach dem Aussehen – *Staubzellen,* Körnchenzellen oder – nach der Tätigkeit – **Alveolarmakrophagen.**

Die *Alveolarmakrophagen* stammen wie alle Zellen des mononukleären Phagocyten-Systems aus dem Knochenmark, von wo sie als Monocyten über das Blut in das Lungeninterstitium gelangen. Bei den Alveolarmakrophagen handelt es sich also um aus den Kapillaren emigrierte Monocyten. Das *Schicksal der Alveolarphagocyten* kann verschieden sein: Überwiegend werden sie durch den Flimmerstrom nach oben befördert und erscheinen dann im Sputum, oder sie gelangen auf dem Lymphweg in das interstitielle Bindegewebe und die regionären Lymphknoten. Nach Erkenntnis an der Katze werden etwa 2 Millionen Makrophagen pro Stunde aus der Lunge ausgeschleust. Durch ihre Arbeit wird die Alveolaroberfläche steril gehalten.

Eine geringgradige Ablagerung feinster Kohlenteilchen (*Anthrakose*) ist in den Lungen erwachsener Stadtbewohner ein normaler Befund. Außer Ruß- und Kohlenpartikeln werden jedoch, besonders bei Angehörigen gewisser Berufe, gelegentlich auch andere Luftverunreinigungen eingeatmet, die, wie z.B. das im Quarzstaub vorhandene SiO_2, zu schweren pathologischen Veränderungen in der Lunge (*Staubkrankheiten: Silikose* u.a.) führen können.

Bei den **Blutgefäßen der Lungen** unterscheidet man – ähnlich wie bei den Lebergefäßen – einen Arbeitskreislauf (Aa. und Vv. pulmonales) und, da die Arteriae pulmonales ja venöses Blut führen, noch einen besonderen Ernährungskreislauf (Aa. und Vv. bronchiales).

Die Äste der *Arteria pulmonalis* (s.a. S. 234) sind Endarterien und bis zu einem Durchmesser von etwa 1 mm nach dem elastischen Typ gebaut. Sie verlaufen mit dem Bronchialbaum (**Abb. 278**). Der Blutzufluß wird vor allem durch die intralobulären Abschnitte der Lungenarterien reguliert, die zum muskulären Typ gehören. Aus den dünnwandigen alveolären Kapillarnetzen sammelt sich das arterialisierte, d.h. mit Sauerstoff angereicherte Blut am Alveolengrund und gelangt in die allein verlaufenden, kleinen intralobulären (interazinären) Venen und weiter in die an der Läppchenoberfläche liegenden interlobulären *Venae pulmonales.* Diese besitzen außer den intralobulären noch pleurale Wurzeln, die etwas venöses Blut beimengen. Die Pulmonalvenen führen das Blut über die Oberfläche der Lungensegmente, d.h. intersegmental ab.

Die *Arteriae bronchiales* – viszerale Äste der Aorta thoracica – sind kleiner als die entsprechenden Pulmonalisäste und vom muskulären Bautyp. Da in ihnen der Blutdruck des großen Kreislaufs herrscht, haben sie eine relativ dicke Tunica media; dazu kommen in kleineren Ästen beim Erwachsenen häufig Längsmuskelfasern, vor allem in der Tunica intima (als formativer Reiz dafür wird die inspiratorische Längsdehnung betrachtet). Die Bronchialarterien versorgen die interlobulären Septen mit den Bronchien, Gefäßen und Nerven, die pulmonalen Lymphknoten und teilweise die Pleura pulmonalis.

Zwischen Bronchial- und Pulmonalarterien bestehen arterio-arterielle broncho-pulmonale *Anastomosen*. Ferner führen davon ausgehende arterio-venöse Anastomosen zu dünnwandigen Ästen der V. pulmonalis in der Pleura sowie zu den auf S. 254 beschriebenen Venenplexus in der Bronchialwandung, von denen das Blut auch in die Pulmonalvenen abfließt. Das Blut der *Venae bronchiales,* in denen im Gegensatz zu den Venae pulmonales Klappen vorkommen, gelangt z.T. in die Lungenvenen, z.T. in die Körpervenen (Vv. azygos und hemiazygos).

Die Lunge enthält viele *Lymphgefäße,* welche in den Bindegewebssepten die Bronchien und die Blutgefäße begleiten und mit den Bronchioli auch ins Läppcheninnere verlaufen. Die Pleura pulmonalis besitzt ein Lymphgefäßnetz (mit eingeschalteten kleinen Lymphknoten), dessen gröbere Maschen der schon makroskopisch sichtbaren, durch Ablagerung von (Kohlen-)Staubteilchen bedingten Zeichnungen der Lungenoberfläche entsprechen; diese Zeichnung stimmt zugleich mit den Läppchengrenzen überein.

In Begleitung der Bronchien findet man häufig von Vagus und Sympathicus stammende *Nervenfaserbündel* und gelegentlich auch Ganglienzellen.

Der *Gesamtaufbau der Lungen* ist am besten verständlich, wenn wir als morphologisches Bauelement die **Lungenläppchen** betrachten, deren Form und Seitenlänge (0,5 – 3 cm) je nach Lage verschieden sind. Zwischen ihnen liegt, in der menschlichen Lunge allerdings nur in den oberflächlichen Lungenabschnitten erkennbar, ein aus kollagenen und elastischen Fasern bestehendes Fachwerk, die *Septa interlobularia.* Diese sind von der Pleuraoberfläche, die sich bei der Atmung verschiebt, gegen das mehr oder weniger ruhende Hilum ausgespannt und bauen die Lobuli in die Gesamtkonstruktion des Lungenlappens ein.

Die **Pleura pulmonalis** liegt der Lunge fal-

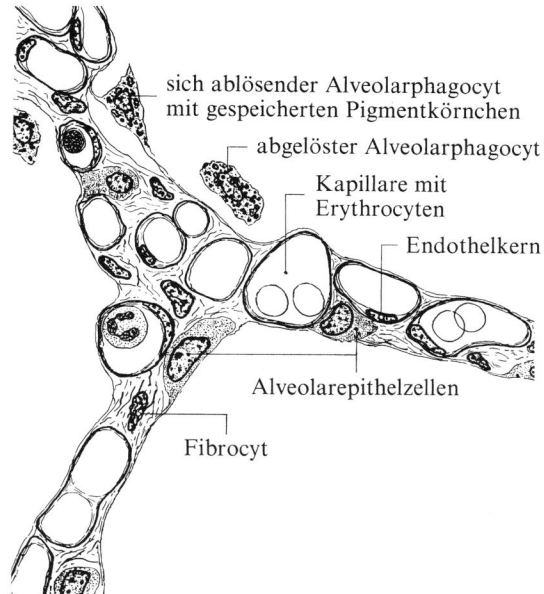

sich ablösender Alveolarphagocyt
mit gespeicherten Pigmentkörnchen

abgelöster Alveolarphagocyt

Kapillare mit
Erythrocyten

Endothelkern

Alveolarepithelzellen

Fibrocyt

Abb. 280: Schnitt durch eine Alveolarwand bei starker Vergrößerung (1000mal). Lunge eines vierjährigen Kindes. H.-E.-Färbung. (W.)

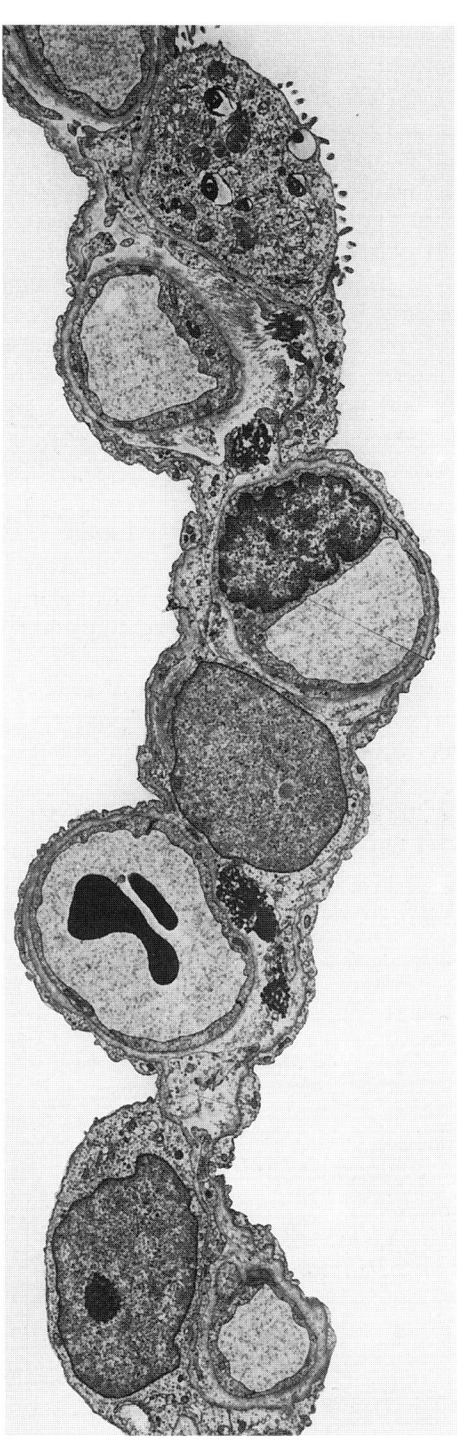

Abb. 281: Alveolarseptum aus einer menschlichen Lunge. Zahlreiche Blutkapillaren, in Bildmitte Kern einer Bindegewebszelle (gleich darüber ein Endothelkern), kollagene und elastische Fasern. Links unten eine Alveolarepithelzelle vom Typ I mit dünnen, plattenartigen Cytoplasmafortsätzen, die einer Basalmembran aufliegen und die ganze Alveolenwand überziehen. Rechts oben Anschnitt einer Alveolarepithelzelle vom Typ II. Vergr. 4300mal. EM von Prof. Stockinger, Wien.

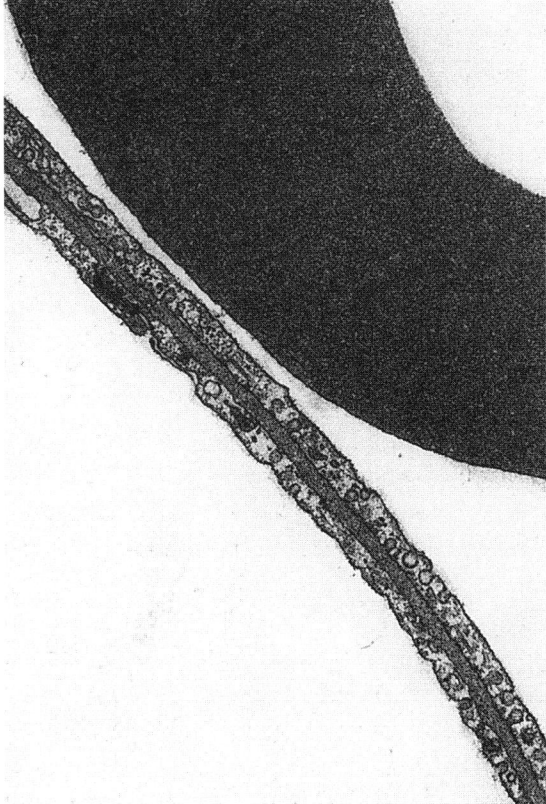

Abb. 282: Luft-Blutgrenze in der Lunge, gebildet von Alveolarepithel, Basallamina und Kapillarendothel. In Kapillare Teil eines Erythrocyten. Affe. Vergr. 24 400mal.

tenlos an und besteht aus derben kollagenen Faserbündeln mit elastischen Netzen und einem einschichtigen Epithel (Mesothel), das auf dem gedehnten Organ platt, auf der kollabierten Lunge prismatisch ist. Die Fasern zeigen eine durch die Entfaltungsrichtung der Lungen bestimmte Anordnung und strahlen teilweise in die interlobulären Bindegewebsstrukturen ein. Der Bau der dickeren *Pleura parietalis* stimmt im großen und ganzen mit dem des Peritoneum parietale überein. In ihre Tela subserosa kann Speicherfett abgelagert werden. Auch biologisch verhalten sich parietale und viszerale Pleura grundsätzlich gleich wie das Peritoneum (S. 294).

Mikroskopische Diagnose der Lunge

Die Lunge zeigt einen wabigen Bau (**Abb. 278**): Das mikroskopische Bild wird beherrscht durch die in allen möglichen Schnittrichtungen getroffenen, dünnwandigen *Alveolen*, die als sackartige seitliche Ausbuchtungen an den *Ductus alveolares* sitzen. Diese sind die Endverzweigungen der *Bronchioli respiratorii*, an denen schon einzelne Alveolen vorkommen.

Für die Diagnose des *Bronchialbaumes* siehe **Tab. 41** und **Abb. 272, 274, 275, 278**.

Präparate gesunder entfalteter *Lungen von Erwachsenen* sind an der alveolären Struktur und den eingebauten charakteristischen Abschnitten des Bronchialbaums leicht zu erkennen, so daß Fehldiagnosen (wie Knochenmark, Fettgewebe, Prostata, Milchdrüse, Schilddrüse, usw.) auch vom Anfänger vermieden werden können! Schwieriger wird die Diagnose, wenn die Lunge kollabiert ist (erworbene Atelektase) oder bei einer Totgeburt noch gar nicht geatmet hat, sowie wenn die Alveolen mit Exsudat gefüllt sind (wie bei der Pneumonie).

Die *fetale Lunge* zeigt erst sich dichotomisch verzweigende, drüsenartige Epithelgänge mit Endauftreibungen (**Abb. 283**), später kleine, noch nicht entfaltete Alveolen und eine geringe Durchblutung; die Lungenbläschen sind von einem kubischen Epithel ausgekleidet, das aber nach der Geburt abflacht. **Abb. 284** zeigt einen Ausschnitt aus der *Lunge eines Neugeborenen,* das geatmet hat. Die *kindliche Lunge* ist zellreicher als die des Erwachsenen.

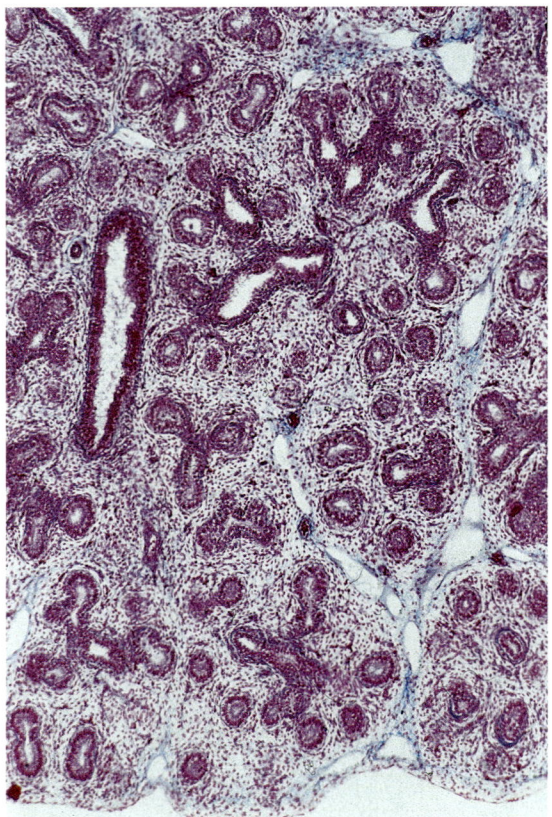

△
Abb. 283: Fetale Lunge. Dichotome Verzweigung des Bronchialbaumes. Azan-Färbung. Fetus: 16. Woche. Vergr. 75mal.

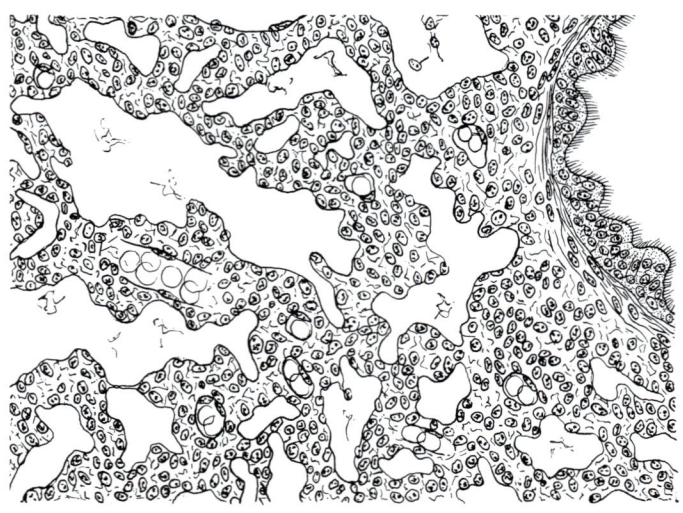

Abb. 284: Ausschnitt aus der Lunge eines Neugeborenen, das geatmet hat. Rechts oben ein Bronchiolus. H.-E.-Färbung. Vergr. 350mal. (W.)

IV. Verdauungsapparat

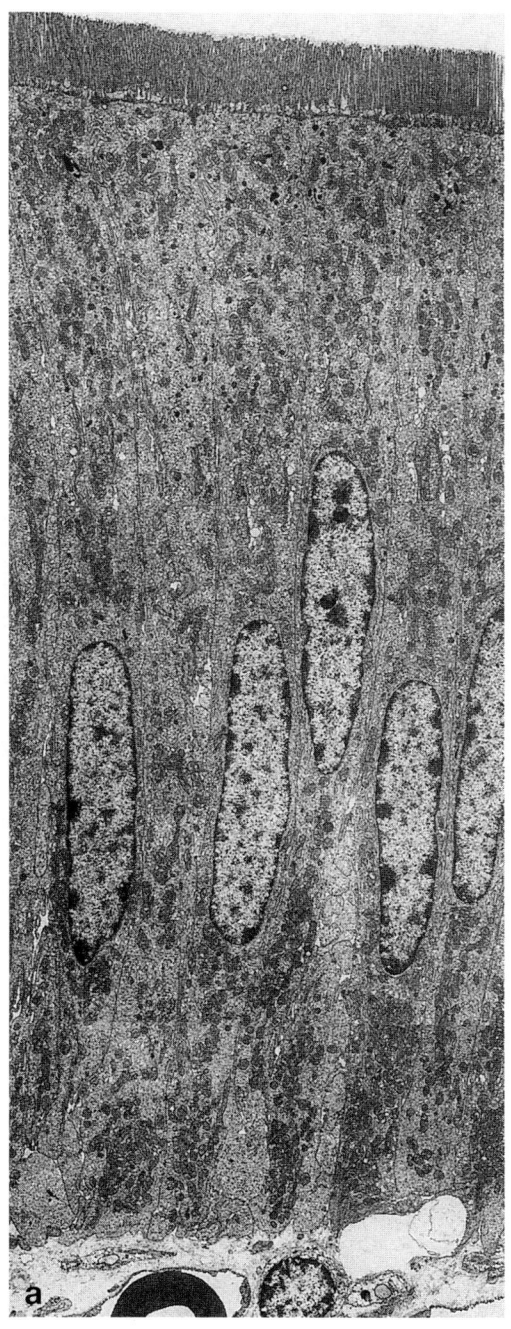

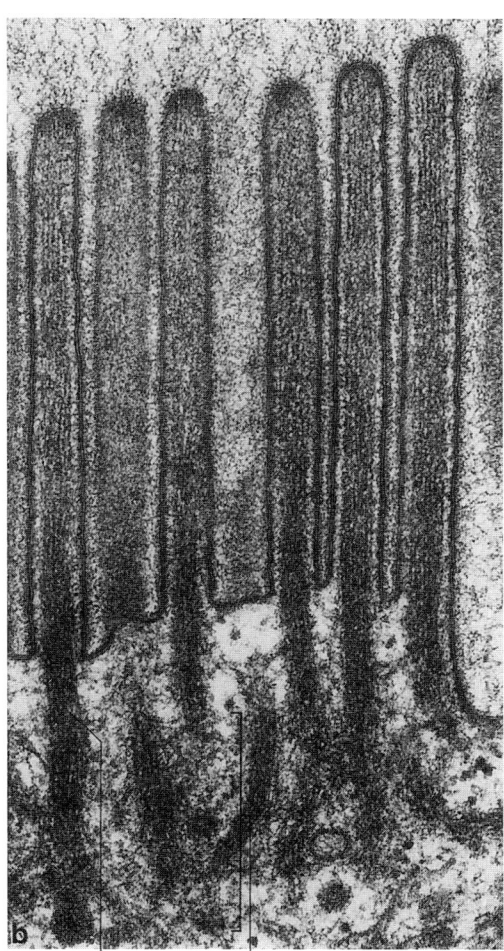

Bündel von   Terminalgespinst
Aktin-Filamenten

Abb. 285: Weite Strecken des Verdauungskanals sind vorzugsweise für eine Resorption der in ihre Grundbausteine enzymatisch aufgespaltenen Nahrungsstoffe eingerichtet. Die das Darmlumen begrenzenden Enterocyten haben eine kurze Lebensdauer und zeigen mit ihrem Stäbchensaum eine um das 20 bis 50fache vergrößerte Oberfläche. – **a** Enterocyten aus dem mittleren Abschnitt einer Dünndarmzotte, Duodenum, Affe. Vergr. 2300mal. – **b** Ausschnittsvergrößerung aus dem Stäbchensaum (mit Glykokalix) eines Enterocyten. Ileum, Affe. Vergr. 53 000mal.

Zum Verdauungsapparat zählen wir das Darmrohr mit den ihm angeschlossenen Drüsen; dazu kommen noch einige Spezialeinrichtungen: z. B. in der Mundhöhle die Zähne und die Zunge, in der Bauchhöhle das Bauchfell. Der ganze Rumpfdarm vom Oesophagus bis zum Rectum – in manchen Punkten auch der Kopfdarm – läßt ein einheitliches Bauprinzip erkennen; jedoch bedingen voneinander abweichende funktionelle Anforderungen an die verschiedenen Abschnitte des Verdauungsapparates bestimmte Baueigentümlichkeiten.

A. Mundhöhle

Die Mundhöhle umfaßt das Vestibulum oris und die Cavitas oris propria; sie bildet mit dem Pharynx zusammen den Kopfdarm. Der ganze obere Teil des Nahrungsweges – Mundhöhle, Pars oralis und Pars laryngea des Pharynx sowie Oesophagus – ist mit einem *geschichteten Plattenepithel* ausgekleidet (Schutzepithel), das den mechanischen Einflüssen der Nahrungsbestandteile gewachsen ist. Die Mundhöhlenschleimhaut hat einen schleimigen Überzug; dieser ist ein Produkt der Speicheldrüsen.

Die oberflächlichste Zell-Lage des Mundhöhlenepithels wird ständig abgeschilfert (Plattenepithelzellen im Speichel); die Regeneration erfolgt durch mitotische Teilungen in den unteren Zell-Lagen. Das Epithel ist je nach seiner Lage und Beanspruchung mit der bindegewebigen Unterlage *(Lamina propria)* verschieden stark verzapft. Der Mundhöhlenschleimhaut fehlt eine Lamina muscularis mucosae; die Lamina propria und die *Tela submucosa* gehen kontinuierlich ineinander über.

1. Lippen und Wangen

Die **Lippen** (Labia, **Abb. 286**) sind Weichteilfalten, die außen mit trockener Haut (verhorntes geschichtetes Plattenepithel mit Haaren, Talg- und Schweißdrüsen), innen mit der feuchten Schleimhaut des Vestibulum oris (hohes unverhorntes geschichtetes Plattenepithel mit sero-muköse Speicheldrüsen) überzogen sind. Der allmähliche Übergang von der einen in die andere Epithelart erfolgt im **Lippenrot.** Hier ist das pigmentlose, auffällig transparente Epithel bereits etwas höher als die Epidermis – die Verhornung ist dafür schwächer und verliert sich langsam –, jedoch wesentlich niedriger als das der Schleimhaut. Bindegewebspapillen erstrecken sich bis nahe an die freie Oberfläche; sie enthalten reichlich Blutkapillaren und bedingen so die Rotfärbung des Lippensaumes. Als einzige Drüsen kommen im Lippenrot kleine Talgdrüsen vor (ohne Beziehung zu Haaren, die hier fehlen).

Den Mittelteil der Lippe bildet eine aus Bindegewebe und quergestreiftem Muskelgewebe bestehende Platte. Auf den üblichen Querschnitten ist die Hauptmasse der Muskulatur (**M. orbicularis oris**) quer getroffen. Diese liegt gewöhn-

lich der Tunica mucosa etwas näher (Pars labialis) und ist unter dem Lippenrot als Pars marginalis nach außen umgebogen. Die größeren Gefäße verlaufen auf der Schleimhautseite. Die **Glandulae labiales** (s. a. S. 270ff.) sind kleine, gemischte sero-muköse Speicheldrüsen, die sich größtenteils in der Tela submucosa befinden.

Die Wangen (Buccae, **Abb. 307**, S. 274) sind als Fortsetzung der Lippen grundsätzlich gleich gebaut wie diese. Als Analogon der Lippendrüsen finden sich eine mandibuläre und eine maxilläre Reihe von submukösen gemischten *Glandulae buccales.* Weiter distal folgen (besonders maxillär) die vorwiegend mukösen *Glandulae molares,* die häufig intramuskulär gelegen sind.

2. Gaumen

Die Schleimhaut des *harten Gaumens* (**Palatum durum, Abb. 267,** S. 250 und **Abb. 306,** S. 274) sitzt unverschieblich auf der knöchernen Unterlage: Lamina propria, Tela submucosa und Periost sind durch kollagene Faserbündel straff miteinander verbunden. Im vorderen Teil des harten Gaumens enthält die Submucosa Fettläppchen eingelagert, im hinteren Teil massenhaft rein muköse Speicheldrüsen *(Glandulae palatinae).*

Die Bindegewebspapillen sind am Gaumen verhältnismäßig kurz und stehen etwas schräg mit der Spitze gegen die Mundöffnung; sie sind nicht so stark entwickelt wie im Zahnfleisch, aber besser als z. B. in der Wangenschleimhaut.

Der *weiche Gaumen* (Palatum molle oder **Velum palatinum, Abb. 287**) besteht aus einer Schleimhautfalte mit sehnig-muskulöser Grundplatte; er setzt den harten Gaumen nach hinten fort. Die bei diesem beschriebene, am Gaumensegel jedoch etwas zartere Schleimhaut bedeckt nicht nur dessen orale Fläche, sondern erstreckt sich – unter weiterer Abnahme ihrer Dicke – in wechselnder Ausdehnung auch noch auf die nasale Seite. Deren vorderer Teil ist aber immer mit Nasenschleimhaut überzogen (mehrreihiges Flimmerepithel und sero-muköse Drüsen).

Am Gaumensegel findet sich in der Tela submucosa der oralen Seite ebenfalls ein einige Millimeter dickes, aus *Schleimdrüsen* gebildetes Polster, das gegen die Tunica mucosa durch eine an elastischen Netzen reiche Faserschicht abgegrenzt ist. In der Schleimhaut des Velum palatinum und besonders der Uvula kommen, wie im ganzen Isthmus faucium, reichlich *lymphatisches Gewebe* vor.

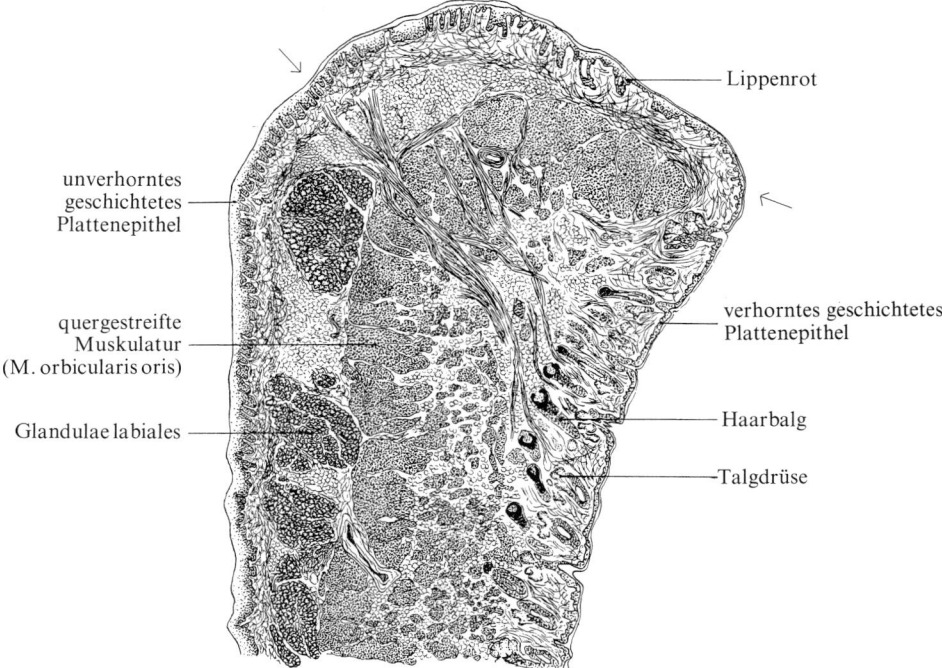

Abb. 286: Sagitallschnitt durch die Lippe eines erwachsenen Menschen. H.-E.-Färbung. Vergr. 5mal. (W.) Die beiden Pfeile bezeichnen die Grenzen des Lippenrotes.

Lippenrot

unverhorntes geschichtetes Plattenepithel

quergestreifte Muskulatur (M. orbicularis oris)

Glandulae labiales

verhorntes geschichtetes Plattenepithel

Haarbalg

Talgdrüse

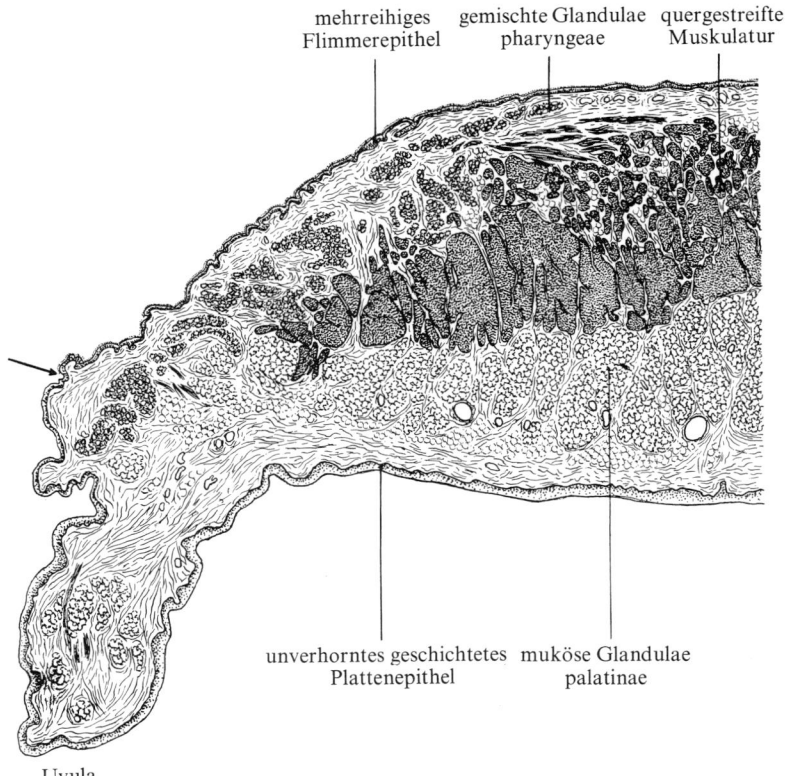

mehrreihiges Flimmerepithel

gemischte Glandulae pharyngeae

quergestreifte Muskulatur

unverhorntes geschichtetes Plattenepithel

muköse Glandulae palatinae

Uvula

Abb. 287: Sagittalschnitt durch das Gaumensegel und die Uvula (Mensch). Azokarmin-Naphtholgrün-Färbung. Vergr. 5mal. (W.) Der Pfeil zeigt auf die Grenze zwischen dem mehrreihigen Flimmerepithel und dem geschichteten Platten-epithel.

3. Zähne und Zahnfleisch

a) Das Verständnis der mikroskopischen Struktur der Zähne wird wesentlich erleichtert durch das Studium ihrer **Entwicklung.**

Ausgehend von einer Verdickung des Mundhöhlenepithels im Bereiche des späteren Zahnbogens wächst im zweiten Embryonalmonat eine zusammenhängende **Leiste** (*Zahnleiste,* **Abb. 288**) schräg mundhöhlenwärts in das darunterliegende Kiefermesenchym ein. Bald darauf entstehen in bestimmten Abständen an der Kante der Zahnleiste knospenartige Verdickungen, die Anlagen der epithelialen **Schmelzorgane.** Diese verschieben sich allmählich auf die buccolabiale Seite der Leiste und bekommen durch das Auftreten einer Eindellung die Form einer Kappe (**Abb. 288**) und schließlich, indem der Rand der Schmelzorgane weiter vorwächst und die Vertiefung immer stärker wird, Glockenform (**Abb. 288** und **289**). In der Höhlung der epithelialen Schmelzorgane, deren Form der Krone des betreffenden Zahnes entspricht, kommt es zu einer Mesenchymverdichtung (**Zahnpapille**).

Im Innern der gefäßfreien Schmelzorgane wird das Epithel durch die Zunahme der metachromatischen Interzellularsubstanz aufgelockert, wobei die *Schmelzpulpa* (s. a. S. 96) entsteht. Diese wird an der äußeren, konvexen Oberfläche der Schmelzorgane durch das *äußere Schmelzepithel* vom angrenzenden Bindegewebe des Zahnsäckchens (s. u.) getrennt. Das *innere Schmelzepithel* kleidet den eingedellten Teil aus und liefert die den Schmelz (Substantia adamantina) der Zahnkrone bildenden hochprismatischen Zellen (**Adamantoblasten**[14] oder **Ameloblasten, Abb. 289** und **290**).

Die **Odontoblasten**[15], denen die Dentinbildung obliegt, gehen – unter der Induktionswirkung des inneren Schmelzepithels – aus den angrenzenden Mesenchymzellen der Zahnpapille hervor. Um jedes Schmelzorgan und die dazugehörende Papille differenziert sich eine bindegewebige Kapsel, das *Zahnsäckchen.* Seiner inneren Schicht entstammen später, bei der Entwicklung der Zahnwurzel, die das Zement sezernierenden Zellen (**Zementoblasten**); aus der äußeren Schicht entstehen die Wurzelhaut und die Osteoblasten für die knöcherne Auskleidung der Zahnalveolen. Alveolenwand, Wurzelhaut (Periodontium) und Zement stellen somit nicht nur funktionell, sondern auch herkunftsmäßig eine Einheit dar (Parodontium).

Im vierten Fetalmonat beginnt sich der oberflächlich gelegene Teil der Zahnleiste – wie auch die schmale Epithelbrücke, durch die die Schmelzorgane mit ihr zusammenhängen – in Epithelinseln aufzulösen. Der kontinuierliche Zusammenhang der Schmelzorgane mit dem Mundhöhlenepithel wird dadurch allmählich aufgegeben. Der freie Rand der Zahnleiste wächst jedoch über die Verbindungsbrücke hinaus weiter in den Kiefer vor und wird zur **Ersatzzahnleiste** (**Abb. 288** und **289**), an welcher in der oben für die 20 Milchzähne geschilderten Weise – über einen langen Zeitraum verteilt – 32 Ersatzzahnanlagen auftreten.

Die drei Zahnhartsubstanzen sind also verschiedener Herkunft. Zuerst – Ende des vierten Fetalmonates – beginnt an der Spitze der mesenchymalen Zahnpapille die *Dentin*bildung durch die palisadenartig angeordneten Odontoblasten (**Abb. 290**), wenig später die Schmelzbildung. Die zunächst auftretende, noch unverkalkte Vorstufe des Dentins (ein Glykosaminoglykan-Proteinkomplex) wird als **Praedentin** bezeichnet; dieses entspricht dem bei

der Ossifikation erwähnten Osteoid. Der **Schmelz** ist eine extrazelluläre Ausscheidung der Adamantoblasten – wobei aus jeder Zelle ein immer länger werdendes Schmelzprisma hervorgeht – und im Gegensatz zu den beiden anderen Hartsubstanzen ektodermaler Herkunft. Zuletzt sezernieren die Adamantoblasten noch eine äußerst dünne, jedoch besonders widerstandsfähige Membran, das *Schmelzoberhäutchen* (Cuticula dentis). Das **Zement** entsteht bei der Wurzelbildung (Durchbruch der Zähne), also erst nach der Geburt. Es wird nach Auflösung der epithelialen Wurzelscheide, die vom Umschlagsrand des glockenförmigen Schmelzorgans in die Tiefe gewachsen ist und die Differenzierung von Odontoblasten und damit das Auftreten des Wurzeldentins ausgelöst hat, durch die Zementoblasten auf die äußere Zahnbeinoberfläche abgelagert (grundsätzlich gleicher Vorgang wie bei der desmalen Ossifikation, s. d.). Die Zellen werden bei der Entstehung von zellhaltigem (bzw. zellfreiem) Zement (nicht) eingeschlossen.

b) Die Struktur des Zahns
Die Hauptmasse des Zahns (s. **Abb. 291** und **292**) besteht aus Dentin (Zahnbein), das die Pulpahöhle umschließt. Diese ist mit der **Zahnpulpa** (**Abb. 291** und **292**) ausgefüllt, einem sehr feinfaserigen Bindegewebe mit sternförmig verzweigten Zellen. An der Oberfläche der Pulpa liegen zeitlebens die Odontoblasten. Die Zahnpulpa enthält reichlich Blutgefäße, die unter der Odontoblastenschicht ein engmaschiges Kapillarnetz formen, sowie auch Lymphgefäße und auffällig viele markhaltige, sensible und marklose, vasomotorische Nervenfasern.

Die außen von Zement überzogenen **Zahnwurzeln** sind in die Alveolen der Kiefer hineingesteckt und dort vermittels der Wurzelhaut (Periodontium) verankert. Der sichtbare Teil der Zähne trägt einen schützenden Überzug von Schmelz und wird als **Zahnkrone** bezeichnet. Die Stelle, wo der Zementmantel des Dentins durch die Schmelzkappe abgelöst wird, nennt man **Zahnhals.**

Das *Zahnfleisch* (**Gingiva, Abb. 293** und **308**) ist der drüsenfreie Teil der Mundhöhlenschleimhaut, welcher den Rand des Alveolarfortsatzes des Ober- und Unterkiefers bedeckt. Der vom Zahn abgewendete Teil dieses Epithels (äußeres Saumepithel, **Abb. 292**) ist gewöhnlich leicht verhornt und greift mit langen schlanken, unregelmäßig gebauten Epithelzapfen in das darunterliegende Bindegewebe hinein. Durch straffe

---

14 *griechisch:* adámas (im Genitiv adámantos) = Stahl, Diamant (= amel [altfranzösisch]), in übertragenem Sinne – wegen der außerordentliche Härte – dann auch Zahnschmelz; blasteīn = bilden, hervorbringen.

15 *griechisch:* odoýs (im Genitiv odóntos) = Zahn; *lateinisch:* dens (im Genitiv dentis).

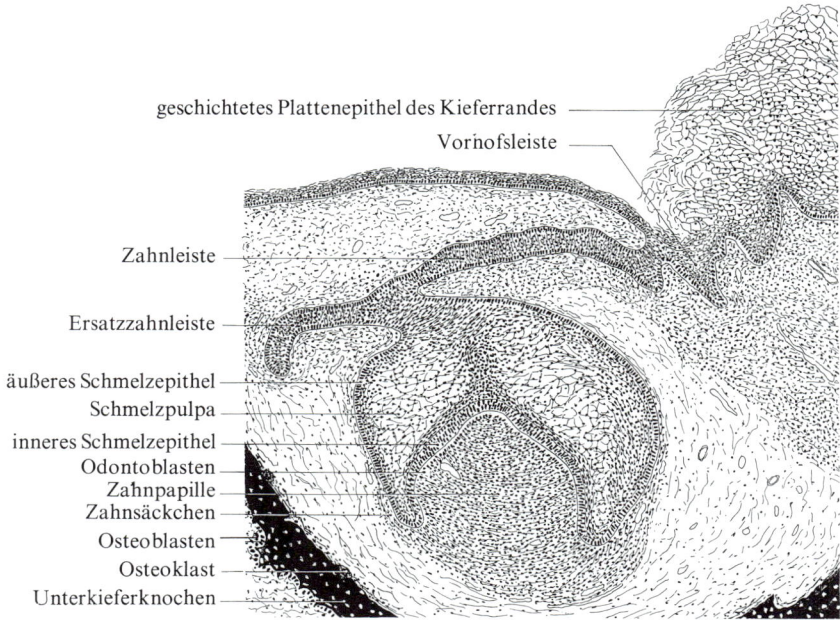

geschichtetes Plattenepithel des Kieferrandes

Vorhofsleiste

Zahnleiste

Ersatzzahnleiste

äußeres Schmelzepithel

Schmelzpulpa

inneres Schmelzepithel

Odontoblasten

Zahnpapille

Zahnsäckchen

Osteoblasten

Osteoklast

Unterkieferknochen

Abb. 288: Zahnentwicklung III. Stadium des glockenförmigen Schmelzorgans (menschlicher Embryo von etwa 80 mm S.S.L). Azan-Färbung. Vergr. 75mal. (W.)

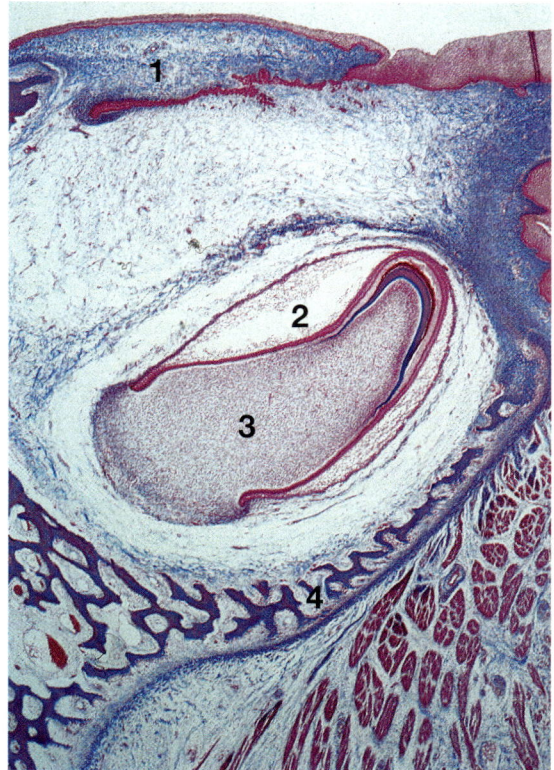

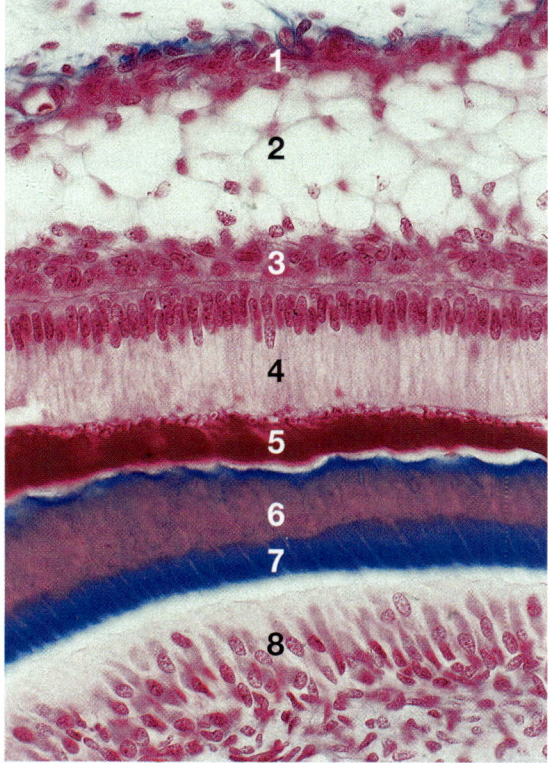

Abb. 289: Zahnanlage im Glockenstadium im Unterkiefer eines menschlichen Fetus (26. Woche). Azan-Färbung. Vergr. 19mal.

1 Ersatzzahnleiste 3 Zahnpapille
2 Schmelzpulpa 4 Unterkieferknochen

Abb. 290: Ausschnitt aus Zahnanlage (Abb. 289). Vergr. 300mal.

1 äußeres Schmelzepithel 5 Schmelzprismen
2 Schmelzpulpa 6 Dentin
3 inneres Schmelzepithel 7 Prädentin
4 Adamantoblasten 8 Odontoblasten

Faserzüge (Fibrae gingivales) ist das Zahnfleisch mit dem Periost des Processus alveolaris sowie auch mit dem Zement des Zahnhalses unverschieblich verbunden. Am freien Rand biegt das äußere Saumepithel in das mechanisch weniger beanspruchte und infolgedessen niedrigere, unverhornte und viel weniger stark verzapfte **innere Saumepithel** (Taschenepithel) um; dieses legt sich schließlich dem Zahnhals an (**Abb. 293a**). Die Lamina propria der Gingiva ist reich an Lymphocyten und auch an Mastzellen.

Indem der Endteil des inneren Saumepithels den Zahnhals umfaßt, wird das **Periodontium** (*Wurzelhaut* oder Desmodont, **Abb. 292, 293b** und **c**) gegen die Mundhöhle abgeschlossen. Im 0,2–0,3 mm breiten Periodontium sieht man straffe Bündel kollagener Fasern, die – als sog. Sharpeysche Fasern – einerseits in das Zement, andererseits in den Knochen einstrahlen. Als **Zahnhalteapparat** oder *Parodontium* werden die funktionell zusammengehörigen Teile – Zement, Wurzelhaut und Alveolarknochen – bezeichnet (**Abb. 293b**). Die Anordnung der Wurzelhautfasern, die mehrheitlich schräg absteigend gegen die Wurzelspitze verlaufen, entspricht den funktionellen Ansprüchen: Der Kaudruck wirkt als Zug auf die kollagenen Faserzüge. In Begleitung der reichlich vorhandenen Nerven, Blut- und Lymphgefäße findet sich lockeres faseriges Bindegewebe.

Das **Zement** (Substantia ossea, Cementum, **Abb. 291, 292** und **293b**) überzieht das Dentin vom Zahnhals bis zur Wurzelspitze, wo es seine größte Dicke mit etwa 300 μm erreicht und das apikale Ende des Wurzelkanals umscheidet. Auch mit dem Alter nimmt die Dicke des Zements um 100% zu (z.B. in der Wurzelmitte von 115 auf 238 μm). Es gleicht einem grobfaserigen Knochen, dem aber die Zellen größtenteils fehlen («Faserzement»); nur dort, wo der Zementbelag besonders dick ist, sind Osteocyten (**Abb. 293c**) und oft auch Blutgefäße eingeschlossen («Knochenzement»).

Auch das *Zahnbein* oder **Dentin** (Substantia eburnea, Dentinum, Elfenbein, **Abb. 290–293a** und **b**) ist ein dem Knochen nahestehendes Gewebe. Seine Zellen, die Odontoblasten, befinden sich jedoch nicht in der Hartsubstanz (wie die Knochenzellen), sondern an deren inneren Oberfläche. Im Dentin liegen nur die Ausläufer seiner Bildungszellen, die Odontoblastenfortsätze (**Tomessche Fasern**), für die Kanälchen ausgespart sind. Diese **Tubuli dentinales** ziehen ra-

diär von der inneren zur äußeren Oberfläche des Zahnbeins, wobei sie sich kronenwärts immer mehr aufrichten. Ihr Verlauf ist leicht S-förmig geschwungen, ferner stehen sie durch feine Seitenkanälchen, die dünne Ästchen der Odontoblastenfortsätze enthalten, miteinander in Verbindung.

Die den Kanälchen unmittelbar anliegende Dentinschicht wird als *Neumannsche Scheide* (Dentinum peritubulare) bezeichnet und zeigt, ähnlich wie die Knochenkapsel, ein etwas besonderes Verhalten. Sie ist reich an sulfatierten Glykosaminoglykanen, die für den Stoffwechsel der Zahnhartsubstanz von Bedeutung sein mögen. Dentin und Zement können im Gegensatz zum Schmelz, dessen Bildungszellen (Adamantoblasten) verlorengegangen sind, noch beim Erwachsenen abgelagert werden. Die Pulpahöhle (Cavum pulpare dentis) wird durch die nach Abschluß der Zahnentwicklung allerdings nur noch langsam fortschreitende Neubildung von Zahnbein *(Sekundärdentin)* allmählich etwas verkleinert. Die *Vitalität des Zahnbeins* hängt von den Odontoblasten mit ihren Cytoplasmafortsätzen und somit vom Erhaltungszustand der Zahnpulpa ab (Wurzelbehandlung!). Zumindest in einem Teil der Dentinkanälchen sind feinste **Nervenfasern** nachgewiesen worden. Sie verlaufen etwa 100 μm weit parallel zu den Odontoblastenfortsätzen.

Die Interzellularsubstanz des Zahnbeins besteht aus einer verkalkten Grundsubstanz und kollagenen Fibrillen. Diese verlaufen, sich spitzwinklig überkreuzend, parallel der Dentinoberfläche und somit also mehr oder weniger in der Längsrichtung des Zahns. Die Härte des Dentins beruht auf Einlagerung von Hydroxylapatit; sie ist größer als die des Knochens oder des Zementes, aber wesentlich geringer als die des Schmelzes (**Tab. 44**, S. 275).

Der **Schmelz** (Substantia adamantina, Enamelum, Email: **Abb. 289–291**) ist aus Prismen von 3–6 μm Durchmesser zusammengesetzt, welche wie die Dentinkanälchen radiär verlaufen und sich gegen die Kaufläche zu immer steiler aufrichten. Sie erstrecken sich von der äußeren Oberfläche bis zur Schmelzdentingrenze. Im einzelnen ist Gestalt und Anordnung der doppelbrechenden Prismen sehr kompliziert; zwischen ihnen findet sich in geringer Menge eine ebenfalls verkalkte organische Kittsubstanz. Die Substantia adamantina besitzt keine eigenen Kanälchen, Zellen und kollagenen Fibrillen. Von den apikalen Fortsätzen (Tomessche Fortsätze) der Adamantoblasten wird allerdings eine glykoproteidhaltige Schmelzmatrix sezerniert, die tubulär geformt die Grundlage für den extrazellulären Mineralisationsprozeß bilden. Von dieser organischen Matrix bleibt im Schmelz nur etwa 1–2% erhalten.

4. Zunge

Die Zunge (Lingua, **Abb. 294**) ist ein mit Mundhöhlenschleimhaut überzogener *Muskelkörper,* dessen Faserbündel ein räumliches Fachwerk bilden, wobei die Hauptverlaufsrichtungen aufeinander senkrecht stehen: Seine quergestreiften Muskelfasern sind vorwiegend vertikal (Mm.genioglossus, hyoglossus, verticalis linguae), transversal (M. transversus linguae) und longitudinal angeordnet (Mm.styloglossus, longitudinalis superior und inferior). Das die Muskelfaserbündel umfassende Bindegewebe (Perimysium) gehört zusammen mit dem Septum und der **Aponeurosis linguae** (s. u.) zum *Bindegewebsgerüst* der Zunge. Das interstitielle Bindegewebe ist locker, enthält etwas Fettgewebe und nahe der Oberfläche stellenweise auch Drüsen eingelagert.

Das kollagenfaserige *Septum linguae* teilt die Zunge unvollständig in zwei symmetrische Hälften; an ihm entspringen die Fasern des Musculus transversus linguae. Die ebenfalls recht straff gebaute *Aponeurose,* in die von unten her Muskelfasern einstrahlen und der oben die Schleimhaut unverschieblich aufsitzt, liegt an Stelle der Tela submucosa des Zungenrückens.

Die **Zungenschleimhaut** ist regional verschieden gebaut und einzig an der *Zungenunterfläche* gegenüber der Unterlage verschieblich (mäßige Verzapfung des relativ dünnen Epithels, weniger derbe Lamina propria, fettgewebshaltige Tela submucosa); die Epitheloberfläche ist hier glatt und nirgends verhornt. An den Seitenrändern und der Spitze geht die beschriebene Schleimhaut in die des *Zungenrückens* über, welche durch den Besitz von Zungenpapillen gekennzeichnet ist.

Am kleinsten, aber weitaus zahlreichsten und über den ganzen Zungenrücken verteilt, sind die **Papillae filiformes** (**Abb. 295**). Der von der Lamina propria gebildete Papillenstock (Primärpapille) gabelt sich weiter in Sekundärpapillen auf; ihnen entsprechen im epithelialen Überzug die **verhornten** fadenförmigen, rachenwärts geneigten Fortsätze.

Die Papillae filiformes, die beim Menschen weit weniger stark sind als bei manchen Tieren (Katze z. B.), haben eine mechanische Aufgabe *(«Papillae operariae»)*; ihnen werden – als Träger von Geschmacksknospen – die übrigen Papillen als «Papillae gustatoriae» zur Seite gestellt. Als *Papillae conicae* werden gelegentlich Sonderformen der Papille filiformes bezeichnet: Anstelle mehrerer fadenförmiger Fortsätze trägt hier der Papillenstock nur einen einzigen, aber ebenfalls verhornten, konischen Aufsatz.

Die **Papillae fungiformes** (**Abb. 295**) kommen vor allem an Zungenrand und -spitze vor. Sie sind spärlicher, breiter sowie etwas rötlicher als die infolge der Verhornung weißlichen Papillae filiformes, 0,5–1,5 mm hoch und pilzförmig, d. h. an ihrer Basis schmäler. Im Gegensatz zu den Papillae vallatae finden sich bei den Papillae fungiformes Sekundärpapillen ebenfalls an den Seitenflächen, Geschmacksknospen – in der Regel nur bei Kindern und Jugendlichen – jedoch allein an der freien Oberfläche.

Die 6–12 **Papillae vallatae** (Abb. 296) sind, mit 1–3 mm im Durchmesser, die größten Zungenpapillen. Kaum über die Oberfläche des Organs herausragend, liegen sie am hinteren Ende des Zungenrückens unmittelbar *vor* dem Sulcus terminalis. An ihrer Seitenfläche fehlen die bindegewebigen Sekundärpapillen; dafür sind im Epithel Geschmacksknospen (s. S. 444) vorhanden. In die die Wallpapillen umgebenden engen Gräben münden die rein *serösen Spüldrüsen,* durch deren dünnflüssiges Sekret («Spülspeichel») die eingedrungenen Speiseteilchen und gelösten Geschmacksstoffe wieder entfernt werden. Im übrigen Zungenrücken fehlen Speicheldrüsen.

Die Regio foliata, die jederseits aus einer Reihe von quer zum hinteren *Zungenseitenrand* gestellten Schleimhautfalten – **Papillae foliatae** – mit Geschmacksknospen besteht, ist beim erwachsenen Menschen nicht mehr gut ausgebildet; schöne Präparate erhält man vom Kaninchen (**Abb. 297**). Wie in der Umgebung der Papillae vallatae gibt es auch in der Region foliata seröse Spüldrüsen. Im *Zungenspitze* befindet sich die gemischte *Gl.lingualis anterior* (Nuhnsche Drüse). Sie liegt näher der Zungenunterfläche und mündet dort mit mehreren Ausführungsgängen.

Unter gewissen Bedingungen bildet sich ein weißlicher *Zungenbelag* aus vermehrt abgeschilferten und aufgequollenen, haftengebliebenen Epithelzellen (insbesondere aus verhorntem Epithel der Papillae filiformes), denen Schleim, Nahrungsbestandteile, Leukocyten und Mikroorganismen – u. a. Pilzfäden von Leptothrix buccalis – beigemischt sind.

Die Zunge ist mit vielen *Blutgefäßen* und – vor allem in der Radix liguae – auch mit *Lymphgefäßen* versehen. Ferner findet man in den Zungenpräparaten Bündel von *Nervenfasern* und, besonders in der Geschmacksregion, gelegentlich auch parasympathische multipolare *Ganglienzellen.*

Die höckerige Schleimhaut des *Zungengrundes* zeigt keine makroskopischen Papillen, ist indessen reich an lymphatischem Gewebe (*Folliculi linguales,* S. 216) und an *mukösen Speicheldrüsen* (Gll.linguales posteriores). Diese sind nicht auf die Tunica mucosa beschränkt geblieben, sondern zwischen die Muskelfaserbündel in die Tiefe vorgedrungen.

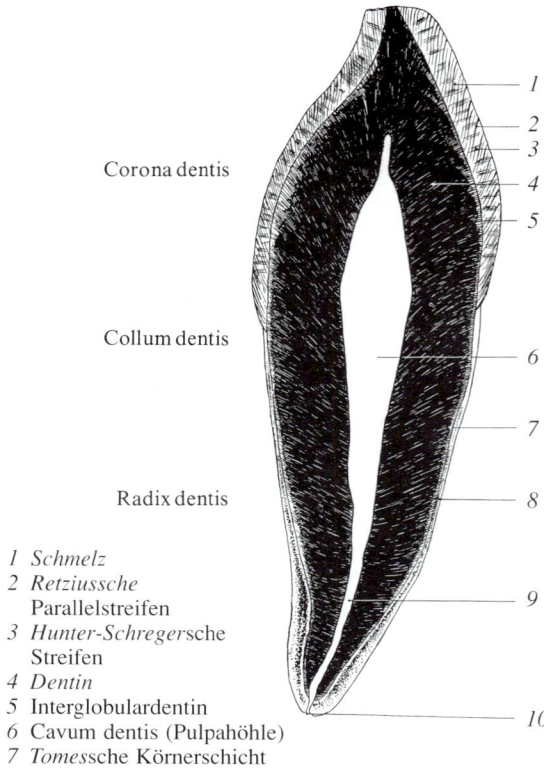

Corona dentis

Collum dentis

Radix dentis

1 *Schmelz*
2 *Retziussche*
  Parallelstreifen
3 *Hunter-Schreger*sche
  Streifen
4 *Dentin*
5 Interglobulardentin
6 Cavum dentis (Pulpahöhle)
7 *Tomes*sche Körnerschicht
8 *Zement*
9 Canalis radicis dentis
10 Foramen apicis dentis

Abb. 291: Längsschliff eines menschlichen Eckzahns. Ungefärbt. Vergr. 3,5mal. (W.)

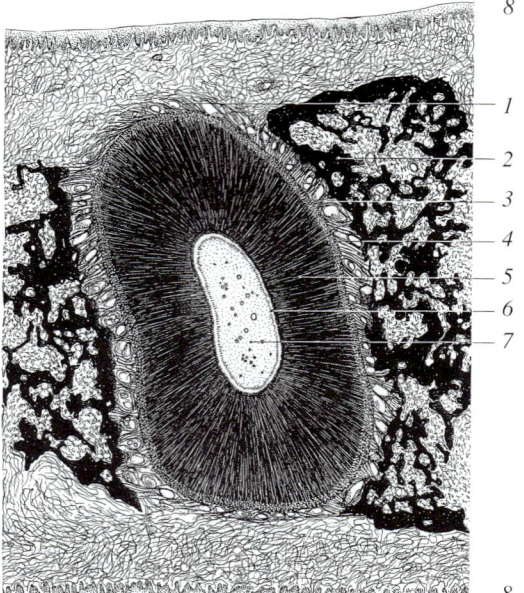

Abb. 292: Querschnitt durch Zahnwurzel, Periodontium und Zahnalveole (Macacus). Oben und unten im Bild erkennt man auch das der Pars alveolaris mandibulae anliegende Zahnfleisch. H.-E.-Färbung. Vergr. 13mal. (N.)
1 supraalveoläre Fasern   5 Dentin
2 Knochen der Alveolenwand   6 Odontoblasten
3 Periodontium (Wurzelhaut)   7 Pulpa
4 Zement   8 Zahnfleisch
2 bis 4 Parodontium

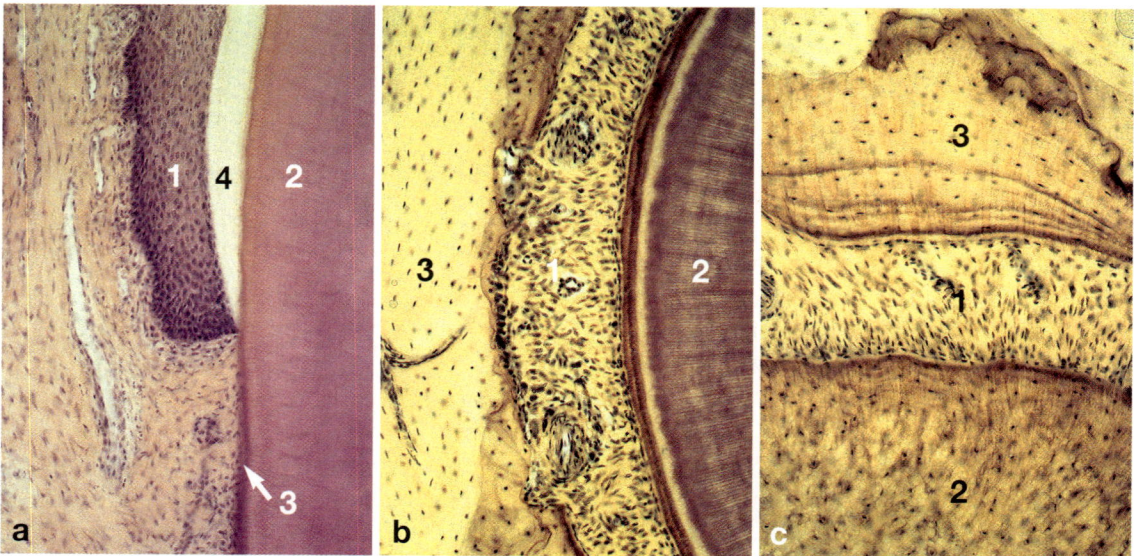

Abb. 293: Zahnhalteapparat. – **a** Zahnhals eines Milchzahnes längs geschnitten. Mensch. H.-E.-Färbung. *1* inneres Saumepithel; *2* Dentin; *3* Zement; *4* Schmelz, herausgelöst. – **b** Querschnitt durch Zahnwurzel (entsprechend Abb. 292). Ausschnitt zeigt Struktur des Periodontium (1), welches die Zahnwurzel (2) im Alveolarknochen (3) verankert. – **c** Querschnitt in Höhe des Foramen apicis. Die Fasern (gelb) der Wurzelhaut (1) strahlen in den Knochenzement (2) (zellhaltig) und in den Alveolarknochen (3) ein. Färbung Hämatoxylin-Mikadogoldgelb. Vergr. (a–c) 100mal.

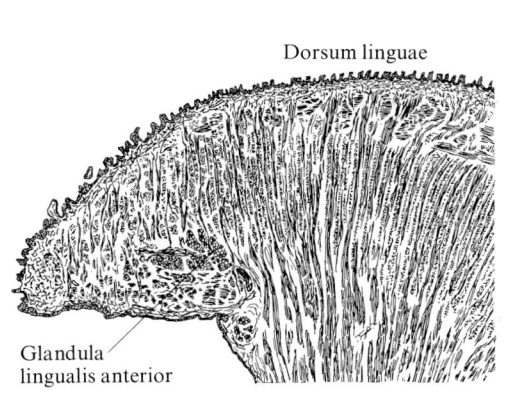

Dorsum linguae

Glandula
lingualis anterior

Abb. 294: Längsschnitt durch die Zunge eines menschlichen Neugeborenen. Azan-Färbung. Vergr. 4mal. (W.)

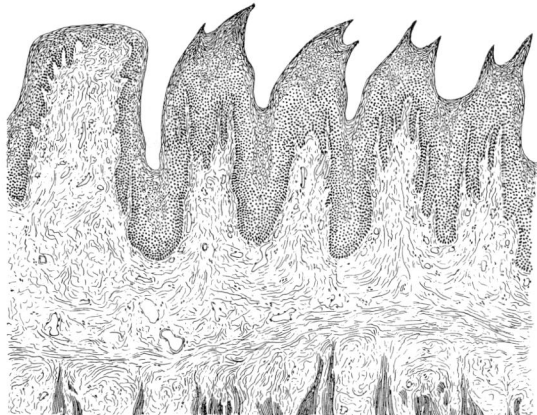

Abb. 295: Papilla fungiformis und Papillae filiformes. Zunge (Längsschnitt), Mensch. H.-E.-Färbung. Vergr. 25mal. (M.)

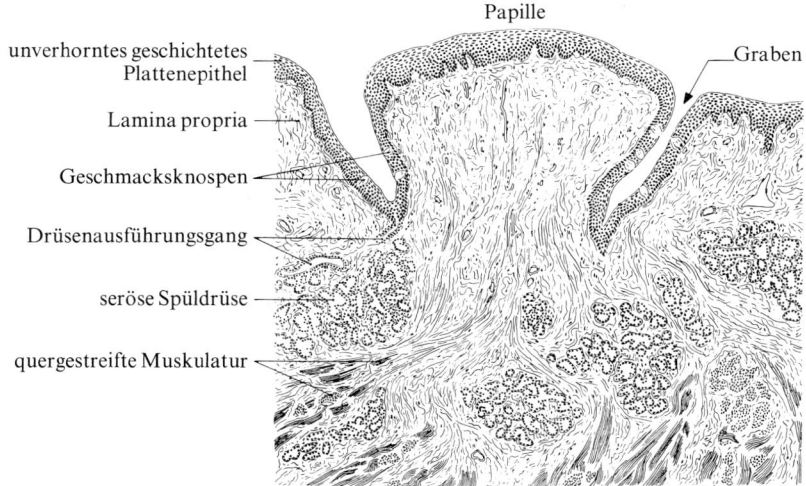

Papille

unverhorntes geschichtetes
Plattenepithel

Graben

Lamina propria

Geschmacksknospen

Drüsenausführungsgang

seröse Spüldrüse

quergestreifte Muskulatur

Abb. 296: Papilla vallata. Zunge, Mensch. H.-E.-Färbung. Vergr. 25mal. (M.)

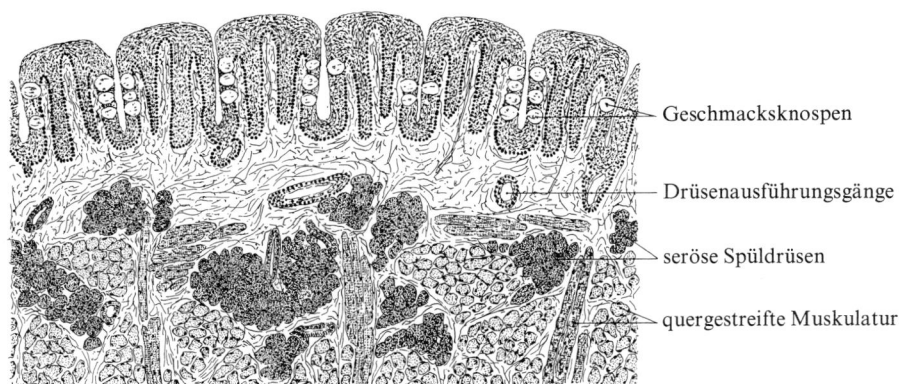

Geschmacksknospen

Drüsenausführungsgänge

seröse Spüldrüsen

quergestreifte Muskulatur

Abb. 297: Papillae foliatae mit Geschmacksknospen. Zunge, Kaninchen. Eisenhämatoxylin-Färbung. Vergr. 40mal. (Be.)

5. Speicheldrüsen der Mundhöhle

Die *kleinen Speicheldrüsen* sind am häufigsten in der Tela submucosa gelegen (Gll.labiales, Gll.palatinae); einige sind aber noch weiter in die Tiefe gewachsen und haben topographische Beziehungen zur Skelettmuskulatur erhalten (Gll.molares, Gll.linguales). Die *großen Speicheldrüsen* der Mundhöhle sind die Glandula parotis, die Glandula submandibularis und die Glandula sublingualis; sie haben einen lobulären Bau und münden mit ihren Ausführungsgängen z. T. (Ductus submandibularis und sublingualis) in die Cavitas oris propria, z. T. (Ductus parotideus) in das Vestibulum oris (**s. Tab. 42**).

Die gute *Blutversorgung* erfolgt durch ein Gefäßsystem, in welchem arterio-venöse Anastomosen nachgewiesen sind. Die sezernierenden Endstücke sind von einem engmaschigen Kapillarnetz umsponnen; auch marklose *Nervenfasern* treten mit ihnen in Verbindung.

Die Haupt*aufgabe* der Speicheldrüsen ist die Produktion des Speichels, insbesondere der ihm beigemengten spezifischen Stoffe (Muzin und kohlenhydratspaltende Enzyme, vor allem Amylase sowie Maltase und Lysozym). Als akzessorische Funktion können sie auch, in erhöhtem Maße bei Nierenerkrankungen, gewisse harnfähige Stoffe ausscheiden. Dem Gehalt an Lysozym verdankt der Speichel seine bakterizide Wirkung, indem durch das Enzym die Bakterienwand hydrolysiert wird und das Bakterium dem toxischen Einfluß anderer Speichelstoffe (Rhodanid-Ionen) zugänglich gemacht wird.

Nach dem Verhalten der mero- bzw. ekkrinen **Endstücke** (s. **Abb. 302** und S. 97 f.) und der Zusammensetzung des Sekretes unterscheidet man seröse, muköse und gemischte (seromuköse) Drüsen. Rein seröse kleine Speicheldrüsen sind die in der Geschmacksregion der Zunge vorkommenden Spüldrüsen. Im übrigen nehmen die mukösen Anteile der Mundhöhlendrüsen von der Mundöffnung gegen die Rachenenge hin immer mehr zu (Gll.linguales posteriores,

Gll.molares, Gll.palatinae): Die Bissen müssen zum Schlucken gleitfähig gemacht werden.

Die *mukösen Endstücke haben die Form von* Tubuli und bilden ein zähflüssig-fadenziehendes (muzinhaltiges), salz- und eiweißarmes saures Sekret («Gleitspeichel»). Die Sekretgranula enthalten elektronenmikroskopisch ein wechselnd dichtes, homogenes oder regelmäßig getüpfeltes Material. Nach Ausschüttung des Sekretes unterscheiden sich die Zellen wenig von den serösen Endstückzellen. Sie sind allerdings am Fehlen der interzellulären Sekretkapillaren zu erkennen. Die *serösen* Endstücke sind *Acini* oder sitzen – in gemischten Speicheldrüsen – vielfach in Form sog. *Endkappen,* den von Ebnerschen Halbmonden, den Schleimtubuli auf (**Abb. 300–302** und **Abb. 273**). Die Zellen produzieren ein dünnflüssiges seröses Sekret, welches reich an Fermenten und Eiweißen ist. Die Ionenzusammensetzung entspricht zum Zeitpunkt der Sekretausschleusung der des Blutes. Zwischen den Zellen erstrecken sich mit Mikrovilli ausgestattete *interzelluläre Sekretkapillaren.* Die Sekretgranula sind im Gegensatz zu den Granula der mukösen Zellen heteromorph zusammengesetzt. Sie zeigen feinstrukturell wenigstens drei verschiedene Komponenten: Ein rundes, dichtes und unterschiedlich großes Granulum ist in eine weniger dichte flockige Masse eingelagert, die sich wiederum von einer mehr homogenen Substanz abhebt, welche – oft sichelförmig – der abschließenden Membran innen anliegt s. a. **Abb. 7**, S. 23.

Das Ausscheidungsprodukt der Endkappenzellen enthält auch Schleimstoffe. Die kontraktilen **Myoepithelzellen** (s. S. 100) fördern – unterstützt von der umgebenden Skelettmuskulatur und vom Sekretionsdruck (Vis a tergo) – die Speichelabgabe. Sie umfassen mit zahlreichen Zellfortsätzen die Acini und liegen z. T. mit diesen in Furchen zwischen den einzelnen sekretorischen Zellen.

An morphologischen Elementen findet man im *Speichel* (Saliva), von dem je nach Nahrung täglich etwa 1–1,5 Liter sezerniert werden, vom Mundhöhlenepithel abgeschilferte Plattenepithelzellen, sog. Speichelkörperchen (= zugrundegehende weiße Blutkörperchen, vor allem aus den lymphoepithelialen Organen ausgewanderte Lymphocyten), ferner Mikroorganismen (Bakterien und Fadenpilze).

Im *Ausführungsgangsystem,* das auf die sezernierenden Endstücke folgt, wird die Zusammensetzung des Speichels noch modifiziert.

Tabelle 42: Übersicht über die Drüsen der Mundhöhle (die mit * bezeichneten Drüsen münden in das Vestibulum oris)

Endstücke	Einzeldrüsen	zusammengesetzte Drüsen
rein serös	Spüldrüsen der Zunge	Gl. parotis*
gemischt	Gl. lingualis anterior Gll. labiales* Gll. buccales* Gll. molares*	Gl. submandibularis (vorwiegend serös) Gl. sublingualis (vorwiegend mukös)
rein mukös	Gll. linguales posteriores Gll. palatinae	

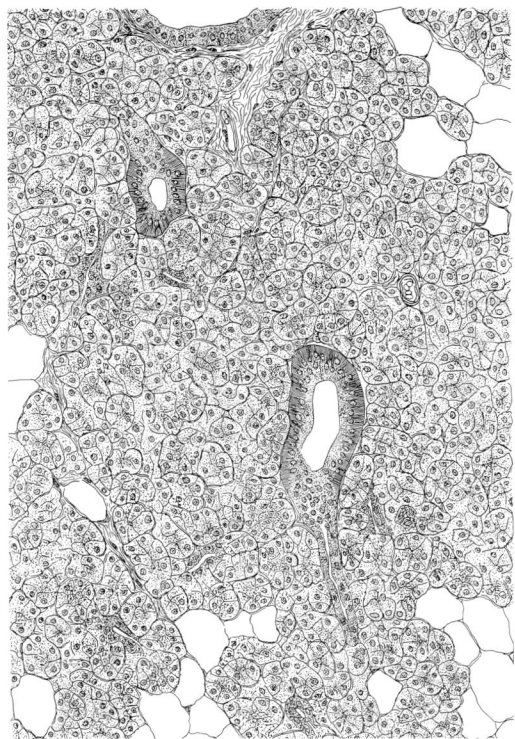

Abb. 298 Glandula parotis.

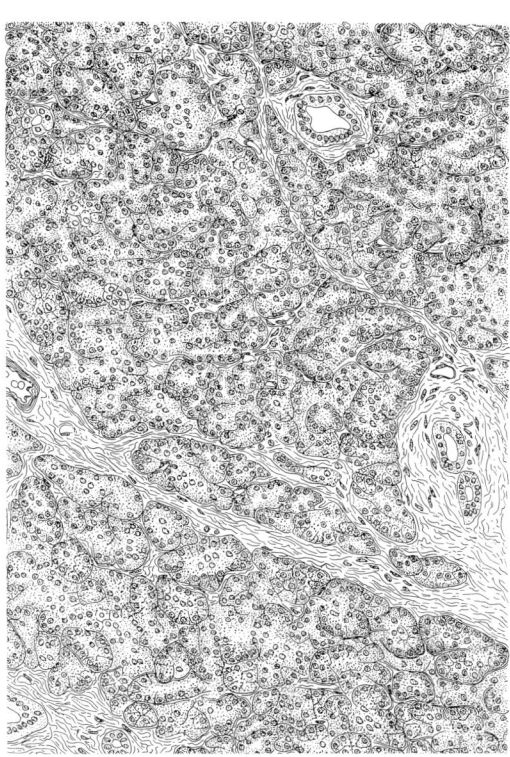

Abb. 299: Pankreas (exokriner Anteil).

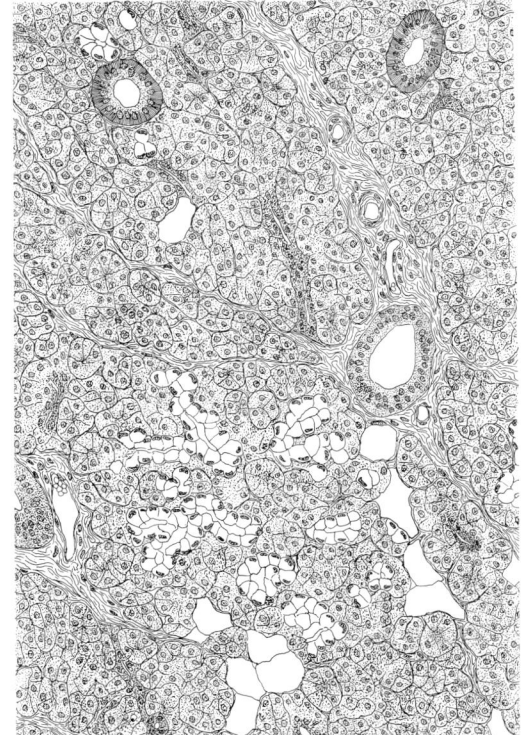

Abb. 300: Glandula submandibularis.

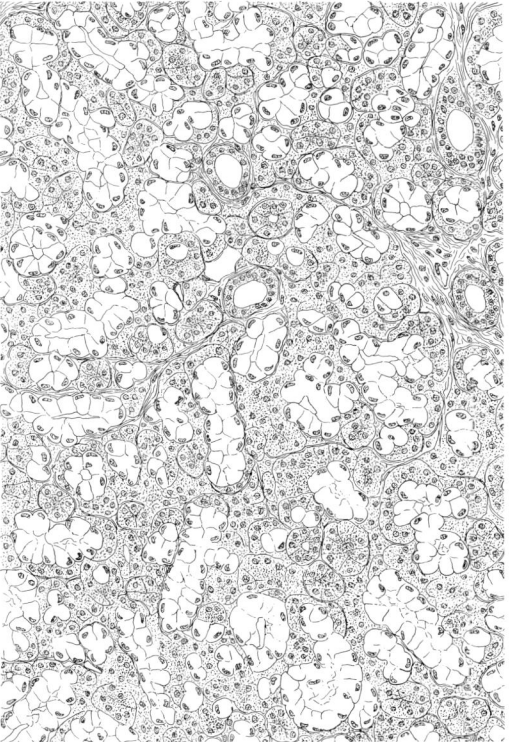

Abb. 301: Glandula sublingualis.

Abb. 298–301: Die Struktur der drei großen Speicheldrüsen im Vergleich zu der des Pankreas und deren Differentialdiagnose. Vergr. aller Präparate 120mal. Siehe auch Tabellen 12 (S. 100), 43 und 44 (S. 275).

Es besteht in den großen Drüsen (**Abb. 300**) aus drei sich verzweigenden Abschnitten:
- **Schaltstück,**
- **Sekretrohr** oder Streifenstück und
- **Ausführungsgang** (im engeren Sinn).

Die ein dickflüssiges Sekret liefernden Speicheldrüsen, wie z. B. die Glandula sublingualis, haben ein kürzeres Ausführungsgangsystem als die serösen Drüsen.

In der Wand der englumigen, nur in serösen Drüsen(-abschnitten) vorhandenen **Schaltstücke** (**Abb. 303**) sitzen platte bis kubische Zellen mit verhältnismäßig großen Kernen auf einer Basalmembran. Gut ausgebildete Schaltstücke gibt es in der Glandula parotis und der Glandula submandibularis.

Histochemische Befunde (PAS-positive apikale Granula, spezifische Enzyme) sowie die Ultrastruktur der Schalt-stücke (Ergastoplasma, Sekretgranula) stützen die Hypo-these einer *sekretorischen Tätigkeit* einiger Zellen dieses Gangabschnittes. Befunde dieser Art verweisen auf die Potenz dieser Zellen, sich an der Bildung schleimprodu-zierender Tubuli zu beteiligen. **Myoepithelzellen** kommen auch in den Schaltstücken vor. Die *Schleimtubuli* sind durch Verschleimung aus Schaltstücken, die in mukösen Drüsen somit fehlen, entstanden.

Sekretrohre (oder Streifenstücke, **Abb. 298, 300** und **303**) sind in den Glandulae submandibularis und parotis leicht zu finden; in der Glandula sublingualis indessen sind sie sehr kurz und in den mikroskopischen Schnitten dementsprechend selten. Ihr Durchmesser ist mehr als doppelt so groß wie der der Schaltstücke. Die prismatischen Epithelzellen zeigen in der Regel eine auffällig starke Färbung ihres Cytoplasmas mit sauren Farbstoffen (z. B. Eosin) und – bei ganz gutem Erhaltungszustand – eine basale radiäre Streifung («Streifenstücke»). Außerhalb der Basalmembran liegen Kapillaren und nur wenig Bindegewebe.

Die basale Streifung der Sekretrohre ist nicht nur durch eine starke Einfaltung der Zellmembran und parallele Aus-richtung der zahlreichen Mitochondrien bedingt, sondern entsteht durch das Ineinandergreifen von Teilen der Zell-basis mit Zellfortsätzen benachbarter Zellen (**Abb. 304**). Diese für Epithelien mit starkem Elektrolyt- und Wasser-transport (s. Nierenhauptstück, S. 340/342) charakteristi-sche Struktur der Zellbasis kommt dadurch zustande, daß sich wurzelartige Zellfortsätze unter die Nachbarzellen er-strecken, wo sie sich in feine, etwa 75 nm dicke Lamellen aufsplittern und sich mit solchen von Nachbarzellen ver-schränken. Die Epithelbasis wird also nicht von einer, son-dern in enger *Verzahnung* von wenigstens zwei Zellen ge-bildet.

Die besondere Epithelstruktur und die Ansammlung von Mitochondrien steht offenbar mit der Einwirkung der Se-kretrohre auf die Zusammensetzung des Speichels im Ein-klang. Dem im Endstück zunächst als «Primär»speichel entstandenen Sekret wird auf seinem Weg durch das Strei-fenstück Natrium entzogen und Kalium und andere Ionen zugesetzt. Durch die Veränderung seiner Zusammenset-zung wird der Speichel hypoton und durch Zusatz von Karbonat leicht alkalisch. Den Rückresorptionsverhältnis-sen sind auch die Gefäßbedingungen angepaßt. Der Acinus wird von einem Portalsystem (s. S. 238) versorgt, welches dem Kapillargebiet entlang den Gängen nachge-schaltet ist.

Die **Ausführungsgänge** (**Abb. 300** und **305**) sind mehrheitlich extralobulär und bei großen Drüsen vielfach verästelt. Mit ihrer Größenzu-nahme wird das prismatische Epithel höher, und es treten auch basale Ersatzzellen auf (zwei-reihiges prismatisches Epithel). Außerhalb der Basalmembran liegt bei den Ausführungsgängen viel mehr Bindegewebe (Lamina propria) als bei den Sekretrohren.

Die **Glandula parotis** (**Abb. 298**) ist eine rein seröse zusammengesetzte Speicheldrüse mit einem gut entwickelten Ausführungsgangsystem (besonders lange verzweigte Schaltstücke, typi-sche Sekretrohre); in das inter- und intralobuläre Bindegewebe sind Fettzellen eingestreut.

Der *Ductus parotideus* hat, wie der *Ductus submandibula-ris,* ein zweireihiges prismatisches Epithel (mit eingestreu-ten Becherzellen), das auch mehrreihig werden kann und unmittelbar vor der Ausmündung in geschichtetes Platten-epithel übergeht.

Die **Glandula submandibularis** (**Abb. 300**) ist eine gemischte, vorwiegend seröse zusammen-gesetzte Speicheldrüse. Die Endstücke sind teils rein serös, teils sero-mukös (Schleimtubuli mit serösen Endkappen). Das Ausführungsgang-system ist ebenfalls gut ausgebildet; die Schalt-stücke sind aber kürzer als in der Parotis.

Die **Glandula sublingualis** (**Abb. 301**) ist eine gemischte, überwiegend muköse zusam-mengesetzte Speicheldrüse, deren histologisches Bild recht variabel sein kann. Ihr Hauptteil ist an den Ductus sublingualis major angeschlossen. Sekretrohre sind in den mikroskopischen Präpa-raten gewöhnlich nicht vorhanden. Die Schalt-stücke sind größtenteils verschleimt; teilweise sitzen den mukösen Tubuli seröse Endkappen auf, deren dünnflüssiges Sekret («Verdünnungs-speichel») die Ausschwemmung des Schleims erleichtert.

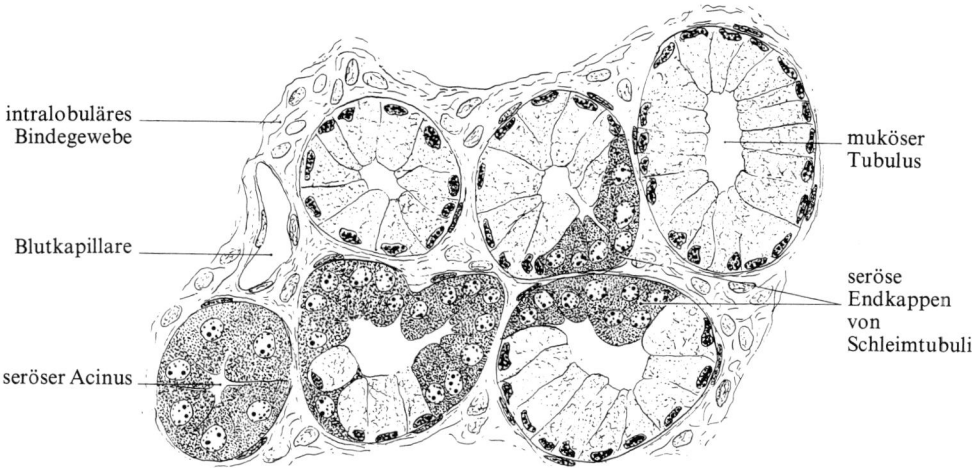

intralobuläres
Bindegewebe

muköser
Tubulus

Blutkapillare

seröse
Endkappen
von
Schleimtubuli

seröser Acinus

Abb. 302: Ausschnitt von einer gemischten Speicheldrüse (Mensch). Seröse und muköse Endstücke, diese z. T. mit serösen Endkappen. H.-E.-Methylblau-Färbung. Vergr. 400mal. (Be.)

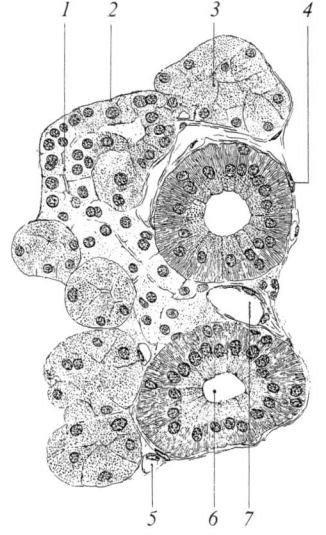

1   2   3   4

5   6 7

◁ **Abb. 303:** Schaltstück und Sekretrohr. Aus der Glandula submandibularis eines Menschen. H.-E.-Färbung. Vergr. 300mal. (N.)

1 Schaltstück   5 Blutkapillare
2 Basalmembran   6 Sekretrohr (Streifenstück)
3 seröses Endstück   7 Venule
4 Bindegewebszellkern

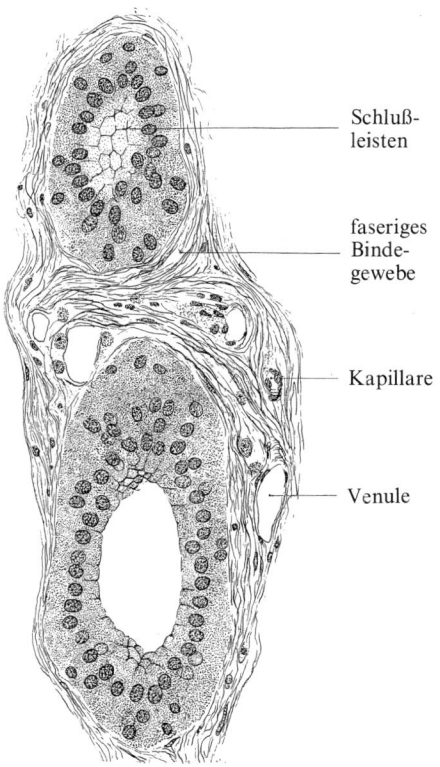

Schluß-
leisten

faseriges
Binde-
gewebe

Kapillare

Venule

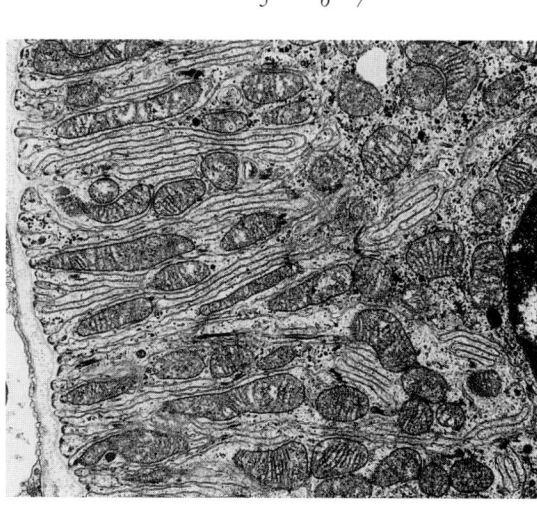

Abb. 304: Feinstruktur der Basis von Streifenstückzellen der Gl. parotis. Vergr. 10 700mal.

Abb. 305: Ausführungsgang. Sehr gut sind in dieser Abbildung auch die Schlußleisten zu sehen. Aus der Glandula submandibularis eines Menschen. H.-E.-Färbung. Vergr. 300mal. (N.)

6. Mikroskopische Differentialdiagnose der verschiedenen Abschnitte der Mundhöhle

Bei der *Diagnose Mundhöhle* beachte man, daß auch die Pars digestoria des Pharynx, der Oesophagus und die Vagina mit einem unverhornten geschichteten Plattenepithel ausgekleidet sind. Die Vagina ist leicht auszuscheiden (vgl. S. 184 und **Abb. 465**). Den Oesophagus erkennt man an der für den ganzen Rumpfdarm (s. d.) typischen Schichtung.

Charakteristisch für die Mundhöhle ist außer dem ganz überwiegend unverhornten geschichteten Plattenepithel das Fehlen einer Lamina muscularis mucosae (in Übereinstimmung mit der Vagina und dem Pharynx, aber im Gegensatz zum Oesophagus) und die enge Verbindung der Schleimhaut mit dem Bewegungsapparat: mit Knochen (harter Gaumen, Alveolarfortsatz) oder mit quergestreifter Muskulatur (weicher Gaumen, Zunge, Wange, Lippe). Differentialdiagnose der Speicheldrüsen s. **Tab. 43**.

Lippe (**Abb. 286**): Weichteilfalte, auf der einen Seite mit Haut (Haare, Talg- und Schweißdrüsen), auf der andern Seite mit Schleimhaut (unverhorntes geschichtetes Plattenepithel, seromuköse Speicheldrüsen) überzogen; dazwischen eine Übergangszone (Lippenrot) mit hohen Bindegewebspapillen. Typische Querschnittsform des kräftigen Musculus orbiculares oris (Pars labialis und Pars marginalis.

Differentialdiagnose: *Gaumensegel* (s. u.); *Labium minus* (vgl. S. 392); *Augenlid* (**Abb. 558**).

Wange (**Abb. 307**): Ähnlich gebaut wie Lippe, es fehlt jedoch eine Übergangszone; andere Anordnung der quergestreiften Muskulatur, reichlich elastische Fasernetze. Differentialdiagnostisch ist Pharynx (s. S. 276) auszuschließen.

Zahnfleisch (**Abb. 292** und **308**): Leicht verhornt, mit der Unterlage auffällig stark und unregelmäßig verzapft, durch derbe Bindegewebszüge mit Periost des Alveolarfortsatzes unverschieblich verbunden. *Zahnhartsubstanzen* siehe S. 266 und **Tab. 44**).

Gaumen: a) *Palatum durum* (**Abb. 267** und **306**): Schleimhaut mit Periost unverschieblich verbunden, in Submucosa Fettläppchen oder muköse Speicheldrüsen, zahlreiche Bindegewebspapillen (nicht so hoch wie im Zahnfleisch); Epithel neigt bei starker Beanspruchung gelegentlich zu Verhornung. – b) *Palatum molle* (Gaumensegel, **Abb. 287**): Schleimhautfalte mit sehnig-muskulöser Grundplatte, auf der oralen Seite unverhorntes geschichtetes Plattenepithel mit Schleimdrüsen; auf der nasalen Seite geht das geschichtete Plattenepithel in individuell wechselndem Abstand vom hinteren freien Rand in das respiratorische Epithel (mit gemischten Drüsen) über.

Zunge (**Abb. 294**): Von geschichtetem Plattenepithel überzogener Muskelkörper, dessen Faserbündel in den drei Hauptrichtungen des Raumes verlaufen.

Für *Zungenunterfläche* spricht das überall unverhornte, auf seiner Unterlage verschiebbare Epithel mit glatter Oberfläche; für *Zungenrücken* entscheiden die typischen Zungenpapillen (**Abb. 295, 296** und **297**).

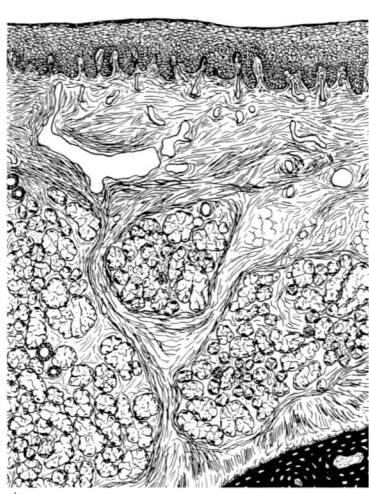

Abb. 306: harter Gaumen

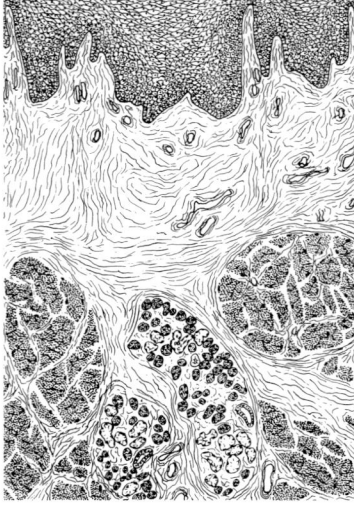

Abb. 307: Wange ▷

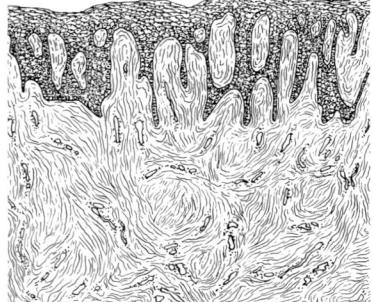

△
Abb. 308: Zahnfleisch

Abb. 306–308: Zur Differentialdiagnose verschiedener Schleimhäute mit geschichtetem Plattenepithel (Mensch). H.-E.-Färbung. Vergr. 30mal. (W.)

Tabelle 43: Diagnostisch wichtige Unterscheidungsmerkmale der Speicheldrüsen und der Tränendrüse

| Drüse | Endstücke | Ausführungsgangsystem | | |
		Schaltstücke	Sekretrohre	Ausführungsgänge
Parotis	rein serös (Lumen sehr eng)	sehr gut ausgebildet	gut aus-gebildet	vorhanden, im Stroma Fettzellen
Submandibularis	gemischt (sero-mukös) vorwiegend serös, Endstücke entweder seröse Acini oder Schleimtubuli mit Halbmonden	gut ausgebildet (bei serösen Endstücken)	gut aus-gebildet	vorhanden
Sublingualis	gemischt (sero-mukös) vorwiegend mukös (verzweigte Schleim-tubuli, seröse Halbmonde)	sehr selten (in der Regel Schleimtubuli)	sehr selten	vorhanden die (5–40) Glandulae sublinguales minores sind fast ganz mukös
Pankreas exkretorischer Anteil	rein serös mit zentroazinären Zellen keine Myoepithelzellen	gut ausgebildet inkretorischer Anteil: Langerhanssche Inseln (können im Pankreas-kopf fehlen)	fehlen	mit besonder gut ausgebildeter Lamina propria und – in den größeren Gängen – mukoiden Gangdrüsen
Tränendrüse	rein serös (Lumina relativ weit) verzweigte Tubuli	fehlen relativ viel Stroma mit freien Zellen (Lymphocyten und Plasmocyten)	fehlen	gut ausgebildet, direkt an die verzweigten Endstücke angeschlossen

Tabelle 44: Vergleich von Schmelz, Zahnbein, Zement und Knochen (nach H. E. Schroeder: Orale Strukturbiologie. Thieme 1982)

	Schmelz	Zahnbein	Zement	Knochen
Bildungszellen	Adamantoblasten (fehlen am fertigen Zahn)	Odontoblasten (beim Erwachsenen vorhanden)	Osteoblasten («Zemento-blasten»)	Osteoblasten
In Hartsubstanz eingeschlossene Zellen	fehlen	nur Cytoplasma-fortsätze der Odontoblasten	fehlen im «Faserzement» vorhanden im «Knochen-zement»	Osteocyten
Kollagene Fasern	fehlen	vorhanden	vorhanden	vorhanden
Blutgefäße	fehlen	fehlen	fehlen; im apikalen Bereich evtl. vorhanden	stets vorhanden
Nervenfasern	fehlen	vorhanden		vorhanden
Chemische Bestandteile in Gewichts-% (Vol-%): anorganische organische Wasser	95 (86) 1 (2) 4 (12)	70 (45) 20 (30) 10 (25)	61 (33) 27 (31) 12 (36)	45 (23) 30 (37) 25 (40)

B. Pharynx

Um den Bau der *Tunica mucosa* des Pharynx (Schlundkopf) zu verstehen, müssen wir daran denken, daß Nahrungs- und Luftweg sich hier kreuzen. Das Epithel ist im weitaus größten Teil ein unverhorntes geschichtetes Plattenepithel (wie in Mundhöhle und Oesophagus), das einer Lamina propria mit nur schwach entwickelten Papillen aufsitzt. Die Drüsen, *Glandulae pharyngeales,* sind in diesem Bereich – *Regio digestoria* – fast reine Schleimdrüsen wie im hinteren Teil der Mundhöhle. In der Pars nasalis pharyngis, die immer entfaltet ist und nur mit der Atemluft in Berührung kommt, findet sich, besonders in den oberen und vorderen Wandabschnitten, ein mehrreihiges Flimmerepithel mit Becherzellen und sero-mukösen Drüsen wie in der Nasenhöhle *(Regio respiratoria).* Bindegewebspapillen fehlen hier überhaupt. *Lymphatisches Gewebe* ist vor allem in der hinteren Rachenwand vorhanden und nimmt von der am Pharynxdach gelegenen Rachenmandel nach unten regelmäßig ab.

Eine Lamina muscularis mucosae fehlt im ganzen Pharynx. An deren Stelle ist zwischen der Tunica mucosa und der Tela submucosa eine *elastische Grenzschicht* nachweisbar, die in ihrem Verlauf von der Pars nasalis zur Pars laryngea zunehmend kräftiger wird. Die *Tunica muscularis* enthält außen vorwiegend quer-, innen mehr oder weniger längsverlaufende quergestreifte Muskelfasern (siehe makroskopische Anatomie); sie zeigt also eine umgekehrte Schichtung wie im Rumpfdarm. Zudem fehlt die Muskelhaut im obersten Teil des Epipharynx, wo die derbfibröse Tela submucosa als *Fascia pharyngobasilaris* die Schlundkopfwand am Periost der Schädelbasis befestigt. Der Muscularis liegt außen noch eine *Tunica adventitia* aus lockerem Bindegewebe an, durch welche der Schlundkopf verschieblich in seine Umgebung eingebaut ist.

Mikroskopische Diagnose des Pharynx
Mikroskopische Präparate seiner *Regio respiratoria* sind wohl kaum zu verkennen (s. **Tab. 45**). Die *Regio digestoria pharyngis* unterscheidet sich vom *Oesophagus* (**Abb. 313**) vor allem durch das Fehlen einer Lamina muscularis mucosae.

C. Allgemeines Bauprinzip des Rumpfdarms

Die makroskopische Anatomie unterscheidet Kopfdarm und *Rumpfdarm,* der selber wiederum aus Vorderdarm (Oesophagus und Magen), Mitteldarm (Duodenum, Jejunum und Ileum) und Enddarm (Caecum mit Appendix vermiformis, Colon und Rectum) besteht. Auch vom mikroskopischen Standpunkt aus ist eine solche Einteilung gerechtfertigt, indem alle Abschnitte ihre Baueigentümlichkeiten aufweisen. Jedoch *läßt sich für den ganzen Rumpfdarm ein einheitliches Bauprinzip erkennen* (**Abb. 309** und **310**):

Die **Tunica mucosa** hat – als Produkt ihrer Drüsen – einen schleimigen Überzug («Schleimhaut»). Die Speiseröhre besitzt noch ein *unverhorntes geschichtetes Plattenepithel;* dieses ist auf Bindegewebspapillen gut verankert und kann der mechanischen Beanspruchung durch die verschluckten Bissen widerstehen. Um die Reibung zu verringern und die Nahrung gleitfähig zu machen, sind fast alle Drüsen, die von der hinteren Mundhöhle bis zum Ende des Oesophagus am Speiseweg liegen, Schleimdrüsen.

Aufgrund des färberischen, fluoreszenzmikroskopischen, immunhistologischen und elektronenmikroskopischen Verhaltens werden, zumindest bei Labortieren, bis 16 *endokrine Zellarten* unterschieden, die verstreut im Epithel des Magen-Darm-Traktes liegen und ein System disseminierter entero-endokriner Zellen bilden (s. S. 325 und **Tab. 49**).

Vom Magen an ist der Rumpfdarm mit einem *einschichtigen hochprismatischen Epithel* ausgekleidet. Unter der Einwirkung der verschiedenen Enzyme ist der Speisebrei (Chymus) entstanden, und Resorption und Sekretion sind nun die Hauptaufgaben des Darmepithels. Deshalb findet man in den folgenden Abschnitten eine zum Teil (Dünndarm) gewaltige Oberflächenvergrößerung durch Falten, Zotten, Krypten und Mikrovilli (s. **Abb. 321–324**). Das Epithel unterliegt einer fortwährenden physiologischen *Regeneration;* seine Zellen werden im menschlichen Duodenum durchschnittlich alle 2, im Rectum alle 6–8 Tage durch neue ersetzt (s. a. **Tab. 11**, S. 96). Spezifische *Drüsenzellen* in Magen und Dünndarm dienen der Bildung der Verdauungssäfte, und in allen Dünn- und Dickdarmabschnitten gibt es Schleim produzierende Becherzellen, deren Menge mit der fortschreitenden Eindickung des Darminhaltes analwärts immer mehr zunimmt.

Tabelle 45: Diagnose der verschiedenen Abschnitte des Pharynx

Einteilung		Epithelauskleidung	Drüsen
Pars nasalis (Epipharynx)	«Regio respiratoria»	großenteils mehrreihiges Flimmerepithel mit Becherzellen (ohne Bindegewebspapillen) teilweise auch Plattenepithel, besonders an der Rückwand	sero-mukös
Pars oralis (Mesopharynx) Pars laryngea (Hypopharynx)	«Regio digestoria»	unverhorntes geschichtetes Plattenepithel (schwach ausgebildete Bindegewebspapillen)	fast rein mukös

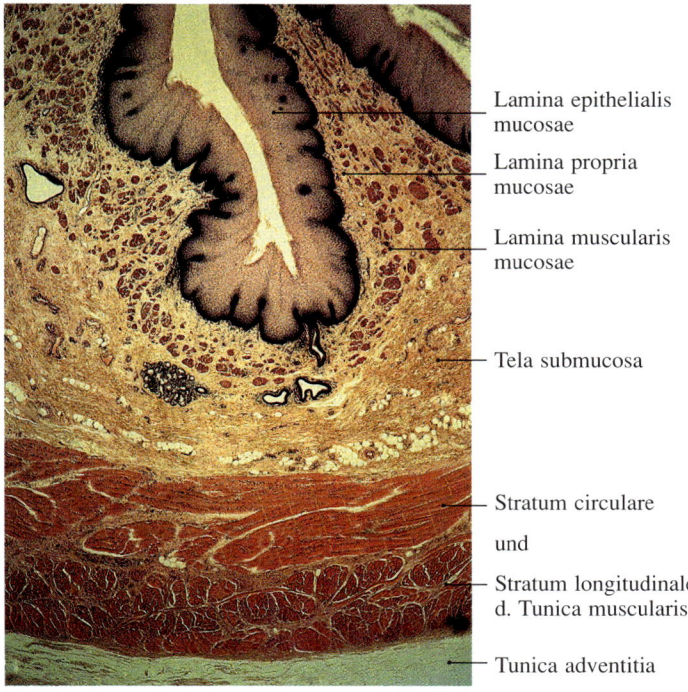

Lamina epithelialis mucosae

Lamina propria mucosae

Lamina muscularis mucosae

Tela submucosa

Stratum circulare

und

Stratum longitudinale d. Tunica muscularis

Tunica adventitia

Abb. 309: Schichtenaufbau des Oesophagus als Beispiel für die Schichtenfolge in der Wand des Magen-Darm-Kanals. H.-E.-Färbung. Vergr. 19mal.

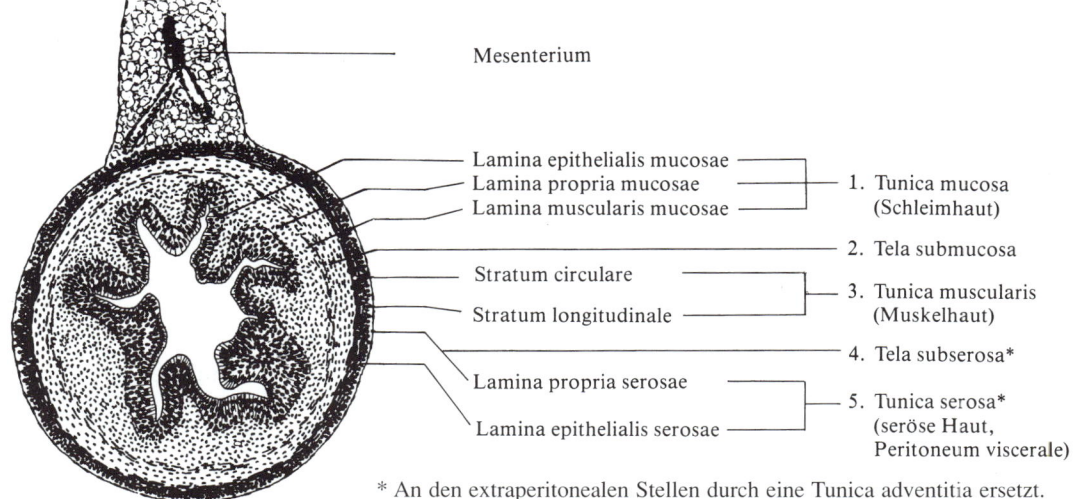

Mesenterium

Lamina epithelialis mucosae
Lamina propria mucosae   1. Tunica mucosa
Lamina muscularis mucosae   (Schleimhaut)

2. Tela submucosa

Stratum circulare   3. Tunica muscularis
Stratum longitudinale   (Muskelhaut)

4. Tela subserosa*

Lamina propria serosae   5. Tunica serosa*
Lamina epithelialis serosae   (seröse Haut, Peritoneum viscerale)

* An den extraperitonealen Stellen durch eine Tunica adventitia ersetzt.

Abb. 310: Schichten der Darmwand (menschlicher Embryo von 43 mm S.S.L.). Azan-Färbung. Vergr. 60mal. (N.)

Die **Lamina propria mucosae** besteht aus einem sehr feinfaserigen Bindegewebe mit zahlreichen argyrophilen Fasern, in welches im Magen und im Dünndarm viele Drüsenschläuche eingebettet sind (**Abb. 330**) und das auch zahlreiche freie Zellen – vor allem Lymphocyten, Plasmazellen, eosinophile Granulocyten, gelegentlich Mastzellen, Makrophagen – enthält (**Abb. 325**). Die Lamina propria ist ferner der Träger der kleinen Blut- und Lymphgefäße (s. u.). Im Kopfdarm liegen gut ausgebildete elastische Fasernetze in dieser Schicht; im Magen und im Dünndarm findet man in ihr vereinzelte glatte Muskelzellen, die – von der Lamina muscularis mucosae abzweigend – epithelwärts ziehen (**Abb. 325**).

Eine **Lamina muscularis mucosae** kommt nur im Rumpfdarm vor (wichtig für die Diagnose). Ihre glatten Muskelzellen vermitteln der Schleimhaut eine gewisse lokalisierte Eigenbeweglichkeit, und ihr Ausbildungsgrad ist von der Konsistenz des Darminhaltes abhängig: Eine auffällig dicke Schleimhautmuskulatur ist in der Speiseröhre, eine gute Ausbildung auch im Enddarm festzustellen; dagegen ist sie im Magen und im Mitteldarm schwächer entwickelt.

Die *glatten Muskelzellen* der Lamina muscularis mucosae ziehen schraubenförmig teils rechts- teils linksherum, wobei der Steigungswinkel innen sehr gering, außen steil ist. Nur in schwach kontrahiertem Zustand ergibt sich im mikroskopischen Präparat der Eindruck einer Zweischichtigkeit mit – wie in der Tunica muscularis – in der inneren Lage vorwiegend zirkulärem, in der äußeren Lage annähernd logitudinalem Verlauf. Elastische Sehnen strahlen in das Bindegewebe der Lamina propria und der Tela submucosa aus. Bei Berührung mit einem spitzen Gegenstand (verschluckte Nadel, Knochensplitter) kann die Schleimhaut infolge reflektorischer örtlicher Erschlaffung der Lamina muscularis mucosae ausweichen; Perforationen sind deshalb relativ selten.

Die **Tela submucosa** ist im Rumpfdarm eine Verschiebeschicht für die Schleimhaut; sie ist aus locker angeordneten kollagenen Faserbündeln und elastischen Netzen gebaut. Im Kopfdarm dagegen, wo eine Lamina muscularis mucosae nicht vorkommt, stellt die Submucosa – soweit sie nicht ganz fehlt – eine mehr oder weniger straffe Verbindung der Mucosa mit der darunterliegenden Skelettmuskulatur oder dem Skelett her. In die Tela submucosa des Dünndarms sind nur mäßig viele, in die des Dickdarms, welche besonders breit und locker ist, reichlich Fettzellen eingelagert. Eine submuköse Lagerung größerer Drüsenkomplexe ist charak-

teristisch für das Duodenum; wenige submuköse Schleimdrüsen sind im Oesophagus anzutreffen. Die Submucosa enthält in allen Darmabschnitten die größeren Gefäße (**Abb. 311**), Nervenfaserbündel und hin und wieder kleine Gruppen von Nervenzellen (**Plexus submucosus**).

Die **Tunica muscularis** versorgt das Durchmischen und Weiterbefördern des Darminhaltes. Sie besteht im Kopfdarm aus quergestreifter Skelettmuskulatur, im Rumpfdarm aus glatten Muskelzellen; etwas quergestreifte Muskulatur findet sich nur in der oberen Hälfte des Oesophagus und am Anus. Die Tunica muscularis des Rumpfdarms läßt sich in eine *innere Ringmuskelschicht* (**Stratum circulare**) und eine *äußere Längsmuskelschicht* (**Stratum longitudinale**) unterteilen. Diese ist immer schwächer und nicht überall ringsherum gleich stark ausgebildet (s. Colon). Zwischen beiden Muskelschichten, die Fasern austauschen, liegt eine Bindegewebszone von wechselnder Breite. Hier ist – vom Pharynx bis zum Rectum – der **Plexus myentericus** zu sehen (s. u.).

In der «Ringmuskulatur» und der «Längsmuskulatur» haben wir uns wieder eine Anordnung der Muskelfasern in flachen bzw. steilen Schraubengängen vorzustellen, die zu einem einheitlichen System zusammengebaut sind. Abweichungen vom allgemeinen Anordnungsschema der Tunica muscularis kommen im Magen (Fibrae obliquae), in geringerem Ausmaß im Enddarm vor (Taeniae coli).

Die **Tela subserosa** verbindet die seröse Haut, d. h. das Peritoneum viscerale, mit der Muskelhaut; sie ist – wie die Tela submucosa – eine bindegewebige Verschiebeschicht und enthält auch eingestreute Fettzellen (größere lokale Fetteinlagerungen in den Appendices epiploicae des Dickdarms, ferner diffuse Ablagerung von Speicherfett in der Subserosa des parietalen Peritoneums). Die **Tunica serosa** selbst besteht aus einer dünnen, feinfaserigen Bindegewebsunterlage *(Lamina propria serosae)* und einem einschichtigen platten *Epithel* (Mesothel). Wo ein Peritonealüberzug fehlt – Hals- und Brustteil des Oesophagus, Teile des Duodenums und des Enddarms – sind Serosa und Subserosa durch eine **Tunica adventitia** aus lockerem faserigem Bindegewebe ersetzt.

Gefäße und Nerven erreichen die intraperitonealen Darmschlingen auf dem Weg über das Mesenterium. Nach kurzem Verlauf in der Tela subserosa – bei extraperitonealen Darmabschnitten in der Tunica adventitia – durchbrechen die Hauptäste der *Arterien* die Tunica muscularis,

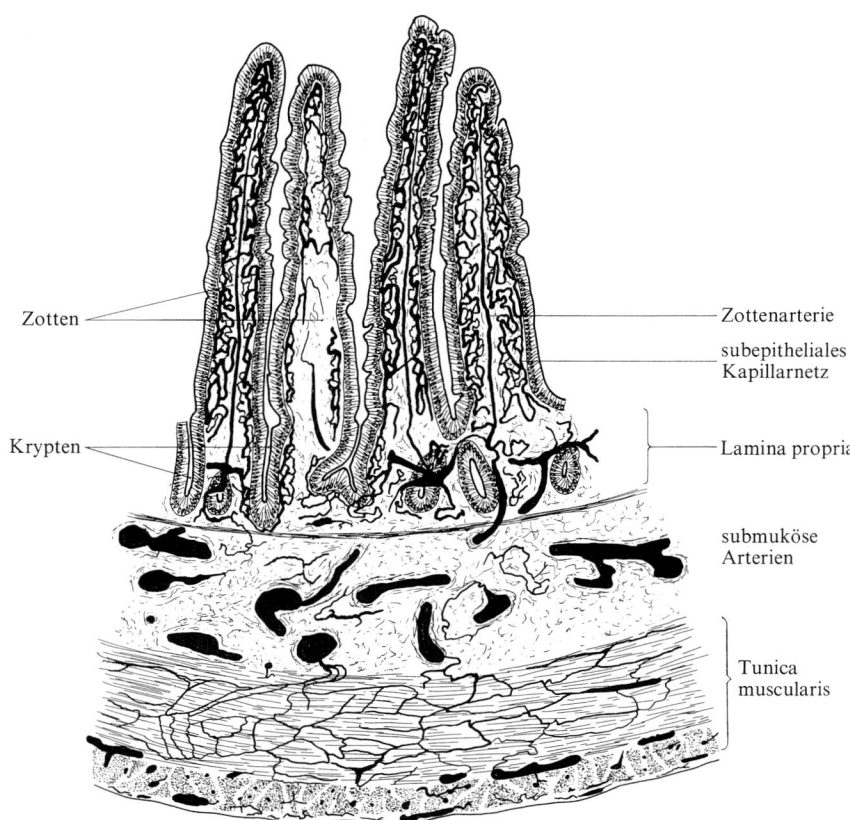

Zotten

Krypten

Zottenarterie

subepitheliales
Kapillarnetz

Lamina propria

submuköse
Arterien

Tunica
muscularis

Abb. 311: Darstellung der Blutgefäße (tierischer Dünndarm). Gefäße mit Berlinerblau-Gelatine injiziert, Gegenfärbung mit Kernechtrot. Vergr. 80mal. (Be.)

um in der Tela submucosa ein vorwiegend längs orientiertes Gefäßsystem zu bilden, welches dann die Äste für die Schleimhaut abgibt (**Abb. 311**). Hier findet man ein feines Kapillarnetz, das dem Oberflächenepithel anliegt, und ein anderes, das die Drüsen (Magen, Dünndarm) oder Krypten (Dickdarm) umspinnt. Die Muskelhaut erhält ihr Blut weniger aus den submukösen als aus den subserösen Arterien. Geflechte von *Venen* (in Verbindung mit arteriovenösen Anastomosen) und *Lymphgefäßen* mit Klappen kommen vor.

Lymphatisches Gewebe ist in der Schleimhaut des ganzen Darms vorhanden, besonders reichlich am Übergang Mundhöhle/Pharynx (lymphoepithelialer Rachenring), in der Cardia und am Pylorus, im Ileum (*Noduli lymphatici aggregati,* **Abb. 329**) und in der Appendix vermiformis. Am häufigsten sind *Noduli lymphatici solitarii* (Solitärfollikel oder -knötchen): gut vaskularisierte Primär- oder Sekundärknötchen von verschiedener Größe, die aus lymphoreti-

kulärem Gewebe bestehen und von einem Lymphkapillarnetz umgeben sind. Bei Kindern wurden im Dünndarm allein 12000–15000 Lymphfollikel gezählt.

Das *intramurale Nervensystem* umfaßt die große Menge der in die verschiedenen Schichten der Darmwand eingebauten vegetativen Nervenfasern und Ganglienzellen *(Plexus entericus).* Als dessen auffälligste Bestandteile haben wir bereits den Plexus submucosus und den Plexus myentericus erwähnt; im einzelnen lassen sich mit geeigneten Methoden jedoch noch andere Geflechte darstellen (Plexus mucosus, Plexus musculares, Plexus subserosus), die alle miteinander zusammenhängen.

Vom *Plexus myentericus (Auerbach*scher *Plexus)* sind in **Abb. 334** nur Faserquerschnitte dargestellt, zwischen denen auch Ganglienzellen liegen; aus ihm gehen feinere Geflechte hervor, deren Ästchen in der Tunica muscularis enden. Der mehrschichtige *Plexus submucosus (Meißner*scher *Plexus)* ist grundsätzlich gleich gebaut wie der Auerbachsche Plexus, nur ist er viel zarter und deshalb weniger auffällig.

D. Oesophagus

Der Oesophagus[16] (Speiseröhre, **Abb. 313**) ist der kranialste Abschnitt des Rumpfdarms und nach dessen Bauplan gebaut. Seine *Schleimhaut,* die auf ihrer Unterlage auffällig gut verschieblich ist, zeigt mehrere Längsfalten (Tonus der Ringmuskulatur), weshalb auf Querschnitten ein sternförmiges Lumen zu sehen ist. Diese Reservefalten können bei starker Dehnung – beim Durchgang eines großen Bissens – verstreichen. In den oberflächlichsten Zell-Lagen des beim Menschen **unverhornten** hohen *geschichteten Plattenepithels* können gelegentlich Keratohyalinkörnchen auftreten. Die *Lamina muscularis mucosae,* welche der Faltung der Schleimhaut folgt, ist sehr gut ausgebildet. Sie ermöglicht eine deutliche Trennung von Lamina propria und Tela submucosa und erleichtert die Diagnose «Oesophagus», da sie in dem oral anschließenden, ebenfalls mit geschichtetem Plattenepithel ausgekleideten Kopfdarm noch nicht vorhanden ist.

Beim Fetus besitzt die Speiseröhre ein mehrschichtigprismatisches Flimmerepithel (**Abb. 312**); bis zur Geburt verschwindet es größtenteils, doch sind beim Neugeborenen davon oft noch Inseln zu finden. Ferner können in Nähe der Cardia auch Magenschleimhaut und mukoide Drüsen eingesprengt sein. Bei manchen Tieren (Wiederkäuern und Nagern), wo das Oesophagusepithel durch die Nahrung mechanisch stärker beansprucht wird als beim Menschen, ist das Plattenepithel verhornt.

Die *Lamina propria* bildet zahlreiche, ziemlich hohe Papillen und enthält hin und wieder kleine

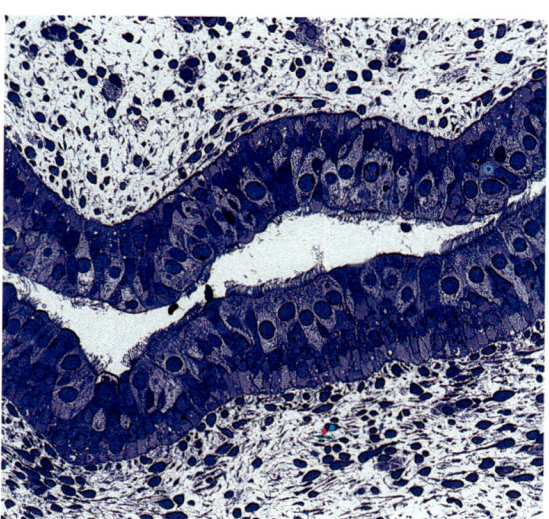

Abb. 312: Flimmerepithel im Oesophagus eines Fetus (9 Wochen alt). Semidünnschnitt. Vergr. 300mal.

Noduli lymphatici solitarii, während die beim Menschen rein *mukösen,* verzweigt tubulösen *Drüsen* (**Glandulae oesophageae,** s. **Abb. 313**) ganz überwiegend in der breiten *Tela submucosa* gelegen und relativ selten sind. Gelegentlich findet man im Endabschnitt der Speiseröhre in die Lamina propria eingelagerte **Glandulae cardiacae,** schleimproduzierende Drüsen, die denen des Mageneingangs entsprechen und an Stellen der Schleimhaut münden, welche ein prismatisches Epithel aufweisen können.

In der Tela submucosa liegt ein gut ausgebildetes *Venengeflecht;* dieses anastomosiert mit den Magenvenen, die ihr Blut normalerweise an die Pfortader abgeben. Andererseits finden adventitielle Venen ihren Abfluß in die Vena azygos und V. hemiazygos und damit in das obere Cavagebiet. Kommt es unter pathologischen Bedingungen (z. B. infolge einer Lebercirrhose) zu einer Erschwerung des Pfortaderkreislaufs, werden die Oesophagusvenen, die einen *Kollateralkreislauf* ermöglichen, oft varikös erweitert und gegen das Lumen vorgebuchtet; durch Perforation dieser Gefäße können tödliche Blutungen entstehen.

Die Anordnung der Muskulatur *(Tunica muscularis)* entspricht der in den anderen Rumpfdarmabschnitten. Besonders zu beachten ist aber, daß in der Speiseröhre das **quergestreifte Muskelgewebe,** welches in der Wand des Kopfdarms ausschließlich vorkommt, allmählich durch **glatte Muskulatur** abgelöst wird (**Abb. 314**). 1 cm oberhalb der Oesophagusmündung bilden beide Muskelschichten mit steilen, schraubenförmigen Verläufen ein Verschlußsegment, welches mit Hilfe von Venenplexus bei Längsspannung der Wand (Dehnungsverschluß bei Ruhesituation) das Lumen gegen den Magen verschnürt.

In der Wand des übrigen Rumpfdarms gibt es nur noch glatte Muskelzellen. Beim menschlichen Oesophagus ist es ungefähr so, daß die Tunica muscularis im oralen Drittel quergestreift und im aboralen Drittel glatt ist, während im mittleren Drittel beide Arten von Muskelfasern nebeneinander zu sehen sind (die glatten Muskelzellen treten zuerst im Stratum circulare auf). Auch das quergestreifte Muskelgewebe der Speiseröhre wird vom vegetativen Nervensystem innerviert (Ausnahme von der Regel der willkürlichen Innervation der quergestreiften Muskulatur: neuromuskuläre Endplatten von Vagusfasern aus N. recurrens); der Schluckakt kann wohl willkürlich eingeleitet werden, läuft dann aber automatisch ab.

Oberflächlich haben nur kleine Bezirke der Pars thoracica und die kurze Pars abdominalis einen *Serosaüberzug,* so daß in weit größerer Ausdehnung eine *Tunica adventitia* vorhanden ist, in der Blut- und Lymphgefäße sowie Nervenfaserplexus zu finden sind.

Über die *Diagnose* Oesophagus und seine Differentialdiagnose siehe S. 184 sowie **Tab. 47,** S. 294.

16 *griechisch:* oíso = ich werde tragen, befördern; phagein = essen; oisophágos: «der das Essen Befördernde».

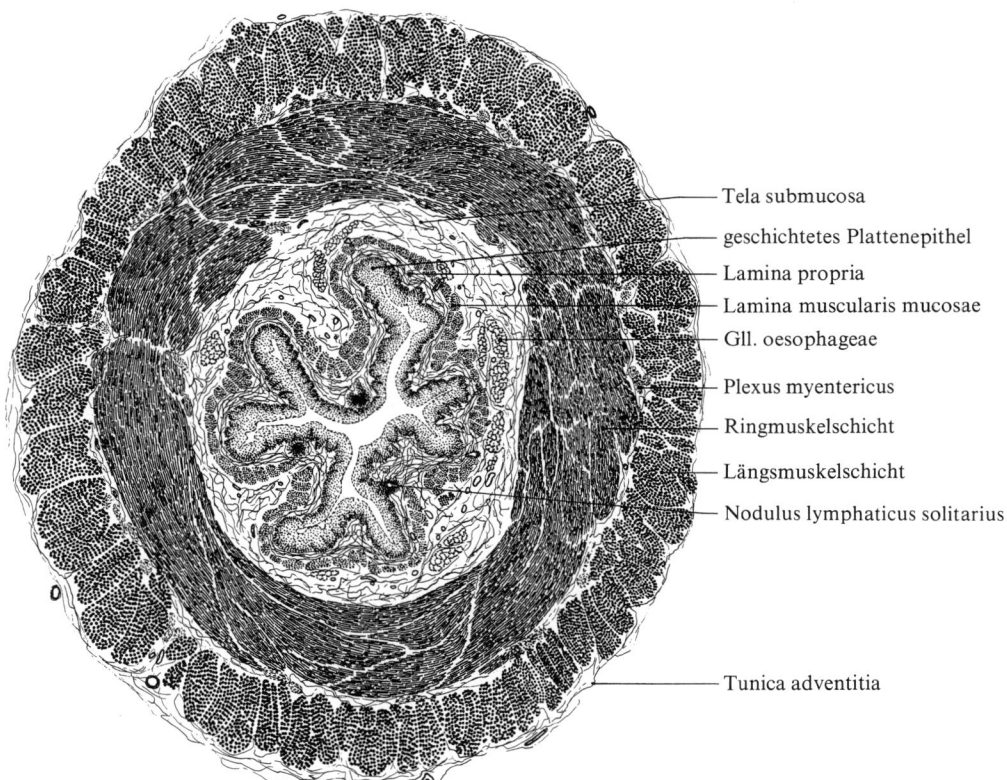

Tela submucosa

geschichtetes Plattenepithel

Lamina propria

Lamina muscularis mucosae

Gll. oesophageae

Plexus myentericus

Ringmuskelschicht

Längsmuskelschicht

Nodulus lymphaticus solitarius

Tunica adventitia

Abb. 313: Querschnitt durch das untere Drittel eines menschlichen Oesophagus. H.-E.-Färbung. Vergr. 15mal. (N.)

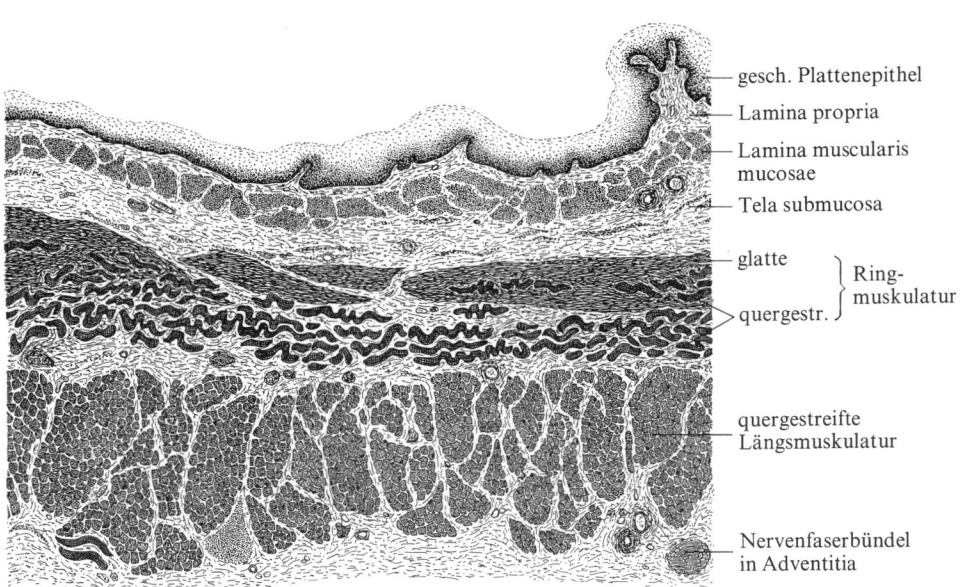

gesch. Plattenepithel

Lamina propria

Lamina muscularis mucosae

Tela submucosa

glatte ⎱ Ring-

quergestr. ⎰ muskulatur

quergestreifte Längsmuskulatur

Nervenfaserbündel in Adventitia

Abb. 314: Querschnitt durch das mittlere Drittel eines menschlichen Oesophagus. H.-E.-Färbung. Vergr. 30mal. (Kr.)

E. Magen

Schon bei Lupenvergrößerung erkennt man im Magen[17] eine höckerige Felderung der Schleimhautoberfläche (**Areae gastricae, Abb. 315**) und als feine Punkte die Mündungen der bis 200 μm tiefen Magengrübchen (**Foveolae gastricae**); in diese selbst münden dann – wie die mikroskopische Schnittuntersuchung zeigt – die Magendrüsen (s. **Abb. 316–318**).

Das oberflächliche *Magenepithel,* das auch die Foveolae auskleidet, ist *einschichtig hochprismatisch* mit basal liegenden Kernen. In allen drei Abschnitten des Magens besteht es aus Schleimzellen, in denen supranukleär ein neutrales Polysaccharid nachweisbar ist (z. B. mit der PAS-Reaktion); dieses hochvisköse Sekret, welches durch Pepsin nicht angegriffen wird und in Salzsäure unlöslich ist, schützt die Wandung vor der verdauenden Wirkung des Magensaftes. Während Schlußleisten vorkommen, fehlt ein Stäbchensaum den Epithelzellen des Magens im Gegensatz zu denen des Dünn- und Dickdarms. Elektronenmikroskopisch erkennt man allerdings kurze Mikrovilli, die von einer dichten Glykokalyx bedeckt sind. Der gesamten Oberfläche liegt ein Schleimfilm auf. In dem apikalen Cytoplasma sind zahlreiche Sekretgranula enthalten, deren Inhalt homogen und dicht ist, und die an Zahl in der Tiefe der Foveolae abnehmen. Die **Lamina propria** tritt zwischen den dicht gelagerten Drüsen des Magenkörpers stark zurück und enthält retikuläre und kollagene Fasern mit vielen freien Zellen, ferner glatte Muskelzellen, Blut- und Lymphgefäße sowie vereinzelte Noduli lymphatici solitarii. Diese sind am zahlreichsten in der Pars pylorica und der Pars cardiaca. Die **Lamina muscularis mucosae** ist dünner als in der Speiseröhre.

Die breite **Tela submucosa** ist wie üblich aus lockerem faserigem Bindegewebe gebaut, das eine gute Verschieblichkeit der Schleimhaut gegenüber dem Muskelsack ermöglicht. Die **Tunica muscularis** entspricht nur in der Pylorus- und Cardiagegend dem allgemeinen Bauprinzip und ist in den übrigen Abschnitten recht kompliziert. Die äußere Magenoberfläche ist von einer *Tunica serosa* (Peritoneum viscerale) überzogen.

Die äußere *Längsmuskulatur* ist entlang den beiden Kurvaturen besonders gut ausgebildet; auch die Pars pylorica hat einen vollständigen Überzug von Längsmuskulatur. Die *Ringmuskulatur* ist am Magenausgang verstärkt

(M. sphincter pylori). Die dritte, innerste Muskelschicht bilden die *Fibrae obliquae,* die in die Pars pylorica und cardiaca sowie im Gebiet der Magenstraße fehlen. Durch den Tonus der Muskulatur wird die Magengröße dem Füllungszustand angepaßt *(peristolische Funktion).* Die *peristaltischen Bewegungen* dienen der Durchmischung des Speisebreis mit Magensaft und der Austreibung des homogenisierten Inhaltes (Chymus). Die *Resorptionstätigkeit* ist im Magen nicht groß; im Vordergrund steht die *Sekretion.* Es werden 500–1500 ml Magensaft am Tag sezerniert.

Nach dem Verhalten der tubulösen Magendrüsen beschreibt man drei verschiedene Abschnitte: Pars cardiaca, Corpus und Fundus, Pars pylorica (s. a. **Tab. 46**).

Im **Magenkörper** *(Corpus gastricum* sive *ventriculi,* **Abb. 316**) und im gleich gebauten Fundus liegen dicht aneinandergedrängt die spezifischen Magendrüsen (Hauptdrüsen, **Glandulae gastricae**), von denen 1–7 in eine Foveola einmünden. Sie sind heterokrin und bestehen aus Nebenzellen, Hauptzellen und Belegzellen (**Abb. 318** und **319**); dazu kommen noch die auf S. 325 f. besprochenen endokrinen Zellen.

Die englumigen Hauptdrüsen sind mäßig verzweigte tubulöse Drüsen, an denen ein Halsteil, ein Körper und ein Drüsengrund unscharf voneinander abzugrenzen sind. Die *verschiedenen merokrinen Drüsenzellen* sind in diesen Abschnitten nicht gleichmäßig verteilt:

Die **Nebenzellen** suche man in dem sich an die Foveolae anschließenden Drüsenhals («Halszellen»). Sie enthalten Ergastoplasma und als paraplasmatischen Bestandteil – ähnlich wie die oberflächlichen Magenepithelzellen (mukoide Drüsenzellen, s. S. 100), aber schwächer PAS-positive – schleimige Sekretgranula, durch welche der Zellkern basal verschoben und oft auch eingedellt ist. Histochemisch gibt es noch weitere Unterschiede zwischen den Oberflächenepithel- und den Nebenzellen, da diese saure Polysaccharide bilden. Wie in den Zellen am Grund der Foveolae sieht man auch in den Halszellen oft Mitosen, die sowohl für die Epithelzellen der Oberfläche (Erneuerungsrate 3 Tage) wie auch für die Drüsenzellen, die aber eine längere Lebensdauer haben, den Zellersatz gewährleisten.

Die **Hauptzellen** sind am leichtesten am Drüsengrund zu finden. Das Cytoplasma ist apikal körnig oder häufiger wabig (wenn die Prosekretgranula herausgelöst sind) und infolge seines RNS-Gehaltes basophil. Der Zellkern ist kugelig. Elektronenmikroskopisch sind diese Zellen charakterisiert durch ihren Reichtum an Ergastoplasma und Ribosomen sowie zahlreichen, apikal liegenden Sekretvakuolen (Zymogengranula) mit einem homogenen, relativ hellen Inhalt, dem Proferment *Pepsinogen.* Sie scheiden somit Pepsinogen und als weitere Proteinase wahrscheinlich auch Kathepsin aus.

Die **Belegzellen** sind sehr reich an großen Mitochondrien (mit vielen Cristae) und durch ihre Größe und gute Färbbarkeit mit sauren Farbstoffen – wie z. B. Eosin, Kon-

---

17 *lateinisch:* ventriculus: *griechisch:* gastér.

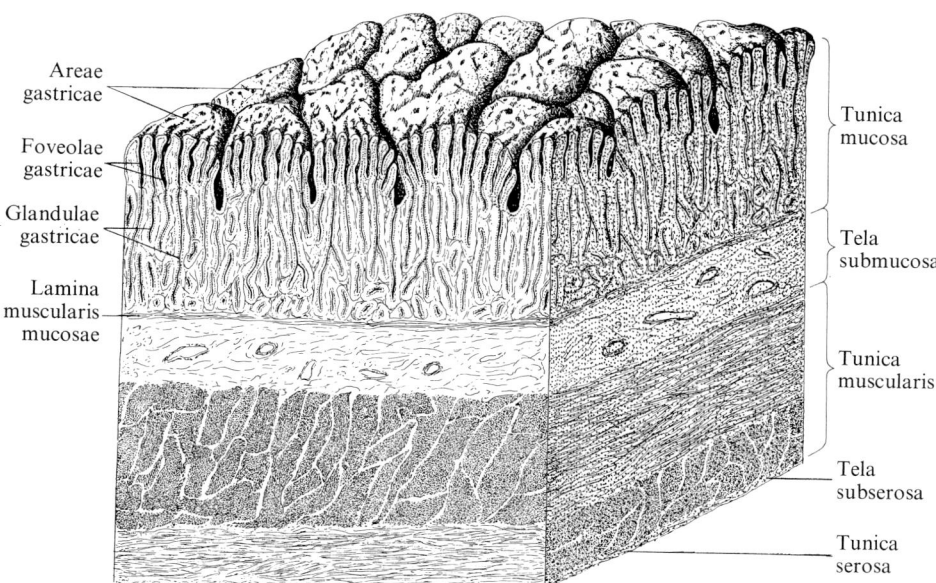

Areae
gastricae

Foveolae
gastricae

Glandulae
gastricae

Lamina
muscularis
mucosae

Tunica
mucosa

Tela
submucosa

Tunica
muscularis

Tela
subserosa

Tunica
serosa

Abb. 315: Schleimhautrelief und Schichtung der menschlichen Magenwand. Lupenvergrößerung, leicht schematisiert.

Tabelle 46: Vorkommen, Bau und Funktion der verschiedenen Magendrüsen

Magengegend		Magendrüsen	Drüsenzellen	wichtigste Ausscheidungs- produkte
Pars cardiaca	Gll. cardiacae (Kardiadrüsen)	stark verzweigte Tubuli von unregelmäßigem Aussehen und Verlauf weitlumig (evtl. ampulläre Erweiterungen) ziemlich locker gelagert homokrin	schleim- produzierende Zellen endokrine Zellen	Magenschleim
Corpus und Fundus ventriculi	Gll. gastricae (Hauptdrüsen)	lange, ziemlich geradlinige Tubuli, wenig verzweigt (vor allem am Grund gegabelt) enges Lumen (2–6 μm) eng zusammengedrängt heterokrin	drei verschiedene Zelltypen: Nebenzellen Hauptzellen Belegzellen endokrine Zellen	Magenschleim Pepsinogen H^+-Ionen Cl^--Ionen HCO_3^--Ionen
Pars pylorica	Gll. pyloricae (Pylorusdrüsen)	kürzere, gewundene Tubuli mit verzweigten Endteilen weites Lumen (8–20 μm) weniger dicht gelagert (besonders die Drüsenhälse) homokrin	schleim- produzierende Zellen endokrine Zellen	Magenschleim

gorot, Aurantia – ausgezeichnet. Am Drüsenhals, wo sie besonders zahlreich sind, können sie unmittelbar am Drüsenlumen selbst liegen; öfter sind sie jedoch den anderen Drüsenzellen außen aufgelagert («Belegzellen») und entleeren ihr Sekret zwischen diesen hindurch mittels **interzellulärer Sekretkanälchen.** Die mit vielen Mikrovilli versehenen **intrazellulären Sekretkapillaren** erstrecken sich am Kern vorbei bis an die Zellbasis (**Abb. 320**). Mit ihnen im funktionellen Zusammenhang stehen Cytoplasmaareale, die durch glatte Membransysteme, vor allem Tubuli, ausgezeichnet sind, die in eine feinfibrilläre Masse eingebettet sind und die bei Einsetzen der HCl-Sekretion an Zahl und Umfang abnehmen. Gleichzeitig vermehren und verlängern sich die intrazellulären Sekretkapillaren (besser: sekretorische Canaliculi), besonders deren Mikrovilli, und vergrößern damit die Zelloberfläche um das 5fache. Das übrige Cytoplasma ist fein granuliert; die Zellkerne sind kugelig und nicht selten zu zweien in einer Zelle vorhanden.

Die Belegzellen sondern die für die **Bildung der Salzsäure** des Magens notwendigen Bestandteile ab, wobei Cl^--Ionen durch aktiven Transport, die H^+-Ionen im Austausch gegen K^+-Ionen abgegeben werden. Für jedes H^+-Ion, welches in das Drüsenlumen gelangt, wird an der Zellbasis ein Bicarbonat-Ion (HCO_3^-) die Zellmembran passieren. Diese Ionen gelangen auf direktem Wege, nämlich über Kapillaren, die entlang den Drüsenschläuchen zur Oberfläche der Schleimhaut führen, zu den schleimproduzierenden Oberflächenepithelien, wo sie für die Neutralisation von rückdiffundierenden Wasserstoffionen sorgen. Belegzellen des Menschen sezernieren außerdem den **intrinsic factor** (Castle-Faktor), welcher sich mit Vitamin B_{12} verbindet und dessen Resorption im Ileum ermöglicht. Das Fehlen dieses Faktors führt zur perniziösen Anämie.

Im Magen des Säuglings kommt noch ein mit Pepsin nicht identisches, die Milchgerinnung verursachendes Labferment (Chymosin) vor. Es ist unbekannt, welchen Zellen der Magenschleimhaut die Bildung dieses Enzyms zuzuschreiben ist. Auch eine Magenlipase wird gebildet. **Zellen des disseminierten entero-endokrinen Systems** (s. S. 325) kommen in den Hauptdrüsen und den übrigen Magenteilen reichlich in drei Formen vor. (1) EC-Zellen mit basal gelagerten, 300 nm großen Granula, die *Serotonin* enthalten. (2) Die nur im Magen auftretenden ECL-Zellen (Granula: 450 nm) mit *Histamin*produktion. (3) G-Zellen, welche unter Vaguseinfluß *Gastrin* sezernieren. Gastrin stimuliert seinerseits die Haupt- und Belegzellen zur Pepsinogen- bzw. HCl-Abgabe.

Bald nach dem Tode beginnt die *Selbstverdauung der Magenwand* (Gastromalacia acida). Auch bei der Entstehung des Magengeschwüres spielt die verdauende Wirkung des Magensaftes auf die – in der Regel durch eine örtliche Durchblutungsstörung – geschädigte Magenschleimhaut eine Rolle.

In der **Pars pylorica** (**Abb. 317**) enthalten die gewöhnlich hellgefärbten, mukoiden Drüsen – *Glandulae pyloricae* – nur eine einzige Art von Zellen, wenn man von den in den üblichen Präparaten nicht erfaßbaren endokrinen Zellen absieht. Sie sind relativ weitlumig, unregelmäßig gewunden und im Endteil verzweigt, weshalb die Drüsen in den tieferen Abschnitten der Tunica mucosa näher nebeneinanderliegen,

während zwischen den an die Foveolae gastricae angrenzenden Halsteilen reichlich Bindegewebe der Lamina propria mit kollagenen und retikulären Fasern vorhanden ist. Der Zellkern ist je nach Sekretionszustand kugelig und mehr oder weniger basal gelegen oder eingedellt und ganz an die Wand gedrängt. Die Foveolae gastricae sind in der Pylorusgegend wesentlich tiefer als im Magenkörper (vgl. **Abb. 316** und **317**).

Die **Pars pylorica** ist der Teil der Magenschleimhaut, der histologisch durch die Anwesenheit der Pylorusdrüsen gekennzeichnet ist und sich an der kleinen Kurvatur etwa bis zur Incisura angularis, an der großen Kurvatur etwas weniger weit oralwärts ausdehnt. Der *Pylorus* ist der durch den M. sphincter pylori besonders hervorgehobene, distale Abschnitt der Pars pylorica.

Zwischen dem Magenkörper und der Pylorusgegend liegt eine ungefähr 1 cm breite *Zwischenzone,* in welcher Übergangsformen von Gll. gastricae und Gll. pyloricae vorkommen.

Die **Pars cardiaca** umfaßt einen nur schmalen Streifen am Mageneingang. Hier finden sich ebenfalls mukoide Drüsen – *Glandulae cardiacae* – mit starken Verzweigungen, weitem Lumen und nicht selten cystischen Erweiterungen.

Mikroskopische Differentialdiagnose der verschiedenen Magenabschnitte

Corpus (**Abb. 316** bis **318** und **Abb. 338**) und *Fundus:* Foveolae verhältnismäßig kurz (nur etwa $1/5$ der Schleimhautdicke von 1–1,5 mm); dicht gelagerte, englumige gestreckte Drüsenschläuche mit verschiedenen Zellarten (**Abb. 318, 319**).

Pars pylorica (**Abb. 319**): Foveolae eindeutig länger (rund $2/5$ der Schleimhautdicke); Drüsen, deren Lichtung weiter ist und die wegen ihres gewundenen Verlaufs kaum je längs geschnitten und weniger dicht gelagert sind (Verzweigungen besonders gegen Drüsengrund hin); dazwischen reichlicher Bindegewebe der Lamina propria (mit vielen freien Zellen); nur eine Art von hellen (mukoiden) Drüsen-Zellen; gelegentlich Lymphknötchen.

Pars cardiaca (nur etwa 1 cm breit): Ähnliche Drüsen wie in der Pylorusgegend, aber unruhigeres Bild und Drüsen oft mit besonders weiten Lumina (ampulläre Erweiterungen); nicht selten Lymphknötchen. Eventuell Übergang in Oesophagus.

Auch mit dem *Dickdarm* sollte die Pars pylorica nicht verwechselt werden (vgl. **Abb. 340** und **Tab. 47**, S. 294), sind doch dort die Epitheleinsenkungen (Krypten) geradlinig, unverzweigt und ohne Gliederung in Foveolae und Drüsen. Zudem sind im Dickdarm zwei Arten von Epithelzellen (Saumzellen und Becherzellen) zu erkennen.

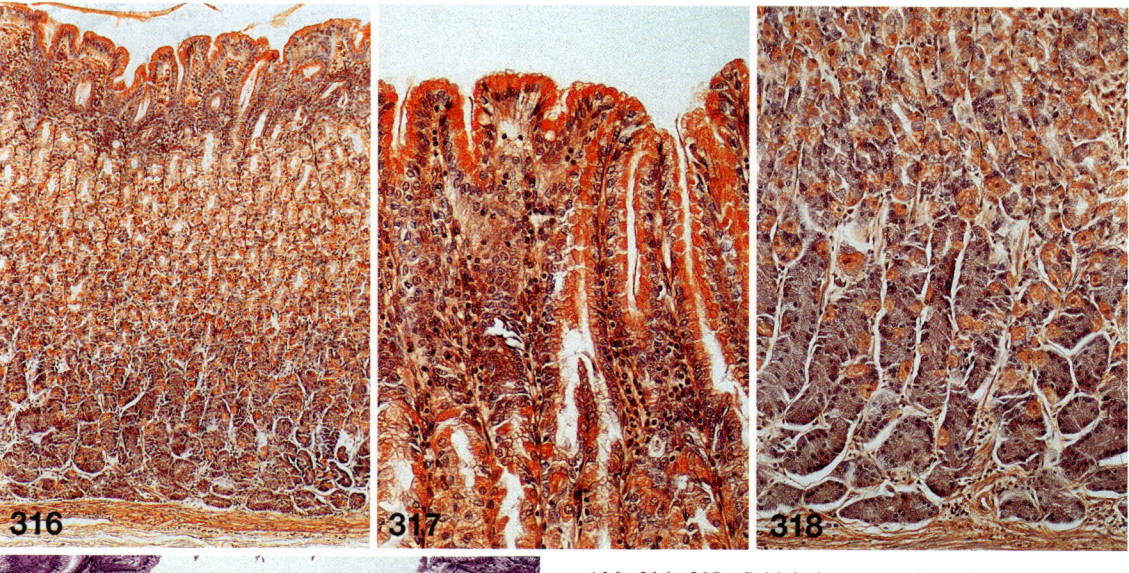

316

317

318

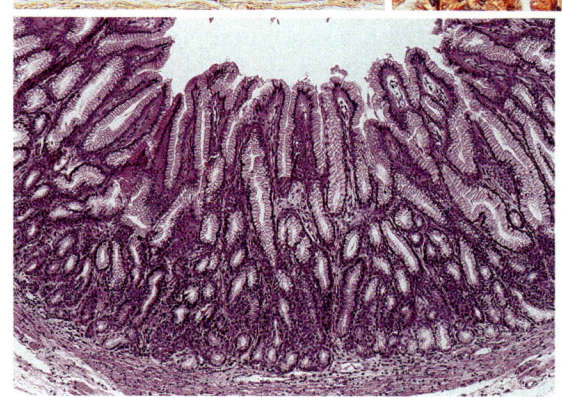

Abb. 316–318: Schleimhaut aus dem Corpus ventriculi (Mensch). Haemalaun-Kongorot-Färbung. **Abb. 316.** Übersicht. Vergr. 50mal. **Abb. 317:** Ausschnitt aus dem lumennahen Teil der Magenschleimhaut. Schleimproduzierende Zellen kleiden die Foveolae gastricae aus. Im Drüsenhals überwiegen Nebenzellen und Belegzellen. Vergr. 100mal. **Abb. 318:** Ausschnitt aus dem basalen Teil der Magenschleimhaut. In den verzweigten Drüsenschläuchen überwiegen Hauptzellen (blau) und Belegzellen (orangerot). Vergr. 100mal.

◁ **Abb. 319:** Schleimhaut der Pars pylorica: Die Foveolae sind tiefer und die Drüsenschläuche kürzer als in der Corpusschleimhaut (vgl. mit Abb. 316). H.-E.-Färbung. Vergr. 50mal.

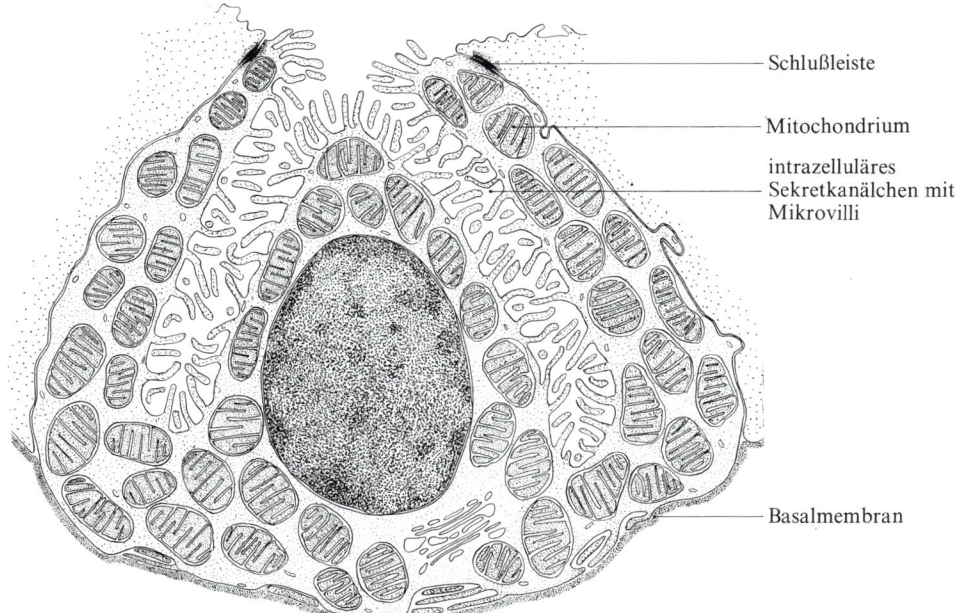

Schlußleiste

Mitochondrium

intrazelluläres
Sekretkanälchen mit
Mikrovilli

Basalmembran

Abb. 320: Glandula gastrica. Leicht schematisierte Zeichnung einer Belegzelle mit sog. intrazellulären Sekretkanälchen und sehr vielen Mitochondrien. (Be.)

F. Dünndarm

Durch die Ausbildung von Zotten (Villi intestinales), Krypten und Ringfalten (Plicae circulares oder Kerckringsche Falten) wird eine für den ganzen Dünndarm charakteristische, gewaltige *Vergrößerung der resorbierenden Schleimhautoberfläche* erzielt (durch Kerckringsche Falten und Zotten wird eine Flächenzunahme um das 30fache und unter Berücksichtigung der Mikrovilli um nochmals das 30fache auf das 900fache der «Grund»fläche von etwa 1 m^2 erreicht).

Die **Plicae circulares** (**Abb. 321** und **339 a–c**) sind bis 8 mm hohe Falten der Schleimhaut und der Tela submucosa; die Tunica muscularis ist an ihrer Bildung nicht beteiligt (im Gegensatz zu den Plicae semilunares coli). Sie sind am besten auf Längsschnitten des Darmrohrs zu sehen; sie umkreisen dessen Umfang zu etwa $^2/_3$ und verschwinden auch bei starker Dehnung der Darmwand nicht. Sie beginnen im Duodenum 2–5 cm hinter dem Pylorus und erreichen schon in der Pars descendens duodeni ihre volle Ausbildung. Ab der Mitte des Jejunums werden sie allmählich niedriger, rücken weiter auseinander und fehlen meistens im unteren Ileum.

Die 0,5–1,5 mm langen **Zotten** (**Abb. 321, 322** sowie **Abb. 330–332**), die der ganzen Dünndarmoberfläche ihr samtartiges Aussehen verleihen und deren Zahl auf etwa 10 Millionen geschätzt wird (10–40/mm^2), sind in den einzelnen Abschnitten ebenfalls etwas verschieden geformt: im oberen Dünndarm breiter, kamm- oder keulenförmig und oft aufgespalten, in seinen unteren Abschnitten schlanker und eher fingerförmig (vgl. **Abb. 339 a–c**). Im Ileum stehen sie nicht mehr so dicht und sind auch weniger lang. Die Hauptaufgabe des Zottenepithels ist die Resorption. In dem vorwiegend mit retikulären Fasern ausgestatteten Zottenstroma liegt unmittelbar unter dem Epithel ein engmaschiges Netz von *Blutkapillaren* (**Abb. 311**), das durch kleine Arterienstämmchen von der Spitze her gefüllt wird. Diese Kapillaren sind von einem gefensterten Endothel ausgekleidet (s. **Abb. 325**). Das Blut sammelt sich in weiter im Innern der Zotten gelegenen Venen. Da *arterio-venöse Anastomosen* vorkommen, braucht während der Verdauungsruhe nicht das gesamte Blut durch das Kapillarsystem zu fließen. Etwa in der Zottenachse verläuft ein Lymphgefäß, das **zentrale Chylusgefäß**[18] (**Abb. 325**). Die Chylusgefäße,

in welche die resorbierten Fette auf dem Weg über das Zottenstroma gelangen (milchige Trübung der Lymphe), münden zusammen mit dem die Krypten umspinnenden Lymphkapillarnetz in den submukösen Lymphgefäßplexus.

Weiter enthalten die Zotten neben feinen marklosen *Nervenfasern* auch *glatte Muskelzellen,* die während der Resorption rhythmische Kontraktionen (*«Pumpbewegungen»*) ausführen: So kommt das Zottenepithel fortwährend mit neuem, resorptionsfähigem Material in Berührung, und zugleich fördern diese Bewegungen den Blut- und Lymphabfluß. Häufig ist das zarte Stroma bei der Fixierung stark geschrumpft, und unter dem Epithel sind künstlich gewebsleere Spalten entstanden (sog. *Gruenhagensche Räume*).

Die etwa 200–400 μm tiefen tubulösen Epitheleinsenkungen (**Lieberkühnsche Krypten**) nehmen analwärts an Länge zu (**Abb. 330** und **332**). Ihre Hauptaufgabe ist die Sekretion, und da sie auch spezifische Drüsenzellen aufweisen (**Abb. 327**), dürfen wir sie als **Glandulae intestinales** bezeichnen. Ferner sieht man in der Tiefe der Krypten – wie in den Foveolae gastricae – häufig *Mitosen* (Generationszyklus 24 h; s. a. **Tab. 11**, S. 96), wobei die neu entstandenen Zellen in etwa drei bis sechs Tagen gegen die Zottenspitze verschoben werden.

Das *einschichtige hochprismatische Epithel* des Dünndarms (**Abb. 322** und **323**) ist mit *Schlußleisten* (S. 91 und **Abb. 23**) versehen und trägt als typische Oberflächendifferenzierung einen sog. **Stäbchensaum** («Saumzellen»). Elektronenmikroskopische Untersuchungen haben ergeben, daß er aus dicht gelagerten fingerartigen Fortsätzen der Saumzellen besteht (Mikrovilli, **Abb. 285, 324**; s. a. S. 30f. sowie **Abb. 17** und **94 b**).

Die *Mikrovilli* haben im menschlichen Jejunum an der Zottenspitze eine mittlere Länge von 1,2–1,5 μm und einen Durchmesser von etwa 0,08 μm. Gegen die Zottenbasis nimmt die Länge ab und die Breite zu, um in den Krypten im Mittel 0,7 bzw. 0,15 μm zu betragen. Auf dem Plasmalemm der Mikrovilli liegt eine ausgedehnte Glykokalyx (S. 30), deren lange Glykoproteinmoleküle zwischen den Mikrovilli und über deren Spitzen einen über 0,5 μm dicken Belag bilden (**Abb. 285**); dieser wird durch proteolytische und mukolytische Enzyme nicht aufgelöst. Im Inneren der Mikrovilli verläuft ein Bündel von Aktin-Filamenten, welches in das Terminalgespinst einmündet, aber nicht zu einer Verkürzung der Mikrovilli beiträgt. Die Aktionen des Terminalgespinstes führt mit seinen Myosinanteilen vielmehr zu einer Oberflächenwölbung der Zelle und einem Spreizen der Mikrovilli (s. S. 30). Der Stäb-

18 *griechisch:* chylós = Saft (im speziellen Fall die Darmlymphe).

chensaum gibt eine positive PAS-Reaktion und ist auffällig reich an verschiedenen Esterasen (vor allem an alkalischer Phosphatase und ATP-ase, ferner an Lipasen) sowie an Glukosidase; die Enzyme sind z.T. in die Membran eingebaut, andere sind an das Faserwerk der Glykokalyx adsorbiert. Dort findet man auch Immunglobulin (IgA)-Proteinkomplexe (**Abb. 328**).

Zwischen den **Saumzellen,** die man auch *Resorptionszellen* nennen kann, sind schleimbildende Drüsenzellen, *Becherzellen* (**Abb. 323**), eingestreut. Diese zeigen keinen Stäbchensaum, und ihre Häufigkeit nimmt analwärts zu. Am Grunde der Glandulae intestinales findet man Grüppchen von **Panethschen Zellen (Abb. 327).** Sie sind beim Erwachsenen im Jejunum und im Ileum zahlreicher als im Duodenum; im Dickdarm fehlen sie meistens. Ihr oft etwas deformierter Kern liegt basal, und supranukleär sieht man grobe, acidophile Sekretkörnchen. Die Ultrastruktur entspricht der von proteinsezernierenden Zellen. Die Bedeutung und die Chemie des Sekretes der Panethschen Zellen ist noch ungeklärt. Es wurde Lysozym nachgewiesen (s. S. 270), woraus man auf eine Einwirkung der Zellen auf die mikrobielle Flora des Darms geschlossen hat.

Es wurde für lange Zeit angenommen, daß ein Teil der im Darmsaft nachgewiesenen Enzyme von der Mukosa produziert würde, ohne mit Sicherheit sagen zu können, um welche Zellen es sich handele. Inzwischen gilt als erwiesen, daß die Enzyme aus den großen Bauchdrüsen eingeleitet und in den Stäbchensaum eingebaut werden. Es handelt sich um eiweißverdauende Aminopeptidasen, disaccharidspaltende Fermente (Glukosidase, Laktase, Maltase) und Lipase.

Im Zottenepithel und dem der Krypten kommen im ganzen Dünn- und auch Dickdarm Zellen des **entero-endokrinen Systems** vor. Als basalgekörnte Zellen – im Gegensatz zu den apikalgekörnten Panethschen Zellen – haben sie einen chromatinarmen Kern und ein helles Cytoplasma (**Abb. 327**). Mehr über diese Zellformen findet man auf S. 325.

In ihrem Vorkommen auf das **Duodenum** beschränkt, und somit für dieses charakteristisch (mikroskopische Diagnostik!), ist eine besondere Art von mukoiden Drüsen: *Glandulae duodenales* oder **Brunnersche Drüsen,** die teilweise noch etwas in der Lamina propria, vor allem aber in der Tela submucosa gelegen sind (**Abb. 326**). Sie schließen sich unmittelbar an die morphologisch mit ihnen eng verwandten, sich histochemisch jedoch etwas anders verhaltenden Pylorusdrüsen an und sind in den oberen Abschnitten des Zwölffingerdarms besonders gut entwickelt. Die submukösen Duodenaldrüsen bestehen aus verzweigten gewundenen Schläuchen mit bläschenförmigen Erweiterungen. Die Zellkerne sind je nach Funktionszustand rundlich oder abgeplattet; das Cytoplasma ist bei den gewöhnlichen Färbungen hell.

Die Brunnerschen Drüsen sezernieren einen alkalischen Schleim, dessen pH-Wert bei 8,2–9,3 liegt und der wegen seines Gehaltes an Bicarbonat eine starke *Pufferkapazität* und einen Schutz gegen die Salzsäure des Magens bietet. Außerdem wird ein Polypeptid, das *Urogastron* produziert, welches die Salzsäurebildung im Magen hemmt und im Dünndarm die Proliferation der Epithelien (in den Krypten) anregt.

In der **Lamina propria** des Dünndarms finden sich viele *freie Zellen* (S. 102). Im ganzen Magen-Darmkanal gibt es einzelne Lymphknötchen (*Noduli lymphatici solitarii,* **Abb. 333**, sowie **Abb. 339b** und **c**); im Dünndarm bleiben sie – zumindest in Duodenum und Jejunum – gewöhnlich innerhalb der Lamina propria und beeinflussen die Schleimhautoberfläche (Verkürzung bis völliges Verstreichen der Krypten und Zotten). Über dem lymphatischen Gewebe sind zwischen den regulären Enterocyten einzelstehende *M-Zellen* (membranous cells, s. u.) verteilt. Sie können abgeflacht sein und tragen weniger dicht stehende aber längere Mikrovilli. Die *Noduli lymphatici aggregati* (**Peyersche Platten, Abb. 329**) des Ileums liegen, mit ihrem längsten Gesamtdurchmesser von 1–12 cm parallel zur Darmachse, in der Regel auf der dem Mesenterialansatz gegenüberliegenden Seite. Sie bestehen aus einer wechselnden Anzahl (5 bis einige Hundert) von dicht zusammengelagerten Lymphfollikeln, die in die Tela submucosa hineinreichen, wodurch die Lamina muscularis mucosae unterbrochen ist.

Die Zahl der Peyerschen Platten wird recht verschieden angegeben (15–50); bei Kindern sind sie – wie die Noduli solitarii – viel häufiger, während sie anderseits im Alter weitgehend zurückgebildet werden. Lymphocyten findet man häufig direkt zwischen den Epithelzellen der Mukosa liegend. Dennoch sollen sie in der Regel nicht in das Lumen übertreten. Die Beteiligung des lymphatischen Systems der Peyerschen Platten – wie auch der Solitärknötchen – an der *örtlichen Abwehr* soll in der in **Abb. 328** dargestellten Weise erfolgen. Ein ausgeprägter Plexus submucosus und Plexus myentericus ist in der Submukosa bzw. zwischen den Schichten der Tunica muscularis (**Abb. 334**) zu finden.

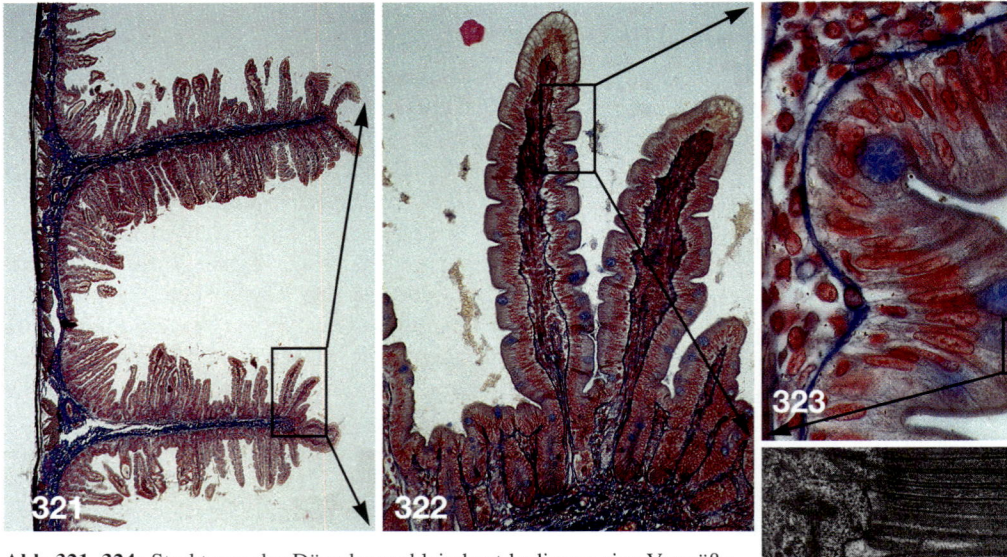

Abb. 321–324: Strukturen der Dünndarmschleimhaut bedingen eine Vergrößerung der resorbierenden Oberfläche: Die Schleimhaut des Jejunum (Abb. 321)
ist durch Plicae circulares aufgefaltet, die ihrerseits mit zahlreichen Zotten
(Villi intestinales: Abb. 322) besetzt sind. Die Saumzellen der Lamina epithelialis (Abb. 323) tragen an ihrer Oberfläche einen Stäbchensaum, der aus eng
stehenden Mikrovilli besteht (Abb. 324). In das Zottenepithel sind Becherzellen eingestreut. Azan-Färbung. Abfolge der Vergr.: 12mal – 100mal – 500mal –
16 200mal.

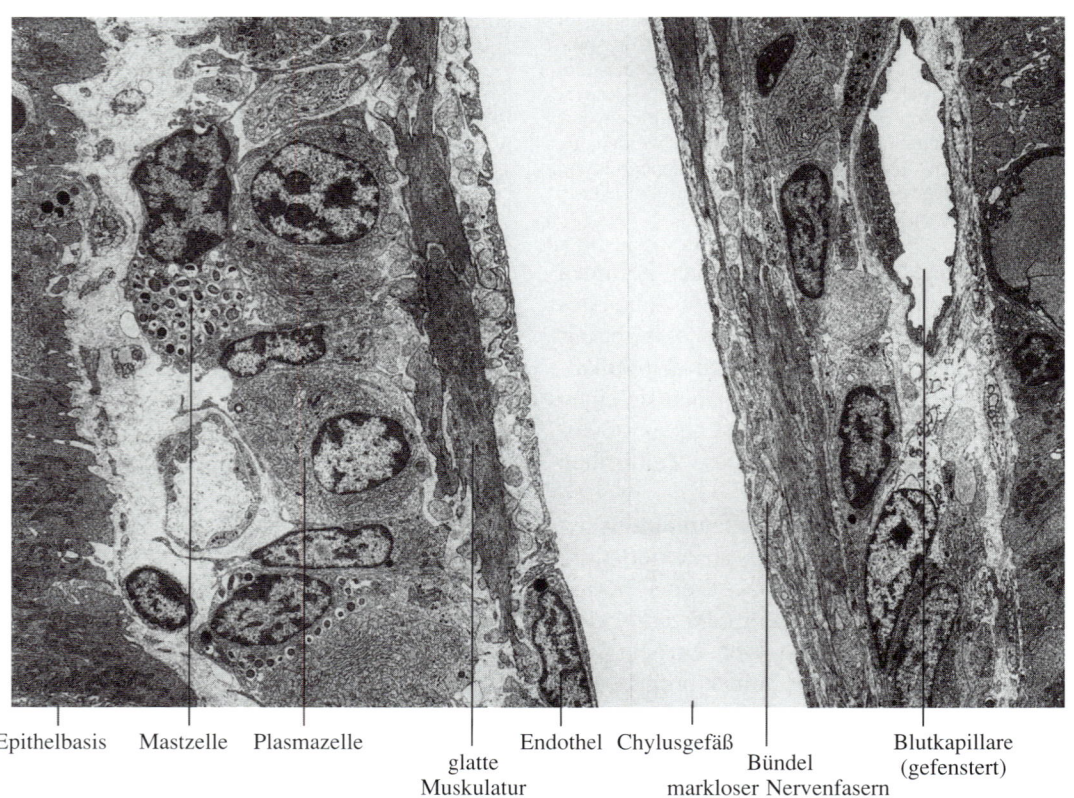

Epithelbasis   Mastzelle   Plasmazelle   Endothel Chylusgefäß   Blutkapillare
                                             glatte   Bündel   (gefenstert)
                                          Muskulatur   markloser Nervenfasern

Abb. 325: Übersicht über die Lamina propria aus der Tunica mucosa (Zottenstroma). Duodenum, Affe. Vergr. 2440mal.

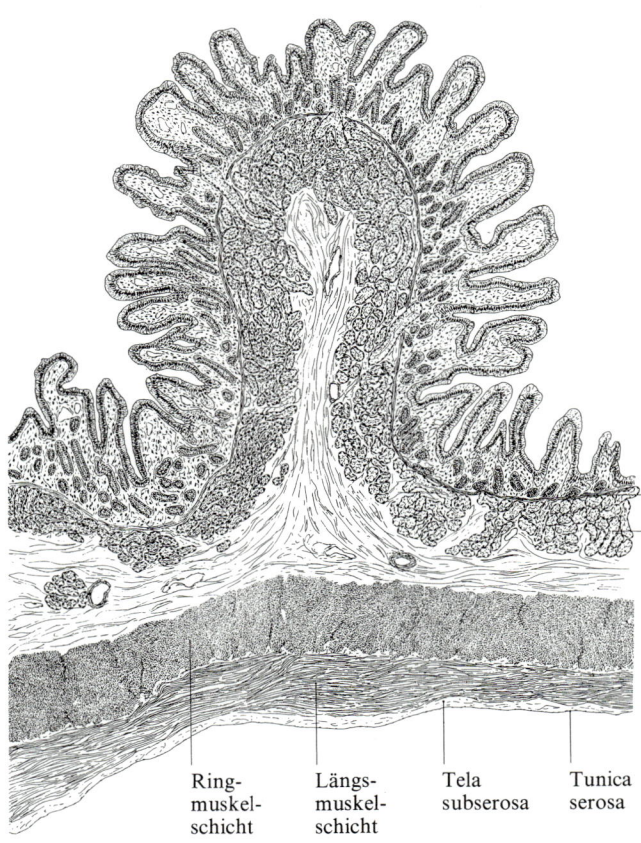

Lamina muscularis
mucosae

Gll. duodenales in
Tela submucosa

Ring-muskel-schicht | Längs-muskel-schicht | Tela subserosa | Tunica serosa

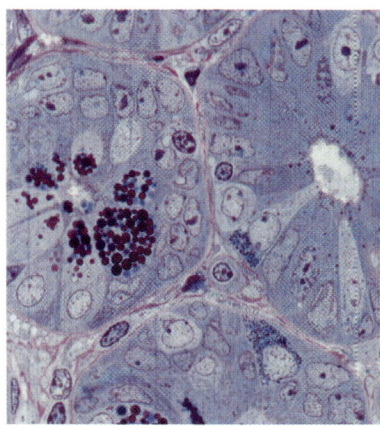

Abb. 327: Querschnitt durch Krypten (Gll. intestinales) des menschlichen Dünndarms: zeigt dichte Saumzellen, basal gekörnte Zellen (entero-endokrines System) und Panethsche Körnerzellen mit apikalen Granula. Vergr. 500mal. Präparat von Prof. Wulfhekel, Bonn.

Abb. 326: Plica circularis, Zotten und Krypten aus einem menschlichen Duodenum (Längsschnitt). Man beachte auch die charakteristische Schichtung der Darmwand und die submukösen Glandulae duodenales. H.-E.-Färbung. Vergr. 25mal. (G.)

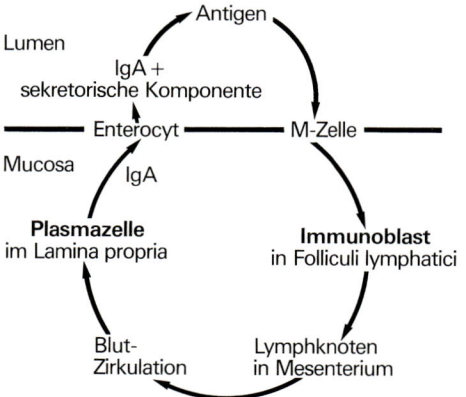

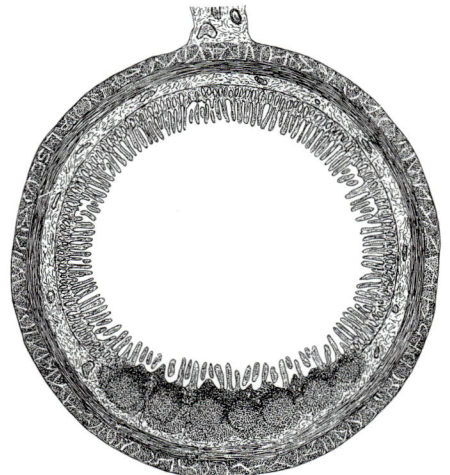

Abb. 328: Schematische Darstellung der Antikörper (IgA)Bildung und Rezirkulation der Lymphcyten im Dünndarm. Die Antigene werden von den M-Zellen aufgenommen und passieren so die Schleimhautgrenze. Sie werden den Immunoblasten des lymphatischen Gewebes zugeführt und veranlassen deren Differenzierung. Über die mesenterialen Lymphknoten und unter weiterer Reifung und Vermehrung gelangen diese als B-Lymphocyten in die Blutzirkulation und wieder in die Darmschleimhaut. In der Lamina propria differenzieren sie sich zu Plasmazellen und sezernieren Immunglobulin (IgA), welches in Enterocyten an eine sekretorische Komponente gebunden

Abb. 329: Menschliches Ileum mit Noduli lymphatici aggregati. H.-E.-Färbung. Vergr. 6mal. (Be.)

und im Darmlumen mit dem Antigen reagiert. Auch von Speicheldrüsen und anderen Schleimhäuten wird IgA sezerniert. Die Bindung an ein Protein schützt das IgA vor lysosomalem Abbau in der Zelle und enzymatischer Zerstörung im Darmlumen.

Mikroskopische Differentialdiagnose der einzelnen Dünndarmabschnitte

Aus der für den ganzen Rumpfdarm charakteristischen Schichtung der Wand läßt sich ohne Schwierigkeiten die *Diagnose Darm* stellen.

Die Beschaffenheit der Schleimhautoberfläche (Ringfalten, Zotten, Krypten) ermöglicht uns die *Diagnose Dünndarm* (s. a. **Tab. 47**, S. 294). Plicae circulares sind nur auf Längsschnitten mit Sicherheit zu finden. Die Krypten sind 200–400 µm tief.

Am Verhalten der Tunica muscularis ist gut ersichtlich, ob ein Darmpräparat längs- oder quergeschnitten ist: Beim Längs- (Quer-)schnitt ist die innere, zirkulär verlaufende Muskulatur quer- (bzw. längs-), die äußere Längsmuskulatur längs- (bzw. quer-)geschnitten.

Krypten und Zotten, welch letztere dem Dickdarm fehlen, sind dann besonders leicht zu unterscheiden, wenn sie – an Schräg- oder Flachschnitten durch die Schleimhaut – quer getroffen sind (**Abb. 330–333**).

Für die *Differentialdiagnose der drei verschiedenen Dünndarmabschnitte* beachte man die nachfolgend nochmals in Erinnerung gerufenen Baueigentümlichkeiten.

Duodenum: Hohe Plicae circulares und dicht stehende, große, plumpe Zotten; submukös gelegene mukoide Drüsen (Gll. duodenales): zusammengedrängt in den oberen Abschnitten, gegen die Flexura duodeno-jejunalis nur noch vereinzelte Drüsenschläuche (anderseits gelegentlich auch einmal auf den Anfangsteil des Jejunums übergreifend); Panethsche Zellen in der Regel zu finden. **Abb. 339a** und **Abb. 326.**

Jejunum: Hohe Plicae circulares und lange Zotten; Panethsche Zellen am Grund der Krypten (Gll. intestinales) **Abb. 339b** und **Abb. 332.**

Ileum: Geringere Oberflächenvergrößerung: niedrige oder keine Plicae circulares, Zotten kürzer und weniger dicht gelagert; Panethsche Zellen am Grund der Krypten (Gll. intestinales); Noduli lymphatici aggregati gegenüber dem Mesenterialansatz (also nur bei geeigneter Lage des Schnittes getroffen). **Abb. 329** und **Abb. 339c.**

G. Dickdarm

Auch beim Dickdarm (**Abb. 335–337** und **340**) können wir *verschiedene Abschnitte* unterscheiden, die wohl nach dem allgemeinen Bauprinzip gebaut sind, im einzelnen jedoch auch mikroskopisch einige Unterschiede zeigen: das Caecum mit der Appendix vermiformis, das Colon und schließlich das Rectum, dessen Schleimhaut im Canalis analis in die äußere Haut übergeht.

Die *Schleimhaut* des ganzen Dickdarms ist *zottenlos,* da die Resorptionstätigkeit nicht mehr groß ist. Die **Krypten** liegen enger nebeneinander und sind wesentlich tiefer als im Dünndarm; ihre Länge nimmt analwärts zu. Das hochprismatische Epithel ist außerordentlich reich an **Becherzellen** (**Abb. 336**), besonders in den Krypten.

Die Gesamtmasse der schleimbildenden Zellen des Dickdarms entspricht einer Drüse von der Größenordnung des Pankreas. Eigene Verdauungsfermente werden von der Dickdarmschleimhaut nicht ausgeschieden: an der Aufspaltung von Kohlenhydraten und Eiweiß (Gärung bzw. Fäulnis) beteiligt sich jedoch die physiologische Bakterienflora. Resorbiert wird vor allem Wasser, wobei es sich größtenteils um eine Rückresorption der mit den Verdauungssäften ausgeschiedenen Flüssigkeit handelt. Bei der Kotbildung wird der Darminhalt auf $1/3$–$1/4$ eingedickt; durch Schleimbeimengungen wird er trotzdem gleitfähig erhalten. Ferner hat der Dickdarm die Fähigkeit der Exkretion und zwar – im Gegensatz zur Niere – von schwerlöslichen Stoffen (z. B. von Calciumphosphat, Metallen, gewissen Medikamenten). Der *Stäbchensaum* ist auf der an das Dickdarmlumen grenzenden Schleimhautoberfläche höher als im Dünndarm, wird jedoch in den Krypten flacher. In diesen kommen *Mitosen* vor, dagegen fehlen hier die spezifischen *Paneth*schen Zellen in der Regel. **Entero-endokrine Zellen** sind im Rectum häufiger als im übrigen Dickdarm.

Die auf die gut ausgebildete *Lamina muscularis mucosae* folgende *Tela submucosa* ist relativ breit und enthält mehr Fettzellen als die des Dünndarms; die Schleimhaut wird damit gegenüber dem Muskelschlauch verschieblicher. Die *Ringmuskulatur* ist überall gleichmäßig stark, während die **Längsmuskulatur** im Caecum und Colon – abgesehen von drei kräftigeren, etwa 1 cm breiten Längsstreifen (**Taenien**) – verdünnt ist.

Für den Dickdarm spezifische Bildungen sind die *Plicae semilunares;* an ihrer Entstehung ist die (kontrahierte) Ringmuskulatur beteiligt. Diese schon makroskopisch sichtbaren Falten, zwischen denen die Dickdarmwand nach außen als *Haustren* vorgebuchtet ist, können verstreichen. Die ebenfalls für das Colon typischen *Appendices epiploicae* sind durch lokale Anhäufungen von Fettgeweben in der Tela subserosa bedingte zottenartige *Vorstülpungen der Serosa.*

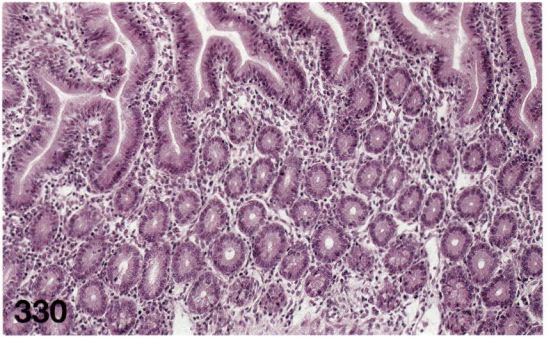

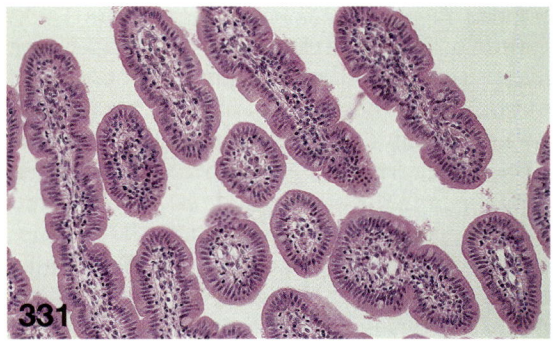

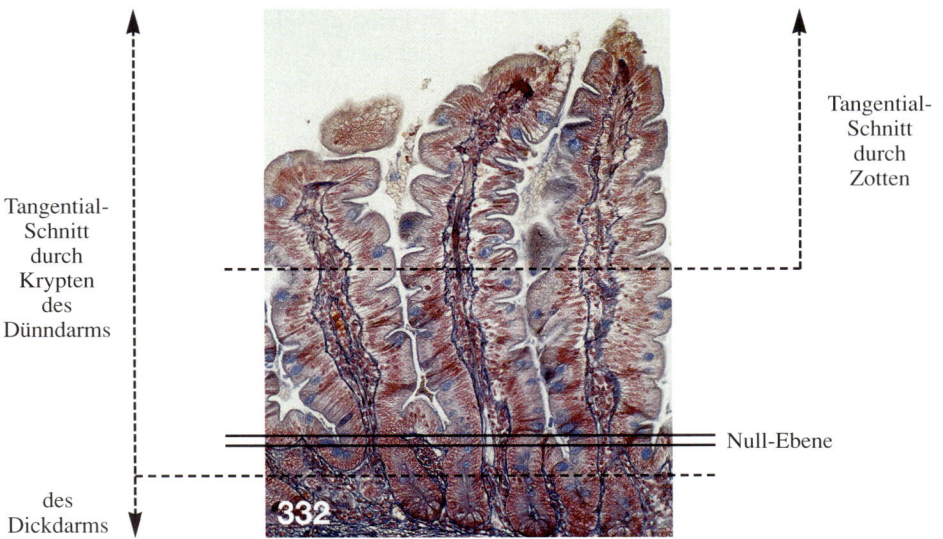

Tangential-
Schnitt
durch
Krypten
des
Dünndarms

des
Dickdarms

Tangential-
Schnitt
durch
Zotten

Null-Ebene

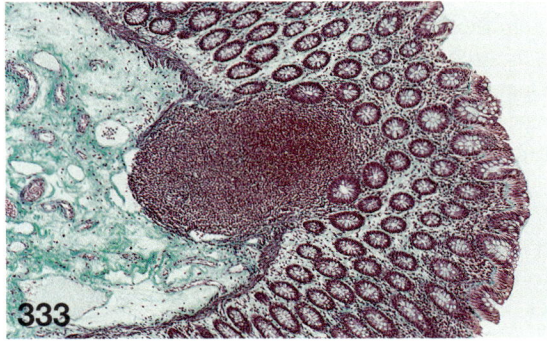

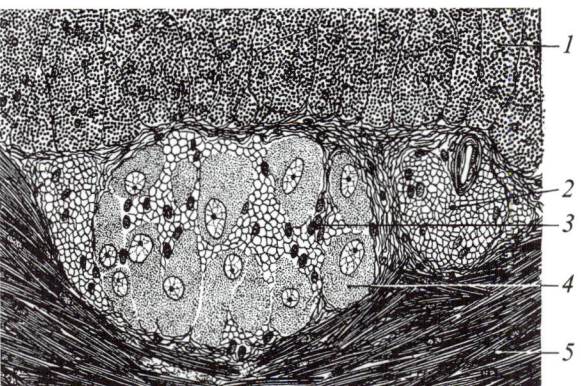

Abb. 330–333: Das Erkennen von Zotten und Krypten und deren Unterscheidung als Merkmale der Dünndarmschleimhaut ist bei senkrechter Schnittführung (Abb. 332) nicht leicht. Erst tangentiale Schnitte (Abb. 331) lassen die Zotten als von Epithel begrenzte Gewebs«inseln» erkennen, die als «Ausstülpungen» in das Lumen (über die Null-Ebene) reichen. Die Krypten treten im Tangentialschnitt (Abb. 330) als von Epithel begrenzte Lumina (Einsenkungen unter die Null-Ebene) in Erscheinung. Die Dickdarmschleimhaut (Abb. 333) zeigt «eingesenkte» Krypten aber keine «ausgestülpten» Zotten. Solitäre Lymphfollikel reichen in Dünn- wie Dickdarm von der Mukosa in die Submukosa (Abb. 333). Azan- und Goldner-Färbung. Vergr. (Abb. 330–332) 100mal, (Abb. 333) 50mal.

Abb. 334: Ganglienzellen und Nervenfaserbündel des Plexus myentericus zwischen der Ring- und der Längsmuskelschicht. Mit dem intramuralen Nervensystem treten sympathische und parasympathische Nerven in Verbindung; jene wirken hemmend, diese fördernd auf die autonome Tätigkeit der Tunica muscularis sowie über den Plexus submucosus sekretionsanregend auf die Darmdrüsen. Jejunum, Mensch. Eisenhämatoxylin-Eosin-Färbung. Vergr. 315mal. (N.)

1 Ringmuskelschicht   4 Ganglienzelle
2 Nervenfaserbündel   5 Längsmuskelschicht
3 Gliazellen

Solitäre *Lymphfollikel* kommen auch im Dickdarm vor und sind hier in ihrer Ausdehnung nicht auf die Lamina propria beschränkt (**Abb. 333**). Eine ganz besonders starke Entwicklung zeigt das lymphatische Gewebe in der **Appendix vermiformis** (**Abb. 335**): Rings um das Lumen findet man recht große Follikel, welche die schmächtige Lamina muscularis mucosae durchbrechen. Die Längsmuskulatur bildet eine gleichmäßige Schicht; gewöhnlich ist noch das **Mesenteriolum** (Mesoappendix) zu sehen.

In verschiedener Beziehung ist der Wurmfortsatz, der nicht selten zum Sitz von Entzündungen wird (Appendicitis, «Blinddarmentzündung»), den Tonsillen zur Seite zu stellen (*«Darmtonsille»;* auch hier stehen Epithelkrypten und lymphoretikuläres Gewebe miteinander in enger Verbindung). Im Lumen findet man gelegentlich sog. *Kotsteine:* kleinerbsengroße Gebilde aus eingedicktem Kot und Schleim, die unter Umständen noch verkalkt sind. In der Appendixschleimhaut kommen neben *chromaffinen Zellen* nicht selten auch *Paneth*sche *Zellen* vor.

Die Schleimhaut ist im **Rectum**[19] etwas dicker als im Colon; die Krypten sind entsprechend länger, dafür aber weniger dicht gelagert. Plicae semilunares, Haustren und Taenien fehlen. Dagegen gibt es im Mastdarm meist drei unverschiebliche Plicae transversales, an deren Aufbau außer der Schleimhaut und der Submucosa auch die Ringmuskulatur etwas teilnimmt. Noduli lymphatici solitarii sind im Rectum noch häufiger als im Colon. Größtenteils fehlt beim Rectum ein Peritonealüberzug, und an seiner Stelle findet sich eine Tunica adventitia.

Wie der Anfangsteil, so ist auch der Endabschnitt des Darmrohrs, der **Canalis analis** (**Abb. 337**), in die Körperwand eingelassen. Allmählich wird das einschichtige hochprismatische Epithel durch das geschichtete Plattenepithel der äußeren Haut abgelöst. Der Darmausgang wird verschlossen durch den aus der Ringmuskelschicht gebildeten Musculus sphincter ani internus (glatte, nicht unserem Willen untergeordnete Muskulatur) und den quergestreiften (willkürlich innervierten) Musculus sphincter ani externus.

Vor dem Übergang des Darmepithels in die Epidermis liegt eine etwas komplizierter gestaltete Zone *(Zona columnaris),* deren Oberfläche etwa sechs bis zehn zierliche Längsfalten (Columnae anales) zeigt. Vor allem unter diesen Schleimhautwülstchen liegen, durch feine Bindegewebskapseln abgegrenzte, dünnwandige arterielle Gefäßkonvolute (mit arterio-venösen Anastomosen). Auf den Längswülstchen erstreckt sich das Plattenepithel gewöhnlich weiter darmaufwärts als in den dazwischengelegenen Buchten (Sinus anales), die häufig noch vom Darmepithel bedeckt sind, womit eine zackige Epithelgrenze zustande

kommt. In die Sinus können Schleimdrüsen (Gll. anales) münden, welche meist rudimentär sind aber zur Entstehung von Analfisteln beitragen können.

Im Bereich des M. sphincter ani internus – in der etwa 1 cm breiten *Zona intermedia sive alba* – ist das geschichtete Plattenepithel zunächst noch dünn und mit der Unterlage wenig verzapft; es besitzt freie Talgdrüsen (ohne Beziehungen zu Haaren). Schließlich erfolgt der Übergang in die *Zona cutanea* mit typischer Epidermis, die hier – in Höhe des M. sphincter externus – durch ziemlich starke Verzapfung und Pigmentierung, ekkrine und apokrine Schweißdrüsen (Gll. circumanales) sowie große Talgdrüsen (in Verbindung mit kleinen Haaren) gekennzeichnet ist.

Mikroskopische Diagnose des Dickdarms

Dickdarmpräparate erkennen wir an der für den Darm charakteristischen Schichtung der Wand und am besonderen Verhalten der Schleimhaut (s. a. **Tab. 47**, S. 294): Lange Krypten mit sehr vielen Becherzellen, gewöhnlich aber ohne Panethsche Zellen; keine Zotten. Relativ kräftige Lamina muscularis mucosae.

Über die Unterschiede gegenüber der *Pars pylorica* des Magens, die vom Anfänger gelegentlich mit Dickdarm verwechselt wird, siehe S. 284. Infolge Kontraktion der Muskulatur zeigt die Schleimhaut des Dickdarms in manchen Präparaten eine gewisse Faltung, die an die Areae gastrica erinnert (**Abb. 336**).

Für die *Differentialdiagnose der verschiedenen Dickdarmabschnitte* beachte man die folgenden Baubesonderheiten:

Colon (**Abb. 340**): Tiefe Krypten (400–600 μm), reichlich Becherzellen; auf Längsschnitten gelegentlich Plicae semilunares, an denen auch die Tunica muscularis beteiligt ist (im Gegensatz zu den Plicae circulares des Dünndarms). Colon transversum und sigmoidum evtl. mit Mesenterium.

Appendix vermiformis (farbige **Abb. 335**): Viel geringeres Kaliber (mittlerer Durchmesser 6 mm) ringsherum eine große Zahl von Lymphfollikeln, welche die Lamina muscularis mucosae durchbrechen; Mesenteriolum (Mesoappendix).

Rectum (**Abb. 337**): Besonders tiefe Krypten (600–800 μm), die aber etwas lockerer angeordnet sind, und massenhaft Becherzellen; keine Taenien; größtenteils Tunica adventitia an Stelle der Tunica serosa. In *Analregion* Übergang des einschichtigen prismatischen Epithels in geschichtetes Plattenepithel, das schließlich verhornt.

---

19 *lateinisch:* rectum (scil. intestinum) = gerade; *griechisch:* proktós = Mastdarm, After.

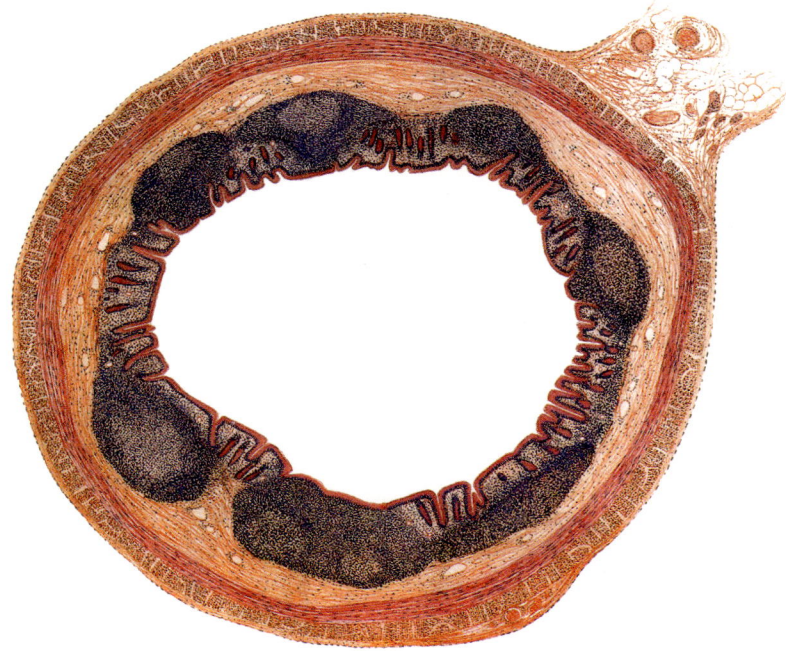

Abb. 335: Querschnitt durch menschliche Appendix vermiformis. H.-E.-Färbung. Vergr. 13,5mal. (N.)

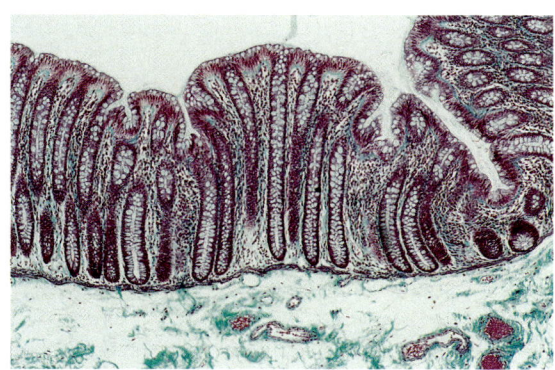

Abb. 336: Schnitt durch Schleimhaut und anschließende Tela submucosa des menschlichen Dickdarms. Saumzellen und zahlreiche Becherzellen bilden die Lamina epithelialis. Goldner-Färbung. Vergr. 50mal.

Abb. 337: Längsschnitt durch einen Canalis analis ▷ (Mensch). H.-E.-Färbung. Vergr. 4mal. (N.)

1 quergestreifter M. sphincter ani externus
2 Fettgewebe
3 apokrine Schweißdrüsen (Glandulae circumanales)
4 Venenplexus
5 Darmschleimhaut
6 Nodulus lymphaticus solitarius
7 Lamina muscularis mucosae
8 Längsmuskulatur
9 glatter M. sphincter ani internus (Ringmuskulatur)
10 Haar
11 äußere Haut
12 Haarbalg mit Talgdrüse
13 ekkrine Schweißdrüsen

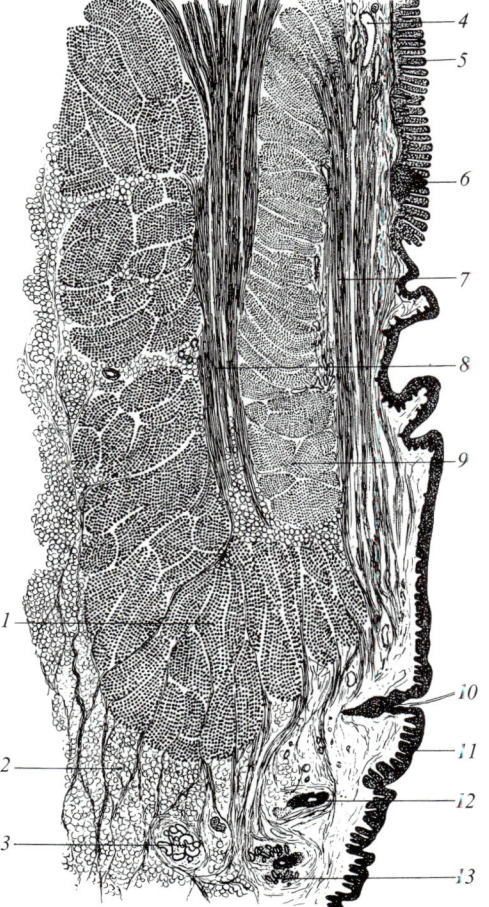

Tabelle 47: Übersicht über einige für die mikroskopische Diagnostik wervolle Baumerkmale verschiedener Abschnitte des Darmrohrs und der Gallenblase (s. Abb. 338–341).

Diagnose	Tunica mucosa	Tela submucosa	Tunica muscularis
Oesophagus (s. a. S. 280)	Längsfalten unverhorntes geschichtetes Platten- epithel Noduli lymphatici solitarii Lamina muscularis mucosae	Gll. oesophageae	Stratum circulare (innen) + longitudi- nale (außen) orales Drittel quergestreifte mittleres Drittel gemischte abormales Drittel glatte Muskulatur
Magen (s. a. S. 282)	Areae und Foveolae gastricae einschichtiges hochprismatisches Epithel tubulöse Drüsen (s. Tab. 46, S. 283) Noduli lymphatica solitarii		glatte Muskulatur: Fibrae obliquae (innen) Stratum circulare Stratum longitudinale
Dünndarm (s. a. S. 286)	Zotten und Krypten (Gll. intestinales) einschichtiges hochprismatisches Epithel mit Stäbchensaum Saumzellen und Becherzellen Panethsche Zellen und basalgekörnte Zellen		glatte Muskulatur (Zweischichtung, s. S. 278)
Duodenum	hohe Plicae circulares Noduli lymphatici solitarii	Gll. duodenales	
Jejunum	hohe Plicae circulares Noduli lymphatici solitarii		
Ileum	Plicae circulares allmählich aufhörend weniger dicht stehend, kürzere Zotten Noduli lymphatici solitarii und aggregati		
Dickdarm (s. a. S. 290)	nur Krypten (tiefer als im Dünndarm) einschichtiges hochprismatisches Epithel mit Stäbchensaum Saumzellen und vor allem Becherzellen Noduli lymphatici solitarii		glatte Muskulatur in zweischichtiger Anordnung Colon: Längsmuskulatur in drei Taenien
Gallenblase (s. a. S. 304)	Falten und Grübchen einschichtiges, hohes prismatisches Epithel		keine Zweischichtung mit reichlich Bindegewebe

H. Bauchfell

Das Bauchfell kleidet als **Peritoneum parietale** die ganze Bauchhöhle aus und überzieht als **Peritoneum viscerale** (**Abb. 342**) die intraperitoneal gelegenen Teile der Bauch- und Beckeneingeweide[20]. Es besteht aus einer epithelialen Lage meist platter Zellen (Mesothelzellen, s. unten), deren freie, mit Mikrovilli versehene Oberfläche feucht («seröse Haut») und spiegelnd ist, und einer Bindegewebsschicht (Lamina propria serosae). Darunter liegt häufig eine Tela subserosa: anderen Organen, z. B. der Leber fehlt eine subseröse Verschiebeschicht.

Die **Mesenterien** besitzen auf beiden Seiten einen Serosaüberzug. Die bindegewebige Zwischenschicht – mit durchlaufenden markhaltigen und marklosen Nerven, Blut- und Lymphgefäßen sowie mit Lymphknoten – ist je nach den mechanischen Anforderungen verschieden stark gebaut.

Das **Netz** (Omentum majus und Omentum minus) ist beim Fetus zunächst eine dünne, aber noch nicht durchbrochene Mesenterialplatte. Allmählich treten an faserfreien Stellen Lücken auf («Netz»), aber überall wird das Netzwerk gegen die Peritonealhöhle hin von Mesothel überzogen (**Abb. 77, 124**).

In einem Präparat vom Omentum majus können wir folgende Zellen finden: 1. Serosaepithelzellen; 2. Fibrocyten mit kleineren, dunkleren und eher spindelförmigen Zellkernen; 3. Fettzellen; 4. freie Zellen und 5. Endothel- und glatte Muskelzellen der Gefäße (s. a. **Abb. 253**).

---

20 *griechisch:* peritónaion, von periteínein = umspannen, darüberspannen.

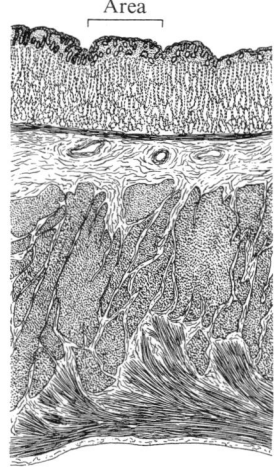

Area

Abb. 338

Abb. 338: Ausschnitt aus der Wand eines Magenkörpers (Mensch). Areae, Foveolae und Glandulae gastricae. Muzikarmin-Hämalaun-Färbung. Vergr. 10mal. (W.)

Abb. 339 a–c: Längsschnitte durch die Wand verschiedener Dünndarmabschnitte (Mensch). H.-E.-Färbung. Vergr. 10mal. – **a** Duodenum mit charakteristischen submukösen Drüsen (s. a. Abb. 326); – **b** Jejunum; – **c** Ileum (s. a. Abb. 329).

Abb. 340: Längsschnitt durch die Wand eines Dickdarms (Mensch). H.-E.-Färbung. Vergr. 10mal. (W.)

Abb. 341: Ausschnitt aus der Wand einer Gallenblase (Mensch). H.-E.-Färbung. Vergr. 20mal. (W.)

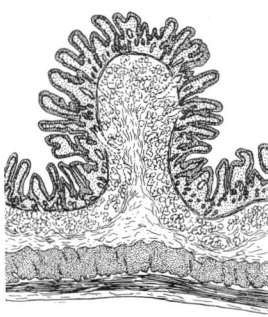

Abb. 339 a

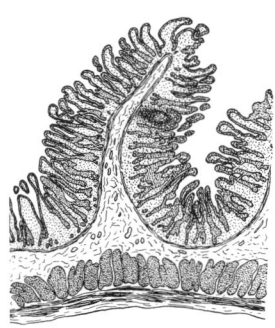

Abb. 339 b

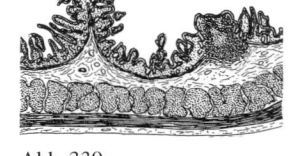

Abb. 339 c

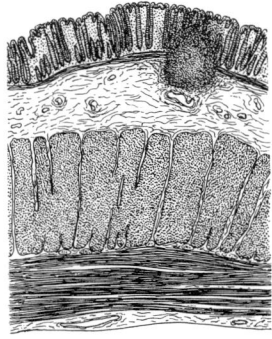

Abb. 340

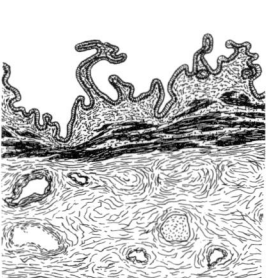

Abb. 341

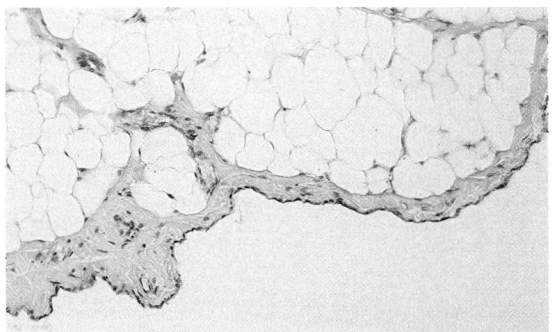

Abb. 342: Peritonealüberzug des Mesenteriolum (Appendix vermiformis: Mensch). H.-E.-Färbung. Vergr. 100mal.

Die *Serosaepithelzellen* (Mesothelzellen) sind platte polygonale Zellen, deren feinzackige Zellgrenzen sich durch Silberimprägnation hervorheben lassen. Die Kerne sind linsenförmig, hell, mit fein verteiltem Chromatin und einigen kleinen Nukleolen. Die Mesothelzellen sind sehr empfindlich und gehen leicht zugrunde (z. B. bei Bauchfellentzündung = Peritonitis); in der Folge kommt es oft zu Verwachsungen.

Der Gehalt der serösen Membranen, insbesondere des Omentum majus, an *freien Zellen* ist biologisch von großer Bedeutung. Überall sind Makrophagen eingestreut, besonders häufig in den als *Milchflecken* bezeichneten perivaskulären Zellanhäufungen; hier findet man auch Lymphocyten sowie nicht selten Plasmazellen und Mastzellen.

I. Leber

Die Leber[21] besitzt oberflächlich eine derbe bindegewebige **Kapsel** (Tunica fibrosa, Glissonsche Kapsel), die jedoch gewisse Volumenschwankungen des Organs zuläßt, und ist – abgesehen vom Verwachsungsfeld mit dem Zwerchfell – noch mit *Peritoneum viscerale* (Tunica serosa) überzogen. Mit den Gefäßästen setzt sich das Bindegewebe ins Innere des Organs fort *(Leberstroma),* wobei es in der gesunden menschlichen Leber aber im wesentlichen auf die unmittelbare Umgebung der interlobulären Gefäße beschränkt ist (Capsula fibrosa perivascularis), während es z. B. bei der Schweineleber die einzelnen Leberläppchen ganz umhüllt (vgl. **Abb. 343** und **344**).

Häufig wird das gesamte endohepatische Bindegewebe in den Begriff *Glisson*sche *Kapsel* miteingeschlossen. Es nimmt mit dem Alter ein wenig zu; eine stärkere Vermehrung ist charakteristisch für gewisse Leberkrankheiten (Lebercirrhose). Im muskelfreien Bindegewebsstroma findet man außer den unten beschriebenen Blutgefäßen und Gallengängen auch *Lymphgefäße,* welche hier – wie in der Kapsel – ein Geflecht bilden, und vor allem marklose *Nervenfasern.*

Das **Leberläppchen** (Lobulus hepatis) ist die morphologische Baueinheit der Leber. Die Läppchen sind von unregelmäßiger länglicher Form und haben Quer- und Längsdurchmesser von 1–1,5 bzw. 1,5–2 mm. Im Schnitt sind sie polygonal und so eng aneinandergedrängt, daß die lobuläre Struktur der normalerweise bindegewebsarmen Menschenleber im Mikroskop nicht auf den ersten Blick zu sehen ist (**Abb. 343**); etwas besser sind sie in Präparaten zu erkennen, deren mehr oder weniger radiär angeordnete intralobuläre Gefäße mit einer farbigen Injektionsmasse gefüllt sind (Gefäßläppchen, **Abb. 345**).

Überall dort, wo drei oder mehr Läppchen mit ihren Kanten zusammenstoßen, bildet die Capsula fibrosa perivascularis einen Bindegewebszwickel (**periportales Feld, Abb. 346a**); hier liegen die zuführenden Blutgefäße – die Venae interlobulares und die auffällig kleinen Arteriae interlobulares – sowie die ableitenden Gallengänge (Ductus interlobulares biliferi). Durch ihre Beziehungen zu den Blutgefäßen werden die einzelnen Lobuli hepatici zum Organ zusammengebaut.

Wie bei den Lungen müssen wir auch bei der Leber einen *Arbeits-* und einen *Ernährungskreislauf* unterscheiden (siehe Kasten).

Die **Pfortader** (V. portae, s. S. 241) bringt der Leber das nährstoffreiche Blut aus dem Magen-Darmkanal, dem Pankreas und der Milz. Dieses venöse Blut, das in den betreffenden Organen schon ein Kapillarnetz passiert hat, muß in der Leber ein zweites Mal ein kapilläres Gefäßsystem durchfließen (venöses Wundernetz). Zunächst gelangt das Pfortaderblut in die **Venae interlobulares** der Bindegewebszwickel; jene haben in ihrer Wand ringförmig angeordnete glatte Muskelzellen. Von ihnen gehen muskelfreie Äste – *Venulae interlobulares* – ab, die zwischen je zwei aneinanderstoßenden Leberläppchen an deren Oberfläche ein präkapilläres Netz bilden, und aus ihm werden dann in beide benachbarten Läppchen die intralobulären Gefäße abgegeben. Die Läppchenkapillaren oder *Sinusoide* verlaufen zwischen den Leberzellbalken auf die in der Läppchenachse gelegene **Vena centralis** zu; mehrere Zentralvenen vereinigen sich zu einer *Sammelvene* (**Abb. 344**). Die

---

21 *lateinisch:* iecur; *griechisch:* hēpar (im Genitiv hépatos).

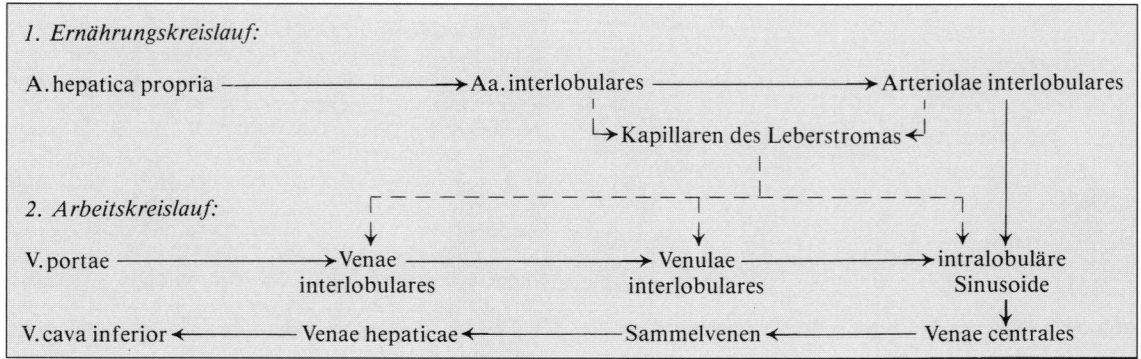

1. *Ernährungskreislauf:*

A. hepatica propria ──────────→ Aa. interlobulares ──────────→ Arteriolae interlobulares
                                                    └→ Kapillaren des Leberstromas ←┘

2. *Arbeitskreislauf:*

V. portae ──────→ Venae   ──────→ Venulae   ──────→ intralobuläre
                  interlobulares   interlobulares   Sinusoide

V. cava inferior ←── Venae hepaticae ←── Sammelvenen ←── Venae centrales

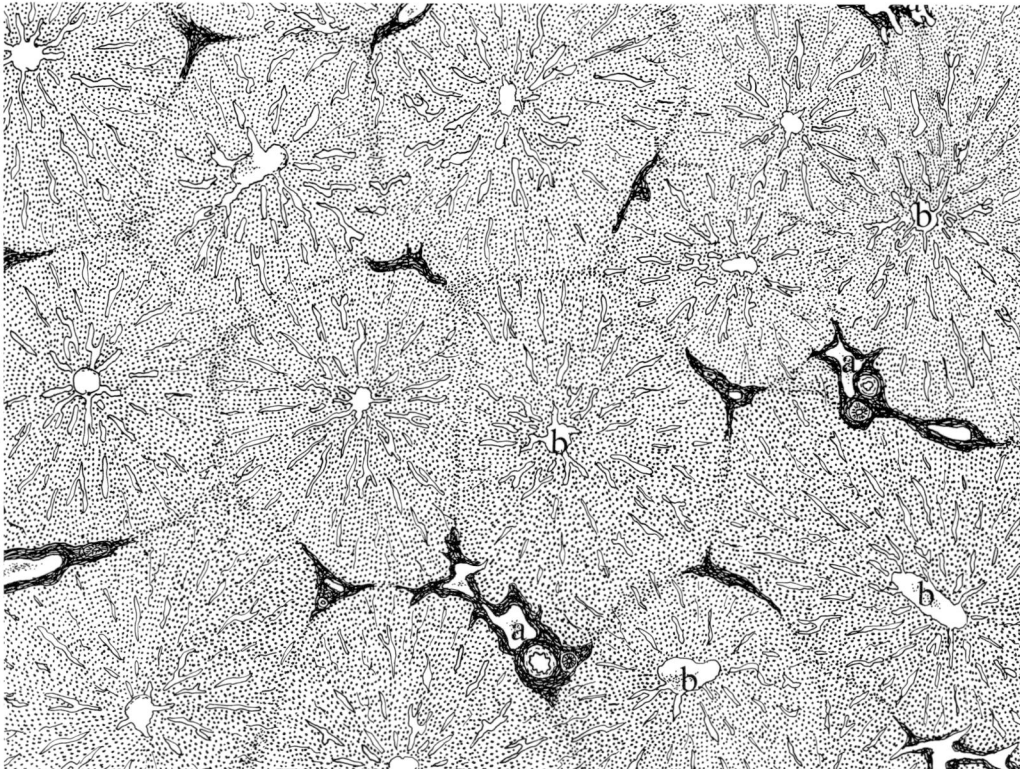

Abb. 343: Wenig deutliche Läppchenzeichnung in der menschlichen Leber. Azan-Färbung. Vergr. 40mal. (Kr.)

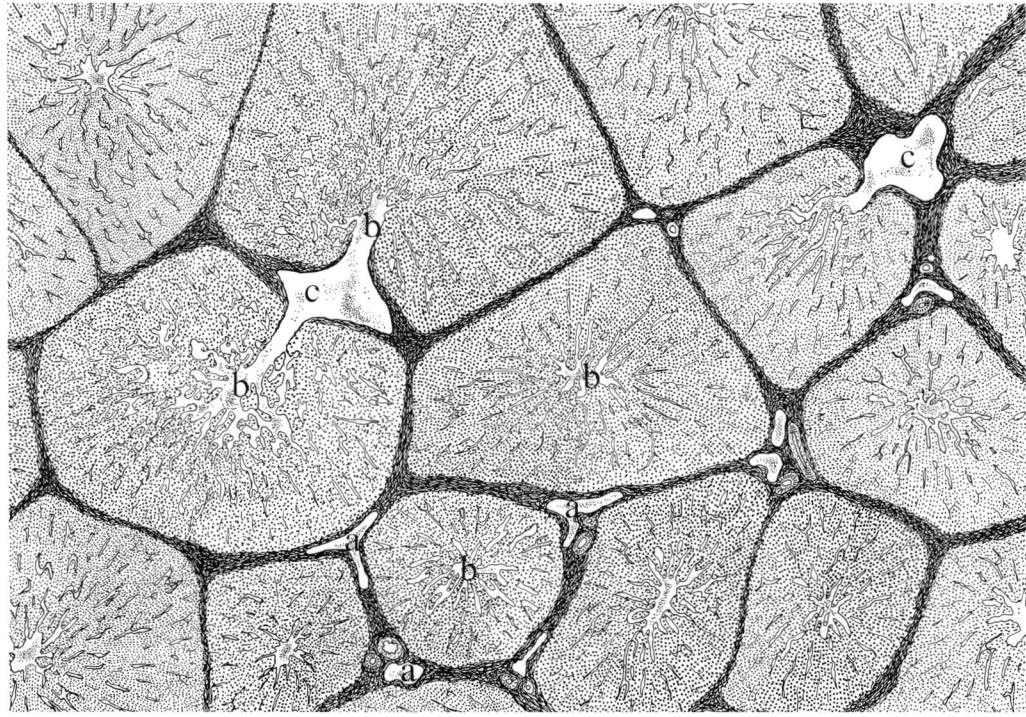

Abb. 344: Deutliche Begrenzung der Läppchen durch perilobuläres Bindegewebe in der Schweineleber. Azan-Färbung. Vergr. 40mal. (Kr.)   *a* Vena interlobularis;   *b* Vena centralis;   *c* Sammelvene

Wand der Zentral- und Sammelvenen scheint lichtmikroskopisch muskelfrei – elektronenmikroskopisch sind aber einzelne Muskelzellen nachweisbar – und besitzt nur sehr wenig Bindegewebe, das sie mit den perikapillären Gitterfasern (s. u.) verbindet. Dann folgen die größeren, extralobulär gelegenen und muskelhaltigen Äste der **Venae hepaticae,** und schließlich münden zwei bis drei Lebervenen in die Vena cava inferior.

Die Äste der Vv. hepaticae sind von den Ästen der V. portae (Vv. interlobulares) schon dadurch leicht zu unterscheiden, daß sie weder von Arterien noch von Gallengängen begleitet werden. Dort, wo sich die Zentralvenen zu *Sammelvenen* (Vv. sublobulares) vereinigen, hängen beim Menschen und den meisten Säugetieren mehrere Leberläppchen miteinander zusammen; so entstehen komplizierte *Sammelläppchen* (im Gegensatz zu den einfachen, gut abgegrenzten Einzelläppchen der Schweineleber beispielsweise). Durch den festen Einbau der Lebervenenäste, insbesondere der dünnwandigen Zentral- und Sammelvenen, wird ihr Kollabieren verhindert. Der Blutabfluß aus der Leber – eines der am besten mit Blut versorgten Organe – wird durch die Sogwirkung der Herztätigkeit gefördert.

Da das Pfortaderblut relativ sauerstoffarm ist, muß das für eine normale Tätigkeit der Zellen unentbehrliche zusätzliche O_2 durch eine **Leberarterie,** die Arteria hepatica propria, herangeführt werden; aus ihr stammen etwa 20% des die Leber durchströmenden Blutes. Ihre kleinen, aber verhältnismäßig muskelkräftigen Äste verlaufen als *Arteriae interlobulares* ebenfalls in den Bindegewebszwickeln. Sie ernähren nicht nur die Organkapsel und das bindegewebige Stroma mit den darin liegenden Gefäßen und Gallengängen, sondern sie beteiligen sich auch an der Bildung der Gefäße an der Läppchenoberfläche *(Arteriolae interlobulares),* über die arterielles Blut direkt in die intralobulären Sinusoide gelangt (**Abb. 351 b**). Im Gegensatz zur Pfortader ist die Leberarterie in der Lage, die Blut- und Sauerstoffzufuhr dem wechselnden Eigenbedarf des Organs anzupassen.

Die vielfach miteinander anastomosierenden **Sinusoide** sind bis 0,5 mm lang, je nach Lage und Funktionszustand 5–15 μm weit und zeigen oft unregelmäßige Ausbuchtungen. In ihnen ist die Blutströmung infolge der starken Verbreiterung der Strombahn wesentlich verlangsamt. Ihre Wand besteht aus einem gefensterten Endothel, welches zusätzlich mit interzellulären Lücken versehen ist (**Abb. 349**), und das einem Gitterfasergerüst aufsitzt. Die venösen Wundernetze – mit einer Oberfläche von etwa 400 m² –

und die Leberzellen, denen beiden eine Basalmembran fehlt, stehen miteinander in enger Verbindung (**Abb. 350**).

Lichtmikroskopisch liegt die Wand der Sinusoide den Leberzellbalken eng an; *perikapilläre Spalträume* – die sog. *Disse*schen *Spalten* – sind bei gut erhaltenem normalem Untersuchungsmaterial im allgemeinen nicht zu erkennen, unter gewissen pathologischen Bedingungen (z. B. beim Leberoedem) indessen sehr auffällig. Elektronenmikroskopisch sieht man immer einen durchschnittlich 0,5–1 μm breiten perikapillären Spaltraum, in den die Mikrovilli der benachbarten Leberzellen hineinragen (**Abb. 347** und **349**). Diese sind somit in direktem Kontakt mit dem durch die interzellulären Lücken hindurchtretenden Blutplasma, was einen raschen Austausch von Stoffen und sogar den Übertritt von Partikeln bis zu einer Größe von 0,5 μm erlaubt. Blutzellen werden zwar an der Passage gehindert, aber der Durchtritt kleiner Fetttröpfchen (Chylomikra: Größe zwischen 100 und 700 nm) und vor allem der Serumlipoproteine wird ermöglicht. Serumlipoproteine werden in der Leberzelle synthetisiert und als 30–100 nm große VLDL-Partikel in den Disseschen Raum ausgeschleust, von wo sie leicht in das Blut übertreten können.

In dem perikapillären Spalt läßt sich durch eine Gold-Imprägnationsmethode und im Elektronenmikroskop eine weitere Zellform nachweisen. Diese Zellen fallen durch mitunter sehr große Fettvakuolen im kernnahen Cytoplasma auf, weshalb sie als *Fettspeicherzellen* bezeichnet wurden (Lipocytus perisinusoideus, auch **Ito-Zellen**). Sie gleichen Fibroblasten, besitzen als wesentliches, aber schwer erkennbares Strukturmerkmal lange, verzweigte Zellausläufer, die mit feinen, mikrovilli-artigen Aufsplitterungen zwischen die Mikrovilli der Leberzellen greifen. Diese Zellen wurden ursprünglich von C. von Kupffer als «Sternzellen» beschrieben. Später übertrug man die Bezeichnung – dies durch C. v. Kupffer selbst veranlaßt – auf die phagocytierenden Gefäßwandzellen, eine Bezeichnung, die zusätzlich mit seinem Namen verbunden wurde («von Kupffersche Sternzelle»). Die ursprüngliche Sternzelle, heute als Fettspeicherzelle bezeichnet, ist kein Phagocyt. Sie weist als besonderes Kennzeichen einen hohen Gehalt am Vitamin A auf. Über ihre eigentliche Aufgabe herrscht Unklarheit.

Nach neueren Untersuchungen besteht die Zellauskleidung der Sinusoide aus zwei Populationen: den äußerst dünnen *gefensterten Endothelzellen* (**Abb. 349**), die keine Phagocytosefähigkeit aufweisen, und den weniger zahlreichen, aber größeren **Kupffer-Zellen** (**Abb. 346 b**), die speichern und phagocytieren können und auch eine besondere Form der Mikropinocytose aufweisen. Die letztgenannten, amöboid beweglichen Zellen sind *Makrophagen* und können durch Vitalfärbung hervorgehoben werden. Sie gehören dem mononukleären Phagocyten-System an; im Vergleich mit den Endothelzellen sind sie strukturreicher (Lysosomen, Phagosomen, Vakuolen, granuläres endoplasmatisches Retikulum).

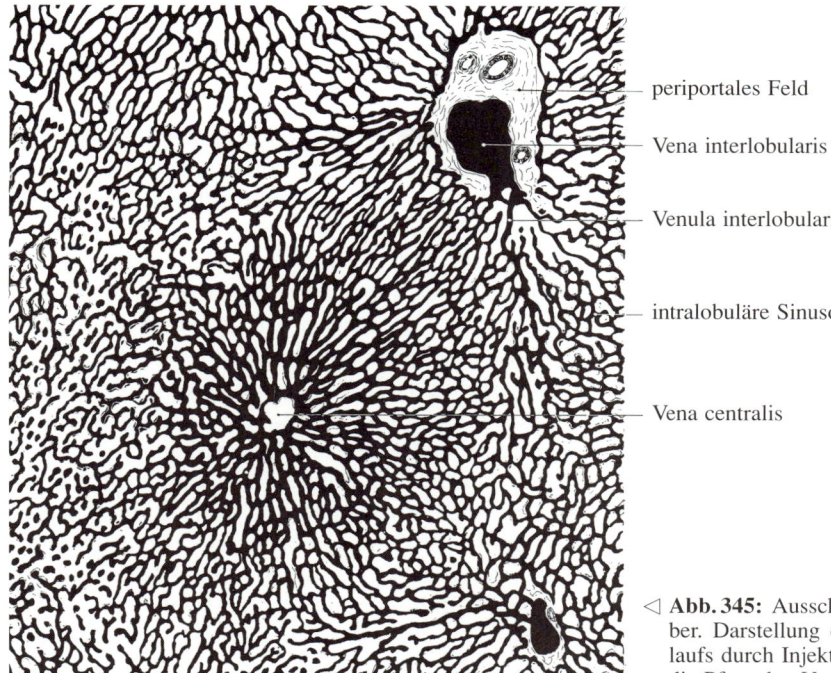

periportales Feld

Vena interlobularis

Venula interlobularis

intralobuläre Sinusoide

Vena centralis

◁ **Abb. 345:** Ausschnitt aus einer menschlichen Leber. Darstellung der Blutgefäße des Arbeitskreislaufs durch Injektion von Berlinerblau-Gelatine in die Pfortader. Vergr. 75mal. (W.)

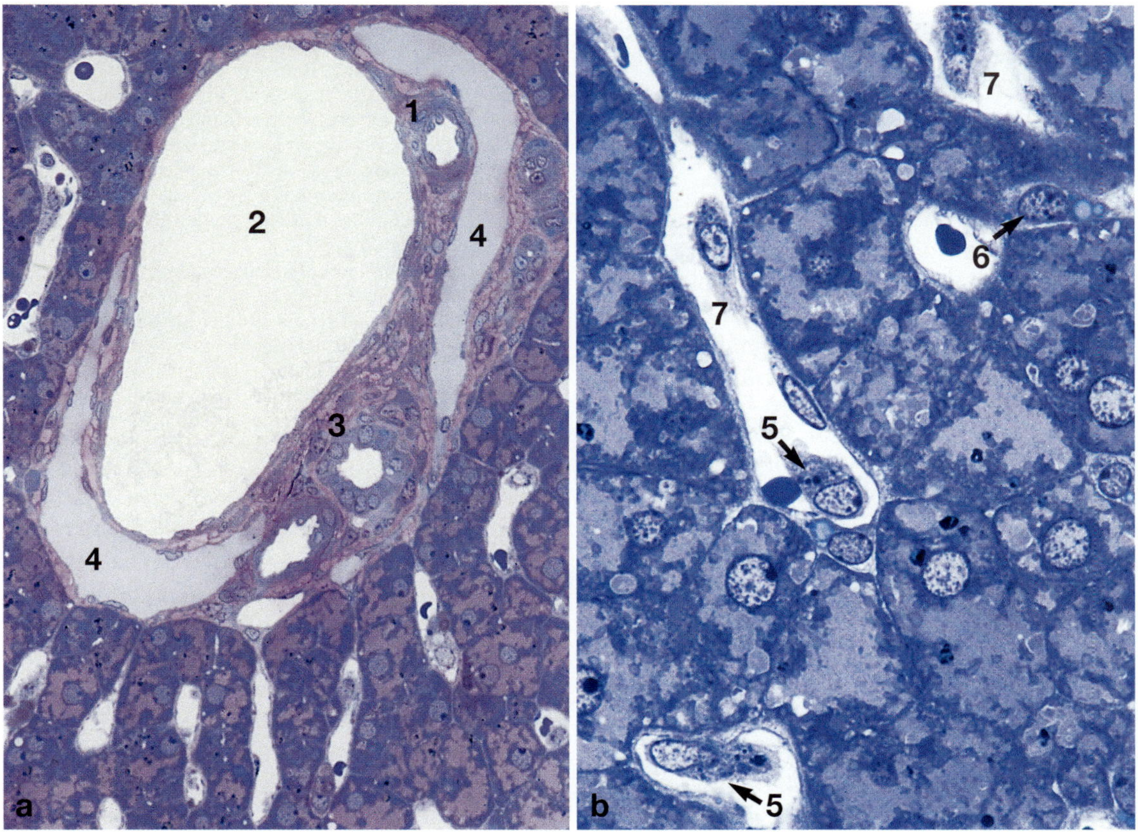

Abb. 346: – a Periportales Feld mit Glissonscher Trias: *1* Arteria interlobularis, *2* Vena interlobularis, *3* Ductus interlobularis bilifer (Gallengang), *4* Lymphgefäß. – **b** Leberparenchym mit Kupfferschen Zellen (*5*) und Fettspeicherzellen (*6*: Ito-Zellen) entlang den intralobulären Sinusoiden (*7*). Leber, Affe. Semidünnschnitt. Vergr. 400mal.

Da im Gegensatz zur älteren Auffasung keine Übergangsformen zwischen den Endothelzellen und den Kupffer-Zellen vorkommen, muß deren bei bestimmten Funktionszuständen beobachtete Häufigkeitszunahme durch mitotische Teilung oder/und durch Einwanderung aus dem Knochenmark stammender Monocyten auf dem Blutweg erklärt werden. Die *physiologische Bedeutung der Zellen* ist die, gewisse im Pfortaderblut zirkulierende Zellen oder Zelltrümmer (z. B. von Erythrocyten), Bakterien und gelöste Substanzen abzufangen und zu verarbeiten. Sie liegen deshalb besonders an solchen Stellen, wo sich der langsame Blutstrom gut überwachen läßt. In der Regel wird angenommen, daß die Kupffer-Zellen, gemeinsam mit anderen Teilen des mononukleären Phagocyten-Systems, insbesondere dem der Milz (s. a. S. 226), das Hämoglobin zu Gallenfarbstoff abbauen und an die Leberzellen weitergeben; diese scheiden dann die Gallenfarbstoffe in die Gallenwege aus.

Das Leberläppchen enthält zwischen den radiär angeordneten Blutsinusoiden das eigentliche Drüsenparenchym. Dieses besteht aus einem dreidimensionalen Schwammwerk von verzweigten, im allgemeinen eine Zelle breiten, miteinander anastomosierenden **Balken** und Platten. Die einzelnen **Leberzellen** *(Hepatocyten)* sind im Verband polygonal, und ihr Cytoplasma ist je nach dem Funktionszustand und der Lage im Leberläppchen verschieden reich an paraplasmatischen Einschlüssen wie Glykogen (**Abb. 347**), Lipid, Eiweiß, Pigment, (Lipofuszin; evtl. auch Hämosiderin oder Gallenfarbstoffe). Neben der Größenklasse von diploiden Kernen findet man auch solche, deren Volumen zwei- oder seltener sogar viermal so groß geworden ist; Leberzellkerne sind zu 70% tetraploid und zu 1–2% oktoploid. Ferner kommen – mit dem Alter und bei besonderer funktioneller Belastung zahlenmäßig zunehmend – oft *zweikernige Leberzellen* vor (25%) (**Abb. 346 b**).

Über das Vorkommen von *Mitosen* vgl. S. 67. Die Leber hat auch beim Menschen eine gute *Regenerationsfähigkeit,* die sich bei pathologischen Veränderungen zeigt, die einen Parenchymuntergang zur Folge haben, sowie nach partieller Hepatektomie wegen Lebercarcinom. Die Leber, die unter physiologischen Umständen nur eine geringe Mitoserate hat und deren Zellersatz nur gering ist, kann unter den genannten Umständen ihre Proliferationsrate beträchtlich steigern.
   Die *Ultrastruktur der Leberzellen* ist aus den **Abb. 347–349** ersichtlich. Mikropinocytotische Bläschen, freie Ribosomen und endoplasmatisches Retikulum sind in Abhängigkeit von der Zelltätigkeit mehr oder weniger reichlich vorhanden; dieses gehört überwiegend zum granulären Typ (Ergastoplasma), doch kommt – in Zusammenhang mit dem Glykogenstoffwechsel – auch glattwandiges endoplasmatisches Retikulum vor. Die Hepatocyten enthalten viele Mitochondrien. Bestandteile des Golgi-Apparates finden sich, wie die Lysosomen, meistens in der Nachbarschaft der Gallenkapillaren (**Abb. 348**). Mikrovilli sind überall dort zu sehen, wo die Leberzellen an Hohlräume – Gallenkapillaren oder perikapilläre Dissesche Spalten – grenzen (**Abb. 349**).

Zum Leberläppchen gehört außer den Hepatocyten und den Blutsinusoiden noch das System der intralobulären **Gallenkapillaren** (*Canaliculi biliferi,* **Abb. 347, 348, 350**). Diese beginnen im Läppchenzentrum und verlaufen, ebenfalls vielfach untereinander anastomosierend, zentrifugal gegen die Läppchenoberfläche, um schließlich in die interlobulären Gallengänge einzumünden. Die Strömungsrichtung der Galle ist also der des Blutes entgegengesetzt. Die Gallenkapillaren liegen immer interzellulär innerhalb der Zellbalken und -platten. Sie besitzen keine eigene Wandung, sondern werden durch die Rinnen in den Berührungsflächen zweier aneinandergrenzender Leberzellen gebildet, deren Mikrovilli in ihre Lichtung hineinragen und deren Interzellularspalten längs der Canaliculi durch Schlußleisten (**Abb. 348**) abgedichtet sind.

Von den im Zickzack verlaufenden Kanälchen gehen kurze Seitenästchen ab. Die Blutsinusoide sind immer durch Leberzellen von den Gallenkapillaren getrennt. Diese sind ohne spezielle Vorbehandlung, wie z. B. durch Adenosintriphosphatase-Reaktion oder Injektion, lichtmikroskopisch gewöhnlich nicht zu erfassen. Man kann sie aber mittels Fluoreszeinausscheidung am lebenden Versuchstier zeigen (im Fluoreszenzmikroskop mit ultraviolettem Licht). Auch gewisse Röntgenkontrastmittel werden auf diesem Weg ausgeschieden, was für die Darstellung der Gallenblase und der großen Gallenwege von praktischer Bedeutung ist.
   Über kurze, im perilobulären Bindegewebe gelegene **Schaltstücke** (Ductuli biliferi) mit einer Wand aus einfachem plattem bis kubischem Epithel gehen die Gallenkapillaren in die Ductus interlobulares biliferi (s. u.) über. Gallenkapillaren, interlobuläre Gallengänge und extrahepatische Gallenwege bilden das *Drüsenausführungsgangsystem der Leber.* Werden die abführenden Gallenwege durch ein mechanisches Hindernis (Steine, Geschwulst, usw.) verschlossen, so kommt es zu einer Rückstauung der Galle mit Erweiterung der Gallenkapillaren, Schädigung der Leberzellen und schließlich zum Übertritt von Galle ins Blut (Stauungsikterus).

Die **interlobulären Gallengänge** (*Ductus interlobulares*) bilden zusammen mit den interlobulären Ästen der Pfortader und der Leberarterie eine in den Bindegewebszwickeln liegende *Glisson*sche Trias. Ihre Wand besteht aus einer muskelfreien Lamina propria und einem einschichtigen kubischen Epithel. An den verhältnismäßig großen kugeligen, eng aneinandergereihten Zellkernen sind die Gallengänge gut zu erkennen (**Abb. 346 a**).

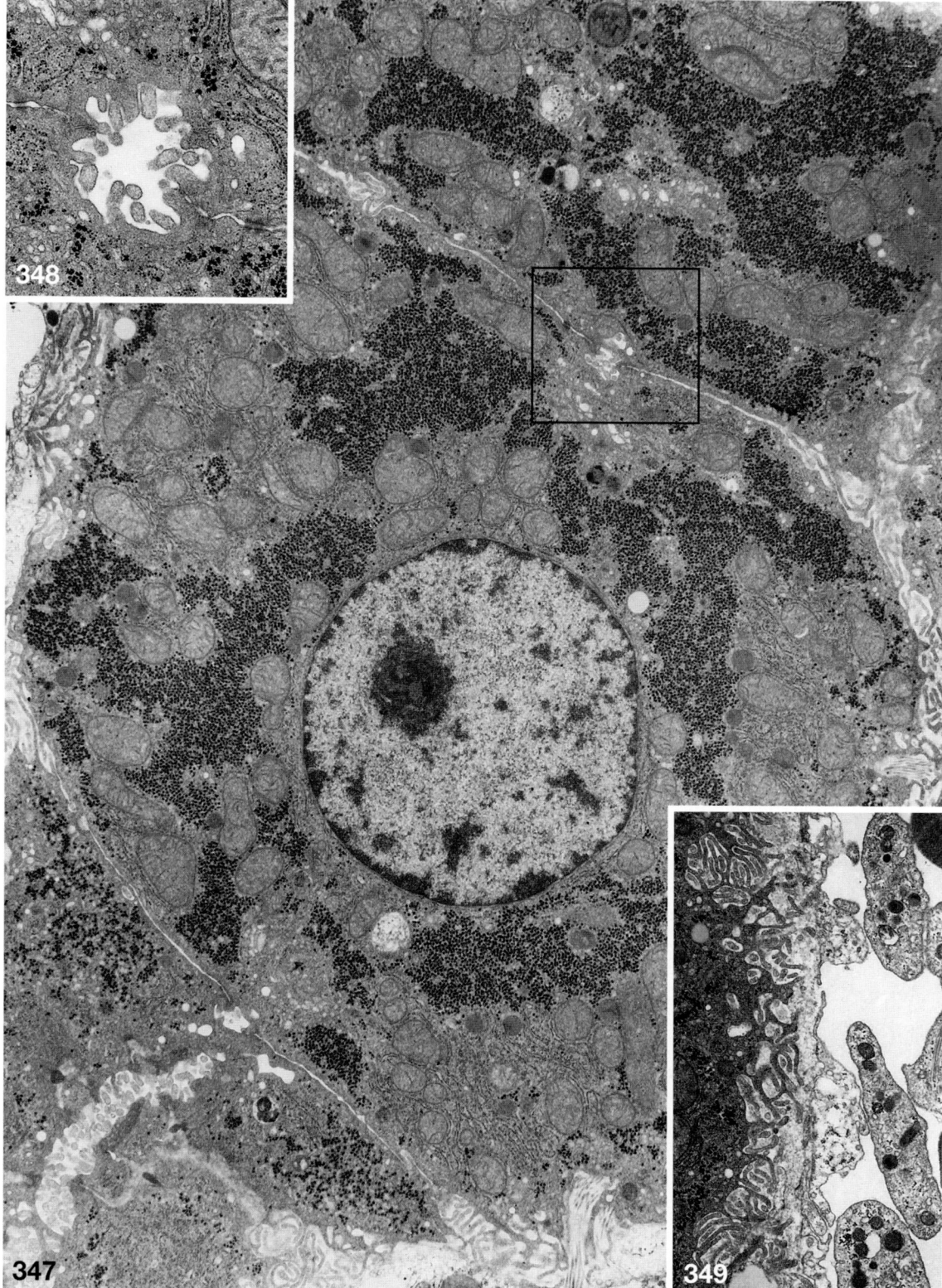

Abb. 347–349: Leberzelle. Eine Gallenkapillare (Kasten) ist stärker vergrößert wiedergegeben (Abb. 348) sowie die Parenchymgrenze zum Lebersinus (Abb. 349) im Detail dargestellt: Das Endothel begrenzt den perikapillären *Disse*schen Spalt. Im Gefäßlumen mehrere Blutplättchen. Leber. Affe. Vergr. 7600mal, 12500mal und 8800mal.

Zentralvenenläppchen, Portalläppchen und Leberacinus

Funktionsorientierte Überlegungen haben dazu geführt, der zunächst von der Morphologie ausgehenden Gliederung der Leber in Läppchen andere Einteilungsprinzipien zur Seite zu stellen. Das «klassische» Leberläppchen, welches sich mit seiner radiären Anordnung seiner Strukturen um die Zentralvene gruppiert (sog. **Zentralvenenläppchen**), entspricht mit dieser Anordnung nicht dem Läppchen anderer Drüsen, bei dem sich stets der Ausführungsgang im Zentrum befindet. Unter bevorzugter Berücksichtigung des Drüsencharakters der Leber hat man das *Portalläppchen* konzipiert (**Abb. 351 a**). In dem Portalläppchen ist nicht nur die Strömungsrichtung des Blutes – nämlich von zentral nach peripher – gegenüber dem Zentralvenenläppchen umgekehrt, sondern die Gallenflüssigkeit wird, wie bei jedem Drüsenläppchen, in das Zentrum geleitet, in den im periportalen Feld liegenden Gallengang. So sehr diese Betrachtungsweise die Drüsenfunktion der Leber unterstreicht, haben andere Überlegungen zur Formulierung einer weiteren funktionellen Lebereinheit geführt, zum **Leberacinus**. Verschiedene Verteilungsmuster von z. B. Enzymen und Vorgänge, insbesondere auch pathologische Bedingungen wie z. B. Durchblutungsstörungen, lassen sich besser erklären, wenn man das Leberparenchym in Zonen gliedert, die sich beidseits der interlobulären Grenzfläche in zwei benachbarte Zentralvenenläppchen erstrecken (**Abb. 351 b**). Dieser Auffassung folgend ist das «innere» Zonenpaar 1 ein besonders mit Sauerstoff gut versorgter Bereich, während die Zonen 3, die sich den Zentralvenen anlegen, von Blut erreicht werden, welches bereits die Hauptmenge des Parenchyms (Zone 1 und 2) durchströmt hat, sauerstoffarm und durch den Metabolismus der Leberzellen verändert ist. Jedes der drei Konzepte hat je nach den Erfordernissen der Betrachtungsweise seine Berechtigung. Der Anfänger wird für das Verständnis der Leberarchitektur ohne das klassische Leberläppchen nicht auskommen. Steht die Leber als exokrine Drüse oder als in besonderer Weise blutdurchströmtes Stoffwechselorgan im Mittelpunkt der Überlegungen, werden das Portalläppchen oder der Leberacinus als Modell hilfreich sein.

Funktion der Leber

Die Leber entnimmt dem Blut Stoffe, verarbeitet und speichert sie und gibt wieder Stoffe – wie z. B. Cholesterin – an das Blut ab; sie spielt auch im Intermediärstoffwechsel des Körpers eine dominierende Rolle. Die Leber hat einen sehr wesentlichen Einfluß auf den Kohlenhydrat-, Fett- und Eiweißstoffwechsel (z. B. Aufbau von Plasmaproteinen). Ferner beteiligt sie sich an der Eliminierung schädlicher Stoffe (Entgiftungsreaktionen, z. B. Paarung mit Glukuronsäure; Eingreifen der Kupffer-Zellen). Dazu kommt die Gallensekretion von 600–800 ml im Tag.

Neben zeitlichen Funktionsunterschieden *(Tagesrhythmus)* besteht in den oben beschriebenen *Leberläppchen- bzw. Acinus-Zonen eine quantitativ und qualitativ verschiedene Stoffwechselaktivität,* was auch elektronenmikroskopisch und histochemisch zum Ausdruck kommt. Die Mitochondrien beispielsweise sind in der Läppchen-Außenzone nicht nur größer und zahlreicher, sondern sie unterscheiden sich auch morphologisch und biochemisch von denen der Innenzone. In der Zone 1 des Leberacinus ist der Succinodehydrogenasegehalt größer, aber auch die im Cytoplasma histochemisch nachweisbare Aktivität der Cytochromoxydase sowie die der Glukose-6-Phosphatase und der Phosphorylase ist höher, während die Innenzone beispielsweise mehr Milchsäuredehydrogenase aufweist. Man darf daraus schließen, daß die Zone 1 des Acinus für die biologische Oxydation und die oxydative Phosphorylierung, die zentrale Zone (3) für die anaerobe Glykolyse besser ausgerüstet ist.

Das Blut kommt zuerst mit den Zellen der Läppchenperipherie in Berührung, und es besteht gegen die V. centralis hin ein Konzentrationsgefälle, welches sowohl den Sauerstoff wie die Nährstoffe oder andere im Blut gelöste oder suspendierte Substanzen betrifft. Ist der Sauerstoffgehalt des Blutes herabgesetzt, wie z. B. bei chronischen Anämien, so bekommen vor allem die Zellen im Läppchenzentrum nicht mehr genügend O_2, und infolge einer Stoffwechselstörung entsteht eine zentrale, feintropfige Leberverfettung. Anderseits führen ein übermäßiges exogenes (alimentäres) oder endogenes Fettangebot (durch verstärkte Mobilisation von Depotfett) sowie gewisse toxische Schädigungen zunächst zu einer peripheren, großtropfigen Verfettung. Unter physiologischen Bedingungen erfolgt die Fettaufnahme und -verarbeitung gleichfalls überwiegend in der Peripherie der Lobuli. Die menschliche Leber hat jedoch keine große Bedeutung als Fettspeicherorgan (im Gegensatz zur Fischleber: Lebertran); sie enthält aber viel Vitamin A. Das Glykogen wird ebenfalls zuerst in der Läppchen-Außenzone eingelagert. Die Gallenflüssigkeit enthält das mit Glukuronsäure konjugierte Bilirubin, dazu Gallensäuren, Fettsäuren, Cholesterin, Lecithin und viele Elektrolyte.

Mikroskopische Diagnose der Leber

Für die mikroskopische Diagnose der Leber sind charakteristisch: der Läppchenbau (**Abb. 343 und 344**), im Zentrum jedes Läppchens die Vena centralis, die mehr oder weniger radiär gestellten Sinusoide und Epithelzellbalken, die interlobulären Bindegewebszwickel mit Blutgefäßen (Aa. und Vv. interlobulares) und Gallengängen (Ductus interlobulares) (Trias).

Abb. 350: Inter- und intralobuläre Blut- und Gallengefäße. ▷
Man beachte auch die engen Beziehungen der Leberzellen
zu den Blutsinusoiden einerseits und den über ein kurzes
Schaltstück in den Ductus interlobularis mündenden Gallenkapillaren anderseits. Umgezeichnet nach R. Zingg
1967. (M.)
1 Vena interlobularis
2 Ductus interlobularis
3 Arteria interlobularis
Dünnwandige Lymphgefäße kommen regelmäßig in den
periportalen Feldern vor. Die Äste der Vv. hepaticae verlaufen immer isoliert; sie sind lichtmikroskopisch muskelfrei. Interlobuläre Gallengänge sind muskelfrei und unterscheiden sich von Blut- und Lymphgefäßen durch ihr
(iso-)prismatisches Epithel.

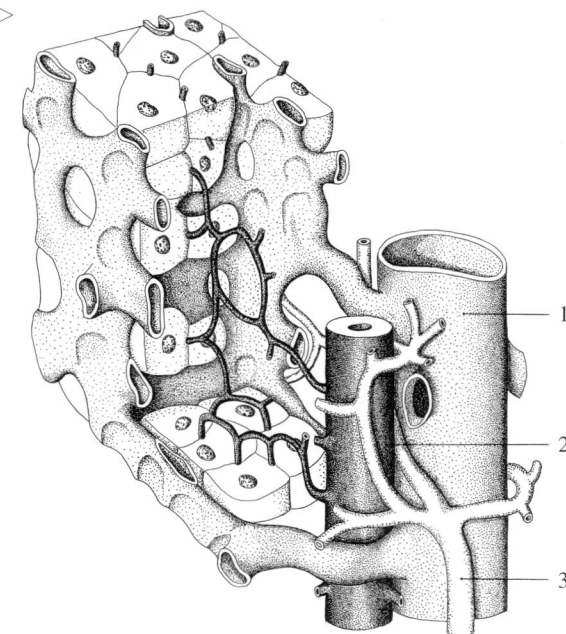

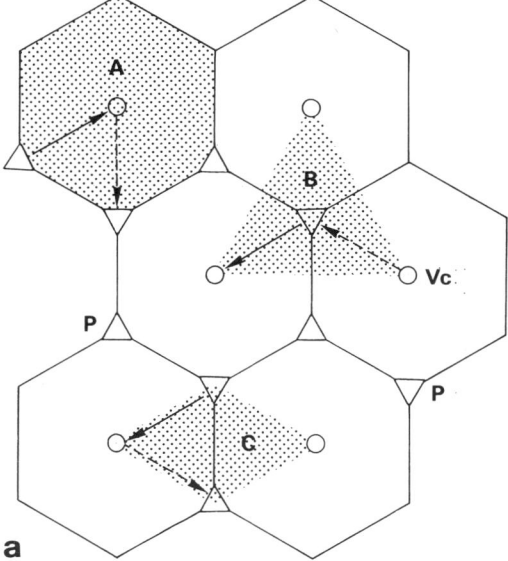

◁ **Abb. 351:** – **a** Schematische Darstellung der Abgrenzung
eines Zentralvenenläppchens (A), eines periportalen Läppchens (B) und eines Leber-Acinus (C). **P** periportales
Feld; **Vc** Vena centralis. – **b** Darstellung eines Leber-Acinus mit Blutzufuhr aus terminalen Ästen der interlobulären Abschnitte der Vena portae und Arteria hepatica.
Es entstehen Zonen unterschiedlicher Sauerstoffversor-
gung (1–2–3) denen Gebiete verschiedener Stoffwechsel-
situationen entsprechen. Auf pathologische Bedingungen
können diese Zonen unterschiedlich reagieren.

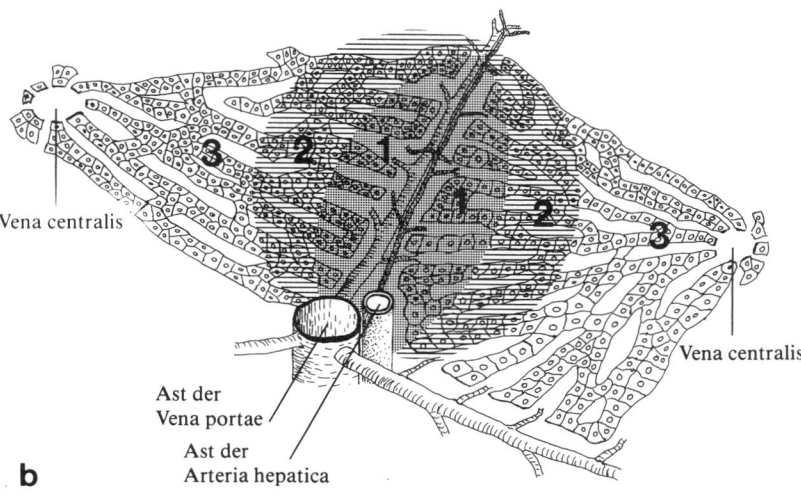

K. Gallenblase und extra-hepatische Gallenwege

In der **Gallenblase** (*Vesica biliaris sive fellea*[22], **Abb. 341** und **352**), deren Wand 1–2 mm dick ist, wird die von der Leber ausgeschiedene Galle gespeichert und durch Wasserrückresorption bis zwanzigfach eingedickt. Dieser Aufgabe entspricht eine Oberflächenvergrößerung der *Tunica mucosa* durch netzartig miteinander verbundene, je nach Dehnungszustand verschieden hohe Falten und dazwischenliegenden Grübchen. Die ellipsoidalen Zellkerne des einschichtigen hochprismatischen Epithels (**Abb. 353**), in welchem ein nur schmaler Stäbchensaum und Schlußleisten nachweisbar sind, liegen in der basalen Zellhälfte. Die feinfaserige Lamina propria enthält neben Fibrocyten reichlich freie Zellen und ein feines, subepitheliales Gefäßnetz.

Für die Annahme, daß die mehrheitlich mitochondrien- und ribosomenreichen Epithelzellen der Gallenblase auch sezernieren, spricht neben dem gut entwickelten Golgi-Apparat auch die Anwesenheit von mukopolysaccharidhaltigen Prosekretgranula in der apikalen Zellhälfte. Das Sekret bildet auf der Epitheloberfläche einen schleimigen Belag, der die Mucosa intra vitam vor der mazerierenden Wirkung der Galle schützt. Im Rahmen der Wasserrückresorption weisen die basalen Teile des Epithels streckenweise Veränderungen auf, die mit einer starken Erweiterung der interzellulären Spalten einhergehen (**Abb. 353**; s. a. **Abb. 90**). Postmortal treten sehr rasch Veränderungen auf (Schwierigkeit der Beschaffenheit guterhaltener menschlicher Präparate).
  Unter entzündlicher Reizung treten in der menschlichen Gallenblase Becherzellen auf; ebenso entstehen dann vermehrt mukoide *Drüsen*, die beim Menschen normalerweise nur in der Nähe des Gallenblasenhalses und in den großen extrahepatischen Gallengängen gefunden werden. Dagegen sind die *Luschka*schen *Gänge* gewöhnliche Einsenkungen des Oberflächenepithels, die beim Erwachsenen gelegentlich vorkommen und sich bis in die Muskelhaut hinein erstrecken können.

Die aufgelockerte *Tunica muscularis* besteht aus einem Flechtwerk von Bindegewebsfasern und glatter Muskulatur, deren Bündel ein Scherengitter bilden (aus sich durchflechtenden Muskelfaserspiralen mit vom Collum bis zum Fundus zunehmender Steighöhe); dazu kommt, besonders in der Fundusgegend, lumenwärts noch etwas Längsmuskulatur. Die der Muscularis außen aufliegende, recht breite Schicht aus lockerem faserigem Bindegewebe (*Tela subserosa* oder *Tunica adventitia* je nach der Gegend) enthält die größeren *Blutgefäße* sowie Fettzellen. Auf diese Bindegewebsschicht folgt schließlich

noch – abgesehen vom Verwachsungsfeld mit der Leber, wo die Adventitia auf der Glissonschen Kapsel verankert ist – die *Tunica serosa*.

In allen Wandschichten gibt es Geflechte von *Nervenfasern*, die von außen nach innen immer feiner werden. In der Tunica adventitia sowie in der Lamina propria finden sich auch *Lymphgefäßplexus*.

Die **großen Gallengänge** (Ductus cysticus, hepaticus, choledochus[23]) haben ebenfalls ein hochprismatisches *Epithel*, das einer breiten, recht dicken *Lamina propria* aus kollagenen Faserbündeln und reichlich elastischen Netzen aufsitzt. In allen drei Gängen sind mukoide Drüsen vorhanden (Gallengangdrüsen, Gll. mucosae biliosae). Glatte *Muskelzellen* sind – abgesehen von der vorwiegend zirkulären Muskelschicht an der Mündung des Ductus choledochus in die Pars descendens duodeni (Sphincter ampullae hepatopancreaticae = Sphincter Oddi) – nur in geringer Menge eingestreut.

Besonders im Anfangsteil des *Ductus cysticus* zeigt das Innenrelief eine komplizierte Faltenbildung; dadurch entsteht ein spiraliger Klappenapparat – *Plica spiralis* –, der die Entleerung der Gallenblase erschwert (dazu ist die Gallenblasenmuskulatur nötig), dagegen den Zufluß der Galle nicht behindert.

Mikroskopische Diagnose der Gallenblase
Man beachte die gefaltete Schleimhaut mit dem einschichtigen, auffällig hohen prismatischen Epithel sowie die Tatsache, daß die Muskulatur in der Gallenblase ganz andere Verhältnisse aufweist als im Darm (hier eindeutige Lamina muscularis mucosae sowie Ring- und Längsmuskelschicht der Tunica muscularis) und daß Drüsen und Lymphfollikel in der Regel fehlen.
  Zur Differentialdiagnose siehe auch **Tab. 47**, S. 294 und **Abb. 339–341**.

---

22 *lateinisch:* fel (im Genitiv fellis) = billis = Galle.
23 *griechisch:* kýstis = Blase; cholé = Galle; déchesthai = aufnehmen.

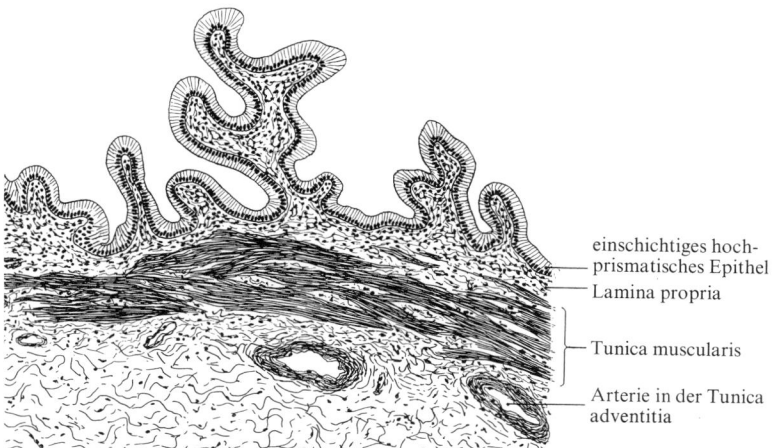

einschichtiges hoch-
prismatisches Epithel

Lamina propria

Tunica muscularis

Arterie in der Tunica
adventitia

◁ **Abb. 352:** Ausschnitt aus einer
Gallenblasenwand (Mensch). H.-
E.-Färbung. Vergr. 80mal. (W.)

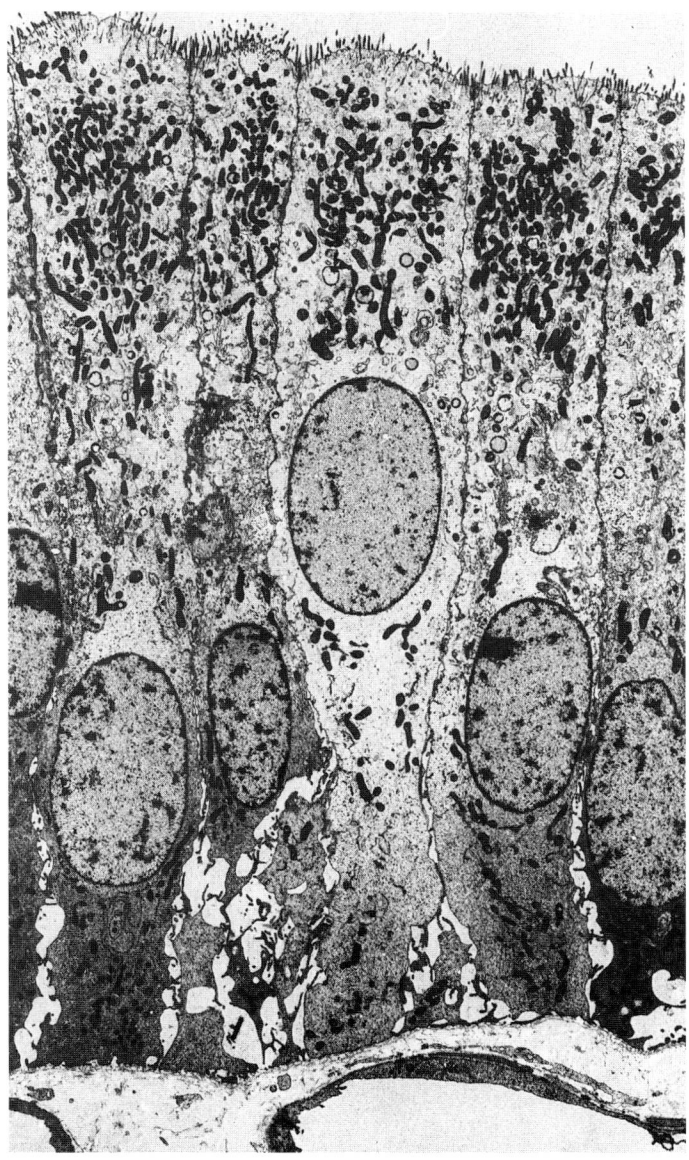

◁ **Abb. 353:** Gallenblasenepithel. Beachte die
Erweiterung der interzellulären Räume
zwischen den basalen Teilen der Epithelzellen, bedingt durch den aktiven Flüssigkeitstransport im Rahmen der Konzentration der
Gallenflüssigkeit. Gallenblase, Affe. Vergr.
26000mal.

L. Bauchspeicheldrüse

Die Bauchspeicheldrüse (Pankreas) enthält nicht nur *exokrine* Zellen, die an ein in die Pars descendens duodeni ausmündendes Ausführungsgangsystem angeschlossen sind und den enzymreichen, alkalischen Pankreassaft liefern, sondern auch 0,5–2 Millionen Inseln von *endokrinem* Parenchym (Inselorgan). Dies entspricht 1–2% des Pankreasvolumens.

Wie die großen Mundspeicheldrüsen zeigt das Pankreas einen *Läppchenbau,* doch ist das feinfaserige interlobuläre *Stroma* – in welchem gelegentlich einmal Lamellenkörperchen zu finden sind – eher spärlich. Auch die bindegewebige *Kapsel* ist nur schwach ausgebildet. Die ventrale Fläche der Drüse ist von *Peritoneum* überzogen.

Der **exokrine Anteil** des Pankreas[24] (**Abb. 357** und **299**) ist eine rein seröse zusammengesetzte Speicheldrüse, deren Acini in gut fixierten Präparaten eng aneinandergelagert sind. Seine *Drüsenzellen* zeigen, vor allem apikal, eine körnige Struktur, die bedingt ist durch die acidophilen Zymogengranula. Diese sind als Prosekretkörnchen anzusprechen; ihre Menge ist vom Funktionszustand abhängig. Das basale Cytoplasma, in welchem kugelige Zellkerne mit großen Nukleolen (Eiweißproduktion, s. S. 78) liegen, ist seines Gehaltes an Ribonukleotiden wegen basophil; elektronenmikroskopisch fällt sein Reichtum an Ergastoplasma auf (**Abb. 355**). Im Pankreas erscheinen die Enden der Schaltstücke gleichsam in die Lichtung der in die Länge gezogenen Endstücke hineingeschoben (**Abb. 354**), weshalb man lumenwärts von den serösen Drüsenzellen den Schaltstückepithelien entsprechende helle Zellen findet: *zentroazinäre Zellen* (**Abb. 355** und **357**). Zwischen den Acinuszellen lassen sich interzelluläre Sekretkanälchen darstellen. Myoepithelzellen kommen im Pankreas nicht vor.

Die **Schaltstücke** sind in der Bauchspeicheldrüse gleich gebaut wie in den Mundspeicheldrüsen; ihr einschichtiges Epithel ist platt bis kubisch (**Abb. 356** und **357**). Sie sind sehr lang, jedoch eng und münden direkt in die Ausführungsgänge, da Sekretrohre fehlen. Die Wand der **Ausführungsgänge,** die intralobulär beginnen, besteht aus einem allmählich an Höhe zunehmenden prismatischen Epithel und einer ziemlich dichten Lamina propria (**Abb. 357**). Die großen interlobulären Gänge besitzen in der

auffällig breiten bindegewebigen Hülle kleine, in die Ausführungsgänge mündende mukoide Drüsen *(Gangdrüsen).*

Die *Blutgefäße* verlaufen – im Gegensatz zu den Mundspeicheldrüsen – in der Regel nicht gemeinsam mit den Ausführungsgängen, sondern, umgeben von lockerem Bindegewebe, auf eigenen Wegen. *Lymphgefäße,* markhaltige und marklose *Nervenfasern* sowie vereinzelte Ganglienzellen können ebenfalls gesehen werden.

Die *Pankreassekretion* wird durch im Duodenum gebildete Stoffe (Sekretin und Cholecystokinin) angeregt. Die Pankreasenzyme (u. a. vor allem Trypsin, Pankreasamylase und -lipase) werden als inaktive Vorstufen ausgeschieden; ihre Aktivierung erfolgt erst im Darmlumen.

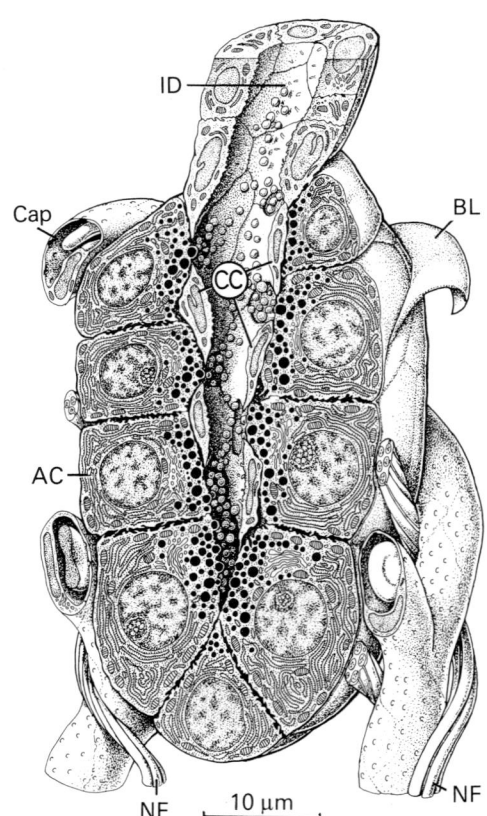

Abb. 354: Endstück (Acinus) des Pankreas mit Schaltstück. Übernommen mit Erlaubnis von Prof. Krstić, Lausanne: aus «Illustrated Encyclopedia of Human Histology», Springer, Berlin 1984.
AC   sekretorische Acinuszelle
CC   zentroazinäre Zellen
ID   Schaltstückzelle
BL   Basal-Lamina
Cap   Kapillare
NF   marklose Nervenfasern

---

24   *griechisch:* pān = ganz, alles; kréas = Fleisch (Bezeichnung Pankreas als Hinweis auf den Parenchymreichtum).

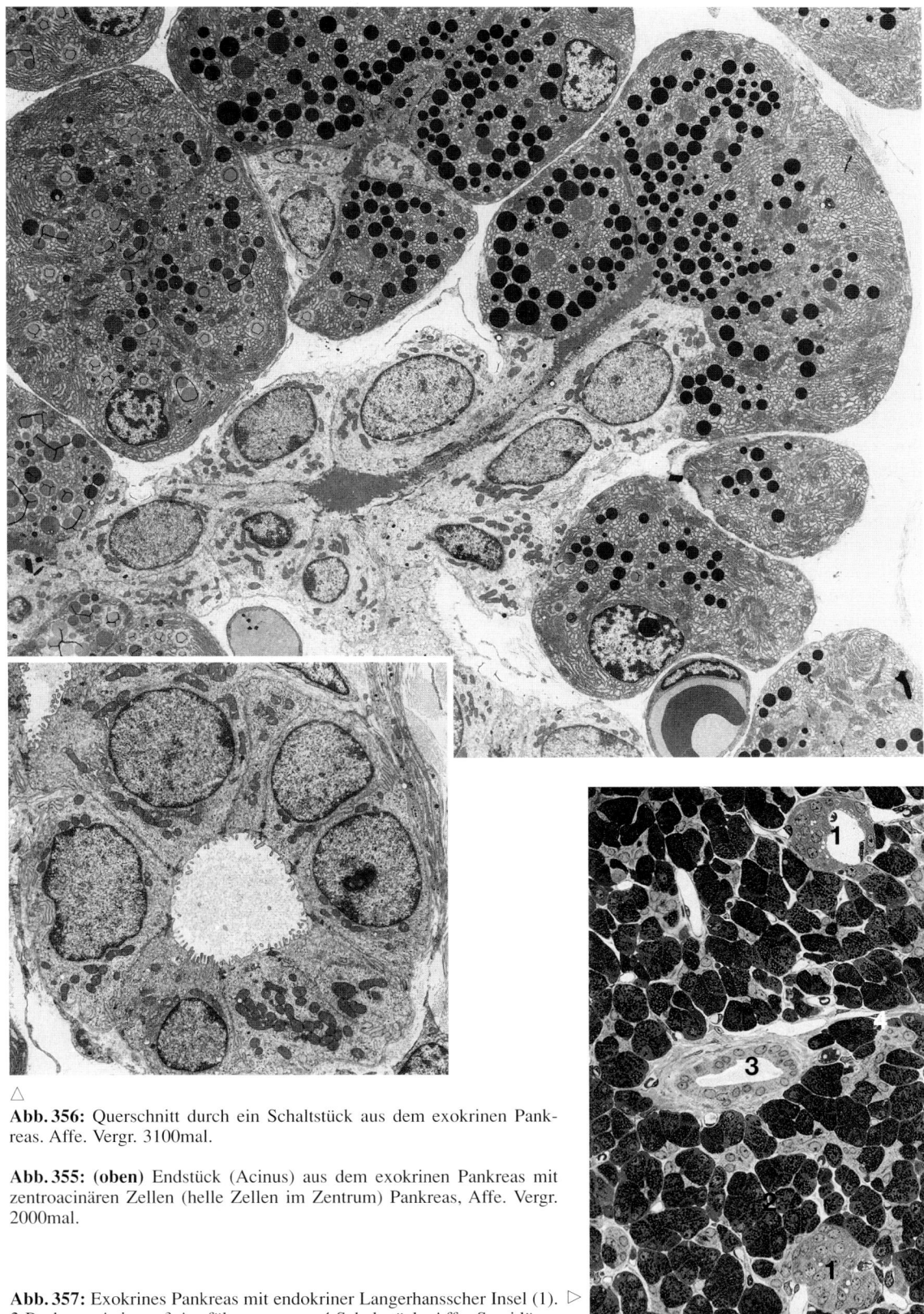

△
Abb. 356: Querschnitt durch ein Schaltstück aus dem exokrinen Pankreas. Affe. Vergr. 3100mal.

Abb. 355: (oben) Endstück (Acinus) aus dem exokrinen Pankreas mit zentroacinären Zellen (helle Zellen im Zentrum) Pankreas, Affe. Vergr. 2000mal.

Abb. 357: Exokrines Pankreas mit endokriner Langerhansscher Insel (1). ▷
2 Pankreas-Azinus, *3* Ausführungsgang, *4* Schaltstück. Affe. Semidünnschnitt. Vergr. 260mal.

Der **endokrine Inselapparat** (Langerhanssche Inseln, Inselorgan, **Abb. 357**) hat beim Erwachsenen ein durchschnittliches Gesamtgewicht von 2–2,5 g, d. h. er wiegt etwa drei- bis viermal so viel wie die Hypophyse. Am zahlreichsten kommen Inseln in dem – aus der dorsalen Pankreasanlage hervorgegangenen – Schwanzteil vor, und ihre Häufigkeit nimmt gegen den Kopf der Bauchspeicheldrüse hin allmählich ab. Der Durchmesser der polymorphen Inseln liegt im Größenbereich von 80–500 μm. Sie bestehen aus einem Netzwerk von Zellen, das sich zwischen die vielen, verhältnismäßig weiten, gefensterten Blutkapillaren lückenlos einfügt. Die Inseln enthalten retikuläre Bindegewebsfäserchen und marklose Nervenfasern. Ihre *Epithelzellen* sind bei den üblichen Färbungen infolge Fehlens von Zymogenkörnchen heller als die exokrinen Zellen. Durch geeignete histologische Färbungen lassen sich vier verschiedene Zellformen unterscheiden. A_2-*(oder* α-*)Zellen,* die sich durch eine bestimmte Versilberungstechnik darstellen lassen (**Abb. 358**) und vorwiegend peripher gelegen sind. Sie sind tryptophanreich und produzieren *Glukagon.* Dieses mobilisiert Leberglykogen und erhöht den Blutzuckerspiegel. *B-(oder* β-*)Zellen,* die gleichmäßig über die gesamte Insel verteilt sind. Die **B-Zellen** bilden *Insulin,* welches – als Antagonist des Adrenalins und des Glukagons – den Blutzuckerspiegel durch Förderung des Glykogenaufbaus in der Leber und in der Muskulatur senkt. Eine weitere argyrophile, d. h. versilberbare Zellform sind die *D-(oder* δ- *bzw.* A_1*)Zellen.* Sie bilden das Hormon *Somatostatin,* das modulierend auf die Glukagon- und Insulinproduktion einwirkt. Durchschnittlich findet man beim Erwachsenen rund 20% A-Zellen, 60–80% B-Zellen und bis zu 8% D-Zellen. Als vierte Form konnten durch immunhistochemische Reaktionen die *PP-Zellen* dargestellt werden. Sie bilden das *Pankreas-Polypeptid,* welches hemmend auf die Salzsäureproduktion des Magens und damit als Antagonist des Gastrins wirkt. Auch auf die Sekretion des exkretorischen Pankreas wirkt es dämpfend.

Im elektronenmikroskopischen Bild können die Zelltypen gut durch die unterschiedliche Form ihrer spezifischen Granula unterschieden werden. Die A-Zellen sind dicht gefüllt mit dunklen, runden Granula, die ihre umhüllende Membran nicht vollständig ausfüllen und deshalb von einem helleren Hof umgeben sind. Wird mit Glutaraldehyd vorfixiert, ist der Hof ausgefüllt. Die B-Zellgranula sind ebenfalls von einer Membran umgeben und z. T. sehr unregelmäßig gestaltet. Bei hoher Auflösung zeigen manche Granula einen kristalloiden Aufbau. D-Zellen sind an ihren helleren, weniger dichten und homogenen Granula zu erkennen.

Eine ungenügende Insulinbereitung führt zur Zuckerkrankheit (pankreatischer Diabetes); der Prozentsatz der B-Zellen ist dann vermindert. Experimentell kann man die B-Zellen z. B. durch Alloxan selektiv zerstören (Resultat: Alloxandiabetes). Die lichtmikroskopisch nicht granulierten *C-Zellen,* welche bei Meerschweinchen und Kaninchen sowie weiteren Spezies gefunden wurden, sind beim Menschen selten (undifferenzierte Ersatzzellen?).

Mikroskopische Diagnose des Pankreas

Für die *Differentialdiagnose von Pankreas und Parotis* (s. a. **Tab. 43**, S. 275, sowie **Abb. 299** und **298**) beachte man:

Beide Drüsen sind rein seröse:
– bei der *Glandula parotis* tritt das Ausführungsgangsystem deutlich hervor (Sekretrohre!), und gewöhnlich reichlich Fettzellen;
– beim *Pankreas* tritt das Ausführungsgangsystem zurück (vereinzelte interlobuläre Gänge; Sekretrohre fehlen.

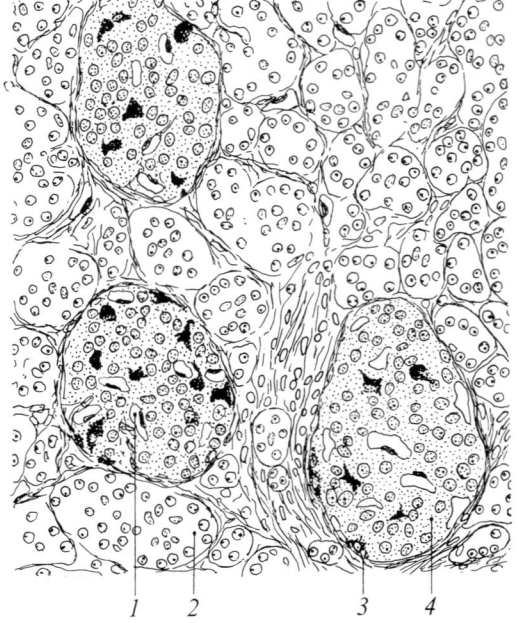

Abb. 358: A- und B-Zellen in Inseln eines menschlichen Pankreas. Silberimprägnation nach Gros-Schultze. Vergr. 200mal. (W.) Präparat von Prof. Zollinger.
1 Blutkapillare
2 exokrine Drüsenzellen
3 A-Zelle (argyrophil)
4 B-Zellen

V. Endokrine Organe

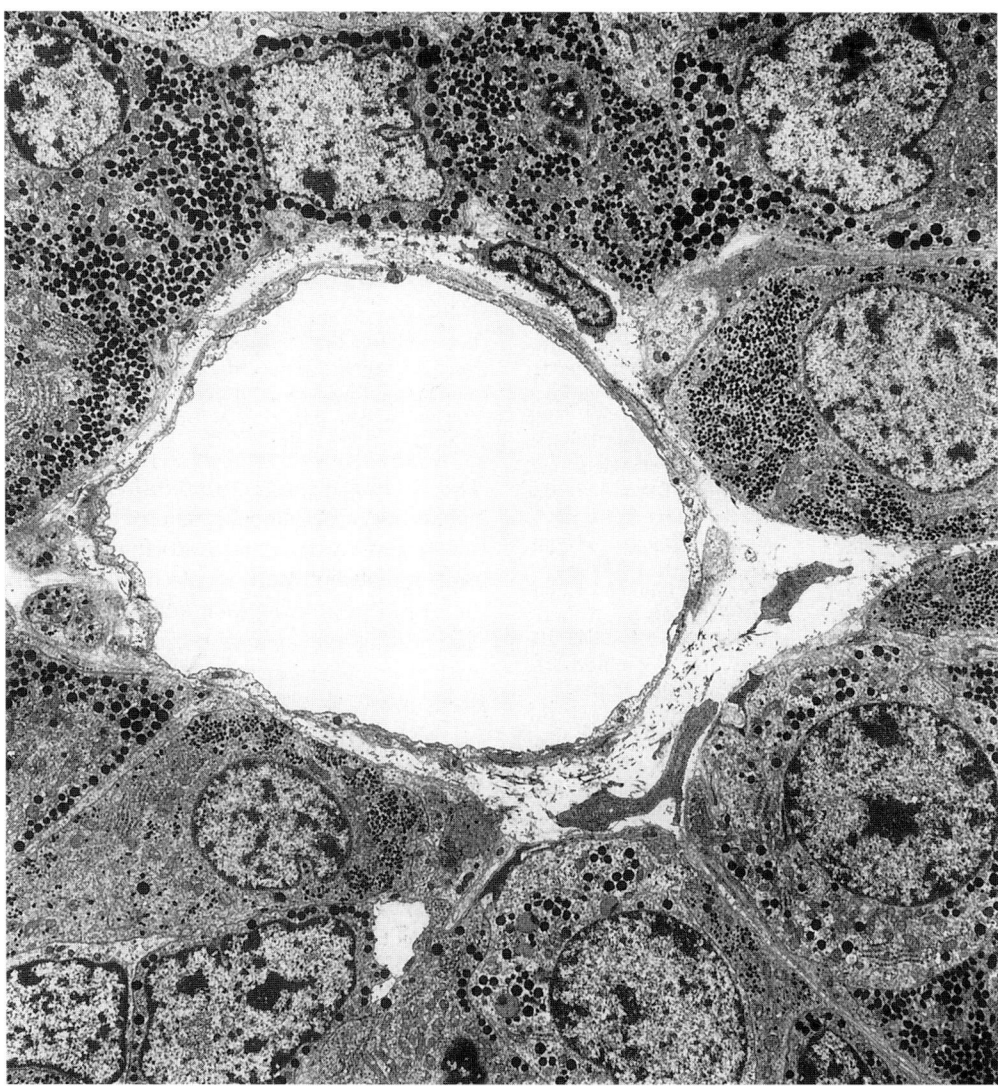

Abb. 359: In endokrinen Organen liegen die inkretorisch tätigen Zellen den Gefäßwänden sehr nahe, damit eine Abgabe der Hormone in die Blutbahn schnell erfolgen kann. Das Kapillarnetz ist sehr engmaschig. Hypophysenvorderlappen: Zellformen unterscheiden sich durch Form und Größe der Zell-Leiber und Zellkerne, die Größe und Anordnung der Sekretgranula. Im EM-Bild lassen sie sich aber nur mittels immuncytologischer Methoden sicher voneinander unterscheiden. Sie sind um eine gefensterte Kapillare gruppiert. Affe. Vergr. 3600mal.

Die endokrinen[25] Organe sind morphologisch dadurch charakterisiert, daß sie – im Gegensatz zu den exokrinen Drüsen – keine Ausführungsgänge besitzen. Die von ihnen gebildeten spezifischen Wirkstoffe (*Hormone*[25] oder Inkrete) gelangen direkt in das Gefäßsystem, vor allem in die Blutkapillaren, mit denen die endokrinen Drüsen in besonders enger Verbindung stehen.

Die *Endokrinologie,* ein wichtiger Zweig der Medizin, befaßt sich mit der Morphologie und der Funktionsweise der endokrinen Drüsen, der chemischen Analyse und Synthese der von ihnen gebildeten Stoffe und deren physiologischer Wirkung im Organismus; ihr Ziel ist die Erkennung der durch Funktionsstörungen der Hormondrüsen bedingten Krankheiten und deren Behandlung.

25 *griechisch:* éndon = innen; krínein = abscheiden; hormān = anregen, antreiben.

A. Hypophyse

1. Allgemeines

Die unpaare, beim erwachsenen Menschen 0,6–0,7 g schwere Hypophyse[26] (Hirnanhang) hat sich *aus zwei verschiedenen Anlagen entwickelt:* Ausgehend vom Ektoderm der Mundbucht wächst unmittelbar vor der Rachenmembran die Hypophysentasche – Rathkesche Tasche – gegen die Hirnanlage und liefert den drüsigen Anteil des Organs *(Adenohypophyse).* Während dieser allmählich den Zusammenhang mit dem Muttergewebe verliert, bleibt der den kleineren Hinterlappen gebende Hirnteil *(Neurohypophyse)* durch den Hypophysenstiel mit dem Boden des Zwischenhirns zeitlebens in Verbindung. Der Hypophysenhinterlappen bildet mit Teilen des Hypothalamus eine funktionelle Einheit (**Abb. 360**).

Blutversorgung der Hypophyse. Zwei Astpaare, die beiden Aa. hypophysiales superiores aus dem Circulus arteriosus cerebri und die Aa. hypophysiales inferiores aus der A. carotis interna versorgen den Hypophysenstiel und den Hinterlappen mit Blut, wobei die Gefäßgruppen durch Kollateralen und vor allem durch je eine oberflächlich verlaufende A. trabecularis miteinander verbunden sind. Der Vorderlappen wird nicht direkt aus den Arterien, sondern über ein hypophysäres Pfortader- oder Portalgefäß-System versorgt, welches aus Kapillarschlingen des Hypophysenstiels hervorgeht. Diese Vv. portae hypophysis ziehen zum Vorderlappen und speisen ein weitlumiges Kapillarnetz, die Sinuskapillaren der Adenohypophyse. Auf diesem Weg werden Releasing und Inhibiting Hormone, die aus den Kernen des Tuber cinereum über Nervenfortsätze in das Stielgebiet gelangen, durch Aufnahme in das Blut in den Hypophysenvorderlappen transportiert, wo sie die Absonderung der sog. «tropen» Hormone (S. 312) regulieren. Der venöse Abfluß aus den Parenchymkapillaren, deren Endothel Poren aufweist, erfolgt in die Venen des Stratum vasculare und von hier in den Sinus cavernosus.

2. Adenohypophyse

Die Adenohypophyse (Pars glandularis, Lobus anterior) (**Abb. 361**) umfaßt rund $^3/_4$ des ganzen Organs. Das *Stroma* ihres **Vorderlappens** *(Pars distalis)* wird vor allem durch ein retikuläres Faserwerk gebildet, welches die parenchymatösen Bestandteile umgibt (Gitterfaserhülle, **Abb. 362**) und in welchem ein engmaschiges Netz von Blutgefäßen, den *Sinuskapillaren* liegt. Das *Parenchym* des Vorderlappens besteht aus unregelmäßig geformten, schwammartig miteinander zusammenhängenden Zellsträngen und -platten. Die einzelnen Epithelzellen sind in vivo eng aneinandergelagert.

Unter den Drüsenzellen des Vorderlappens lassen sich verschiedene, mit spezifischen Granulationen und Enzymausstattungen versehene Zellformen unterscheiden (**Abb. 363** und **Abb. 359**), die – von undifferenzierten Stammzellen ausgehend – sich in verschiedenen Richtungen entwickelt haben und auch in verschiedenen Reifungs- und Aktivitätsstadien vorkommen.

Die *undifferenzierten Zellen* sind verhältnismäßig kleine, ungranulierte cytoplasmaarme Zellen. Mit der Entwicklung der spezifischen Zellformen treten sie mengenmäßig zurück, sind aber noch in der Hypophyse des Erwachsenen vorhanden und leicht mit den chromophoben Zellen (s. u.) zu verwechseln.

Die **acidophilen** *(eosinophilen)* **Zellen** sind scharf begrenzt und rundlich; ihr Leib ist mit leicht färbbaren – bei der Hämatoxylin-Eosin- und der Azanfärbung roten – Granula gewöhnlich prall gefüllt. Mitochondrien, Golgi-Apparat und Ergastoplasma sind gut ausgebildet. Der mehr oder weniger kugelige Zellkern liegt meistens etwas exzentrisch.

Besonders häufig sind die acidophilen Zellen in den seitlichen Abschnitten des Vorderlappens. In geeigneten Präparaten lassen sich insbesondere bei der parallelen Anwendung von immunhistochemischen und elektronenmikroskopischen Methoden in der Gruppe der Acidophilen die Produzenten des *Wachstums-* oder *somatotropen Hormons* (STH) als α-Zellen von den *Prolaktin*bildern *(mammotropes* oder *luteotropes Hormon:* LTH) unterscheiden. Die spezifischen Granula sind in den STH-Zellen etwas größer als in den, außerhalb der Laktationsperi-

---

26 *griechisch:* hypó = unter; phýein = wachsen.

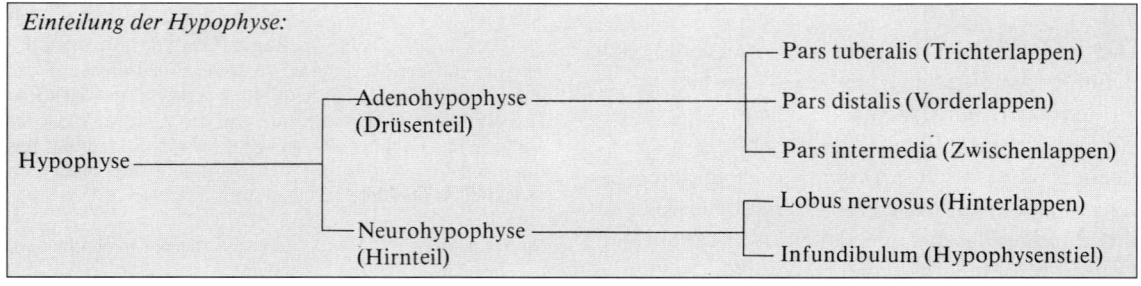

Einteilung der Hypophyse:

Hypophyse ——— Adenohypophyse (Drüsenteil) ——— Pars tuberalis (Trichterlappen) / Pars distalis (Vorderlappen) / Pars intermedia (Zwischenlappen)

Neurohypophyse (Hirnteil) ——— Lobus nervosus (Hinterlappen) / Infundibulum (Hypophysenstiel)

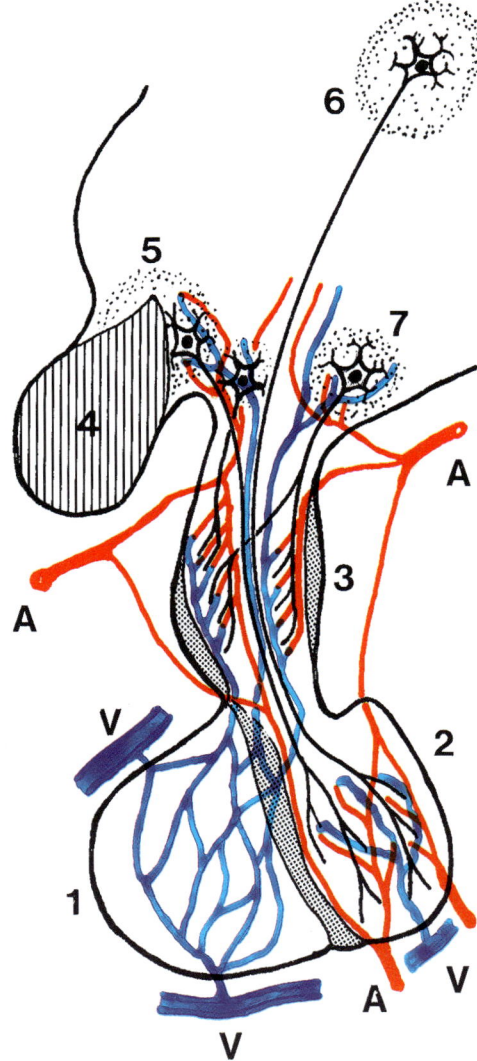

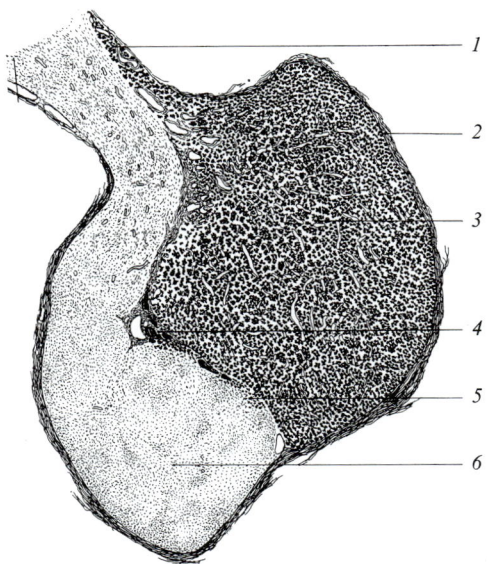

Abb. 361: Medianschnitt durch eine menschliche Hypophyse. H.-E.-Färbung. Vergr. 6,5mal. (W.)

1 Pars tuberalis   *4* Pars intermedia
2 Bindegewebskapsel   *5* basophile Zellen
3 Vorderlappen   *6* Hinterlappen

Die morphogenetisch und histologisch verschiedenen Anteile der Hypophyse sind durch eine bindegewebige *Kapsel* (Stratum fibrosum) vereint. Dies ist in situ durch ein venenreiches Stratum vasculare vom Periost der Fossa hypophysialis der Sella turcica getrennt.

Abb. 360: Hypothalamus-Hypophysensystem: Die Axone (schwarz) der neurosekretorischen Hypothalamuskerne (*5* Nucleus supraopticus; *6* Nucleus paraventricularis; *7* Nuclei tuberales) stellen Verbindungen zum Hypophysenstiel *(3) und dem Hinterlappen (2)* her. Die Kapillargebiete des Hypophysenstiels und des Vorderlappens *(1)* stehen über ein «Portalsystem» in Verbindung: Damit gelangen Releasing-Faktoren direkt zu den Zellen der Adenohypophyse. *4* Chiasma opticum; *A* Arteriae hypophysiales sup. et inf.; *V* Sinus durae matris (intercavernosus et cavernosus).

Die *Pars tuberalis* (Trichterlappen), die sich der vorderen Fläche des Hypophysenstiels anlagert, besteht vorwiegend aus längsangeordneten Zellsträngen, in denen acidophile Zellen ganz fehlen und basophile Zellen verhältnismäßig spärlich sind. Mengenmäßig überwiegen bei weitem den chromophoben Zellen des Vorderlappens nahestehende feingekörnte Zellen, sog. *Tuberaliszellen.*

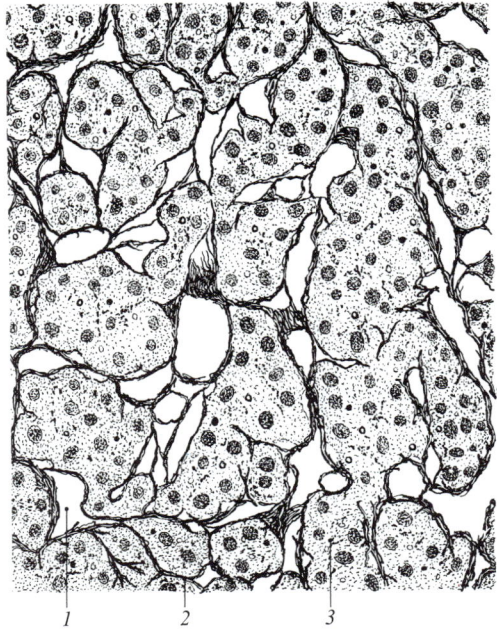

Abb. 362: Aus dem Vorderlappen der Hypophyse eines 34jährigen Mannes.

Silberimprägnation nach Bielschowsky-Pap, Kernechtrot. Vergr. 200mal. (K.)

1 Sinuskapillare   *3* Drüsenparenchym
2 retikuläre Fasern

ode wenig aktiven LTH-Zellen (**Tab. 48**). Wenn diese aber die Brustdrüse stimulieren («Schwangerschafts-Zellen»), werden bei Zunahme der Aktivität die Granula deutlich größer. Bei Rückgang der Aktivität werden die Hormongranula durch lysosomale Enzyme in autophagischen Vakuolen abgebaut *(Crinophagie)*.

Die Granula der etwas größeren **basophilen Zellen** tönen sich bei der Hämatoxylin-Eosin- und der Azanfärbung blau. Die Granula sind oft weniger dicht gelagert als in den acidophilen Zellen, weshalb die basophilen Zellen schwerer zu finden sind. Insgesamt kommen sie wesentlich seltener vor als die Acidophilen. Alle basophilen Granula sind aber aufgrund ihres Gehaltes an Glykoproteinen PAS-positiv (**Tab. 48**). Die Basophilen stellen – wie die Acidophilen – keine einheitliche Zellfamilie dar. Es lassen sich drei Zellformen unterscheiden: (1) Die *thyrotropen (δ)* Zellen, welche *thyrotropes Hormon* (TSH) produzieren, die kleinsten Granula (60–160 nm) haben und keinen Kontakt zu den Sinuskapillaren aufweisen sollen. (2) Die *corticotropen (β)* Zellen, welche das *adrenocorticotrope Hormon* (ACTH) bilden und variable Granula (200 bis 500 nm) enthalten. Diese Basophilen liegen gehäuft an der Grenze zum Hinterlappen (Basophileninvasion). (3) Die *gonadotropen (δ)* Zellen, die sich durch ebenfalls sehr variable (200 und 400 nm) Granula, durch einen ausgeprägten Golgi-Apparat und gut entwickeltes ER mit z. T. weiten Cisternen und durch ihre Lage unmittelbar an den Sinuskapillaren von den thyrotropen Zellen unterscheiden. Sie produzieren die beiden gonadotropen Hormone, nämlich das *follikelstimulierende Hormon* (FSH) und das *luteinisierende Hormon* (LH = interstitial cell stimulating hormone: ICSH). Die gonadotropen Zellen stellen wahrscheinlich eine einheitliche Zellpopulation dar, obwohl in einzelnen Zellen nur FSH oder nur LH nachgewiesen werden konnte. Es ist ungeklärt, ob die größeren (350–400 nm) und kleineren (170–200 nm) Granula jeweils beide Hormonformen enthalten.

Es spricht viel dafür, daß ein weiteres Vorderlappenhormon, das *β-Lipotropin* nicht in besonderen Zellen, sondern in den corticotropen Zellen gebildet wird. Man hat festgestellt, daß ACTH und Lipotropin als gemeinsame Vorstufe in den corticotropen Zellen gebildet werden.

Die relativ cytoplasmareichen **chromophoben Zellen** (γ-Zellen) enthalten im Gegensatz zu den noch undifferenzierten Zellen feine Körnchen, die sich jedoch nur schwach (blaßviolett) anfärben lassen und im Vergleich mit den deutlich granulierten chromophilen Zellen ganz zurücktreten. Sie sind vor allem im Zentrum des Parenchyms lokalisiert. Gemeinsam mit den undifferenzierten Reservezellen machen die chromophoben Zellen mehr als die Hälfte aller Vorderlappenzellen aus. Genaue prozentuale Angaben über die Zahl der verschiedenen Vorderlappenzellen sind schwer möglich, da die chromophilen Formen zyklische Veränderungen durchlaufen und inaktiv werden können. Damit verbergen sich in der Gruppe der chromophoben Zellen viele degranulierte Chromophile.

Zusätzlich zu den chromophilen und chromophoben Vorderlappenzellen wurden bei einzelnen Säugetierformen helle *Sternzellen* beschrieben, die mit langen, dünnen Zellfortsätzen zwischen die sezernierenden Zellen reichen. Ihre Herkunft und Funktion ist unklar. Sie werden einerseits für eingewanderte Makrophagen gehalten, zeigen aber zahlreiche Intermediärfilamente und chemisch saures Gliafilament-Protein. Sie arbeiten möglicherweise als Stütz- und Hilfszellen. Bei Stimulation des Systems nehmen ihre Zellorganellen an Menge zu. Die Sternzellen bilden Pseudofollikel.

Die überwiegende Zahl der Vorderlappenzellen stellen «trope» bzw. «trophe» Hormone her (das Suffix -trop und -troph wird synonym verwendet) und wirken damit glandotrop auf periphere Hormonsysteme ein. Eine direkte hormonbedingte Abhängigkeit von der Hypophyse kann daher nur von der somatotropen Zelle ausgehen. Als Folge einer gesteigerten Inkretbildung entsteht beim Jugendlichen mit noch vorhandenen Epiphysenfugen Riesenwuchs, beim Erwachsenen Akromegalie, bei der es zu einer Vergrößerung der vorspringenden Körperteile (Akra) wie Nase, Kinn, Finger und Zehen kommt; die α-Zellen sind in diesen Fällen vermehrt.

Die zwischen Vorder- und Hinterlappen der Hypophyse gelegene, bei den Primaten stark zurücktretende *Pars intermedia* (**Zwischenlappen,** beim Menschen etwa 2% des ganzen Organs) enthält als auffälligste Strukturmerkmale mit Kolloid gefüllte Hohlräume (Follikel, Cysten). Im Epithel der vorderen Wand, die mit Parenchymbalken des Vorderlappens in Verbindung bleibt, sieht man chromophile und chromophobe sowie auch undifferenzierte Zellen, während von der hinteren Wand überwiegend basophile Zellen enthaltende Stränge ausgehen. Die Pars intermedia ist reichlich von vermutlich dopaminergen Fasern innerviert.

3. Neurohypophyse

Die beiden Abschnitte der Neurohypophyse (Pars nervosa), der **Hinterlappen** und der *Hypophysenstiel (Infundibulum),* durch den jener mit dem Hypothalamus verbunden ist (**Abb. 360**), bestehen aus Neuroglia und marklosen Nervenfasern. Die im Hypophysenstiel verlaufenden Fasern bilden den **Tractus hypothalamo-hypophyseus;** es sind Neuriten, deren Perikarya im großzelligen Nucleus paraventricularis und im Nucleus supraopticus liegen (Tractus paraventriculo- und Tractus supraoptico-hypophyseus), im Zentrum des Infundibulums (Zona interna infundibuli) verlaufen und im Hinterlappen enden (**Abb. 364 b**). Aus kleinzelligen Kerngebieten des Tuber cinereum (Nuclei tuberales) ziehen Fasern in der Mantelzone des Infundibulums (Zona externa) zu den dort angeordneten Gefäßschlingen des hypophysären Portalgefäß-Systems (s. S. 310 und **Abb. 360**).

Im ganzen Verlauf des Tractus supraoptico-hypophyseus wie auch des Tractus paraventriculo-hypophyseus können in den Nervenfasern durch geeignete Methoden – z. B. durch Chromhämatoxylinfärbung – *Neurosekrettröpfchen* nachgewiesen werden; größere sekrethaltige Nervenfaseranschwellungen werden als *Herring-Körper* bezeichnet (**Abb. 364 a**). Es handelt sich um Zustandsbilder eines intraaxonalen Stofftransportes vom Hypothalamus zum Hypophysenhinterlappen.

Im *Hypophysenhinterlappen (Lobus nervosus)* splittern sich die aus dem Infundibulum kommenden *marklosen Faserbündel* auf, bilden feinste Geflechte. Die Fasern enden schließlich an Blutgefäßen. In Begleitung der Gefäße findet man retikuläres Bindegewebe sowie sympathische Nervenfasern. *Ganglienzellen kommen nicht vor.* Über das Verhalten der *Neuroglia* der Hypophyse sind die Ansichten verschieden. Die mehr oder weniger plasmareichen Gliazellen, **Pituicyten,** deren Zell-Leib feinste Granula oder Vakuolen, häufig auch gelbbraune Pigmentkörnchen enthält, sind möglicherweise besondere Zustandsformen von Astrocyten. Deren Fortsätze reichen bis an die Blutgefäße und spielen eine Rolle bei der Sekretabgabe aus den oft kolbenförmig erweiterten Axonenden. Herring-Körper lassen sich auch im Hinterlappen darstellen. Elektronenmikroskopisch zeigen die Nervenendigungen um die Kapillaren Ansammlungen von neurosekretorischen Granula – deren dichter Inhalt von einer Membran umgeben ist – und kleinen leeren Bläschen, die synaptischen

Vesikeln gleichen (**Abb. 365**). **Die neurohämale Kontaktzone** ist durch gefensterte Endothelzellen und einen perivaskulären Spalt gekennzeichnet, der in den meisten Regionen des Zentralnervensystems fehlt. Dünne Fortsätze der Gliazellen liegen streckenweise zwischen Nervenendigungen und perivaskulärem Spalt und regulieren den Umfang des neuro-hämalen Kontaktes.

Daß im Hinterlappen zwei *Hormone* (Oxytocin und Adiuretin-Vasopressin) gestapelt und in das Blut abgegeben werden, ist sichergestellt. Diese Substanzen werden durch neurosekretorische Tätigkeit der erwähnten Ganglienzellen im Hypothalamus gebildet und strömen, an eine Trägersubstanz (Neurophysine) gebunden, im Axoplasma der marklosen Nervenfasern des Tractus hypothalamo-hypophyseus in Form von submikroskopischen Vesiculae in den Hinterlappen. Hier werden sie entweder direkt in die Blutgefäße abgegeben oder bis zur Abgabe in den Kreislauf in Gefäßnähe gespeichert. Die «Hypophysenhinterlappenhormone» können in der Neurohypophyse selbst nicht gebildet werden, weshalb man eigentlich richtiger von «Hypothalamushormonen» sprechen sollte. Bildungsstätte, nämlich die genannten Hypothalamuskerne, und Stapel- und Abgabeort – der Hypophysenhinterlappen (auch eine Sekretabgabe in den Liquor cerebrospinalis im Recessus infundibuli fällt in Betracht) – sind in diesem Fall nicht identisch; sie sind verbunden durch den Tractus hypothalamo-hypophyseus (Transportweg). Wird dieser im Tierversuch unterbrochen, so gelangen die Hormone nicht in die Neurohypophyse, damit auch nicht in den Kreislauf, und durch den Mangel an Adiuretin-Vasopressin, das in der Regulierung des Wasserhaushaltes eine wesentliche Rolle spielt, entsteht ein Diabetes insipidus (starke Polyurie, jedoch ohne Glukosurie). Dieses Hormon bewirkt auch eine Blutdrucksteigerung. Oxytocin fördert die Tätigkeit der Uterusmuskulatur sowie die Kontraktion der Myoepithelzellen der Milchdrüse.

In den kleinzelligen Kerngebieten des Tuber cinereum werden verschiedene *Releasing-Hormone* oder Faktoren gebildet, die über marklose Neuriten in die Zona externa des Infundibulums transportiert werden und über Venulen den Sinuskapillaren des Vorderlappens zugeführt werden. Als Releasing-Hormone sind bisher bekannt:

(1) Das *Somatostatin.* Es hemmt die Sekretion von Wachstums-Hormon. Somatostatin wird auch von den Zellen des disseminierten Systems im Darmepithel gebildet (s. **Tab. 49**).
(2) Das *thyrotropin-releasing-hormone* (TRH). Es fördert die Ausschüttung von thyrotropem Hormon (TSH).
(3) Der *corticotropin-releasing-factor* (CRF). Er fördert die Abgabe von adrenocorticotropem Hormon (ACTH).
(4) Das *luteinizing-hormone-releasing hormone* (LHRH). Es fördert die Abgabe von follikelstimulierendem und luteinisierendem Hormon (FSH und LH).

Diese und weitere Releasing-Hormone werden als Liberine bezeichnet (Corticoliberin, Thyroliberin), wenn sie die Freisetzung von Vorderlappenhormonen fördern, als Statine (Somatostatin), wenn sie hemmend wirken.

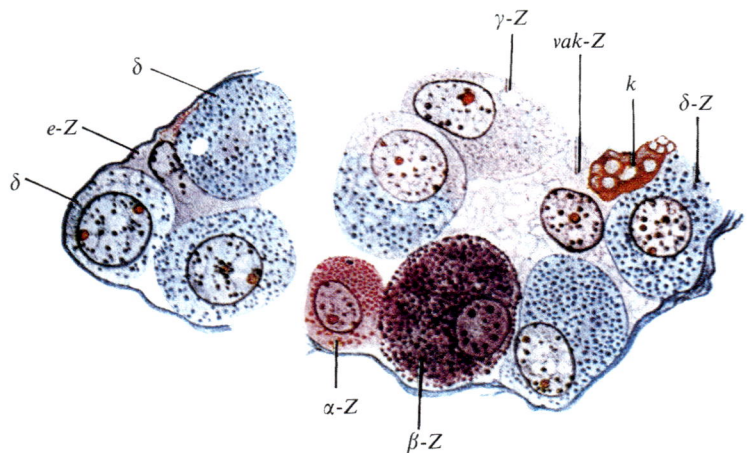

Abb. 363: Verschiedene Zellformen aus dem Hypophysenvorderlappen (23jähriger Mensch). Kresazan-Färbung. Vergr. 1250mal. (Aus B. Romeis, 1940.)

α-Z = mittelgroße typische α-Zelle
β-Z = typische β-Zelle
γ-Z = mittelgroße γ-Zelle
δZ = typische δ-Zelle (δ = Anschnitte von δ-Zellen in verschiedener Höhe)
eZ = erschöpfte Zelle
vak-Z = vakuolisierte, entgranulierte Zelle
k = Kolloid

Tabelle 48: Die Zellen der Adenohypophyse und die von ihnen gebildeten Hypophysen-Vorderlappen-Hormone

Einteilung der Zellen nach		PAS Reak-tion	Granula-Größe im EM	produzierte Hormone *(und Wirkung auf)*
Färbung	glandotroper Wirkung			
Chromophile Zellen Acidophile α-Zellen	**Somatotrope Zellen**	–	300 nm*	Wachtumshormon *(den Körper)* Somatotropes Hormon – STH *(die Epiphysenfugen)*
Acidophile η-Zellen	**mammatrope** bzw. **luteotrope Zellen**	–	200 nm aktiviert 600 bis 900 nm	Prolactin *(die Brustdrüse)* Luteotropes Hormon – LTH
Chromopile Zellen Basophile δ-Zellen	**Thyrotrope Zellen**	+	60–140 nm	Thyrotropes Hormon – TSH *(die Schilddrüse)*
Basophile β-Zellen	**Corticotrope Zellen**	+	200–500 nm*	Adrenocorticotropes Hormon – ACTH *(die Nebennierenrinde)*
Basophile δ-Zellen	**Gonadotrope Zellen**	+	170–200 nm und 350–400 nm	Follikelstimulierendes Hormon – FSH Luteinisierendes Hormon – LH = ICSH *(Ovar und Hoden)*
Chromophobe γ-Zellen	–	–	kaum Granula	–

Bemerkung: Viele Angaben zu Struktur und Granulaausstattung der Hypophysen-Vorderlappenzellen beruhen auf Untersuchungen der Rattte oder anderer Laboratoriumstiere. Angaben zur menschlichen Hypophysenzelle sind unvollkommen. Werte über Größe der Granula wurden einer Zusammenfassung von Fleischhauer (1985) entnommen, sie beziehen sich aber auch nur z. T. auf Zellen des Menschen (*).

4. Mikroskopische Diagnose der Hypophyse

Von bindegewebiger Kapsel überzogenes Organ mit zwei histologisch und entwicklungsgeschichtlich verschiedenen Abschnitten (**Abb. 361**).

Adenohypophyse: Epithelstränge mit sich verschieden färbenden Zelltypen (**Abb. 363**); dazwischen viele weite, dünnwandige Gefäße (Sinuskapillaren). *Neurohypophyse:* blasser gefärbt, reich an Neuroglia (Pituicyten) und marklosen Nervenfasern.

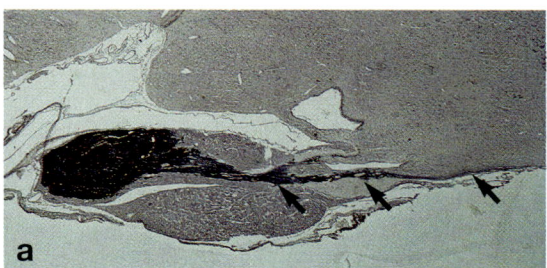

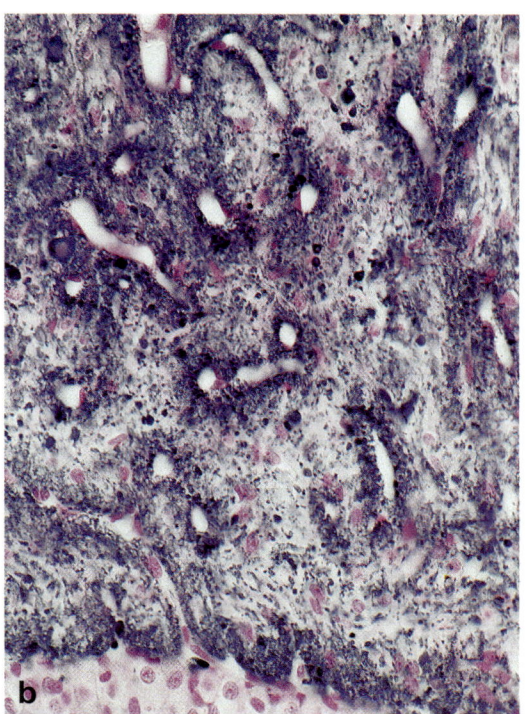

Abb. 364: – **a** Übersicht über Hypophysen-Hypothalamus-Gebiet der Ratte. Sagittalschnitt erfaßt den Tractus hypothalamo-hypophyseus (Pfeil), in dem das Neurosekret angefärbt wurde und bis in den Hypophysenhinterlappen verfolgt werden kann. Gallocyanin-Färbung. Vergr. 14mal. – **b** Hypophysenhinterlappen: Anfärbung des Neurosekrets (blaue Granula), welches sich um die Kapillaren sammelt. Gomori-Färbung. Vergr. 300mal.

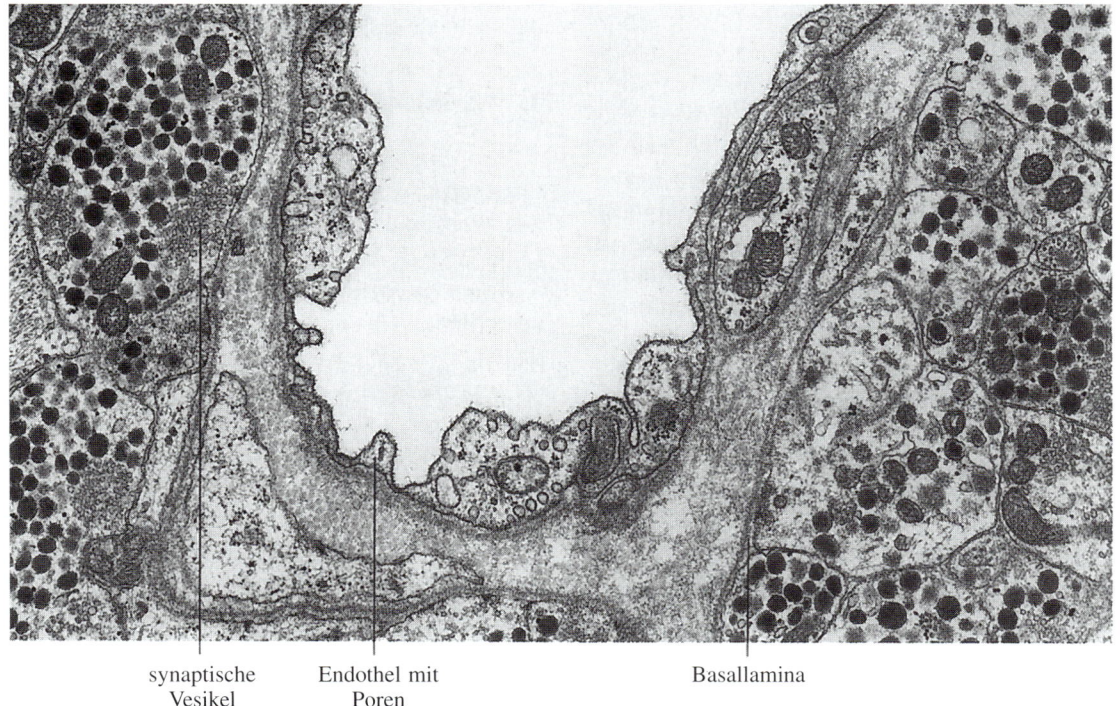

synaptische Vesikel Endothel mit Poren Basallamina

Abb. 365: Hypophysenhinterlappen: Nervenendigungen mit neurosekretorischen Granula um eine Kapillare vom gefensterten Typ. Beachte, daß in den Axonendigungen neben den membranbegrenzten Neurosekretgranula auch kleine, leere Vesikel vorkommen. Der perivaskuläre Spalt ist weit und von einer Basallamina begrenzt. Affe. Vergr. 17600mal.

B. Epiphyse

Die Epiphysis cerebri (**Abb. 366**) – nach ihrer Formähnlichkeit mit einem Pinienzapfen auch **Corpus pineale** (Pinealorgan, Zirbeldrüse) genannt – ist von einer zarten, gefäßreichen Bindegewebshülle, die von der Pia mater abzuleiten ist, umgeben. Durch davon ausgehende Septen wird das Parenchym in nur unvollständig voneinander getrennte Läppchen aufgeteilt (Vermehrung des Bindegewebsstromas mit zunehmendem Alter). Die Hauptmasse des *Parenchyms* besteht aus vielgestaltigen, für die Epiphyse charakteristischen Zellen, den sog. Pinealzellen. Sie sind in ein dichtes Gliagerüst eingebaut, das vorwiegend aus faserigen Astrocyten besteht. Ferner findet man in der Zirbeldrüse markhaltige und marklose Nervenfasern sowie einzelne Nervenzellen und manchmal, wie z. B. auch im Plexus choroideus, kalkharte Konkremente (**Acervulus cerebri: Abb. 367**).

Die **Pinealzellen** sind gut abgrenzbare, polygonale Zellen mit chromatinarmen Kern und etwas verschwommen granuliertem Cytoplasma. Durch Versilberung lassen sich zahlreiche verzweigte Fortsätze nachweisen, die mit dem gliösen Maschenwerk und dem Bindegewebsstroma in enger Beziehung stehen. Das Elektronenmikroskop zeigt, daß die *Pinealocyten,* insbesondere aber ihre Fortsätze, enge Beziehungen zu den Kapillaren haben. Ähnlich den Verhältnissen im Hypophysenhinterlappen (s. S. 314) ist hier eine **neuro-hämale Kontaktzone** ausgebildet, die es dem granulären Inhalt der aufgetriebenen Fortsatzenden in die Zirkulation überzutreten erlaubt. Die Gefäßendothelien sind je nach Organregion gefenstert oder geschlossen. Der perivaskuläre Raum ist – im Gegensatz zu den übrigen Teilen des ZNS – vorhanden, z. T. sehr weit und in das Parenchym ausgebuchtet, und bietet zahlreichen vegetativen, meist marklosen Nervenfasern die Möglichkeit, sich entlang dem Gefäßverlauf im gesamten Organ zu verteilen.

Die Epiphyse besitzt außerdem eine besonders gestaltete **Liquorkontaktzone** im Recessus pinealis und/oder im Recessus suprapinealis. Hier ist das Ependym niedrig und unterbrochen, was Pinealzellen oder ihren Fortsätzen den Durchtritt durch die Ventrikelwand und eine direkte Berührung mit dem Liquor cerebrospinalis gestattet. Die Epiphyse ist so strukturiert, daß die Pinealzelle ihre Produkte an die Blutbahn aber auch an den Liquorraum abgeben kann.

Die Epiphysis cerebri übt eine neuroendokrine Funktion aus. Wirkstoffe, die von den Pinealocyten gebildet und abgegeben werden, sind verschiedene *Amine* und *Peptidhormone*. An erster Stelle ist das *Melatonin* zu nennen, das aus Tryptophan über Zwischenstufen – u. a. das *Serotonin* – entsteht. Die Bildung und Ausschüttung wird durch Umweltfaktoren, z. B. Dunkelheit, stimuliert. So wirkt Lichtentzug über neuronale Verbindungen vom Auge über das Zentralnervensystem und über sympathische Fasern, die vom Ganglion superius des Grenzstranges ausgehen, anregend auf die Tätigkeit der Epiphysenzellen. Damit wird ein 24stündiger Rhythmus in Gang gehalten, der nachts mit der Ausschüttung von viel Melatonin sein Maximum erreicht. Die Epiphyse überträgt Veränderungen exogener Einflüsse auf den Körper in neuroendokrine Informationen. Diese wirken – nach heutigem Kenntnisstand – in erster Linie hemmend auf die Abgabe von Releasing-Hormonen des Hypothalamus im Hypophysenstiel (s. S. 314). Damit wird vor allem die Funktion von Ovar und Hoden negativ beeinflußt. Am bekanntesten und gut gesichert sind die Zusammenhänge, die bei Lichtentzug über Stimulation der Epiphyse zu einer zeitlich befristeten Einstellung der Spermatogenese führen (s. S. 354).

C. Schilddrüse

Die Schilddrüse (Gl. thyroidea)[27] *besteht aus* zwei größeren, neben Trachea und Oesophagus gelegenen Seitenlappen, welche durch den Isthmus glandulae thyroideae miteinander verbunden sind. Ein davon sich kranialwärts erstreckender Lobus pyramidalis kennzeichnet noch das letzte Stück des Weges, den die unpaare Schilddrüsenanlage in der *Entwicklung* zurückgelegt hat. Die Stelle, wo die Schilddrüse in die Tiefe gewachsen ist, wird durch das Foramen caecum am Zungengrund markiert. Das Zwischenstück, der Ductus thyroglossus, ist normalerweise ganz zurückgebildet.

Das Gewicht der normalen Schilddrüse des erwachsenen Menschen liegt durchschnittlich zwischen 20 und 30 g und zeigt geographisch starke Unterschiede (kropfarme und kropfreiche Gegenden). Eine dauernde pathologische Vergrößerung der Gl. thyroidea wird als Struma (Kropf) bezeichnet.

Die Schilddrüse ist von einer bindegewebigen *Kapsel* (Capsula fibrosa) umgeben. Davon dringen gefäß- und nervenführende Trabekel ins Innere des Organs und gliedern es, zumindest beim jugendlichen Individuum, in unregelmäßige *Lobuli*. Das Parenchym besteht aus den für die Morphologie der Schilddrüse typischen, Kolloid enthaltenden Bläschen, **Follikel** (**Abb. 368**), die in Form und Größe sehr variabel sind (Durchmesser von etwa 50 bis über 500 μm). Ihre Wand bilden ein einschichtiges

---

27 thyroidea nach ihrer Nachbarschaft zum Schildknorpel (Cartilago thyroidea).

Epithel, eine feine Basalmembran und ein retikuläres Fasergitter. Die einzelnen Folliculi glandulae thyroideae sind von einem engmaschigen Blutkapillarnetz umsponnen, dessen dünnes Endothel Poren zeigt (s. **Abb. 371**).

Die Höhe des *Epithels* der Schilddrüsenfollikel ist von deren Funktionszustand abhängig (**Abb. 369** und **370**). Die sog. Haupt-Zellen enthalten einen kugeligen, locker gebauten Kern und sind gut gegeneinander abgrenzbar. Der Golgi-Apparat liegt gewöhnlich supranukleär. Nicht selten sind im apikalen Teil der Zelle Tropfen von angefärbtem Kolloid zu erkennen, die endocytotische Vakuolen darstellen, welche das durch Pinocytose wiederaufgenommene Kolloid Lysosomen zuführen, während die gelegentlich in den basalen Zellbezirken vorkommenden Vakuolen oft optisch leer erscheinen; bei älteren Leuten kann Lipofuszinpigment vorhanden sind.

Elektronenmikroskopisch – s. **Abb. 371** – erkennt man außer den bereits erwähnten Strukturen ein Diplosom, Mitochondrien, Ribosomen, ferner Mikrovilli an der freien Zelloberfläche und Schlußleisten an der Seitenwand. Das überwiegend granuläre endoplasmatische Retikulum ist in den aktiven Drüsenzellen meist zisternenartig erweitert. Von einer glatten Membran umgebene Granula – es handelt sich vorwiegend um Lysosomen – liegen vor allem in der apikalen Zellhälfte und zeigen in bezug auf Häufigkeit, Größe, Form und Struktur eine beträchtliche Variationsfähigkeit.

Die Schilddrüsenfollikel enthalten eine mehr oder weniger homogene, durchscheinende Substanz, das **Kolloid,** welches von ihren Epithelzellen ausgeschieden worden ist. Je nach dem Aktivitätszustand der Drüse ist es dünn- oder dickflüssig bis fest, und in den histologischen Präparaten verhält es sich verschieden hinsichtlich Färbung und Schrumpfung (vgl. **Abb. 369** und **370**). Neben größeren Vakuolen findet man häufig an der Epithel-Kolloidgrenze kleinere, als Randvakuolen bezeichnete Bildungen, die durch Zellvorstülpungen bedingt sind, welche bei der Rückresorption und Wiederaufnahme des Kolloids durch Pinocytose entstehen.

Im Kolloid sind die jodreichen Hormone der Schilddrüse – Thyroxin (= Tetrajodthyronin) und Trijodthyronin – an Globulin gebunden und so als hochmolekulares Thyroglobulin gespeichert. Bei der *Sekretausschwemmung* wird das aufgestapelte, eingedickte Kolloid durch die Follikelepithelzellen rückresorbiert; die Hormone werden dann in den Kreislauf abgegeben, nachdem sie durch Proteasen innerhalb der Zel-

len aus dem Kolloid freigesetzt wurden. In diesem Zustand ist das Epithel hochprismatisch und enthält häufig auch Vakuolen; die Zellkerne liegen basal und sind relativ klein. Die Follikel werden allmählich kleiner; das Kolloid ist jetzt meistens ziemlich stark geschrumpft (**Abb. 370**) und kann schließlich sogar verschwinden. – Im Stadium der *Sekretbildung* sind die Follikelepithelzellen gewöhnlich kubisch oder zumindest weniger hoch prismatisch als bei der Ausschwemmung. Es ist indessen nicht einfach, die beiden Stadien histologisch gegeneinander abzugrenzen. Im Cytoplasma der sezernierenden Drüsenzellen liegen feine Prosekretgranula. Möglicherweise wird bei gesteigertem Bedarf Hormon am basalen Zellpol auch direkt in die Blutbahn ausgeschieden. – Das Stadium der *Sekretstapelung* (**Abb. 369**) ist leicht zu charakterisieren: Die Follikel sind groß, und ihr Epithel ist abgeplattet.

Funktion der Schilddrüse. Thyroxin und Trijodthyronin, welche die gleiche Gesamtwirkung haben, beeinflussen die Intensität des Stoffwechsels und, in Zusammenarbeit mit dem Wachstumshormon der Hypophyse, auch Wachstum und Differenzierung. Bei einer Hyperfunktion der Schilddrüse, wie bei der Basedowschen Krankheit, beobachtet man eine Erhöhung des Grundumsatzes, Erhöhung der Körpertemperatur, Steigerung der Herz- und Atemtätigkeit, vermehrte Wasserausschwemmung und Gewichtsabnahme, während bei einer Hypofunktion die Stoffwechselintensität vermindert ist und das Subkutangewebe eine sulzige ödematöse Schwellung zeigt (Myxoedem, S. 114). Fällt die Mangelfunktion der Schilddrüse schon in die frühe Kindheit, so resultieren daraus schwere Störungen des Wachstums sowie der sexuellen und der psychischen Entwicklung (Kretinismus).

Ferner findet man – bei geeigneter Spezialfärbung schon lichtmikroskopisch – einzelne, verhältnismäßig große, helle Zellen im Follikelepithel oder Gruppen dieser Zellen im Interstitium, die sog. **parafollikulären** oder **C-Zellen.** Sie stammen vom ultimobranchialen Körper ab und sind elektronenmikroskopisch gut definiert (**Abb. 371**): zahlreiche, von einer Elementarmembran umgebene spezifische Granula (100–400 nm) im basalen Zellteil, gut ausgebildete Golgi-Komplexe, vorwiegend lange schlanke Mitochondrien, Ergastoplasma vor allem im granulafreien, apikalen Zellteil, welcher das Follikellumen nie erreicht.

Die C-Zellen bilden das Calcitonin, das – antagonistisch zum Parathormon – den Blutcalciumspiegel senkt, indem es die Aktivität der Osteoklasten herabsetzt und die Ausscheidung von Calcium und Phosphat im Harn steigert (durch Verminderung der renalen Rückresorption).

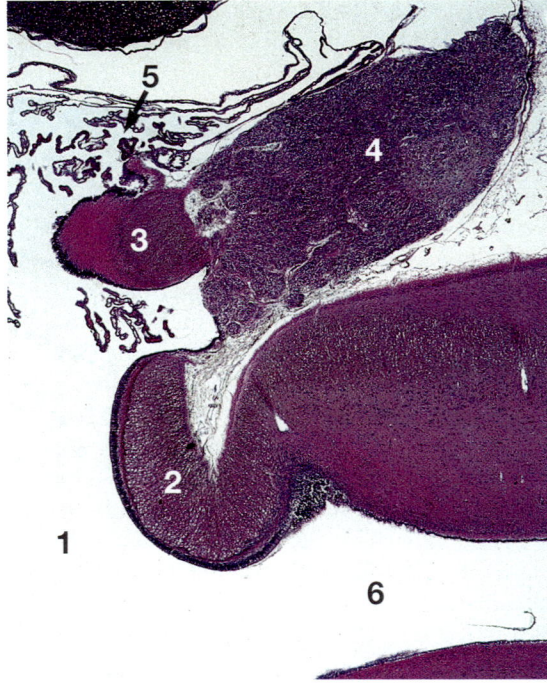

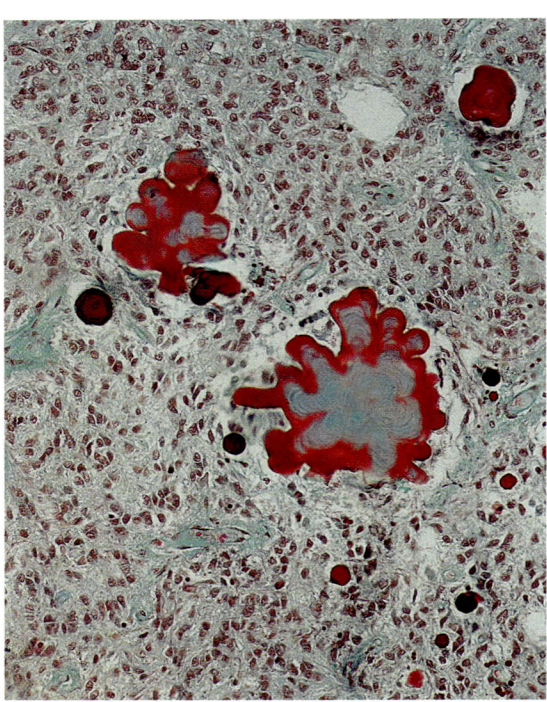

Abb. 366: Übersicht (Sagittalschnitt) über den Epithalamus mit Epiphysis cerebri des Affen. Gomori-Färbung. Vergr. 19mal.

1 III. Ventrikel	*4* Epiphysis cerebri
2 Commissura posterior	*5* Plexus
3 Commissura habenularum	*6* Aquaeductus

Abb. 367: Gewebe der Epiphysis cerebri mit Kalkkonkrementen (Acervuli cerebri). Mensch. Klüver-Barrera-Färbung. Vergr. 150mal.

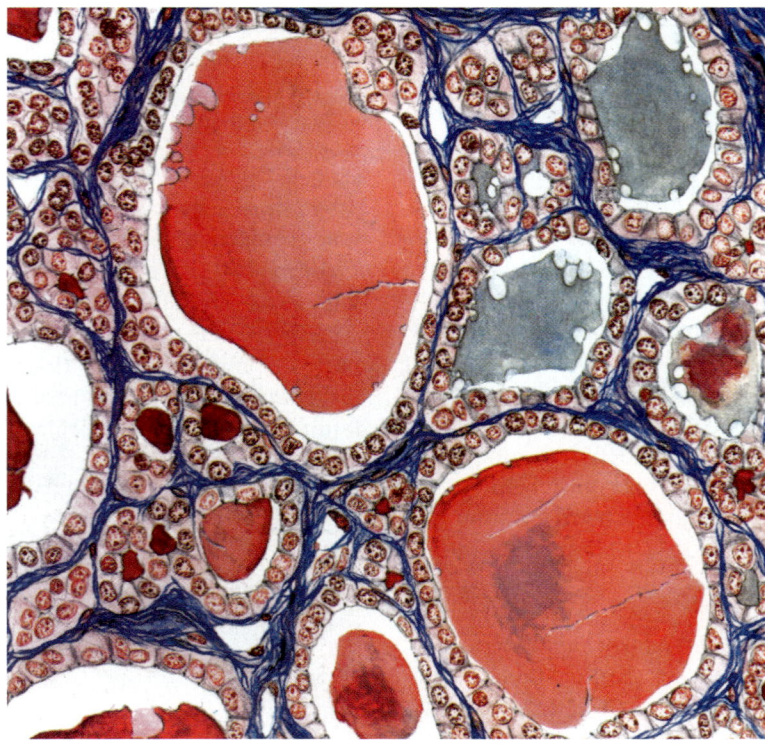

Abb. 368: Schilddrüse eines 34jährigen Mannes. Azan-Färbung. Vergr. 500mal. (L.)

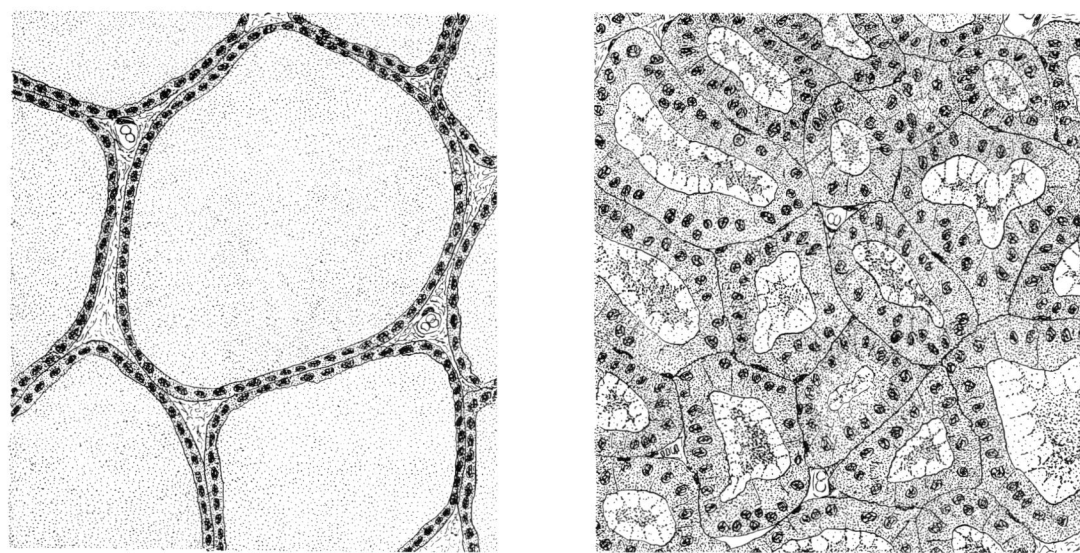

Abb. 369 und 370: Abhängigkeit der Schilddrüsenstruktur vom Funktionszustand. Vergr. etwa 200mal. (Be.) – **Abb. 369:** (links) zeigt einen Ausschnitt aus einer inaktiven, **Abb. 370:** (rechts) aus einer aktiven Drüse.

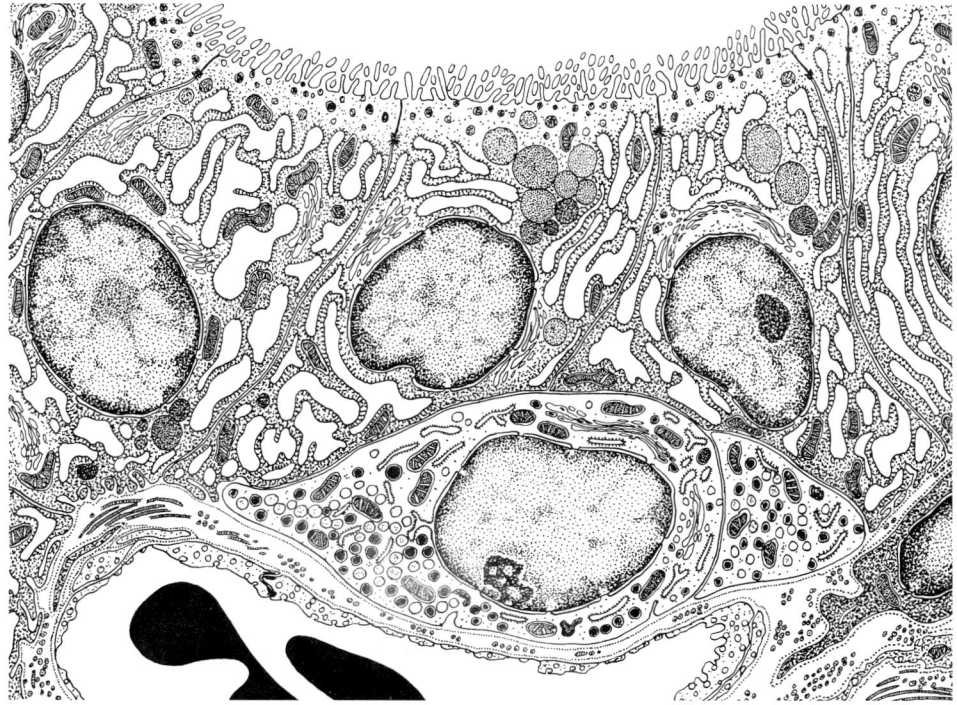

Abb. 371: Ultrastruktur der Schilddrüse (Ratte), leicht schematisiert gezeichnet. Am unteren Bildrand eine Blutkapillare mit gefenstertem Endothel; darüber eine C-Zelle mit Kern und Sekretgranula, rechts daneben ein Anschnitt einer weiteren C-Zelle. Vergr. 4000mal. (Kr.)

Mikroskopische Diagnose der Schilddrüse

Das Parenchym besteht aus verschieden großen Follikeln mit mehr oder weniger Kolloid (**Abb. 368**).

Aktive Drüse (**Abb. 370**): kleine Follikel mit prismatischen Epithelzellen, dünnflüssiges (stärker geschrumpftes) Kolloid mit Randvakuolen; gut gefüllt Blutgefäße.

Inaktive Drüse (Stapelform, **Abb. 369**): größere, prall mit dickem Kolloid gefüllte Follikel, deren Epithelzellen abgeplattet sind; verminderte Durchblutung.

D. Glandulae parathyroideae

Die vier Gll. parathyroideae (Epithelkörperchen) des Menschen sind etwa linsengroße Gebilde von durchschnittlich je 0,03–0,04 g Gewicht. Je zwei Gll. parathyroideae superiores und inferiores haben sich aus dem Entoderm der vierten bzw. dritten Schlundtasche *entwickelt* und liegen an der dorsalen Fläche der Schilddrüsenseitenlappen (**Abb. 373**).

Die Glandulae parathyroideae sind von einer dünnen bindegewebigen *Kapsel* umgeben, von der feine, größtenteils aus retikulären Fasern und Blutgefäßen bestehende Septen in das Organ eindringen. Das *Bindegewebsstroma* bewirkt eine mit steigendem Lebensalter zunehmende Aufteilung des ursprünglich kompakten epithelialen Zellkomplexes («Epithelkörperchen»). So findet man beim erwachsenen Menschen oft einen individuell verschieden stark ausgeprägten lobulären Bau.

Die das *Parenchym* bildenden, verhältnismäßig kleinen Epithelzellen (**Abb. 372**), zu denen Blutkapillaren mit gefenstertem Endothel in enger Beziehung stehen, sind polygonale, deutlich gegeneinander abgegrenzte, teils hellere, teils dunklere Zellen. Sie repräsentieren möglicherweise verschiedene Stadien eines physiologischen Arbeitsrhythmus und enthalten, besonders in der Jugend, reichlich Glykogen im Cytoplasma. Die Zellkerne sind kugelig, mäßig chromatinhaltig und nicht selten leicht exzentrisch. Im elektronenmikroskopischen Bild findet man unregelmäßig verteilte, wechselnd große, membranbegrenzte Granula.

Die helleren Zellen erscheinen in der Entwicklung zuerst; die dunkleren, etwas kleineren Zellen, welche in den Epithelkörperchen des Erwachsenen meist überwiegen, sind von ihnen abzuleiten und wahrscheinlich weniger aktiv (vermehrtes Auftreten besonders glykogenreicher, heller Zellen bei Aktivitätssteigerung). Diesen beiden Zellarten *(Hauptzellen)* ist wohl die innere Sekretion des Organs zuzuweisen. Die noch beschriebenen größeren, *oxyphilen Zellen* mit acidophil granuliertem Cytoplasma und dichterem, verhältnismäßig kleinem Kern, die glykogenfrei sind, nehmen an Häufigkeit mit dem Alter zu. Elektronenmikroskopisch erweisen sie sich reich an normalstrukturierten, relativ großen Mitochondrien, im Gegensatz zu den Hauptzellen aber arm an Ergastoplasma; histochemisch sind sie reich an Enzymen. Ihre Bedeutung ist nicht bekannt.

Neben den *Blutgefäßen* dringen auch *Lymphgefäße* und marklose (vegetative) *Nerven* in die Epithelkörperchen ein.

Funktion der Glandulae parathyroideae. Das von ihnen gebildete Hormon – das Parathormon – reguliert gemeinsam mit dem Calcitonin der Schilddrüse den Calcium- und Phosphatstoffwechsel. Die Entfernung der lebensnotwendigen Epithelkörperchen führt zu Hypocalcämie, Hyper-

phosphatämie und, wegen der mit der Senkung des Blutkalkspiegels auftretenden erhöhten neuromuskulären Erregbarkeit, zu Krämpfen der Skelettmuskulatur (Tetanie), die tödlich sein können. Die Einspritzung von Parathormon bewirkt beim Versuchstier eine starke Zunahme der Osteoklastenzahl und der Knochenresorption sowie eine Erhöhung des Blutcalciumspiegels und der Phosphatausscheidung im Harn (und somit eine Herabsetzung des Blutphosphatspiegels).

E. Nebennieren

1. Allgemeines

Die Nebenniere (Gl. suprarenalis) ist ein paariges, für das Leben unbedingt notwendiges Organ. Sie *besteht aus zwei* sowohl genetisch als auch inkretorisch *verschiedenen Anteilen,* die bei den niederen Wirbeltieren (Fischen z. B.) als Interrenal- und Adrenalorgan zeitlebens voneinander getrennt sind und sich erst bei den höheren Wirbeltieren zu einem einheitlichen, von einer gemeinsamen Bindegewebskapsel überzogenen Organ vereinigen. Dabei umgibt bei den Säugetieren und beim Menschen das Interrenalorgan als Rinde das Adrenalorgan, das zum Nebennierenmark wird (**Abb. 374**). Nicht selten kommen versprengte Teile von Interrenalgewebe vor, welche als akzessorische Nebennieren (Gll. suprarenales accessoriae) bezeichnet werden.

Das Mark – und die chromaffinen Paraganglien – *entstehen* aus der Neuralleiste (s. S. 154). Die sog. chromaffinen Zellen des Adrenalsystems sind also mit den sympathischen Ganglien sehr nahe verwandt.

Jede Nebenniere ist von einer recht zellreichen, gefäßführenden fibrösen *Kapsel,* in der auch einzelne glatte Muskelzellen vorkommen, überzogen. Mit ihr hängt das zarte, vorwiegend retikuläre *Faserstroma* des Organs zusammen. Es ist in der Rinde sehr spärlich, im Mark etwas besser ausgebildet.

Blutgefäße der Nebenniere. Diese ist eines der am besten durchbluteten Organe des Körpers. Ausgehend vom arteriellen Plexus in der Kapsel erreichen nur wenige, kleine Arteria perforantes direkt das Mark, dessen weite Kapillaren größtenteils an das Gefäßnetz der Rinde angeschlossen sind (**Abb. 375**). Daraus ergibt sich, daß vor allem in der Rindensubstanz an Sauerstoff ärmer gewordenes und die dort ausgeschiedenen Hormone enthaltendes Blut durch das Mark fließt. Das venöse Blut sammelt sich in den Ästen der Vena centralis (Markvenen), in deren Wand es zunächst keine Muskelzellen, wohl aber viele elastische Fasern gibt. Mit zunehmendem Kaliber sind die Markvenen beim Erwachsenen durch unregelmäßig angeordnete, subendotheliale Längsmuskelwülste ausgezeichnet, die besonders dort gelegen sind, wo kleinere Venen einmünden. Dadurch kann die Blutdurchströmung des vorgeschalteten Kapillargebietes verlangsamt werden.

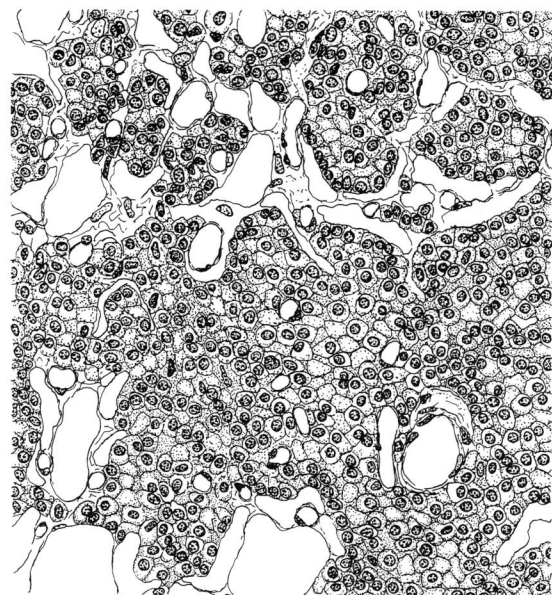

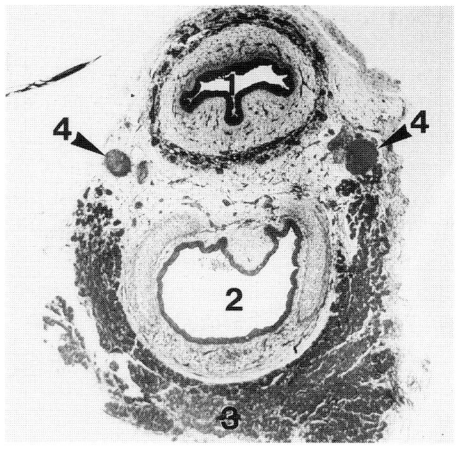

Abb. 373: Querschnitt durch die Halseingeweide eines menschlichen Fetus (9 Wochen alt). Semidünnschnitt. Vergr. 19mal.
1 Oesophagus   *3* Schilddrüsenanlage
2 Trachea   *4* Epithelkörperchen

Abb. 372: Ausschnitt aus einer Glandula parathyroidea eines Menschen. Hämalaun-Orange-Färbung. Vergr. 270mal. (W.)

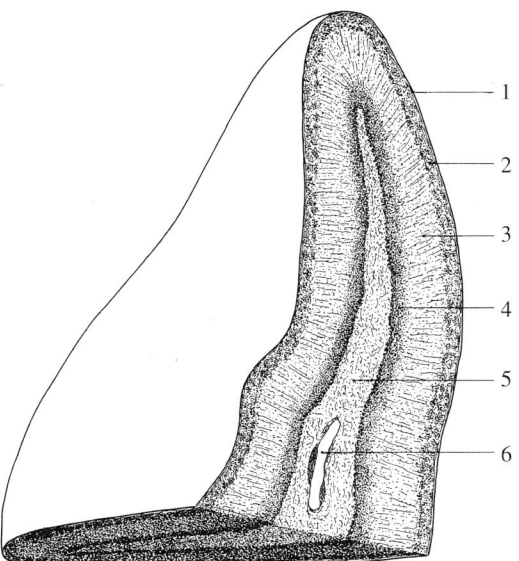

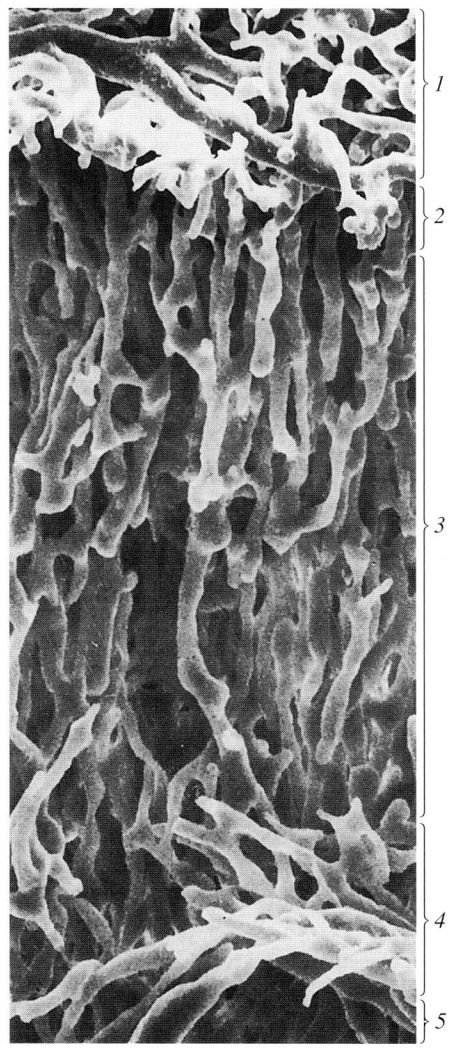

Abb. 374: Dreidimensionale Darstellung eines Ausschnittes aus einer menschlichen Nebenniere; leicht schematisiert. (Be.)

Abb. 375: Ausschnitt aus einem Korrosionspräparat der ▷ Nebenniere (Ratte). Darstellung der Blutgefäße durch Methylmethacrylat-Injektion in die Aorta descendens und nachherige Entfernung der Gewebe durch Mazeration. Vergr. 250mal. Raster-EM von Prof. Krstić, Lausanne.
Hinweise zu Abb. 374 und 375:
1 Kapsel   *4* Zona reticularis (Rinde)
2 Zona glomerulosa (Rinde)   *5* Nebennierenmark
3 Zona fasciculata (Rinde)   *6* Ast der Vena suprarenalis

2. Nebennierenrinde

Das Parenchym der Nebennierenrinde (Cortex glandulae suprarenalis) besteht aus soliden, miteinander anastomosierenden Strängen von Epithelzellen, die zu den vielen dazwischengelagerten Blutkapillaren eine enge Beziehung haben. Nach der *Anordnung der Epithelzellen* sind – in deutlicher Ausbildung erst nach der Pubertät – drei fließend ineinander übergehende *Zonen* zu erkennen (**Abb. 374** und **376**). Was ihr Massenverhältnis und ihre gegenseitige Abgrenzbarkeit betrifft, existieren nicht nur Alters- und Geschlechtsunterschiede, sondern auch individuelle funktionelle Differenzen (s. unten).

Unmittelbar unter der Kapsel findet man stellenweise kleine, wenig differenzierte Zellen *(subkapsuläres Blastem)*. Dann folgt die schmale **Zona glomerulosa** mit knäuelartig gewundenen Strängen von verhältnismäßig kleinen acidophilen Zellen (mit dunklen ellipsoidalen Kernen), deren Cytoplasma erst wenig paraplasmatische Einschlüsse enthält (**Abb. 377a**). Die breiteste und in ihrem Ausbildungsgrad konstanteste der drei Rindenzonen, die **Zona fasciculata,** ist durch die einander parallel verlaufenden, zwei bis drei Zellen breiten Säulen definiert. Ihre großen polygonalen Epithelzellen haben reichlich doppelbrechende Steroide eingelagert, wobei der Lipoidgehalt der Zone von außen nach innen abnimmt. Die Zona fasciculata tritt bei der Sudanfärbung auffällig hervor, wogegen in den gewöhnlich mit Fettlösungsmitteln behandelten histologischen Schnittpräparaten ihre Zellen einen hellen, grobwabigen Zell-Leib (»Spongiocyten«) zeigen (**Abb. 377a, b**). Die Zellkerne sind kugelig und größer als in der Knäuelzone. In der oft nur unscharf abgegrenzten innersten Schicht, der **Zona reticularis,** sind die Zellbalken schmäler und netzartig miteinander verbunden. Die Zellen selbst sind wieder etwas kleiner und enthalten auch weniger Lipoide als die der mittleren Rindenzone (**Abb. 377b**). Dagegen tritt in der Reticularis – mit zunehmendem Alter vermehrt und am deutlichsten in der Nachbarschaft des Markes – Lipofuszin auf, was schon makroskopisch erkennbar sein kann.

Im Mittel hat die Substantia medullaris eine Breite von 1–3 mm, die Substantia corticalis von 1–2 mm; im ganzen übertrifft die Rindensubstanz, die eine gute Regenerationsfähigkeit hat, das Mark um das Fünf- bis Achtfache.

Die Ultrastruktur der Nebennierenrindenzellen zeigt einige Besonderheiten. So ist das glattwandige endoplasmatische Retikulum in ihnen besser ausgebildet als in den meisten anderen Säugetierzellen. Die Mitochondrien sind – vor allem in der Zona fasciculata – sehr zahlreich, von verschiedener Größe und gehören vorwiegend dem Tubulus-Typ an.

Rindenregeneration und Zellersatz. Eine zugrunde gegangene oder unter Erhalt der Kapsel entfernte Rinde kann sich aus den Resten des subkapsulären Blastems vollständig regenerieren. Dabei werden alle Rindenzonen in der regulären Folge wiederhergestellt. Man darf also in der zonalen Gliederung der Nebennierenrinde den morphologischen Ausdruck einer funktionellen Spezialisierung sehen: Die Zona glomerulosa liefert bevorzugt Mineralokortikoide, die Zona fasciculata Glukokortikoide und die Zona reticularis den Geschlechtshormonen nahestehende Steroide. Der physiologische Zellersatz erfolgt ubiquitär: Mitosen werden in allen drei Zonen gefunden.

Die auffällig große *Nebenniere des Fetus und des Neugeborenen* zeigt einen von der oben gegebenen Schilderung abweichenden Bau. Die unmittelbar unter der Bindegewebskapsel gelegene kernreiche Schicht (Substantia corticalis) ist schmal. Dagegen ist zwischen Rinde und Mark eine fetale Zwischenschicht *(Cortex fetalis)* eingeschoben. Der Abbau dieser Zone aus anastomosierenden Strängen großer acidophiler Zellen und vielen Blutkapillaren erfolgt nach der Geburt – mit dem Ausfall des gonadotropen Hormons der Placenta – sehr rasch; sie ist nach einem Jahr verschwunden und wird allmählich durch die bleibende Zona reticularis ersetzt.

Funktion der Nebennierenrinde. Über die von der Nebennierenrinde gebildeten Hormone, die zur Gruppe der Steroide gehören (es sind schon über 30 verschiedene isoliert worden), orientiere man sich in einem Lehrbuch der Physiologie. Die Glukokortikoide beeinflussen – zusammen mit dem Adrenalin (s. u.) und den Pankreashormonen Insulin und Glukagon – besonders den Kohlenhydratstoffwechsel, indem sie die Glukoneogenese fördern und den Zuckerverbrauch in den Geweben herabsetzen; sie greifen aber auch in den Eiweiß- und Fettstoffwechsel ein. Die Mineralokortikoide regulieren hauptsächlich den Natrium- und Kaliummetabolismus (Na$^+$-Retention bei erhöhter K$^+$-Ausscheidung) sowie den Wasserhaushalt (Zunahme des extrazellulären Wassers bei Natriumanreicherung). Im einzelnen liegen aber sehr komplexe Verhältnisse vor. Die Nebennierenrinde hat auch die Aufgabe, aus einfacheren Stoffen Steroide (vor allem Progesteron) aufzubauen, die als Muttersubstanzen bei der Bildung der Geschlechtshormone verwendet werden können. Zweifellos bestehen zwischen der Nebennierenrinde, in der in geringer Menge noch andere Geschlechtshormone (z. B. Androgene) nachgewiesen werden können, und den Keimdrüsen sehr enge Beziehungen; so sind z. B. die Altersveränderungen der Nebennierenrinde (Verminderung der Zona glomerulosa und reticularis) im Zusammenhang mit der Aktivitätsabnahme der Gonaden, die bei der Frau wesentlich früher beginnt als beim Mann.

Die Regulierung der Tätigkeit der Nebennierenrinde – besonders der Sekretion von Cortisol – erfolgt vor allem durch das **a**dreno**c**orti**c**otrope **H**ormon (ACTH) des Hypophysenvorderlappens. Die Zona fasciculata kann auf Kosten der angrenzenden Zellgebiete breiter oder schmäler werden bei gleichzeitiger Zu- bzw. Abnahme der Steroidbildung (progressive bzw. regressive Transformation bei erhöhter bzw. verminderter ACTH-Ausschüttung).

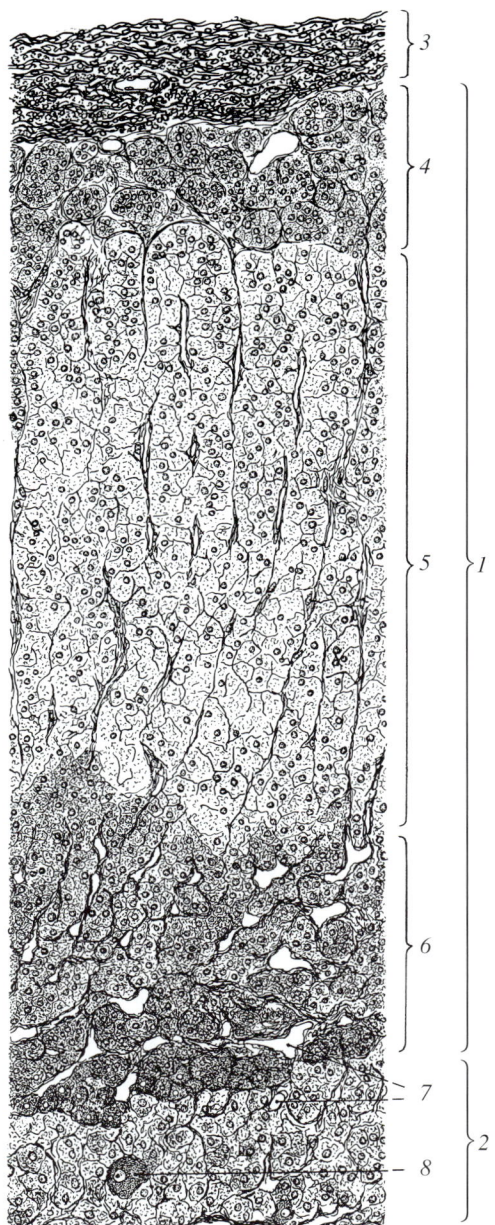

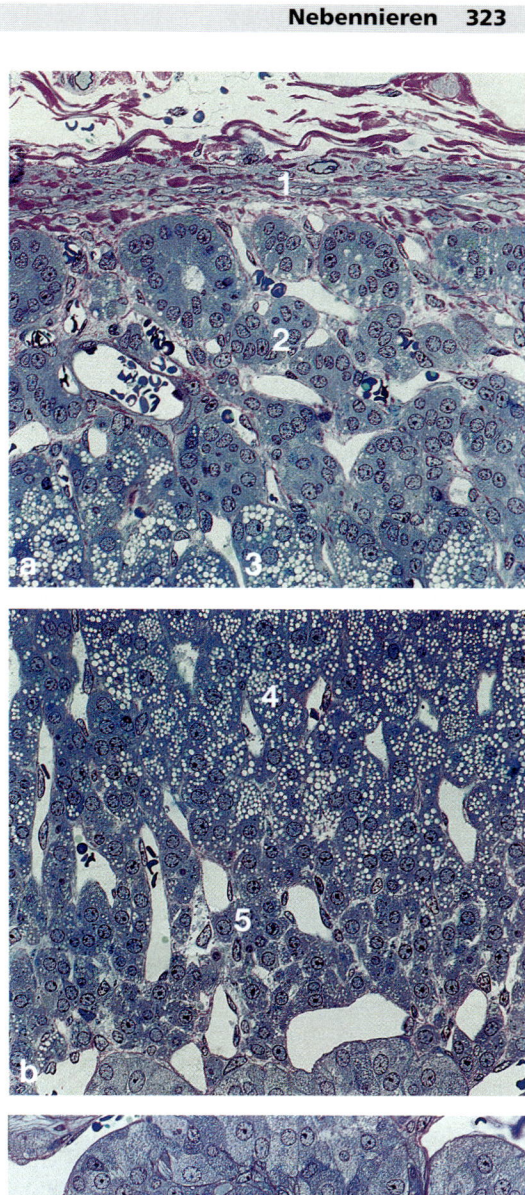

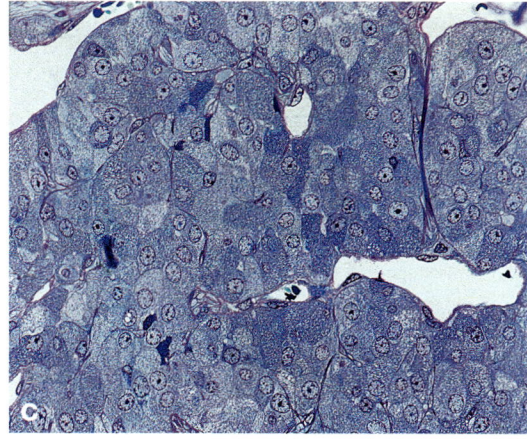

Abb. 376: Aus der Nebenniere eines erwachsenen Menschen. Verschiedene Zonen der Nebennierenrinde. Azan-Färbung. Vergr. 160mal. (W.)

1 Rinde
2 Mark
3 Kapsel
4 Zona glomerulosa
5 Zona fasciculata
6 Zona reticularis
7 Blutkapillaren
8 Ganglienzelle

Für die *Differentialdiagnose* ist die Strukturähnlichkeit der Zellen der Zona fasciculata und des Corpus luteum (S. 374 und 377) zu bedenken.

Einen etwas anderen Bau zeigt die *Nebenniere des Fetus und des Neugeborenen.*

Abb. 377: Zonen der Nebennierenrinde und das Nebennierenmark. Affe. Semidünnschnitt. Polychromatische Färbung nach Tolivia et al. (1994). Vergr. (a–c) 300mal. – **a** Kapsel (*1*), Zona glomerulosa (*2*) und Übergang in Zona fasciculata (*3*). – **b** Übergang von Zona fasciculata (*4*) in Zona reticularis (*5*). – **c** Zellstränge des NN-Markes.

3. Nebennierenmark

Das Nebennierenmark (Medulla glandulae suprarenalis) ist ein Schwammwerk aus feingranulierten polygonalen Zellen mit verschieden großen, chromatinarmen Kernen und dazwischenliegenden Blutsinus (**Abb. 377c**). Die Zellen verändern sich postmortal rasch und sind außerdem auch gegenüber der Fixation sehr empfindlich (durch Schrumpfung können sternförmige Gebilde entstehen). Da die Körnchen bei bald nach dem Tode vorgenommener Fixation mit Kaliumbichromat bräunlich gefärbt werden, hat man die Markzellen auch als **chromaffine Zellen** oder phäochrome[28] Zellen bezeichnet.

Die Granulationen der chromaffinen Zellen enthalten Adrenalin oder Noradrenalin (oder ihre Vorstufen), deren leichte Oxydierbarkeit für den Ausfall der *chromaffinen Reaktion* verantwortlich ist. Die dabei auftretende Bräunung ist indessen nicht an die Anwendung von Chrom gebunden, sondern kann auch durch andere Oxydationsmittel erzielt werden (s. S. 77). Nach starker Inkretausschüttung ist die chromaffine Reaktion schwächer, einige Stunden nach dem Tode sogar negativ. Für die Bildung von Adrenalin (oder Epinephrin) und Noradrenalin (oder Norepinephrin) stehen *zwei verschiedene Zellarten* zur Verfügung, die elektronenmikroskopisch und histochemisch unterscheidbar sind.

Funktion des Nebennierenmarks. Die Inkretausschüttung in das Blut erfolgt unter dem Einfluß des Nervensystems, wobei jedes der beiden Hormone offenbar auch einzeln sezerniert werden kann. Adrenalin wirkt stoffwechselsteigernd und anregend auf Herz und Zentralnervensystem, ist aber im Gegensatz zu den Rindenhormonen nicht unbedingt lebensnotwendig. Von besonderer Bedeutung ist seine Rolle – als Antagonist des Insulins – im Kohlenhydratstoffwechsel (Erhöhung des Blutzuckerspiegels durch vermehrten Abbau von Muskelglykogen). Neben seinem Einfluß auf die glatten Muskelzellen (Hemmung der Darmmotorik, Gefäßverengerung in Haut und Splanchnicusgebiet, aber nicht in der quergestreiften Muskulatur) erhöht das Adrenalin Frequenz und Kraft der Herzkontraktion und damit das Schlagvolumen. Noradrenalin wirkt allgemein gefäßverengernd und damit blutdrucksteigernd, jedoch viel weniger stoffwechselfördernd; außerdem hat es eine Bedeutung bei der Erregungsübertragung von postganglionären sympathischen Nervenfasern auf das Erfolgsorgan (s. a. S. 173).

4. Mikroskopische Diagnose der Nebenniere

Auf einem Schnitt durch das von einer Bindegewebskapsel umgebene Organ erkennt man gewöhnlich schon makroskopisch drei *Schichten* (**Abb. 374**): Rinde – Mark (welches die weitlumigen Venen enthält) – und wieder Rinde. Im Mikroskop sieht man epitheliale Zellstränge und Blutkapillaren in enger Beziehung zueinander; die Grenze zwischen Cortex und Medulla ist oft nicht sehr auffällig.

Die *Rinde* zeigt die drei charakteristischen Zonen (**Abb. 376**), von denen die Zona fasciculata durch ihre Breite und die säulenartige Anordnung der hellen, grobwabigen Epithelzellen gekennzeichnet ist. In die Zellen der Zona reticularis wird mit steigendem Lebensalter Lipofuszinpigment eingelagert; dadurch kann die Rinden-Markgrenze besonders hervorgehoben sein. Die empfindlichen, nicht selten zu sternförmigen Gebilde geschrumpften *Markzellen* besitzen chromatinarme Kerne und feine Körnchen, die nach Fixation mit einem chromsäuresalzhaltigen Fixationsmittel gebräunt sind (chromaffine Zellen).

F. Paraganglien

Als Paraganglien bezeichnet man eine Anzahl kleiner, aus Neuroektoderm entstandener Organe; es sind unauffällige Knötchen, die an das periphere Nervensystem angeschlossen sind[29]. Dabei sind *zwei Gruppen* zu unterscheiden: 1) Die chromaffinen Paraganglien, deren Zellen – wie die des Nebennierenmarks – Adrenalin und/oder Noradrenalin bilden und die oben erwähnte Chromreaktion geben, und 2) die nichtchromaffinen Paraganglien, welche allerdings auch in geringen Mengen Catecholamine produzieren:

Die *chromaffinen Paraganglien,* die im Ausbreitungsgebiet des Bauch- und Beckensympathicus verstreut liegen – das größte als Paraganglion aorticum abdominale am Ursprung der A. mesenterica inferior – sind ein Bestandteil des Adrenalorgans (S. 320) wie das Nebennierenmark. Im Gegensatz zu diesem, mit welchem sie in ihrem Aufbau grundsätzlich übereinstimmen, bilden sie sich aber vor der Pubertät zurück.

Zu den *nichtchromaffinen Paraganglien,* die ebenfalls aus der Neuralleiste stammen und zeitlebens erhalten bleiben, gehören das **Glomus caroticum** (Paraganglion caroticum) an der Teilungsstelle der A. carotis communis und das zweiteilige Paraganglion supracardiale im Bereich der Aorta ascendens. Histologisch bestehen sie aus mehr oder weniger kugeligen, leicht schrumpfenden Zellen, von welchen – vor allem elektronenmikroskopisch – zwei Typen (Haupt- und Stützzellen) auseinandergehalten werden können; sie sind in ein an Blutgefäßen und Nervenfaserbündeln und -geflechten reiches Stroma eingelagert. Daneben kommen auch Ganglienzellen vor. Das Paraganglion caroticum wird als Chemorezeptor gedeutet, dessen adäquater Reiz die Verminderung der Sauerstoffsättigung im Blut ist.

---

28 *griechisch:* phaiós = bräunlich; chrõma = Farbe.

29 *griechisch:* pará = neben; gánglion = Knoten.

G. Disseminiertes endokrines System des Verdauungsapparates

Als **entero-endokrines System** oder *disseminiertes endokrines System* werden eine Fülle von Zellformen zusammengefaßt, die in der Schleimhaut aller Abschnitte des Magen-Darm-Kanals verteilt zu finden sind. Da auch die Zellen des Inselapparates des Pankreas durch ihre gleichartige Funktion diesem System zugeordnet werden müssen, wird es auch als das **G**astro-**e**ntero-**p**ankreatische System *(GEP-System)* bezeichnet. Ausgehend von der chemischen Beschaffenheit der von diesen Zellen produzierten Wirkstoffe kann man zwei Gruppen unterscheiden: (1) Zellen, die *Serotonin* (5-Hydroxytryptamin = 5-HT) produzieren. Sie entsprechen den schon lange bekannten *enterochromaffinen Zellen* (EC-Zellen), die durch Behandlung mit Chromsalzen eine Gelbfärbung aufweisen. (2) Als weitere Form findet man eine große Zahl von Zellen, die *Peptid-Hormone* produzieren, von denen die am längsten bekannten das Insulin und das Gastrin sind. Bis zu 35 solcher Peptide wurden bisher beschrieben. Auch diese Zellform ist seit langer Zeit bekannt, da sie sich mit Silberlösungen imprägnieren läßt; es sind die *argyrophilen Zellen* der Magen- und Darmwandepithelien. Allerdings schließt die Gruppe der argyrophilen Zellen auch die Serotonin-Zellen ein.

Der erste Versuch, die entero-endokrinen Zellformen zusammenzufassen, wurde bereits vor 50 Jahren von Feyrter (1938) unternommen. Sein System *«Heller Zellen»* wurde von ihm als *diffuses endokrines epitheliales Organ* beschrieben. Eine andere Eigenschaft des GEP-Systems, aber auch anderer, z. B. neuroendokriner Zellen, haben zu der Konzeption des sog. *APUD-Systems* geführt. Allen APUD-Zellen ist gemeinsam, daß sie bei exogenem Angebot von bestimmten Vorstufen (z. B. DOPA oder 5-Hydroxytryptophan) biogene Amine (in diesen Fällen Dopamin oder Serotonin) speichern (**a**mine-**p**recursor-**u**ptake and **d**ecarboxylation system = APUD). Dieser Speichereigenschaft für Amine wird heute keine physiologische Bedeutung zugemessen. Diese so markierten Zellen besitzen in ihrer Gesamtheit zwar ein Bindungsvermögen für biogene Amine, die gleiche Eigenschaft besitzen aber auch andere Zellformen des Verdauungssystems, z. B. Becher-Zellen, Panethsche Körnerzellen oder exokrine Pankreaszellen. Da APUD-Zellen auch Peptide bilden können, dient deren Lokalisation zusammen mit der histochemischen Darstellung der Amine durch die Formaldehydinduzierte Fluoreszenz als Nachweis, der zum Auffinden der disseminierten endokrinen Zellen hilfreich ist. Primär zuordnen lassen sich aufgrund ihres eigenen Gehaltes an biogenen Aminen nur die chromaffinen Zellen, da sie

nicht nur durch ein Bindungsvermögen ausgezeichnet sind, sondern Serotonin bilden.

Eine weitere Systematisierung wurde mit dem *Konzept der Paraneurone* versucht. Diesem liegt die Beobachtung zu Grunde, daß GEP-Zellen, z. T. eine bipolare Morphologie aufweisen, oft mit einem basalen Fortsatz versehen sind und sowohl als «Rezeptoren» wie auch als «Effektoren» reagieren können, also eine Ähnlichkeit mit neuronalen Elementen haben. In dieses Bild paßt auch, daß Serotonin und eine Reihe der in Frage stehenden Peptide in Neuronen Neurotransmitterfunktionen ausüben können.

Die Unterscheidung der verschiedenen Zellelemente des GEP-Systems ist nach verschiedenen Kriterien möglich. Feinstrukturell lassen sich die argyrophilen oder «hellen» Zellen in einen *offenen* und einen *geschlossenen Zelltyp* aufteilen (**Abb. 378**). Das elektronenmikroskopische Bild zeigt Zellen, die entweder zwischen den übrigen Enterocyten eingeordnet sind und mit ihrem Apex die Epitheloberfläche erreichen, wo sie mit einem Bürstensaum versehen sind (offener Typ). Oder die Zellen liegen am Grunde des Epithels versteckt auf der Basalmembran und haben aufgrund dieser Lage nur die Chance in das Interstitium und in Richtung der dort liegenden Gefäße zu sezernieren (geschlossener Typ). Der offene Zelltyp kann sein Sekret direkt in das Darmlumen abgeben, also exokrin (!) wirksam werden, er könnte aber auch als eine Art «Geschmacks»zelle eine rezeptorische Funktion ausüben.

Feyrter hat die Tätigkeit des von ihm beschriebenen disseminierten endokrinen Systems als parakrin bezeichnet. Heute versteht man unter *Parakrinie* einen Wirkungsmodus, bei dem der endokrine Vorgang örtlich beschränkt bleibt. Die endokrine Zelle sezerniert in den interzellulären Spalt und der Effektor ist die Nachbarzelle oder die unmittelbare Zellregion. Zu diesen regionalen Wirkungen des entero-endokrinen Systems zählt man auch Einflußnahmen, die mit *Neurokrinie* und *Autokrinie* umschrieben werden. Unter Neurokrinie wird die endokrine Wirkung auf lokale Nervenendigungen verstanden, Autokrinie ist die Selbstregulation der endokrinen Zelle durch ihr eigenes Hormon, die kürzeste Form einer Rückkoppelung.

Beiden Zelltypen, den offenen und geschlossenen Formen, ist wiederum die Anordnung der *sekretorischen Granula* gemeinsam. Sie sind *basalgekörnte Zellen* und dies im Gegensatz zu den apikalgekörnten Panethschen Zellen, in deren Nachbarschaft sie auch am Grunde der Lieberkühnschen Krypten vorkommen (**Abb. 378**).

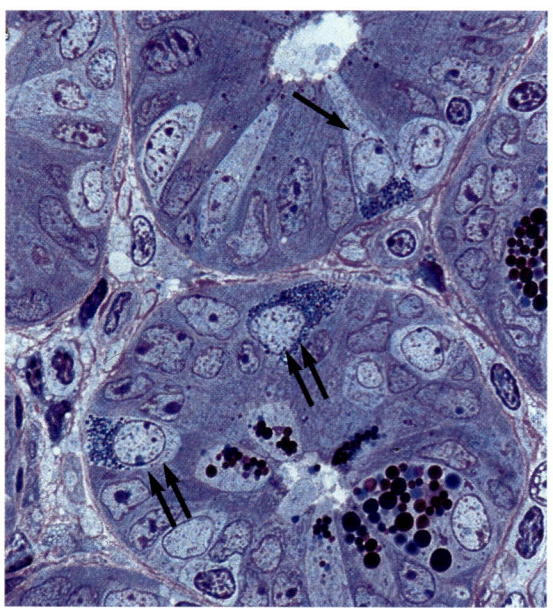

Abb. 378: Basalgekörnte Zellen: offener Typ (Pfeil), geschlossener Typ (Doppelpfeile), im Kryptenepithel des menschlichen Dünndarms. Große, apikale Granula in *Paneth*schen Zellen. Semidünnschnitt. Vergr. 875mal. Material Prof. Wulfhekel, Bonn.

Der Vielzahl der Peptid-Hormone steht eine entsprechende Varianz der sekretorischen Granula gegenüber (**Tab. 49**). Es handelt sich stets um membranbegrenzte Granula, d. h. Vesikel mit mehr oder weniger dichtem, granulärem Inhalt. Durchmesser der Vesikel und Durchmesser der Granula, wie auch deren Form sind Kriterien, mit denen sich die Zellen dem zweiten Kriterium, den immuncytochemisch nachweisbaren Peptidformen zuordnen lassen (**Tab. 49**). Die Klassifizierung der Zelltypen erfolgt mit Kurzformen der nachgewiesenen Peptid-Hormonen (z. B. die Gastrin-Zelle ist Zelltyp G).

Die Argyrophilie der entero-endokrinen Zellen wird mit dem Auftreten eines Matrix-Proteins in Zusammenhang gebracht, welches als *Chromogranin* in versilberbaren Granula immunhistochemisch nachgewiesen werden kann.

Insgesamt wirken die zahlreichen Entero-Hormone regulatorisch auf die Verdauungsvorgänge, wobei sie die Sekretion der Magenschleimhaut, der Leber und des exokrinen Pankreas beeinflussen, auf die Motilität der Darmwandmuskulatur und die Durchblutung der Schleimhäute einwirken.

Tabelle 49: Zusammenstellung der entero-endokrinen Zellen des gastro-entero-pankreatischen Systems (GEP-System) nach Größe der Granula, Ort des Vorkommens und Hormon (Zusammengestellt nach H. Grube und G. Forssmann: Horm. Metab. Res. 11, 589,1979)

Zelltyp	Sekretgranula		Vorkommen	Hormon
A	rund, dicht:	250 nm	Pankreasinsel	Glukagon
B	unregelmäßig:	350 nm	Pankreasinsel	Insulin
D	rund, hell:	350 nm	Pankreasinsel, Magen, Dünn- und Dickdarm	Somatostatin
D_1	rund, dicht:	160 nm	Pankreasinsel, Magen Dünn- und Dickdarm	unbekannt
EC	unregelmäßig:	300 nm	Pankreasinsel, Magen, Dünn- und Dickdarm	Serotonin und Peptide
ECL	unregelmäßig:	450 nm	Magenfundus	unbekannt
G	unregelmäßig:	300 nm	Pylorus, Duodenum	Gastrin
I	rund, dicht:	250 nm	Dünndarm	Cholezystokinin, Pankreozymin
K	unregelmäßig:	350 nm	Dünndarm	Gastric inhibitory peptide
L	rund, dicht:	400 nm	Dünn- und Dickdarm	Glukagon-ähnliches Peptid (vgl. PYY-Zelle)
Mo			Dünndarm	Motilin
N	rund, dicht:	300 nm	Dünndarm	Neurotensin
P	rund, dicht:	120 nm	Magen, Dünndarm	unbekannt
PYY	Überschneidung mit L-Zelle			Polypeptid YY
S	rund, dicht:	200 nm	Dünn- und Dickdarm	Sekretin
TG	D_1-ähnlich		Dünndarm	Tetragastrin
VL	sehr groß		Dünn- und Dickdarm	unbekannt
X	rund, dicht:	300 nm	Magenfundus, Dickdarm	unbekannt

VI. Harnapparat

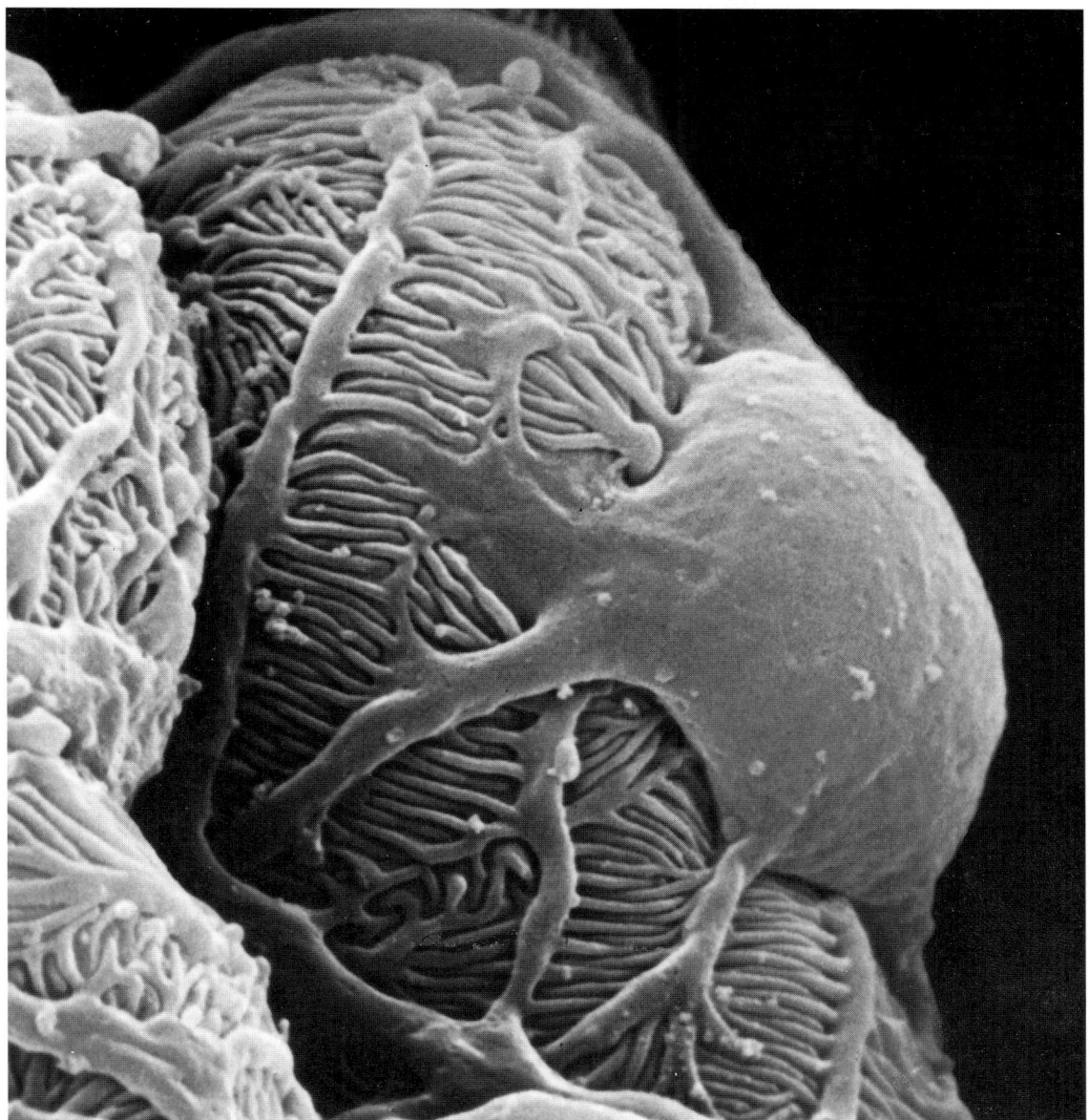

Abb. 379: Die Harnbereitung beginnt mit einer Filterung des Primärharnes durch Schlitze zwischen den Podocyten-fortsätzen. Glomeruluskapillaren mit Podocyten (Ratte). Außer einem Perikaryon – in der Mitte am rechten Bildrand – sieht man in großer Zahl sich verzeigende Zellfortsätze und schließlich, davon ausgehend, die von zwei Seiten her alter-nierend ineinandergeschobenen Füßchen, welche der Basalmembran der Kapillaren aufsitzen (vgl. Abb. 388). Vergr. 7200mal. Raster-EM. (Aus Spinelli, Wirz, Brücher und Pehling: Fine Structure of the Kidney revealed by Scanning Elec-tron Microscopy. Ciba-Geigy 1972.)

Zum Harnapparat gehören die *Nieren* als harn-bereitende Organe und die teils ebenfalls paari-gen (Harnleiter), teils unpaaren *Harnwege* (Harnblase, Harnröhre). Die Harnwege sind – als einzige Hohlorgane des Körpers – mit Übergangsepithel (s. S. 88 und **Abb. 86**) ausge-kleidet, dies mit Ausnahme des terminalen Ab-schnittes der Urethra.

A. Niere

Die Niere[30] ist mit einer dünnen, aber straffen bindegewebigen *Kapsel (Capsula fibrosa)* überzogen, in der auch glatte Muskelzellen gefunden werden. Die Nierenkapsel steht mit dem wenig auffälligen interstitiellen Bindegewebe in Verbindung, läßt sich aber vom gesunden Organ gut und ohne Verletzung des Nierenparenchyms abziehen. Die Niere ist gemeinsam mit der Nebenniere in die Fettkapsel *(Capsula adiposa)* eingebaut.

1. Architektonik der Niere

Grobe Architektonik der Niere. Auf einem Längsschnitt, der das Organ in zwei symmetrische Hälften zerlegt (**Abb. 380**), sehen wir schon mit bloßem Auge zwei verschiedene Zonen, Rinde und Mark, die sich in Struktur und Färbung unterscheiden.

Das **Nierenmark** (Medulla renalis) besteht aus 7–9 (im Maximum bis zu 14) fein gestreiften Markpyramiden (Pyramides renales); diese ragen mit ihren zugespitzten oder leistenförmigen Enden, den Markpapillen (Papillae oder Cristae renales), in die Kelche des Nierenbeckens hinein. Zwischen der Basis der Nierenpyramiden und der Capsula fibrosa liegt eine 7–10 mm breite, leicht gekörnte Zone, die **Nierenrinde** (Cortex renalis), die sich – als sog. Columnae renales – auch hiluswärts zwischen die Pyramiden ausdehnt. Die Markkegel sind somit, abgesehen von den in die Kelche vorragenden Papillen, ringsherum von einer Schicht Rindensubstanz umgeben.

Die Bezeichnung «Columnae renales» ist aus dem Schnittbild abgeleitet und deshalb schlecht, weil diese Rindenteile die Markpyramiden mantelartig umhüllen. Beim menschlichen Fetus und noch beim Neugeborenen – bei manchen Tieren, z.B. beim Rind, zeitlebens – zeigt die Niere eine gewisse Lappung. Jeder der keilförmigen Lappen *(Lobi renales* oder *Renculi)* entspricht einer Markpyramide mit der dazugehörenden Rindenschale. In der fertig entwickelten menschlichen Niere, wo eine Lappung nur noch selten zu erkennen ist *(Renculusniere)*, vereinigen sich in der Regel zwei bis drei Pyramiden in einer gemeinsamen Papille. Deren Oberfläche ist durch die Mündungen der Papillengänge, die Foramina papillaria, fein durchlöchert *(Area cribrosa)*.

Rinde und Mark umfassen zusammen eine sich am Hilum nach außen öffnende Höhlung, den *Sinus renalis;* dieser enthält das Nierenbecken mit seinen Kelchen sowie Gefäße, Nerven und Fettgewebe.

Schon bei Lupenbetrachtung zeigt sich, daß die oberflächliche Rindenschicht nicht einheitlich gebaut ist: In gewissen Abständen sieht man als radiäre Fortsetzung der Marksubstanz fein gestreifte Bezirke, die **Markstrahlen** (Pars radiata), und dazwischen das **Rindenlabyrinth** (Pars convoluta, s. a. **Abb. 383**).

Blutgefäße der Niere. Die Architektonik der Niere ist vor allem durch die Anordnung der Blutgefäße gegeben (s. **Abb. 382**). Die am Hilum und im Sinus renalis entstehenden Äste der Arteria renalis sind Endarterien; sie verlaufen zunächst als *Arteriae renculares* oder *interlobares* an der Grenze zwischen Markpyramiden und Rindensäulen und nachher als *Arteriae arcuatae* bogenförmig zwischen Pyramidenbasis und oberflächlicher Rindenschicht. Von diesen subkortikalen Arterienästen entspringen die *Arteriae corticales radiatae* (oder *Aa. interlobulares)*, die radiär kapselwärts ziehen und, sowohl in den Columnae wie in der oberflächlichen Rinde, die *Arteriolae glomerulares afferentes* abgeben, welche dann die Kapillarknäuel der Nierenkörperchen (Glomeruli) versorgen (Abb. 381–383).

Soweit die Aa. corticales radiatae die Nierenoberfläche erreichen, zweigen sie auch Äste für das Gefäßnetz der Nierenkapsel ab *(Rami capsulares* oder *Arteriae radiatae perforantes)*. Die aus ihren Kapillaren hervorgehenden Venen sammeln sich als *Venulae stellatae* in den Vv. corticales radiatae. Das Blut, das für die Parenchymdurchblutung nicht benötigt wird, kann allenfalls durch das Kapselkapillarnetz abfließen; eine weitere Umgehungsmöglichkeit bietet das Gefäßsystem des Nierenbeckens.

Nach der Durchströmung der Glomeruli, die arterielle Wundernetze darstellen, sammelt sich das immer noch sauerstoffreiche Blut in den *Arteriolae glomerulares efferentes,* welche die verschiedenen Abschnitte des *Kapillarnetzes der Rinde* und *des Marks* speisen.

Die Vasa efferentia der subkapsulären, mittleren und marknahen kortikalen Schichten münden in verschiedene Kapillargebiete. So verlaufen die Arteriolae efferentes der oberflächlichen Rindenschicht bis unter die Kapsel und ergießen sich in das subkapsuläre Kapillarnetz. Aus den Corpuscula der mittleren Rinde speisen die Arteriolen entweder das Netzwerk im Rindenlabyrinth oder das der Markstrahlen. Die efferenten Gefäße der tiefen, juxtamedullären Rindenschicht sind sehr stark und ziehen direkt in die Markpyramide (s. u.).

---

30 *lateinisch:* ren; *griechisch:* nephrós.

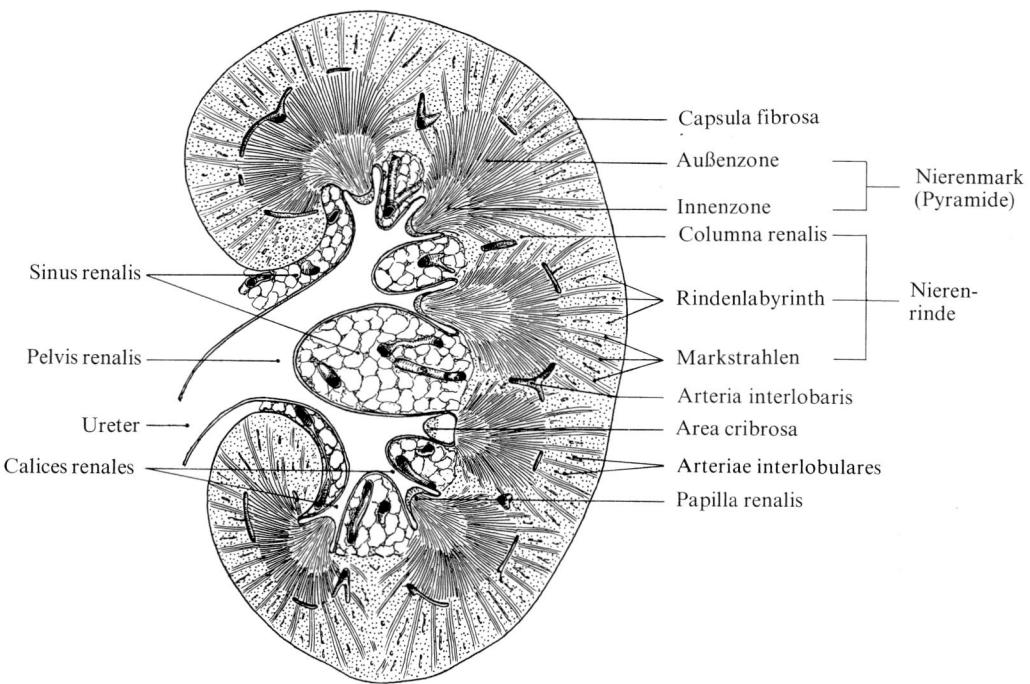

Abb. 380: Längsschnitt durch eine menschliche Niere (halbschematisch). Natürliche Größe. (W.)

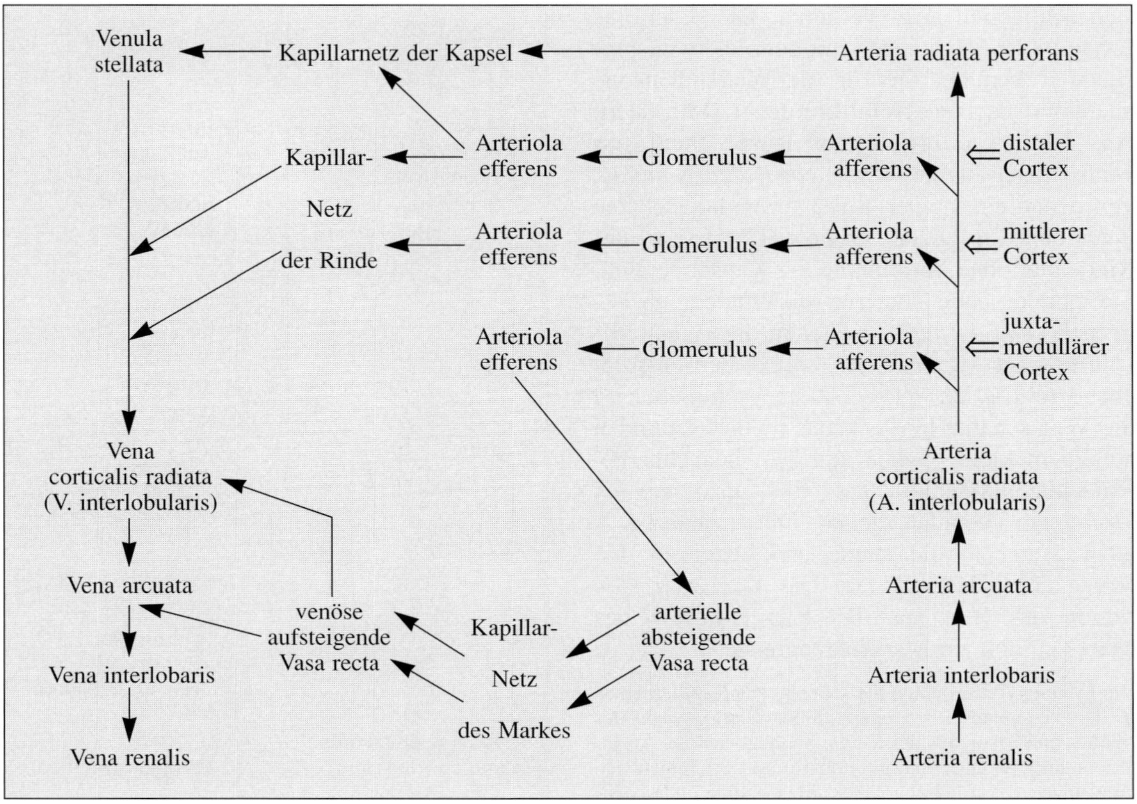

Capsula fibrosa
Außenzone
Innenzone ⎫ Nierenmark (Pyramide)
Columna renalis ⎫
Rindenlabyrinth ⎬ Nieren-rinde
Markstrahlen ⎭
Arteria interlobaris
Area cribrosa
Arteriae interlobulares
Papilla renalis

Sinus renalis
Pelvis renalis
Ureter
Calices renales

Venula stellata ← Kapillarnetz der Kapsel ← Arteria radiata perforans

Kapillar-Netz der Rinde ← Arteriola efferens ← Glomerulus ← Arteriola afferens ← distaler Cortex

Arteriola efferens ← Glomerulus ← Arteriola afferens ← mittlerer Cortex

Arteriola efferens ← Glomerulus ← Arteriola afferens ← juxta-medullärer Cortex

Vena corticalis radiata (V. interlobularis)
Arteria corticalis radiata (A. interlobularis)

Vena arcuata
Arteria arcuata

venöse aufsteigende Vasa recta ← Kapillar-Netz des Markes → arterielle absteigende Vasa recta

Vena interlobaris
Arteria interlobaris

Vena renalis
Arteria renalis

Nur vereinzelte Ästchen der Aa. corticales radiatae und der Arteriolae afferentes leiten – vor allem im juxtamedullären Rindenlabyrinth – ihr Blut direkt in die Kapillaren; diese Verbindungen sollen durch Degeneration von Glomeruli entstehen. So fließt das meiste Blut der Kapillaren, welche die Nierenkanälchen umspinnen (*peritubuläre Kapillarnetze,* deren Endothelauskleidung gefenstert ist), zuerst durch die Glomeruli. Da hier, zusammen mit anderen Stoffen, über 10% Wasser abfiltriert, jedoch nur wenig Plasmaeiweiß abgegeben wird, hat das Blut der peritubulären Kapillaren einen erhöhten kolloidosmotischen Druck bei relativ geringem hämodynamischem Druck, was die Rückdiffusion von Flüssigkeit begünstigt. Im allgemeinen ist jede Arteriola efferens im Vergleich mit der Arteriola afferens äußerlich kleiner, zudem oft dickwandiger und englumiger. Gelegentlich finden sich auch zwei Arteriolae efferentes. Die Maschen der Kapillarnetze sind im Rindenlabyrinth rundlich, in den Markstrahlen und Markpyramiden in die Länge gezogen (**Abb. 382**).

Die *Kapillaren des Markes* erhalten ihr Blut auf dem Wege über die verhältnismäßig muskulösen, *absteigenden Vasa recta (Arteriolae rectae)* aus Arteriolae efferentes, die von den marknahen Glomeruli kommen. Sie gabeln sich im Außenstreifen der Pyramide und ziehen von dort geradlinig und unverzweigt in Richtung Pyramidenspitze. In den einzelnen Markanteilen münden sie nacheinander in das Kapillarnetz. Auf diesem Weg ändern sie ihre Wandstruktur: Aus der kräftigen Muskulatur werden Pericyten, die sich schließlich auch verlieren. Die Arteriolae rectae bilden gemeinsam mit den ihnen entsprechenden Venulen die für die Markaußenzone charakteristischen **Gefäßbündel** (**Abb. 384 b**). Aus dem Kapillarnetz der Rinde fließt das venöse Blut in die *Venae corticales radiatae,* von denen ein kleiner Teil als Venulae stellatae unter der Kapsel, der größere Teil erst in der Rinde und ohne Verbindung zur Kapsel beginnt. Sie münden dann – an der Markrindengrenze – in die *Venae arcuatae,* weiter in die *Venae renculares* oder *interlobares,* die mit den entsprechenden Arterien verlaufen, und schließlich in die Vena renalis. In die Venae arcuatae münden außerdem kleine Venen aus dem benachbarten Rindenkapillargebiet und die *aufsteigenden Vasa recta* (Venulae rectae). Diese ziehen z. T. auch weiter in die Rinde und enden in den Venae corticales radiatae. Die *Venulae rectae* führen das Blut aus den Kapillarnetzen des Marks zurück zur Markrindengrenze.

Die *Lymphgefäße* erhalten die Lymphe aus Kapillarnetzen in der Nierenkapsel, im interstitiellen Bindegewebe des Markes und besonders der Rinde. Sie begleiten die Aa. interlobulares, arcuatae und interlobares und vereinigen sich zu wenigen Hilumlymphgefäßen. Markhaltige und vor al-

lem marklose vegetative *Nerven*faserbündel dringen ebenfalls ins Innere der Niere ein, um die Gefäße, die schmerzempfindliche Kapsel sowie die Renin-bildenden Zellen sympathisch zu innervieren.

Das Nephron als Bauelement. Die Baubestandteile des Nierenparenchyms sind die Nephrone und das Sammelrohrsystem (**Abb. 381**):

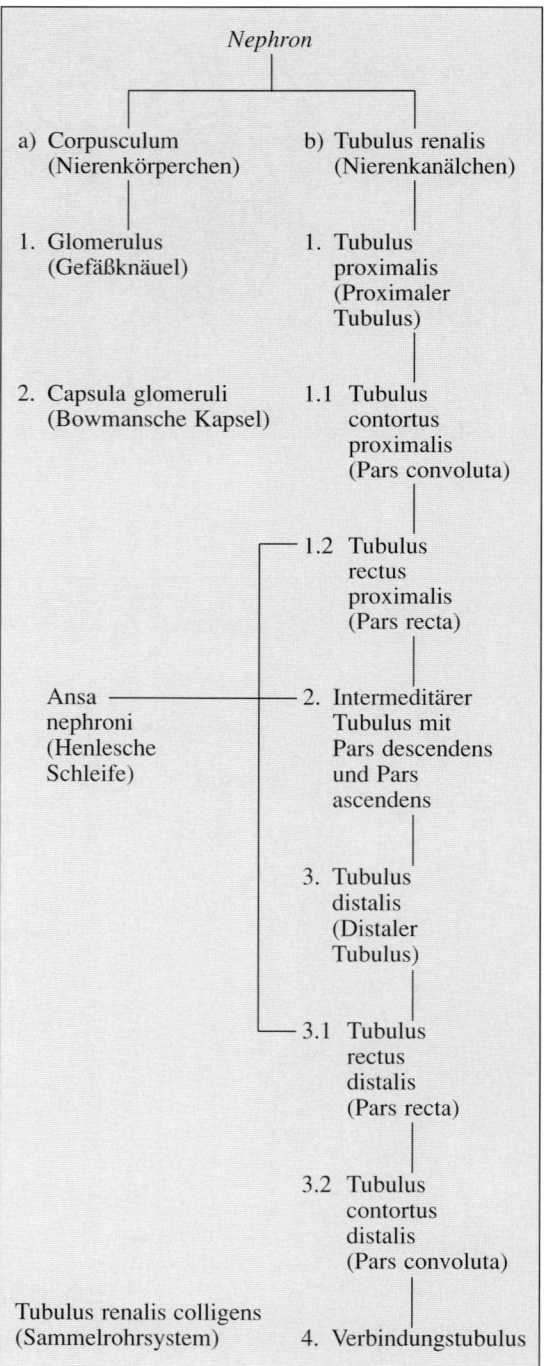

Rindenlabyrinth   Markstrahl

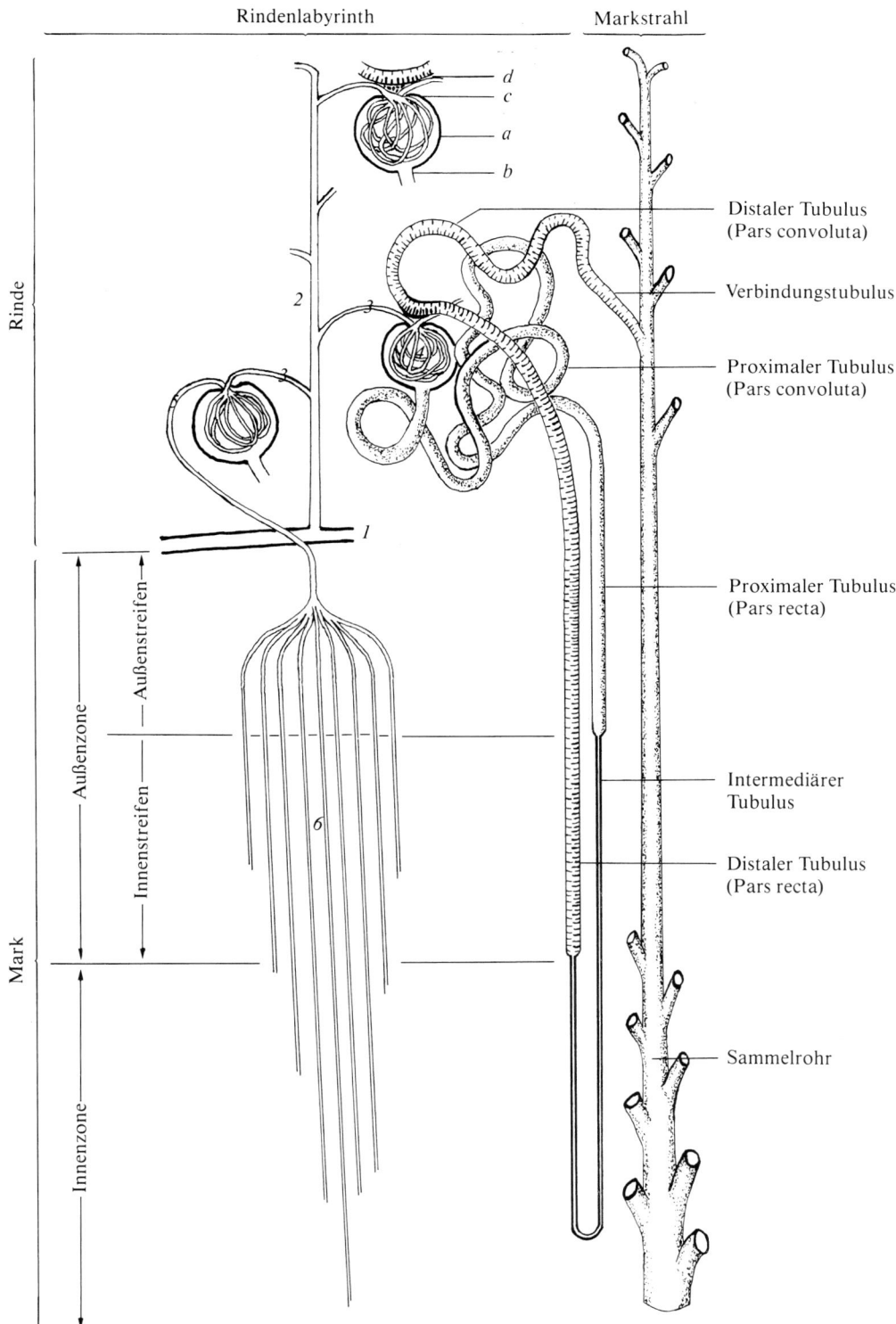

Rinde

Mark

Außenzone

Innenzone

Außenstreifen

Innenstreifen

d
c
a
b

2

3

1

6

Distaler Tubulus
(Pars convoluta)

Verbindungstubulus

Proximaler Tubulus
(Pars convoluta)

Proximaler Tubulus
(Pars recta)

Intermediärer
Tubulus

Distaler Tubulus
(Pars recta)

Sammelrohr

Abb. 381: Schematische Darstellung eines *Nephrons* mit langer Henlescher Schleife (Ansa nephroni), der verschiedenen *Nierenzonen* und der Gefäßversorgung des Nierenmarkes.

1 A. arcuata
2 A. interlobularis (= corticalis radiata)
3 Arteriola afferens

4 Glomerulus
5 Arteriola efferens
6 arterielle Vasa recta

a Bowmansche Kapsel
b Harnpol
c Gefäßpol
d distaler Tubulus mit Macula densa

Beide menschlichen Nieren miteinander besitzen **2–2,5 Millionen Nephrone.** Diese sind unverzweigt und beginnen mit den im Rindenparenchym gelegenen **Nierenkörperchen.** Hier wird als eiweißarmes Ultrafiltrat des Blutplasmas der *Primärharn* gebildet (durchschnittlich 120–130 ml/min, also etwa 180 l täglich), von welchem in den **Nierenkanälchen** rund 99% rückresorbiert werden; dabei erfährt er auch starke qualitative Änderungen. Die Tubuli renales verlaufen z. T. gestreckt *(Pars recta),* z. T. – im Rindenlabyrinth – aus Raumgründen gewunden *(Pars convoluta).* Das Nephron hat – je nach der *Länge* der Schleife – eine Gesamtlänge von etwa 3–4 cm; die Sammelrohre messen durchschnittlich 2 cm.

Dem Nierenparenchym ist das sehr spärliche, feinfaserige bindegewebige **Stroma** zur Seite zu stellen; am reichlichsten ist es in der Innenzone des Markes (**Abb. 384 d**) ausgebildet. Es enthält hier besonders viele lipidbeladene interstitielle Zellen, die etwa 50% der Prostaglandine der Innenzone produzieren sollen.

Feinere Architektonik der Niere. Für diese spielt – wie z. B. auch in Leber und Lunge – das Verhalten des Blutgefäßsystems eine wesentliche Rolle (Angioarchitektonik). Man kann die Arteriae interlobulares mit Baumstämmchen vergleichen, an deren ringsherum abgehenden Ästen, den Arteriolae afferentes, gleich den Früchten die Glomeruli hängen (**Abb. 382**). Die Nierenkörperchen und die Partes convolutae liegen im **Rindenlabyrinth** (**Abb. 381** und **383**). Die Partes rectae und die Sammelröhrchen bilden – zu kleinen Bündeln vereinigt – zunächst die **Markstrahlen des Cortex** (**Abb. 380** und **383**) und schließlich einen Teil der ebenfalls gestreiften Medulla renalis. Jeder Markstrahl einer menschlichen Niere enthält 4–8 Sammelröhrchen, an welche je 8–11 Nephrone angeschlossen sind.

In den **Markpyramiden** finden sich außer den Gefäßbündeln und dem Sammelrohrsystem nur gerade verlaufende Kanälchen. Man unterscheidet im Mark zwei Zonen, die oft schon makroskopisch zu erkennen sind (**Abb. 380**, s. a.

Tabelle 50: Lokalisation der einzelnen Abschnitte der Nierenkanälchen und der Blutgefäße

Lokalisation		Nierenkanälchen	Gefäße
Rinde	Labyrinth (Pars convoluta)	Nierenkörperchen Proximaler Tubulus (P. convoluta) Distaler Tubulus (P. convoluta) Verbindungstubulus	Arteriae und Venae corticales radiatae Arteriolae afferentes Arteriolae efferentes Glomeruli
	Markstrahl (Pars radiata)	Proximaler Tubulus (P. recta) Distaler Tubulus (P. recta) Sammelrohr	peritubuläre Kapillaren
Mark	Außenzone (Zona externa) Außenstreifen	Proximaler Tubulus (P. recta) Distaler Tubulus (P. recta) Sammelrohr, unverzweigt	ab- und aufsteigende Vasa recta (Gefäßbündel) peritubuläre Kapillaren
	Innenstreifen	Intermediärer Tubulus (absteigender Schenkel) Distaler Tubulus (aufsteigender Schenkel) Sammelrohr, unverzweigt	
	Innenzone (Zona interna)	Intermediärer Tubulus (ab- und aufsteigende Schenkel langer Schleifen) Sammelrohr, verzweigt Ductus papillaris	

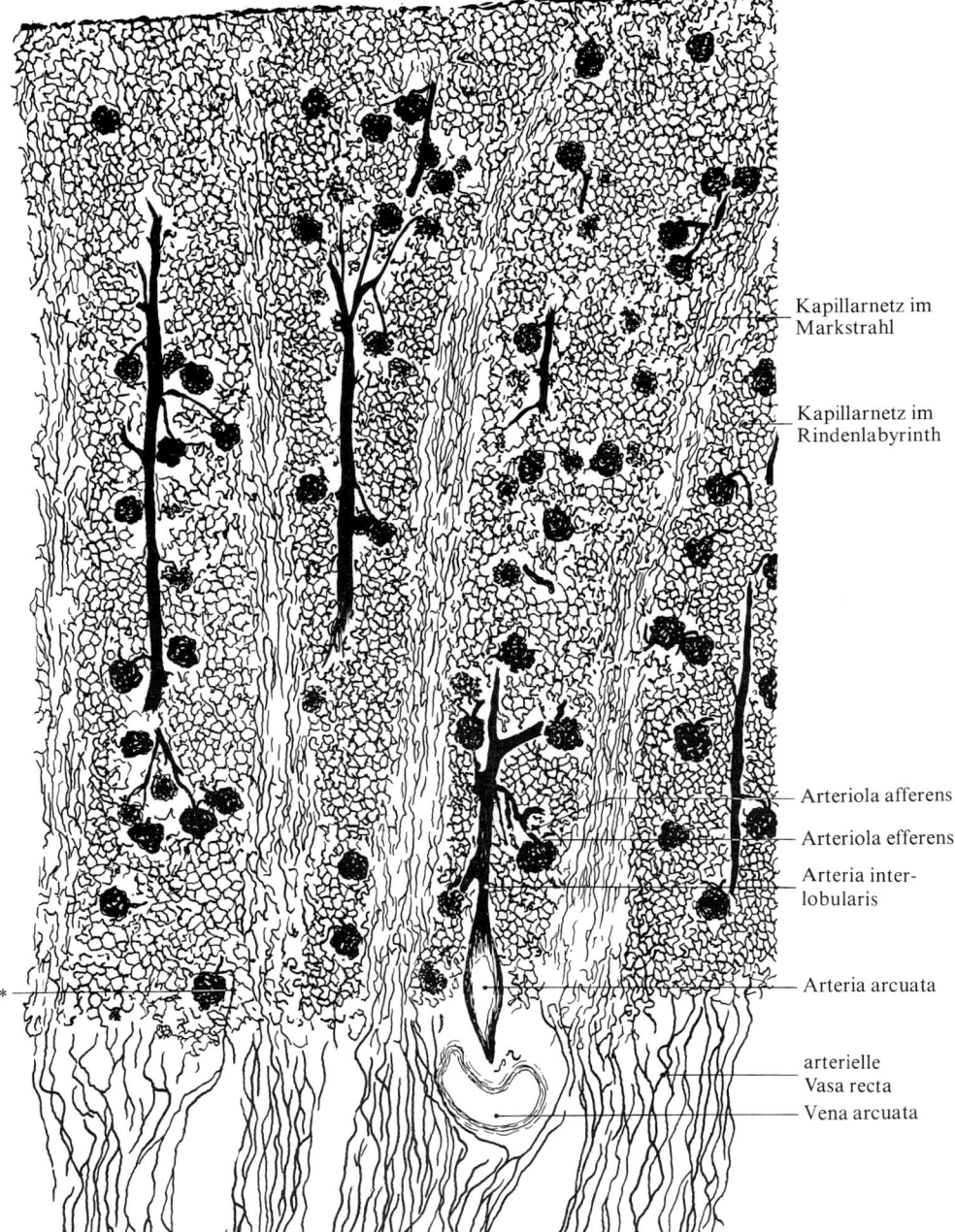

Kapillarnetz im
Markstrahl

Kapillarnetz im
Rindenlabyrinth

Arteriola afferens

Arteriola efferens

Arteria inter-
lobularis

Arteria arcuata

arterielle
Vasa recta
Vena arcuata

Abb. 382: Ausschnitt aus der Nierenrinde eines achtjährigen Mädchens. Darstellung der Blutgefäße durch Injektion von Berlinerblau-Gelatine in die Arteria renalis. Bei * eine Arteriola efferens, die direkt in ein Gefäßbündel (Vasa recta der Medulla) übergeht. Vergr. 30mal. (W.)

Abb. 381 und **Tab. 50**). In der an die oberflächliche Rinde grenzenden **Außenzone (Abb. 384b** und **c)** sieht man um die Arteriolae und Venulae rectae proximale und distale Tubuli (Partes rectae), intermediäre Tubuli und astlose Sammelrohre angeordnet, während in der papillenwärts anschließenden, gewöhnlich etwas blasseren **Innenzone (Abb. 384d)** vom Nephron nur noch

die den Scheitel der langen Schleifen bildenden intermediären Tubuli vorkommen; die **Sammelrohre** sind verzweigt und vereinigen sich schließlich zu den **Ductus papillares.**

Die *Grenze zwischen Außen- und Innenzone* liegt also dort (s. **Abb. 381**), wo die intermediären Tubuli in die distalen Tubuli übergehen. Die Außenzone kann noch weiter in **Außen- und Innenstreifen** aufgeteilt werden; diese

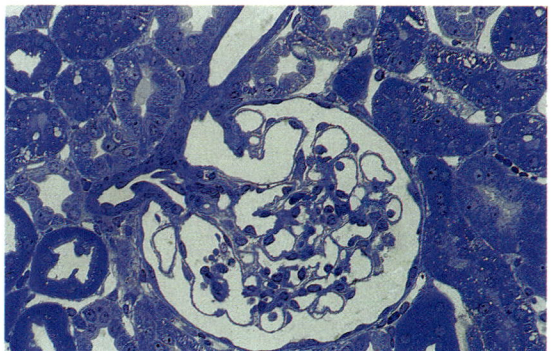

Abb. 383: – a Nierenkörperchen mit Vas afferens und Vas efferens. Affe. Semidünnschnitt. Vergr. 200mal.

Grenze ist durch die mehr gegen die Nierenoberfläche zu gelegenen Übergänge der proximalen Tubuli in die intermediären Tubuli gegeben. Im Innenstreifen fehlen somit die proximalen Tubuli (siehe **Tab. 50**).

Bei den *Nephronen* sind grundsätzlich solche *mit langer Henlescher Schleife* (entsprechend dem Schema **Abb. 381**) und solche *mit kurzer Henlescher Schleife* zu unterscheiden (**Abb. 385**). Bei den letztgenannten, die beim Menschen überwiegen, liegt der Scheitel der Schleife in der Außenzone, im seltenen Extremfall (etwa 1% «kortikale Nephrone») sogar schon im Markstrahl der Nierenrinde, wobei das Nierenkörperchen kapselnahe gelegen und der intermediäre Tubulus auf ein Minimum reduziert ist. Mit der Zahl der Nephrone mit langem intermediären Tubulus nimmt morphologisch die Breite der Innenzone des Nierenmarkes, physiologisch die Urinkonzentrationsfähigkeit zu.

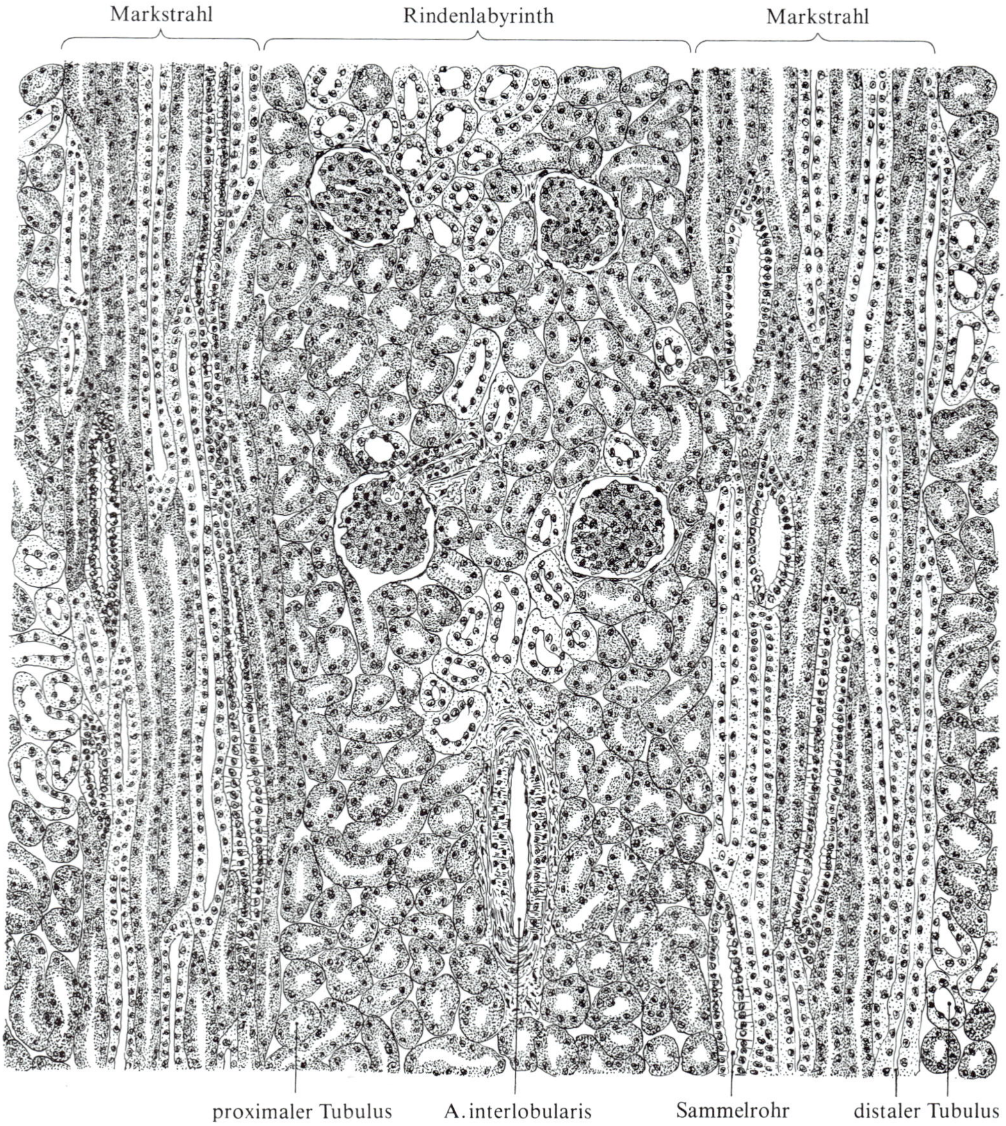

Markstrahl   Rindenlabyrinth   Markstrahl

proximaler Tubulus   A. interlobularis   Sammelrohr   distaler Tubulus

Abb. 383 b: Ausschnitt aus der Nierenrinde eines 34jährigen Mannes. van Gieson-Färbung. Vergr. 90mal. (Be.)

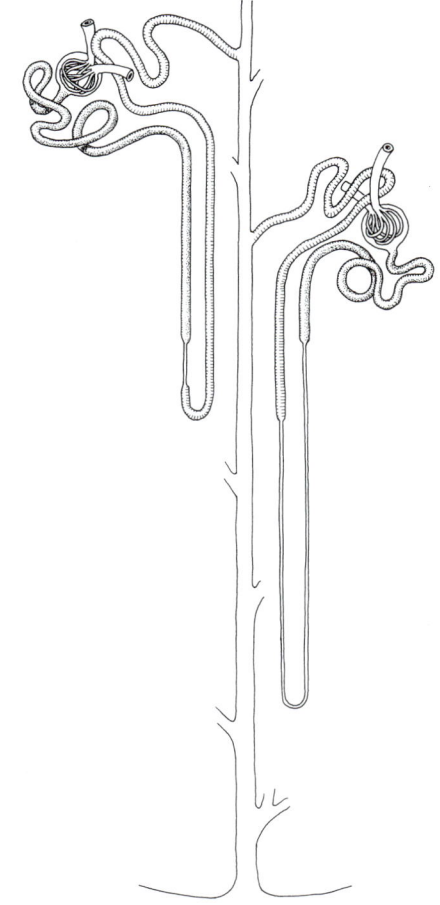

Abb. 385: Schematische Darstellung von Nephronen mit kurzer bzw. langer Henlescher Schleife. (Kr.)

Abb. 384: – **a** Tangentialschnitt durch die Rinde der Niere: Markstrahl quer getroffen. – **b** Querschnitt durch Außenstreifen der Außenzone. Im Zentrum ein Gefäßbündel (Pfeil). – **c** Querschnitt durch Innenstreifen der Außenzone. Gefäßbündel (Pfeile). – **d** Querschnitt durch Innenzone (Papille). **a–d:** *1* Tubulus proximalis; *2* Tubulus distalis; *3* intermediärer Tubulus; *4* Sammelrohr. Affe. Semidünnschnitt. Vergr. 100mal. – **e.** *Malpigh*isches Körperchen. Semidünnschnitt mit Anfärbung der Basalmembranen (rot). Affe. Vergr. 300mal. *1* Gefäßpol; *2* Harnpol

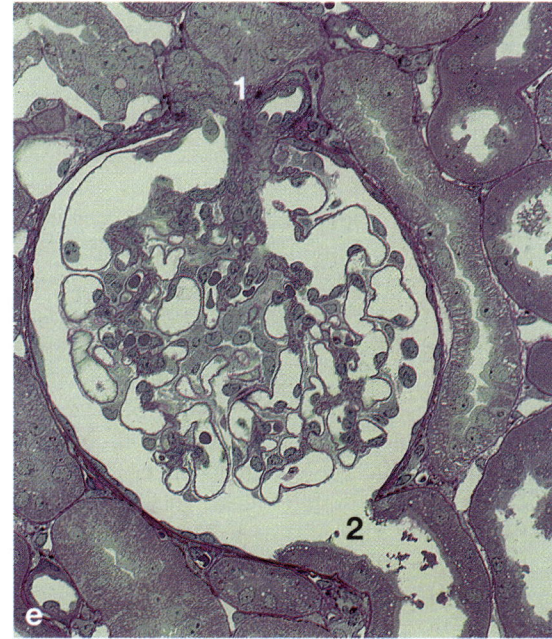

2. Feinbau der Nephrone und der Sammelrohre

Die Nephrone der menschlichen Nachniere *stammen* aus dem *metanephrogenen Blastem,* dessen Zellmaterial von Ursegmentstielen geliefert wird. Das Epithel des Sammelrohrsystems dagegen ist – wie das des Nierenbeckens und des Ureters – von der *Ureterknospe* abzuleiten, die aus dem Wolffschen Gang kurz vor seiner Einmündung in die Kloake ausgewachsen ist.

Bei der *Differenzierung eines Nephrons* entsteht zunächst ein Bläschen, welches dann birnenförmig wird und durch einen auswachsenden Zellstrang – der später kanalisiert wird – mit dem Sammelrohrsystem in Verbindung tritt. Hat ein Nephron keinen Anschluß an ein Sammelrohr gefunden, so wird es mit dem Einsetzen der Harnbildung zu einer Cyste aufgeweitet. Neben der Bildung der Schleife und der Windungen der Tubulusanlage interessiert uns das Verhalten des blinden Endes, aus dem das Nierenkörperchen hervorgeht. Dieses verbreiterte Endstück wird durch Einwachsen von Kapillarschlingen eingedellt und bekommt zunächst die Form eines doppelwandigen Löffels, dessen Rand den sich einstülpenden Gefäßknäuel (Glomerulus) allmählich umwächst. Das den Kapillarschlingen anliegende innere Blatt liefert die Podocyten (s. u.), und seine Basalmembran verschmilzt mit dem Kapillargrundhäutchen. Das äußere Blatt gibt die Epithelauskleidung der Bowmanschen Kapsel und setzt sich am Harnpol in das Epithel des proximalen Tubulus fort.

Das *Nierenkörperchen* (**Malpighisches Körperchen,** Corpusculum renale) hat einen Durchmesser von 150–250 μm und besteht aus dem Gefäßknäuel (**Glomerulus**) und der – nach ihrem Entdecker bezeichneten – **Bowmanschen Kapsel** (Capsula glomeruli, **Abb. 386**). Der *Glomerulus* enthält eine große Anzahl von miteinander anastomosierenden Kapillarschlingen, die ihr Blut aus etwa 5 Ästchen der Arteriola afferens erhalten, es an eine entsprechende Zahl *Lobuli* verteilen und in die Arteriola efferens weiterleiten. Beide Arteriolen liegen am **Gefäßpol** des Nierenkörperchens nebeneinander und bilden den Stiel des Glomerulus (**Abb. 383a**). Die *Kapillarwandung* zeigt eine sehr dünne, verhältnismäßig kernarme Endothelauskleidung mit elektronenmikroskopisch sichtbaren, echten Poren (**Abb. 387** und **388**) und eine beim Menschen 250–350 nm dicke Basalmembran, der außen die *Podocyten*[31] (Deckzellen) aufsitzen. Der kernhaltige Teil der **Podocyten** springt gegen das Kapsellumen vor, kann sogar frei in ihm liegen, während die verzweigten Fortsätze die Kapillaren umgreifen und ihnen allein aufliegen (**Abb. 387** und **388**, s. a. **Abb. 379**).

Die Achse der Kapillarschlingen wird durch das *Mesangium* gebildet; dieses besteht aus sternförmigen Zellen mesenchymaler Herkunft

mit nicht selten eingekerbtem Kern (**Abb. 384e**), die in eine PAS-positive, basalmembranartige Grundsubstanz – Matrix – eingebettet sind (**Abb. 387**). Über die Aufgabe der **Mesangiocyten,** die phagocytieren können, gehen die Meinungen auseinander. Ein Teil der Zellen wird den Makrophagen zugerechnet. Mesangiumzellen sind möglicherweise an der Regeneration der glomerulären Basalmembranen beteiligt, indem sie dieses Material phagocytieren. Andere Zellen des Mesangiums werden aufgrund ihres Gehaltes an kontraktilen Filamenten für Abkömmlinge von Gefäßmuskulatur gehalten.

Die Mehrzahl der lichtmikroskopisch sichtbaren Zellkerne des Glomerulus gehört zu den *Podocyten.* Das Elektronenmikroskop zeigt (**Abb. 387** und **388**; s. a. **Abb. 379**) eine enorme Zahl von Füßchen, die von den Fortsätzen dieser Zellen ausgehen und, alternierend mit Fortsätzen und Füßchen benachbarter Podocyten ineinandergreifend, der Basalmembran aufliegen. Zwischen ihnen bestehen Lücken, die durch eine einfache, nur etwa 5 mm dicke extrazelluläre Membran («**Schlitzmembran**») überbrückt sind und deren Weite intra vitam funktionellen Schwankungen unterworfen sein dürfte (Schlitzweite 20–30 nm). Die Glomerulusoberfläche wird für beide menschliche Nieren zusammen auf etwa 1–1,5 m² geschätzt.

Im präglomerulären Abschnitt der Arteriola afferens sind die glatten Muskelzellen der Tunica media durch relativ große *epitheloide Zellen* ersetzt, die auf der einen Gefäßseite gewöhnlich stärker entwickelt sind (Entstehung eines sog. Polkissens) und Sekretgranula enthalten. Die epitheloiden, granulierten Zellen bilden das Enzym Renin (s. Physiologie); es besteht eine Beziehung zwischen diesen Zellen und der Zona glomerulosa der Nebennierenrinde sowie dem Mineralstoffwechsel. Die epitheloiden Zellen werden zu den **juxtaglomerulären Spezialeinrichtungen** (**Abb. 391**) gezählt, denen eine Bedeutung für die Autoregulation der Durchblutung der Niere – und insbesondere der Glomeruli – zugeschrieben wird. Zu diesem juxtaglomerulären Regulationsapparat gehören ferner die **Macula densa** des Mittelstücks (s. u.) und die zwischen ihr und dem Gefäßpol im Winkel zwischen den Arteriolae afferens und efferens angehäuften kleinen Zellen *(Goormaghtighscher Zellhaufen),* welche das extraglomeruläre Mesangium bilden.

Am Gefäßpol werden die Podocyten durch das einschichtige Plattenepithel abgelöst, das gemeinsam mit einer Basalmembran und dem ihr außen aufliegenden feinen, vorwiegend retikulären Fasergeflecht die *Capsula glomeruli* bildet (**Abb. 384e**). Dem Gefäßpol gegenüber liegt der **Harnpol;** hier setzt sich das Kapselepithel in das Epithel des anschließenden proximalen Tubulus fort (**Abb. 384e und 386**).

---

31 *griechisch:* pús (im Genitiv podós) = Fuß; kýtos = Zelle.

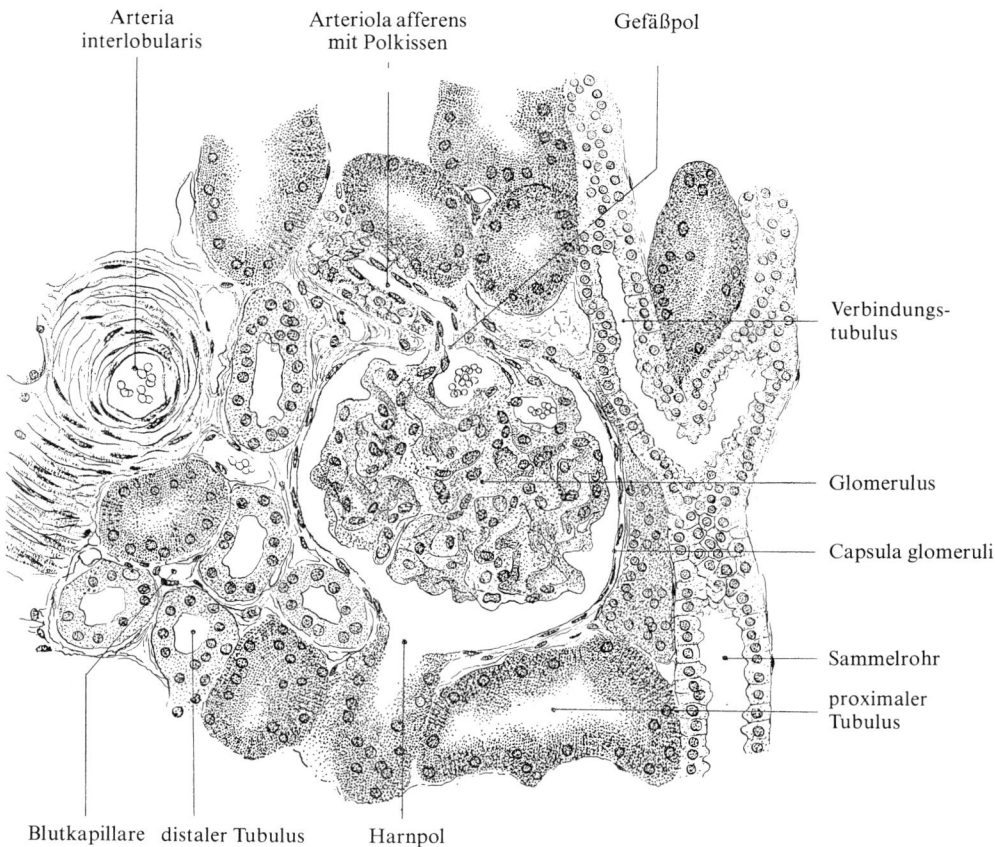

Arteria
interlobularis

Arteriola afferens
mit Polkissen

Gefäßpol

Verbindungs-
tubulus

Glomerulus

Capsula glomeruli

Sammelrohr

proximaler
Tubulus

Blutkapillare distaler Tubulus Harnpol

Abb. 386: Aus dem Rindenlabyrinth einer menschlichen Niere. H.-E.-Färbung. Vergr. 250mal. (N.)

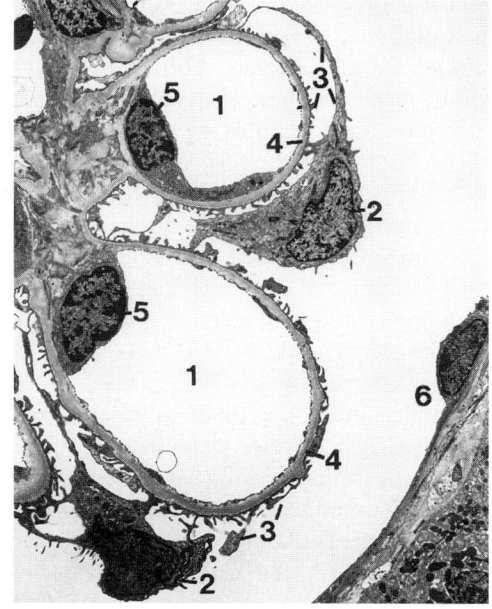

Abb. 387: Ausschnitt aus einem Glomerulus mit zwei Ka-pillaren *(1)* und zwei Podocyten *(2)*. Die Fortsätze *(3)* der Podocyten liegen der Basalmembran *(4)* auf. 5 Endothel-zelle; 6 Epithelzelle der Bowmanschen Kapsel. Niere, Affe. EM Vergr. 2100mal.

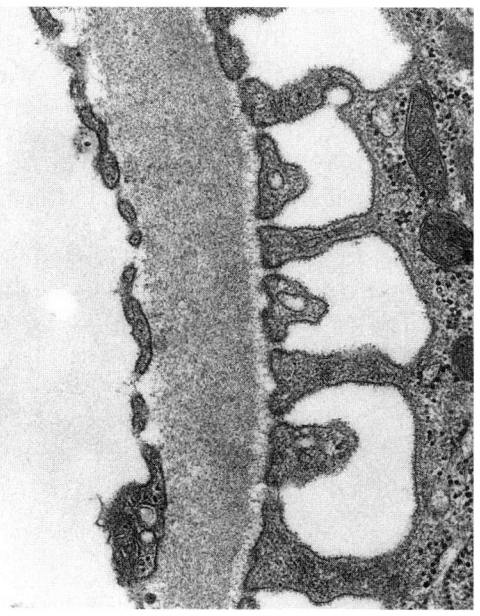

Abb. 388: Filtrationsmembran einer Glomeruluskapillare senkrecht geschnitten. Niere eines Rhesusaffen. Beachte die sehr breite Basal-Lamina (etwa 400 nm). Vergr. 36 000mal.

Nach dem wechselnden mikroskopischen Bau werden an den **Nierenkanälchen** verschiedene Teilstücke beschrieben, die sich auch in ihrer funktionellen Bedeutung unterscheiden. Ihre Lage wurde bereits besprochen (s. **Tab. 50**); ihre morphologischen Kennzeichen sind in **Tab. 51** (S. 343) zusammengestellt, mit deren Hilfe sie in einem guten Nierenpräparat aufgefunden werden können. In allen Tubulusabschnitten besteht die Wand aus einem einschichtigen Epithel und einer Basalmembran mit außen anliegendem, wiederum vorwiegend retikulärem Fasergitter, das seinerseits mit dem spärlichen interstitiellen Bindegewebe in Verbindung steht. Die Lamina propria nimmt vom Nierenkörperchen bis zum Ductus papillaris an Stärke zu, wobei im Nierenmark in vermehrtem Maß auch kollagene Fasern hinzukommen.

Der **proximale Tubulus** (früher Hauptstück, **Abb. 383, 384a, b** und **386**), dem etwas weniger als die Hälfte des Nephrons angehört, beginnt mit einem gewundenen Abschnitt (**Pars convoluta** = Tubulus contortus proximalis); dieser ist lichtmikroskopisch im Prinzip gleich gebaut wie der nachfolgende, gestreckte Teil (**Pars recta** = Tubulus rectus proximalis). Die Zellgrenzen der Epithelien des proximalen Tubulus sind meistens nicht zu sehen. Das Cytoplasma ist gewöhnlich kräftig gefärbt (mit sauren Farbstoffen wie Eosin) und besitzt eine starke Verzahnung von lateralen und basalen Teilen benachbarter Zellen – eine lichtmikroskopisch sichtbare «basale Streifung» ist durch die Ausrichtung der Mitochondrien in der Zone der Verzahnung bedingt (**Abb. 390**) –, die vom Glomerulus gegen den intermediären Tubulus abnimmt. Die freie Epitheloberfläche ist undeutlich gegen das Lumen abgegrenzt, weil der proximale Tubulus einen **Bürstensaum** mit einer positiven PAS- und alkalischen Phosphatase-Reaktion aufweist. Dieser ist so empfindlich, daß er – wie auch die basale Streifung – in den Kurspräparaten selten einwandfrei erhalten vorgefunden wird. Die Ausbildung des Bürstenraums wird von proximal nach distal schwächer.

Die proximalen Tubuli lassen sich experimentell durch *Vitalfärbung* mit sauren Farbstoffen wie z. B. Trypanblau selektiv hervorheben, indem diese hier aus dem Primärharn resorbiert und dann gespeichert werden. Bei gewissen Tieren (Ratte, Maus) greift das Epithel des proximalen Tubulus, vor allem beim Männchen, auf die Glomeruluskapsel über.

Der dünnste Teil der Henleschen Schleife, der

intermediäre Tubulus (früher Überleitungsstück = Tubulus intermedius, **Abb. 384c, d, 389, 390** und **392**), hat einen äußeren Durchmesser, der nur $1/4–1/3$ jenes des Hauptstücks beträgt (vgl. **Abb. 390a** und **b**). Die lichte Weite ist dagegen kaum vermindert, weil seine Epithelzellen bei Mensch und Säugetier stark abgeplattet sind. Der helle Zell-Leib ist nur dort etwas gegen das Lumen vorgebuchtet, wo der dunkle, linsenförmige Zellkern liegt (**Abb. 384c, d, 390** und **392**). Der Scheitel der Henleschen Schleife zeigt eine haarnadelförmige Biegung des intermediären Tubulus (**Abb. 389**). Mit dem Alter erfolgt eine zunehmende Einlagerung von Lipofuszinpigment. Auch die Epithelzellen des intermediären Tubulus sind interdigitierend verbunden.

Der **distale Tubulus** (früher Mittelstück, **Abb. 383, 384a–c, 386** und **390**) beginnt im Anschluß an den intermediären Tubulus mit der **Pars recta** und erreicht den Gefäßpol seines Glomerulus, bevor er mit einer scharfen Grenze von der Pars recta in die etwas dickere **Pars convoluta** (= Tubulus contortus distalis) übergeht. Die Zellen sind im distalen Tubulus – im Gegensatz zum proximalen – gegen das Lumen scharf begrenzt und besitzen – wie im proximalen Tubulus – eine basale Streifenstruktur, die allerdings in den einzelnen Abschnitten verschieden stark ausgebildet ist. Auch diese Streifung ist auf eine starke basolaterale Verzahnung der Zellen zurückzuführen (**Abb. 390b**). Der gewöhnlich etwas heller gefärbte, weniger stark als der proximale Tubulus gewundene Teil des distalen Tubulus hat infolge unregelmäßiger Ausbuchtungen ein wechselndes Kaliber; seine Lichtung ist in der Regel etwas weiter als die des proximalen Tubulus.

An der Stelle, wo er sich an den Gefäßpol des Nierenkörperchens anlagert, ist die **Macula densa** ausgebildet (**Abb. 381, 384e** und **391**): eine elliptische Epithelplatte, deren 20–30 Zellen schmäler und höher als die übrigen sehr flachen Zellen des betreffenden distalen Tubulus sind, und die schon bei mittlerer Vergrößerung durch die Zusammenballung der deutlich nukleolenhaltigen Zellkerne in Erscheinung tritt. Die Macula-Zellen sind klar voneinander abgegrenzt, was auf die elektronenmikroskopisch sichtbaren, z. T. weiten interzellulären Räume zurückzuführen ist. Sie sind nicht miteinander verzahnt, zeigen aber eine ausgeprägte Einfaltung der basalen Zellmembran. Die Macula

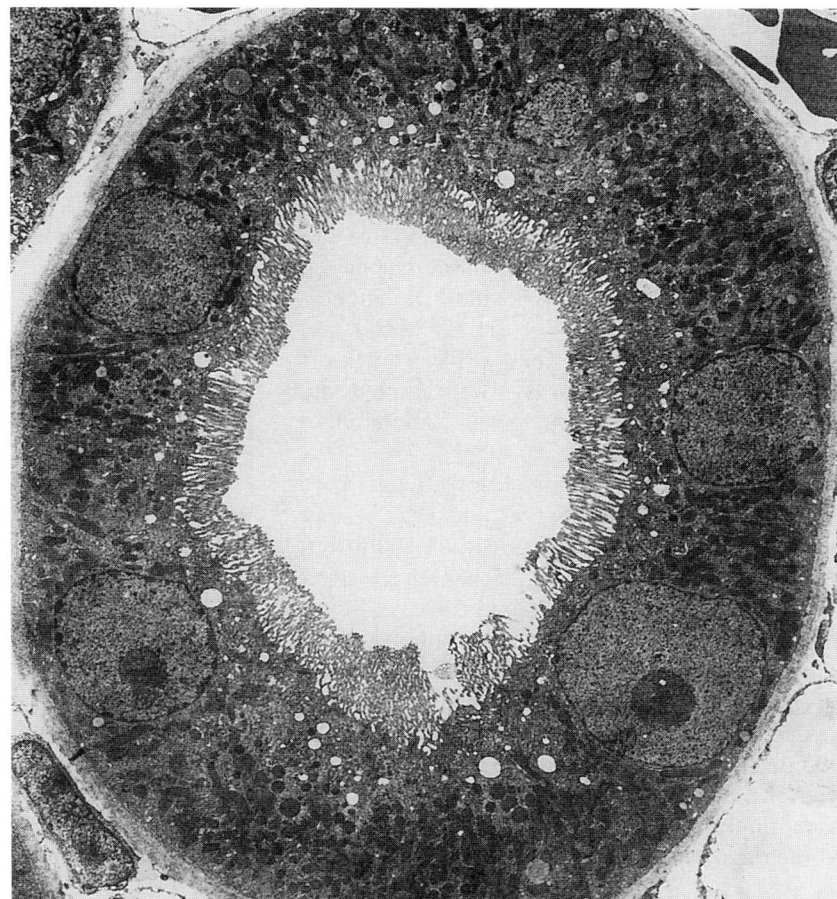

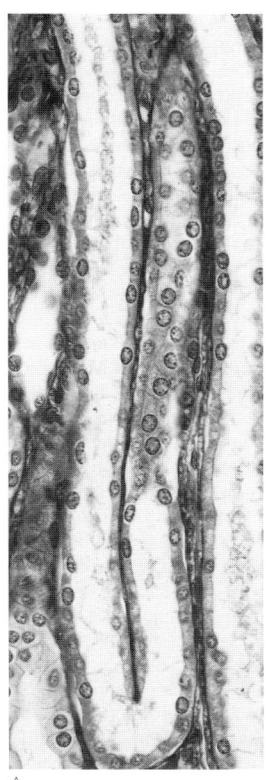

△
Abb. 389: *Henle*sche Schleife (Intermediärer Tubulus) zwischen Sammelrohren. Innenzone. Azan-Färbung. Vergr. 300mal.

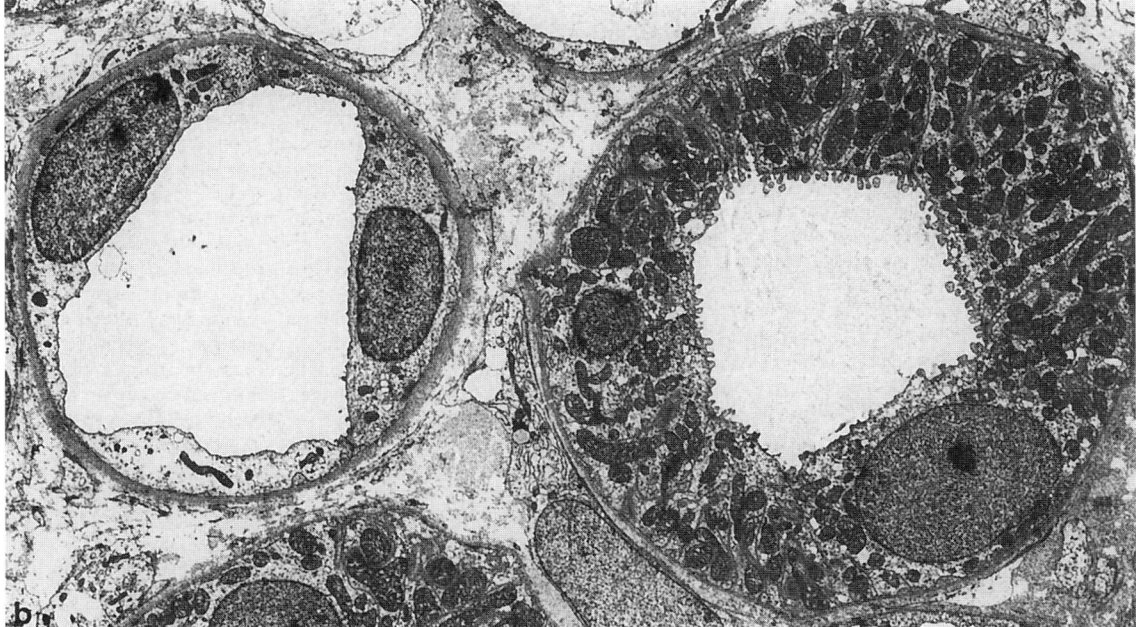

Abb. 390: Vergleich der Tubulusquerschnitte der Pars convoluta eines proximalen Tubulus (**a**), eines intermediären Tubulus (**b** – links: dünner Teil der Schleife) und der Pars recta eines distalen Tubulus (**b** – rechts) bei gleicher EM-Vergrößerung. Niere, Affe. Vergr. 3400mal.

densa kann einerseits die Aktivität der epitheloiden, granulierten Zellen am Vas afferens (S. 336) und damit über das Renin-Angiotensin II-Aldosteron-System den Blutdruck und andererseits über die extraglomerulären Mesangiumzellen direkt die Filtrationsrate im zugeordneten Glomerulus beeinflussen.

Der **Verbindungstubulus (Abb. 386)** ist der unauffällige kurze Endabschnitt des Nephrons; er leitet – ohne daß die entwicklungsgeschichtliche Grenze hervortritt – in die im Markstrahl gelegenen Sammelrohre über. Er setzt sich aus Haupt- und Schalt-Zellen (s. u.) zusammen, die eine starke basale Einfaltung der Zellmembran aufweisen.

Das Epithel des **Sammelrohrsystems (Abb. 381, 383b, 384a–d, 386, 392** und **393)** besteht aus hellen Haupt-Zellen mit deutlich sichtbaren Zellgrenzen. Dies ist durch die häufig erweiterten lateralen Interzellularräume bedingt. Mit der Größe der Kanälchen nimmt die Zellhöhe zu: In den initialen Sammelrohren sind die Epithelzellen noch kubisch wie in den Verbindungstubuli, in den **Ductus papillares** jedoch immer hochprismatisch. Neben den hellen Hauptzellen gibt es in den Sammelrohren in geringerer Zahl (2:1) auch dunkler gefärbte *Schalt-Zellen,* die viele Mitochondrien enthalten (**Abb. 393**).

Das Elektronenmikroskop vermittelt uns eine Einsicht in die *Ultrastruktur der verschiedenen Abschnitte der Nierenkanälchen.* Sie läßt eine Reihe von Merkmalen in unterschiedlicher Ausprägung erkennen, welche für die unterschiedlichen Resorptions- und Transportfunktionen der Epithelien Voraussetzung und morphologische Grundlage sind. Der **Stoff- und Flüssigkeitstransport** kann auf zwei Wegen erfolgen: **parazellulär** unter Benutzung der lateralen Interzellularräume und **transzellulär,** wobei der Zustand und die Ausdehnung der apikalen und basolateralen Zellmembranen eine für den Umfang des Transportes entscheidende Rolle spielt. Limitierend für den parazellulären Transport, der stets nur passiv sein kann, ist die Ausdehnung der *Zonulae occludentes.* In den Schlußleistenkomplexen der Tubulusepithelien ist die Zahl der Verschmelzungslinien (s. S. 36 und **Abb. 23, 24**) oft recht gering. So sind diese im aufsteigenden Schenkel des intermediären Tubulus auf eine einzige Linie reduziert, die unter diesen Umständen – wie auch die übrigen Strukturen der Schlußleiste (Zonula und Macula adhaerens) – kein entscheidendes Hindernis für einen Flüssigkeitsübertritt in den lateralen Interzellularspalt darstellt. Einen weiteren Faktor bildet neben der reduzierten Höhe der Zonula occludens deren Länge. Durch die beträchtliche Verzahnung der Tubuluszellen, die auch den Bereich der Schlußleisten erfaßt, kommt es zu einem mäanderförmigen Verlauf der Zonula occludens und einer bedeutenden Verlängerung. Dies fördert bei herabgesetzter «Dichte» das Quantum an Durchlässigkeit.

Für den transzellulären Transport ist ein hoher *Bürstensaum,* zumindest aber ein dichter Mikrovillibesatz der apikalen Zellmembran und eine *Oberflächenvergrößerung* der basolateralen Zellgrenzen durch ausgedehnte *Verzahnungen* mit den umliegenden Zellen charakteristisch. Eine andere Form der Oberflächenvergrößerung ist die *basale Einfaltung.* Beide Varianten sind entlang der Nierentubuli zu finden, wobei die Interdigitationen überwiegen. Diese bieten gegenüber den einfachen Membraneinfaltungen mehrere Vorteile: So können transzellulär resorbierte Stoffe, nachdem sie die basolaterale Zellmembran passiert haben, an jeder Stelle der stark vergrößerten Oberfläche in den parazellulären Flüssigkeitsstrom eintreten und mitgeführt werden. Gleichzeitig sind die für den Membrandurchtritt notwendigen Energielieferanten (aktiver Transport!), die Mitochondrien, in unmittelbarem Kontakt mit der Zellmembran optimal angesiedelt. Basale Membraneinfaltungen sind dagegen «intrazellulär» orientierte Sackgassen, die, obwohl sie auch eine Oberflächenvergrößerung darstellen, nicht Teil des parazellulären Transportweges sind. Sie erweitern sich bei hoher Transportrate gemeinsam mit dem lateralen, nichtverzahnten Interzellularraum (was in Epithelien des Darms und der Gallenblase (**Abb. 353**) vor allem im Sammelrohr der Fall sein kann), wodurch es zu einer starken Auflockerung des Epithelverbandes kommt. Verzahnte Epithelien weisen dagegen auch bei starken Flüssigkeitsbewegungen keine geweiteten Interzellularräume auf, die Verbände bleiben fest gefügt.

Bei Beurteilung der funktionellen Möglichkeiten der einzelnen Tubulusabschnitte ist also vor allem auf den Umfang der Zonulae occludentes, die Höhe und Dichte des Mikrovillibesatzes und die Ausdehnung der Interdigitationen zwischen den Epithelzellen oder deren basale Membraneinfaltung zu achten.

Am stärksten ausgeprägt ist die apikale Oberflächenvergrößerung im proximalen Tubulus durch einen hohen Bürstensaum (**Abb. 390**), der am Übergang von der Pars convoluta in die Pars recta abnimmt, dann aber in der absteigenden Schleife wieder besonders hoch ist. Die zunächst hohe parazelluläre Transportrate, die in der Pars recta deutlich abnimmt, drückt sich in der Änderung der Verzahnung aus: Diese ist im Konvolut ausgeprägt und im Schleifenteil des proximalen Tubulus abnehmend und schließlich kaum vorhanden. Im gleichen Maß nehmen übrigens die Peroxysomen an Menge zu. Für die aktiven transzellulären Transportvorgänge sind die zwischen den Mikrovilli, an ihrer Basis sich öffnenden tubulären und vesikulären Einstülpungen (**Abb. 22**) der sichtbare Ausdruck: hier erfolgt eine starke, rezeptorvermittelte Endocytose, z.B. die Reabsorption von Glukose und Aminosäuren, die auf einen Na-Cotransport basiert. Im intermediären Tubulus herrscht die passive, parazelluläre Passage vor. Entsprechend findet man kaum Mikrovilli, aber eine starke Verzahnung der ansonsten sehr niedrigen Epithelien, die nur wenige, kleine Mitochondrien aufweisen. Der distale Tubulus ist zunächst der Ort einer starken Salzrückresorption. Eine sehr ausgeprägte Verzahnung mit langen Mitochondrien ist hier charakteristisch. Dabei ist auf ein für den Salztransport wichtiges Enzymsystem zu verweisen, die *Na-K-ATPase.* Sie ist auf das basolaterale Membransystem beschränkt und tritt analog dem Grad der Verzahnung auf. Im distalen Tubulus ist das Enzym besonders stark vertreten.

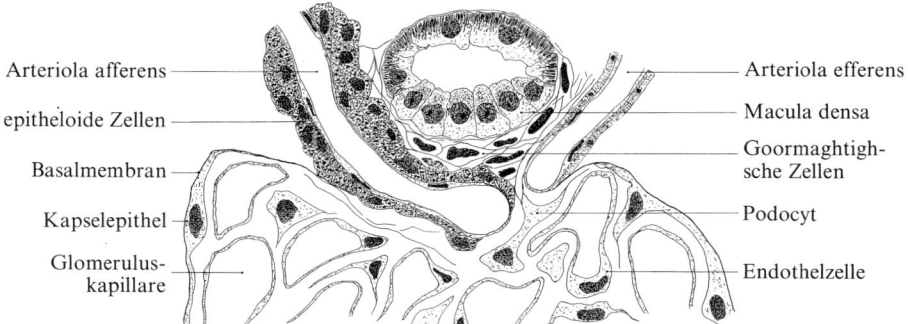

Arteriola afferens
epitheloide Zellen
Basalmembran
Kapselepithel
Glomerulus-
kapillare

Arteriola efferens
Macula densa
Goormaghtigh-
sche Zellen
Podocyt
Endothelzelle

Abb. 391: Schematische Darstellung der juxtaglomerulären Spezialeinrichtungen der Niere. (Aus Bucher und Reale, 1961; etwas abgeändert.)

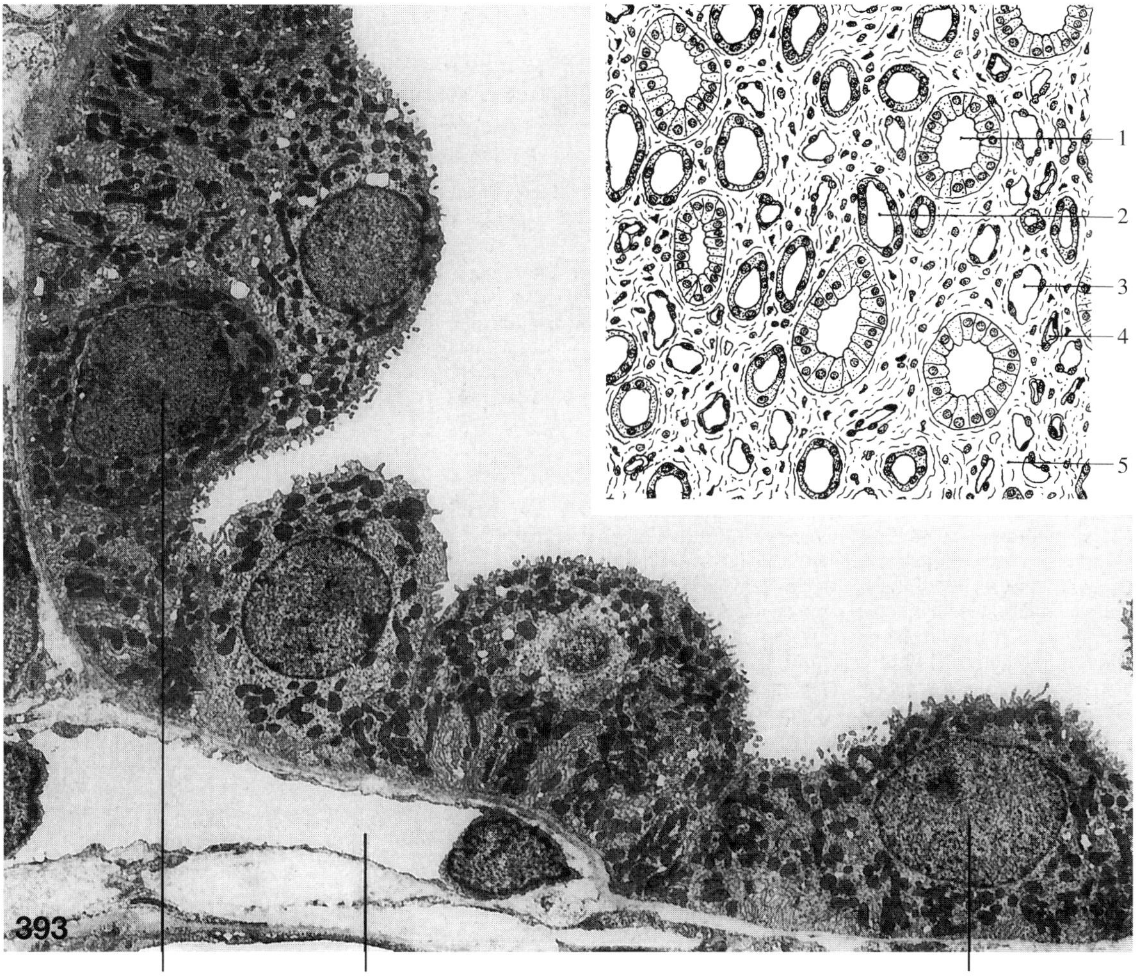

Schaltzelle   Kapillare   Hauptzelle

Abb. 392: Sammelrohre *(1)* und intermediäre Tubuli *(2)* aus der Innenzone einer menschlichen Niere. Vergr. 250mal. *3* venöses Vas rectum; *4* arterielles Vas rectum; *5* interstitielles Bindegewebe

Abb. 393: Ausschnitt aus einem Sammelrohr mit Hauptzellen (in Mehrzahl und hell) und Schaltzelle (mit viel Mitochondrien und dunkel). Die Schaltzellen zeigen eine wechselnde Form, buchten sich z. T. in das Tubuluslumen vor oder liegen tief zwischen den Hauptzellen. Sie kommen immer nur einzelstehend vor. An der Siebplatte (Area cribrosa) erfolgt ein Übergang in ein hochprismatisches Epithel, welches an der Umschlagsfalte des Nierenkelches zuerst zweireihig wird und dann in das Übergangsepithel wechselt. Nierenmark, Affe. 3500mal.

3. Funktion der Nephrone und der Sammelrohre

Der *definitive Harn* entsteht durch die fein abgestimmte Zusammenarbeit – Ultrafiltration, Rückresorption, Exkretion – der einzelnen Abschnitte der Nephrone und des Sammelrohrsystems, wobei die der verschiedenen mikroskopischen und submikroskopischen Differenzierung entsprechende funktionelle Spezialisierung z. T. schon recht gut bekannt ist, zum anderen Teil in vielen Laboratorien untersucht wird. 1500–1700 l Blut durchströmen täglich die beiden menschlichen Nieren. Der *Primärharn* übertrifft die Menge des Urins, welche bei der Miktion nach außen abgegeben wird (durchschnittlich 1–2 l täglich), mehr als hundertmal. Er entsteht in den *Glomeruli* durch Ultrafiltration des Blutplasmas durch die glykosaminoglykanhaltige Basalmembran und die Schlitzmembranen. Die Basalmembran hält Substanzen mit einem Molekulargewicht von mehr als 400000 d zurück, die Schlitzfilter solche bis 70000 d. Im Anfangsteil der Glomeruluskapillaren ist der hämodynamische Druck, bedingt durch das Zusammenspiel des Tonus der zu- und abführenden Gefäße, größer als der kolloidosmotische Druck, was den Durchtritt des Filtrates zur Folge hat. Dieses ist isotonisch und entspricht in seiner Zusammensetzung dem Blutplasma, abgesehen davon, daß hochmolekulare Plasmaeiweißkörper die Wandung nicht passieren können.

Durch den Verlust der abfiltrierten Plasmaflüssigkeit (ohne Proteine) nimmt dann der kolloidosmotische Druck im Kapillarsystem soweit zu, daß im Bereich der *Nierenkanälchen* kein Primärharn mehr abfiltriert werden kann. In den verschiedenen Abschnitten der Tubuli nephroni spielt die selektive Rückresorption von anorganischen und kleinen organischen Kationen und Anionen die Hauptrolle (die meisten organischen Kat- und Anionen werden in den Kanälchen in den Primärharn ausgeschieden, oft aber gleichzeitig auch rückresorbiert). Diese Transportvorgänge sind endergonisch: Deshalb müssen in den Tubulusepithelien intensive Stoffwechselprozesse ablaufen, welche die notwendige Energie liefern; in dieser Hinsicht kommt den mitochondrienreichen Kanälchenabschnitten (siehe z.B. **Abb.390**) eine besondere Bedeutung zu. Nur Wasser und wahrscheinlich Harnstoff werden durch passive Diffusion zurückgewonnen. – In dem *proximalen Tubulus* werden rückresorbiert: die in den Primärharn übergetretene Glukose bis zu einem gegebenen Transportmaximum (das beim Diabetes mellitus überstiegen wird: Glukosurie), 50–65% der filtrierten Natriumionen, die von Chlor- und Bikarbonationen begleitet werden, und ferner andere Substanzen wie z.B. weitere Elektrolyte, Aminosäuren und Harnsäure. Da die Rückresorption dieser Stoffe in isotonischer Lösung erfolgt, ist damit eine passive Resorption von Wasser verbunden. Der Primärharn hat nach wie vor etwa den gleichen osmotischen Druck wie das Blut, die chemische Zusammensetzung entspricht nun jedoch nicht mehr der des Filtrates. – Die *intermediären Tubuli* mit ihrem abgeplatteten Epithel (**Abb. 392**) bilden den dünnen Teil der haarnadelförmigen Henleschen Schleife (**Abb. 381** und **389**), in welcher die Konzentrierung des Harns erfolgt (Gegenstromsystem, s. Physiologie). – In den *distalen Tubuli* wird Natrium weiter resorbiert, teils im Austausch gegen Kalium- und Wasserstoffionen. In Anwesenheit von Vasopressin = antidiuretisches Hormon (ADH) (S.313) ist die Natriumrückresorption mit einer (passiven) Wasserrückresorption verbunden; in Abwesenheit von Vasopressin wird Natrium ohne Wasser rückresorbiert (die Folge davon ist ein Diabetes insipidus mit hypotonischem Harn). Im übrigen hat der distale Tubulus anscheinend auch noch die Fähigkeit, gewisse Stoffe (wie. z.B. Ammoniak aus Glutamin) zu bilden. – Die Urinzusammensetzung (Wasser, Elektrolyte) wird in den *Sammelrohren* noch weiter verändert; diese spielen auch eine Rolle bei der Harnkonzentrierung, vor allem im Durstzustand. – Erythropoëtin wird in den Endothelien der peritubulären Kapillaren gebildet.

4. Mikroskopische Diagnose der Niere

Die Organdiagnose bietet an sich kaum Schwierigkeiten: Rindenlabyrinth mit Glomeruli und Partes convolutae von proximalen und distalen Tubuli, Markstrahlen und Markpyramiden mit den verschiedenen gestreckten Kanälchenabschnitten.

Schwieriger gestaltet sich die genaue Diagnose der *einzelnen Kanälchen* (s. **Tab. 51**) und der *verschiedenen Zonen* (s. **Tab. 50**).

Man darf die intermediären Tubuli nicht mit Blutkapillaren oder Venulae rectae verwechseln: Die Endothelzellen der Blutgefäße sind noch weiter abgeplattet, ihre Kerne deshalb in größeren Abständen gelegen und weniger gegen das Lumen vorgewölbt. Vor allem bei Querschnitten durch die verschiedenen Zonen der Markpyramide stellt die Unterscheidung der Tubulusquerschnitte von den Gefäßquerschnitten ein Problem dar (s. **Abb. 384b, c, d** und **Abb. 392**).

B. Nierenbecken und Ureter

Harnleiter (Ureter), Nierenbecken (Pelvis renalis) und Nierenkelche (Calices renales) sind als Bestandteile der Harnwege mit einem drüsenlosen **Übergangsepithel** (s. S. 88 f.) ausgekleidet.

Das Übergangsepithel bietet nicht nur Schutz gegen die Einwirkung des hypertonischen und chemisch nicht indifferenten Urins, sondern ist auch in der Lage, sich den verschiedenen Dehnungszuständen der Wandung anzupassen. Sein Aussehen wechselt deshalb je nach dem Füllungszustand des betreffenden Hohlorgans (vgl. **Abb. 80/7 a** und **b**). Die großen, sehr verformbaren Deckzellen zeigen oft zwei oder mehrere Zellkerne und sind gegen das Ganglumen durch eine besonders dichte Cytoplasmazone (Crusta) begrenzt. Der schmälere oberflächlichere Teil der **Lamina propria**, der viele dünnwandige Kapillaren enthält, welche im kontrahierten Ureter häufig gegen das Epithel vorgebuchtet sind, ist feinfaseriger und zellreicher als der lamellär gebaute tiefere Teil. Im Harnleiter hat die Schleimhaut gegenüber der Muskelhaut durch die Einschaltung einer lockeren, morphologisch meist wenig auffallenden Bindegewebsschicht (**Tela submucosa**) eine gewisse Verschieblichkeit erfahren; in der Harnblase ist diese Verschiebeschicht noch besser ausgebildet. Die mittelgroßen Blutgefäße liegen in der Submucosa.

Tabelle 51: Lichtmikroskopischer Bau der verschiedenen Nierenkanälchen

Kanälchen-abschnitt	Durchmesser	Epithelzellen	freie Oberfläche	Zellgrenzen	Zellkerne	Zell-Leib	basale Streifung
proximaler Tubulus (Pars convoluta + Pars recta)	50–60 μm, beim Menschen allmählicher Übergang	kubisch	oft konvex *undeutlich begrenzt (Bürstensaum)*	nicht sichtbar in der Regel	± kugelig etwas näher gegen die Zellbasis zu gelegen oft in ungleichen Abständen	*kräftig gefärbt* (acidophil), im frischen Präparat getrübt evtl. körnig	gut ausgebildet, gegen intermediären Tubulus abnehmend
intermediärer Tubulus	10–15 μm (Lumen aber relativ weit)	*stark abgeplattet*	durch Kerne vorgebuchtet	nicht sehr scharf beim Menschen	linsenförmig gegen das Lumen *vorspringend* (kernreicher als Blutkapillaren)	hell (evtl. mit Lipofuszinpigment)	fehlt
distaler Tubulus (Pars recta) / (Pars convoluta)	25–30 μm / 40–45 μm	etwas niedriger als im proximalen Tubulus	*scharf begrenzt*, da *kein* Bürstensaum	undeutlich / etwas deutlicher	kugelig bis linsenförmig / etwas näher gegen das Lumen zu gelegen	gut gefärbt (Pars convoluta in etwas anderem Farbton und heller als proximaler Tubulus)	gut ausgebildet
Verbindungstubulus	~25 μm	kubisch	scharf begrenzt	deutlich	± kugelig	*hell*	fehlt
Sammelrohrsystem → Ductus papillares	40 μm → 200–300 μm	kubisch bis hochprismatisch	scharf begrenzt oft etwas konvex	sehr *deutlich* regelmäßig	± kugelig zahlreich	*hell*	fehlt

Schon in die Wand des *Nierenbeckens* und der Kelche sind glatte Muskelzellen eingelagert, die eine geflechtartige Anordnung zeigen. Im **Ureter (Abb. 394)** ist die Muskelhaut kräftiger und selbständiger geworden (**Tunica muscularis**), enthält aber auch hier noch ziemlich viel Bindegewebe. Nach dem vorwiegenden Muskelfaserverlauf lassen sich zwei bis drei Schichten unterscheiden, zwischen welchen zahlreiche Fasern ausgetauscht werden. Am kräftigsten ist die ungefähr kreisförmig angeordnete Muskulatur; lumenwärts – in der Pars pelvina auch außerhalb – kommen noch mehr oder weniger longitudinale Bündel dazu. Durch den Ringmuskeltonus ist die Schleimhaut des ungedehnten Harnleiters in Längsfalten gelegt. Das distale Ende des Ureters ist, unter Beibehaltung seiner eigenen Wandung, schräg in die Harnblasenwand eingebaut, wobei in diesem intramuralen Stück die Längsmuskelzüge überwiegen.

Außerhalb der Muskelhaut liegt lockeres Bindegewebe (Faserhaut, **Tunica adventitia**), welches die Harnwege mit der Umgebung verbindet; in ihr verlaufen Blut- und Lymphgefäße sowie Geflechte markhaltiger und markloser Nerven.

Mikroskopische Diagnose des Ureters
Man beachte die folgenden, charakteristischen Baueigentümlichkeiten (**Abb. 394**): Sternförmiges Lumen, drüsenloses Übergangsepithel (mit großen Deckzellen); innere Längs- und kräftigere äußere Ringmuskulatur (im distalen Abschnitt an deren Außenseite nochmals Längsmuskulatur) wenig deutlich gegeneinander abgegrenzt und mit reichlich Bindegewebe durchmischt.

Die Tunica muscularis der Harnwege unterscheidet sich durch die Anordnung der Muskelzellen eindeutig von der Muskelhaut anderer Hohlorgane, z. B. des Darms (mit innerer Ring- und äußerer Längsmuskulatur) oder der Samenwege (Ductus epididymidis mit vorwiegend zirkulärer Muskulatur, Ductus deferens mit innerer und äußerer Längs- und dazwischenliegender Ringmuskelschicht). Zudem ist die Muskulatur der Harnwege nirgends so kompakt. Eine innere Längs- und äußere Ringmuskulatur besitzt auch die Harnröhre.
Differentialdiagnose: Harnblase (s. u.); *Ductus deferens* (zweireihiges Epithel, andere Anordnung der Muskulatur; s. **Abb. 415**); *Oesophagus* (ebenfalls sternförmiges Lumen, aber geschichtetes Plattenepithel und andere Anordnung der Muskulatur, ferner Lamina muscularis mucosae; s. **Abb. 313** und **314**).

Differentialdiagnose anderer kleiner Gangquerschnitte s. S. 363.

C. Harnblase

In der Harnblase (Vesica urinaria, **Abb. 395**) finden wir eine dehnbare, wiederum dreischichtige Wand (mit Schleimhaut, Muskelhaut und Faserhaut), die – abgesehen von quantitativen Unterschieden – den gleichen Bau aufweist wie die der übrigen Harnwege. Die **Tunica mucosa** ist in Falten gelegt, deren Ausbildungsgrad vom Kontraktionszustand abhängt. Kleine tubulöse *Drüsen,* die mit den Urethraldrüsen (s. u.) eine gewisse Ähnlichkeit aufweisen, kommen normalerweise nur in der Gegend des Harnblasenausgangs vor (Gll. trigoni vesicae). Die **Lamina propria** der Schleimhaut ist durch eine gut verschiebliche, gelegentlich auch Fettzellen enthaltende Bindegewebsschicht (**Tela submucosa**) mit der Unterlage verbunden.

Die Blasenwand hat ein kräftiges Bindegewebsskelett, dem reichlich elastische Fasern beigemischt sind und das eine gewisse – durch den Muskeltonus regulierte – Dehnung zuläßt. Die **Tunica muscularis** ist in der Harnblase mächtiger geworden und besteht aus netzartig miteinander verflochtenen Bündeln glatter Muskulatur (M. detrusor vesicae), die innen und außen vorherrschend längs, dazwischen mehr ringförmig verlaufen. Sie unterstützt die Bauchpresse bei der Entleerung der Harnblase.

Die **Tunica adventitia** der Harnblase enthält neben Blut- und Lymphgefäßen sowie Nerven nicht selten auch Gruppen vegetativer Ganglienzellen. Sie ist dort durch eine *Tunica serosa* mit Tela subserosa ersetzt, wo die Blase einen Peritonealüberzug hat.

Die Lage der *Blutgefäße* ist in der Harnblase grundsätzlich gleich wie im Ureter. Die Gegend des Trigonum vesicae und des Ostium urethrae internum ist reich an submukösen Venengeflechten. Hin und wieder sind *Lymphknötchen* in die Schleimhaut eingestreut. Vegetative *Nerven*fasern bilden in der Adventitia ein Geflecht (Plexus vesicalis), von welchem marklose Fasern in die übrigen Wandschichten ziehen.

Mikroskopische Diagnose der Harnblase
Übergangsepithel wie im Harnleiter (Drüsen nur am Blasenausgang), aber dickere Schleimhaut, deutlichere Tela submucosa und kräftigere, sich stärker durchflechtende Bündel glatter Muskulatur als im Ureter, der übrigens ein viel kleineres Kaliber hat.

Am wichtigsten ist die Diagnose des Übergangsepithels, weil damit die Harnwege sichergestellt sind. Man hüte sich vor der Verwechslung von Übergangsepithel mit unverhorntem geschichtetem Plattenepithel (Vagina!).

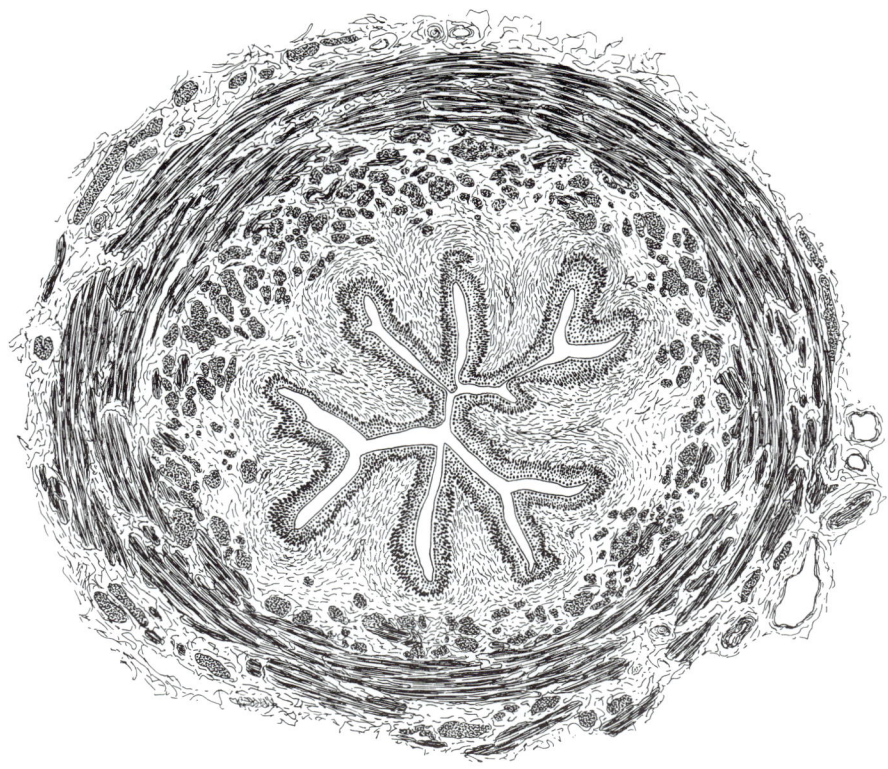

Abb. 394: Querschnitt durch einen menschlichen Ureter (Pars pelvina). H.-E.-Färbung. Vergr. 30mal. (W.) Von innen nach außen erkennt man folgende Schichten: Tunica mucosa (bestehend aus Übergangsepithel und Lamina propria), Tela submucosa (locker), Tunica muscularis und Tunica adventitia (mit Gefäßen und Nervenfaserbündeln).

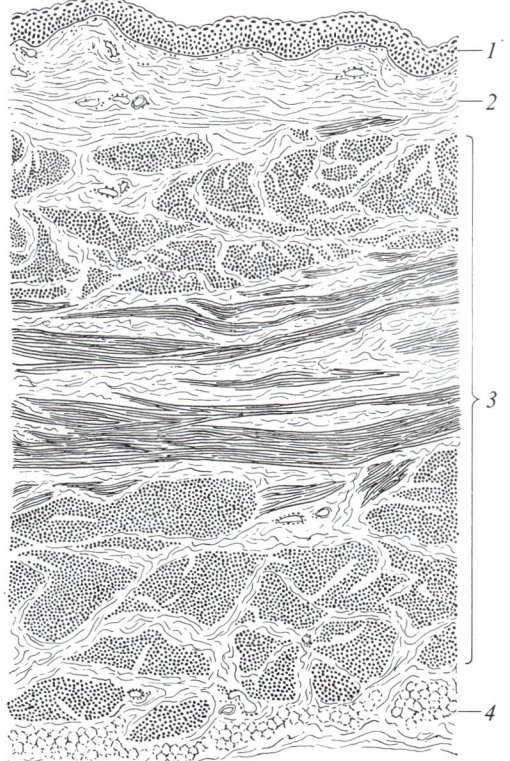

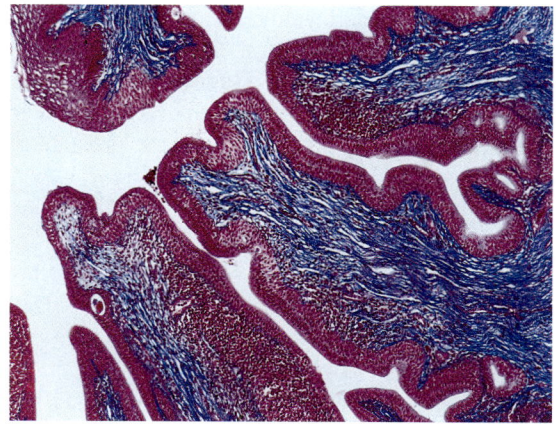

△
Abb. 396: Ausschnitt aus der männlichen Urethra. Die Schleimhautfalten sind streckenweise von einem mehrreihigen prismatischen Epithel oder einem mehrschichtigen, unverhornten Plattenepithel überzogen. Mensch. Azan-Färbung. Vergr. 75mal.

◁ **Abb. 395:** Querschnitt einer Harnblasenwand (Mensch). H.-E.-Färbung. Vergr. 45mal. (M.)
1 Übergangsepithel
2 Lamina propria und Übergang in Tela submucosa
3 Tunica muscularis
4 Tunica adventitia

D. Harnröhre

Die *weibliche Harnröhre* mißt durchschnittlich 3–5 cm und öffnet sich in das Vestibulum vaginae. Beim Mann dagegen vereinigt sich der entsprechende Abschnitt, der vom Blasenausgang bis zum Samenhügel reicht (s. a. **Tab. 56**, S. 493), mit den Samenwegen zu einem gemeinsamen Abflußrohr, der *Harnsamenröhre*, die erst an der Penisspitze ausmündet.

Die Schleimhaut der kurzen **weiblichen Harnröhre** (Urethra feminina) ist in Längsfalten gelegt; das sternförmige, eigentlich nur virtuelle Lumen wird erst beim Harndurchtritt entfaltet. Als Fortsetzung der Harnblasenauskleidung findet man zunächst noch ein Übergangsepithel. Stellenweise kann auch ein mehrreihiges prismatisches Epithel vorkommen; häufiger liegt jedoch – besonders gegen die vestibuläre Mündung – unverhorntes geschichtetes Plattenepithel vor. Neben gewöhnlichen Epitheleinsenkungen (Lacunae urethrales) gibt es auch in der weiblichen Harnröhre Drüsen (Gll. urethrales, s. u.). Die Lamina propria ist reich an elastischen Fasernetzen und dünnwandigen Venengeflechten, die in Zusammenarbeit mit den glatten Muskelfasern und dem quergestreiften M. sphincter urethrae beim Verschluß der Harnröhre mitwirken. Die glatte Muskulatur der Urethra besteht aus inneren annähernd längs und äußeren mehr oder weniger ringförmig verlaufenden Faserbündeln.

An der **männlichen Harnröhre** (Urethra masculina, Harnsamenröhre) unterscheiden wir drei verschiedene Abschnitte: Pars prostatica, die bis zur Einmündung der Ductus ejaculatorii die eigentliche Harnröhre darstellt, Pars membranacea und Pars spongiosa (**Abb. 396**). Das Übergangsepithel wird schon innerhalb der Prostata durch ein mehrreihiges, gelegentlich auch mehrschichtiges prismatisches Epithel abgelöst; die Fossa navicularis besitzt ein unverhorntes geschichtetes Plattenepithel, das am Ostium urethrae externum in das verhornte Plattenepithel der Glans penis übergeht. Die Glandulae urethrales sind am zahlreichsten in der dorsalen Wand der Pars spongiosa. Es sind verzweigte Drüsen, die ein schleimiges Sekret absondern. Die Drüsenzellen stimmen im Bau mit denen der Glandulae bulbo-urethrales mehr oder weniger überein. Außerdem kommen Lacunae urethrales und, im prismatischen Epithel, endoepitheliale Schleimdrüsen und Becherzellen vor.

In der männlichen Urethra ist die Schleimhaut in ungedehntem Zustand auch in Längsfalten gelegt. Mit der weiblichen Harnröhre hat die Urethra masculina weiterhin die Auskleidung durch verschiedene Epithelarten und den Reichtum an elastischen Fasernetzen und Venengeflechten sowie die Anordnung der glatten Muskelzellen in einer inneren Längs- und einer äußeren Ringfaserschicht gemeinsam. Die weiten, muskelfreien Venen der Lamina propria sind unabhängig von den Bluträumen des Corpus spongiosum. Sie werden unter dem Druck einer die Harnröhre durchfließenden Flüssigkeit entleert; das Lumen wird auf diese Weise – auch bei erigiertem Penis – erweitert. In der Pars prostatica hat die Tunica muscularis enge Beziehungen zur glatten Muskulatur der umgebenden Vorsteherdrüse, in der Pars membranacea zum quergestreiften M. sphincter urethrae; in der Pars spongiosa verliert sich die Harnröhrenmuskulatur allmählich.

VII. Geschlechtsapparat:
Männliche Geschlechtsorgane

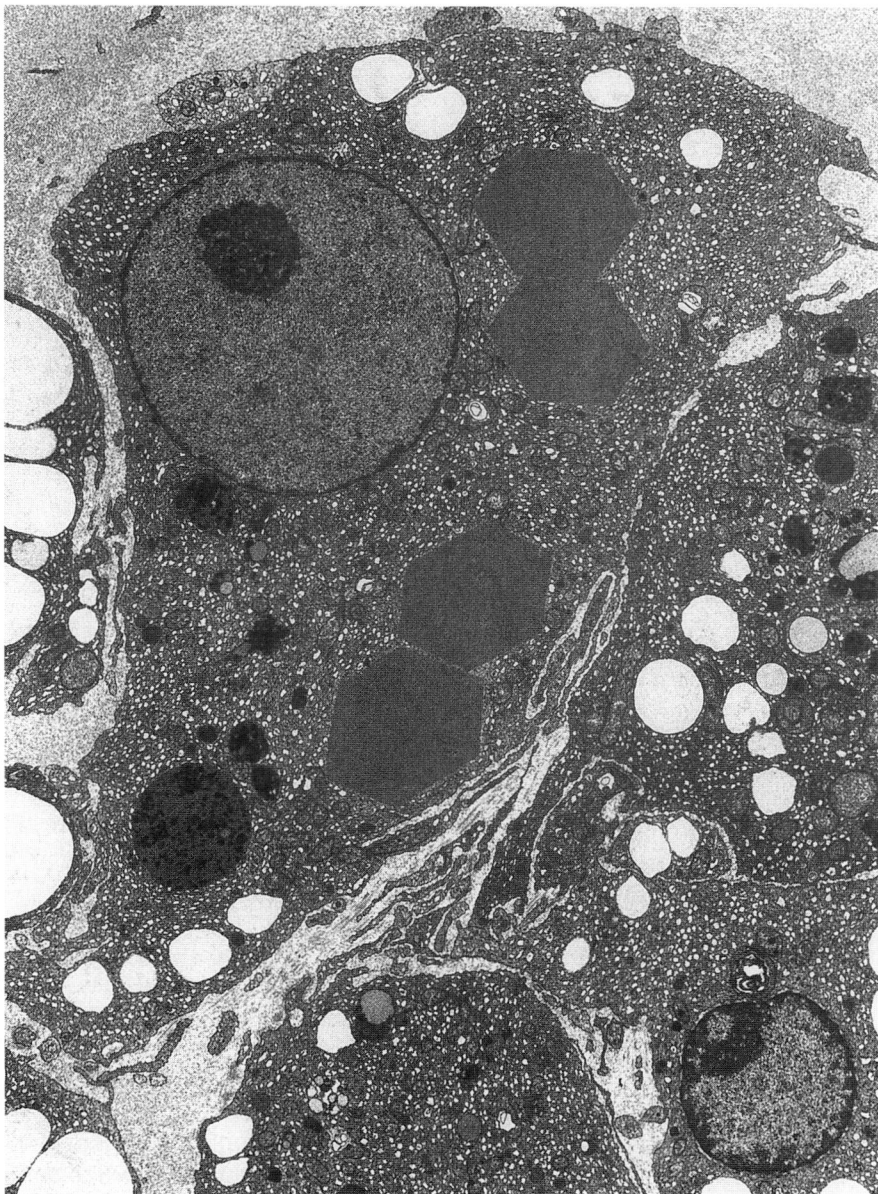

Abb. 397: Ein Teil der für die hormonelle Steuerung des Geschlechtsapparates notwendigen Inkrete wird im Hoden direkt gebildet. Für die Bildung des Steroidhormons Testosteron weist die Leydig-Zelle reichlich glattes ER auf. Leydig-Zelle (Interstitielle Zelle) mit autophagischen Lysosomen und Reinkeschen Kristallen. Hoden, Mensch. Vergr. 5000mal.

Die Sexualorgane entwickeln sich von einem indifferenten Stadium aus, in welchem das Geschlecht zwar schon seit der Befruchtung genotypisch festgelegt ist, histologisch zunächst aber noch keine Besonderheiten faßbar sind, in zwei verschiedene Richtungen. Dabei treten so große Unterschiede auf, daß wir die männlichen und die weiblichen Geschlechtsorgane getrennt besprechen müssen.

Beim Mann liefern die kranialen *Urnierenkanälchen* die Ductuli efferentes testis, der Urnierengang *(Wolff*scher *Gang)* den Ductus epididymidis und den Ductus deferens. Die weiblichen Geschlechtswege entstehen aus den *Müller*schen *Gängen.* Sowohl im männlichen wie im weiblichen Genitale kommen *Rudimente* des andersgeschlechtigen Anteils der bisexuellen Anlage vor.

A. Hoden

Der Hoden[32] (**Abb. 399**) ist ein im Hodensack (Scrotum, s. d.) gelegenes, paariges ellipsoidales Organ, das ringsum fast vollständig mit einer *Tunica serosa* (Epiorchium) überzogen ist. Darunter folgt eine etwa 0,5 mm dicke, derbe weißliche Bindegewebskapsel (**Tunica albuginea**) aus straffen kollagenen Faserschichten und reichlich glatten Muskelzellen. Diese wird im Bereich des Mediastinum testis, wo außen der Nebenhodenkopf aufsitzt, von wegführenden Kanälchen sowie von Gefäßen und Nerven durchbrochen. Mit dem Einbau in das *Mediastinum testis,* das als dichter Bindegewebszapfen von hinten oben in das Innere des Hodens vorragt (**Abb. 400**) und auch etwas glatte Muskulatur enthält, werden die netzartig miteinander anastomosierenden Röhrchen und Spalträume des **Rete testis** (Hodennetz, **Abb. 398**) offengehalten. Deren Wand wird von einem einschichtigen platten bis prismatischen Epithel und einer Basalmembran gebildet. Das Rete testis steht einerseits über die Tubuli recti mit den Hodenkanälchen, anderseits mit den Nebenhodenkanälchen in Verbindung.

Vom Mediastinum aus strahlen dünne, gefäßführende, vor allem peripher teilweise durchbrochene Bindegewebssepten – **Septula testis** – radiär zur Tunica albuginea und unterteilen den Hoden in etwa 370 nur unvollständig voneinander getrennte, pyramidenförmige Läppchen, die **Lobuli testis,** deren Basis der Organkapsel entspricht (**Abb. 399**). In diesen Kämmerchen finden sich je 2–5 Hodenkanälchen, eingebettet in das feinfaserige Bindegewebe (Zwischengewebe). Die Septula enthalten die sonst im menschlichen Hoden seltenen Lymphgefäße.

Der Inhalt der Hodenkanälchen – die Samenzellen, ihre Bildungszellen und die eingestreuten Stützzellen (Sertoli-Zellen) – kann als *Hodenparenchym* dem bindegewebigen *Stroma* gegenübergestellt werden. Das oben erwähnte *Epiorchium* ist die Lamina visceralis der Tunica vaginalis testis, die den Hoden – mit Ausnahme des Margo posterior, dem der Nebenhoden anliegt – als doppelwandige Hülle umgibt und als Ausstülpung der Peritonealhöhle entstanden ist. Das entsprechende parietale Blatt (Lamina parietalis tunicae vaginalis testis) heißt *Periorchium.* Zwischen ihm und dem visceralen Blatt befindet sich ein mit Mesothel ausgekleideter und mit Serosaflüssigkeit befeuchteter kapillärer Spaltraum.

Das *Zwischengewebe* enthält überwiegend retikuläre und nur wenige kollagene Fasern. Neben

Nerven sind Blutgefäße in das lockere Bindegewebe eingelagert; diese stehen mit den die Hodenkanälchen umspinnenden Kapillarnetzen in Verbindung. An Zellen finden sich außer den gewöhnlichen Fibrocyten noch Makrophagen, einzelne Mastzellen, Lymphocyten und vor allem die sog. *Zwischenzellen* oder **Leydig-Zellen** (**Abb. 11** und **401**), die in ihrer Gesamtheit durchschnittlich 12% des Hodengewebes stellen. Diese sind in kleineren oder größeren Gruppen epithelartig aneinandergelagert, verhältnismäßig groß, polygonal und haben einen oft leicht exzentrisch gelegenen kugeligen Kern mit deutlichem Nucleolus. Der eosinophile Zell-Leib hat gewöhnlich eine schaumige Struktur und schließt im frischen Zustand stark lichtbrechende Körnchen (Lipide) ein. Zudem gibt es in geschlechtsreifen menschlichen Hoden Zwischenzellen mit Eiweißkristallen (**Abb. 397**); gelegentlich, besonders im Alter, kommt auch Lipofuszinpigment vor.

Elektronenmikroskopisch (**Abb. 397**) sind aktive Zwischenzellen durch einen gut entwickelten Golgi-Komplex, ein glattwandiges endoplasmatisches Retikulum und Mitochondrien vom Tubulus-Typ ausgezeichnet, chemisch durch einen hohen Steroidgehalt. Sie sind für die *endokrine Funktion* des Hodens (Testosteronbildung) verantwortlich. Die interstitiellen Zellen sind bereits ab der 8. Woche der pränatalen Entwicklung reichlich vorhanden und werden erst Monate nach der Geburt zurückgebildet, um mit der Pubertät wieder in größerer Zahl aufzutreten («Pubertätsdrüse»).

Die **Hodenkanälchen,** die mit ihrem Inhalt annähernd $2/3$ der gesamten Hodenmasse ausmachen, verlaufen größtenteils gewunden (*Tubuli seminiferi contorti*[33]). Sie sind so locker in das zarte interstitielle Bindegewebe eingelagert, daß man sie im unfixierten Hoden leicht ausziehen und sich so eine Vorstellung von ihrer Länge (30–70 cm) machen kann. Die Gesamtlänge der rund 500–800 Tubuli eines reifen Hodens wird auf 250–350 m geschätzt. Sie haben einen Durchmesser von 180–280 µm, beginnen und enden als Schlaufen am Rete testis (etwa 1500 Mündungen). Zusätzliche Schlaufen oder blind endende Abschnitte kommen vor. Gegen das Mediastinum münden die Tubuli in kurze, geschlechtszellfreie *Terminalsegmente,* welche als

---

32 *lateinisch:* testis (auch testiculus); *griechisch:* órchis.

33 *lateinisch:* semen (im Genitiv seminis) = Samen; ferre = tragen, seminifer = samentragend; contortus = gewunden; rectus = gerade.

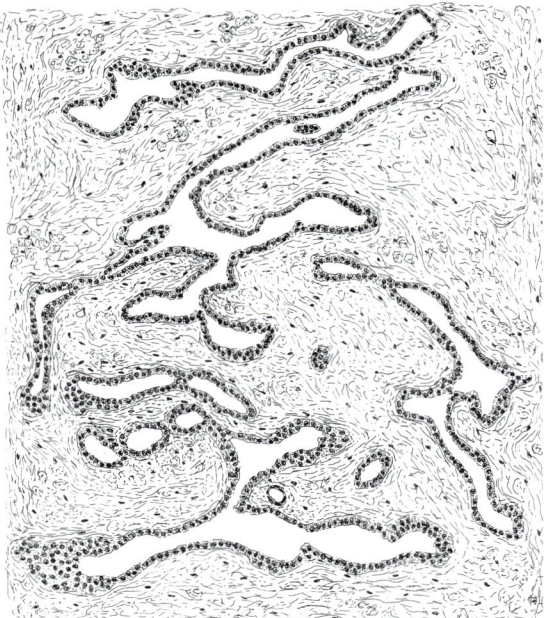

Abb. 398: Rete testis (Mensch). H.-E.-Färbung. Vergr. 110mal. (G.)

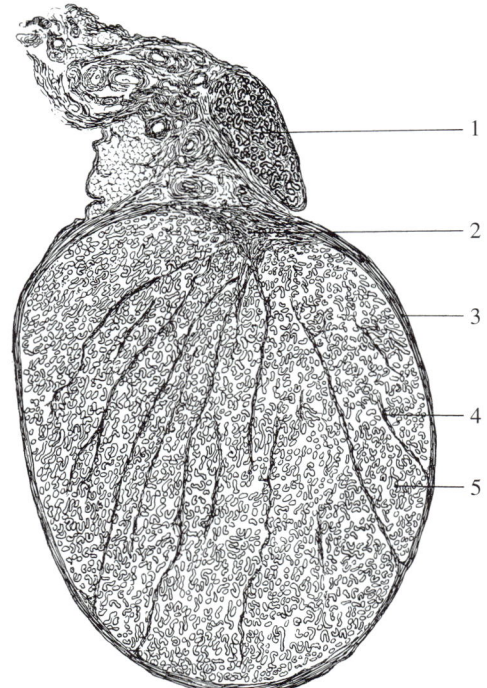

Abb. 399: Querschnitt durch Hoden und Nebenhodenkopf eines erwachsenen Menschen. H.-E.-Färbung. Vergr. 3mal. (W.)
1 Nebenhodenkopf
2 Mediastinum testis mit Rete testis
3 Tunica albuginea
4 Septulum testis
5 Lobulus testis mit Tubuli seminiferi

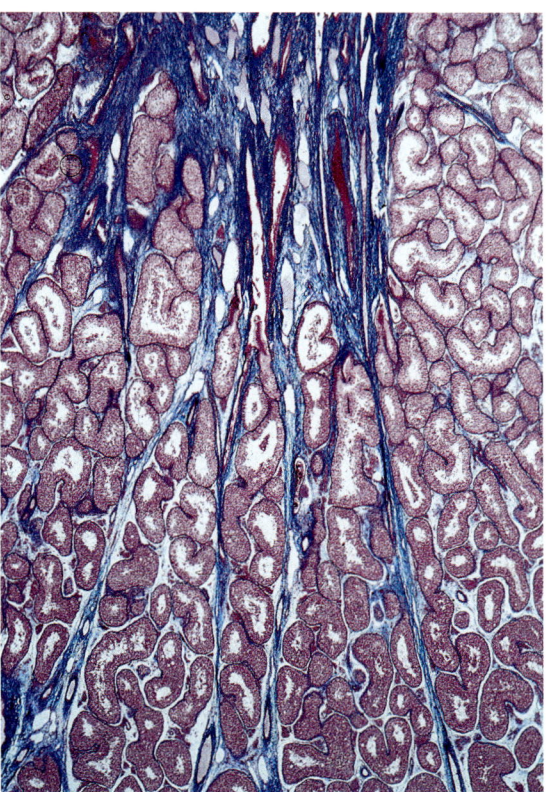

Abb. 400: Ausschnitt aus menschlichem Hoden mit Mediastinum, Rete testis und Übergang in Lobulus testis. Azan-Färbung. Vergr. 19mal.

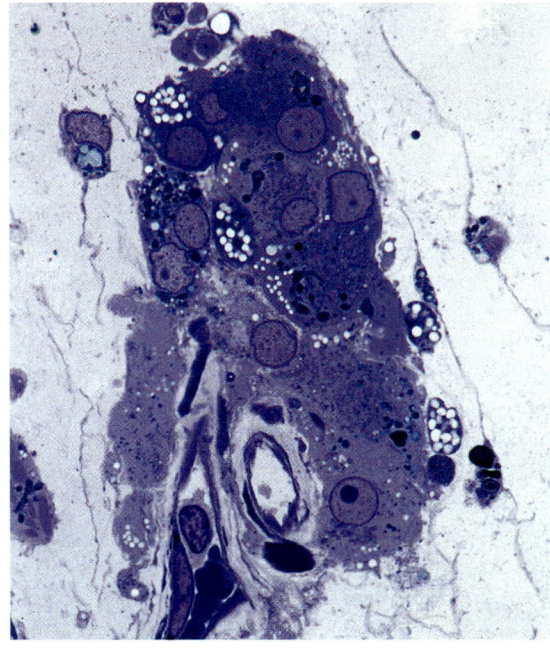

Abb. 401: Gruppe von Leydigschen Zwischenzellen im Interstitium des menschlichen Hodens. Semidünnschnitt. Vergr. 750mal.

Tubuli recti[33] in das Rete testis übergehen. Die Kanälchenwand besteht aus einer *Lamina propria,* die sich aus 4−5 Schichten Myofibroblasten und dazwischen eingefügten Kollagenfibrillen zusammensetzt, und dem samenbereitenden *Keimepithel.* Zwischen diesen beiden Schichten liegt eine Basalmembran (Glashaut), die im Hoden junger Männer lichtmikroskopisch nicht in Erscheinung tritt, mit dem Alter und bei atrophischen Vorgängen jedoch auffällig dick werden kann.

Im *Hoden des Kindes* gibt es − zumindest vor dem 6. Lebensjahr − oft noch keine eigentlichen Kanälchen, sondern erst lumenlose Zellstränge (Keimstränge) mit primordialen Geschlechtszellen oder Prospermatogonien und undifferenzierten Stützzellen, den Vorstufen der Sertoli-Zellen. Erst mit der Pubertät beginnt eine lebhafte Vermehrung und Differenzierung der Samenbildungszellen (Spermatogonien).

Spermatogenese

Die Hodenkanälchen werden von dem samenbereitenden 60−80 μm hohen **Keimepithel** ausgekleidet (**Abb. 402−406**). Dieses setzt sich aus den verschiedenen Formen der sich *differenzierenden* **Geschlechtszellen** und *Stützzellen,* den **Sertoli-Zellen** zusammen. Die Keim- oder Geschlechtszellen durchlaufen, beginnend an der Epithelbasis und endend am Lumen einen Reifungsprozeß, die **Spermatogenese.** Durch sie werden drei Ziele verfolgt: (1) Die Bildung einer ausreichend großen *Zahl* von Geschlechtszellen aus den Stammspermatogonien durch **Mitose,** (2) die *Reduktion des Chromosomensatzes* bei Eintritt in die **Meiose** und (3) die **Differenzierung** der aus der Meiose hervorgegangenen haploiden Geschlechtszelle zur *reifen Samenzelle* (**Abb. 403**). Die Mitose der Geschlechtszellen erfolgt in der tiefsten Schicht nahe der Basalmembran. Die hier angeordneten **Spermatogonien**[34] teilen sich (*Vermehrungsperiode* der Spermatogenese), wobei ein Teil zur Erhaltung der Stammzellpopulation an der Basalmembran liegen bleibt, ein anderer Teil am Ende der Proliferation in die Meiose eintritt.

Es werden aufgrund morphologischer Merkmale (**Abb. 404**) A- und B-Spermatogonien unterschieden. Unter den Spermatogonien vom Typ A befinden sich die Stammzellen. A-Spermatogonien zeigen entweder einen hellen, runden Kern (A-pale) oder einen dichteren, «dunklen» Kern mit einer zentralen Aufhellung (A-dark). Die B-Spermatogonie, die durch einen

großen Kern mit zahlreichen Nukleoli ausgezeichnet ist, leitet in die Meiose über. Im Paraffinschnitt der Kurspräparate lassen sich die Spermatogonien nur durch die Lage ihrer Kerne in der basalen Schicht des Keimepithels erkennen (**Abb. 402**). Die Beobachtung von Besonderheiten im Cytoplasma bleibt der Untersuchung von Semidünnschnitten (**Abb. 404−406**) oder elektronenmikroskopischen Aufnahmen vorbehalten. Dabei hat sich ergeben, daß Spermatogonien nur eine unvollständige Teilung durchmachen und durch *Zellbrücken* verbunden bleiben. Es ist ein für die Geschlechtszellproliferation typisches Merkmal, daß durch synchron ablaufende und rhythmisch aufeinander folgende Teilungen sich **Zellklone** bilden, die geschlossen in die nächste Phase, die Meiose, eintreten und bis zum Ende der Spermatidenreifung als Verbände erhalten bleiben.

Meiose

Mit dem Einsetzen der *Meiose* (s. S. 68) findet man die Geschlechtszellen als **Spermatocyten**[34] in der mittleren Ebene des Keimepithels. Die Meiose wird durch eine lange *Prophase* eingeleitet, in der die DNS-Menge des Zellkernes verdoppelt wird. Dabei werden die Zellen größer und wachsen zu *Spermatocyten I. Ordnung* heran. Sie weisen weiterhin den regulären, diploiden Chromosomensatz (44 Autosomen + 2 Geschlechtschromosomen) auf, haben aber ihren DNS-Gehalt auf 4c erhöht. Im weiteren werden die Chromosomen durch Kondensation sichtbar und tauschen Chromosomenabschnitte untereinander. Dazu lagern sich die homologen Chromosomen (s. S. 68) aneinander (Synapsis) und durchlaufen in der Folge Stadien, die ob ihrer typischen Konfigurationen als *Leptotän, Zygotän, Pachytän* und *Diplotän* bezeichnet werden (**Abb. 405**). Während der Prophase spalten sich die Chromosomen in ihrer Länge, wodurch Bündel von 4 Chromatiden, die *Tetraden* entstehen.

Die Spermatocyten I sind große Zellen mit einem runden, blasigen Kern. Lichtmikroskopisch sind in diesen die vom Leptotän zum Pachytän dichter und dicker werdenden Chromosomenstränge zu sehen (**Abb. 402** und **404**),

---

34 *griechisch:* spérma (im Genitiv spérmatos) = Samen; goné = die Erzeugende; kýtos = Zelle.

die im elektronenmikroskopischen Bild als Anschnitte der synaptonemalen Komplexe zur
Darstellung kommen. Diese sind dreiteilige
Strukturen, die durch die Synapsis, die Aneinanderlagerung der axialen Elemente (Konjuga-
tion der homologen Chromosomen) gebildet
werden und die die beiden bzw. vier parallel
geordneten Chromosomen- bzw. Chromatid-
Stränge mit einem dazwischen eingefügten, feinen und dichten Streifen zeigen. Die Geschlechtschromosomen, die aufgrund ihrer Un-
terschiedlichkeit (xy) nur eine unvollständige
Paarung durchlaufen, haften an der Innenfläche
der Kernmembran und sind in eine granuläre
Masse eingebettet (Geschlechtschromatin).
Spermatocyten I sind durch Brücken untereinander verbunden (s. o.) und im Cytoplasma fallen Ansammlungen von Mitochondrien auf, die
durch eine granuläre Zwischenmasse (intermi-
tochondrialer Zement) aneinanderhaften. Diese
Strukturbesonderheiten, wozu auch wolkenför-
mige Konzentrationen von feingranulärem Material («nuage») gehören, zeichnen die Geschlechtszellen vor den übrigen somatischen
Zellen aus.

Die Prophase der **1. Reifeteilung** dauert 24
Tage und endet mit der *Diakinese*. Der Spermatocyt I teilt sich in zwei **Spermatocyten II.
Ordnung.** Ohne eine erneute S-Phase zur Redu-
plikation der DNS-Menge schließt sich unmittelbar die **2. Reifeteilung** an. Spermatocyten II
existieren daher nur für kurze Zeit und sind in
Tubulusanschnitten selten zu finden. Sie haben
einen Kerndurchmesser, der dem von Spermatogonien gleicht. Die DNS-Mengen werden bei jedem Teilungsschritt halbiert (4cDNS → 2cDNS
→ cDNS). Die resultierenden **4 Spermatiden
sind haploid.** Man findet kleine Zellen mit
dichten, runden Kernen.

Es schließt sich eine *Differenzierungsperiode*
an, in der die rundkernigen Spermatiden zu *reifen Spermatiden* umgeformt werden (**Spermio-
genese: Abb. 406**), die dann als Spermatozoen
oder Spermien zur Eigenbewegung befähigt in
das Tubuluslumen entlassen werden. An dieser
Umformung sind alle Zellorganellen beteiligt.
Der *Zellkern* verkleinert sich auf $^1/_{10}$ seiner Aus-
gangsgröße, das Chromatin nimmt eine beson-
ders dichte Kondensationsform an, und die Gestalt ändert sich zu einem abgeflachten Ei, dem
Kopf des Spermiums. Der *Golgi-Apparat* verschwindet, nachdem er an der Bildung der
Kopfkappe, des **Akrosoms,** beteiligt war. Das

Zentriolenpaar wird in eine Position gegenüber
dem Akrosom verlagert; das eine Zentriol stellt
eine Verbindung zur Kernmembran her, das andere bildet das *Axonema,* den Achsenfaden des
Spermienschwanzes. Die *Mitochondrien* lagern
sich im *Mittelstück* des Schwanzes um den Achsenfaden.

Die fast fertigen Spermien gelangen dann in den Nebenhoden, wo sie ganz ausreifen und gespeichert werden. Die
ganze Spermatogenese von der Spermatogonie bis zur reifen Samenzelle soll beim Menschen etwa 80 Tage dauern.

Sertoli-Zelle

Die *Stützzellen* oder *Sertoli-Zellen* (**Abb. 402,
404–406**) ruhen mit ihrer fußartig verbreiterten
Basis auf der Basalmembran. Sie erstrecken
sich mit zahlreichen lamellenförmigen Fortsätzen durch das gesamte Keimepithel. Sie bilden
ein schwammartiges Gefüge, in das sämtliche
Vorstufen der Samenzellen eingelagert sind.
Man erkennt die Stützzellen an ihrem ellipsoidalen und auffällig hellen, **chromatinarmen
Kern** mit großem Nucleolus und deutlicher
Kernmembran; er ist beim Menschen gewöhnlich in den mittleren Schichten des Samen-
epithels zu sehen. Der Zell-Leib ist feinwabig
und enthält je nach dem Funktionszustand verschiedene Einschlüsse wie Lipidtröpfchen, Glykogen und gelegentlich Eiweißkristalle; sein
Enzymgehalt läßt auf eine beträchtliche Stoffwechselaktivität schließen.

Die Sertoli-Zellen stehen durch *Zellkontakte*
untereinander in Verbindung, welche als Zonulae occludentes in Serie angeordnet sind und einen *basalen* von einem *adluminalen* Bereich
(Kompartiment) innerhalb des Keimepithels
trennen. Diese Kontakte verschließen den interzellulären Spalt und stellen eine Art *Schleuse*
dar, die alle Geschlechtszellen während der
Spermatogenese und ihrer Wanderung von der
Epithelbasis zum Lumen passieren müssen.
Gleichzeitig bilden sie eine *Schranke* (**Blut-
Hodenschranke**), die die hochempfindlichen
Geschlechtszellen während der Meiose und der
Differenzierung zum Spermium vor schädigen-
den (mutagenen!) Einflüssen schützt. Daher
liegen die wohl weniger empfindlichen Spermatogonien im basalen, die Masse der Spermatocyten und die reifenden Spermatiden im adluminalen Abschnitt. Eine weitere Eigenschaft der
Sertoli-Zellen ist ihre Bereitschaft zur *Phagocytose.* Sie können Reste der Geschlechtszellen, die bei der Differenzierung anfallen (Resi-

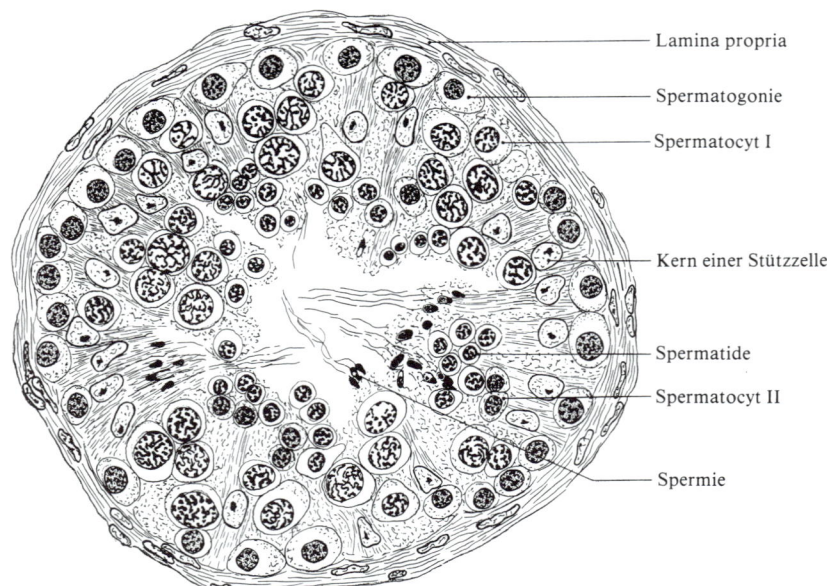

Abb. 402: Querschnitt durch einen Tubulus contortus aus einem menschlichen Hoden. Samenbildungszellen und Stütz-zellen (Sertoli-Zellen). H.-E.-Färbung. Vergr. 500mal. (W.)

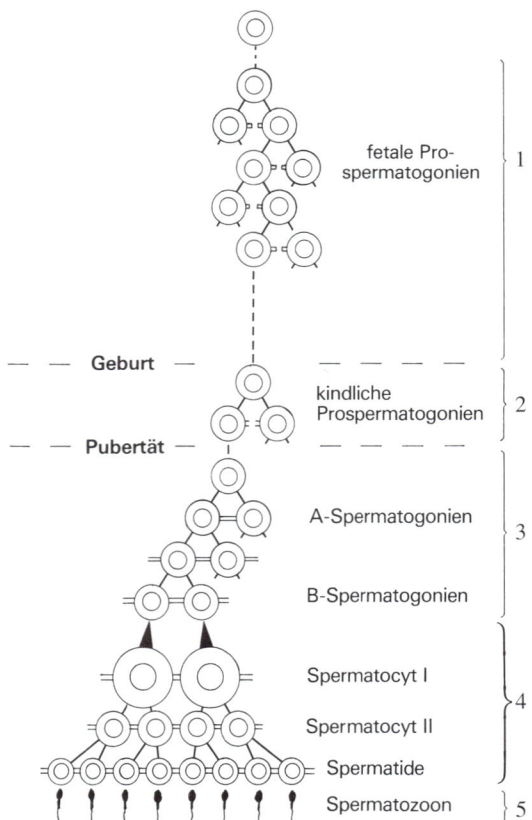

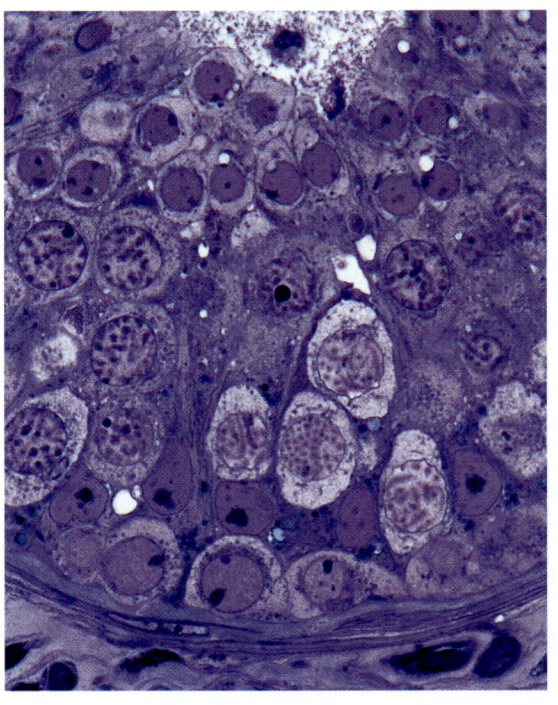

Abb. 404: Ausschnitt aus Hodentubulus. Im Keimepithel (von basal nach apikal) Spermatogonien, Kerne von Ser-toli-Zellen, Spermatocyten I und rundkernige Spermatiden mit Akrosombildung. Semidünnschnitt. Vergr. 750mal.

Abb. 403: Schematische Darstellung der Spermatogenese.
1 fetale Vermehrungsphase
2 2. Vermehrungsphase   *4* Meiose: Reifeteilungen
3 adulte Vermehrungsphase   *5* Differenzierung

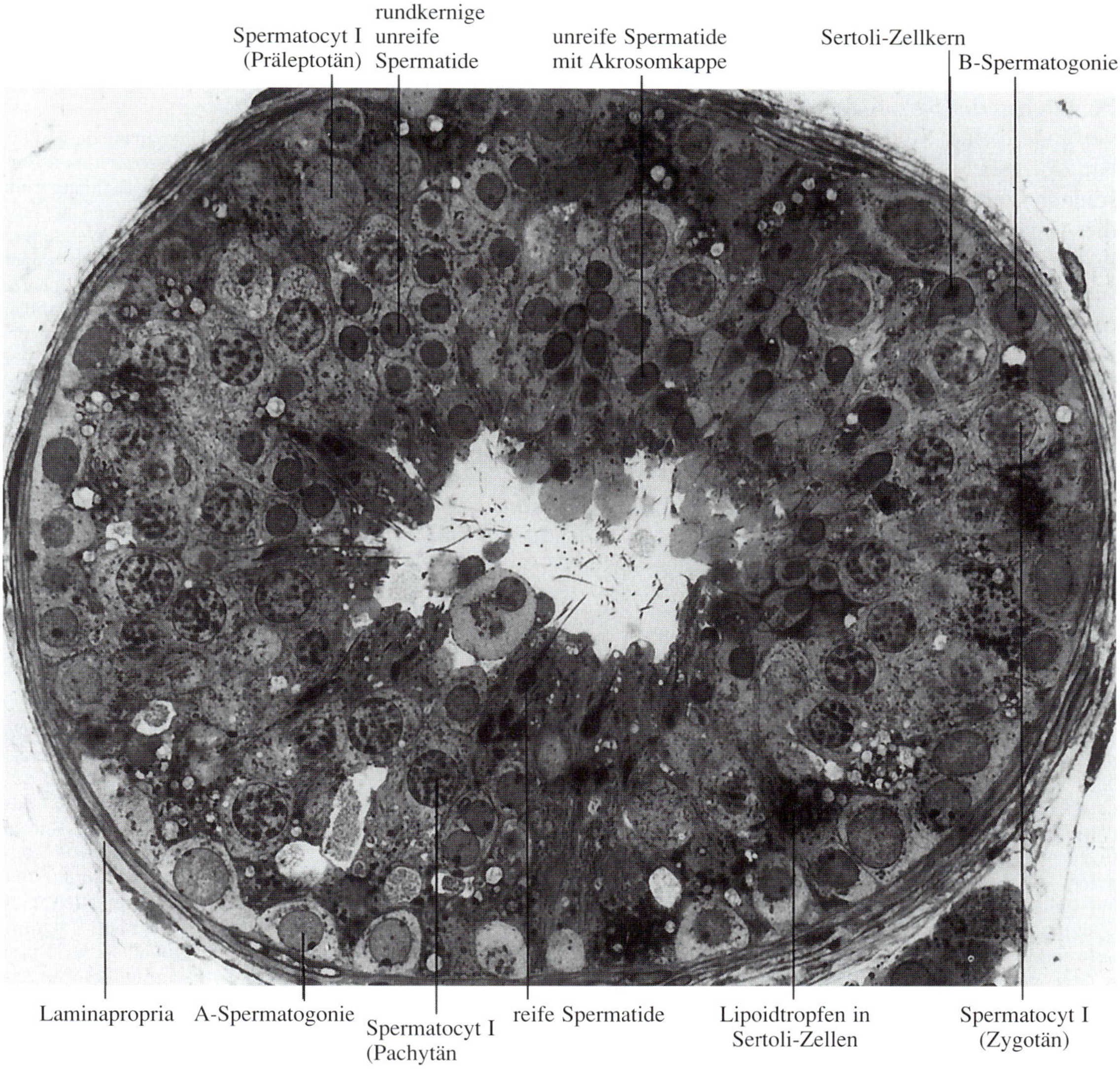

Spermatocyt I
(Präleptotän)

rundkernige
unreife
Spermatide

unreife Spermatide
mit Akrosomkappe

Sertoli-Zellkern

B-Spermatogonie

Laminapropria   A-Spermatogonie
Spermatocyt I
(Pachytän

reife Spermatide

Lipoidtropfen in
Sertoli-Zellen

Spermatocyt I
(Zygotän)

Abb. 405: Keimepithel des Hodentubulus. Semidünnschnitt, Toluidinblau-Pyronin-Färbung. Vergr. 480mal. LM von Prof. Holstein, Hamburg: aus Benninghoff, «Anatomie», Bd. 2. 13./14. Aufl., Urban & Schwarzenberg, München 1985.

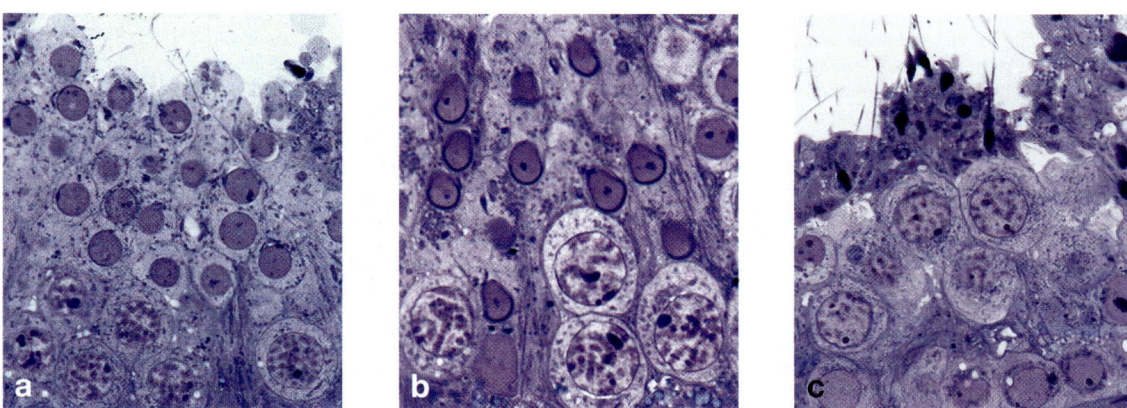

Abb. 406: Ausschnitte aus Keimepithel des menschlichen Hodens mit drei Stadien der Spermatidendifferenzierung. – **a** Rundkernige Spermatiden. – **b** Beginnende Elongation mit Akrosomkappe. – **c** Reife Spermatiden mit Schwanz. Semidünnschnitte. Vergr. (a–c) 650mal; 800mal; 750mal.

dualkörper), aber auch ganze (geschädigte?) Geschlechtszellen aufnehmen und abbauen. Die Ausstattung mit Lysosomen erlaubt dies. Die Funktionen der Sertoli-Zellen sind vielfältig. Sie verbinden eine Stütz- und Schutzfunktion mit der Aufgabe, Stoffe zur Ernährung der Geschlechtszellen heranzuführen; sie übernehmen die Abgabe der reifen Spermatiden in das Tubuluslumen (**Spermiation**) und haben eine umfassende Bedeutung bei der Aktivierung und Vermittlung von Hormonen. Dabei können sie auch «exkretorisch» tätig sein, indem sie in das Lumen sezernieren. Die Sertoli-Zellen sind hochdifferenzierte Zellen, die nach Abschluß der Pubertät sich nicht mehr teilen können.

Kinetik der Samenzellproduktion. Die Spermatogenese ist streng koordiniert und der Gesamtprozeß so geregelt, daß eine gleichmäßige Produktion einer sehr großen Zahl von Spermien gesichert wird. Allerdings drückt sich diese Koordination im menschlichen Keimepithel nicht durch eine strenge Ordnung der einzelnen Stufen der Spermatogenese aus, wie dies bei fast allen Wirbeltieren und auch bei den meisten Säugetieren der Fall ist. Im menschlichen Keimepithel erkennt man allenfalls, daß der Prozeß von basal nach apikal voranschreitet, aber zeitlich aufeinander abgestimmte Sequenzen von Stadien der Spermatogenese sind nur in einzelnen Sektoren der Tubulusquerschnitte zu sehen. Schon ein Nachbarsektor zeigt eine vollständig andere Abfolge von Stadien. Der menschliche Hoden bietet das Bild einer dem Anschein nach ungeordneten Spermatogenese. Es scheint so, als erfolge die Samenbildung an jedem Ort des Hodentubulus vollständig unabhängig. Es hat sich aber bei der Untersuchung längerer Tubulusabschnitte gezeigt, daß dennoch – allerdings unter Einsatz aufwendiger morphometrischer Analyseverfahren – ein wohlgeordnetes Zueinander der Spermatogeneseverläufe zu erkennen ist und daraus auf eine weiträumige Koordination des Geschehens geschlossen werden kann.

Die Spermatogenese besitzt eine bestimmte Kinetik. Wir verstehen darunter die zeitliche Abstimmung der einzelnen Stufen aufeinander und der unendlich vielen parallel geführten Prozesse zueinander. Aus der dreidimensionalen zeitlichen Koordination ergibt sich eine räumliche Ordnung, die es zu erkennen gilt. Spermatogonien, die sich an der Epithelbasis regelmäßig teilen, lassen die einzelnen Schübe nur in gleichmäßigen, zyklischen Abständen aufeinander folgen. In einzelnen Sektoren eines Tubulusquerschnittes wird man daher nur eine Auswahl von Stufen der Spermatogenese finden. Eine solche Auswahl von Zellformen, die im zeitlichen Ablauf gleichweit voneinander entfernt sind, nennt man ein *Stadium.* Beispielsweise sind Spermatogonien, frühe Pachytän-Spermatocyten, rundkernige Spermatiden und fast ausgereifte Spermatiden miteinander kombiniert (Stadium I). Die einzelnen Schübe nennt man *Zyklen.* Jede Spermatogonie bzw. der aus ihr hervorgehende Zellklon benötigt 4,6 Zyklen, um den gesamten spermatogenetischen Prozeß zu durchlaufen, um von der Epithelbasis bis an das Lumen zu gelangen. Der einzelne Zyklus dauert im menschlichen Hoden 16 Tage, die gesamte Reifung daher ($16 \times 4,6$) = 74 Tage. Nach einer Keimepithelschädigung müssen daher mindestens $2^{1}/_{2}$ Monate plus einem Zeitraum von 8–16

Tagen, den die Spermien für ihre volle Ausreifung im Nebenhoden benötigen, vergehen, bis wieder reife Spermien im Ejakulat nachweisbar sind. Auch therapeutische Maßnahmen haben diese Frist von 82 Tagen zu berücksichtigen.

Im menschlichen Hodentubulus kann man, dies allerdings nur mit einigen Schwierigkeiten, pro Zyklus 6 Stadien unterscheiden. Die Spermatogenese ist entlang dem Tubulus so koordiniert, daß sie «wellenförmig» abläuft. Die einzelnen Stadien veranschaulichen uns Wellenberg und Wellental, und der Zyklus die Fortbewegung der Welle. Leider lassen sich diese Wellen nicht in linearer Richtung sondern nur entlang wendelförmiger Bahnen verfolgen, die sich zudem in Richtung Lumen spiralig verjüngen. Die strukturellen Verhältnisse, die sich aus der Koordination der Spermatogenese ergeben, sind so komplex, wie es die Koordination vermutlich selber ist. Über die Ursachen der Koordination wissen wir nichts. Es hat sich aber gezeigt, daß die Spermatogenese im menschlichen Hoden überregional gesteuert wird und geordnet abläuft, eine Tatsache, die bisher nicht zu erkennen war.

Die hormonelle Steuerung der Spermatogenese. Wenn das von den Leydig-Zellen produzierte *Testosteron* als das wichtigste Androgen ausbleibt, sistiert die Spermatogenese. Andererseits steht der Hoden unter der hormonellen Kontrolle des *Hypophysen-Hypothalamus-Systems:* Das aus den Kerngebieten des Hypothalamus stammende *Gonadotropin-Releasing-Hormon* (Gn-RH) stimuliert die Abgabe der beiden gonadotropen Hypophysenvorderlappen-Hormone, des (1) *luteinisierenden Hormons (LH)* und des (2) *follikelstimulierenden Hormons (FSH).* Beide Hormone wirken im weiblichen Organismus regulierend auf den ovariellen Zyklus (s. S. 375). Im Hoden veranlaßt das LH die Leydig-Zellen zur Ausschüttung von Testosteron, welches neben seinen extratestikulären Angriffspunkten (Wirkung auf das Wachstum und die Differenzierung der akzessorischen Geschlechtsdrüsen und sekundären Geschlechtsmerkmale, auf den Stoffwechsel und die Talgdrüsenfunktion) unmittelbar in den Hodentubulus eintritt und hier direkt oder über die Sertoli-Zelle Einfluß auf die Samenbildungszellen nimmt (**Abb. 407**). Vor allem der Weg über die Sertoli-Zelle ist wichtig, da diese das Testosteron nicht nur – gebunden an ein Transportprotein (Androgenbindungsprotein) – in das Tubuluslumen sezernieren kann, sondern auch in das wesentlich wirksamere *Dihydrotestosteron* umbilden kann. Die Sertoli-Zelle ist aber außerdem sehr wesentlich von dem zweiten Vorderlappenhormon abhängig, dem FSH. Dieses nimmt direkt Einfluß auf die Sertoli-Zelle und soll über sie die Einleitung der gesamten Spermatogenese induzieren und für die Spermatidenausreifung unerläßlich sein.

Von der hypophysenabhängigen Regulation der Hodenfunktion geht auch eine Rückwirkung auf Hypothalamus und Hypophyse aus. So wirkt sich die Testosteronausschüttung der Leydig-Zelle und ein inhibierender Faktor der Sertoli-Zelle (Inhibin) rückkoppelnd auf die Ausschüttung des Gn-RH und der Hypophysenhormone aus. Auch externe Faktoren können die Spermatogenese beeinflussen. So aktiviert Lichtentzug die Epiphysis cerebri, veranlaßt durch vermehrte Produktion von Epiphysenwirkstoffen (Melatonin) eine Hemmung der Gn-RH-Ausschüttung und greift damit in das Zusammenspiel des Hypothalamus-Hypophysen-Hoden-Systems ein. Dieser Mechanismus steuert vor allem den jahreszeitlichen Rhythmus bei Tieren mit saisonal wechselnder Spermatogenese (s. S. 316).

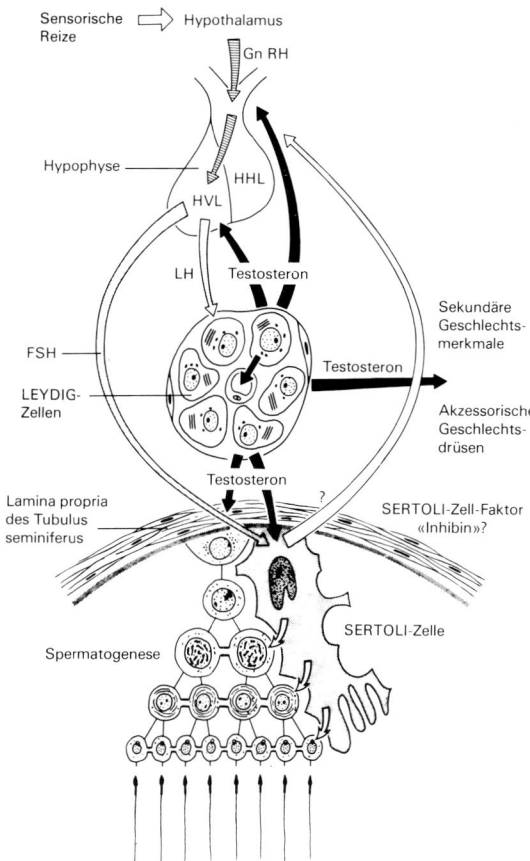

Abb. 407: Schema zur hormonellen Steuerung der Spermatogenese durch das hypothalamo-hypophysäre System. Übernommen mit Erlaubnis von Prof. Holstein, Hamburg: aus Benninghoff «Anatomie», Bd. 2, 13./14. Aufl., Urban & Schwarzenberg, München 1985.

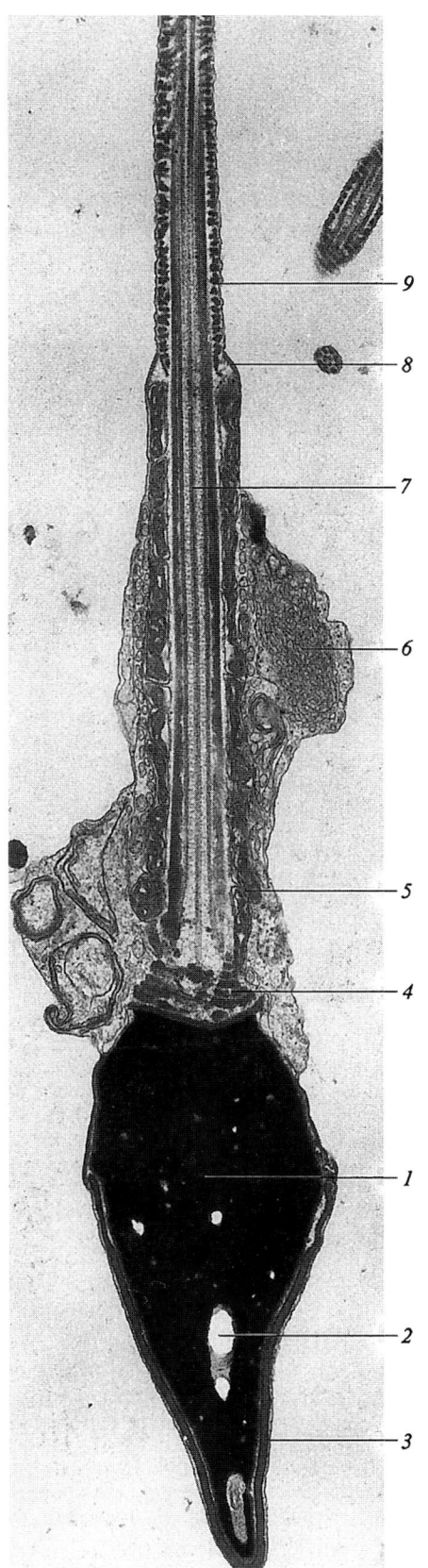

Abb. 408: Menschliches Spermium im Längsschnitt. Vergr. 17 000mal. EM von Prof. Holstein, Hamburg.

1 Kern im Kopf des Spermatozoons
2 Kernvakuole
3 Akrosom
4 Streifenkörper
5 Mitochondrium im Mittelstück
6 Cytoplasmatropfen
7 Axonema
8 Anulus
9 Ringfasern im Hauptstück des Schwanzes

Das Spermatozoon

Die *reifen Samenzellen* (**Spermien** oder *Spermatozoen,* **Abb. 408, 409** sowie **Tab. 52**, S. 372) sind von ungefähr stecknadelartigem Aussehen und haben beim Menschen eine mittlere Länge von 60 μm. Sie bestehen aus fünf Teilen: Kopf, Hals, Mittel-, Haupt- und Endstück, wobei die vier letztgenannten zusammen den **Schwanz** ergeben. Dieser ist eine Flagelle, welche der Fortbewegung dient; nach der Befruchtung hat er keine Bedeutung mehr und wird aufgelöst. Der Spermienkopf bildet den männlichen Vorkern, der sich mit dem weiblichen Vorkern vereinigt, womit die diploide Chromosomenzahl wieder hergestellt wird. Hals und Mittelstück liefern die Zentriolen bzw. einen Teil der Mitochondrien der Zygote.

Der 3,5–4,5 μm lange **Kopf** ist vorne in seiner Querachse etwas zusammengedrückt; er ist somit im Profil birnenförmig, in der Flächenansicht jedoch ovoid. Er enthält den kompakten, haploiden Zellkern sowie das diesem apikal aufsitzende Akrosom und ist, wie die ganze Samenzelle, mit einem feinen Cytoplasmahäutchen überzogen. Die gelegentlich sichtbaren «Kopfvakuolen» sind chromatinärmere, hellere Bezirke (**Abb. 408**). Das **Akrosom** (Kopfhaube) ist unter Mitwirkung des Golgi-Apparates entstanden. Es ist eine kappenförmige Zisterne, deren Inhalt – unter verschiedenen Enzymen vor allem Hyaluronidase und das proteolytische Akrosin – bei der Berührung mit den Eihüllen (Zona pellucida, Corona radiata) entleert wird und so bei der Befruchtung das Eindringen des Spermiums in die Eizelle erleichtert. Der nur etwa 1 μm lange **Hals** ist am lebenden Spermatozoon daran zu erkennen, daß hier Kopf und Mittelstück beweglich miteinander verbunden sind; in ihm befindet sich das proximale Zentriol und der Rest des distalen Zentriols. Diese sind in einen, aus segmentierten und zu ringartigen Gebilden verschmolzenen Streifenkörper eingebettet, aus dem Längsfasern hervorgehen (s. u.).

Das anschließende **Mittelstück** – der proximalste Abschnitt des 52–62 μm langen *Schwanzes* – mißt ungefähr 5 μm und ist mit einem Durchmesser von 0,8 μm verhältnismäßig dick. In seiner Achse liegt, umgeben von neun äußeren Längsfasern, das Axonema, welches vom distalen Zentriol ausgewachsen ist. Alle energieliefernden Mitochondrien der Samenzelle sind im Mittelstück angehäuft; sie haben sich in die Länge gestreckt und umgeben in Form einer Spirale die dicken Längsfasern. Am distalen Ende des Mittelstücks ist die Zellmembran eingekrempelt; hypolemmal ist hier das Cytoplasma ringförmig zum Anulus verdichtet, was dem «Schlußring» der Lichtmikroskopie entspricht. Das Axonema durchzieht auch das **Hauptstück** – mit 44–50 μm der längste Teil des Schwanzes – und das Endstück des Schwanzes bis zu dessen Ende. Es besteht aus zwei zentralen Mikrotubuli und neun in zwei Subeinheiten unterteilte Doppeltubuli. Diese sind untereinander durch dünne häkchenförmige Dyneïn-Arme verbunden (s. **Abb. 66 b**). Das Axonema wird im proximalen Schwanzteil von den Längsfasern begleitet. Während diese distalwärts immer schwächer werden und sich allmählich verlieren, wird das ganze Hauptstück noch von einer zirkulären, auf zwei Seiten durch Längsleisten verstärkten Ringfaserscheide umgeben. Diese fehlt im dünnen, etwa 5 μm langen **Endstück**, in welchem nur noch das Axonema und das Plasmalemm vorhanden sind. Die Struktur des Endstücks ist identisch mit der einer Kinozilie (vgl. **Abb. 66 b** mit **Abb. 499**).

Das **menschliche Sperma** (Samenflüssigkeit) ist eine gelatinöse, milchigtrübe, schwach alkalisch reagierende Flüssigkeit, die aus Spermatozoen (bei Normospermie 40 Millionen im ml) und verschiedenen Drüsensekreten (aus Nebenhoden, Vesiculae seminales, Prostata, Gll. bulbourethrales und Gll. urethrales) besteht. Außerdem findet man darin – an weiteren zellulären Elementen (physiologischerweise höchstens 2%) – einige aus Hoden oder Samenwegen, vor allem der Urethra, stammende abgeschilferte Zellen, gelegentlich auch vereinzelte weiße Blutkörperchen; dazu kommen – an nichtzellulären Elementen – abgeschnürte Plasmaklümpchen, Fett- und Eiweißgranula, Pigmentkörnchen und Prostatasteine (S. 362). Die 3–4 ml Ejakulat enthalten im Durchschnitt 160 Millionen Spermien, wobei die Werte zwischen 80 und 800 Millionen schwanken können. Die Tagesproduktion liegt bei 100 Millionen. Von diesen Spermatozoen erreichen nur 1000–5000 die Eizelle.

Jede reife Samenzelle enthält außer 22 Autosomen noch ein Geschlechtschromosom (y- bzw. x-Chromosom; s. Geschlechtsbestimmung, S. 68); morphologisch sind diese Unterschiede jedoch nicht zu erfassen.

Der Tubulus rectus und seine Mündung in das Rete testis

Ein Teil der Hodentubuli endet mit einer kurzen, geraden Strecke und bekommt Anschluß an einen **Tubulus rectus** des Rete testis, über den das Kanälchensystem in das eigentliche *Rete testis* mündet (**Abb. 400**). Die Tubuli recti beginnen mit einer scharfen Grenze, an der das hohe Keimepithel niedrig wird. Die Tubuli recti besitzen ein isoprismatisches Epithel. Der Übergang wird als **terminales Segment** bezeichnet, besteht nur noch aus Sertoli-Zellen und ist wie ein Ventil gebaut. Das Rete testis ist ebenfalls mit einem niedrigen, isoprismatischen Epithel ausgekleidet, welches an einigen Stellen aber auch hochprismatische Inseln zeigen kann.

Mikroskopische Diagnose des Hodens

Die in ein lockeres Stroma eingelagerten Kanälchen, welche mit dem einer Basalmembran aufsitzenden mehrschichtigen, aus verschiedenen

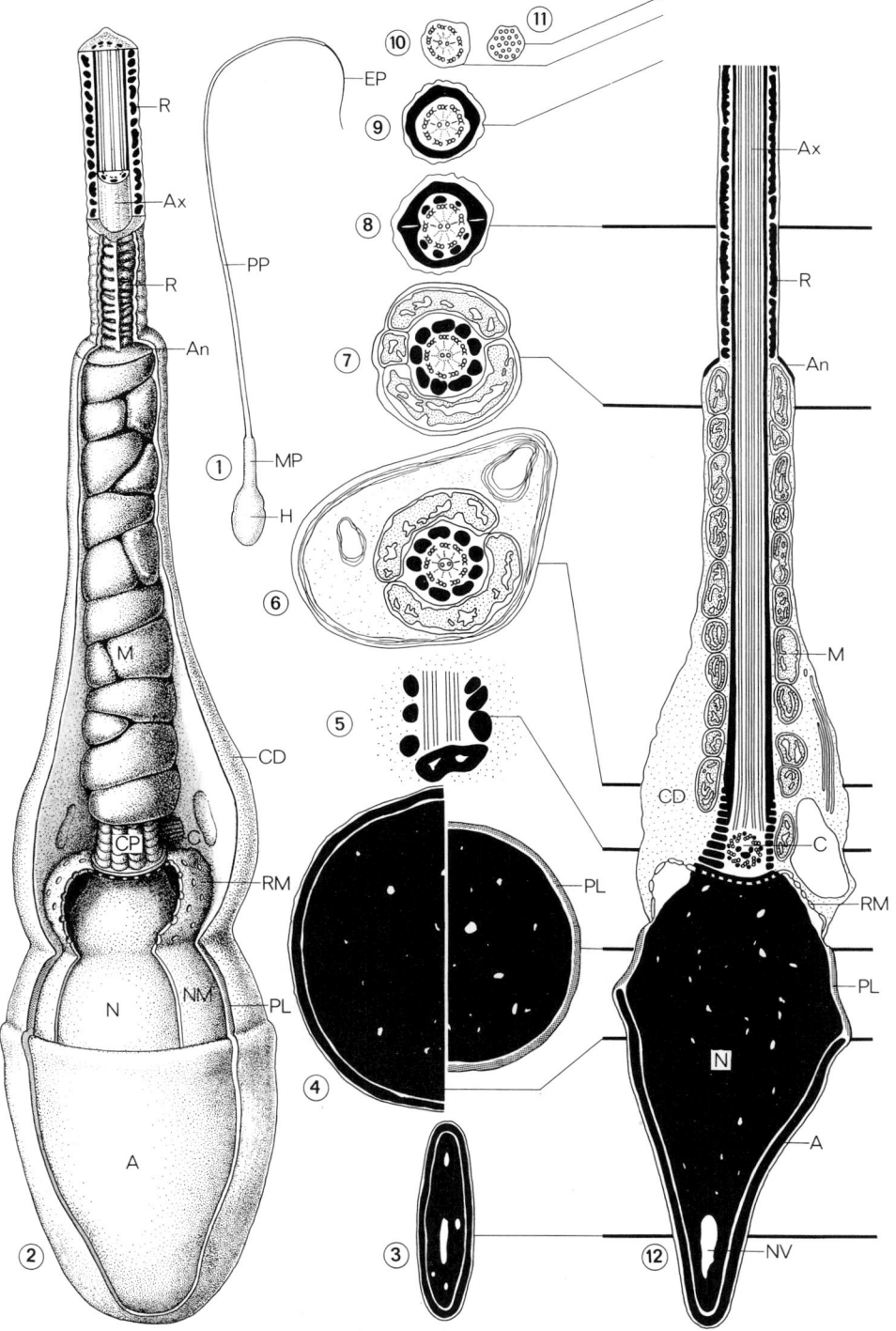

Abb. 409: Das menschliche Spermatozoon. Zeichnerische Darstellung seines Aufbaues und seiner cytologischen Bestandteile. *1* Form des Spermiums im Ausstrichpräparat. Vergr. 1400mal. *H* Kopf; *MP* Mittelstück; *PP* Hauptstück und *EP* Endstück des Schwanzes. *2* Graphische Rekonstruktion des Feinbaues. Vergr. 16500mal. *A* Akrosom; *N* Kern; *NM* Kernmembran; *PL* postakrosomale Scheide; *CP* Streifenkörper; *CD* Cytoplasmatropfen; *M* Mitochondrium; *An* Anulus; *R* Ringfaser; *Ax* Axonema. *3–11* Querschnitte durch aufeinanderfolgende Ebenen des Spermiums, die in dem Längsschnitt *12* angegeben sind. Vergr. *3–11* 24000mal und *12* 16500mal. *RM* Kernmembran mit zahlreichen Kernporen; *NV* Kernvakuole; *C* Zentriol. Übernommen mit Erlaubnis von Prof. Holstein, Hamburg und Prof. Roosen-Runge, Seattle: Aus «Atlas of Human Spermatogenesis», Grosse, Berlin 1981.

Zellarten bestehenden Samenepithel ausgekleidet sind, erlauben eine eindeutige Diagnose des *geschlechtsreifen Hodens*. Man beachte ferner die Tunica albuginea mit dem Epiorchium und die Zwischenzellen (gelegentlich mit Eiweißkristallen).

Im einzelnen studiere man die *verschiedenen Stadien der Spermatogenese* (**Abb. 402–406**). Die Generationen folgen einander im Hodenkanälchen von außen nach innen; auch beim Menschen sind nicht immer alle Entwicklungsstadien in einem Querschnitt gleichzeitig zu sehen. Die Kernvolumina von Spermatogonien, Spermatocyten I. und II. Ordnung und Spermatiden verhalten sich ungefähr wie 2:4:2:1.

B. Samenwege und angeschlossene Drüsen

1. Nebenhoden

Am Nebenhoden (Epididymis[35], **Abb. 399** und **410**), der dem Hoden angelagert und von einer schwächeren Kapsel umgeben ist, unterscheidet man makroskopisch Kopf, Körper und Schwanz. **Corpus** und **Cauda epididymidis** enthalten den infolge des starken Längenwachstums aufgeknäuelten Ductus epididymidis (Nebenhodengang); im **Caput epididymidis** kommen dazu noch die Ductuli efferentes testis vor, welche das Rete testis mit dem Anfangsteils des Nebenhodenganges verbinden.

Die 8–12 **Ductuli efferentes testis (Abb. 411** und **413)** verlaufen, wie die Hodenkanälchen und der Nebenhodengang, ebenfalls stark gewunden. Gegen diesen nimmt das Kaliber ab, die Knäuelung zu. Ein bis zwei der – in gestrecktem Zustand bis 12 cm langen – Ductuli bilden zusammen mit dem umgebenden gefäßreichen feinfaserigen Bindegewebe ein etwa 1 cm langes, kegelförmiges Läppchen (Lobulus sive Conus epididymidis), dessen Spitze gegen das Mediastinum testis gerichtet ist.

Die Wand der Ductuli efferentes testis besteht aus einem Epithel, einer Basalmembran und einer ziemlich zellreichen, aber schmalen bindegewebigen Lamina propria mit ringförmig angeordneten glatten Muskelzellen. Die Oberfläche des Epithels ist stark gegliedert: Erhebungen und Grübchen wechseln miteinander ab, so daß die Begrenzung des Lumens im Schnitt wellenförmig wird, die bindegewebigen Anteile der Kanalwand machen diese Faltung nur unwesentlich oder gar nicht mit. In den Nischen findet man eine einfache Lage kubischer, heller Zellen mit chromatinarmen kugeligen Kernen. An den sich vorwölbenden Stellen ist das hochprismatische Epithel mehrreihig und enthält schmale, eng aneinandergedrängte dunklere Zellen mit dichteren, in der Mehrzahl ellipsoidalen Zellkernen. Kinozilien, durch deren Bewegungen die im Nebenhoden bewegungslosen Spermien allmählich in den Nebenhodengang befördert werden, sieht man vor allem auf den Epithelerhebungen. Diese Zellen zeigen z. T. zahlreiche Mikrovilli, zwischen denen sich endocytotische Bläschen und Canaliculi einsenken.

Der **Ductus epididymidis** (**Abb. 412** und **414**; s. a. **Abb. 84**) ist außerordentlich stark aufgeknäuelt und deshalb in den histologischen Schnitten vielfach und in allen möglichen Richtungen getroffen. Die Windungen liegen in einem zarten, fettzellfreien, aber gefäßreichen Bindegewebe, das sich nur an der Oberfläche des Nebenhodens verdichtet. In gestrecktem Zustand mißt der Gang etwa 4–6 m, indes das ganze Organ nur etwa 5 cm lang ist. Am Ende des Nebenhodenschwanzes nimmt sowohl die Wanddicke als auch die lichte Weite des Ductus epididymidis wesentlich zu, die Epithelhöhe ab.

Die Wand besteht aus einem hohen zweireihigen Epithel, einer dünnen Basalmembran und – eingebettet in das feinfaserige Bindegewebe der Lamina propria – einigen Lagen überwiegend ringförmig angeordneter glatter Muskelzellen. Mit der kaudalwärts fortschreitenden Vermehrung der Muskulatur treten außen von der zirkulären Schicht auch längsverlaufende Fasern hinzu. Das Epithel zeigt zwei Zelltypen: 1) kleine, der Basalmembran breit aufsitzende, jedoch keine geschlossene Reihe bildende **Basalzellen** mit kugeligen Kernen und 2) regelmäßige, **hochprismatische Zellen** mit ellipsoidalen Kernen und langen **Stereozilien** an der freien Oberfläche (S. 94). Diese ist im Gegensatz zu der gewellten Oberfläche der Ductuli efferentes auffällig glatt. Die Epithelhöhe des Ductus epididymidis, welcher der wichtigste Samenspeicher ist, wechselt mit der Füllung (höhere Zellen im leeren Gang), wird aber generell von proximal nach distal niedriger.

---

35 *griechisch:* epí = darauf, daneben; dídymoi = Zwillinge, in übertragenem Sinne: Hoden

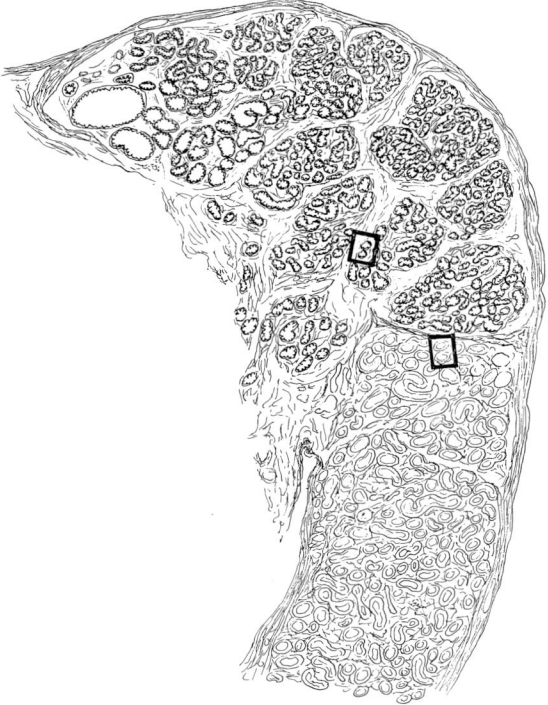

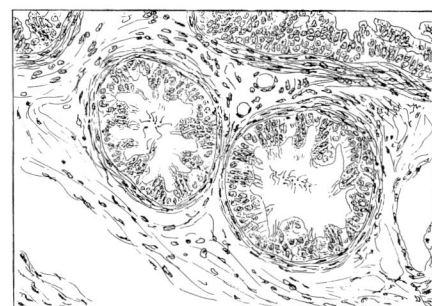

Abb. 411: Ductuli efferentes testis. Vergr. 100mal.

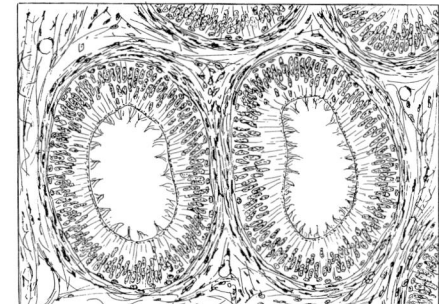

Abb. 412: Ductus epididymidis. Vergr. 100mal.

Abb. 410: Längsschnitt durch den Nebenhodenkopf eines Menschen. Ductuli efferentes testis und Ductus epididymidis. Die beiden eingezeichneten Vierecke markieren die in den rechts danebenstehenden Abbildungen bei starker Vergrößerung wiedergegebenen Stellen. H.-E.-Färbung. Vergr. 6mal (W.)

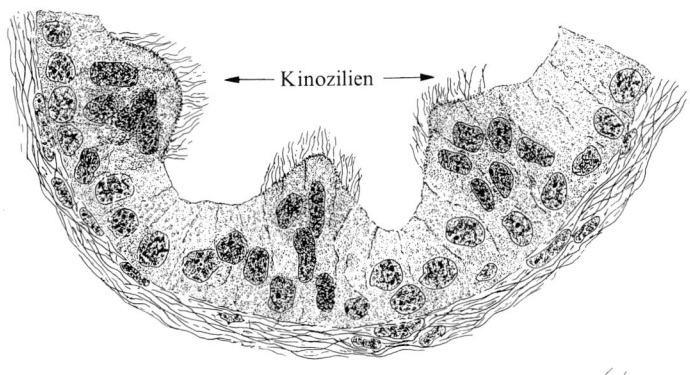

◁ **Abb. 413:** Ausschnitt aus einem Ductulus efferens eines menschlichen Nebenhodens. H.-E.-Färbung. Vergr. 600mal. (G.)

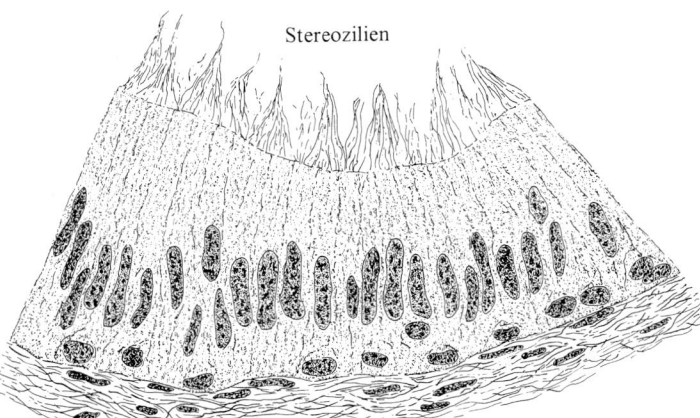

Abb. 414: Ausschnitt aus dem Ductus ▷ epididymidis eines menschlichen Nebenhodens. H.-E.-Färbung. Vergr. 600mal. (G.)

2. Ductus deferens und Ductus ejaculatorius

Am Ende der Cauda epididymidis geht der Nebenhodengang ohne scharfe histologische Grenze in den Ductus deferens (Samenleiter) über, der drahthart anzufühlen ist. Er verläuft im Samenstrang.

Der Samenstrang (**Funiculus spermaticus**) enthält – außer dem Samenleiter zahlreiche Arterien, Venen (Plexus pampiniformis), Lymphgefäße und vorwiegend marklose Nerven. Der ganze Strang wird umfaßt von der Fascia spermatica interna, der außerhalb des Leistenkanals der M. cremaster und die Fascia spermatica externa aufliegen.

Noch im Nebenhodenschweif geht der Ductus epididymidis in die Pars epididymica des Ductus deferens über. Dieser Teil ist besonders weitlumig – hier werden vor allem Spermatozoen gespeichert – und besitzt eine sehr starke Muskelwand.

Der **Ductus deferens** (**Abb. 415**) hat eine außerordentlich starke Wandung, die aus Schleimhaut (Epithel und Lamina propria), Muskelhaut und Faserhaut gebaut ist.

Die *Tunica mucosa* des Samenleiters zeigt gewöhnlich einige wenige, niedrige Längsfalten; das Lumen ist deshalb im nicht gedehnten Querschnitt häufig etwas eingeengt, jedoch niemals kollabiert. Die Tunica mucosa ist im Verhältnis zur Gesamtdicke der Wand sehr dünn. Das Epithel sitzt auf einer Basalmembran und ist wie im Nebenhodengang ein zweireihiges prismatisches Epithel, das aber weniger hoch ist und mehr Basalzellen aufweist. Stereozilien kommen im Anfangsstück des Ductus deferens noch regelmäßig vor; im weiteren Verlauf verschwinden sie in der Regel. Das Bindegewebe der Lamina propria und der äußeren Faserhaut ist bemerkenswert reich an elastischen Fasern. Den Hauptanteil der Wand stellt die **Tunica muscularis,** die 1–1,5 mm dick ist und deren drei Schichten einem Spiralsystem angehören: Die glatten Muskelzellen verlaufen in der äußeren Längsmuskelschicht in sich kreuzenden, steilen Schraubenwindungen, biegen dann in die flachen Schraubenzüge der (mittleren) Ringmuskelschicht und schließlich in die wieder steilen Windungen der gewöhnlich schwächeren inneren Längsmuskelschicht um. Die *Tunica adventitia,* in der die größeren Blutgefäße sowie Nervengeflechte liegen, setzt sich in das umgebende Bindegewebe fort.

Im Beckenabschnitt des Samenleiters ist die mehr oder weniger ringförmig angeordnete Muskulatur besonders gut entwickelt; dazu kommt eine stärkere Faltung der Schleimhaut. In der schon äußerlich als spindelförmige Anschwellung erkennbaren **Ampulla ductus deferentis,** die der Samenleiter vor dem Eintritt in die Prostata bildet, sind die Muskelzüge dünner und unter Bevorzugung einer vorwiegend längsorientierten Verlaufsrichtung sehr stark miteinander verflochten (**Abb. 416**). Die Schleimhautoberfläche ist durch Falten und Einsenkungen reich gegliedert. Das Epithel ist nur noch einschichtig und ziemlich unregelmäßig, größtenteils hoch prismatisch.

Mit dem Eintritt in die Prostata verliert der Ductus deferens die eigene Muskulatur allmählich, und die Schleimhautfalten werden niedriger. Das etwa 2 cm lange, verengte Endstück des Samenleiters (von der Einmündung des Ausführungsganges der Samenblase bis zur schlitzförmigen Mündung auf dem Colliculus seminalis in die Pars prostatica urethrae) nennt man **Ductus ejaculatorius.** Er ist mit einem einschichtigen bis zweireihigen prismatischen Epithel ausgekleidet und im Endabschnitt von weiten Venengeflechten, die eine Art Schwellkörper bilden, umgeben. Diese ermöglichen zusammen mit der Muskulatur der Prostata den Verschluß der beiden Ductus ejaculatorii. Zwischen diesen liegt unmittelbar vor ihrer Ausmündung der *Utriculus prostaticus.*

3. Vesicula seminalis

An jeden Samenleiter ist eine Samenblase (besser Bläschendrüse: **Glandula vesiculosa**) angeschlossen. Diese hat eine höckerige Oberfläche und enthält einen etwa 15 cm langen, geschlängelt verlaufenden und deshalb im Schnitt durch das Organ (**Abb. 417**) immer mehrmals getroffenen unverzweigten Gang mit einer gut entwickelten **Tunica muscularis.** Deren Fasern gehören – ähnlich wie im Ductus deferens – zwei entgegengesetzt verlaufenden und sich durchflechtenden Systemen an, wobei das Strukturprinzip je nach Kontraktionszustand und Schnittrichtung mehr oder weniger deutlich ist. Während die Muskelzellen in der Mittelschicht einen nur geringen Steigungswinkel haben, also annähernd zirkulär liegen, gehen sie nach innen und außen in einen mehr oder weniger längsgerichteten Verlauf über; die äußere Längsschicht ist gut, die innere dagegen nur schwach entwickelt. Das Ganze wird durch die *Tunica adventitia* und ein bindegewebiges Stroma, das sich oberflächlich zur Kapsel verdichtet, zusammengehalten. Die *Tunica mucosa* zeigt eine komplizierte Gliederung in Drüsenkammern («Glandula vesiculosa»), die durch schmale, sich teilende Scheidewände getrennt sind und bis in die Muskulatur hineinragen können; die sezernierende Schleimhautoberfläche wird damit stark vergrößert (**Abb. 418**). Das prismatische Epithel ist einschichtig bis zweireihig, auf den Falten gelegentlich mehrreihig; es enthält Sekret- und Pigmentkörnchen, jedoch keine Zilien.

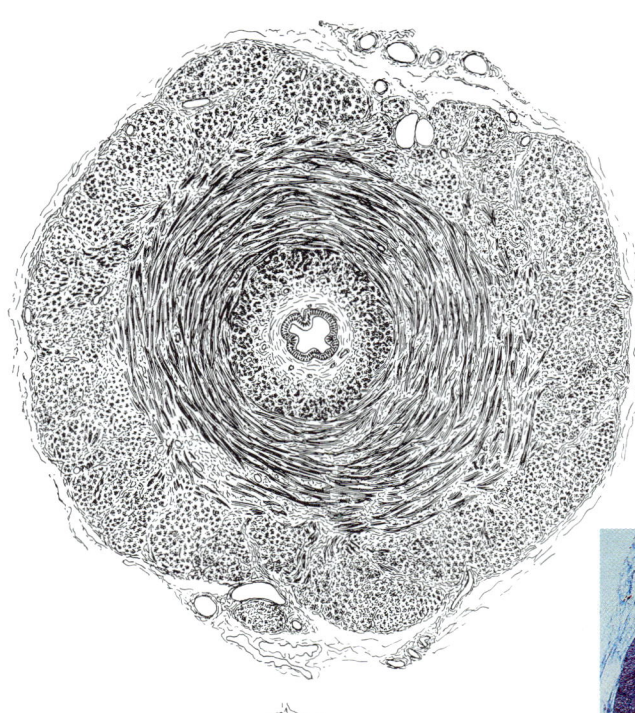

◁ **Abb. 415:** Querschnitt durch einen menschlichen Ductus deferens. Azan-Färbung. Vergr. 30mal. (W.). Von innen nach außen erkennt man folgende Schichten: Tunica mucosa (aus zweireihigem hochprismatischem Epithel und Lamina propria)
Tunica muscularis (aus glatter Längs-, Ring- und Längsmuskulatur)
Tunica adventitia (mit Blutgefäßen).

Abb. 416: Querschnitt durch die Pars ampullaris des Ductus deferens. Vergleiche die Weite des Lumens mit der des Ductus deferens und die Struktur der Schleimhaut mit der der Vesicula seminalis. Azan-Färbung. Vergr. 12,5mal.
▽

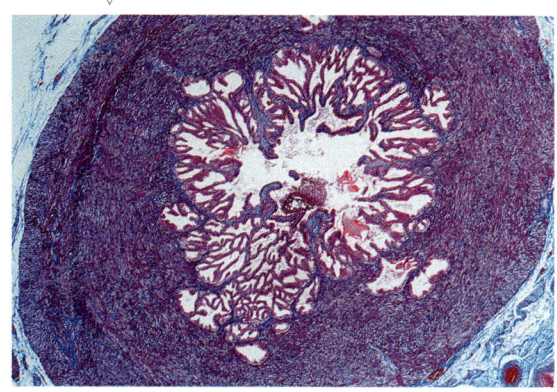

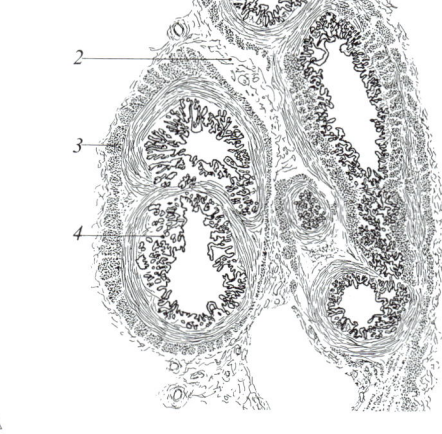

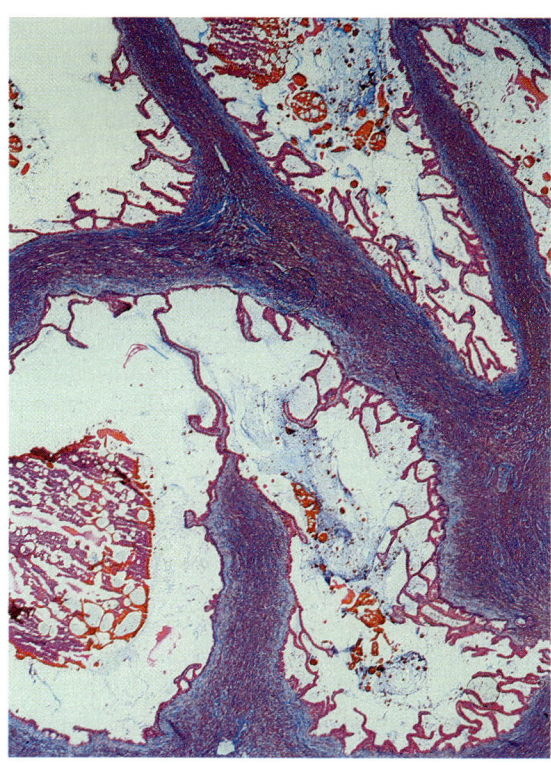

△
Abb. 417: Schnitt durch eine Vesicula seminalis (Mensch). H.-E.-Färbung. Vergr. 7,5mal. (W.)
1 Ringmuskulatur
2 interstitielles Bindegewebe
3 Längsmuskulatur
4 Schleimhaut
Die Vesiculae seminales bilden ein gelatinöses, fruktosehaltiges alkalisches *Sekret* (pH 7,3), das für physikalisch-chemische Beschaffenheit des Ejakulates und den Betriebsstoffwechsel sowie die Bewegungsfähigkeit der Spermien wichtig ist; es stellt den Hauptbestandteil der Samenflüssigkeit dar.

Abb. 418: Glandula vesiculosa (Vesicula seminalis): ▷ Schleimhautfalten. Azan-Färbung. Vergr. 19mal.

4. Prostata

Die unpaare Prostata (Vorsteherdrüse) ist ein ungefähr kastaniengroßes Organ, das um die Pars prostatica urethrae aus Lobus dexter et sinister, dem dorsalen Verbindungsstück (Isthmus prostatae) und dem ventralen Verbindungsstück (Teil der periurethralen Mantelzone, **Abb. 419**) besteht.

Ihrer *Entwicklung* nach umfaßt die Prostata zwei verschiedene Gruppen von Drüsen, deren erste – bei beiden Geschlechtern – aus dem dorsalen Epithel der primären Harnröhre auswächst und beim Mann im Alter häufig *hypertrophiert*; im weiblichen Organismus entsprechen ihr die Ductus paraurethrales. Die Prostatadrüsen der zweiten Gruppe entstehen – nur beim männlichen Geschlecht – etwas weiter distal, ventral und vor allem seitlich aus Epithel des Sinus urogenitalis; sie sprechen auf männliche Geschlechtshormone an und neigen im Alter zur *Atrophie*. Aus verschiedenen histologischen und klinisch-pathologischen Gesichtspunkten ist man dazu übergegangen *drei Zonen* zu unterscheiden (**Abb. 419**): Eine *periurethrale Mantelzone* und eine *Innenzone,* die beide in funktioneller Hinsicht etwa der erstgenannten Drüsengruppe entsprechen und deren reichhaltiges Stroma im Alter Testosteron, vor allem das stark wirksame Dihydrotestosteron (DHT) nicht abbauen kann. Daraus entwickelt sich die Hypertrophie. Die peripher gelegene *Außenzone* ist der Drüsenteil, in dem bevorzugt das häufige Prostatacarcinom lokalisiert ist.

Das dünnflüssige, milchig-trübe und schwach saure *Prostatasekret* (pH 6,5) hat den charakteristischen Spermageruch; es liefert die beim Eintrocknen der Samenflüssigkeit entstehenden Kristalle (wahrscheinlich Sperminphosphat). In der Prostata und ihrem Sekret ist reichlich saure Phosphatase nachweisbar.

Die **Prostata** (**Abb. 419** und **420**) besteht aus 30–50 verzweigten tubulo-alveolären *Drüsen,* die mit 15–30 Ausführungsgängen – Ductuli prostatici – auf dem Samenhügel und seitlich davon in die Urethra münden. Die Drüsenschläuche erlangen ihre volle Ausbildung erst mit der Pubertät. Sie sind je nach dem Sekretgehalt verschieden weit, und auch die Epithelhöhe schwankt mit dem Funktionszustand. In gefüllten Drüsenkammern ist das Epithel häufig einschichtig und abgeplattet (erschöpft), sonst kubisch oder ein- bis zweireihig hochprismatisch. Es bildet, ähnlich wie in den Vesiculae seminales, Falten, die ein zartes Bindegewebsstroma und Kapillarschlingen enthalten; auf den Falten ist das Epithel gewöhnlich höher als in den dazwischengelegenen Buchten. In den Zellen findet man Körnchen als Vorstufen des Ausscheidungsproduktes, im Lumen nicht selten – am häufigsten bei älteren Männern – aus eingedicktem Sekret hervorgegangene, konzentrisch geschichtete, gelegentlich verkalkte Körperchen (**Prostatasteine**).

Das *Stroma* der Prostata – mengenmäßig ungefähr ein Viertel bis ein Drittel des Organs – bedingt ihre derbe Konsistenz. Es enthält Bündel glatter **Muskelzellen** (**Abb. 420**), die sich in allen möglichen Richtungen durchflechten und bei der Ejakulation das Sekret auspressen, kollagene Bindegewebsfasern und viele elastische Netze, ferner Blut- und Lymphgefäße sowie Nervenfasern (gelegentlich auch multipolare, meistens zwei- bis mehrkernige vegetative Ganglienzellen). Oberflächlich besitzt die Vorsteherdrüse eine ebenfalls aus faserigem Bindegewebe und glatter Muskulatur bestehende *Kapsel,* welche die einzelnen Drüsen zu einem äußerlich einheitlichen Organ zusammenfaßt. In dieser Kapsel läßt sich die Prostata stumpf aus ihrer Umgebung herausschälen.

Das Stroma enthält das für die Bildung des DHT notwendige Enzym (5α-Reduktase). Zur Erhaltung und Unterhaltung der Struktur und des Funktionszustandes des Drüsenepithels ist das Stroma erforderlich.

5. Glandulae bulbo-urethrales

Die paarigen, etwa erbsengroßen *Gll.bulbo-urethrales* oder *Cowperschen* Drüsen liegen in der Nähe des Bulbus penis, oft versteckt zwischen den quergestreiften Muskelfasern des M.transversus perinei profundus, und münden in den erweiterten Anfangsteil der Pars spongiosa urethrae.

Es sind verzweigte Drüsenschläuche mit Aussackungen und z. T. alveolären Endstücken. Die Drüsenzellen des einschichtigen Epithels sind hell, deutlich gegeneinander abgegrenzt, je nach dem Aktivitätszustand verschieden hoch und liefern ein schleimartiges, schwach alkalisches Sekret. Die Zellkerne liegen basal und sind kugelig oder häufig auch abgeplattet.

6. Mikroskopische Differentaildiagnose der Samenwege

Ductuli efferentes testis (**Abb. 411** und **413**): Beim Menschen wellenförmige Begrenzung des Lumens; Epithel bald einschichtig kubisch (in den Grübchen), bald mehrreihig hochprismatisch mit Kinozilien (auf den Erhebungen, an deren Bildung das Bindegewebe kaum beteiligt ist).

Ductus epididymidis (**Abb. 412** und **414**): Zweireihiges hochprismatisches Epithel mit Stereozilien; Muskelhaut mit vorwiegend ringförmig angeordneten Zellen.

Ductus deferens (**Abb. 415**): Sehr breite, dreischichtige Muskelhaut; zweireihiges hochprismatisches Epithel (im Anfangsteil Stereozilien).

Differentialdiagnose. – *Tuba uterina* (**Abb. 441** und **443**): Einschichtiges prismatisches Epithel mit Kinozilien, gewöhnlich starke Faltenbildung der Schleimhaut (ähnlich auch in der Ampulla ductus deferentis); Muskulatur viel weniger gut ausgebildet. – *Ureter* (**Abb. 394**): Übergangsepithel, sternförmiges Lumen; Muskelhaut im distalen Abschnitt ebenfalls dreischichtig, aber nie so kräftig wie im Ductus deferens. – *Ductus choledochus:* Einschichtiges hochprismatisches Epithel; breite Faserhaut und nur unwesentlich glatte Muskulatur.

Prostata (**Abb. 419** und **420**): Agglomerat tubulo-alveolärer Drüsen mit muskelreichem Stroma; verschieden hohes, faltenbildendes Epithel der Drüsenendstücke; in deren Lumen evtl. koaguliertes Sektret und gelegentlich Prostatasteine.

Differentialdiagnose. – Ein ähnliches unruhiges Bild des Epithels wie in der Prostata zeigen nur noch die *Ductuli efferentes testis* (Muskulatur sehr spärlich), die *Vesiculae seminales* (geringere Anzahl von Drüsenquerschnitten mit größerem Durchmesser und eigener Muskelhaut, s. **Abb. 417** und **418**) und evtl. die *Ampulla ductus deferentis* (nur ein Lumen, gewaltige Muskelwandung). – Weniger naheliegende Verwechslungen mit *anderen Drüsen* (aktive Milchdrüse, Schilddrüse, Hoden), *Lunge* oder *Penisschwellkörper* (dessen kavernöse Bluträume mit Endothel ausgekleidet sind) sind bei richtiger Beurteilung des Epithels und des Stromas vermeidbar.

C. Äußere Geschlechtsorgane

1. Penis

Der Penis ist von einer zarten, leicht verschieblichen Haut überzogen und besitzt als wichtigste Bestandteile zwei verschieden gebaute Schwellkörper, die seine Versteifung (Erektion) ermöglichen. Das Corpus cavernosum penis gabelt sich am hinteren Ende in zwei Schenkel (Crura penis), die am Periost der unteren Schambeinäste befestigt sind; auf einem Querschnitt durch den Penisschaft erscheint es mehr oder weniger nierenförmig. An der konkaven unteren Seite liegt ihm das Corpus spongiosum an, in welches die Harnsamenröhre eingebaut ist. Die beiden Schwellkörper werden – gemeinsam mit der unpaaren V. dorsalis profunda penis und den paarigen Aa. und Nn. dorsales – von der dehnbaren Fascia penis profunda umhüllt.

Das **Corpus cavernosum penis** ist von einer sehr kräftigen, 0,5–2 mm dicken Kapsel (Tunica albuginea) umgeben, die vorwiegend aus kollagenen Fasern gewoben ist. Von ihr ausgehend ziehen in der Medinebene von unten her derbe, sich aufzweigende Bindegewebszüge gegen den Rücken des Schwellkörpers und bilden das Septum penis, eine nur unvollständige, kammartige Scheidewand (**Abb. 421**). Das Schwellgewebe (**Abb. 423**) besteht aus vielgestaltigen, mit Endothel ausgekleideten kavernösen Räumen und einem schwammartigen Gerüstwerk; dieses ist aus sich in allen möglichen Richtungen durchflechtenden Bindegewebs- und Muskelfaserbündeln aufgebaut. Die glatte Muskulatur zeigt keine Lagebeziehung zu den Blutkavernen, die im erigierten Glied prall gefüllt und weit (Durchmesser 1–3 mm), im erschlafften Glied jedoch nur mehr oder weniger leere Spalträume sind (vgl. **Abb. 422a** und **b**).

Blutgefäße. Die im Zentrum des Schwellkörpers gelegenen Kavernen (Zentralkavernen) erhalten das Blut aus den im nicht gedehnten Schwellkörper gewunden verlaufenden Ästen der A. profunda penis (Aa. helicinae = Rankenarterien) ohne Zwischenschaltung von Kapillaren. Sie sind weiter als die oberflächlicheren Kavernen (Randkavernen), deren Inhalt in die Venen abfließt; diese durchbrechen die Tunica albuginea. Einzelne Arterienäste ergießen ihr Blut nicht in die kavernösen Räume (funktioneller Kreislauf mit mechanischer Aufgabe), sondern in das Kapillarsystem des Schwammgerüstes (Ernährungskreislauf; daran beteiligt ist auch die A. dorsalis penis). Penisarterien und -venen zeigen beim geschlechtsreifen Mann verschiedene strukturelle Besonderheiten, die der Blutstromregulierung dienen. So findet man Arterien mit Intimapolstern aus epitheloiden Zellen oder aus längsverlaufenden glatten Muskelfasern. Ferner sind Venen mit Längsmuskelpolstern oder mit Sphinkterbildungen sowie arteriovenöse Anastomosen nachgewiesen worden. Die zur *Erektion* führende pralle Blutfüllung des Schwellkörpers (**Abb. 422b**), der dabei eine knorpelharte Konsistenz bekommt, erfolgt durch einen verstärkten arteriellen Zufluß (reflektorische Tonusverminderung der Muskulatur der Penisarterien und des Schwellgewebes, Abklemmung der arterio-venösen Kurzschlüsse) sowie durch eine Erschwerung des venösen Abflusses: passiv durch Verengung der subkapsulären Kavernen und der die gespannte Tunica albuginea durchbohrenden Venen, aktiv durch die sog. Drosselvenen. Zur Erschlaffung des Gliedes wird der funktionelle Kreislauf ausgeschaltet, und die in die Bindegewebsstrukturen des Penis eingebauten elastischen Fasernetze führen diesen in die entspannte Ausgangslage zurück.

Der ganze Penis ist reich an *Nerven* und Nervenendigungen. Um sich der Verlängerung des Organes bei der Erektion anpassen zu können, zeigen auch die Nervenfaserbündel vielfach einen geschlängelten Verlauf.

Das **Corpus spongiosum penis** hat nicht den gleichen Bau wie das Corpus cavernosum. Seine Tunica albuginea ist wesentlich dünner, und für sein Schwellgewebe sind im Penisschaft mehr oder weniger längsverlaufende, miteinander anastomosierende kavernöse Venen charakteristisch. Diese liegen verhältnismäßig weit auseinander und sind in ein lockeres faseriges Bindegewebe eingelagert. Die Kavernen, die ihr Blut durch Kapillaren zugeführt erhalten, sind auch im schlaffen Glied etwas gefüllt. Bei der Erektion vergrößert sich das Corpus spongiosum

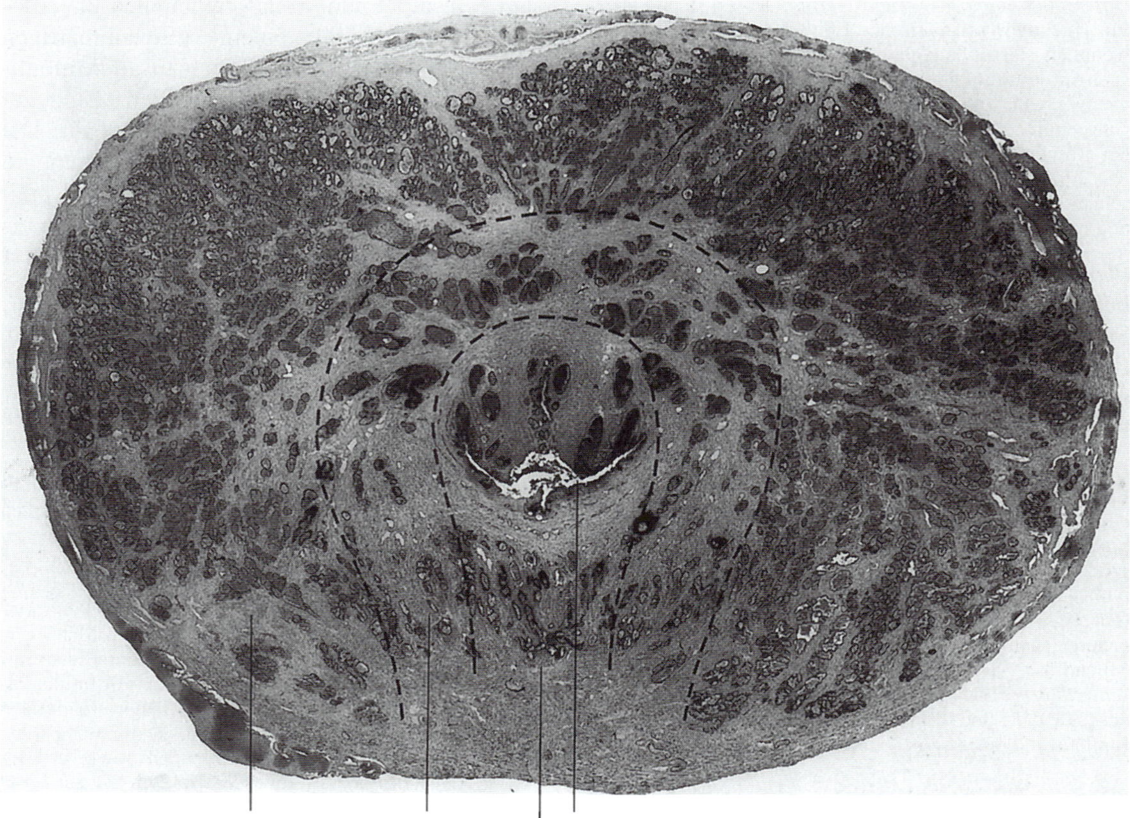

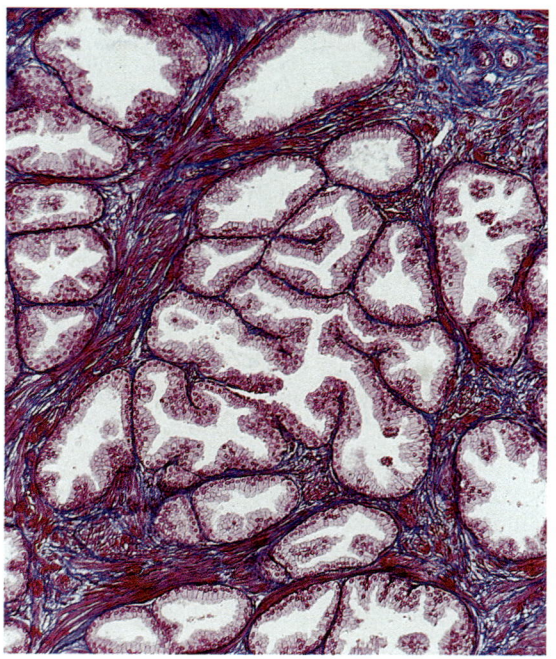

Außenzone   Innenzone   Urethra
        Periurethrale Mantelzone

Abb. 419: Querschnitt durch die Prostata eines 27jährigen Mannes. Die Schnittebene liegt parallel zur Horizontalebene in Höhe des Utriculus prostaticus. Vergr. 5mal. LM von Prof. Holstein, Hamburg (aus Benninghoff, «Anatomie», Bd. 2, 12./14. Aufl., Urban & Schwarzenberg, München 1985).

ebenfalls, doch bleibt es im Vergleich mit dem Corpus cavernosum relativ weich, damit die eingebaute Harnsamenröhre gut durchgängig bleibt. Die glatte Muskulatur besteht weniger aus durchflochtenen Faserbündeln (wie im Corpus cavernosum penis), als aus längsverlaufenden Zügen, die überwiegend als Bestandteil der Kavernenwandungen betrachtet werden können und nicht selten gegen das Lumen wulstartig vorspringen.

Der am hinteren Ende des Corpus spongiosum liegende *Bulbus* gleicht in seinem Aufbau mehr dem Penisschwellkörper. Am vorderen Ende bildet der Harnröhrenschwellkörper die **Glans penis;** diese ist kappenartig über die Spitze des Corpus cavernosum gestülpt und wirkt als druckelastisches Polster. Die kavernö-

◁ **Abb. 420:** Prostata: Schleimhautfalten (Mensch). Beachte die glatte Muskulatur im Bindegewebsstroma. Azan-Färbung. Vergr. 80mal.

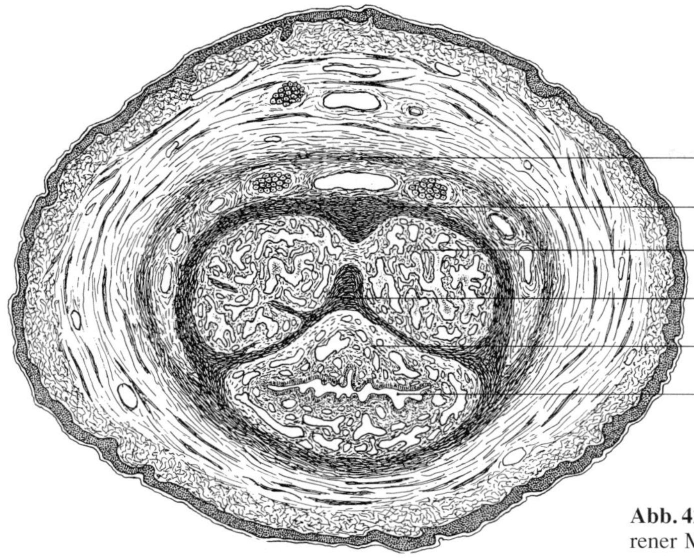

Fascia penis profunda

Tunica albuginea

Corpus cavernosum

Septum pectiniforme

Corpus spongiosum

Pars spongiosa urethrae

Abb. 421: Corpus penis (Querschnitt), neugeborener Mensch. Azan-Färbung. Vergr. 8mal. (Kr.)

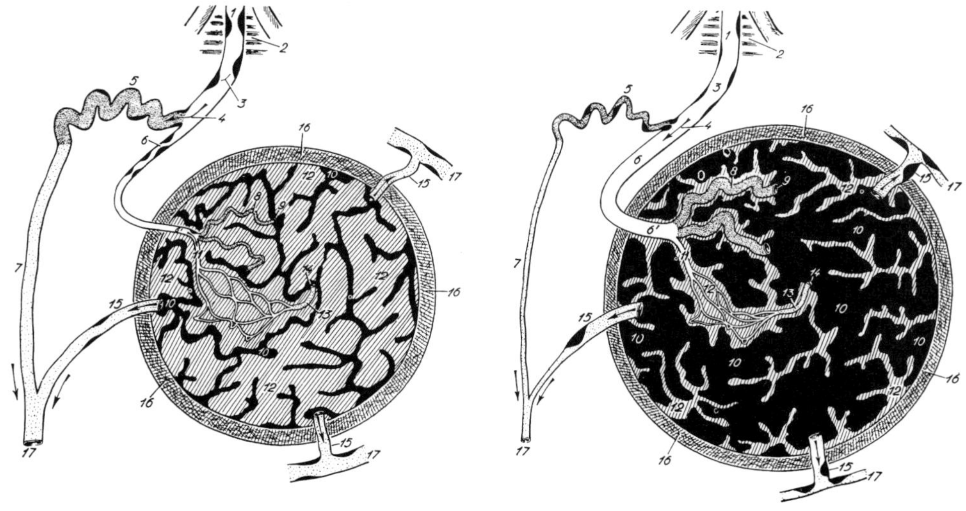

Abb. 422: Corpus cavernosum penis. Schematische Darstellung des Blutkreislaufs: a (links) bei erschlafftem und b (rechts) bei erigiertem Glied. (Aus G. Conti, 1952.)

1 A. profunda penis

2 Diaphragma urogenitale

3 und *6* Regulationseinrichtungen

4 Strömungsrichtung an der Abzweigungsstelle einer arterio-venösen Anastomose *(5)*

7 Vene

8 A. helicina, die bei *9* ihr Blut in die kavernösen Räume *(10)* ergießt

11 Arterienast des Ernährungskreislaufs, dessen im Schwammgerüst *(12)* gelegene Kapillaren ihr Blut an eine kleine Vene *(13)* abgeben, die ihrerseits bei *14* in das Kavernensystem mündet

15 Vene, die Blut aus den Randkavernen in außerhalb der Tunica albuginea *(16)* gelegene Venen *(17)* ableitet; beides sind mit Sperreinrichtungen versehene Drosselvenen

Abb. 423: Corpus cavernosum penis (Mensch). H.-E.-Färbung. Vergr. 120mal. (G.) ▷

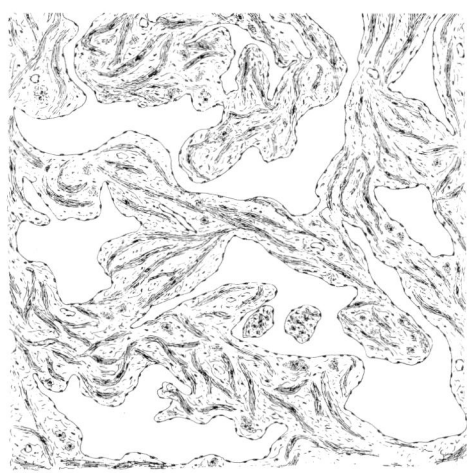

sen Venen sind hier stark geschlängelt, ohne Bevorzugung einer bestimmten Richtung; der Anteil der Muskelzellen hat ab-, der des Bindegewebes zugenommen. Die Glans penis wird bei erschlafftem Glied von einer Hautduplikatur (**Praeputium** = Vorhaut, s. u.) bedeckt und ist mit einem unverschieblichen, unverhornten geschichteten Plattenepithel überzogen. Dieses setzt sich vorne in die Fossa navicularis fort; hinter dem etwas vorspringenden proximalen Rand der Eichel (Corona glandis) löst es sich von der Unterlage, um in das innere Blatt der Vorhaut umzuschlagen.

Die beiden geschichteten Plattenepithelien – an der Innenseite des Praeputiums und über der Glans – entstehen durch Aufspaltung eines ursprünglich einheitlichen Epithelblattes; diese Spaltbildung erfolgt erst nach der Geburt. In dem größtenteils drüsenfreien Bindegewebe unter dem zarten Eichelepithel finden sich sensible Endkörperchen.

Das *Praeputium* ist eine für die Verlängerung des erigierten Penis notwendige Reservefalte, deren beide Blätter gegeneinander leicht verschieblich sind. Die diese verbindende fettgewebslose Subcutis ist deshalb außerordentlich locker gebaut. Im inneren Blatt kommen keine Schweißdrüsen, gelegentlich aber kleine freie Talgdrüsen vor (Gll. praeputiales, ohne Beziehung zu Haaren). Sein Epithel entspricht dem der Eicheloberfläche. Die Struktur des äußeren Blattes stimmt mit der der übrigen Penishaut überein. Durch Abstoßung und Zerfall der oberflächlichen, fettig degenerierten Zellschichten der beiden den Praeputialsack auskleidenden Epithelien entsteht – nach Art der holokrinen Sekretion – das weißliche *Smegma praeputii*[36] (Vorhaut-Talg).

Die *Penishaut* ist überall dünn, dehnbar, pigmentiert und auf der Unterlage sehr gut verschieblich. Die lockere Tela subcutanea enthält – weniger reichlich als im Scrotum (s. u.) – glatte Muskelzellen, jedoch gewöhnlich kein Fettgewebe. Dazu kommen kleine Lanugohärchen und Talgdrüsen, während Schweißdrüsen selten sind.

Mikroskopische Diagnose eines (Quer-)Schnittes durch den Penis (**Abb. 421**): Man beachte das Corpus cavernosum (**Abb. 423**), das Corpus spongiosum (**Abb. 421**) sowie die Harnsamenröhre und überlege sich, ob der Schnitt im Bereich des Penisschaftes oder der Glans penis (Praeputium, Fossa navicularis urethrae) angelegt ist.

2. Scrotum

Die **Haut des Hodensackes** (Scrotum, **Abb. 424**) zeigt insofern eine Besonderheit, als glatte Muskulatur in das Bindegewebe des Stratum reticulare und der Tela subcutanea eingebaut ist (**Tunica dartos,** Fleischhaut). Die Muskelfaserbündel durchflechten sich in allen möglichen Richtungen. In den oberflächlichen Schichten sind sie dichter gelagert; in den tieferen Lagen sind die Züge kräftiger, aber durch mehr Bindegewebe voneinander getrennt. Bei kontrahierter Muskulatur ist die darübergelegene Haut runzelig (wie im Bereich der Brustwarze und des Warzenhofs). Das mäßig verhornte Epithel zeigt eine gute Pigmentierung. Ferner findet man große Talgdrüsen (auch einmal ohne Beziehung zu Haaren), sowie ekkrine und gelegentlich apokrine Schweißdrüsen.

Die elastisch-muskulöse Struktur der Scrotalhaut gestattet beträchtliche Oberflächenveränderungen. Diese sind wichtig, da die Hodensackhaut ein bei der Peniserektion benötigtes Reservematerial darstellt.

Mikroskopische Diagnose und Differentialdiagnose der Scrotalhaut: Am ehesten kann Scrotalhaut mit Brustwarzenhaut verwechselt werden. In dieser ist das gewöhnlich noch stärker pigmentierte Epithel mit der Lederhaut tiefer verzapft; außerdem sind häufig Schnitte durch Milchdrüsengewebe oder Ausführungsgänge zu sehen. Die fettgewebsarme Haut des Hodensackes enthält dafür mehr Muskulatur.

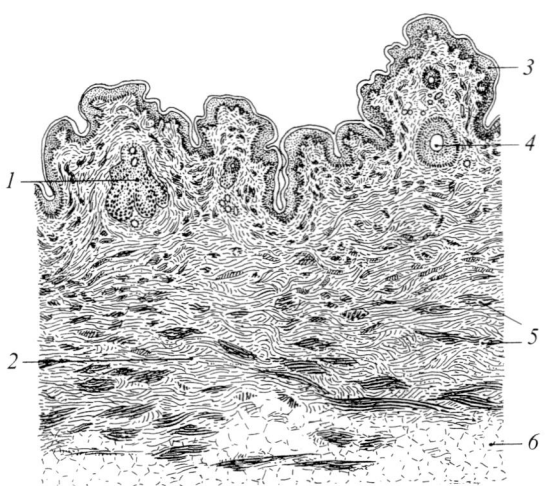

Abb. 424: Scrotalhaut (Mensch). H.-E.-Färbung. Vergr. 12mal. (Web.)

1 Talgdrüse	*4* Haar
2 Lederhaut	*5* glatte Muskulatur
3 Epidermis	*6* Fettgewebe

36   *griechisch:* smēgma = Schmiere, Salbe.

Weibliche Geschlechtsorgane

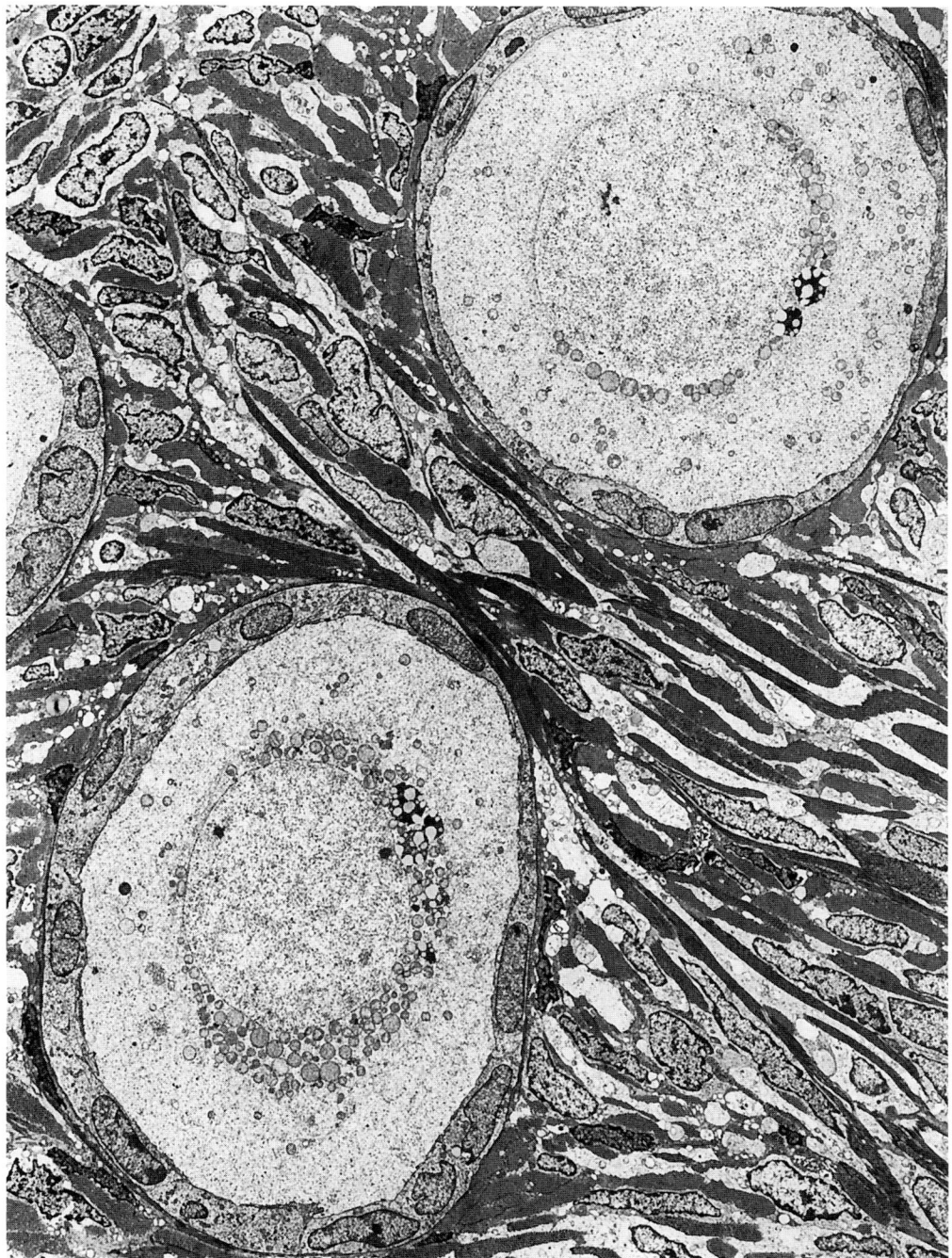

Abb. 425: Die weibliche Geschlechtszelle tritt bereits vor der Geburt in die Meiose ein, unterbricht sie am Ende einer langen Prophase und verharrt – eingeschlossen in einen Primordialfollikel – bis zur Wiederaufnahme der Wachstumsphase während der Follikulogenese. Ausschnitt aus der Rinde eines menschlichen Ovars. Zwischen drei Primordialfollikeln das feinfaserige, spinozelluläre Stroma (die kollagenen Fasern sind grau). Um den chromatinarmen Kern der Oocyten herum sieht man die charakteristische Anhäufung von Mitochondrien und Dotterpartikelchen. Vergr. 1880mal. EM von Dr. Müller, Bern.

A. Ovar

Abgesehen von der schmalen Ansatzstelle des Mesovariums am Hilum ovarii hat der Eierstock[37] (**Abb. 426**) einen Peritonealüberzug, der durch ein einschichtiges, zumindest in der Jugend kubisches Epithel – das sog. **Keimdrüsenepithel** – ausgezeichnet ist (Oberflächenepithel). Die Oberfläche des Ovars ist nur bis zur Pubertät glatt; bei der geschlechtsreifen Frau zeigt sie buckelartige Vorwölbungen (durch die großen Bläschenfollikel und die Gelbkörper) und narbige Einziehungen (als Folgezustand der Rückbildung der Corpora lutea). Unter dem Oberflächenepithel liegt eine vor allem aus kollagenen Elementen gebaute *Faserschicht* (**Tunica albuginea**) (**Abb. 427**). Sie setzt sich nach innen allmählich in das Bindegewebsstroma des Organs fort. Ebenso sind die beiden Zonen (**Rinde und Mark**), die gewöhnlich unterschieden werden, keineswegs scharf gegeneinander abgegrenzt. Das *Rete ovarii* – ein Homologon des Rete testis (S. 348) – ist bei manchen Tieren gut ausgebildet, während beim erwachsenen Menschen höchstens Rudimente nahe dem Ansatz im Mesovarium oder im Hilumgebiet vorhanden sind.

Im *Mark* erkennt man, eingelagert in ein lockeres faseriges Bindegewebe, zahlreiche geschlängelt verlaufende Blutgefäße, dünnwandige Lymphgefäße sowie markhaltige und marklose Nervenfasern, die insgesamt am Hilum in das Ovar eindringen. Die *Rinde* enthält in einem auffällig zellreichen Bindegewebe mit feinen Kapillarnetzen die organspezifischen *parenchymatösen Bestandteile*: Folliculi ovarici und Corpora lutea. Die Struktur des *Stromas* ist ebenfalls sehr charakteristisch: Züge von parallel gerichteten Fasern und spindelförmigen Zellen durchflechten sich in verschiedenen Richtungen («**spinozelluläres Bindegewebe**» mit Wirbelbildung: **Abb. 427** und **428**).

In den beiden Ovarien des *neugeborenen* Mädchens liegen noch ein bis zwei Millionen Primordialfollikel, deren Zahl fortwährend abnimmt (zum Zeitpunkt der Pubertät 200000 pro Ovar). Davon differenzieren sich im *fortpflanzungsfähigen Alter* – zwischen dem Auftreten der ersten monatlichen Blutung (Menarche) in der Pubertät und dem Aufhören der Menstruation (Menopause) im Klimakterium – nur etwa 450–500, d. h. rund 1‰ zu reifen Bläschenfollikeln. Aus diesen gelangt beim Follikelsprung (Ovulation) allmonatlich ein Ei in die Geschlechtswege. Die übrigen Follikel gehen in verschiedenen Entwicklungsstadien zugrunde (s. u.). Nach dem Klimakterium verschwinden alle Follikel: Das *senile Ovar* besteht nur

noch aus einem geschrumpften bindegewebigen Faserfilz und eingestreuten Corpora albicantia (S. 374). Sein Peritonealepithel ist abgeplattet.

Die **Primordialfollikel** (**Abb. 428** und **425,** S. 367) bestehen jeweils aus einer Eizelle und der sie umgebenden Schicht von Follikelepithelzellen, die den Sertoli-Zellen der Hodenkanälchen entsprechen (Nährzellen). Sie haben einen Durchmesser von 30–50 μm und sind – im Ovar des Fetus und des Kindes noch nahe beieinander liegend – in das außerordentlich kernreiche Stroma der oberflächlichen Rindenzone eingebettet. Gelegentlich (beim Menschen in etwa $^1/_4$%) findet man in einem Follikel zwei Eizellen. Nach dem 35. Lebensjahr sind Primordialfollikel nur noch selten anzutreffen.

Es wird mehrheitlich angenommen, daß die Eizellen schon vor der Geburt die *Vermehrungsperiode,* in welchem Stadium man sie als **Oogonien** bezeichnet, beim Menschen abgeschlossen haben, also zur Zeit der Geburt Oocyten sind (**Abb. 433**). Jene sind aus den amöboid beweglichen, verhältnismäßig großen *Primordialen Geschlechtszellen* (Urgeschlechtszellen) entstanden, die aus dem Dottersackentoderm in die Anlage des Ovars eingewandert waren (siehe Embryologie).

Follikulogenese

Bei dem Heranwachsen der Follikel (Follikulogenese) wird das anfangs platte, einschichtige Follikelepithel kubisch bis hochprismatisch (**Primärfollikel**) und schließlich mehrschichtig (**Sekundärfollikel**). Die in zunehmend geringerer Anzahl vorhandenen *Primär- und Sekundärfollikel oder wachsenden Follikel* (**Abb. 429** und **430**), deren Epithelzellen sich mitotisch teilen, verlagern sich nach und nach in die tieferen Schichten der Rinde. Der Durchmesser von Sekundärfollikeln erreicht 150–200 μm. Die eingeschlossenen *Oocyten* (= **Oocyten I. Ordnung**) vergrößern sich durch Aufnahme von Nährstoffen stark *(Wachstumsperiode),* und allmählich entsteht als Abgrenzung gegen das Follikelepithel eine helle glykoproteinhaltige Schicht, die **Zona pellucida**. Sie wird durchbrochen von langen, feinen Cytoplasmafortsätzen der ihr außen anliegenden, radiär gestellten hochprismatischen Follikelepithelien, welche die sog. *Corona radiata* bilden. Die Mikrovilli der Eizelle ragen ebenfalls in die Zona hinein.

---

37 *lateinisch:* ovarium; *griechisch:* oophóros; oón = Ei, phorós = tragend.

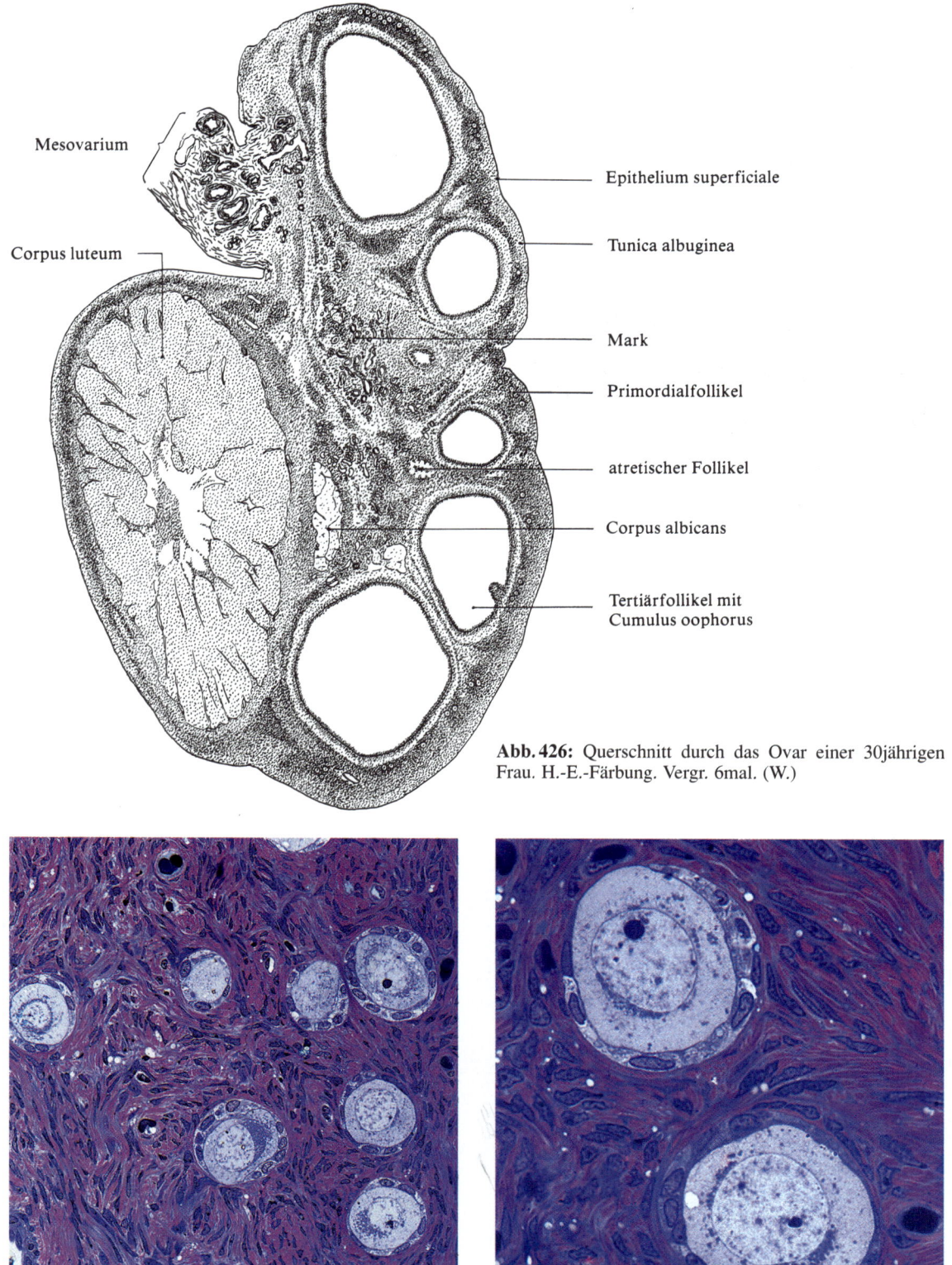

Mesovarium

Corpus luteum

Epithelium superficiale

Tunica albuginea

Mark

Primordialfollikel

atretischer Follikel

Corpus albicans

Tertiärfollikel mit
Cumulus oophorus

Abb. 426: Querschnitt durch das Ovar einer 30jährigen
Frau. H.-E.-Färbung. Vergr. 6mal. (W.)

Abb. 427–428: Ausschnitt aus dem Cortex des Ovars einer 20jährigen Frau. In das spinozelluläre Bindegewebe
sind Primordial-Follikel eingebettet. Semidünnschnitt.
Vergr. 300mal und 750mal.

Durch das beschriebene Verhalten von Follikelzellen und Oocyt wird der Stoffaustausch erleichtert. Die Zona pellucida wird 5–10 μm
dick. Das Wachstum des Oocyten ist zu diesem
Zeitpunkt, am Ende der Sekundärfollikelbil-
dung, weitgehend abgeschlossen.

Im Follikelepithel treten dann mit klarer
Flüssigkeit – **Liquor follicularis** – gefüllte
Spalträume auf; diese fließen mit der Zeit zu
einem einheitlichen Hohlraum, *Antrum follicu-
lare,* zusammen, mit dessen Größenzunahme
der Oocyt eine exzentrische Lage bekommt.
Man spricht jetzt von einem **Tertiär- oder
Bläschenfollikel** (oder, nach seinem Entdecker,
von einem Graafschen Follikel). Die mehrschichtige epitheliale Auskleidung des Hohlrau-
mes heißt infolge ihres Kernreichtums **Stratum
granulosum.** In der Umgebung der Eizelle
sind die Follikelepithelzellen angehäuft, so
daß die Bläschenwandung hier hügelartig gegen
das Lumen vorspringt (*Cumulus oophorus,*
Abb. 426, 431 und **432**).

Mit dem Fortschreiten der Follikelentwick-
lung hat sich das anliegende Bindegewebe zur
Theca folliculi[38] differenziert: Eine innere, zell-
und gefäßreiche Schicht (**Theca interna**), die
vom Epithel durch eine Basalmembran (Glashaut) getrennt ist, dient der Ernährung des selbst
gefäßlosen Follikels und der Bildung und Sekretion von Sexualhormonen, vor allem Androge-
nen, die im Follikelepithel zu Oestrogenen aromatisiert werden. Gegen die Oberfläche des
Ovars ist die Theca interna konusartig erweitert.
Eine äußere, gegen das übrige Ovarialstroma
nur unscharf abgegrenzte Schicht (**Theca externa**) ist vorwiegend faserig und erfüllt vor allem mechanische Aufgaben; sie soll auch Myofibroblasten (S. 102) enthalten.

Bei jüngeren Frauen trifft man neben Primordialfollikeln, die jahrzehntelang in diesem Stadium verharren können (Ruheperiode), wenigen
Primärfollikeln und allenfalls einigen Sekundärfollikeln (letztere befinden sich in der von den
Hypophysenhormonen unabhängigen Wachstumsperiode) mehrere, mittelgroße Tertiärfollikel an; diese haben einen Durchmesser von
5–8 mm und bilden sich während der ersten
Tage des Zyklus aus der Gruppe der Sekundärfollikel.

Geht die Follikeldifferenzierung weiter, so
entsteht aus der Gruppe der Tertiärfollikel (um
den 7. Tag des Zyklus) durch eine letzte starke
mitotische Vermehrung und Vergrößerung der

Epithelzellen sowie durch Liquorzunahme
während der folgenden 7 Tage **ein sprungrei-
fer Tertiärfollikel** (in der Regel einer je Zyklus
und abwechselnd im linken und rechten Ovar).
Für das Heranwachsen bis zur Sprungreife
benötigt der dominante Follikel also 14 Tage.
Die übrigen Bläschenfollikel gehen zugrunde.
Der sprungreife Tertiärfollikel dehnt sich gegen
die Oberfläche aus, die er vorwölbt; er kann
einen Durchmesser von 2,0–2,4 cm erreichen.
Im Cumulus oophorus des Graafschen Follikels
treten neben Kernpyknosen kleine flüssigkeits-
haltige Lücken auf, durch welche die Verbindung des Eies mit der Follikelwandung ge-
lockert wird.

Follikelsprung

Unter dem zunehmenden Druck des reifen Follikels wird das Gewebsareal zwischen diesem und
der Oberfläche des Ovars dünner (Druckatro-
phie infolge der ungenügend gewordenen Blutzirkulation, Zunahme von Kollagenase und
Plasminogen-Aktivator), bis es schließlich an
der am weitesten vorspringenden Stelle einreißt
(Follikelsprung). Das Ei wird losgerissen und
hinausgespült, wobei es gewöhnlich vom anliegenden Ostium abdominale tubae aufgenommen
wird. Dieser Vorgang wird als **Ovulation** bezeichnet; er spielt sich spontan durchschnittlich
zwei Wochen vor der bei ausbleibender Befruchtung eintretenden Menstruation ab, also
etwa in der Mitte des monatlichen Zyklus (am
häufigsten zwischen dem 13. und 16. Tag). Die
ausgeschwemmte **Eizelle** ist noch von der Zona
pellucida und einem zwei- bis dreischichtigen
Mantel von 3000–4000 Follikelepithelzellen
umgeben. Sie ist mit einem Durchmesser von
120–150 μm die größte Zelle des menschlichen
Körpers und besitzt einen großen chromatinarmen, hellen Zellkern («Keimbläschen») mit
einer gut sichtbaren Kernmembran und einem
Nucleolus («Keimfleck»). Ihr Cytoplasma (Ooplasma) ist glykogenhaltig und zeigt eine feinkörnige Struktur, die durch die relativ spärliche
Einlagerung von paraplasmatischen Substanzen
und Zellorganellen bedingt ist.

Durch die beiden Reifeteilungen entsteht aus
einem Oocyten ein reifes Ei (**Ovum**). Diese
gekoppelten Teilungen, in deren Verlauf die

---

38 *griechisch:* théke (latinisiert: theca) = Behälter, Kap-
     sel.

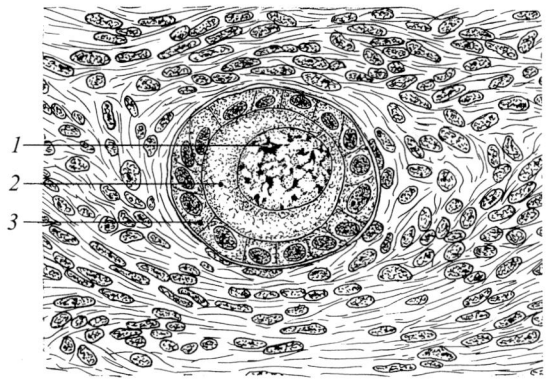

◁ **Abb. 429:** Primärfollikel aus einem menschlichen Ovar.
H.-E.-Färbung. Vergr. 500mal. (W.)
1 Nucleolus
2 Oocyt
3 Follikelepithel

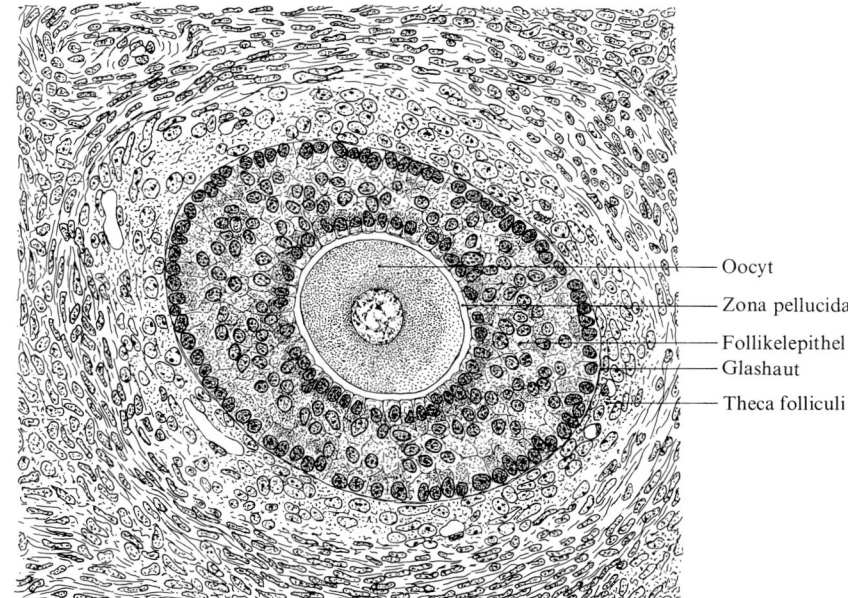

Oocyt
Zona pellucida
Follikelepithel
Glashaut
Theca folliculi

Abb. 430: Sekundärfollikel aus einem menschlichen Ovar. H.-E.-Färbung. Vergr. 300mal. (W.)

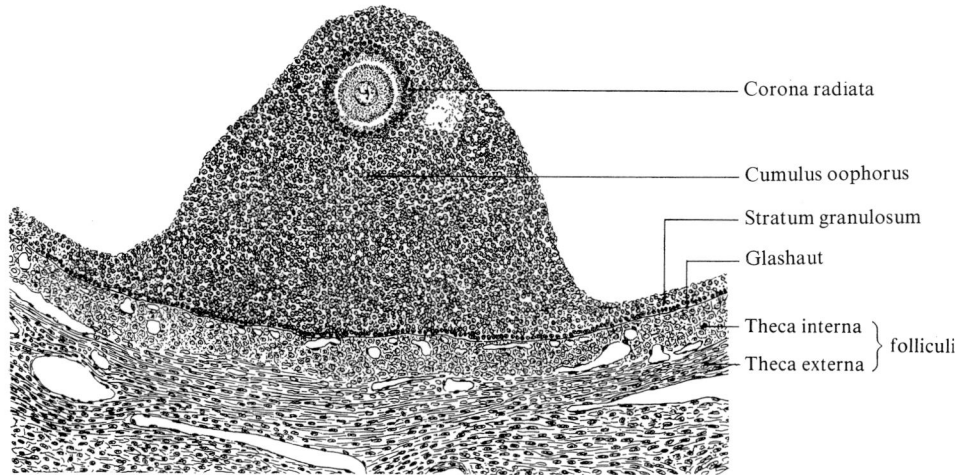

Corona radiata
Cumulus oophorus
Stratum granulosum
Glashaut
Theca interna ⎫
Theca externa ⎬ folliculi

Abb. 431: Cumulus oophorus eines Tertiärfollikels (menschliches Ovar). H.-E.-Färbung. Vergr. 90mal. (W.)

diploide Chromosomenzahl auf die Hälfte redu-ziert wird (darüber S. 68), beginnt schon, wäh-rend sich die Eizelle noch im sprungreifen Bläs-chenfollikel befindet. Die zweite Teilung kommt jedoch nur zum Abschluß, wenn ein Spermium eingedrungen ist. Tritt keine Befruchtung ein, so geht die Eizelle – bevor die Meiose beendet ist – sehr bald, spätestens nach 24 Stunden, zu-grunde.

Durch die beiden Reifeteilungen entstehen bei der Ooge-nese nicht vier gleichgroße Zellen wie bei der Spermato-

genese (vgl. **Abb. 433** sowie **Tab. 52**), sondern es wird je-weils nur eine ganz kleine *Polzelle* abgeschnürt. So bleibt der Eizelle das Cytoplasma fast vollständig erhalten. Die Polzellen (= Polocyten oder Richtungskörperchen), die bald zugrunde gehen, haben die gleiche Chromosomen-zahl wie die Eizelle, mit der sie innerhalb der Zona pellu-cida gelegen sind. Das *menschliche Ei* ist, verglichen mit den Eizellen der Säugetiere, auffällig groß; sein Volumen ist mehr als 250000mal größer als das der Samenzelle. Im Gegensatz zu den Spermien haben die Eizellen die Zen-triolen verloren. Ausnahmsweise reifen zwei Zellen gleichzeitig, sei es in demselben Follikel oder in verschie-denen Follikeln; werden beide Zellen befruchtet, so ent-stehen zweieiige Zwillinge.

Tabelle 52: Vergleich von Spermato- und Oogenese sowie von reifen Samen- und Eizellen

	♂	♀
A. Gametogenese	*Spermatogenese*	*Oogenese*
1. Vermehrungsphasen	von Fetalzeit bis Greisenalter mit drei Proliferationsschüben	mit Geburt abgeschlossen
2. Meiose	nur im Erwachsenenalter	setzt in der Fetalzeit mit Prophase ein; endet nach langer Unterbrechung (G_2) mit Reifeteilungen im Erwachsenenalter
3. Wachstumsperiode	fehlt	außerordentlich starke Vergrößerung des Oocyten während Follikulogenese (G_2-Phase der Meiose)
4. Reifeteilungen	aus 1 Spermatocyt entstehen 4 Spermatiden	aus 1 Oocyt entsteht 1 Eizelle und 3 Rudimente (Polzellen)
	beide Teilungen unabhängig von Befruchtung	zweite Reifeteilung erst nach Befruchtung beendet
5. Differenzierungs-phase	aus Spermatiden entstehen Spermatozoen	fehlt
B. Reife Geschlechtszellen	*Samenzellen* (Spermia)	*Eizellen* (Ova)
1. Bildung	kontinuierlich von Pubertät bis Greisenalter	diskontinuierlich (Zyklus) von Pubertät bis Klimakterium
2. Menge	40 Millionen je ml Sperma 160 Millionen pro Ejakulat Anreicherung in den Samenwegen	1 Eizelle pro Menstruationszyklus 12–13 im Jahr (= etwa 450–500 zwischen Pubertät und Klimakterium)
3. Form	fadenförmig («Samenfäden»)	kugelförmig
4. Baubesonderheiten	cytoplasmaarme Transportform Kopf/Hals/Schwanz	cytoplasmareich, Speicherung von Reservematerial (Deuteroplasma)
	proximales Zentriol im Hals-stück erhalten	Zentriolen verloren
5. Größe	Länge 55–66 μm (Kopf 3,4–4,6 μm)	Durchmesser 120–150 μm
6. Beweglichkeit	in alkalischem Milieu aktiv beweglich unbeweglich in saurem Milieu (Nebenhoden, Ductus deferens; Vagina)	keine aktive Beweglichkeit
	Transport durch Samenwege mittels Peristaltik der Wandmuskulatur	Transport durch Eileiter mittels Peristaltik der Wandmuskulatur unter Mitwirkung der Kinozilien
7. Dauer der Befruchtungs-fähigkeit	bleibt in männlichen Samenwegen wochenlang (evtl. monatelang) erhalten in Uterus und Eileiter 3–4 Tage	höchstens bis 24 Stunden nach der Ovulation

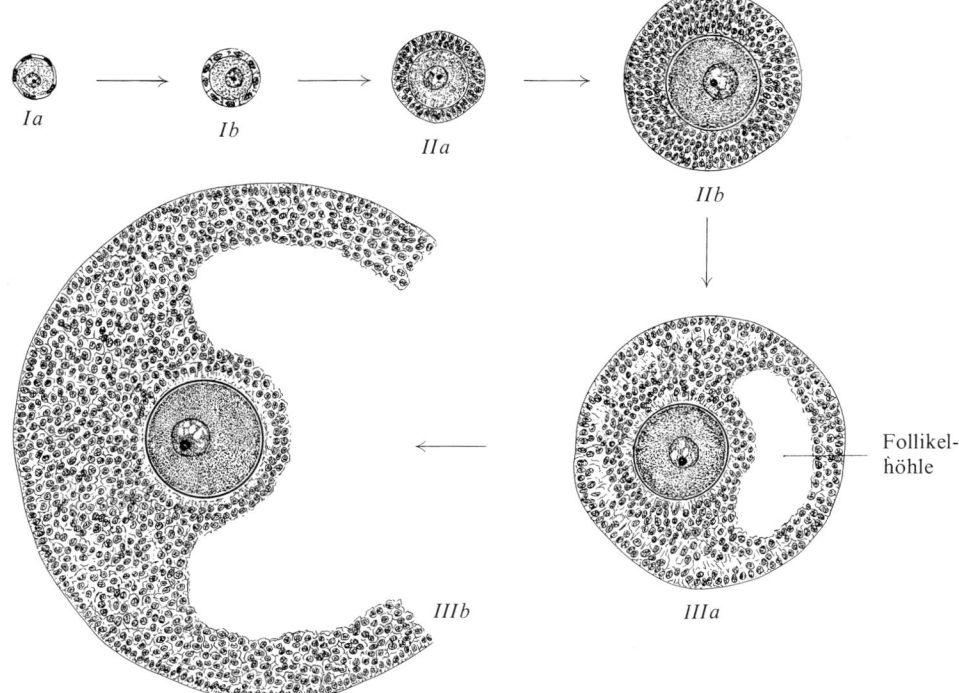

Abb. 432: Entwicklung der Eifollikel. Vergr. etwa 150mal. (Be.)

Ia Primordialfollikel   *Ib* Primärfollikel   *IIa* und *b* Sekundärfollikel   *IIIa* und b Tertiärfollikel

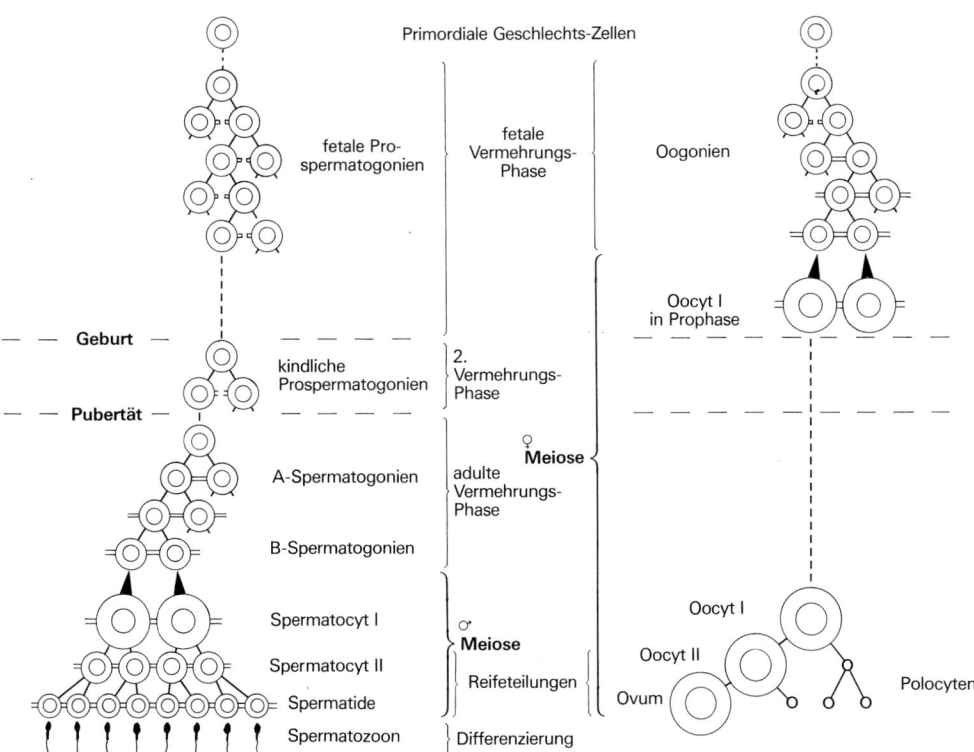

Abb. 433: Vergleich der Spermatogenese und Oogenese (s. a. Tab. 52).

Corpus luteum Bildung

Mit der Ovulation ist im zurückgebliebenen Teil des Follikels eine starke Entspannung eingetreten; seine aus dem **Stratum granulosum** und der **Theca folliculi** bestehende Wandung ist nun mehr oder weniger stark gefaltet und die Basalmembran zerfällt. Der Hohlraum enthält zunächst etwas Liquor follicularis – häufig vermischt mit Blut, das bei der plötzlichen Druckentlastung sowie beim Einreißen des Gewebes aus den Kapillaren ausgetreten ist –, später ein Gerüstwerk aus geronnenem Fibrin (**Abb. 436**). Dieses verklebt auch die kleine oberflächliche Rißstelle (Sprungloch), die wie der Fibrinkern allmählich durch Bindegewebe organisiert wird. Aus den Wandbestandteilen des gesprungenen Follikels entwickelt sich in 3–4 Tagen ein **Corpus luteum** (gelber Körper, **Abb. 511**), das bei eingetretener Schwangerschaft monatelang bestehen bleibt *(Corpus luteum graviditatis),* bei ausgebliebener Befruchtung sich jedoch nach kurzer Tätigkeit zurückzubilden beginnt *(Corpus luteum cyclicum).*

Der Gelbkörper entsteht – während sich das Ei auf dem Weg durch die Tube zum Uterus befindet – vor allem durch Vergrößerung der Epithelzellen des Stratum granulosum. Diese differenzieren sich zu **Granulosa-Luteïnzellen** und bilden schließlich ein etwa 10–15 Zellschichten breites, halskrausenartig gefälteltes Band. In das Epithel wächst aus der Theca ein zartes, Kapillaren führendes feinfaseriges Bindegewebe ein, welches das Stroma des Corpus luteum liefert (**Abb. 436**). In der zweiten Hälfte des Intermenstruums treten in den Luteïnzellen feine lipochromhaltige Lipoidtröpfchen auf. Erst jetzt wird der im Vaskularisationsstadium graurötliche Körper (das **Corpus rubrum**), der inzwischen zur endokrinen Drüse geworden ist (Blütestadium, **Abb. 434**), allmählich zum eigentlichen Gelbkörper. Das Cytoplasma zeigt nun eine lockere, feinwabige Struktur; morphologisch und histochemisch gleichen die Zellen etwas den «Spongiocyten» der Nebennierenrinde.

Auch die Zellen der Theca interna lassen als paraplasmatische Einschlüsse Lipoide erkennen: **Theca-Luteïnzellen;** diese sind kleiner als die entsprechenden Granulosa-Luteïnzellen. Im Gegensatz zu den Follikelepithelzellen, die reich an granulärem endoplasmatischem Retikulum und Ribosomen sind, findet man in den Granulosa-Luteïnzellen und – weniger ausgeprägt – ebenfalls in den Theca-Luteïnzellen (sowie auch in den Zellen der Theca interna) glattwandiges Retikulum und Mitochondrien vom Tubu-

lus-Typ, wie das auch in anderen *steroidproduzierenden Zellen* der Fall ist.

Im **Corpus luteum cyclicum,** dessen Durchmesser ungefähr 2 cm beträgt, treten 10–12 Tage nach der Ovulation – also etwa am 25.–28. Tag des monatlichen Zyklus – die ersten *Rückbildungsvorgänge* auf, die bald rasch fortschreiten *(Luteolyse).* Durch Abbau von Blut, das zur Zeit der Menstruation auch aus den Gefäßen des Gelbkörpers austritt (Corpus luteum haemorrhagicum), entsteht hämatogenes Pigment. Der ganze Zellverband wird aufgelockert. Die Granulosa-Luteïnzellen werden wieder kleiner und bekommen infolge ihrer degenerativen Verfettung eine grobwabige Struktur (**Abb. 435**). Während sie nach und nach zugrunde gehen, tritt das faserige Bindegewebe der Theca immer mehr in den Vordergrund: Das Corpus luteum wird schließlich davon durchwachsen und in sehnig glänzendes meist hyalin degenerierendes Narbengewebe (**Corpus albicans**) umgewandelt (**Abb. 437**), das sich in die Tiefe des Eierstockes verlagert und dabei an der Oberfläche des Organs eine Einziehung bewirkt. Nach 6–8 Wochen ist der Gelbkörper verschwunden. Große Corpora albicantia können jahrelang erkennbar bleiben; kleinere bilden sich in 3–4 Monaten zurück.

Durch die Einbettung des etwa eine Woche nach der Befruchtung implantationsfähig gewordenen Eies in die Gebärmutterschleimhaut wird die Rückbildung des Gelbkörpers verhindert; es entwickelt sich nun unter der Wirkung von Choriongonadotropin (S. 386) ein **Corpus luteum graviditatis.** Dieses nimmt im Vergleich mit dem Corpus luteum cyclicum an Größe noch wesentlich zu (mittlerer Durchmesser etwa 3 cm): Das gefältelte epitheliale Band ist breiter; die einzelnen Granulosa-Luteïnzellen sind voluminöser, das Bindegewebsstroma und die Vaskularisierung reichlicher. Gegen den vierten Schwangerschaftsmonat setzen Rückbildungsvorgänge ein, während die endokrine Funktion des Corpus luteum graviditatis immer mehr von der Placenta übernommen wird. Nach der Geburt wird der Abbau des Gelbkörpers beschleunigt zu Ende geführt.

Follikelatresie

Das ganze Ovar ist während der *Gravidität* stärker durchblutet, das Bindegewebsstroma aufgelockert. Da das Corpus luteum die Entwicklung reifer Follikel verhindert (s. u.), gelangen keine Bläschenfollikel über eine bestimmte Größe hinaus, sondern sie werden – wie auch manche Primär- und Sekundärfollikel – zurückgebildet:

Follikelatresie, die im Ovar der Schwangeren besonders gut zu studieren ist; auch die interstitiellen Zellen (s. u.) sind dort besser ausgebildet.

Da monatlich in der Regel nur ein einziges Ei zur Ovulation kommt, geht im Verlauf des Lebens die größte Zahl der Follikel entweder schon als Primärfollikel oder dann in einem späteren Entwicklungsstadium zugrunde. Man bezeichnet diese Vorgänge, die schon vor der Geburt beginnen, als **Follikelatresie (Abb. 439 und 440)**. Mit der Bezeichnung Atresie wird angedeutet, daß der Follikel schon vor der Ovulation, also ungeplatzt (oder «undurchbohrt»[39]) der Rückbildung verfällt. Während die Primär- und Sekundärfollikel recht unauffällig und ohne Spuren zu hinterlassen verschwinden, sind die Vorgänge bei der Atresie der Tertiärfollikel komplizierter. Der Kern des Oocyten wird pyknotisch und später aufgelöst. Das Cytoplasma zeigt eine fettige Degeneration, und mit dem Nachlassen des Zellturgors wird die Zona pellucida entspannt und gewellt. Stirbt eine Eizelle ab, dann geht immer auch das dazugehörige Follikelepithel zugrunde. Zuerst treten im Follikelepithel **Apoptosen** auf, dann wird das Epithel von Thecazellen durchwachsen (**Corpus atreticum**), schließlich die Eizelle abgebaut und zusammen mit dem Liquor follicularis resorbiert. Die zwischen dem Follikelepithel und der Theca gelegene, bei der Follikelatresie verdickte und leicht gefaltete Glashaut ist – wie die Zona pellucida – häufig noch einige Zeit lang zu erkennen. An Stelle des Follikels entsteht aus dem eingewucherten Bindegewebe eine Narbe, die schließlich im Stroma untergeht.

Die Bindegewebszellen der Theca interna atresierender Follikel werden – besonders bei manchen Tieren (z.B. den kleinen Nagetieren), beim Menschen in gewissem Ausmaß nur in der Schwangerschaft – zu epitheloiden, ebenfalls lipoidhaltigen Zellen mit feinwabiger Cytoplasmastruktur (*«Corpus luteum atreticum»*). Sie bleiben nur zeitweilig bestehen und werden als interstitielle Zellen oder weibliche Zwischenzellen bezeichnet; sie sollen an der Oestrogenbildung beteiligt sein.

Hormonale Wechselwirkungen. Zwischen dem Hypothalamus, dem Hypophysenvorderlappen und den Eierstöcken existieren fein abgestimmte gegenseitige Beziehungen. Das Follikelwachstum wird durch das gonadotrope Hormon FSH (= **F**ollikel **s**timulierendes **Ho**rmon) in Gang gebracht; dieses genügt jedoch weder für die Differenzierung reifer Tertiärfollikel (mitsamt ihrer Theca), noch für die Anregung der Oestrogenproduktion. Dazu ist das gonadotrope Hormon LH (= **l**uteïnisierendes **H**ormon) nötig. Durch Zusammenwirken von FSH und LH wird auch die Ovulation ausgelöst, und unter dem

Einfluß von LH werden die Epithelzellen des gesprungenen Follikels zu Granulosa-Luteïnzellen. Die Ausschüttung von FSH und LH wird durch den Hypothalamus gesteuert, der stoßweise etwa alle 90 Minuten ein Gonadotropin-Releasing-Hormon (GnRH) abgibt (s. S. 313) und damit eine ebenfalls pulsatorische Sekretion im Hypophysenvorderlappen veranlaßt. Einen besonders steilen Anstieg erfahren die LH-Werte 24 Stunden vor der Ovulation («LH-Gipfel»). Dieser Gipfel verursacht die letzte Reifung des Follikels, die Vorbereitung zum Sprung, die Einleitung der Luteïnisierung der Follikelzellen und die Reifeteilung des Oocyten. In seiner Folge kommt es zum Anstieg der Progesteronbildung und zur Synthese von Prostaglandinen, die für den Follikelsprung notwendig scheinen (**Abb. 438**).

Im Eierstock werden Oestrogene (Oestradiol und Oestron) und Progesteron gebildet. Während dieses – intermittierend – von den Granulosa-Luteïnzellen und während der Schwangerschaft auch von der Placenta ausgeschieden wird, entstehen die Oestrogene in den polygonal gewordenen Thecazellen im reifenden Follikel (als Androgen, welches in den Granulosazellen aromatisiert wird) sowie der Corpora lutea und/oder in den von der Theca interna abzuleitenden interstitiellen Zellen. Eine gewisse Oestrogenbildung erfolgt kontinuierlich in der Zeit zwischen der Pubertät und dem Klimakterium (und in geringem Grade bereits vor der Geschlechtsreife und auch noch postklimakterisch). Dazu kommt eine zyklusgebundene zusätzliche Oestrogenausscheidung.

Die Oestrogene (vor allem Oestradiol) bedingen die Proliferationsphase der Uterusschleimhaut (s. d.); das Gelbkörperhormon Progesteron, das man schon im reifen Follikel sowie auch in der Nebennierenrinde nachweisen kann, ist verantwortlich für die Differenzierungsvorgänge der Sekretionsphase und – bei längerer Einwirkung (Gravidität) – für die Ausbildung der Decidua. Es verhindert die Follikelreifung (s. u.) sowie die Menstruation und setzt die Erregbarkeit der Uterusmuskulatur herab (Schutz des implantierten Keims). Die Oestrogene kontrollieren das Wachstum und die Differenzierung der Geschlechtsorgane sowie die Ausbildung der sekundären Geschlechtsmerkmale und damit auch den spezifisch weiblichen Körperbau. Für die Wirkung der Ovarialhormone auf Vagina und Milchdrüse siehe S. 390 bzw. 415.

Oestrogene und Progesteron dienen aber auch der Steuerung des Ovarialzyklus selbst. Die während der follikulären Phase vermehrt entstehenden Oestrogene erhöhen die LH-Produktion des Adenohypophyse (positiver Feedback), wodurch das inzwischen entstandene Corpus luteum zu funktionieren und damit die luteale Phase beginnt. Das Progesteron wirkt seinerseits dämpfend auf die FSH- und LH-Bildung (negativer Feedback), weshalb in dieser Phase – wie während der Schwangerschaft – sich keine Follikel weiterentwickeln können. Wenn, bei Nichtbefruchtung des Eies, am Ende des Zyklus das Corpus luteum degeneriert und die Progesteronsekretion allmählich abfällt, fängt die Hypophyse wiederum an, FSH abzugeben, und im Ovar wachsen neue Follikel heran. Damit hat ein neuer Genitalzyklus begonnen.

---

39 *griechisch:* átretos = ohne Öffnung, undurchbohrt.

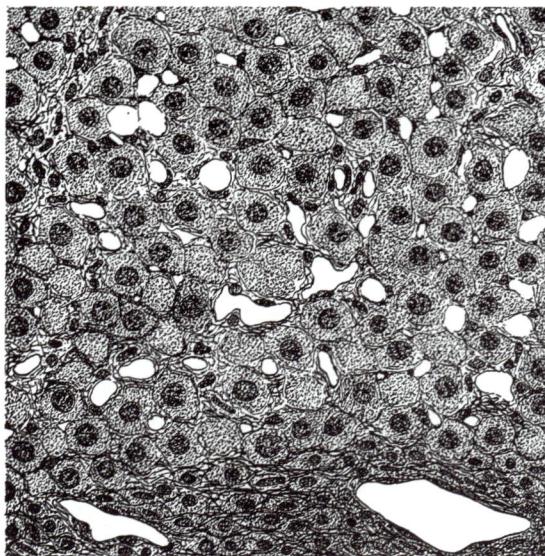

Abb. 434: Randpartie eines menschlichen Corpus luteum cyclicum (Blütestadium). H.-E.-Färbung. Vergr. 300mal. (K.)

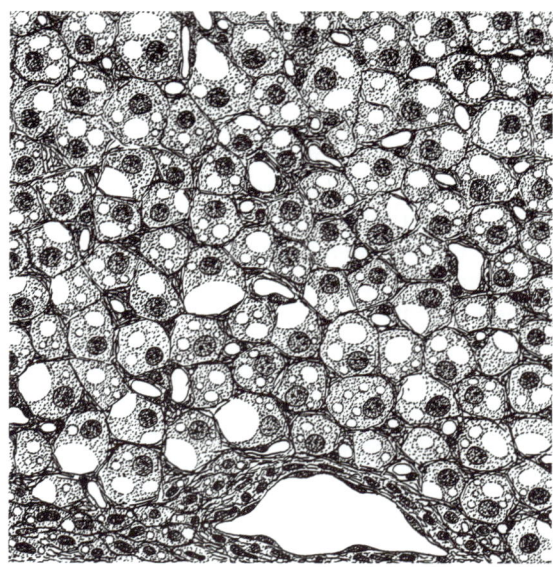

Abb. 435: Randpartie eines Corpus luteum cyclicum (beginnende Degeneration). Azan-Färbung. Vergr. 300mal. (K.)

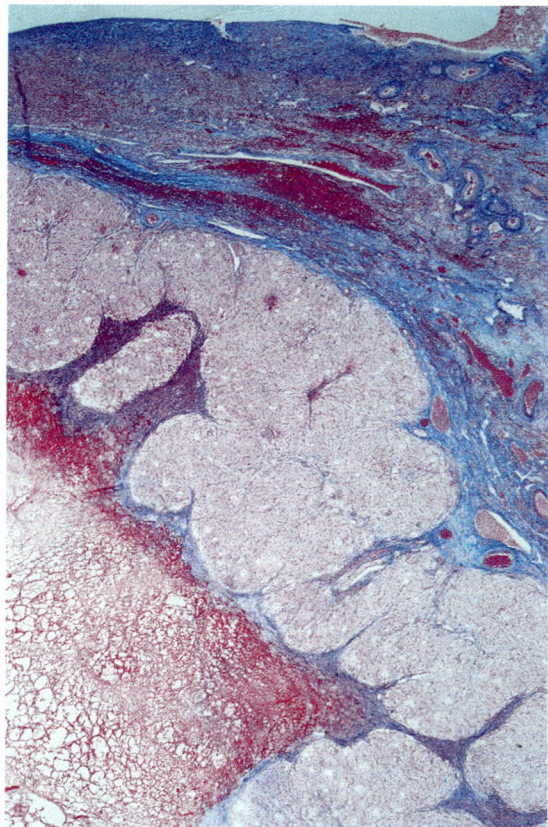

Abb. 436: Teil der eingefalteten Wand eines Corpus luteum zu Beginn seines Wachstums. Azan-Färbung. Vergr. 19mal.

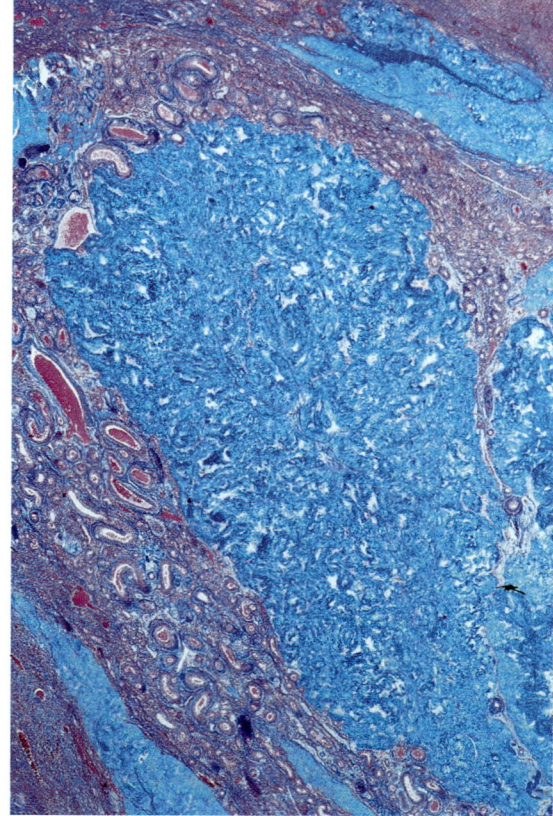

Abb. 437: Ausschnitt aus einem Corpus albicans. Azan-Färbung. Vergr. 19mal.

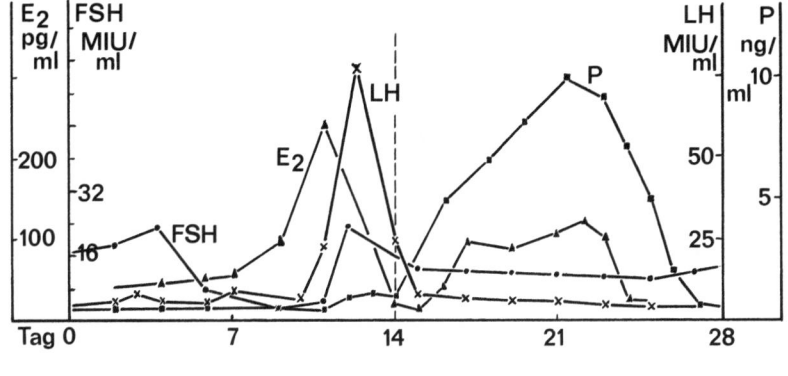

◁ **Abb. 438:** Veränderungen der Hormonkonzentration von Follikelstimulierendem Hormon (FSH), Luteinisierendem Hormon (LH) der Hypophyse und der Oestrogene (E2) und des Progesterons (P) während des 28tägigen ovariellen Zyklus.

Abb. 439: Atresierender Primärfollikel aus einem mensch- ▷
lichen Ovar. Azan-Färbung. Vergr. 500mal. (K.)

1 Theca folliculi   4 degenerierendes Ooplasma
2 Glashaut   5 pyknotischer Zellkern
3 Follikelepithel   6 Zona pellucida

Follikelepithel
Zona pellucida
degenerierender Oocyt
Glashaut
Blutkapillare in Theca folliculi

einwachsendes Theca-Bindegewebe

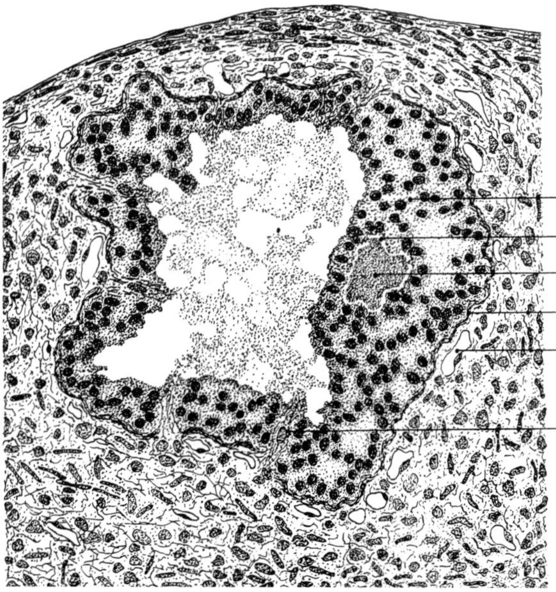

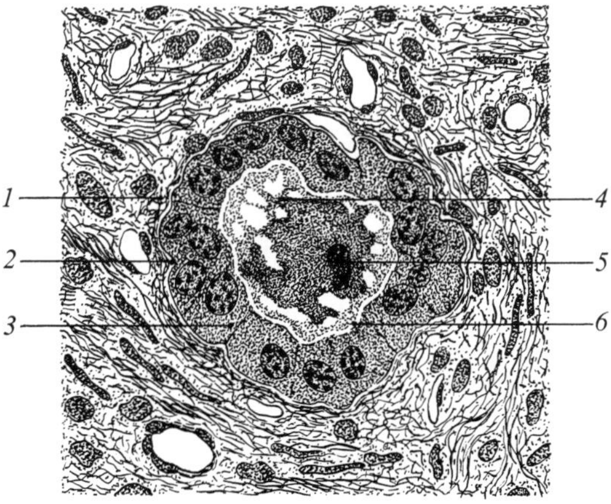

Abb. 440: Atresierender Tertiärfollikel aus dem Ovar einer 36jährigen Gravida. H.-E.-Färbung. Vergr. 200mal. (K.)

Mikroskopische Diagnose des Ovars

Der Eierstock (**Abb. 426**) ist ein mit Peritoneum überzogenes Organ, das je nach Lebensalter, Funktionszustand und Schnittrichtung ein im einzelnen etwas variables mikroskopisches Bild bietet. Die Diagnose ist mit dem Nachweis der Eifollikel (**Abb. 432**) sichergestellt; im geschlechtsreifen Alter kommen dazu die Corpora lutea und albicantia (letztgenannte sind auch nach der Menopause noch anzutreffen). Im weiteren ist die Struktur des kernreichen Bindegewebsstromas überaus charakteristisch («Wirbelbildung»). Weniger leicht sind die atretischen Follikel zu erkennen (**Abb. 439** und **440**).

Ein mikroskopischer Schnitt durch ein *Corpus luteum* darf nicht verwechselt werden mit einem Präparat der *Nebenniere* (**Abb. 376, S. 323**); in beiden Fällen können die Zellen durch die Einlagerung von Lipoiden eine vakuoläre Struktur haben («Spongiocyten»).

B. Weibliche Geschlechtswege

1. Tuba uterina

Die paarigen Eileiter[40] sind durchschnittlich 10–15 cm lange, von Peritoneum überzogene Kanälchen im freien oberen Rand des Ligamentum latum uteri, der Mesosalpinx. Diese enthält die zur Tube ziehenden Gefäße und Nerven sowie das rudimentäre, dem Nebenhodenkopf homologe Epoophoron. Am Eileiter, der mit einer trichterförmigen Erweiterung (Infundibulum) beginnt, lassen sich schon makroskopisch drei weitere Abschnitte (Ampulla, Isthmus und Pars uterina) unterscheiden. Die dem Ostium abdominale aufsitzenden Fimbrien legen sich über dem sprungbereiten Follikel dem Ovar an: Das Ei gelangt deshalb bei der Ovulation normalerweise gleich in den Tubentrichter.

Etwa $^2/_3$ der Gesamtlänge des Eileiters gehören zur **Ampulla tubae uterinae** (**Abb. 441**), die durch ein großes Lumen, eine starke Faltenbildung der verhältnismäßig dicken und locker gebauten Schleimhaut und eine nur dünne Muskulatur gekennzeichnet ist. Gegen das Ostium uterinum tubae nimmt die Weite der Lichtung und die Dicke der Schleimhaut ab, die Dicke der Muskelhaut zu (**Isthmus, Abb. 443**). Der enge Endabschnitt des Eileiters durchbohrt als Pars uterina die Gebärmutterwand.

Die **Tunica mucosa** des Eileiters (**Abb. 442**) setzt sich aus einem einschichtigen Epithel und einer drüsenlosen feinfaserigen Lamina propria zusammen, in der gewöhnlich freie Zellen (Lymphocyten, einzelne Plasmazellen, Mastzellen) zu finden sind. Die Blutkapillaren bilden ein subepitheliales Netz; auch Lymphkapillaren kommen reichlich vor. Das Epithel besteht aus kubischen, in der Mitte des Zyklus hochprismatischen **Flimmerzellen** mit ziemlich langen Kinozilien und eingestreuten flimmerlosen, oft keulenförmigen **Drüsenzellen.** Diese – deren freie Oberfläche gegen das Lumen hin oft etwas vorgewölbt und mit Mikrovilli versehen ist – scheiden vor allem in der Luteïnphase ein schleimiges Sekret aus.

Es ist fraglich, ob beide Zellarten ineinander übergehen können. Ihr Mengenverhältnis ist sowohl vom Zyklus als auch vom untersuchten Tubabschnitt abhängig. Im Infundibulum und in der Ampulle ist der Prozentsatz der Flimmerzellen größer als im Isthmus und in der Pars uterina. In der zweiten Hälfte des *Zyklus* nimmt die Zahl der sezernierenden Zellen zu, die Höhe des Epithels ab. Das hyaluronidaseresistente Sekret, das die Epitheloberfläche befeuchtet und damit die Gleitfähigkeit des Eies verbessert, enthält vermutlich auch für dieses bestimmte Nährstoffe. Besonders in der praemenstruellen Phase werden ferner schmale Zellen mit kompakteren Kernen gefunden (**Stiftchenzellen**), die entweder als entleerte Drüsenzellen

oder als zugrundegehende Zellen gedeutet werden. Nach der Menstruation treten wieder mehr Flimmerzellen auf, die in der zweiten Hälfte der Proliferationsphase in der Mehrzahl sind. Der *Flimmerstrom* ist uteruswärts gerichtet; seine Bedeutung für den Eitransport (s. u.) wird verschieden beurteilt. Die Flimmerbewegung dient der Orientierung der – positiv rheotaktischen – Spermien und leitet zudem das spärliche Sekret in den Uterus.

Auffällig ist die starke Oberflächenvergrößerung des Tubenepithels. Die hohen, schmalen, reich verzweigten (Längs-)*Falten* der Ampulle, deren innerer Durchmesser manchmal bis mehr als $^1/_2$ cm beträgt, füllen labyrinthartig fast das ganze Lumen. Die Faltenbildung nimmt uteruswärts ab. Als Folge von Entzündungen (Salpingitis) können die Plicae tubariae teilweise miteinander verkleben und blind endende Taschen bilden. Solche Verwachsungen spielen eine wichtige Rolle bei der Entstehung von Tubenschwangerschaften. Gelegentlich kann das Rohr ganz undurchgängig werden, was – insofern beide Eileiter betroffen sind – Sterilität zur Folge hat.

In der **Tunica muscularis** wird, stark schematisierend, gewöhnlich eine äußere Längsschicht und eine stärker entwickelte Ringschicht glatter Muskelzellen beschrieben, zu denen noch innere Längsmuskelfasern kommen. Die Ringmuskelschicht ist in der Ampulle (**Abb. 441**) dünn und nimmt uteruswärts zu, ebenso wie die äußere Längsmuskulatur, die aber auch im Isthmus (**Abb. 443**) keine geschlossene Lage bildet.

Die *tubeneigene Muskulatur*, deren «Schichten» eine funktionelle Einheit darstellen, besteht aus zwei gegenläufigen, sich durchflechtenden Spiralsystemen, die in der sog. Ringmuskelschicht einen nur geringen Steigungswinkel haben und nach innen und außen unter starker Zunahme der Steigung in einen mehr oder weniger längsgerichteten Verlauf übergehen, ähnlich wie im Ductus deferens (S. 360). Die innere Längsmuskulatur ist am besten entwickelt in der Pars uterina. Die außerhalb der Ringmuskulatur gelegene Muskelschicht ist besonders reich an faserigem Bindegewebe und an Gefäßen («Gefäß-Muskelschicht»). Während die tubeneigene Muskulatur die Aufgabe hat, den Inhalt des Eileiters weiter zu befördern (s. u.), ermöglicht die noch dazukommende *subperitoneale Muskulatur* Lageveränderungen der Tube in bezug auf ihre Nachbarorgane wie z. B. das Ovar (Ovulation!).

Für den *Eitransport* ist, unterstützt durch die Kinozilien, die Peristaltik der autochthonen Tubenmuskulatur verantwortlich. Das menschliche Ei wird – noch von der Zona pellucida und der Corona radiata umgeben – meistens schon in der Ampulle befruchtet und braucht für den Weg durch die Tube etwa 4–5 Tage.

---

40   *lateinisch:* tuba uterina; *griechisch:* sálpinx (= Trompete).

Abb. 441: Querschnitt durch die Ampulla tubae uterinae einer 20jährigen Frau. Die Tela subserosa enthält größere Gefäße und subperitoneale Muskulatur. An den freien Enden der Fimbrien geht das Serosa-Epithel in das den Eileiter auskleidende Epithel über. H.-E.-Färbung. Vergr. 16mal. (W.)

Schleimhautfalte

tubeneigene Muskulatur

subperitoneale Muskulatur

Tunica serosa

Vene

Arterie

Mesosalpinx

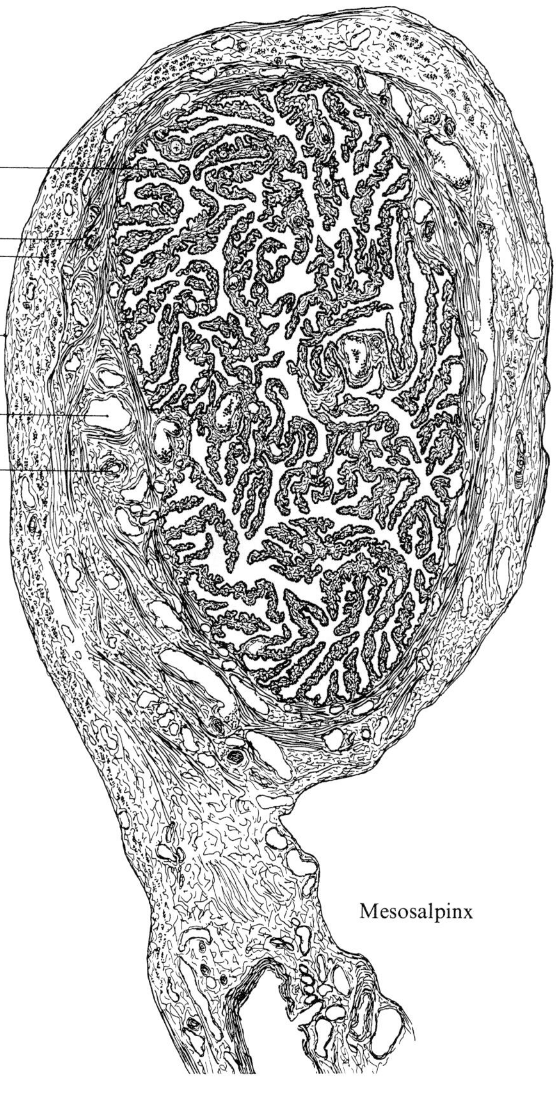

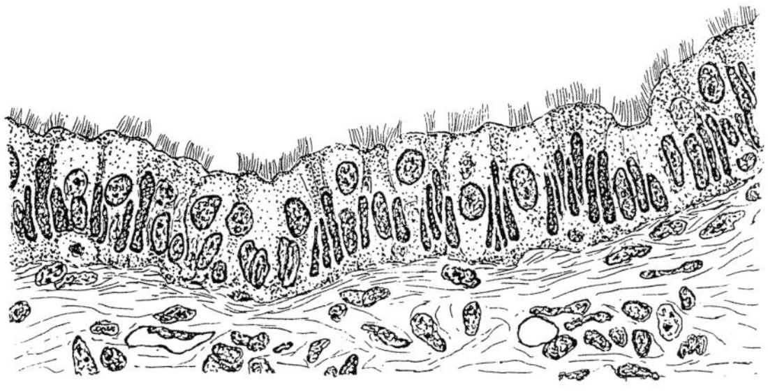

Abb. 442: Tunica mucosa des Eileiters (Mensch, erste Hälfte des menstruellen Zyklus): einschichtiges prismatisches Flimmerepithel und Lamina propria. H.-E.-Färbung. Vergr. 320mal. (W.)

einschichtiges prismatisches Epithel

Lamina propria

Ringmuskulatur

Längsmuskulatur

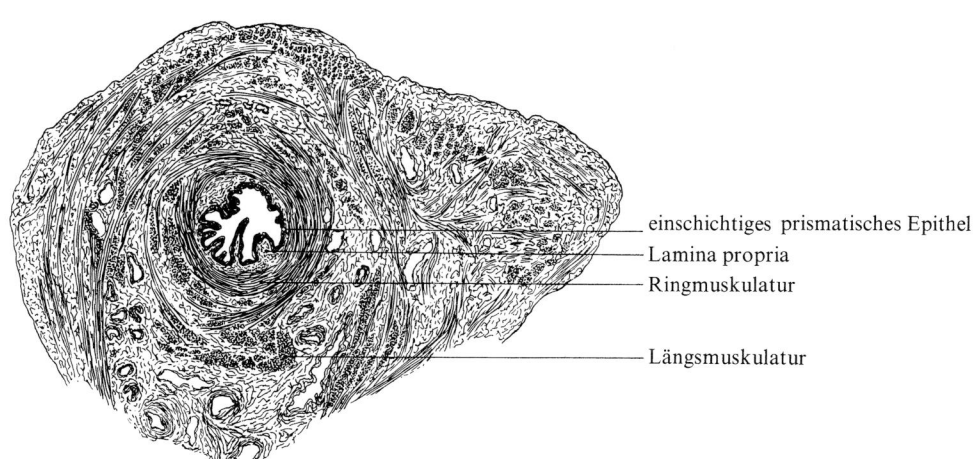

Abb. 443: Querschnitt durch den Isthmus tubae uterinae (kurz vor dem Eintritt in den Uterus) einer 44jährigen Frau. H.-E.-Färbung. Vergr. 16mal. (W.)

2. Uterus

Mit der Einmündung der Eileiter in den Uterus sind die weiblichen Geschlechtswege – durch Verschmelzung des distalen Abschnittes der beiden Müllerschen Gänge – unpaar geworden.

Die Gebärmutter[41] ist ein muskelreiches, im virginellen Zustand etwa 7–8 cm langes birnenförmiges Organ. Man unterscheidet (**Abb. 444**) einen dickeren kranialen, von Peritoneum überzogenen Körper – *Corpus* uteri – und einen schlankeren Hals – *Cervix* uteri –, der dem verjüngten kaudalen Drittel entspricht. Beide Abschnitte sind durch ein höchstens 1 cm langes Zwischenstück – *Isthmus* – verbunden. Die *Cervix* ragt mit ihrem kaudalen Ende als Portio vaginalis zapfenartig in die Scheide vor; sie ist beim Kind noch auffällig lang. Mit der stärkeren Entwicklung des Corpus uteri, besonders zur Zeit der Pubertät, ändert sich jedoch die Form des Organs. Dabei entsteht auch der die Tubenmündungen kranialwärts überragende *Fundus uteri*. Das Lumen des nicht schwangeren Uteruskörpers *(Cavum uteri)* ist sagittal abgeplattet (s. **Abb. 444**), auf einem frontalen Längsschnitt durch das Organ dreieckig, wobei die drei Eckpunkte durch die beiden Eileitermündungen und den inneren Muttermund (Orificium internum uteri) gegeben sind. Das enge runde Lumen des als Isthmus bezeichneten Abschnittes *(Canalis isthmi)* wird in der Gravidität erweitert und im Laufe des dritten Schwangerschaftsmonates als *unteres Uterinsegment* in den Brutraum einbezogen. Der *Canalis cervicis* ist in der Mitte zwischen den beiden Enden leicht spindelförmig erweitert; die Schleimhautoberfläche zeigt auf der vorderen und hinteren Seite palmblattartige Fältchen (Plicae palmatae). Er mündet mit dem *Ostium uteri* (= Orificium externum uteri, äußerer Muttermund) in die Vagina.

In der je nach Alter und Funktionszustand bis 2 cm dicken Uteruswand werden *drei Schichten* unterschieden (**Abb. 445**): die Schleimhaut (Tunica mucosa, **Endometrium**[42], die Muskelschicht (Tunica muscularis, **Myometrium**[42]), welche die Hauptmasse des Organs bildet, und der Peritonealüberzug (Tunica serosa, **Perimetrium**[42]) des Corpus uteri und der Portio supravaginalis cervicis.

Das kräftige **Myometrium** ist aus eng durchflochtenen Bündeln glatter Muskelzellen aufgebaut. Ihr Verlauf – nach einem im Hinblick auf Schwangerschaft und Geburt funktionell sinnvollen Bauplan – ist äußerst kompliziert. Offenbar kreuzen sich Spiralzüge, deren Steilheit von der Cervix bis zum Fundus zunimmt.

Der *gravide Uterus* wird mit dem Wachstum des Fetus gewaltig vergrößert (er erreicht am Ende des neunten Schwangerschaftsmonates den Processus xiphoideus sterni). Das Myometrium wird dabei entfaltet und nimmt an Dicke wohl ab, an Gesamtmasse jedoch stark zu: weniger durch mitotische Vermehrung der Zellen (Hyperplasie) als durch Wachstum (Hypertrophie) der Muskelfasern bis zum Zwei- oder Dreifachen ihrer Breite und Acht- bis Zwölffachen ihrer ursprünglichen Länge (bis auf 600–800 μm). Das Gewicht der Gebärmutter steigt dabei von

50–100 g auf 1000–1200 g. Die Aufgabe des Myometriums besteht darin, beim *Geburtsakt* durch die in bestimmten Abständen auftretenden Kontraktionswellen (Wehen) das Kind durch die erweiterten Geburtswege in Zusammenarbeit mit der Bauchpresse auszutreiben. Sechs Wochen nach der Geburt ist die Uterusmuskulatur wieder auf das Ausgangsstadium zurückgebildet; nach dem Klimakterium atrophiert sie physiologischerweise *(Altersatrophie)*.

Das Myometrium (s. **Abb. 445** und **447**) enthält reichlich *Blutgefäße*, wobei in einer mittleren Zone neben vorwiegend ringförmig verlaufenden Bündeln von Muskelzellen und muskulösen Arterien große, geflechtartig zusammenhängende Venen auffallen. Man kann diese Zone als «**Stratum vasculosum**» (Gefäßschicht) und die innen und außen davon gelegenen Schichten als «Stratum subvasculosum» (oder «submucosum») bzw. «Stratum supravasculosum» (oder «subserosum») bezeichnen. Die Arterienäste erreichen in korkenzieherartig gewundenem Verlauf z. T. die Schleimhaut, wo sie unter dem Oberflächenepithel und um die Drüsenschläuche ein Kapillarnetz bilden. Das venöse Blut sammelt sich in einem Venenplexus, der an der Grenze zwischen Endometrium und Myometrium gelegen ist. Hier sind, wie zwischen dem Myometrium und dem Perimetrium, ebenfalls Lymphgefäße nachweisbar. Bei Frauen, die geboren haben, findet man Gefäßveränderungen, welche den bei den Ovarialarterien beschriebenen Degenerationserscheinungen ungefähr entsprechen. Markhaltige und marklose *Nervenfasern* bilden im Myometrium Geflechte; feinste Nervenplexus sind auch im Endometrium darstellbar.

Die Muskulatur des Lig. ovarii proprium und des Lig. teres sowie des Lig. latum uteri strahlt fächerartig in das Myometrium ein. Das relativ dünne, großenteils längsfaserige Stratum supravasculosum steht in Zusammenhang mit der Längsmuskulatur der Vagina und der Tuba uterina. Recht häufig entwickeln sich in der Uterusmuskulatur knollige Muskelgeschwülste (Myome).

Das **Endometrium** besteht aus einem einschichtigen prismatischen Epithel, dessen Zellen stellenweise und in bestimmtem Funktionszustand (Sekretionsphase) vaginalwärts schlagende Flimmerhaare tragen können, und einer gut vaskularisierten Lamina propria (**Abb. 446**). Deren Bindegewebe ist faserarm, aber reich an Grundsubstanz und Zellen; in ihm finden sich physiologischerweise Lymphocyten und Plasmazellen, ferner Makrophagen sowie auch Granulocyten. Eine Tela submucosa fehlt, indem die tubulösen, in der Tiefe bisweilen gegabelten Drüsen (Gll. uterinae), deren Epithel weitgehend dem Oberflächenepithel entspricht, bis an die Muskelschicht reichen, ja sogar in diese eindringen können.

---

41 *lateinisch:* uterus; *griechisch:* métra (ferner auch: hystéra).

42 *griechisch:* éndon = innen; mýs (im Genitiv myós) = Muskel; perí = um, herum.

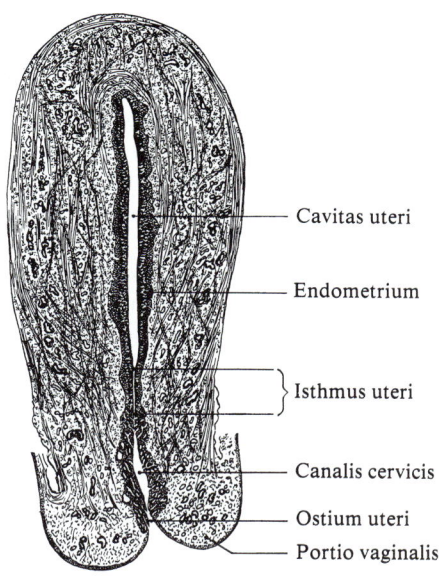

Cavitas uteri

Endometrium

Isthmus uteri

Canalis cervicis

Ostium uteri

Portio vaginalis

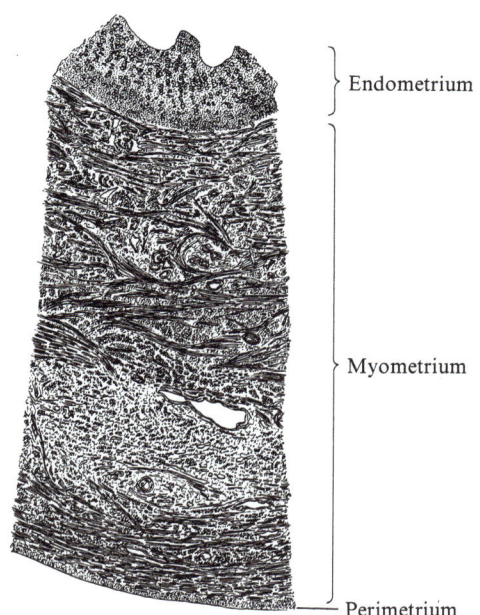

Endometrium

Myometrium

Perimetrium

Abb. 444: Medianschnitt durch einen menschlichen Uterus. Azan-Färbung. Natürliche Größe. (W.)

Abb. 445: Wand eines menschlichen Uterus. Eisenhämatoxylin-Lichtgrün-Färbung. Vergr. 4mal.

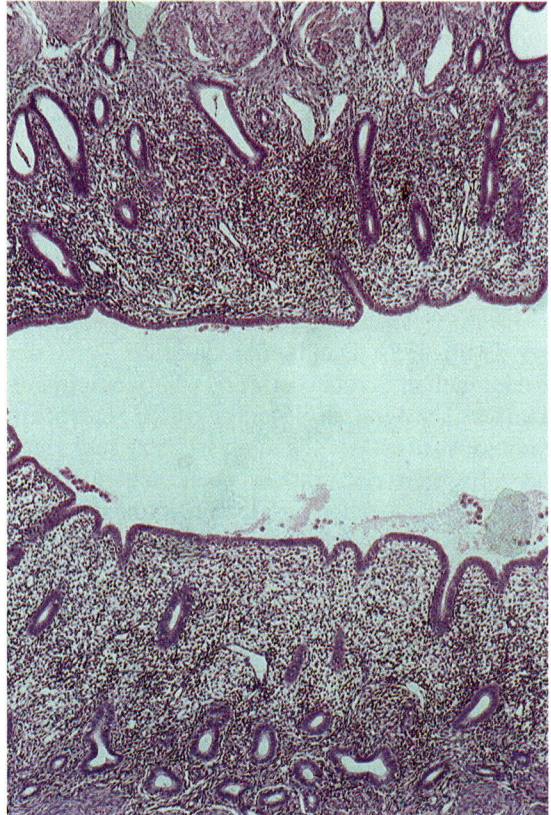

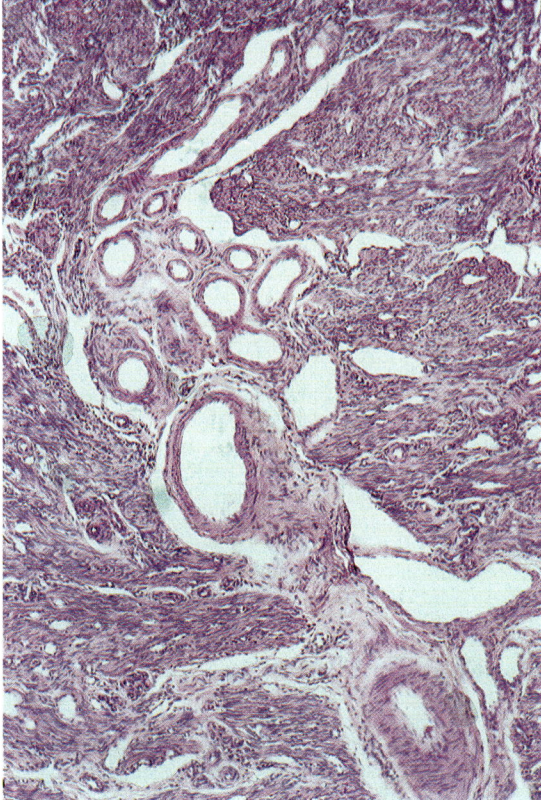

Abb. 446: Ausschnitt vom menschlichen Uteruslumen mit dem Endometrium. Proliferations-Phase. Beachte die unterschiedliche Dichte von Stratum basale und Stratum functionale. H.-E.-Färbung. Vergr. 75mal.

Abb. 447: Ausschnitt aus dem Myometrium (Stratum vasculosum) mit Spiralarterien und Venenplexus. H.-E.-Färbung. Vergr. 75mal.

Menstruationszyklus

Im Corpus uteri sind nun die Verhältnisse insofern kompliziert, als sich – bei Primaten im fortpflanzungsfähigen Alter – im Endometrium allmonatlich die periodischen Veränderungen abspielen (*Menstruationszyklus*, s. a. **Abb. 448**). Deren äußerliches Zeichen ist die durchschnittlich alle vier Wochen (27–31 Tage) wiederkehrende **Menstruationsblutung.** Nach dieser bleibt nur eine 0,5–1 mm dicke, an das Myometrium grenzende *basale Schicht* des Endometriums (**Stratum basale** oder «Basalis») zurück. Aus ihr entsteht immer wieder neu die oberflächliche *funktionelle Schicht* (**Stratum functionale** oder «Functionalis»), welche in der vierten Woche jeweils in der Lage wäre, ein befruchtetes Ei zur Nidation (Einnistung) aufzunehmen. Kommt es jedoch nicht dazu, so degeneriert das Stratum functionale, das inzwischen mehreremal so dick geworden ist wie das Stratum basale, zwei Wochen nach der Ovulation innerhalb weniger Stunden. Es löst sich von der Basalschicht (Desquamation), und es kommt wieder zu einer Monatsblutung, womit ein neuer Zyklus beginnt. Wir können demnach *drei Phasen* unterscheiden: 1. Die Menstruationsphase (1.–4. Tag), 2. die Proliferationsphase (5.–14. Tag) und 3. die Sekretionsphase (15.–28. Tag).

Als erster Tag des Menstruationszyklus gilt also der Tag, an welchem die Menstruationsblutung (Menses, Periode) einsetzt; dieser Tag ist dadurch genau definiert. Die zwischen zwei Monatsblutungen liegende Zeitspanne von durchschnittlich 24 Tagen kann als Intermenstruum, die erste Hälfte der Proliferationsphase als Postmenstruum und die zweite Hälfte der Sekretionsphase als Praemenstruum bezeichnet werden.

Zwischen den zyklischen Veränderungen in der Gebärmutter und den durch den Hypophysenvorderlappen gesteuerten Vorgängen im Eierstock bestehen die schon früher erwähnten engen *hormonalen Beziehungen* (s. S. 375): Die im Ovar sezernierten Oestrogene bewirken die Regeneration und die Proliferation des Endometriums; das Progesteron bedingt das Sekretionsstadium, auf das mit dem Abbau des Corpus luteum cyclicum – als hormonale Ausfallserscheinung – die Desquamation folgt. Dann übernehmen von neuem die Oestrogene die Führung. Zur Zeit der Rückbildung des Corpus luteum graviditatis bildet die Placenta, die noch weitere Hormone ausscheidet (S. 386), bereits genügend von dem in der Schwangerschaft weiterhin notwendigen Progesteron. Dieses setzt auch die Erregbarkeit der Uterusmuskulatur herab und verhindert damit einen vorzeitigen Abgang des Keims (Abortus).

Die bei der Desquamation der Functionalis zurückbleibende Basalschicht bildet zunächst eine das ganze Cavum uteri auskleidende Wundfläche, die aber bis zum vierten Tag – ausgehend von den zurückgebliebenen, z. T. im Myometrium verankerten Drüsenstümpfen – oberflächlich wieder epithelialisiert wird. Nun beginnt die **Proliferationsphase** (**Abb. 450**), die den Aufbau einer funktionellen Schicht zum Ziele hat. Die Stromazellen vermehren sich, neue Gefäße sprossen aus, und mit zunehmender Dicke des Endometriums entstehen langgestreckte Drüsen, die gegen Ende der zweiten Woche allmählich leicht geschlängelt werden (**Abb. 451**). Im Bindegewebe und im Epithel (**Abb. 453**) entdeckt man recht häufig Zellteilungsfiguren; die Lamina propria ist etwas dichter geworden.

Mit dem Beginn der **Sekretionsphase** wird die Lage der Zellkerne, die mehr gegen das Lumen vorrücken, unregelmäßiger; in den basalen Abschnitten der Zellen treten helle Blasen auf (**Abb. 454**), in denen sich Glykogen nachweisen läßt. Mitosen sind nun kaum mehr zu finden, dagegen zeigen die Drüsenzellen – schon gegen Ende der dritten Woche – deutliche Sekretionserscheinungen. Abgesehen von ihren schlankeren und weiter auseinanderliegenden Halsabschnitten im **Stratum compactum** werden die Drüsenschläuche, in deren Lichtung ein schleimiges Sekret erscheint, voluminöser und immer stärker akkordeonartig gefältet (**Abb. 452**). Auf dem Höhepunkt der Sekretionsphase ist ihre Wand im Längsschnitt sägeblattförmig, und die Zellkerne liegen wieder basal; das kuppelartig vorgewölbte supranukleäre Cytoplasma hat eine schaumige Struktur (**Abb. 455**). Die breitere, tiefere Zone der funktionellen Schicht ist durch die weitlumigen Drüsen schwammartig aufgelockert (**Stratum spongiosum**). Der Zell-Leib ist jetzt sehr reich an Glykogen und enthält auch Schleimstoffe, die aber erst nach ihrer Ausscheidung mit Muzikarmin färbbar werden.

Während das Stroma im Stratum spongiosum ebenfalls verhältnismäßig locker und der Interzellularraum reich durchsaftet ist, werden die Bindegewebszellen besonders im Stratum compactum durch Speicherung von Glykogen und Lipiden auffällig groß. Sie sind eng aneinandergelagert und bekommen eine gewisse Ähnlichkeit mit den in der Schwangerschaft auftretenden Deciduazellen (S. 386), weshalb sie gelegentlich «Pseudodeciduazellen» genannt werden (**Abb. 456**).

Das *Endometrium zeigt gegen Ende der Sekretionsphase eine Gliederung in drei Schichten* (**Abb. 452**), die ohne scharfe Grenze ineinander übergehen. Das oberflächliche Viertel entspricht dem *Stratum compactum* und die mittleren zwei Viertel zählen zum *Stratum spongiosum*;

diese beiden Schichten bilden zusammen das *Stratum functionale,* welchem das letzte Viertel als *Stratum basale* gegenübergestellt wird. Die in diesem gelegenen Drüsenenden werden von den zyklischen Umwandlungen nur wenig betroffen, und auch das Bindegewebe der Lamina propria reagiert hier kaum. Dagegen sind am oberflächlichen Epithel gewisse, allerdings nur geringgradige Sekretionserscheinungen zu erkennen.

Gegen Ende der vierten Zykluswoche ist die Schleimhaut oedematös geworden; sie ist nun 5–8 mm dick. Die *Blut- und Lymphgefäße* der Functionalis sind stark gefüllt. Die Permeabilität ihrer Wandung nimmt weiter zu, und es kommt bereits zu einzelnen Blutaustritten ins Gewebe. Von den im Stroma vorkommenden *freien Zellen* sind vor allem die Granulocyten stark vermehrt, aber auch die Mastzellen («Heparinocyten») zahlreicher geworden.

Damit ist die Aufgabe der Sekretionsphase – die Vorbereitung der Schleimhaut für die Aufnahme eines befruchteten Eies und die Schaffung günstiger Ernährungsbedingungen für den Blastocysten – erfüllt. Tritt keine Nidation ein, dann wird die funktionell hochwertige Organisation überflüssig und wieder abgebaut: **Menstruationsphase.** Schon gegen Ende der Sekretionszeit findet man im Drüsenepithel, besonders in den tieferen Abschnitten des Stratum spongiosum, pyknotische Kerne (s. **Abb. 455**). In der Menstruationsphase kommt es zu Blutungen in das Stratum functionale, das durch Verlust von interzellulärer Flüssigkeit etwas geschrumpft ist, unter der Einwirkung von Enzymen schließlich zerfällt und mit Blut vermischt in Fetzen aus dem Uterus ausgestoßen wird. Unberührt von diesen Vorgängen bleibt die Basalschicht, von welcher die Regeneration ausgeht; innerhalb von 3–5 Tagen wird die bindegewebige Wundfläche mit einem von den zurückgebliebenen Drüsenstümpfen gebildeten Deckepithel überzogen.

Für die *Vorbereitung der Menstruation* spielt das Verhalten der Arterien eine Rolle: Die spiralig verlaufenden Gefäße (**Spiralarterien**), welche das Stratum functionale versorgen, zeigen spastische Kontraktionen, wodurch es zu lokalen ischämischen Schädigungen des Gewebes kommt (Ischämiephase am 27. Tag; das Stratum basale, das durch andere Arterienäste Blut erhält, wird davon jedoch nicht betroffen). Auch die Gefäßwände leiden unter dem Sauerstoffmangel; deshalb reißen sie, wenn mit dem Nachlassen der Spasmen wieder reichlich Blut hineinfließt, stellenweise ein, was die Hämorrhagie in die Lamina propria erklärt. Durch Zellzerfall gelangen proteolytische Enzyme ins Gewebe. Das Menstruationsblut gerinnt nicht (die Thrombocytenzahl des Blutes ist gegen Ende des Zyklus herabgesetzt). Experimentell können bei Affen *Autotransplantationen* von Uterusmucosa in die vordere Augenkammer ausgeführt werden, was eine direkte Beobachtung der zyklischen Vorgänge, die sich auch am Transplantat abspielen, ermöglicht.

Das Endometrium des **Isthmus** gleicht der glatten Corpusschleimhaut, ist aber nie mehr als 0,5–1 mm dick. Die Drüsen sind etwas spärlicher als im Corpus uteri. An den monatlichen Veränderungen und an der Deciduabildung nimmt es keinen starken Anteil; immerhin zerfällt das oberfläche Epithel bei der Menstruation auch. Bei der Geburt wird die Isthmusschleimhaut wie die Decidua parietalis ausgestoßen. Das Myometrium des Isthmus ist immer relativ locker, jedoch ganz besonders in der Gravidität (Hegarsches Schwangerschaftszeichen).

Cervix- und Isthmusmucosa sind in bezug auf ihren Feinbau scharf gegeneinander abgegrenzt («Orificium histologicum»). Die **Cervix** schützt die Uterushöhle gegen das Eindringen von Bakterien und verhütet den vorzeitigen Austritt des Fetus. Der Cervixkanal ist gewöhnlich durch einen alkalisch reagierenden Schleimpfropf verschlossen. Sein mit Fältchen versehenes, etwa 2–3 mm dickes Endometrium ist an den Zyklusvorgängen nicht auffällig beteiligt; es wird in der Menstruationsphase nicht abgestoßen. Das Stroma ist zellärmer und fester gefügt als im Corpus, und die Drüsen des Halsabschnittes (Gll.cervicales uteri) sind stärker verzweigt und vielgestaltiger; diese wuchern in der Schwangerschaft stark (wie auch die Venen). Die hochprismatischen Epithelzellen sind höher als im Corpus, stets glykogenfrei, dagegen sind im apikalen Cytoplasma Mukopolysaccharide nachweisbar; die Kerne liegen basal. Im Myometrium findet man viel, an elastischen Fasern reiches Bindegewebe.

Die Grenze zwischen dem einschichtigen Oberflächenepithel des Canalis cervicis, dessen Zellen nur ausnahmsweise mit Kinozilien versehen sind, und dem mit der Unterlage wenig verzapften geschichteten Plattenepithel, das die **Portio vaginalis** überzieht, ist gebuchtet und braucht nicht genau dem äußeren Muttermund zu entsprechen. Dringt das Cervixepithel auf die Portio vor, so erscheinen diese Stellen bei der kolposkopischen Untersuchung röter (sog. Pseudoerosionen) und dürfen nicht mit Schleimhautdefekten verwechselt werden. Durch Verlegung von Drüsenmündungen können Retentionscysten entstehen (Ovula Nabothi). Das gesunde Portioepithel ist sehr glykogenreich – auch nach der Menopause – und färbt sich bei Bepinselung mit Lugolscher Lösung braunrot (Schillersche Jodprobe), während Orte mit veränderter Schleimhaut sich nicht anfärben (jodnegative Stellen) und carcinomverdächtig sind.

Das Endometrium des *kindlichen Uterus* ist dünn (0,3–1,0 mm); die Drüsen sind englumige Schläuche und nur in geringer Zahl vorhanden. – Mit dem *Klimakterium* werden die Menses zunächst unregelmäßig, und schließlich bleiben die zyklischen Schleimhautveränderungen überhaupt aus *(Menopause).* Die Tunica mucosa wird dünn; die Epithelzellen werden kubisch bis flach. Faseriges Bindegewebe ersetzt einen Teil der glatten Muskulatur, und das ganze Organ wird allmählich atrophisch.

Placenta

Die Menstruation tritt nicht ein, wenn es zur Befruchtung des Eies und – zwischen dem 5. und 6. Tag nach der Ovulation – zu seiner Nidation (Implantation) gekommen ist. Die Differenzierung des Keims ist zu dieser Zeit schon so weit fortgeschritten, daß sich ein Embryoblast und ein Trophoblast unterscheiden lassen; dieser bildet ein Hormon, das Choriongonadotropin, welches bewirkt, daß sich der Gelbkörper im Ovar zum Corpus luteum graviditatis weiterentwickelt. Die Corpusmucosa ihrerseits wird dann

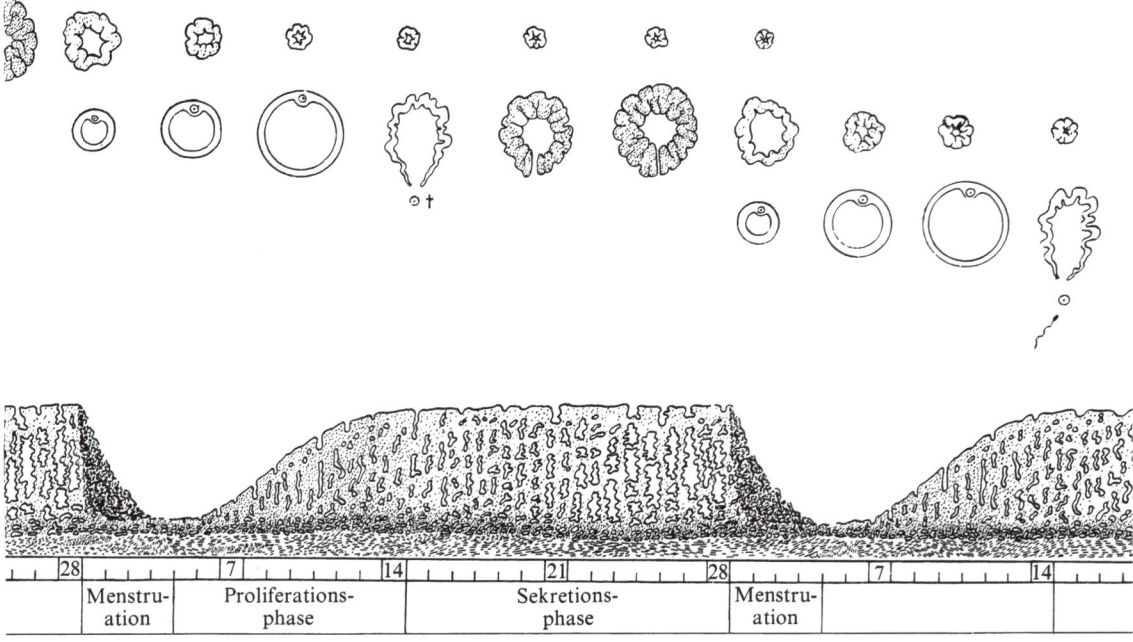

Abb. 448: Schematische Darstellung des Menstruationszyklus. Beziehungen zwischen den Vorgängen im Ovar und im Endometrium des Uterus. Erfolgt die Befruchtung nach der Ovulation entwickelt sich das Endometrium zur Decidua.

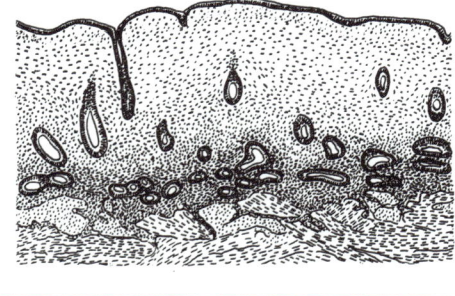

◁ **Abb. 450:** Menschliche Uterusschleimhaut am 6. Tag des Menstruationszyklus (Beginn der Proliferationsphase). H.-E.-Färbung. Vergr. 30mal. (W.)

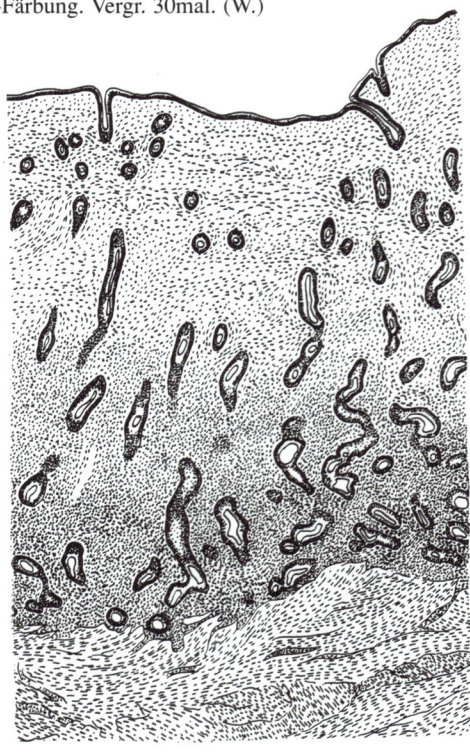

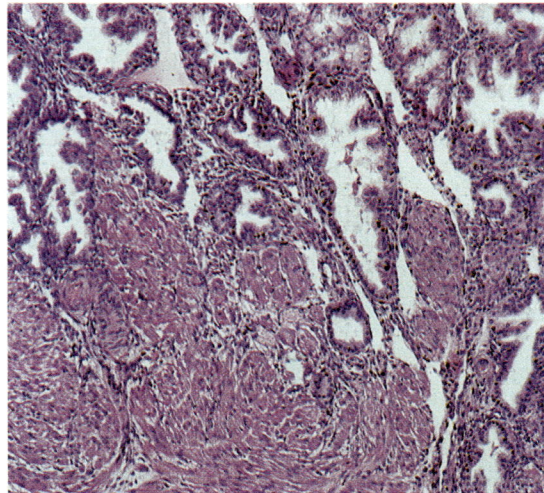

Abb. 449: Übergangszone zwischen Endometrium und Myometrium: Der Drüsenschläuche reichen bis tief zwischen die Muskelbündel (Sekretionsphase einer menschlichen Uterusschleimhaut). H.-E.-Färbung. Vergr. 75mal.

Abb. 451: Menschliche Uterusschleimhaut am 12.–13. Tag des Menstruationszyklus (gegen Ende der Proliferationsphase). H.-E.-Färbung. Vergr. 30mal. (W.)

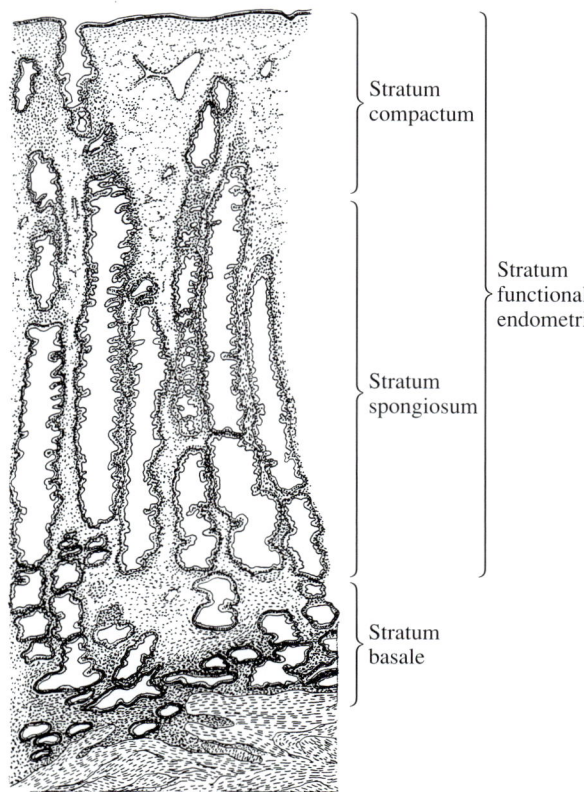

Stratum compactum

Stratum functionale endometrii

Stratum spongiosum

Stratum basale

Abb. 452: Menschliche Uterusschleimhaut am 25./26. Tag des Menstruationszyklus (gegen Ende der Sekretionsphase). H.-E.-Färbung. Vergr. 30mal. (W.)

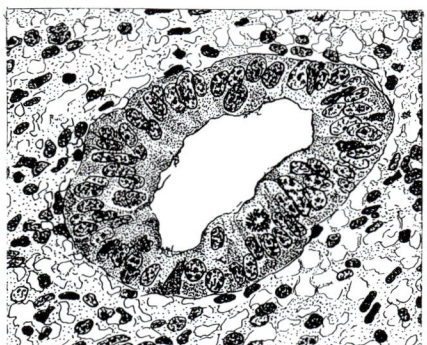

Abb. 453: etwa 12. Tag

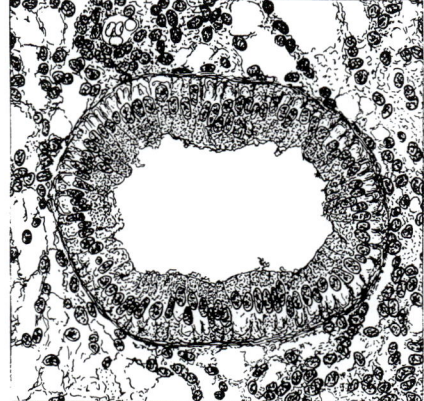

Abb. 454: etwa 18. Tag

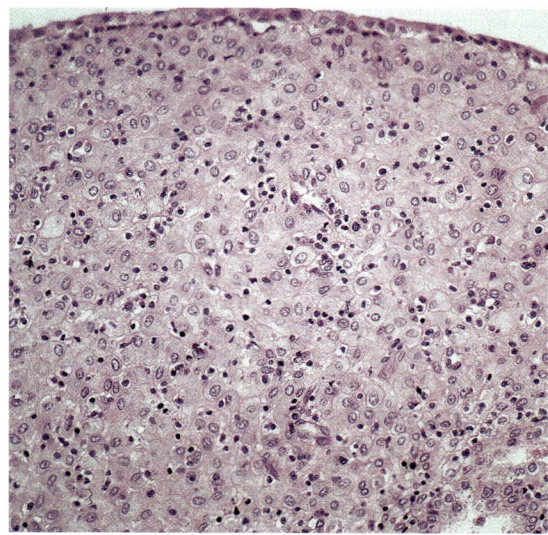

Abb. 456: Oberflächlicher Teil der Uterusschleimhaut in der Sekretionsphase: Die Bindegewebszellen haben sich durch Speicherung zu Pseudodeciduazellen differenziert. H.-E.-Färbung. Vergr. 150mal.

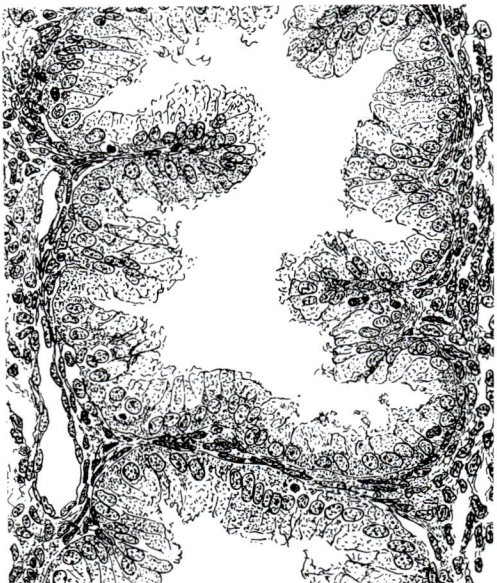

Abb. 455: 27./28. Tag

Abb. 453–455: Schnitte durch Uterusdrüsen, starke Vergrößerung (300mal).
Schleimhaut aus verschiedenen Zeiten des Menstruationszyklus. H.-E.-Färbung. (W.)

zur *Decidua*[43]: Sie nimmt an Dicke noch zu, und die Sekretionsvorgänge erfahren in den ersten Monaten der Schwangerschaft eine weitere Steigerung. Die Bindegewebszellen werden, besonders im Stratum compactum, zu großen polygonalen und nicht selten mehrkernigen, glykogenreichen **Deciduazellen.**

Aus den Chorionzotten (Chorion frondosum) des Keims und der myometriumwärts davon gelegenen Decidua basalis entsteht schließlich bis Ende des dritten Monats die **Placenta** (Mutterkuchen[44], **Abb. 458**); die dabei ablaufenden Vorgänge werden Placentation genannt.

Man unterscheidet an der 2–3 cm dicken Placenta eine **Pars fetalis** und eine *Pars materna.* Die erstgenannte besteht aus der auf der einen Seite vom Amnion überzogenen Chorionplatte (Lamina chorionica: **Abb. 461**) und den auf der anderen, vom Trophoblastepithel bedeckten Seite von ihr abgehenden 40–60 Hauptzottenstämmen mit sämtlichen Verästelungen (terminale Chorionzotten). Vom Trophoblasten stammende fetale Zellen wachsen auch in die aus der Decidua basalis hervorgegangene **Pars materna** (oder uterina) ein. Zwischen den beiden vielfältig ineinandergreifenden Anteilen liegt der vom mütterlichen Blut durchströmte intervillöse Raum (**Spatium intervillosum**), der durch Septa placentae unvollständig unterteilt wird.

Die menschliche Placenta ist eine Placenta haemochorialis: die Chorionzotten des Keims grenzen unmittelbar an das Blut der Mutter. Uterusarterien und -venen durchbrechen die Basalplatte und münden ohne dazwischengeschaltete Kapillaren direkt in den intervillösen Raum. Es gibt aber keine Kommunikation zwischen dem Kreislauf des Kindes und dem der Mutter.

Die fetalen **Zotten** bestehen aus 1. einem Epithelüberzug – dem Trophoblasten –, 2. aus einem mesenchymähnlichen Stroma, in welchem große Makrophagen – sog. *Hofbauer-Zellen* – auffallen, 3. einer Basalmembran und 4. aus zahlreichen, häufig subepithelial gelegenen Gefäßen (vor allem sinoidal erweiterten Kapillaren: (**Abb. 457**). Das Epithel ist in der unreifen Placenta (**Abb. 459**) bis zum vierten Monat zweischichtig. Wir erkennen basal den aus deutlich gegeneinander abgrenzbaren Epithelzellen bestehenden **Cytotrophoblasten** (= Langhanssche Zellschicht) und oberflächlich den **Syncytiotrophoblasten** (= Syncytium), an welchem keine Zellgrenzen zu sehen sind. Dann verschwindet die Langhanssche Schicht, und in der reifen Placenta (**Abb. 460**) finden wir lichtmikroskopisch nur noch einen einschichtigen Epithelüberzug, das sog. Syncytium.

In der ersten Hälfte der Schwangerschaft ist an dem Syncytium ein aus langen Mikrovilli bestehender Bürstensaum, der mit der Resorption in Beziehung steht, nachweisbar. Während die Zotten anfänglich noch recht grob sind, nimmt mit der Entwicklung des Fetus durch weitere Verästelung die Zahl der Zotten, und damit die den Stoffaustausch zwischen dem kindlichen und dem mütterlichen Organismus vermittelnde Oberfläche (**Abb. 459** und **460**), gewaltig zu (Größenordnung 10–15 m²); der intervillöse Raum wird dadurch immer mehr eingeengt. An verschiedenen Stellen der Placenta entstehen *Fibrinoidablagerungen* (**Abb. 462**), ferner vielkernige epitheliale Knospen, die abgelöst und in den mütterlichen Kreislauf verschleppt werden können. Ein kleinerer Teil der Zotten verankert als *Haftzotten* (Villi anchoriales: **Abb. 458**) die Placenta fetalis in der mütterlichen *Basalplatte.* Die hier vorkommenden, bisweilen bis ins Myometrium vorgedrungenen vielkernigen Riesenzellen werden vom Syncytiotrophoblasten der Haftzotten abgeleitet. Die noch vorhandenen Drüsenreste sind unentbehrlich für die Regeneration des Uterusepithels nach der Geburt.

Im Syncytiotrophoblasten der Chorionzotten wird ein gonadotropes Hormon gebildet, das als Choriongonadotropin (HCG = human chorionic gonadotrophin) bezeichnet wird und vor allem LH-Wirkung aufweist. Sein Vorkommen im Harn der Gravida ist von praktischer Bedeutung, weil es schon sehr frühzeitig den Schwangerschaftsnachweis ermöglicht; darauf beruht z. B. die Reaktion nach Aschheim-Zondek an infantilen Mäusen. Der Nachweis von HCG im Schwangerenharn wird heute immunologisch durchgeführt. In der Placenta, die somit auch *endokrine Funktionen* hat, werden ferner oestrogene Hormone (stärkste Produktion am Ende der Gravidität) sowie Progesteron gebildet (**Abb. 463**).

Über *Diagnose* der Placenta siehe Seite 427.

Der **Nabelstrang** (Funiculus umbilicalis, Nabelschnur, **Abb. 464**), der oberflächlich von einschichtigem Amnionepithel überzogen ist, besteht aus nerven- und kapillarlosem gallertigen Bindegewebe (S. 116) – der Whartonschen Sulze –, den beiden dickwandigen Aa. umbilicales, der relativ muskelstarken V. umbilicalis und epithelialen Resten des obliterierten Allantoisganges. Die in den Schnittpräparaten immer unnatürlich kontrahierten Gefäße sind in vivo durch den fetalen Blutdruck sehr stark erweitert.

3. Vagina

Die Vagina ist das 7–10 cm lange, dorso-ventral abgeplattete unpaare Endstück der weiblichen Geschlechtswege. Sie beginnt mit dem die Portio vaginalis cervicis umfassenden Scheidengewölbe (Fornix vaginae), das hinten vom Peritoneum eben noch erreicht wird, und mündet am Hymen in das aus dem kaudalen Ende des Sinus urogenitalis hervorgegangene Vestibulum vaginae. Sie dient, in-

---

43 *lateinisch:* deciduus (auch caducus) = hinfällig: Die Membrana decidua wird (abgesehen von der Basalschicht) kurz nach der Geburt des Kindes mit den Fruchthäuten und dem restlichen Teil der Nabelschnur ausgestoßen (Nachgeburt).

44 *lateinisch:* placenta (*griechisch:* plakûs) = Kuchen.

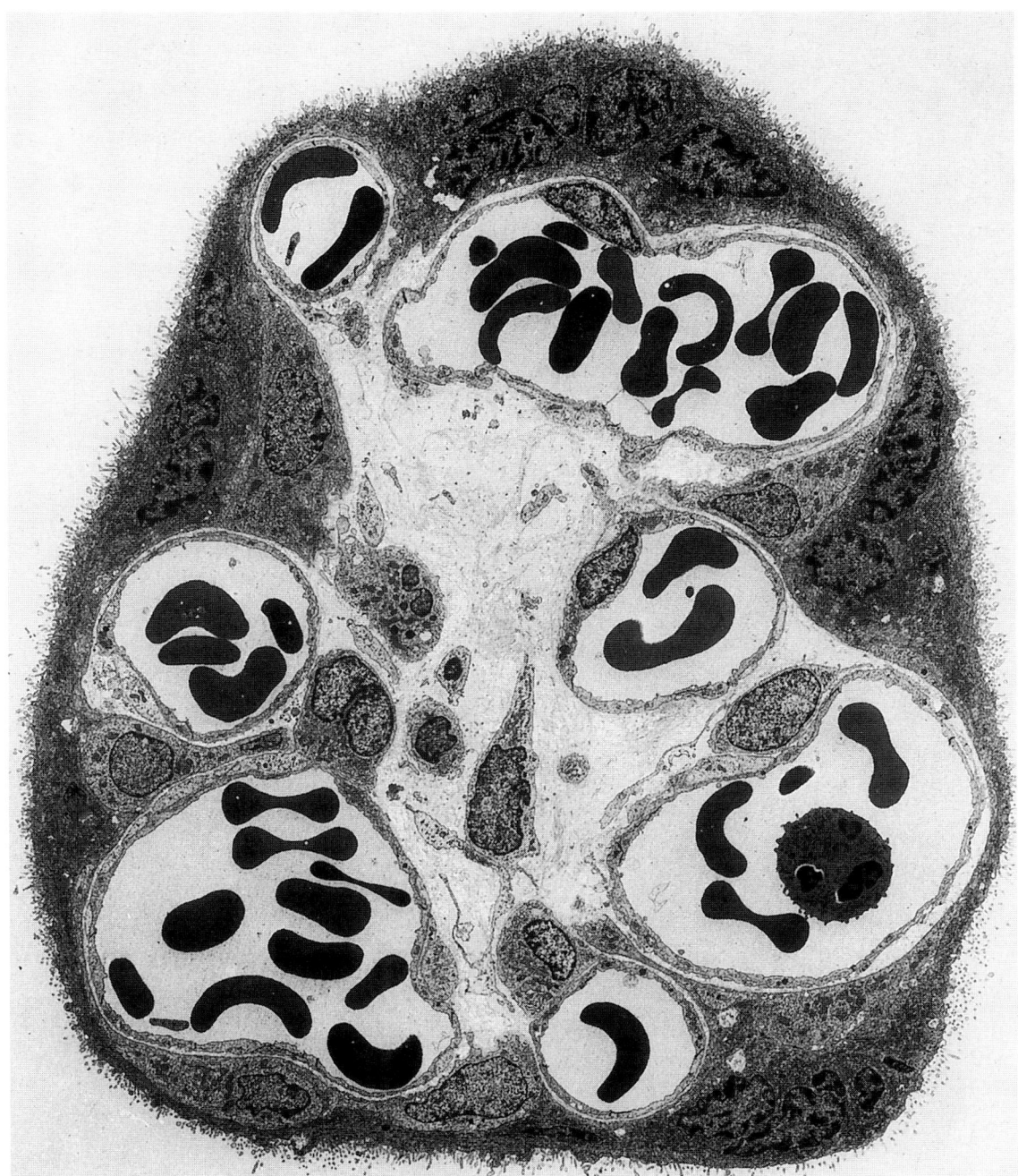

Abb. 457: Querschnitt durch eine menschliche Placentar-Zotte aus der 40. Schwangerschaftswoche. Vergr. 2400mal. EM von Prof. P. Kaufmann, Aachen (aus Schiebler, T. H. und Kaufmann, P.: Reife Plazenta. In: Die Plazenta des Menschen. Hrsg. Becker, Schiebler, Kubli. Thieme, Stuttgart/New York 1981).

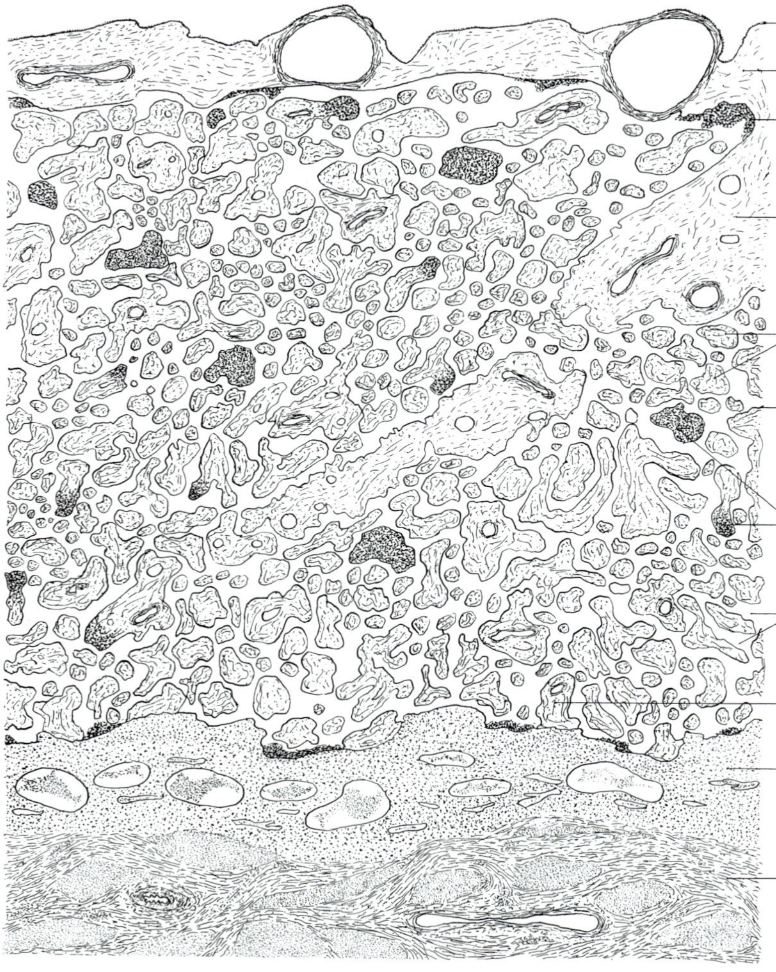

Amnion **Pars fetalis**

Chorionplatte mit Vasa umbilica

Fibrinoidablagerungen auf Chorionepithel

Zottenstamm

Zotten der Placenta fetalis

Zottenepithel

Zotten mit Fibrinoidablagerungen (weiße Infarkte)

intervillöser Raum

Haftzotte

Basalplatte mit Vasa uterina und Drüsenresten

Pars materna

Myometrium

Abb. 458: Schnitt durch eine reife menschliche Placenta. H.-E.-Färbung. Vergr. 12mal. (Be.)

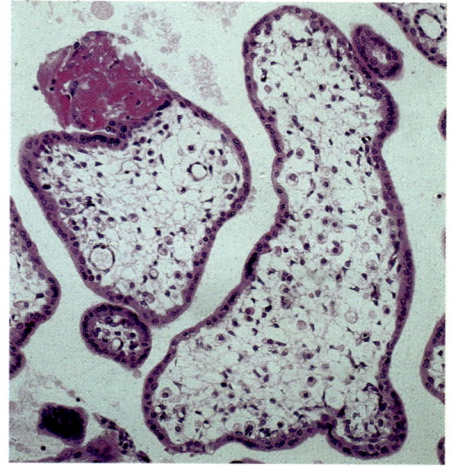

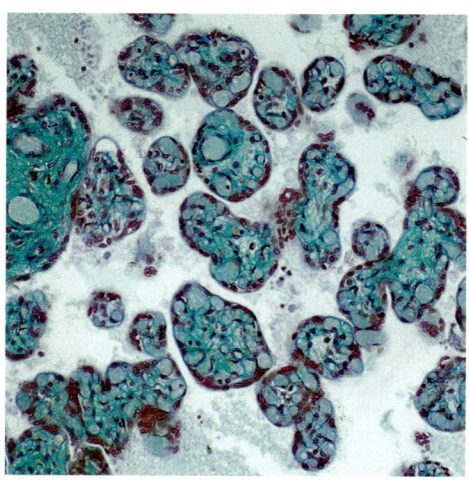

Abb. 459: Schnitt durch menschliche Chorionzotten einer jungen Placenta. Unter dem einheitlichen Syncytiotropho-blasten bilden Zellen des Cytotrophoblasten eine zweite, uneinheitliche Schicht des Zottenepithels. H.-E.-Färbung. Vergr. 150mal.

Abb. 460: Schnitt durch Chorionzotten einer reifen menschlichen Placenta. Ein dünner Syncytiotrophoblast bildet das Zottenepithel. Goldner-Färbung. Vergr. 150mal. (vgl. mit Abb. 515)

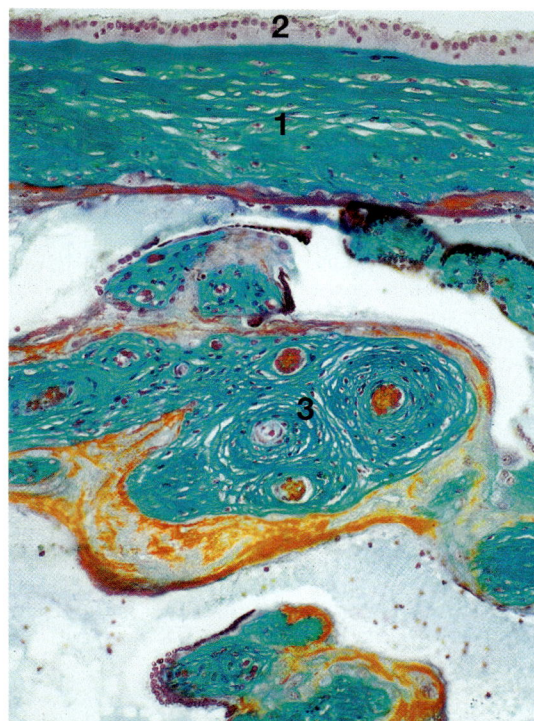

Abb. 461: Chorionplatte (1) und Amnion (2). Goldner-Färbung. Vergr. 150mal. (3) Zottenstamm

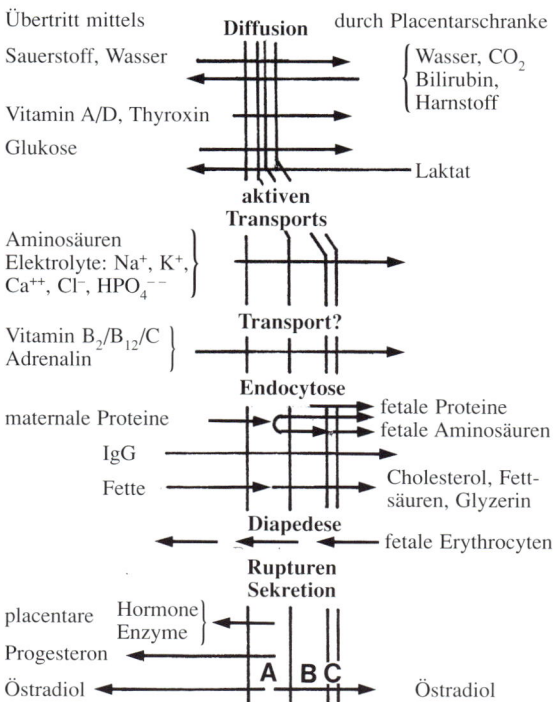

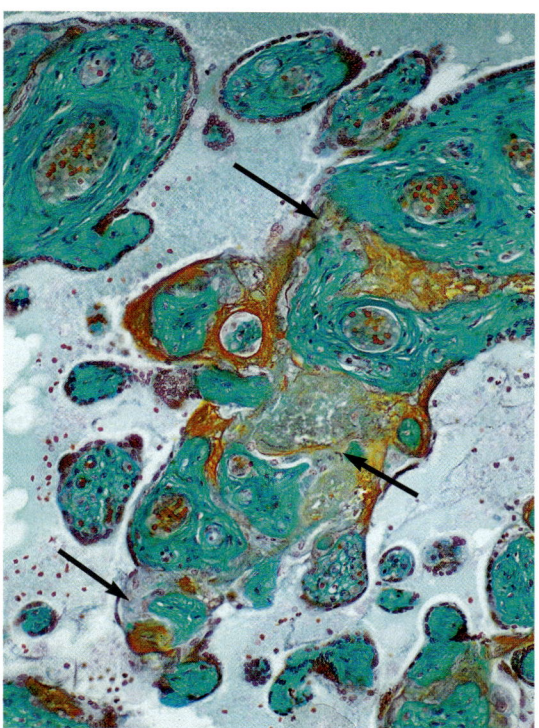

Abb. 462: Fibrinoidablagerungen (Pfeile) im intervillösen Raum, die zu einem Verbacken von Chorionzotten und zu einem Ausschalten der Austauschfläche führen. Goldner-Färbung. Vergr. 150mal.

Übertritt mittels **Diffusion** durch Placentarschranke

Sauerstoff, Wasser → ← $\begin{cases} \text{Wasser, } CO_2 \\ \text{Bilirubin,} \\ \text{Harnstoff} \end{cases}$

Vitamin A/D, Thyroxin →

Glukose →

← Laktat

aktiven Transports

Aminosäuren
Elektrolyte: Na^+, K^+,
Ca^{++}, Cl^-, HPO_4^{--} $\}$ →

Vitamin $B_2/B_{12}/C$
Adrenalin $\}$ **Transport?**

Endocytose

maternale Proteine → → fetale Proteine
→ fetale Aminosäuren

IgG →

Fette → → Cholesterol, Fett-säuren, Glyzerin

Diapedese

← → fetale Erythrocyten

**Rupturen
Sekretion**

placentare $\begin{matrix}\text{Hormone} \\ \text{Enzyme}\end{matrix}\}$

Progesteron ←

Östradiol ← **A B C** → Östradiol

Abb. 463: Schematische Darstellung des Stoffaustausches durch die Placentarschranke. *A* Syncytiotrophoblast, *B* Zottenstroma mit Hofbauer-Zellen, *C* Endothel der fetalen Kapillare (nach Kaufmann 1990).

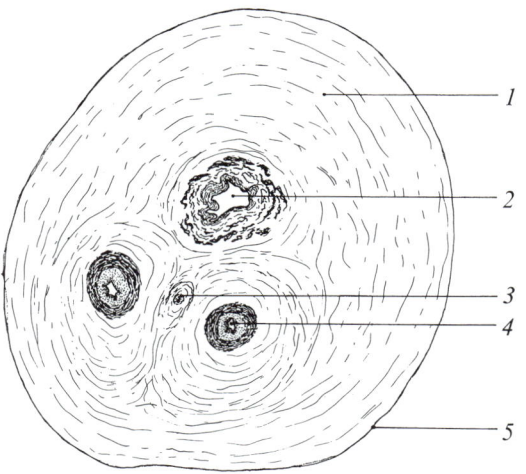

Abb. 464: Querschnitt durch den Nabelstrang eines vier-monatigen menschlichen Fetus. Azan-Färbung. Vergr. 7,5mal. (W.)

1 gallertiges
 Bindegewebe
2 Vena umbilicalis

3 Rest des Alantoisganges
4 Arteria umbilicalis
5 Amnionepithel

dem sie den eingeführten erigierten Penis scheidenartig[45] umgibt, als Kopulationsorgan und ist ferner ein Teil des Geburtsweges.

Man kann an der Vagina (**Abb. 465**) eine Tunica mucosa, eine Tunica muscularis und eine Tunica adventitia unterscheiden, die gegeneinander nicht sehr deutlich abgegrenzt sind. Die Wand ist nur etwa 3 mm dick, so daß bei der vaginalen – ähnlich wie bei der rektalen – Untersuchung das kleine Becken ausgetastet werden kann.

Die **Tunica mucosa** besitzt ein hohes geschichtetes Plattenepithel (**Abb. 466**), das auf Bindegewebspapillen, die in der dorsalen Wand am besten ausgebildet sind, verankert ist. Die breite drüsenlose *Lamina propria* ist oberflächlich etwas dichter als in den tieferen Lagen, die gelegentlich als *Submucosa* bezeichnet werden. Sie ist verhältnismäßig reich an elastischen Fasern und Blutgefäßen wie auch an Lymphgefäßen; sehr charakteristisch sind die Venenplexus. Die **Tunica muscularis** besteht aus einem kräftigen Bindegewebsgerüst und ziemlich locker eingelagerten, spiralig verlaufenden Bündeln glatter Muskelzellen, die sich in verschiedenen Richtungen durchflechten. Dabei überwiegt innen eine mehr oder weniger zirkuläre, außen eine annähernd longitudinale Verlaufsrichtung. Die bindegewebige *Tunica adventitia* baut die Vagina in den Subperitonealraum des kleinen Beckens ein. Sie enthält neben den größeren Gefäßen auch Bündel markhaltiger und vor allem markloser Nervenfasern sowie multipolare Ganglienzellen.

An der Vorder- und Hinterwand der Vagina liegt ein System von Querfältchen *(Rugae vaginales)*, welche säulenartig übereinandergeordnet sind (Columna rugarum anterior und posterior); sie verstreichen im Alter. Die *freien Zellen* der Lamina propria sind vor allem Lymphocyten, die – wie auch neutrophile Granulocyten – durch das Epithel hindurchwandern können, besonders am Ende und zu Beginn des Zyklus. Gelegentlich kommen kleine *Noduli lymphatici* vor. Feinste *Nervenplexus* sind unter dem Epithel und in der glatten Muskulatur nachweisbar.

In den oberflächlichsten Epithelzellen findet man hin und wieder Keratohyalingranula, besonders zur Zeit der Ovulation; eine Hornschicht fehlt normalerweise beim Menschen. Das Vaginalepithel scheidet etwas seröse Flüssigkeit ab, aus welcher durch Vermischung mit Schleim der Cervixdrüsen, abgestoßenen Epithelzellen – bei deren Zerfall Glykogen frei wird –, Bakterien und vereinzelten, gegen das Ende des Zyklus jedoch vermehrten Granulocyten das spärliche milchige *Vaginalsekret* entsteht. Seine saure Reaktion – pH um 4,0 – kommt dadurch zustande, daß das Glykogen (s. **Abb. 76**) durch körpereigene Enzyme und durch Bakterien (Lactobacilli vaginales) zu Milchsäure abgebaut wird. Sie ist für den Bestand der normalen Scheidenflora unerläßlich und verhindert das Ansiedeln fremder, schädigender Keime.

Im Vergleich mit dem Endometrium ist die Vaginalschleimhaut des Menschen nicht stark am *Zyklus* beteiligt. Das Epithel ist unmittelbar vor der Ovulation am dicksten (230–300 µm, Wirkung der oestrogenen Hormone), die oberflächlichen Zellen sind acidophil und haben einen kleinen, pyknotischen Kern (Verhornungstendenz). In der Zyklusmitte sind die Zellen der mittleren und oberen Schichten besonders glykogenreich (**Abb. 76**), und das pH hat seinen tiefsten Wert erreicht. Mit der Sekretionsphase (Progesteron-Wirkung) beginnt eine gewisse Regression. Die Zelldesquamation ist vermehrt (Abstoßung unverhornter Zellen in dichten Ballen), wodurch die Dicke des Epithels auf 150–180 µm abnimmt; ferner ist weniger Glykogen vorhanden, besonders gegen das Zyklusende, und damit steigt das pH wieder ein wenig an. Diese zyklischen Veränderungen lassen sich durch das sorgfältige Studium von Vaginalabstrichen erfassen. Die oberflächliche Abstoßung von Zellen mitsamt den übrigen zyklischen Veränderungen erfordern eine dauernde Regeneration und Modifikation des Scheidenepithels.

In der *Gravidität* beobachtet man in der Vagina eine gewisse Hyperplasie und Hypertrophie der verschiedenen Baubestandteile (Epithel, Bindegewebe, Muskulatur). Blut- und Lymphgefäße werden stark vermehrt (charakteristische blauviolette, livide Farbe der Schleimhaut). Die ganze Wand wird aufgelockert und so auf die starke Dehnung bei der Geburt vorbereitet.

4. Mikroskopische Differentialdiagnose der weiblichen Geschlechtswege

Tuba uterina und Uterus sind mit einem einschichtigen prismatischen, z. T. flimmernden *Epithel* ausgekleidet; im Gegensatz zu den Eileitern besitzt die Gebärmutter eine drüsenreiche, abgesehen von der Cervix faltenlose, glatte Schleimhaut. Die Vagina ist – wie Kopfdarm und Oesophagus – durch ein geschichtetes Plattenepithel gekennzeichnet. Die glatte *Muskulatur* ist in den verschiedenen Abschnitten der weiblichen Geschlechtswege sehr unterschiedlich entwickelt und zeigt nirgends eine so klare Schichtung wie z. B. im Darmrohr (wo zudem noch die charakteristische Lamina muscularis mucosae vorhanden ist); auch in den männlichen Geschlechtswegen und den Harnwegen ist das Bauprinzip der Tunica muscularis leichter zu erkennen.

Diagnose der Tuba uterina
Ampulla (**Abb. 441**): Weites Lumen, aber mit hohen, sich verzweigenden Schleimhautfalten fast ganz ausgefüllt; nur dünne Ring- und äußere

---

45 *lateinisch:* vagina *(griechisch:* kólpos) = Scheide.

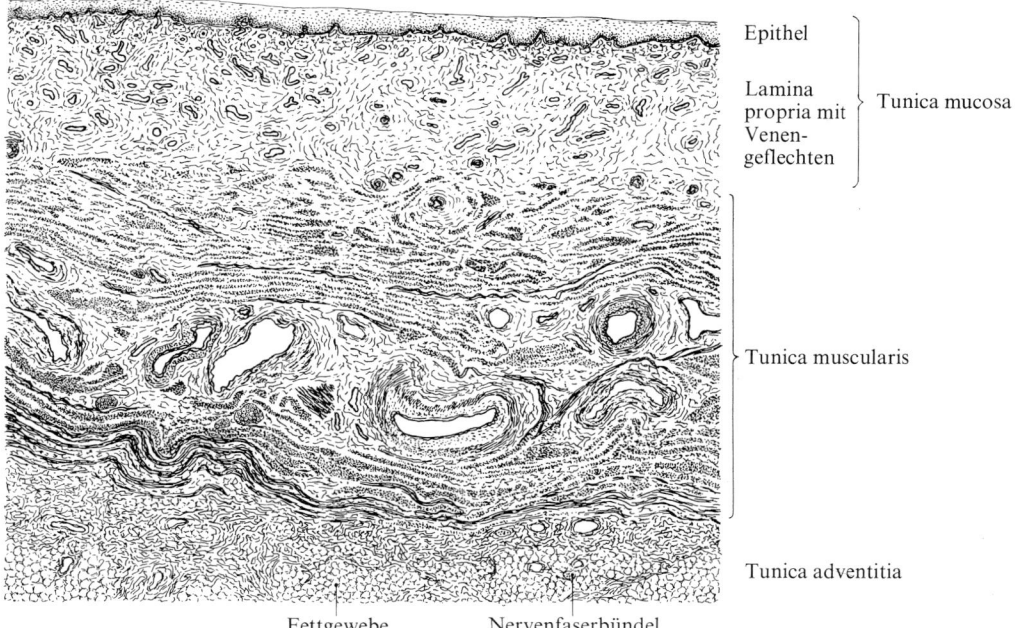

Epithel

Lamina
propria mit
Venen-
geflechten

Tunica mucosa

Tunica muscularis

Tunica adventitia

Fettgewebe   Nervenfaserbündel

Abb. 465: Längsschnitt durch menschliche Vaginalwand. Azan-Färbung. Vergr. 24mal. (W.)

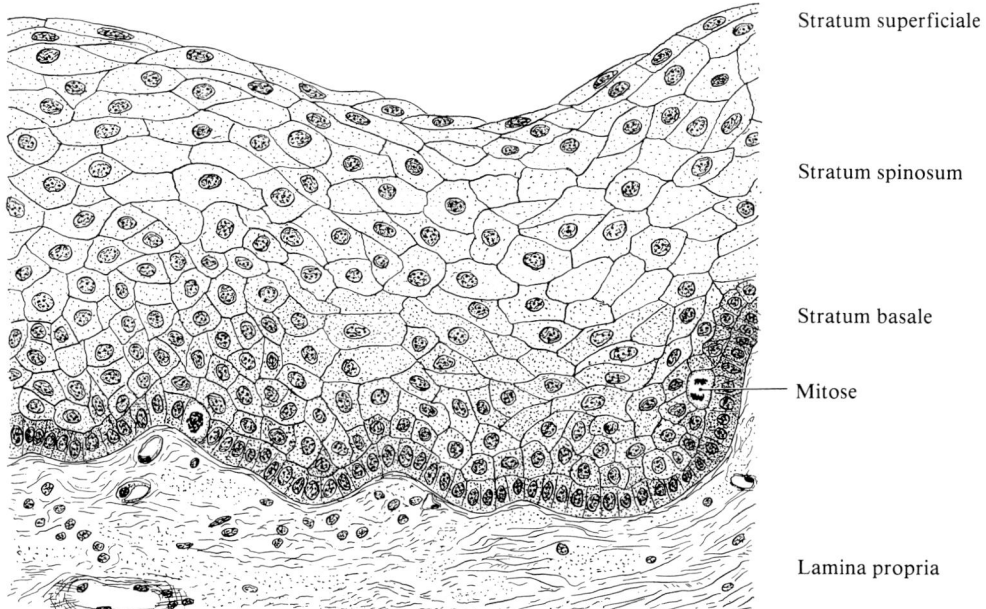

Stratum superficiale

Stratum spinosum

Stratum basale

Mitose

Lamina propria

Abb. 466: Unverhorntes geschichtetes Plattenepithel einer menschlichen Vagina (frühe Proliferationsphase). H.-E.-Färbung. Vergr. 300mal. (Be.)

Längsmuskulatur, wozu noch einige innere längsverlaufende Fasern sowie subperitoneale Muskelzellen kommen.

Differentialdiagnose: Die *Ampulla ductus deferentis* (S. 360) hat eine auffällig kräftige Muskulatur; das Epithel ist unregelmäßiger und ohne Kinozilien. – Der *Dünndarm* (Zotten!) besitzt eine Lamina muscularis mucosae sowie die typische, zweischichtige Tunica muscularis.

Isthmus (**Abb. 443**): Viel kleinerer Durchmesser, mäßige Faltenbildung, stärkere Muskelhaut.

Diagnose des Uterus

Corpus uteri: Außerordentlich kräftige Muskulatur (Myometrium) (**Abb. 445**); Dicke der Schleimhaut (Endometrium) sowie Ausbildung und Funktionszustand der Drüsenschläuche sind vom Menstruationszyklus abhängig (**Abb. 448** bis **455**).

Cervix uteri: Epithel aus besonders hochprismatischen, hellen Schleimzellen mit basalen Kernen; die Glandulae cervicales uteri sind verzweigt und vielgestaltiger als die Corpusdrüsen; sezerniert wird in allen Zyklusstadien, am stärksten zur Zeit der Ovulation. Das Myometrium ist bindegewebsreicher. – Die *Portio vaginalis* hat einen Überzug von geschichtetem Plattenepithel.

Placenta: Pars materna mit typischen Deciduazellen; Pars fetalis aus massenhaft – mit zunehmender Dauer der Gravidität feineren und dichter gelagerten – Zotten bestehend (**Abb. 458**). Das Zottenepithel der unreifen Placenta ist – bis zum vierten Monat – zweischichtig (Cytotrophoblast und Syncytiotrophoblast, s. **Abb. 459**), das der reifen Placenta licht- und elektronenmikroskopisch nur noch einschichtig (Syncytiotrophoblast, **Abb. 457** und **460**).

Diagnose der Vagina (Abb. 465 und 466):

Hohes geschichtetes Plattenepithel mit großenteils blasigen, glykogenreichen Zellen, das mit der Unterlage verschieden stark verzapft ist. Die Scheidenwand besitzt keine Drüsen, dafür in allen Schichten reichlich Gefäßnetze. Man achte besonders auf die gut ausgebildeten Venenplexus in der Lamina propria, die relativ breit ist und in der Lymphfollikel vorkommen können. Die Tunica muscularis besteht aus locker angeordneten glatten Muskelzellen.

Differentialdiagnose: Unverhorntes geschichtetes Plattenepithel und glatte Muskulatur finden sich auch in der unteren Hälfte des *Oesophagus* (**Abb. 313**), der jedoch andere charakteristische Merkmale aufweist (Lamina muscularis mucosae, deutliche innere Ring- und äußere Längsmuskelschicht, evtl. submuköse Schleimdrüsen).

C. Äußere Geschlechtsorgane

Die äußeren weiblichen Geschlechtsorgane können unter der Bezeichnung *Vulva* zusammengefaßt werden. Das *Vestibulum vaginae* ist ventral von der Clitoris, lateral im vorderen Abchnitt von den Labia minora und im hinteren Abschnitt von den Labia majora pudendi, dorsal von der Commissura labiorum posterior begrenzt. Es ist mit unverhorntem geschichtetem Plattenepithel ausgekleidet. Im Vestibulum vaginae wird, ähnlich wie im Praeputialsack des Mannes, Smegma gebildet. In den Scheidenvorhof mündet – papillenartig etwas vorgewölbt – die Harnröhre (Ostium urethrae externum) und dorsal davon, jederseits vom Bulbus vestibuli umfaßt, die Vagina. Das Ostium vaginae ist beim Kind und bei der Jungfrau durch das *Hymen* eingeengt. Der paarige *Bulbus vestibuli* besteht aus einem durch dichte Venengeflechte gebildeten Schwellkörper, der vom quergestreiften Musculus bulbospongiosus schalenartig bedeckt ist.

Die *Glandulae vestibulares majores* (Bartholinsche Drüsen) sind etwa erbsengroße paarige Drüsen, die mit je einem Ausführungsgang seitlich das Ostium vaginae in das Vestibulum münden. Nach ihrem histologischen Bau sind es den Gll. bulbo-urethrales (S. 362) des Mannes entsprechende, zusammengesetzte Drüsen, deren schleimartiges Ausscheidungsprodukt die Vorhofmucosa befeuchtet. Die *Glandulae vestibulares minores,* welche in der Nähe der Clitoris liegen und auch in das Vestibulum münden, bilden ein ähnliches Sekret. Die neben dem Ostium urethrae externum mündenden *Glandulae und Lacunae urethrales* sind den aus der bisexuellen Anlage hervorgegangenen Prostatadrüsen des Mannes vergleichbare Rudimente. Die *Clitoris* besitzt ein Corpus cavernosum clitoridis, das dem Corpus cavernosum penis (s. d.) entspricht, eine Glans clitoridis und ein Praeputium; die ganze Gegend ist mit vielen sensiblen Nervenendigungen versehen.

Die *Labia minora pudendi* (kleine Schamlippen oder Nymphen) sind paarige Hautduplikaturen mit einer gerunzelten Oberfläche und einem recht derben, fettzellfreien Bindegewebsgerüst im Inneren. Das Bindegewebsstroma ist reich an elastischen Fasern, Venengeflechten und sensiblen Nervenendigungen. Das die kleinen Schamlippen überziehende geschichtete Plattenepithel ist gut pigmentiert und nur an der Außenseite schwach verhornt. Besonders auf die das Vestibulum begrenzenden zarten Innenseite kommen freie Talgdrüsen vor; Haare und Schweißdrüsen fehlen (ähnlich wie im Lippenrot). Die *Labia majora pudendi* (große Schamlippen) sind paarige, mit Fettgewebe unterpolsterte pralle Hautwülste mit pigmentierter Epidermis, Talgdrüsen, ekkrinen und apokrinen Schweißdrüsen und Haaren (diese fehlen an der Innenseite, hier freie Talgdrüsen und geringere Verhornung). Die großen apokrinen Schweißdrüsen liegen vor allem in der Furche zwischen Labium majus und Labium minus. Die Lederhaut enthält in den großen Schamlippen – wie im Scrotum (Tunica dartos) – glatte Muskulatur.

VIII. Bewegungsapparat

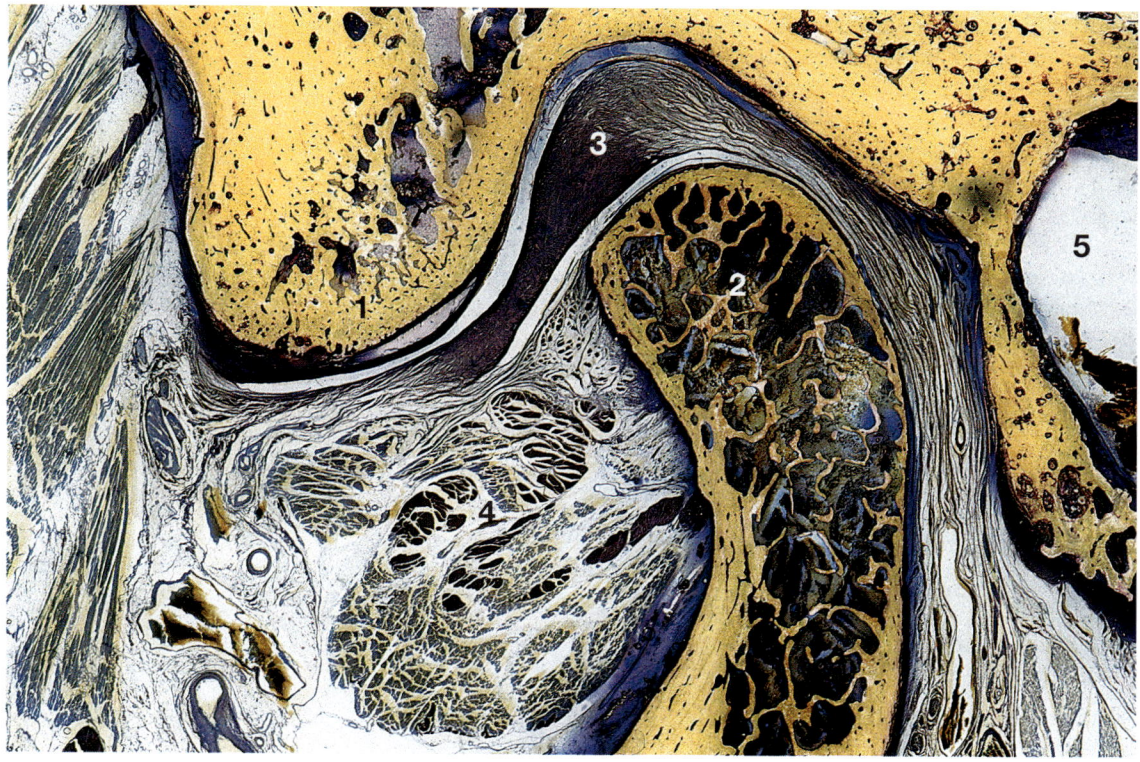

Abb. 467: Die Gelenke zeigen eine oft sehr feine Abstimmung ihrer Mechanik. Die strukturellen Grundlagen sind z. T. nur durch besondere Meßmethoden und histologische Untersuchungen vor allem im Lupenbereich erfaßbar. Mit der Plastinationsmethode lassen sich dünne Sägeschnitte in Serie herstellen, die gefärbt viele Details erkennen lassen. Plastinations-histologisches Bild von einem sagittalen Sägeschnitt (600 μm) durch das rechte Kiefergelenk eines Mannes. Gewebe wurde nicht entkalkt und in Epoxyharz eingebettet. Färbung: Methylenblau/Azur II und basisches Fuchsin nach Laszkó und Lévai, 1975. Vergr. 5mal. Präparat von Priv.-Dozentin Dr. Schmolke, Bonn.
1 Tuberculum articulare; *2* Processus condylaris mandibulae; *3* Discus articularis; *4* M. pterygoideus lateralis; *5* Meatus acusticus externus

Im Bewegungsapparat sind die im Abschnitt Histologie besprochenen *Gewebe,* deren Kenntnis hier vorausgesetzt wird, unter bestimmten architektonischen Gesichtspunkten so zu Einheiten höherer Ordnung zusammengefügt, daß einem jeden die seiner besonderen Leistungsfähigkeit – vgl. auch **Tab. 53** – am besten entsprechende Aufgabe zukommt. So finden wir im Bewegungsapparat Knochen und Knorpel, faseriges Bindegewebe (als Faszien, Sehnen, Aponeurosen und Bänder), Fettgewebe (als Polster-, Füll- oder Verschiebegewebe) und in großer Menge quergestreifte Skelettmuskulatur. Der Knochen ist – außer beim Kleinkind – fast überall lamellär gebaut, der Knorpel – abgesehen von den Symphysen – meistens hyalin.

A. Knochenskelett

Vergegenwärtigen wir uns die Unterschiede in der mechanischen Widerstandsfähigkeit von *Knorpel und Knochen* (**Tab. 53**), so wird verständlich, warum im Bereich des Bewegungsapparates das primordiale Knorpelskelett größtenteils durch Knochen ersetzt worden ist. Der Knorpel ist ein gut wachsendes Gewebe, das während des intrauterinen Lebens für die Stützfunktion ausreicht. Beim Erwachsenen finden wir hyalinen Knorpel noch als Rippenknorpel, als Gelenküberzug und in Synchondrosen, Bindegewebsknorpel vor allem in den Zwischenwirbelscheiben (s. a. **Tab. 18,** S. 125).

Die *Struktur des Knochens* ist in dem Sinne *funktionell,* als zwischen der Anordnung der Bauelemente und ihrer Beanspruchung eine enge Beziehung besteht. An einigen Stellen des Skelettes, so z. B. am proximalen Ende des Femurs (**Abb. 468**), kommt der **trajektorielle Bau** besonders schön zur Geltung: **Substantia spongiosa.** Hier sind die Linien der bei Normalbelastung entstehenden größten Druck- und Zugspannungen, die senkrecht aufeinander stehen, in Spongiosabälkchen ausgeführt. Mit diesem trajektoriellen Bau ist aber noch eine *Grundkonstruktion* kombiniert (**Substantia compacta**), welche eine zusätzliche Festigkeit des Knochens gewährleistet. Je mehr Material für diese Grundkonstruktion verwendet werden muß, um so mehr treten die trajektoriellen Strukturen zurück.

Kurze Knochen wie Wirbelkörper oder Hand- und Fußwurzelknochen bestehen größtenteils aus einem Spongiosafachwerk mit gut erkennbarem trajektoriellem Bau und haben nur eine schmale kompakte Rinde. Ähnlich sind die Epiphysen gebaut, während die Diaphyse der *Röhrenknochen* eine breite Compacta aufweist. *Platte Knochen* wie das Schädeldach besitzen zwei vor allem aus Grundlamellen bestehende Platten; diese sind durch ein spongiöses Maschenwerk – die Diploë – verbunden. Bei anderen platten Knochen (Schulterblatt und Darmbein) ist ein dünnes Knochenblatt in einem Rahmen, der ähnlich einer Diaphyse konstruiert ist, eingespannt. Die *Rippen* haben eine kompakte Schale, die mit Substantia spongiosa ausgefüllt ist.

Der funktionelle Bau betrifft nicht nur die Verteilung von Compacta und Spongiosa und die Struktur der Substantia spongiosa, sondern auch die Anordnung der Gefäßkanäle, der Lamellensysteme und den Bau der Lamellen selbst, so den mehr oder weniger steilen Verlauf der kollagenen Fibrillen. Die zeitlebens ablaufenden *Umbauvorgänge* bieten die Möglichkeit, den Feinbau geänderten funktionellen Bedingungen anzupassen (S. 136).

Experimentelle Untersuchungen haben gezeigt, daß mit zunehmendem *Alter* auch die *Biegsamkeit* und die *Stoßfestigkeit* der Knochen abnimmt. Diese beträgt z. B. am Humerus ungefähr 2 mkg beim 24jährigen, 0,9 beim 49jährigen und 0,7 beim 75jährigen Mann (0,9 bzw. 0,8 bzw. 0,5 mkg bei der 24- bzw. 51- bzw. 74jährigen Frau). Damit stimmt die Erfahrungstatsache überein, daß *Knochenfrakturen* bei alten Menschen verhältnismäßig häufiger sind. Auch im kindlichen Alter bricht der Knochen öfter als in einem mittleren Lebensalter; dagegen kommt es beim Kind infolge der größeren Biegsamkeit manchmal zu einem unvollständigen Bruch (Knickung wie bei einem grünen Ast, sog. «Grünholzfraktur»). Die Fraktur des nicht selten osteoporotischen Greisenknochens wäre eher mit dem Brechen eines spröden, dürren Astes zu vergleichen.

B. Knochenverbindungen

Die einzelnen Skelett-Teile sind entweder durch ein Zwischengewebe spaltenlos verbunden oder durch einen (Gelenk-)Spalt voneinander getrennt: *Synarthrosen* (Fugen, **Abb. 469** und **470**) bzw. *Diarthrosen* (Gelenke, **Abb. 467, Abb. 471** und **Abb. 490,** S. 411).

1. Synarthrosen

Je nach der Art des verbindenden Gewebes unterscheidet man bei den Fugen die Syndesmose (Articulatio fibrosa, Bandhaft), die Symphyse bzw. Synchondrose (Articulatio cartilaginea, Knorpelhaft) und die Synostose (Articulatio ossea, Knochenhaft)[46].

Bei der *Syndesmose* ziehen straffe kollagene Fasern von Knochen zu Knochen und dringen als Sharpeysche Fasern in ihn ein (Beispiel: Syndesmosis tibiofibularis). Besondere Formen der Bandhaft sind die Nähte zwischen den Schädelknochen (Suturae cranii, **Abb. 469**); es sind Stellen appositionellen Wachstums, die nach dessen Abschluß teilweise zu Synostosen werden. Ein Spezialfall der Syndesmose ist die Verbindung des Zahnes mit dem Alveolenknochen (Einzapfung oder *Gomphosis*[47]).

Die durch Hyalinknorpel vermittelte Synarthrose bezeichnet man als *Synchondrose.* Eine solche ist ein Rest des knorpeligen Primordialskelettes und besteht z. B. zwischen Keilbein und Hinterhauptbein noch zur Zeit der Geburt. Auch die Epiphysenfugen (S. 134) können als Synchondrosen betrachtet werden. Man spricht jedoch von einer *Symphyse,* wenn die – in diesem Fall etwas komplizierter gebaute – Knorpelhaft vorwiegend aus Bindegewebsknorpel besteht. Die Schambeinfuge (Symphysis pubica) und die Zwischenwirbelscheiben (Disci intervertebrales) sind Symphysen. Sie haben gewisse Eigenschaften mit den Synchondrosen gemeinsam, andere mit den Syndesmosen gemeinsam.

Durch *Synostosen* werden einzeln angelegte Skelett-Teile sekundär knöchern miteinander verbunden, so die Ossa ilium, ischii und pubis, die bis etwa zur Pubertät durch hyalinknorpelige Fugen (Wachstumszonen!) aneinandergrenzen, zum Os coxae oder die fünf Sakralwirbel zum Kreuzbein.

Die **Zwischenwirbelscheiben** (Bandscheiben, **Abb. 470**), welche die Körper der 24 präsakralen Wirbel – mit Ausnahme des ersten und zweiten Halswirbels – miteinander verbinden, bestehen aus konzentrischen Lagen von straffem

---

46 *griechisch:* sýn = zusammen; diá = auseinander; árthron = Glied; sýndesmos = Band; symphýein = zusammenwachsen lassen; chóndros = Knorpel; ostéon = Knochen.

47 *griechisch:* gómphos = Nagel, Pflock.

Tabelle 53: Vergleich der Festigkeit einiger toter Gewebe bei verschiedener Beanspruchung (Zusammengestellt aus Tabulae biologicae, Bd. 1)

Gewebe	Festigkeitsmodul bei Beanspruchung auf				Modul der Ruck-festigkeit
	Zug	Druck	Torsion	Schub	
Knochen (Compacta)					
Querstäbchen	10,0	15,0	8,0	5,0	0,025
Längsstäbchen				12,0	
kollagenes Bindegewebe (Sehne)	5,0				0,1
hyaliner Knorpel (Rippe)	0,15	1,5	0,24	0,35	0,01
elastisches Bindegewebe (Nackenband)	0,13				0,04
Skelettmuskel					
aktiv	0,16				0,085
ruhend	0,10				0,025

Der Knochen ist sowohl gegen Zug und Druck als auch gegen Torsion und Schub sehr widerstandsfähig. Selbst im Vergleich mit toten Baumaterialien schneidet er nicht schlecht ab: Stahl hat eine Zug- bzw. Druckfestigkeit von 100 und 145 kgf (= 980,7 und 1422,0 N) je mm², Gußeisen von 12 und 72 (= 117,7 und 706,1), Holz von 4 und 2 (= 39,2 und 19,6), Knochen von etwa 10–15 (= 98,1 und 147,1).

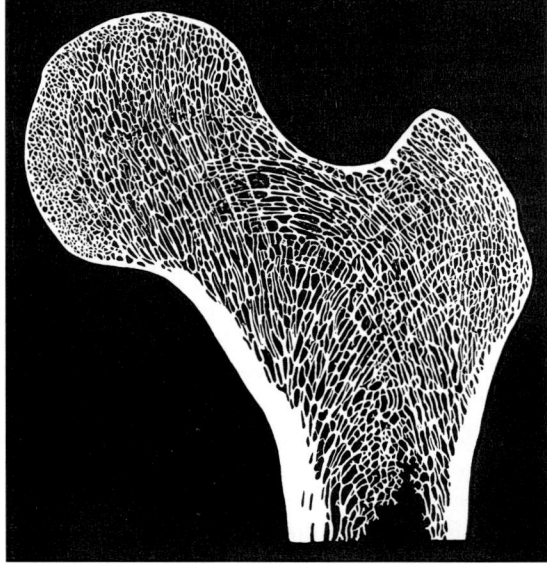

Abb. 468: Spongiosastruktur des proximalen Femurendes (Längsschnitt) eines erwachsenen Menschen. ²/₃ natürliche Größe, (E.)

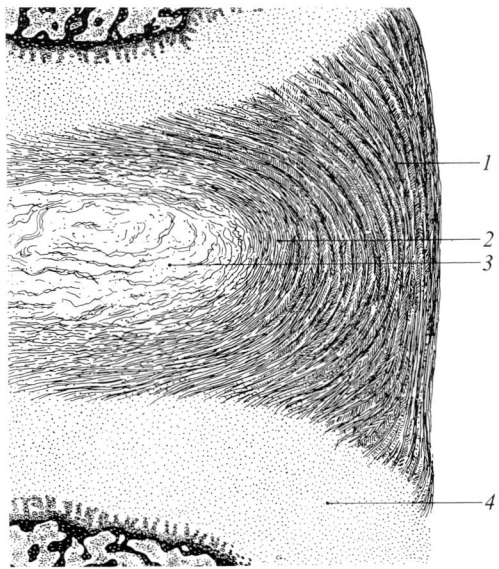

Abb. 470: Längsschnitt durch Zwischenwirbelscheibe eines 10jährigen Kindes. Azan-Färbung. Vergr. 7,5mal. (W.)
1 Anulus fibrosus   3 Nucleus pulposus
2 Bindegewebsknorpel   4 hyaliner Knorpel

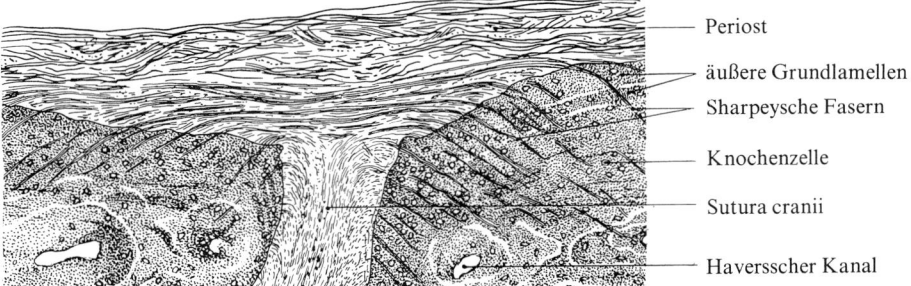

Periost
äußere Grundlamellen
Sharpeysche Fasern
Knochenzelle
Sutura cranii
Haversscher Kanal

Abb. 469: Schnitt durch eine bindegewebige Naht zwischen zwei Schädelknochen (Mensch). H.-E.-Färbung. Vergr. 80mal. (W.)

Bindegewebe (Anulus fibrosus), Bindegewebs-knorpel und einem gallertigen Kern (Nucleus pulposus). Faserring und -knorpel zeigen einen lamellären Bau. Die Kollagenfasern ziehen in spiraligem Verlauf von Wirbel zu Wirbel und strahlen in die der kranialen und kaudalen Wirbelendfläche aufgelagerten Schlußplatten aus verkalktem hyalinem Knorpel sowie in die knöcherne Randleiste ein. Sie verlaufen in jeder Lamelle einander parallel, wobei die Richtung in aufeinanderfolgenden Schichten wechselt. So erklärt sich das im Schnittpräparat sichtbare, charakteristische «**Fischgrätenmuster**» (wichtig für die mikroskopische Diagnose des Discus intervertebralis!). Gegen das Zentrum der Bandscheibe wird das Gewebe immer lockerer und wasserreicher; man erkennt nun auch typische Knorpelzellen und ein wenig proteoglykanhaltige Grundsubstanz in ihrer Umgebung (**Abb. 140**). Der inkompressible, unregelmäßig begrenzte **Nucleus pulposus** ist eine faserige gallertige Masse, die fast $9/10$ Flüssigkeit enthält. Er wirkt als ein etwas verschiebliches Wasserkissen, welches durch die auf ihm lastenden Druckkräfte deformiert (abgeplattet) wird und dabei die zugfesten, sehnenartigen Faserbündel des umgebenden Anulus fibrosus spannt.

Die Zwischenwirbelscheiben enthalten beim Fetus noch *Blutgefäße*; doch bilden sich diese nach der Geburt allmählich zurück, weshalb die Ernährung dann nur noch durch den Saftstrom erfolgt. Schon im 2. Dezennium können daher nicht selten Degenerationserscheinungen beobachtet werden. Ferner sind beim Erwachsenen in den Halszwischenwirbelscheiben regelmäßig Rißbildungen zu finden, die – wie der Spaltraum in der Schambeinfuge – die Beweglichkeit erhöhen. Im *Alter* kommt es mit der Abnahme des Wassergehaltes zu einer Abflachung der Scheiben.

Die *Schambeinfuge* besitzt eine gewisse strukturelle Ähnlichkeit mit der Zwischenwirbelscheibe. Die Schambeinenden sind mit hyalinem Knorpel überzogen; dazwischen liegt eine ebenfalls nach funktionellen Gesichtspunkten gebaute kollagenfaserige Knorpelplatte.

2. Diarthrosen

Charakteristisch für die Diarthrose (Articulatio synovialis oder Gelenk) ist der Trennungsspalt, der etwa im 3. Embryonalmonat in dem die knorpeligen Skelettanlagen verbindenden Gewebe erscheint. Eine histologische Besprechung erfordern: a) der Gelenkknorpel (Cartilago articularis), b) die Gelenkkapsel (Capsula articularis) sowie c) die in gewissen Diarthrosen vorkommenden Gelenkzwischenscheiben (Disci bzw. Menisci).

a) Gelenkknorpel

Auf den primordial aus *hyalinem Knorpel* angelegten Skelettstücken ist im allgemeinen auch der Gelenkknorpel hyalin (Ausnahme: Knorpelüberzug des Caput ulnae). *Bindegewebsknorpel* finden wir im Kiefergelenk (**Abb. 467**) und in den beiden Schlüsselbeingelenken.

Der Knorpelüberzug ist – bei verschiedenen Gelenken und an verschiedenen Stellen desselben Gelenkes – von ungleicher *Dicke* (0,2 – 6 mm); am mächtigsten ist er dort, wo eine starke Schub- und Druckbelastung auftritt. Die auch dem hyalinen Knorpel bis zu einem bestimmten Grad eigene elastische Nachgiebigkeit ermöglicht eine gewisse Anpassung inkongruenter Gelenkkörper.

Der gesunde Gelenkknorpel ist oberflächlich glatt und spiegelnd; er besitzt keinen Überzug von Perichondrium und somit auch *keine Regenerationsfähigkeit*. In der obersten Schicht sind die *kollagenen Fibrillen* parallel zur Gleitfläche angeordnet (Tangentialfaserschicht); sie verlaufen in der Richtung der stärksten Beanspruchung und setzen sich am seitlichen Rande des Gelenkkörpers in die Faserschicht des Periostes fort. Im Polarisationsmikroskop sieht man die doppelbrechenden kollagenen Fibrillen aus der Tangentialfaserschicht arkadenförmig umbiegen und in die Tiefe ziehen (**Abb. 473**), wo sie in einer Zone von verkalktem Knorpel verankert sind. Die Fibrillen strahlen nicht in den darauffolgenden kompakten Knochen ein.

Obwohl mit dem Abschluß des Längenwachstums der vom Epiphysenkern gegen die Gelenkoberfläche vordringende Knorpelabbau und Knochenanbau beendet ist, wird die Zone mit der bereits erfolgten Verkalkung der *Knorpelgrundsubstanz* beibehalten. Somit finden wir im Gelenkknorpel zwischen dem gewöhnlichen, an anorganischen Substanzen armen hyalinen Knorpel und dem Lamellenknochen eine schmale Zone von *verkalktem Knorpel* eingeschoben (**Abb. 472**). Die beiden Knorpelzonen sind durch einen etwas gewellt verlaufenden, gut verkalkten und oft kräftig basophilen *Grenzstreifen* voneinander getrennt.

Gefäße und *Nerven fehlen* im Gelenkknorpel: seine Ernährung erfolgt durch Diffusion (Stoffaustausch mit der Synovia). Im *Alter* nimmt der Wasser- und der Chondroitinsulfatgehalt und damit die Elastizität des Gelenkknorpels ab; er wird manchmal höckerig, und nicht selten kommt es zu schweren *degenerativen Veränderungen* (Arthrosis deformans).

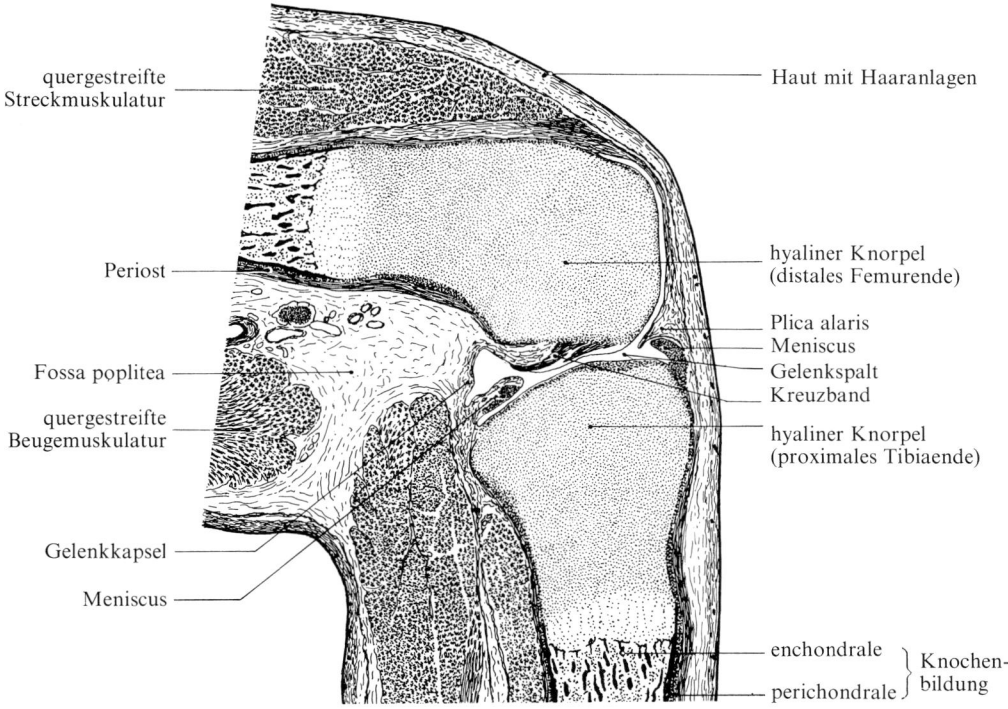

quergestreifte
Streckmuskulatur

Periost

Fossa poplitea

quergestreifte
Beugemuskulatur

Gelenkkapsel

Meniscus

Haut mit Haaranlagen

hyaliner Knorpel
(distales Femurende)

Plica alaris
Meniscus
Gelenkspalt
Kreuzband

hyaliner Knorpel
(proximales Tibiaende)

enchondrale } Knochen-
perichondrale } bildung

Abb. 471: Längsschnitt durch das Kniegelenk eines fünfmonatigen menschlichen Fetus. H.-E.-Färbung. Vergr. 8mal. (W.)

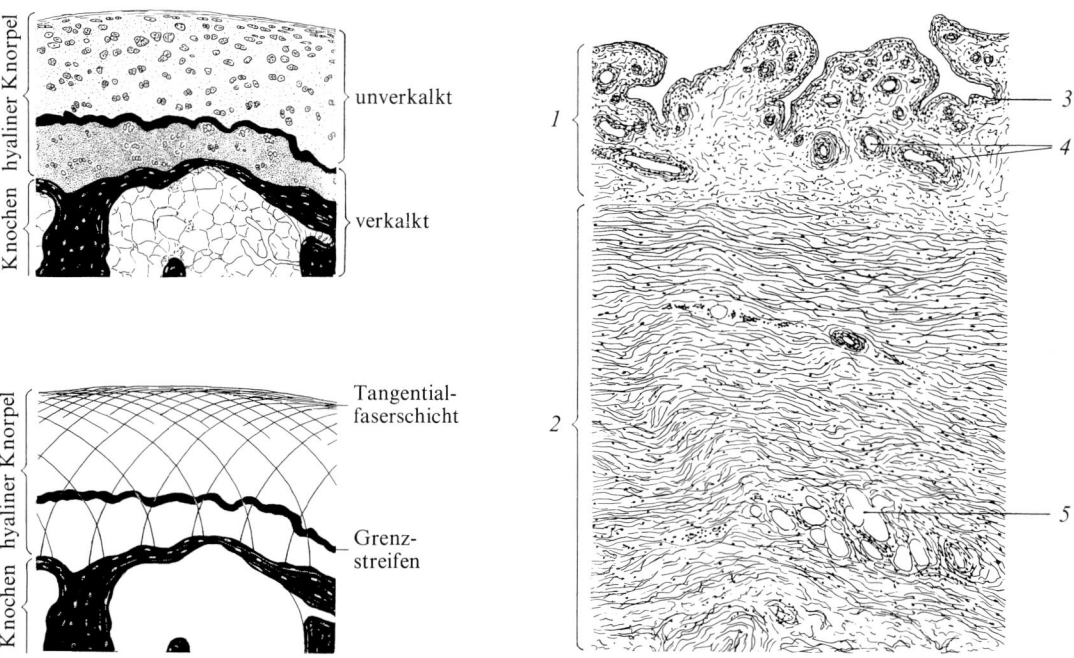

Knochen hyaliner Knorpel

unverkalkt

verkalkt

Knochen hyaliner Knorpel

Tangential-
faserschicht

Grenz-
streifen

1

2

3

4

5

Abb. 472 und 473: Ausschnitt aus dem Gelenkkopf eines Interphalangealgelenkes. Zehe eines erwachsenen Menschen. Vergr. 75mal (W.)
(Bild oben). Histologisches Bild (Azan-Färbung).
(Bild unten). Schematische Darstellung des Verlaufs der kollagenen Fibrillen im Gelenkknorpel (nur einzelne Fibrillenzüge herausgezeichnet).

Abb. 474: Schnitt durch eine Gelenkkapsel (Kniegelenk eines erwachsenen Menschen). H.-E.-Färbung. Vergr. 50mal. (W.)
1 Stratum synoviale   4 Blutgefäße
2 Stratum fibrosum   5 Fettzellen
3 endothelartig angeordnete Bindegewebszellen

b) Gelenkkapsel

Die Gelenkkapsel schließt den kapillären Gelenkspalt gegen die Umgebung ab. An ihr lassen sich zwei Schichten unterscheiden: Stratum fibrosum und Stratum synoviale (**Abb. 474**).

Das **Stratum fibrosum** ist eine derbe Haut aus kollagenen Faserbündeln, die mit dünnen elastischen Netzen vermischt sind; ferner enthält sie Gefäße und markhaltige Nervenfasergeflechte. Sie setzt sich in die Faserschicht des Periostes fort. Die Dicke der fibrösen Membran ist sehr variabel; oft ist sie noch durch Bänder aus straffem Bindegewebe verstärkt.

Das **Stratum synoviale** (Synovialmembran) besteht aus lockerem, relativ zell- und blutgefäßreichem faserigem Bindegewebe. Neben freien Zellen sind auch Fettzellen eingestreut; weiter lassen sich elastische Netze sowie Lymphgefäße und Geflechte markloser Nervenfäserchen darstellen. An der inneren Oberfläche bilden die Bindegewebszellen einen stellenweise allerdings lückenhaften, oft aber auch mehrschichtigen endothelartigen Belag (Synovialmesothel). Oft wird die Oberfläche dort, wo sie mechanisch nicht beansprucht ist, durch die Bildung von *Synovialzotten* (Villi synoviales) vergrößert. Darin finden sich meistens zahlreiche Blutkapillaren und Nervenfäserchen; die Gelenke sind sehr schmerzempfindlich. Die epitheloide Zellschicht setzt sich aus zwei Elementen zusammen: A-Zellen, die Makrophagen ähnlich sind, und B-Zellen, welche an Fibroblasten erinnern und sezernieren können.

Das Stratum synoviale, das eine gute Regenerationsfähigkeit hat, bildet eine fadenziehende Flüssigkeit, die *Synovia* (Gelenkschmiere). Diese enthält neben Fetttropfen, abgeschilferten Zellen und Zelltrümmern auch in wechselnder Menge freie Zellen (vor allem Phagocyten) sowie einzelne abgerissene Zotten. Chemisch handelt es sich um ein Blutplasmadialysat, das zusätzlich noch etwa 1–2% von den Synovialzellen ausgeschiedene Proteoglykane und polymerisierte Hyaluronsäure enthält (was die Viskosität erklärt). Die normalerweise nur in geringer Menge vorhandene Gelenkschmiere vermindert die Reibung und vermittelt den Stoffwechsel des Gelenkknorpels und der Zwischenscheiben. Die Synovialmembran kann jedoch nicht nur sezernieren, sondern besitzt auch eine gute Resorptionsfähigkeit. Außer den nur in mikroskopischen Präparaten sichtbaren Zotten formt sie gelegentlich auch größere Falten *(Plicae synoviales)*, die – wie z. B. im Kniegelenk (Plicae alares) – mit Fettgewebe unterpolstert sind und in die Gelenkhöhle hineinragen (**Abb. 471**).

An Stellen, wo eine Capsula articularis zur Ergänzung der Gelenkpfanne herangezogen wird, sind vielfach noch Knorpelzellen eingelagert (z. B. in das Pfannenband im vorderen unteren Sprunggelenk). An manchen Gelenkkapseln setzen auch Skelettmuskelfasern an, deren Aufgabe darin besteht, sie zu spannen und ihre Einklemmung zu verhüten.

c) Disci und Menisci

In verschiedenen Gelenken findet man Bildungen, die – als ringsum mit der Gelenkkapsel verwachsene, vollständige Scheiben – die Gelenkhöhlen in zwei Stockwerke aufteilen (*Disci articulares* im Kiefer- und Sternoclaviculargelenk: **Abb. 467**) oder – als Fragmente einer Zwischenscheibe – ein Stück weit in das Gelenk hineinragen (*Menisci articulares* im Kniegelenk). Histologisch handelt es sich um ein Gewebe, das aus starken, in verschiedenen Richtungen verlaufenden Bündeln kollagener Fasern besteht und große, den Knorpelzellen ähnliche Zellen enthält; indessen fehlt, im Gegensatz zum typischen Bindegewebsknorpel, eine nennenswerte Ablagerung von Glykosaminoglykanen und eine Verquellung von kollagenen Fasern. An anderen Stellen kommen schmale Flügelzellen vor wie in den Sehnen.

Die Disci und Menisci sind *nervenlos* und beim Erwachsenen *gefäßarm* (Gefäße findet man vor allem in der mit der Kapsel verwachsenen Randzone). Trotz ihren geringen Anforderungen an den Stoffwechsel treten nicht selten *degenerative Veränderungen* auf (Verfettung, Verschleimung). Anderseits können operativ entfernte Menisci bei jüngeren Individuen von der stehengebliebenen Kapsel-Ansatzstelle aus *regenerieren*.

C. Muskeln und Sehnen

Die *Skelettmuskelfasern* sind schon auf S. 146 ff. besprochen worden. Sie können bis 15 cm lang (in gewissen Fällen noch länger) und 0,1 mm dick werden. Etwa $^2/_5$ des Körpergewichts des Erwachsenen macht die Skelettmuskulatur («Fleisch») aus. In der Regel wird ihre Masse als Folge körperlicher Arbeit vermehrt, vor allem durch Dickenzunahme der einzelnen Fasern (Arbeitshypertrophie); umgekehrt führt Nichtgebrauch zu einer Inaktivitätsatrophie.

Die quergestreiften Skelettmuskelfasern sind durch faseriges Bindegewebe (**Perimysium internum** bzw. **externum**) zu Struktureinheiten höherer Ordnung zusammengefaßt (vgl. S. 150 und **Abb. 475**). Die Perimysien passen sich der Verdickung der sich kontrahierenden Muskelfasern durch deren Scherengitter-Anordnung der Bindegewebsfasern an (S. 110). Die gegensei-

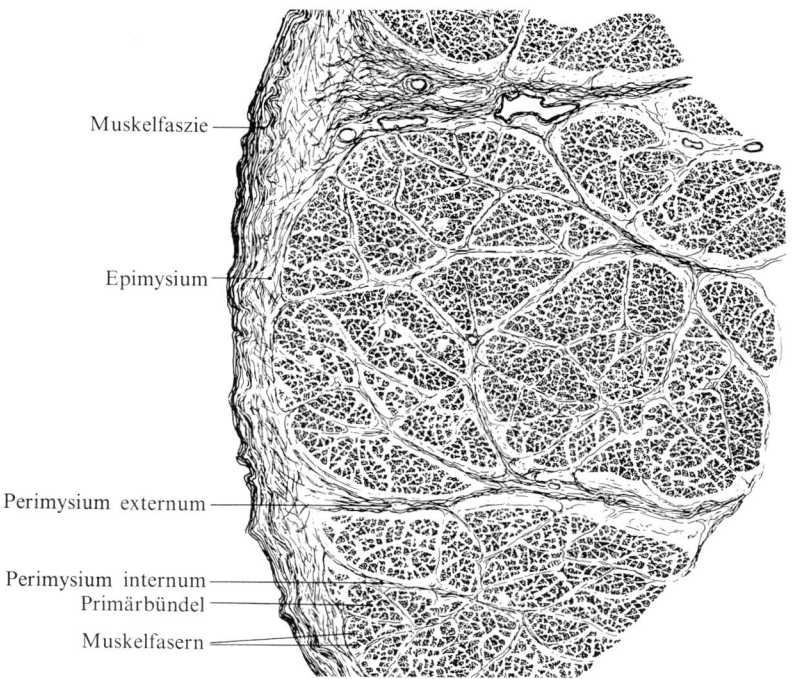

Muskelfaszie

Epimysium

Perimysium externum

Perimysium internum
Primärbündel
Muskelfasern

Abb. 475: Teil eines Querschnittes durch einen Skelettmuskel (Mensch). Perimysien, Epimysium und Faszie. H.-E.-Färbung. Vergr. 20mal. (E.)

tige Verschieblichkeit der Muskelfaserbündel wird durch wenig dazwischenliegendes, lockeres Bindegewebe mit eingestreuten Fettzellen erleichtert (**Endomysium**). Im Bindegewebsstroma des Muskels liegen Blut- und Lymphgefäße, Nervenfaserbündel und Muskelspindeln.

Die **Faszien** (**Abb. 475**), welche die Muskeln einzeln oder/und gruppenweise umgeben, sind wenig dehnbare Gleithüllen und bestehen, je nach ihrer Beanspruchung, aus verschieden straffem, oft lamellärem Bindegewebe mit gekreuzt verlaufenden kollagenen Fasern und elastischen Netzen. Wird eine Faszie von den Muskelfasern als Ursprung benützt, so bekommt sie ein sehnenähnliches Aussehen (aponeurotische Faszie). An der Innenseite der Faszien liegt eine Verschiebeschicht, das *Epimysium*.

Aus jeder Muskelfaser geht eine *Sehnenfaser* hervor. Elektronenmikroskopische Untersuchungen haben gezeigt, daß die Myofibrillen nicht kontinuierlich in die kollagenen Fibrillen übergehen; zwischen ihnen liegt das Sarkolemm. Dagegen sind die beiden Faserenden stark ineinander verzahnt: Fingerförmige Fortsätze der Muskelfasern reichen in den Anfangsteil der Sehne hinein, und umgekehrt dringen Sehnenfi-

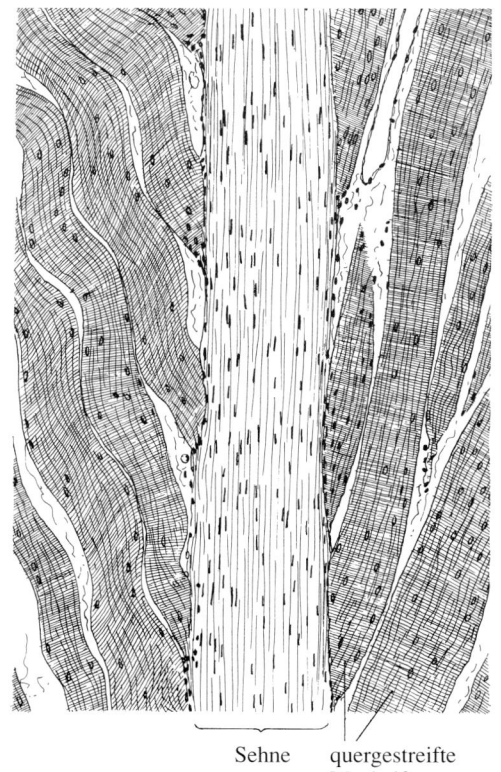

Sehne   quergestreifte
Muskelfasern

Abb. 476: Beziehungen zwischen der Sehne und den ansetzenden quergestreiften Muskelfasern bei einem doppeltgefiederten Muskel (eines Frosches). H.-E.-Färbung. Vergr. 112mal. (W.)

brillenbündel in die tubulösen Sarkolemmein-
stülpungen vor. Durch die starke Vergrößerung
der Kontaktfläche, wo die Sehnenfibrillen sich
mit dem retikulären Fibrillengitter des Sarkolemms (S. 150) verknüpfen, kommt es zu einer
festen Verankerung der Sehnenfasern im Mus-
kelfaserende.

Der Bau der *Sehne* (**Abb. 477**) ist auf Seite
122 beschrieben worden. Sie kann infolge der
im Ruhezustand leicht gewellten Verlaufsweise
der selbst nur minimal dehnbaren kollagenen
Fasern etwa um 4–5% verlängert werden. Bei
der Muskelkontraktion müssen daher erst die
Sehnenfasern gestreckt werden, bevor sich die
Verkürzung auf das Skelett auswirken kann:
Daraus resultiert ein weicherer Bewegungsbe-
ginn. Die Zugfestigkeit und die Reißfestigkeit
der Sehnen sind bedeutend größer als die der
Muskeln (**Tab. 53,** S. 395). Gesunde Sehnen
können somit durch eine abrupte Muskelkontraktion allein kaum zerrissen werden. Die
Sehne inseriert gewöhnlich an der Faserschicht
des Periostes; dadurch wird der Angriff der
Kraft auf eine größere Fläche verteilt. Der Knochen ist seinerseits vom Periost strumpfartig
umhüllt und wird bei dessen Bewegungen mit-
genommen. Viel weniger häufig strahlt eine
Sehne direkt in eine apophysäre Knochenerhe-
bung ein, so z. B. die Achillessehne in das Tuber
calcanei oder die Sehne des Musculus quadri-
ceps femoris als Ligamentum patellae in die
Tuberositas tibiae. Die pinselartig auseinan-
derweichenden Sehnenfasern sind hier in den
(Faser-)Knochen eingemauert.

Wie die Muskelfasern sind auch die parallel verlaufenden
Sehnenfasern durch Bindegewebsstrukturen (Peritendineum internum bzw. externum) zu höheren Baueinheiten
organisiert (S. 122). Das Perimysium der Muskulatur setzt
sich in das Peritendineum fort. Die Sehnen umhüllt ein
lockeres, verschiebliches Gewebe *(Epitendineum).* An gewissen Stellen können in Sehnen Knorpelzellen auftreten
(z. B. dort, wo die Sehne des M.peronaeus longus auf der
Tuberositas ossis cuboidei gleitet; «Gleitsehne»); ferner
kann es zu zirkumskripter Knochenbildung kommen (Se-
sambeine). Über die *Sehnenregeneration* s. S. 122.

Wenn Sehnen eine längere Strecke auf einer
knöchernen Unterlage verlaufen, sind sie oft von
einer dünnen *Sehnenscheide* (Vagina tendinis)
umgeben. Deren Bau entspricht im allgemeinen
dem der Gelenkkapsel. Sie besitzt außen eine fi-
bröse Schicht (Stratum fibrosum), welche durch
derbe Faserzüge verstärkt sein kann, und ist innen mit einer glatten, gefäß- und nervenreichen
Synovialmembran (Stratum synoviale) ausgekleidet. Von grundsätzlich gleicher Struktur sind
auch die *Schleimbeutel* (Bursae synoviales).

D. Sensible Nervenendigungen im Bewegungsapparat

Im Bewegungsapparat liegen viele sensible Nervenendigungen, die dem Zentralnervensystem
propriozeptive Erregungen vermitteln (Tiefensensibilität): Durch die sensiblen Rezeptions-
organe in Muskeln, Sehnen, Gelenken usw.
werden wir über die Lage der verschiedenen
Körperteile, die Stellung der Gelenke und über
den Spannungszustand der Muskeln und Sehnen
orientiert.

Morphologisch gut charakterisierte *Rezeptoren der Tiefensensibilität* sind vor allem die
Muskel- und Sehnenspindeln (S. 440) sowie die
Lamellenkörperchen (S. 440). Jene kommen, in
regional wechselnder Menge, nur in der quergestreiften Skelettmuskulatur und ihren Sehnen
vor. Die Lamellenkörperchen hingegen sind
außer im Bewegungsapparat – in Gelenkkapseln, Bändern, Sehnen, Muskeln, Faszien, Knochenhaut – noch an vielen anderen Stellen des
Körpers anzutreffen (s. **Abb. 536**).

Muskel- und Sehnenspindeln perzipieren besonders Deh-
nungsreize; die Lamellenkörperchen sind Druckempfän-
ger. Daneben gibt es im Bewegungsapparat noch eine
große Zahl weiterer Rezeptoren, die Druck- und Deh-
nungsänderungen registrieren oder auch Schmerzempfin-
dungen vermitteln können.

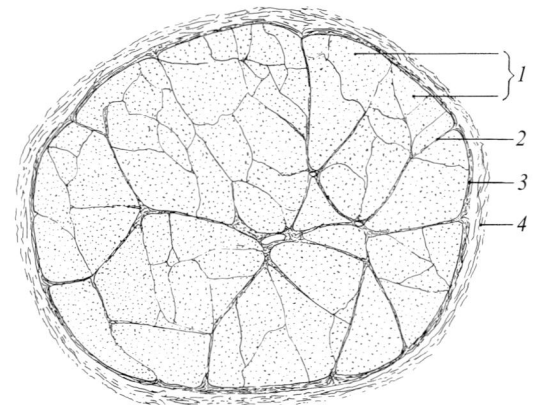

Abb. 477: Querschnitt einer menschlichen Sehne. Färbung
nach van Gieson. Vergr. 20mal. (Be.)

1 Primärbündel	*3* Peritendineum externum
2 Peritendineum internum	*4* Epitendineum

IX. Haut und Anhangsgebilde

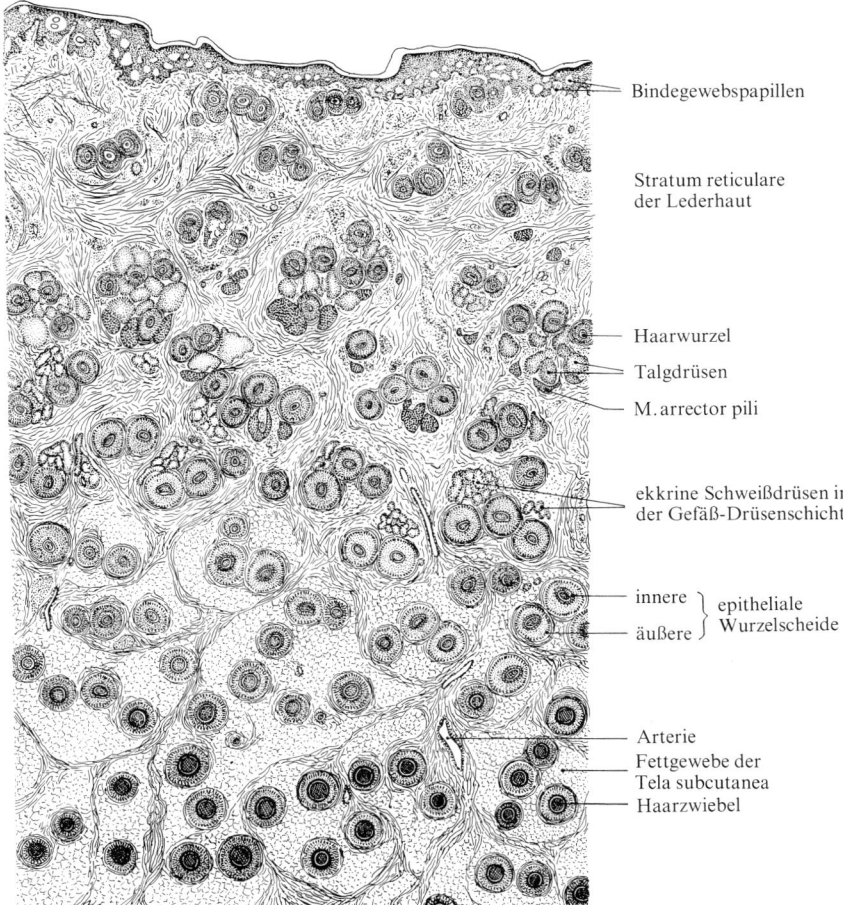

Bindegewebspapillen

Stratum reticulare
der Lederhaut

Haarwurzel

Talgdrüsen

M. arrector pili

ekkrine Schweißdrüsen in
der Gefäß-Drüsenschicht

innere ⎫ epitheliale
äußere ⎭ Wurzelscheide

Arterie
Fettgewebe der
Tela subcutanea
Haarzwiebel

Abb. 478: Die Hautanhangsgebilde treten in den verschiedenen Hautregionen in unterschiedlicher Form und Dichte auf. Damit lassen sich einige Regionen diagnostizieren. Die Kopfhaut ist ein gutes Beispiel dafür. Menschliche Kopfhaut; die schrägstehenden Haarwurzeln sind quer geschnitten. Gruppenstellung der Haare; Talg- und Schweißdrüsen. H.-E.-Färbung. Vergr. 15mal. (Web.)

Physiologische Bedeutung der Haut. Gewöhnlich denkt man zuerst an ihre Schutzfunktion (gegen mechanische Beanspruchungen, chemische und thermische Einwirkungen, Bestrahlung, Eindringen von Bakterien und Pilzen); ihr Aufgabenbereich ist jedoch wesentlich vielseitiger. Die Haut, deren Oberfläche beim Erwachsenen 1,4–1,9 m² – oder, je nach Körpergröße und -gewicht, mehr – beträgt, hilft bei der Regulierung des Wasserhaushaltes mit; sie schützt den Körper gegen Austrocknung, läßt aber eine gewisse physiologische Wasserverdunstung zu (Perspiratio insensibilis). Ferner dient sie der Temperaturregulierung des Körpers: Verengung ihrer Blutgefäße, um eine zu starke Wärmeabgabe zu vermeiden; Erweiterung der Gefäße und Schweißsekretion (Verdunstungskälte), um mehr Wärme abzugeben und eine Überhitzung des Körpers zu verhüten. Die Schweißsekretion unterstützt auch die Nierentätigkeit in geringem Grade (Wasser-, Kochsalz-, Harnstoffausscheidung). Der in den Talgdrüsen gebildete Talg erhält die Haut geschmeidig und erhöht ihre Widerstands-

kraft. Die Resorptionsfähigkeit der Haut ist beschränkt (relativ am besten für lipoidlösliche Stoffe). Unter der Einwirkung ultravioletter Strahlen wird hier aus 7-Dehydrocholesterin das antirachitische Vitamin D_3 gebildet. Die Haut spielt auch eine Rolle im Rahmen von Antigen-Antikörper-Reaktionen (anaphylaktische Erscheinungen). Die äußerst zahlreichen sensiblen Nervenendigungen in der Haut setzen den Körper in Beziehung zur Umwelt; so werden Druck-, Temperatur- und Schmerzreize aufgenommen und die entsprechenden Abwehrreflexe vermittelt. Die Behaarung hat beim Menschen ihre physiologische Bedeutung weitgehend verloren. Die Subcutis ist einer der Hauptspeicherorte für das Depotfett und ein schlechter Wärmeleiter.

Manche Krankheiten spielen sich allein in der Haut ab (Dermatologie), und oft äußern sich in ihr diagnostisch wichtige Symptome von Allgemeinerkrankungen (Masern, Scharlach, Addisonsche Krankheit, Gelbsucht, usw.).

A. Haut

Die Haut[48] (Integumentum commune, **Abb. 479**) bildet die äußere Körperoberfläche. Sie besteht aus einem dünneren, epithelialen (ektodermalen) Anteil aus verhorntem geschichteten Plattenepithel, der **Epidermis** oder Oberhaut, und einem dickeren, bindegewebigen Anteil (mesenchymaler Herkunft), dem **Corium,** Dermis oder Lederhaut. Die verschiedenen Anhangsgebilde, wie Haare, Nägel und Drüsen, sind von der Epidermis abzuleiten. Eine Tela subcutanea (**Subcutis,** Unterhautgewebe), in die das Corium ohne scharfe Grenze übergeht, verbindet die Haut mit ihrer Unterlage. An den Körperöffnungen – Nase, Mund, After – wird die äußere Haut durch Schleimhaut abgelöst.

Die *Dicke der Haut* variiert an verschiedenen Körperstellen sehr (0,5 – 5 mm); besonders dicke Haut findet man an Hohlhand und Fußsohle (starke Ausbildung der Epidermis) sowie an Rücken und Gesäß (auffällig dickes Corium); die Haut der Beugeseite der Extremitäten, die Bauchhaut, die Gesichtshaut – ganz besonders die der Augenlider – ist weniger beansprucht und deshalb im ganzen dünner, schwächer verhornt und oft auch weniger pigmentiert. Mit dem *Alter* wird die Haut allgemein dünner, pigment- und drüsenärmer, der Gehalt an Gewebsflüssigkeit (und damit der Hautturgor) geringer; die Coriumpapillen werden flacher. Die elastischen Fasern zeigen degenerative Veränderungen und verschwinden zum Teil. Die Haut des Greises ist schlaff, gefältet und trocken.

Im *Oberflächenrelief* der Haut sieht man schon mit bloßem Auge – außer den größeren Stauchungs- und Reservefalten – eine feine Felderung, welche in den verschiedenen Körpergegenden im einzelnen etwas verschieden ist. Diese **Felderhaut** bedeckt den weitaus größten Teil der Körperoberfläche. Die Schweißdrüsen münden auf den Feldern, und die Haare treten in den Furchen (besonders in deren Kreuzungsstellen) aus. Wird die Haut gespannt, verstreichen die Furchen und Fältchen mehr oder weniger. Anders gebaut ist die stark verhornte Haut der Hohlhand und der Fußsohle, der Fingerbeeren und der Zehenballen, deren Epidermis 0,6–1,2 mm dick ist. Hier sind die rhombischen Felder durch Leisten ersetzt (**Leistenhaut, Abb. 480**); Haare und Talgdrüsen fehlen.

Jeder oberflächlichen Hautleiste entsprechen zwei Reihen von Coriumpapillen (**Abb. 480b**), zwischen denen die basale Epidermisfläche kammartig vorspringt. Auf der Höhe dieser Kämme *(Drüsenkämme)* treten die Schweißdrüsenausführungsgänge durch die Epidermis, um auf der Hautleiste auszumünden. Die den oberflächlichen Furchen entsprechenden basalen Kämme sind etwas kürzer und werden auch als *Haftkämme* bezeichnet (**Abb. 480**).

Das Muster der Hautleisten (Papillarleisten) ist erblich festgelegt und bleibt zeitlebens unverändert bestehen; die Untersuchung der *Fingerabdrücke* (Daktyloskopie) hat daher kriminalistische und erbbiologische Bedeutung.

Die *Verzapfung der Epidermis* mit der Unterlage steht in Beziehung zur mechanischen Beanspruchung; eine stark verankerte Epidermis enthält deshalb auch mehr Zellschichten und ist in der Regel stärker verhornt (z. B. Fersenhaut; s. a. **Abb. 88**). Wenig beanspruchte, dünne Felderhaut (Gesichtshaut, Bauchhaut) zeigt eine nur geringe Ausbildung der Coriumpapillen (**Abb. 87**).

Die *Schichtung der Epidermis* läßt sich am besten an der stark verhornten Haut der Palma manus oder Planta pedis studieren (**Abb. 481** oder **480**); an diesen Stellen ist die Haut am weitesten differenziert. Man erkennt zwischen den beiden Hauptschichten (Stratum germinativum und Stratum corneum), die in jeder Epidermis vorkommen, ein gut ausgebildetes Stratum granulosum und auch ein Stratum lucidum:

Cutis

1. Epidermis
(Oberhaut)

   a) Stratum corneum

   b) Stratum lucidum (nur in Leistenhaut)

   c) Stratum granulosum

   d) Stratum spinosum ———⎤ Stratum
   e) Stratum basale ————————⎦ germinativum

2. Corium
auch Dermis (Lederhaut)

   a) Stratum papillare (= Corpus papillare)

   b) Stratum reticulare (= Corpus reticulare)

Subcutis ——— Tela subcutanea (Unterhaut)

---

48   *lateinisch*: cutis; *griechisch:* dérma (im Genitiv dérmatos).

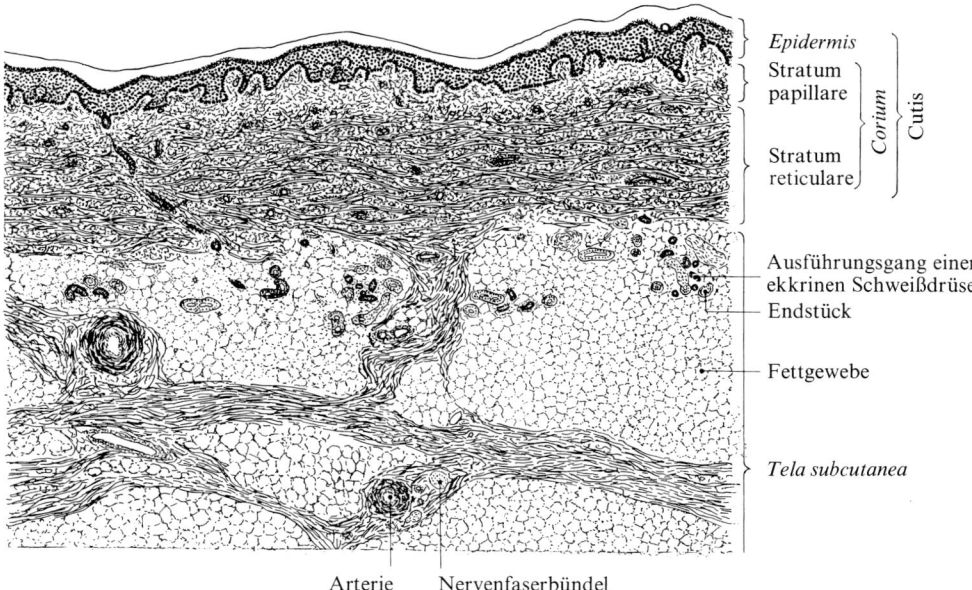

Abb. 479: Senkrechter Schnitt durch menschliche Haut. Übersicht über die verschiedenen Schichten. H.-E.-Färbung. Vergr. 30mal. (W.)

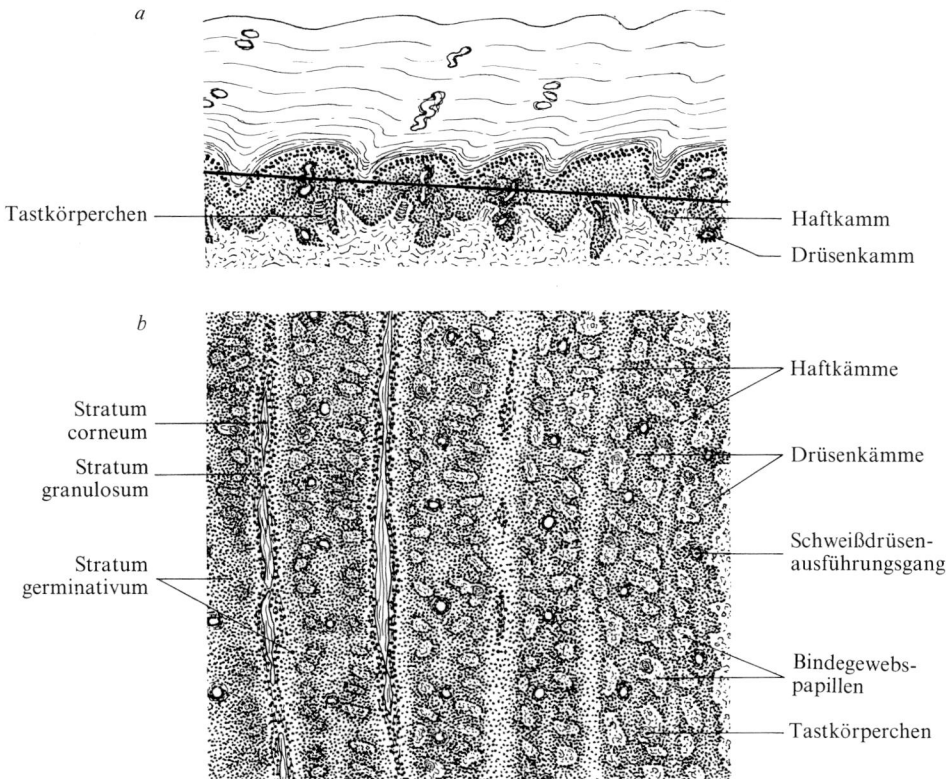

Abb. 480: Flachschnitt durch Leistenhaut (Zehenballen, Mensch). H.-E.-Färbung. Vergr. 40mal. (W.) **a** zeigt die der Hautoberfläche nicht ganz parallele Schnittrichtung. – Auf **b** erkennt man sehr gut die Epithelleisten mit der doppelten Reihe von Bindegewebspapillen und den Ausführungsgängen der ekkrinen Schweißdrüsen. Im Bereiche der Furchen sehen wir in der rechten Bildhälfte das Stratum spinosum der Haftkämme, links bereits das Stratum granulosum und das Stratum corneum.

Die Epithelschichten der Epidermis

Die tiefste Zell-Lage des **Stratum germinativum** besteht aus einer großen Zahl von verhältnismäßig kleinen, dicht und regelmäßig aneinandergefügten, meistens prismatischen Elementen (Basalzellen, **Stratum basale**). Diese stecken mit ihren Wurzelfüßchen in der subepidermalen Basalmembran. Dadurch haften sie besser auf der Unterlage, und außerdem wird ihre Berührungsfläche mit dem gefäßführenden Bindegewebe vergrößert (Stoffaustausch). Das Melaninpigment liegt, bei der relativ schwach pigmentierten weißen Rasse, in der vom Corium abgewendeten Zellhälfte der Basalzellen kappenartig über dem Kern. Auf die Basalschicht folgen im Stratum germinativum mehrere (4–8) Lagen polyedrischer Zellen, die mittels sog. Interzellularbrücken und Desmosomen verbunden sind (s. S. 91). Durch diese Cytoplasmafortsätze bekommt die Oberfläche der (geschrumpften) Zellen – am schönsten sichtbar bei isolierten Plattenepithelzellen – ein stacheliges Aussehen (Stachelzellen, **Stratum spinosum** sive spinocellulare). In den tieferen Lagen sind die Kerne kugelig, und der größte Zelldurchmesser steht, wie bei den Basalzellen, noch senkrecht zur Hautoberfläche. In den höheren Lagen werden die Kerne ellipsoidal und die Zellen abgeflacht; die größten Kern- und Zelldurchmesser laufen jetzt parallel mit der Oberfläche.

In beiden Schichten des Stratum germinativum können sich die Zellen teilen und so den notwendigen Ersatz für die in Hornschüppchen umgewandelten Epithelzellen liefern (physiologische *Regeneration*). Basalschicht und Stachelzellschicht werden deshalb mit Recht als *Stratum germinativum* (Keimschicht) zusammengefaßt. Zellteilungsfiguren sind aber in den histologischen Präparaten nur selten zu sehen, da die *Mitosen* nicht gleichmäßig auf den ganzen Tag verteilt sind (Tagesrhythmus, vgl. S. 67); die meisten Karyokinesen finden sich zwischen Mitternacht und 4 Uhr morgens.

Das auf das Stratum germinativum folgende **Stratum granulosum** (Körnerschicht) umfaßt bei starker Verhornung 3–5, bei schwacher Verhornung jedoch nur 1–2 Lagen von abgeplatteten Zellen mit kleineren Kernen, die bereits Anzeichen des allmählichen Unterganges aufweisen. Die Mitochondrien gehen verloren. Der Zell-Leib enthält stark lichtbrechende paraplasmatische Körnchen (sog. **Keratohyalin**, s. a. S. 91), die sich z. B. mit Hämatoxylin gut färben lassen.

Auf die Körnerschicht folgt in der stark verhornten Epidermis der Leistenhaut eine fast homogene eosinophile, stark lichtbrechende Schicht, das *Stratum lucidum.*

Die Dicke des **Stratum corneum**[49] (Hornschicht) ist je nach der Beanspruchung lokal oder individuell verschieden. Im Verlaufe des Verhornungsprozesses sterben die Zellen ab: Der Zellkern wird pyknotisch und verschwindet; im Innern der platten Hornschüppchen sieht man schließlich noch ein feines Gerinnsel; der oberflächliche Teil der Zelle, der auch die Tonofibrillen enthält, ist verhornt.

Die oberflächlichen Hornschichten schilfern beständig ab (täglich etwa 10 g). An den isolierten Hornschüppchen findet man – als Reste der Desmosomen – feine vorspringende Zähnchen. Eine stärkere Schuppung zeigt schon normalerweise die Kopfhaut. Nach zu starker Sonnenbestrahlung lösen sich oft ganze Lamellen der (verdickten) Hornschicht ab. Bei starker mechanischer Beanspruchung wird die Hornschicht der Epidermis verdickt (Hornschwielen an Händen und Füßen).
Beim Verhornungsvorgang gehen die Zellorganellen zugrunde, nur das Keratin bleibt erhalten, das chemisch und physikalisch sehr widerstandsfähig ist (s. Intermediärfilamente von Cytokeratin-Typ, S. 53).

Melanocyten und Hautpigmentierung

Die *Hautfarbe* ist vor allem durch die Einlagerung von gelben bis dunkelbraunen Pigmentkörnchen (Melanin, S. 76) in die Basalschicht bedingt; daneben spielen aber auch der Carotingehalt, die Dicke der Epidermis – besonders ihrer Hornschicht – und das Verhalten der Coriumgefäße (Erröten, Erblassen) sowie des Blutes eine Rolle (Blässe bei Anämie, cyanotische Haut bei übermäßigem Gehalt an reduziertem Hämoglobin). Bei der weißen Rasse gibt es im Stratum spinosum kein Melanin mehr, während bei den farbigen Rassen sämtliche Schichten der Epidermis Pigment enthalten. In den benachbarten Schichten der Lederhaut kommen auch einzelne melaninhaltige Bindegewebszellen vor; an stärker pigmentierten Hautstellen sind sie vermehrt, an wenig pigmentierten Orten (Palma manus, Planta pedis) fehlen sie.

Gewisse Hautgegenden sind mehr pigmentiert als andere, so – in abnehmender Reihenfolge – Brustwarze und Warzenhof, äußere Geschlechtsteile (Hodensack und Penis, Labien), Umgebung des Afters, Achselhöhle. Die Streckseite ist im allgemeinen pigmentreicher als die Beugeseite. In der Schwangerschaft wird das

---

49   *lateinisch:* corneus = hornartig, «verhornt»; von cornu (*griechisch:* kéras, im Genitiv kératos) = Horn.

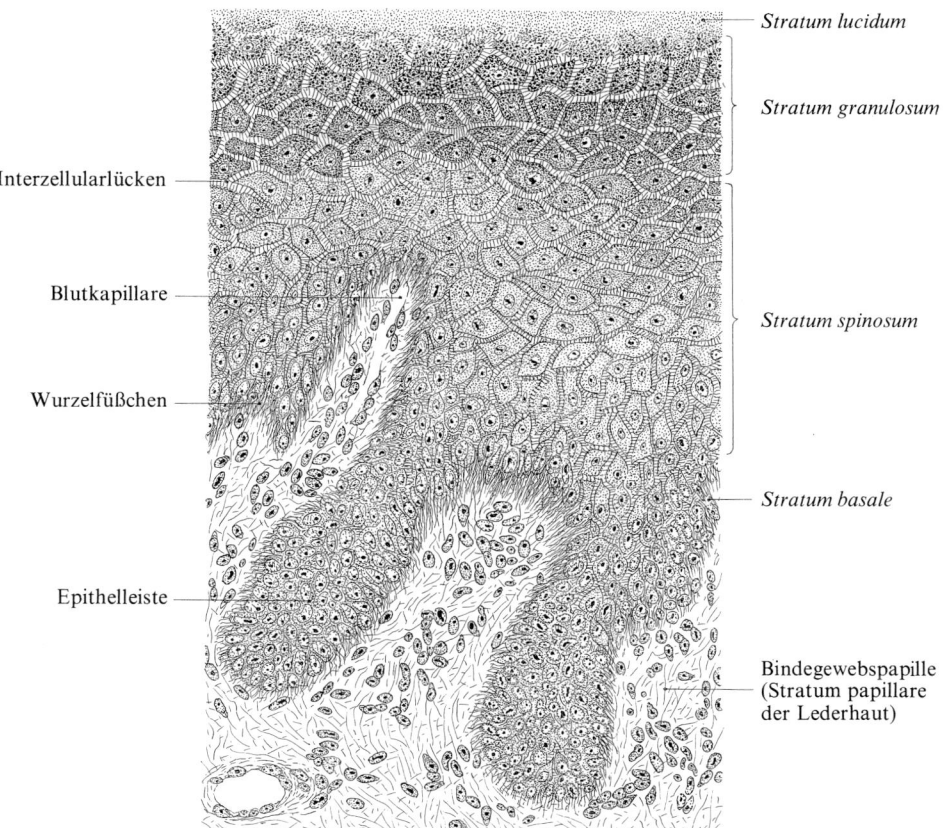

Stratum lucidum

Stratum granulosum

Interzellularlücken

Stratum spinosum

Blutkapillare

Wurzelfüßchen

Stratum basale

Epithelleiste

Bindegewebspapille
(Stratum papillare
der Lederhaut)

Abb. 481: Aus der Epidermis einer Fingerbeere (Mensch). Das Stratum corneum ist nicht mehr gezeichnet. H.-E.-Färbung. Vergr. 300mal. (Web.)

Pigment nicht nur an den sonst schon stärker pigmentierten Stellen vermehrt, sondern auch im Gesicht (Chloasma uterinum), in der Umgebung des Nabels und im Bereiche der Linea alba.

Die eigentlichen pigmentbildenden Zellen (**Melanocyten,** s. a. S. 76) sind in das Stratum basale der Oberhaut wie auch in die Haarzwiebel eingewanderte verzweigte Zellen («Dendritenzellen»), die in den üblichen histologischen Präparaten nur selten in Erscheinung treten, so einmal als tonofibrillenfreie «helle Zellen» in einer pigmentarmen Epidermis. In Häutchenpräparaten, bei welchen das Corium mittels Trypsinverdauung abgelöst worden ist, lassen sie sich durch die Dopa-Reaktion (S. 76) leicht darstellen. Sie bilden mit ihren melaninhaltigen Fortsätzen ein lockeres Netzwerk zwischen den Basalzellen und an deren an das Corium grenzenden Oberfläche. Jene erhalten die Melaningranula sekundär von den aus der Neuralleiste stammenden Dendritenzellen. Je nach Region

kommt ein Melanocyt auf 4–12 Basalzellen, d. h. durchschnittlich finden sich 1200–1500 Dendritenzellen je mm² Hautoberfläche. Diese können sich offenbar noch durch Teilung vermehren und so den notwendigen Bestand während des ganzen Lebens aufrechterhalten (Häufigkeitsabnahme im Alter). Durch starke Sonnenbestrahlung – aber auch durch andere, chronische Reizwirkungen – wird die lokale Pigmentierung verstärkt. Dabei nimmt in der Regel nicht die Zahl der Melanocyten, sondern deren Aktivität zu.

Die durch Vergolden im Stratum germinativum darstellbaren, jedoch Dopa-negativen, dendritenartig verzweigten Zellen (**Langerhanssche Zellen**) sollen ähnlich den dendritischen und interdigitierenden Retikulumzellen eine Rolle bei der Antigenpräsentation im Rahmen immunologischer Reaktionen spielen (s. S. 210). Eine weitere Form basaler, im Stratum germinativum gelegener, «heller» Zellen, die *Merkel-Zellen,* wird den Paraneuronen zugeordnet (s. S. 324 und S. 442). Sie weisen eine größere Zahl von granulierten Vesikeln auf, und an ihnen endigen marklose Nervenfasern.

Struktur und Schichtung der Lederhaut

An der *Lederhaut* (**Corium, Abb. 479**) unterscheidet man ein weiches Stratum papillare, das an die Epidermis grenzt und die Coriumpapillen entstehen läßt, und ein derbes, grobfaseriges Stratum reticulare.

Das **Stratum papillare** (**Abb. 481** bis **483**) ist verhältnismäßig zellreich und bildet an der Grenze gegen die Epidermis einen dichten Filz aus kollagenen, retikulären und elastischen Fasern. Aus dem subpapillären Gefäßnetz entspringen die in die Papillen ziehenden Blutkapillaren; diese dienen auch der Ernährung der selbst gefäßlosen Epidermis. Die Wand der kleinen Blutgefäße und der Blutkapillaren ist auffällig kernreich, und in deren Umgebung liegen viele freie Zellen, vor allem Makrophagen und Mastzellen. In den Coriumpapillen findet man auch Nervenfasern und – besonders häufig in der Haut der Fingerbeeren – Meissnerische Tastkörperchen (**Abb. 480** sowie **Abb. 537**).

Das **Stratum reticulare** ist zellarm und besteht aus kräftigen, sich in vielen Richtungen durchflechtenden Kollagenfaserbündeln (verfilztes Bindegewebe, **Abb. 126**). Ihm sind in erster Linie die mechanischen Eigenschaften der Haut (und des Leders) zuzuschreiben. Wird die Haut gedehnt, so werden die in entspanntem Zustand gewellten Faserbündel gestreckt und die von ihnen gebildeten rhombischen Maschen verzogen. Die eingebauten elastischen Fasernetze, die z. B. in der Wangenhaut besonders zahlreich sind, stellen nachher wieder die Ausgangslage her.

Beim Einstechen einer runden Nadel entstehen in der Haut nicht runde Löcher, sondern Spalten; die Richtung dieser Spalten, die sich zu sog. *Spaltlinien* ergänzen lassen, ist für eine bestimmte Hautregion bei allen Individuen die gleiche. Daraus ergibt sich, daß die kollagenen Faserbündel der Lederhaut nicht wirr durcheinandergeflochten sind, sondern je nach den funktionellen Ansprüchen gewisse Verlaufsrichtungen bevorzugen. Die Haut läßt sich deshalb auch nicht in allen Richtungen gleich gut dehnen, und ein in der Spaltrichtung der Haut angelegter Schnitt klafft weniger als einer, der senkrecht dazu geführt wurde (praktische Bedeutung für Chirurgie).

Das *Unterhautgewebe* (Tela subcutanea, **Abb. 479**) befestigt die Haut auf der Unterlage (Muskelfaszie, Periost, Perichondrium). Während die behaarte Kopfhaut der Galea aponeurotica sozusagen unverschieblich aufsitzt, ist die Haut an anderen Orten besonders gut verschieblich, so z. B. am Augenlid und am Penis. Die **Subcutis** besteht gewöhnlich aus lockerem, lamellär gebautem Bindegewebe. Oft beschränken

aber straffe kollagene Faserstränge (Retinacula cutis, **Abb. 491**) die Verschieblichkeit der darübergelegenen Haut, wie in der Hohlhand und an den Fingerbeeren. Häufig ist Fettgewebe in die Tela subcutanea eingelagert *(Unterhautfettgewebe)*.

Fettgewebsarm ist die Unterhaut von Augenlid, Nase, Ohrmuschel, Lippe, Labium minus pudendi, Penis und Scrotum. Besonders *reich an Fettgewebe* ist die Subcutis am Bauch (Panniculus adiposus), die der Gesäßgegend, der Fußsohle sowie der weiblichen Brustdrüse, wobei Geschlechts- und konstitutionelle Unterschiede bestehen.

Eine pathologische Flüssigkeitsansammlung in Subcutis und Corium wird als *Oedem* (S. 114) bzeichnet. Es ist am frühesten in einer lockeren, fettarmen Haut zu erkennen (Augenlid).

Glatte Muskelzellen kommen – außer den in der ganzen Felderhaut verbreiteten Musculi arrectores pilorum (**Abb. 484** und **478**) – in der Tela subcutanea und im Stratum reticulare des Labium majus pudendi, des Hodensackes (als Tunica dartos, **Abb. 424**) und des Penis vor, ferner in der Haut der Brustwarze und des Warzenhofes. Dadurch kann der Spannungszustand der betreffenden Haut selbständig reguliert werden (sie ist gewöhnlich in feine Fältchen gelegt).

Die *Blutgefäße der Haut* dienen neben der Ernährung auch der Blutdruck- und Temperaturregulation. Ein weitmaschiges, aus Arterien und Venen bestehendes (sub)kutanes Gefäßnetz liegt etwa in Höhe der Schweißdrüsen in der Grenzschicht zwischen Corium und Subcutis (Gefäß-Drüsenschicht, Stratum glandulovasculare). Ein engmaschiges Netz findet sich subpapilär; aus ihm werden die Papillen mit Kapillarschlingen versorgt. In der Haut kommen *arterio-venöse Anastomosen* vor.

Die Ernährung der gefäßlosen Epidermis erfolgt auf dem Wege der Diffusion. Man kann an geeigneten Stellen – z. B. am hinteren Nagelwall – die Blutkapillaren am Lebenden im auffallenden Licht mikroskopisch untersuchen (Kapillarmikroskopie). Das Stratum reticulare ist fast frei von Kapillaren. Eine reiche Blutversorgung besitzt dagegen das subkutane Fettgewebe (Kreislaufbelastung bei Fettleibigkeit). Drüsen und Haarbälge werden von eigenen Kapillarnetzen umsponnen. Die Haut und vor allem das Unterhautgewebe enthalten auch *Lymphgefäße*.

Heilung von Hautwunden. Aus dem Corium wachsen Gefäßsprossen und ein sehr zellreiches Bindegewebe (Granulationsgewebe) in den Wundbereich ein. Die Epithelisierung der Wundfläche erfolgt so, daß das Stratum germinativum der Wundränder sich auf den Defekt vorschiebt (Migration); sie kann gleichzeitig von erhalten gebliebenen Teilen von epithelialen Haarwurzelscheiden und Drüsenausführungsgängen ausgehen. Das neu entstandene, zunächst sehr dünne Epithel differenziert sich später in die für die Epidermis typischen Schichten. Haare und Drüsen werden nicht mehr gebildet, und auch die Verzapfung der Epidermis mit dem Corium und ihre Pigmentierung bleiben meistens aus. Zur Deckung größerer Wunden werden auch *Hauttransplantationen* vorgenommen (freie und gestielte Transplantate).

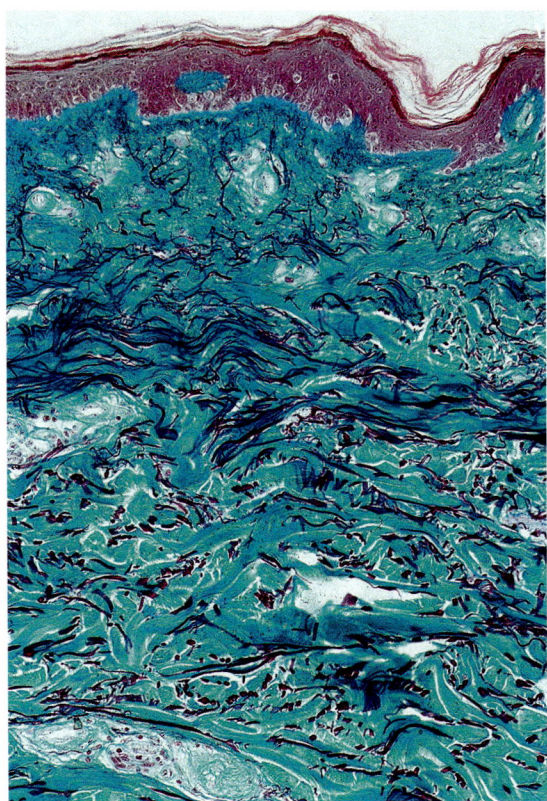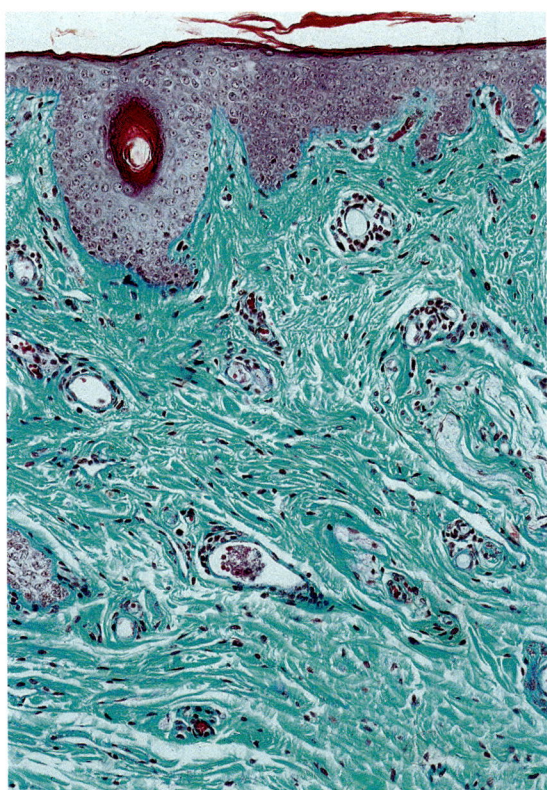

Abb. 482 und 483: Haut aus der Bauchregion (links) im Vergleich zur Haut des Augenlides (rechts). Die Epidermis ist in beiden Fällen dünn, nur am Lid stärker verzahnt. Dagegen ist das Stratum reticulare des Coriums im ersten Fall grobfaseriger, mit vielen elastischen Netzen durchsetzt und kräftiger, im Augenlid viel zarter. Mensch. Goldner-(Elastika)-Färbung. Vergr. 150mal.

Nerven und Nervenendigungen. Die großen Nervenfaserbündel verlaufen in der Subcutis, wo einzelne sensible Fasern mit Vater-Pacinischen Lamellenkörperchen (S. 440) in Verbindung stehen. Andere Nervenfasern bilden coriale Plexus oder treten in Beziehung zu den Wurzelscheiden der Haare; weitere Fasern dringen in die Epidermis ein (S. 95).

Mikroskopische Diagnose verschiedener Hautpräparate

Man beginne, wie immer, mit der schwachen Vergrößerung und durchsuche das ganze Präparat. Gewisse Hautstellen sind mit Sicherheit zu diagnostizieren; viele Hautpräparate lassen sich nicht genau lokalisieren.

Man beachte folgende zehn Punkte:

1. Dicke der ganzen Haut, der Epidermis, der Hornschicht.
2. Art und Stärke der Verzapfung von Epidermis und Corium; Leistenhaut oder Felderhaut.
3. Pigmentierung (besonders stark pigmentierte Hautstellen, vgl. S. 404 f.).
4. Ausbildung und (Gruppen-)Stellung der Haare.
5. Vorkommen von Talgdrüsen ohne Haare (vgl. S. 413 f.).
6. Vorkommen von apokrinen Schweißdrüsen nur in bestimmten Körperregionen (vgl. S. 412).
7. Vorkommen von glatten Muskelzellen, abgesehen von den Musculi arrectores pilorum und der Gefäßmuskulatur (vgl. S. 406).
8. Bau der Tela subcutanea (Fettgewebe, Retinacula); Beziehung der Haut zur Unterlage (Verschieblichkeit).
9. Umgebung der Haut (z. B. hyaliner Nasenknorpel, elastischer Ohrknorpel, Milchdrüsengewebe, Corpus cavernosum penis, Übergang in Schleimhaut).
10. Baubesonderheiten, die für ganz bestimmte Hautstellen charakteristisch sind (z. B. Lippe, Augenlid, ferner Hautfalten, deren Innen- und Außenseite typische Bauunterschiede aufweisen, wie z. B. am Nasenflügel, Praeputium, Labium minus pudendi).

B. Haare und Haarfollikel

Man unterscheidet am Haar[50] den frei aus der Haut herausragenden **Haarschaft** (Scapus) und die schräg in der Haut steckende, von Scheiden umgebene **Haarwurzel** (Radix). Diese ist an ihrem unteren Ende, wo sie der Papille aufsitzt, zur Haarzwiebel verdickt (Bulbus, **Abb. 484** und **485**), welche die undifferenzierten Matrixzellen des Haares sowie Melanocyten enthält. Die Papille besteht aus zellreichem Bindegewebe mit einer Kapillarschlinge. An den *Haarscheiden* wird eine innere und eine äußere epitheliale sowie eine bindegewebige Wurzelscheide beschrieben. Die innere Wurzelscheide erstreckt sich hautwärts nur bis zur Talgdrüseneinmündung; anderseits senken sich das Stratum corneum und das Stratum granulosum der Epidermis bis dorthin ein, wobei der **Haartrichter** entsteht. Die beiden epithelialen Scheiden (Vagina radicularis interna et externa folliculi epithelialis) und die bindegewebige Wurzelscheide (*Haarbalg,* Bursa pili oder Vagina dermalis radicularis) bilden zusammen den **Haarfollikel** (Folliculus pili).

Während die dünnen, kurzen *Primärhaare* (Wollhaare, Lanugo) einzeln stehen, sind die längeren und dickeren *Sekundär-* oder *Terminalhaare* – wie Kopf-, Achselhöhlen- und Schamhaare – zu Gruppen von 3–5 Haaren zusammengefaßt, was besonders deutlich auf Flachschnitten durch die Kopfhaut zu sehen ist (**Abb. 478**, S. 401). Die Leistenhaut ist immer haarlos.

Die *Haarfarbe* wird durch Einlagerung eines körnigen Pigmentes sowie den verschiedenen Luftgehalt bedingt. In den roten Haaren erscheint das Pigment lichtmikroskopisch mehr oder weniger homogen; elektronenmikroskopisch erkennt man jedoch kleinere, längliche und weniger dichte Granula, die ebenfalls von einer Elementarmembran umgeben sind. Blonde Haare enthalten nur wenig Pigment, Haare eines Albinos gar keine. Das durch H_2O_2 bleichbare Pigment *(Melanin)* wird von den aus der Neuralleiste stammenden Melanocyten geliefert (vgl. S. 76 und **Abb. 70c**). Beim Ergrauen nimmt der Pigmentgehalt der Haare ab, ihr Gasgehalt dagegen zu. Im Bulbus weißer Haare gibt es keine Melanocyten mehr.

Die **äußere epitheliale Wurzelscheide (Abb. 485–488)** ist die Fortsetzung des Stratum germinativum der Epidermis; im Haartrichter sind auch noch ein Stratum granulosum und ein Stratum corneum vorhanden. An der komplizierteren **inneren epithelialen Wurzelscheide** lassen sich im einzelnen drei Schichten unterscheiden, die alle im Bereich der Haarzwiebel noch kernhaltig sind, gegen die Hautoberfläche zu aber sehr bald verhornen.

Die innere Wurzelschicht setzt sich aus der Scheidencuticula, der Huxleyschen und der Henleschen Schicht zusammen. Die **Scheidencuticula** (Cuticula vaginalis) ist schmäler, sonst aber etwa gleich gebaut wie die ihr innen anliegende Haarcuticula (s. u.). Nach außen folgt dann die *Huxleysche Schicht* (Stratum epitheliale granuliferum): eine einfache oder doppelte Lage zunächst kernhaltiger Zellen; sie enthält schon weit unten hyalinartige Körnchen (Trichohyalin) und verhornt vor den Cuticulae. Die *Henlesche Schicht* (Stratum epitheliale pallidum) ist schmäler und zeigt eine Lage kernloser platter Zellen, die noch früher verhornen.

Die Haarwurzel ist von einem dünnen Häutchen aus schuppenartig übereinandergelagerten Zellen umhüllt, der **Haarcuticula** (Cuticula pili), die gegen den Haarschaft ebenfalls bald verhornt. Haar- und Scheidencuticula sind ineinander leicht verzahnt und dienen der Verankerung des Haares in der inneren Wurzelscheide. Im Haartrichter ist die Haarcuticula mit den Wurzelscheiden nicht mehr verbunden.

Die epitheliale und die bindegewebige Wurzelscheide sind durch eine *Glashaut* (Basalmembran) getrennt. Die Fasern der bei Terminalhaaren gut ausgebildeten **bindegewebigen Wurzelscheide** verlaufen innen vorwiegend zirkulär, außen längs, dazwischen ist ein Kapillarnetz eingefügt. Im Bereich des Bulbus formt die bindegewebige Wurzelscheide die **Haarpapille.** Im Haarbalg finden sich unterhalb der Talgdrüsenmündung feine Geflechte sensibler Nervenfäserchen (s. u.). Mit den bindegewebigen Haarbälgen sind auch die Muskelzellen der **Musculi arrectores pilorum** in Verbindung (**Abb. 484**). Diese liegen – wie die Talgdrüsen – auf der Seite des stumpfen Winkels (von 110–130° in der Kopfhaut) zwischen Haar und Hautoberfläche und inserieren mit mehreren elastischen Sehnen im subpapillären Bindegewebe der Lederhaut.

Bei der Kontraktion der sympathisch innervierten Mm. arrectores wird ein Druck auf die anliegenden Talgdrüsen ausgeübt. Die ursprüngliche Aufgabe, das auf Kältereiz hin reflektorisch erfolgende «Sträuben der Haare» (im Zusammenhang mit der Temperaturregulierung), kommt beim Menschen nicht mehr zur Geltung; dagegen wird die Haut an der Ansatzstelle der Muskelzellen etwas eingezogen («Gänsehaut»).

---

50 *lateinisch:* pilus; *griechisch:* thríx (im Genitiv trichós).

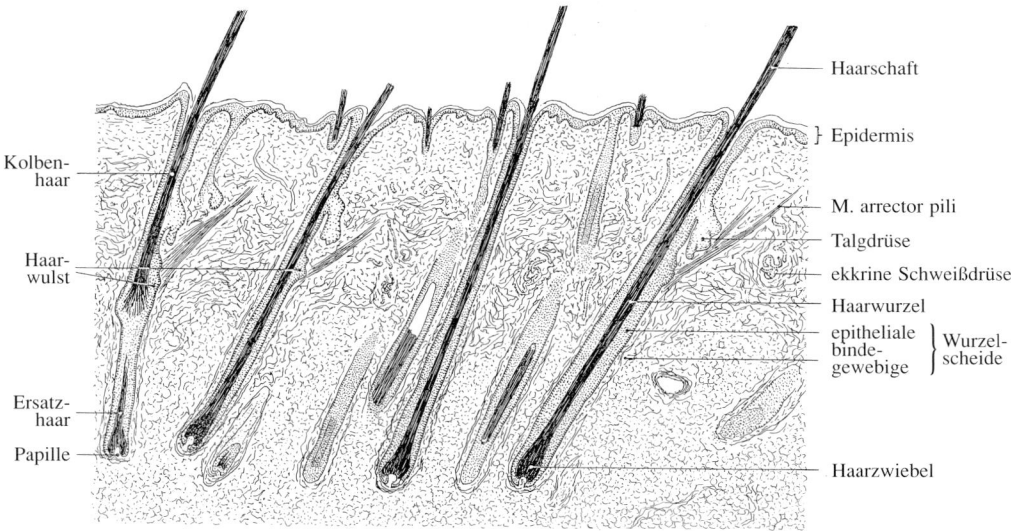

Kolben-
haar

Haar-
wulst

Ersatz-
haar

Papille

Haarschaft

} Epidermis

M. arrector pili

Talgdrüse

ekkrine Schweißdrüse

Haarwurzel

epitheliale
binde-
gewebige } Wurzel-
scheide

Haarzwiebel

Abb. 484: Menschliche Kopfhaut; Haare und Haarbälge längs geschnitten. Links außen ein ausfallendes Kolbenhaar und darunter das Ersatzhaar. H.-E.-Färbung. Vergr. 14mal. (W.)

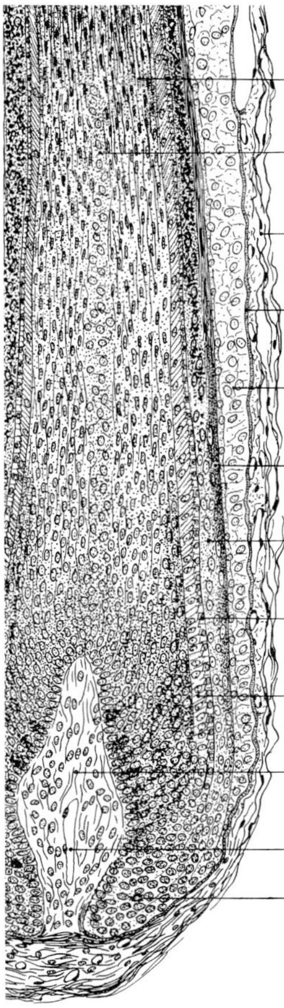

Rindensubstanz

Marksubstanz
} Haarwurzel

bindegewebige Wurzel-
scheide

Glashaut

äußere epitheliale Wurzelscheide

Henlesche Schicht

Huxleysche Schicht

Scheidencuticula
} innere
epitheliale
Wurzel-
scheide

Haarcuticula

Haarpapille

Blutkapillare

Matrixzelle in Mitose

Abb. 485: Längsschnitt durch den untersten Teil einer Haarwurzel, die Haarzwiebel und die Haarpapille; verschiedene Schichten der Wurzelscheiden. Aus einer menschlichen Kopfhaut. H.-E.-Färbung. Vergr. 140mal. (W.)

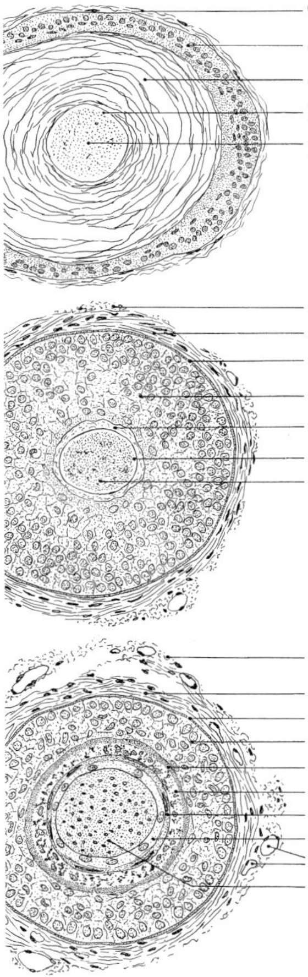

Corium (Stratum papillare)

Stratum germinativum

Stratum corneum

Haarcuticula

Haarwurzel

Längsfaserschicht

Ringfaserschicht
} der binde-
gewebigen
Wurzel-
scheide

Glashaut

äußere

innere
} epitheliale
Wurzelscheide

Haarcuticula

Haarwurzel

Längsfaserschicht

Ringfaserschicht
} der binde-
gewebigen
Wurzel-
scheide

Glashaut

äußere epitheliale Wurzelscheide

Henlesche Schicht

Huxleysche Schicht

Scheidencuticula
} innere
epitheliale
Wurzel-
scheide

Haarcuticula

Blutkapillaren

Haarwurzel

Abb. 486–488: Drei Haarwurzelquerschnitte in (1) Höhe des Haartrichters, (2) in der Mitte der Haarwurzel und (3) über der Haarzwiebel. Kopfhaar, Mensch. Vergr. 140mal.

Die *Haare* dienen auch *als Tastsinnesorgane.* Wird ein Haar berührt, so überträgt sich seine Bewegung durch Hebelwirkung auf den die Wurzel umgebenden Haarfollikel, und sein nervöser Apparat wird gereizt. Dessen feine Nervenfasern verlaufen zunächst in der bindegewebigen Wurzelscheide unterhalb der Talgdrüsenmündung. Sie bilden dort eine «Nervenmanschette», die Nervenendigungen in zwei Formen aufweist: (1) freie, marklose Endigungen, die in der äußeren Wurzelscheide enden, und (2) lanzettförmige Nervenendigungen, die der epithelialen Wurzelscheide aufliegen. Jede lanzettförmige Endigung wird von einer Schwannschen Zelle abgedeckt. Sie sind so angeordnet, daß sie kranzförmig die Wurzel umgeben und von der bindegewebigen Scheide eingeschlossen sind. Eine besonders reiche Nervenversorgung besitzen die Augenwimpern.

Das **Haar** wird, wie die innere Wurzelscheide, von den sich mitotisch teilenden Epithelzellen des Bulbus – den Matrixzellen – gebildet. Seine größtenteils eng zusammengelagerten, langgestreckten, verhornten Epithelzellen *(Rindensubstanz)* sind mehr oder weniger pigmentiert und werden in der Längsrichtung von Tonofibrillen, die für die mechanischen Eigenschaften von wesentlicher Bedeutung sind, durchzogen (Doppelbrechung der Haare bei Untersuchung im polarisierten Licht). Gegen die Epidermisoberfläche verhornt das Haar immer stärker; der Haarschaft besteht nur noch aus biegsamer Hornsubstanz (Keratin).

Eine *Marksubstanz* – in der häufig Gasbläschen vorhanden sind – gibt es nur in dicken Haaren. Die Markzellen sind kubisch, schwach oder nicht pigmentiert und weniger stark verhornt als die Rindenzellen, enthalten aber hyalinartige Körnchen (Trichohyalin).

Die **Haarentwicklung** beginnt am Ende des 3. Embryonalmonates. Eine Verdickung der Epidermis wächst als Haarzapfen in die Tiefe. An seinem unteren, etwas breiteren Ende (Bulbus), das schließlich die Subcutis erreicht, wird eine bindegewebige Papille eingestülpt; diese dient der Ernährung der Matrixzellen. Über der Papille bildet sich aus den epithelialen Matrixzellen der Haarkegel, der sich dann weiter zur inneren Wurzelscheide und zum Haar differenziert. Mit dem Emporwachsen des Haarkegels tritt zentral im Haarzapfen der Haarkanal auf.

Beim **Haarwechsel (Abb. 489)** stellt die Matrix des Haares ihre Tätigkeit ein. Der epitheliale Bulbus hebt sich von der bindegewebigen Papille ab, verliert damit seine Glockenform und zieht sich – zusammen mit dem kolbenartig verdickten, aufgefaserten unteren Ende des alten, nun abgestorbenen Haares (Kolbenhaar) – bis zum Haarwulst (s. u.) zurück. Die atrophische Papille bleibt mit dem verhornten Kolben durch einen dünnen, der äußeren Wurzelscheide entsprechenden Epithelstrang verbunden. Auch die Haarpapille rückt höher, wodurch der unterste Teil des bindegewebigen Haarbalges leer wird (Haarstengel), jedoch erhalten bleibt, bis die Ersatzhaaranlage hineinwächst: Ausgehend von dem unterhalb der Talgdrüsenmündung, in Höhe des Ansatzes des M. arrector pili gelegenen Haarwulstes (Haarbeet), dringt ein neuer Haarzapfen auf dem durch Epithelstrang und Haarstengel vorgezeichneten Weg erneut in die Tiefe; an seinem unte-

ren Ende entsteht wieder eine Haarzwiebel, und das neue Haar wird in gleicher Weise gebildet wie bei der embryonalen Haarentwicklung. Das Ersatzhaar bringt das alte Haar schließlich zum Ausfallen.

Kopfhaare wachsen ungefähr 1 cm im Monat (0,3–0,4 mm täglich); ihre Lebensdauer beträgt mehrere Jahre (andere, kürzere Haare leben nur einige Monate). Nach Abschuß des Wachstums können die Haare noch wochenlang als Kolbenhaare erhalten bleiben.

C. Nägel

Die Nägel (Ungues, **Abb. 490** und **491**) der Finger und Zehen sind Abkömmlinge der Epidermis. Sie stellen in der Längsrichtung weniger, in der Querrichtung stärker gewölbte Hornplatten dar, welche an der Dorsalseite der Endphalangen gelegen sind.

Die durchschnittlich etwa 0,5 mm dicke *Nagelplatte* ruht auf dem Nagelbett. Nur ihr vorderer Rand ist frei; die übrigen Ränder sind in Epitheleinfaltungen – seitlich in den *Nagelfalz,* hinten in die *Nageltasche* – hineingesteckt und vom *Nagelwall* hufeisenförmig umgeben. Aus dem Falz und vor allem aus der Tasche schiebt sich ein dünnes, verhorntes Häutchen *(Eponychium[51])* über den Nagelrand. Besonders tief ist die Nageltasche, in welcher die *Nagelwurzel* (Radix unguis) liegt. Im Grunde der Tasche sowie im Bereich der *Lunula,* der weißlichen Zone am hinteren Rand des Nagels, findet sich das die Nagelplatte bildende Epithel (Matrix). Der vordere Teil des Nagelbettes *(Hyponychium[51])* hat mit der Nagelbildung nichts zu tun.

Das mehrschichtige Plattenepithel des *Nagelbettes* distal der Lunula entspricht der äußeren epithelialen Wurzelscheide des Haares und dem Stratum germinativum der Haut; auf ihm schiebt sich der Nagel nach vorne. Das Corium des Hyponychiums zeigt oberflächliche feine Längsleisten, denen entsprechende Bildungen an der Unterseite des Epithels gegenüberstehen; die Lederhaut ist durch Retinacula unverschieblich mit dem Periost verbunden. Die in den Bindegewebsleisten liegenden Kapillarschlingen scheinen durch das Epithel und die Nagelplatte durch und bedingen die rötliche Färbung des Nagels. Das Nagelbett ist reich an Nervenendigungen.

Im Gebiet der *Matrix* zeigt die Lederhaut hohe Bindegewebspapillen. Das Plattenepithel geht hier allmählich in die Hornschicht – den Nagel – über, wobei ein Stratum granulosum fehlt. Die Nägel wachsen im Mittel 0,1 mm täglich, am schnellsten im dritten Lebensjahrzehnt, im Sommer rascher als im Winter. Ein neu entstehender Nagel ist zunächst sehr dünn und wächst in 5–8 Monaten nach vorne. Ist die Matrix zerstört, erfolgt keine Regeneration der Nagelplatte. Manche Krankheiten beeinflussen auch die Nagelbildung (Furchen, weiße Flecken, Sprödigkeit, Rückbildung der Lunula).

Die *Nagelsubstanz* besteht aus polygonalen, verhornten Epidermisschüppchen, deren Kerne gewöhnlich noch zu sehen sind. Bei Untersuchung im polarisierten Licht erkennt man nach dem Verlauf der Tonofibrillen drei Schichten: eine oberflächliche und eine tiefe Längsfaserschicht, senkrecht dazu eine mittlere Querfaserschicht.

---

51   *griechisch:* epí = auf; hypó = unter; ónyx (im Genitiv ónychos) = Nagel.

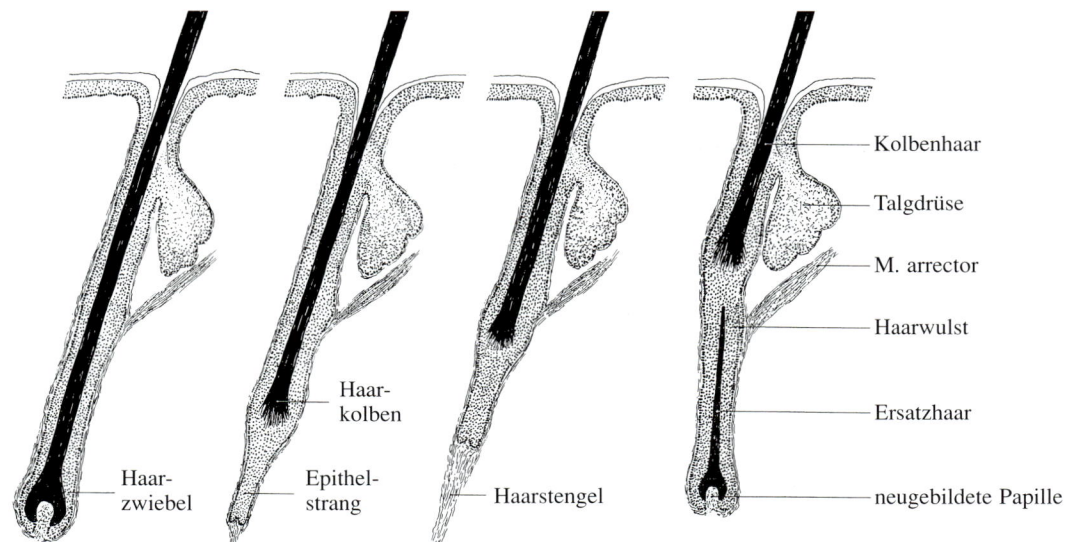

Abb. 489: Schematische Darstellung des Haarwechsels. (Be.)

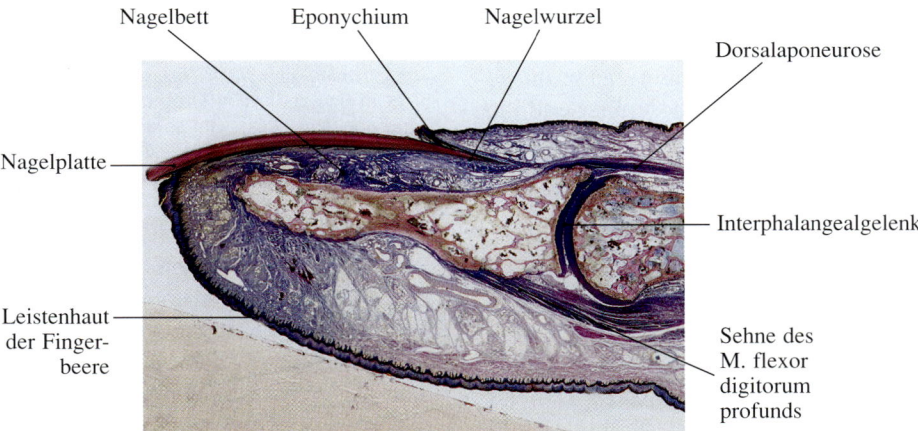

Abb. 490: Längsschnitt durch ein Fingerendglied und das distale Interphalangealgelenk. Vergr. 2mal.

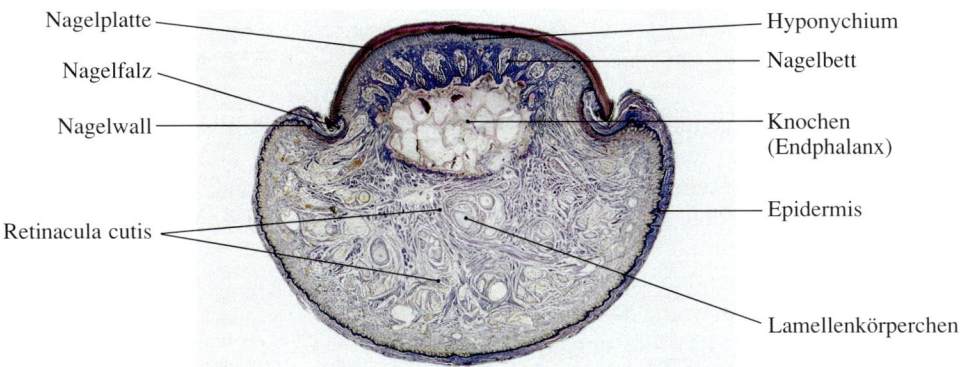

Abb. 491: Querschnitt durch ein Fingerendglied mit distaler Nagelanlage. Vergr. 3mal. Abb. 490/491 Plastinationspräparate von Prof. H.-M. Schmidt, Bonn.

D. Hautdrüsen

Bei den Hautdrüsen des Menschen unterscheidet man nach der Sekretionsart (S. 97 f.) ekkrine und apokrine Schweißdrüsen sowie holokrine Talgdrüsen.

Die **Schweißdrüsen** (Gll.sudoriferae, **Abb. 492** und **493**) sind meistens unverzweigte tubulöse Einzeldrüsen. Wir kennen große, nur in bestimmten Körpergegenden vorkommende apokrine Schweißdrüsen und kleine, mero- oder ekkrine Schweißdrüsen. Diese sind – mit unterschiedlicher individueller und lokaler Häufigkeit – in der Haut der ganzen Körperoberfläche zu finden.

Der Durchmesser des **Ausführungsganges** (Ductus sudorifer, **Abb. 492**) ist immer kleiner als der des Endstückes; die Ausführungsgänge der apokrinen Drüsen sind etwas weiter als die der ekkrinen. Das zweischichtige kubische Epithel besitzt unter seiner freien Oberfläche eine feine – wie man im Elektronenmikroskop sieht – filamentöse Cytoplasmaverdichtung. Im allgemeinen sind die Ausführungsgänge im gefärbten histologischen Präparat dunkler und ihre Zellkerne näher zusammengelagert als in den Endstücken. Während die Ausführungsgänge der apokrinen Schweißdrüsen über den Talgdrüsen in die Haarbälge einmünden, treten die der ekkrinen Drüsen an den Drüsenkämmen in die Epidermis ein (**Abb. 480**). Ihr Verlauf ist hier zunächst noch ziemlich gestreckt, wird dann aber immer mehr gewunden. Die an den Ausführungsgang unmittelbar angrenzenden Epidermisschichten zeigen schon im Stratum germinativum eine Differenzierung, die den oberflächlicheren Schichten entspricht. Im Stratum corneum, das in korkzieherartigen Windungen durchbrochen wird, fehlt dem Ausführungsgang eine eigene Wandung; er mündet mit der Schweißpore (Porus sudorifer) auf der freien Hautoberfläche.

Die Wandung der aufgeknäuelten **Endstücke** besteht aus einem, aus dunklen und hellen Zellen zusammengesetzten, sezernierenden Epithel, kontraktile Fibrillen enthaltenden Myoepithelzellen (**Abb. 492** und **493**) und einer Basalmembran. Die Drüsenschläuche sind von einem feinfaserigen Bindegewebe umgeben, das reich an Kapillaren und marklosen Nervenfasern ist. Die ektodermalen **Myoepithelzellen** sind stabförmig (Stabzellen) und in leichten Spiraltouren mehr oder weniger in der Längsrichtung des Drüsenschlauches angeordnet; in den apokrinen Schweißdrüsen sind sie stärker ausgebildet und infolgedessen leichter aufzufinden.

Die unverzweigten Endstücke der kleinen oder **ekkrinen Schweißdrüsen** (Gll.sudoriferae eccrinae, **Abb. 492**) haben ein viel engeres Lumen und sind stärker aufgeknäult als die der apokrinen Schweißdrüsen. Die Drüsenknäuel liegen – zusammen mit den größeren Blutgefäßen – in den obersten Lagen der Tela subcutanea (Gefäß-Drüsenschicht). An den Epithelzellen, zwischen denen interzelluläre Sekretkanälchen nachweisbar sind, ist vom Sekretionsvorgang außer gelegentlich vorhandenen paraplasmatischen Körnchen lichtmikroskopisch kaum etwas zu sehen. Die Zellen bleiben vollständig erhalten (merokrine Sekretion). Die ekkrinen Schweißdrüsen sind cholinerg innerviert.

Besonders *zahlreich* sind die ekkrinen Schweißdrüsen in der Palma manus und der Planta pedis (350–400 je cm²). Für den ganzen Körper wird ihre Zahl auf Millionen geschätzt. Die dienen vor allem der Temperaturregulation (Wärmeentzug von 580 cal = 2,43 kJ pro Liter verdunsteten Wassers).

Elektronenmikroskopisch lassen sich – in den ekkrinen, nicht in den apokrinen Drüsen – *helle und dunkle Zellen* unterscheiden. Diese sind so angeordnet, daß die dunklen Zellen die oberflächliche Position am Lumen einnehmen, die hellen Zellen dagegen die basale Schicht bilden und nur über interzelluläre Sekretkanälchen mit dem Lumen in Verbindung stehen.

Die großen **apokrinen Schweißdrüsen** oder *Duftdrüsen* (Gll.sudoriferae apocrinae, **Abb. 493**) mit ihren weiten Endstücken kommen beim Menschen nur in ganz bestimmten Hautgegenden vor: Achselhöhle, Warzenhof (Gll.areolares mammae), Leistenbeuge, Mons veneris, Labium majus, Umgebung des Afters (Gll.circumanales, **Abb. 337**) und Damm, gelegentlich auch in der Scrotalhaut, ferner im Vestibulum nasi, Augenlid (Gll.ciliares) und äußeren Gehörgang (Gll.ceruminosae, **Abb. 8** und **548**). Es ist für die apokrine Sekretion charakteristisch, daß die gegen das Lumen vorspringende, mit Sekret gefüllte Zellkuppe sich abschnürt und abgestoßen wird. Das Aussehen und die Höhe der Zellen wechseln daher mit dem Funktionszustand. Die apokrinen Schweißdrüsen sind adrenerg innerviert.

Die apokrinen Schweißdrüsen können verzweigt sein; ihre Zellen enthalten gelegentlich zwei Kerne. Die Drüsen werden schon im Fetalleben angelegt, doch setzt ihre Sekretion erst in der *Pubertät* ein; im Alter werden sie z. T. rückgebildet. Bei der Frau sind sie gewöhnlich stärker entwickelt, und es bestehen gewisse funktionelle Beziehungen zum Genitalzyklus und zur Schwangerschaft.

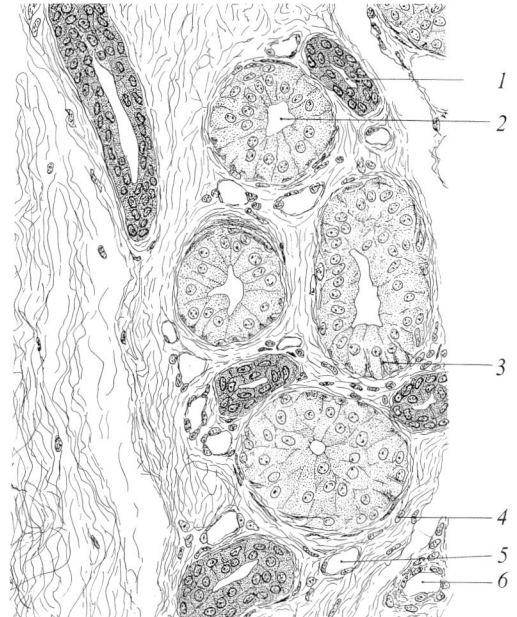

Abb. 492: Schnitt durch das Endstück und den Aus-führungsgang einer ekkrinen Schweißdrüse (aus einer menschlichen Zehenhaut). H.-E.-Färbung. Vergr. 225mal. (W.)

1 Ausführungsgang
2 Endstück
3 Myoepithelzellen

4 Fibrocytenkerne
5 Blutkapillare
6 Arteriole

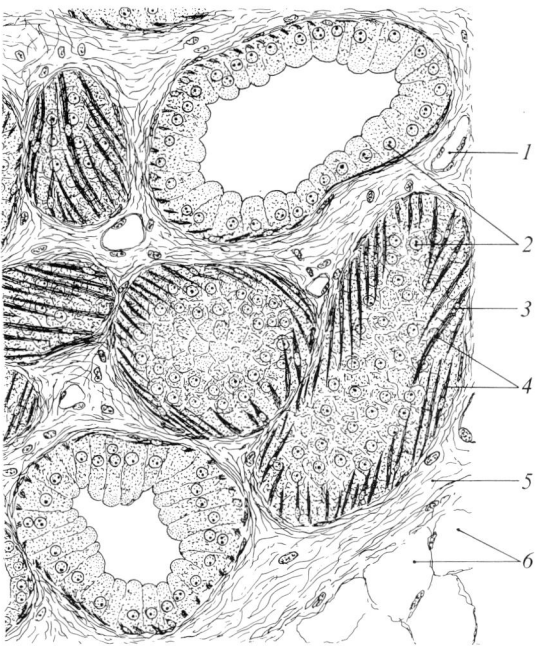

Abb. 493: Schnitt durch das Endstück einer apokrinen Schweißdrüse (aus einer menschlichen Achselhöhlenhaut). Azan-Färbung. Vergr. 225mal. (W.)

1 Blutkapillare
2 Kerne von apokrinen
    Drüsenzellen
3 Kern einer
    Myoepithelzelle

4 stabförmige
    Myoepithelzellen
5 interstitielles
    Bindegewebe
6 Fettzellen

Das *Sekret* der apokrinen Schweißdrüsen ist komplizier-ter zusammengesetzt und enthält – wie das der Duftdrüsen der Säugetiere – auch Geruchsstoffe, die für bestimmte In-dividuen und Rassen charakteristisch sind. Seine Reaktion ist nicht sauer, weshalb Eitererreger in die Drüsen eindrin-gen können (Schweißdrüsenabszesse, z. B. in der Achsel-höhle).

Die **Talgdrüsen** (Gll. sebaceae, **Abb. 494**) sind aus einem bis vielen, oft nur unvollständig ge-geneinander abgegrenzten Endkolben – Talgkol-ben – bestehende holokrine Drüsen, die meist in die Haarfollikel münden (Gll. sebaceae pili). Sie sind mehrschichtige Drüsen, deren Endkolben eine eigentliche Lichtung fehlt und deren Zellen nach einer einmaligen Sekretion ersetzt werden müssen. Aus diesem Grund kommen, besonders nachts, in der äußeren, der Basalmembran auf-sitzenden Schicht von platten bis kubischen Zel-len (Ersatzzellen) Mitosen vor. Zum holokrinen Sekretionsmodus s. S. 98.

Das *Sekret* der Talgdrüsen (Hauttalg, Sebum) überzieht Haare und Haut mit einem dünnen Fettfilm und durch-tränkt die obersten Epidermisschichten; die Wasserdurch-lässigkeit wird dadurch herabgesetzt. Die Gll. sebaceae sind fast über die ganze Körperoberfläche verbreitet; sie fehlen aber in der haarlosen Leistenhaut der Palma manus

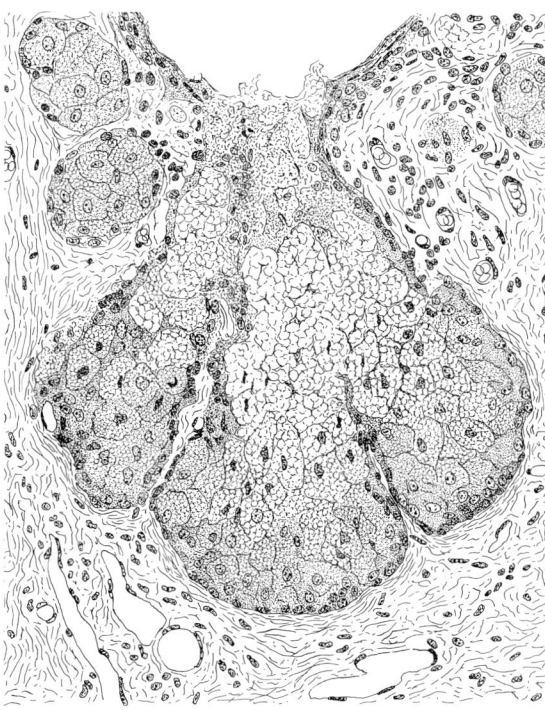

Abb. 494: Schnitt durch *Talgdrüse* (Nasenrückenhaut eines Neugeborenen). H.-E.-Färbung. Vergr. 225mal. (W.)

und Planta pedis sowie der Finger- und Zehenballen. Anderseits sind die holokrinen Drüsen der Nasenhaut besonders groß und zahlreich. In der *Pubertät* erfahren die Talgdrüsen eine Vergrößerung durch Hyperplasie. Durch Verstopfung ihrer Ausführungsgänge (bei sog. Komedonen = «Mitessern») wird das Sekret zurückgestaut; dabei entstehen leicht Entzündungen (Akne vulgaris).

Talgdrüsen ohne Beziehung zu Haaren (Gll.sebaceae separatae) gehören zu den Ausnahmen; man findet solche im Lippenrot, in der Wangenschleimhaut, im Augenlid (Gll.tarsales, **Abb. 558**), an der Brustwarze (z. T. auch im Warzenhof), im Labium minus (Innenseite), im Praeputium (inneres Blatt) und am Anus.

Mikroskopische Diagnose der verschiedenen Hautdrüsen

Schweißdrüsen: Schlauchförmige Drüsen;

sezernierende Endstücke aufgeknäuelt und meistens in Subcutis gelegen; bei den ekkrinen Schweißdrüsen ein- bis zweischichtiges kubisches, bei den apokrinen Drüsen einschichtiges prismatisches Epithel;

ekkrine Schweißdrüsen (**Abb. 492**): über ganze Haut verbreitet, enges Lumen, alle Zellen lichtmikroskopisch etwa gleich aussehend, Myoepithelzellen nicht auffällig;

apokrine Schweißdrüsen (**Abb. 493**): beim Menschen nur beschränktes Vorkommen (vgl. S. 412), weites Lumen, Zellen in verschiedenen Sekretionsstadien, sich abschnürende Zellkuppen (apokrine Sekretion, **Abb. 98**), deutliche Myoepithelzellen;

Ausführungsgänge (**Abb. 492**): kleineres Kaliber als die Endstücke, dunkler gefärbt, Zellkerne enger beieinanderliegend, zweischichtiges Epithel, keine Myoepithelzellen, weniger deutliche Zellgrenzen.

Milchdrüse: Zusammengesetzte Drüse mit verzweigten Ductus lactiferi (s. u.).

Talgdrüsen (**Abb. 484** und **Abb. 494**): Ein- bis vielkolbige Drüsen, im Corium gelegen, in der Regel in Beziehung zu den Haaren (Ausnahmen s. o.); mehrschichtiges Epithel mit – von der peripheren Keimschicht gegen das Zentrum der Drüse – zunehmender Talgbildung und allmählicher Auflösung der Zellen (holokrine Sekretion) (**Abb. 98**).

E. Milchdrüse

Die paarige Milchdrüse (Brustdrüse[52], **Mamma**, Glandula mammaria) ist aus je 15–20 verzweigten tubulo-alveolären Einzeldrüsen aufgebaut, die den apokrinen Hautdrüsen nahestehen. Sie sind in ein gemeinsames Bindegewebsstroma eingelassen und münden mit ihren Ausführungsgängen, den Ductus lactiferi, auf der Spitze der Brustwarze.

Beim *Mann* ist das Drüsengewebe *rudimentär* (nur vereinzelte verzweigte Epithelgänge); eine stärkere Differenzierung ist pathologisch (Gynäkomastie). Die *kindliche Brustdrüse* hat nicht nur wenig epitheliale Bestandteile (verzweigte Milchgänge), sondern auch weniger faseriges Bindegewebe und weniger Fettgewebe.

Die ableitenden Milchgänge (**Ductus lactiferi**) der *weiblichen Brustdrüse* sind vielfach verzweigt und am Ende etwas verdickt. Sie besitzen ein ein- bis zweischichtiges prismatisches Epithel und eine bindegewebige Lamina propria. Vor dem Eintritt in die Brustwarze (Papilla mammae) sind sie spindelartig zu den Milchsäckchen (Sinus lactiferi) erweitert, deren Durchmesser mehrere Millimeter betragen kann, wenn sich in der aktiven Drüse Sekret angestaut hat. In der Warze selbst sind die Ausführungsgänge wieder enger; sie können durch die hier gelegene glatte Muskulatur verschlossen werden. Das neuerdings leicht erweiterte Mündungsstück ist mit geschichtetem Plattenepithel ausgekleidet. Die Haut, welche die Brustdrüse überzieht, ist dünn (durchscheinendes subkutanes Venennetz). Coriumpapillen sind außerhalb des Warzenhofes fast nicht ausgebildet; gelegentlich kommen vereinzelte Muskelzellen vor.

Eigentliche Endstücke sind in der *ruhenden Drüse* (**Abb. 495**) – zumindest vor der ersten Schwangerschaft – gewöhnlich nicht vorhanden, und die Gänge sind oft nur unvollkommen kanalisiert. Ein zellarmes, grobfaseriges Bindegewebsstroma bildet die Hauptmasse des in der Tela subcutanea gelegenen Drüsenkörpers; es hat Fettzellen eingelagert. In der unmittelbaren Umgebung der Milchgänge und ihrer Verzweigung findet sich dagegen ein zellreiches, feinfaseriges Bindegewebe, das reichlich Blutgefäße, aber keine Fettzellen enthält. Mit der *Pubertät* kommt es beim Mädchen zu einer beträchtlichen

---

[52] *lateinisch:* mamma; *griechisch:* mastós = Brustdrüse, Brustwarze.

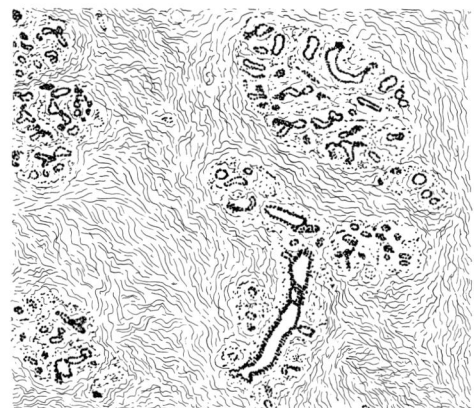

Abb. 495: Ruhende Drüse einer noch nie schwangeren jungen Frau.

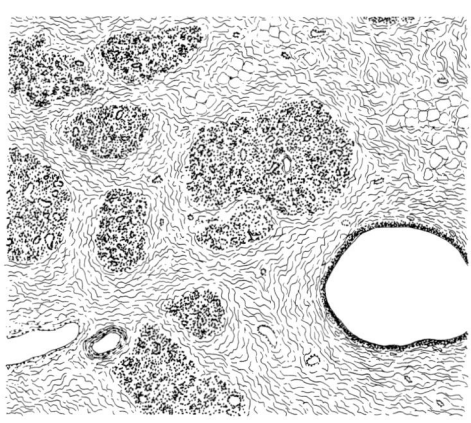

Abb. 496: Proliferierende Drüse einer 26jährigen Gravida. Rechts unten ein Milchgang.

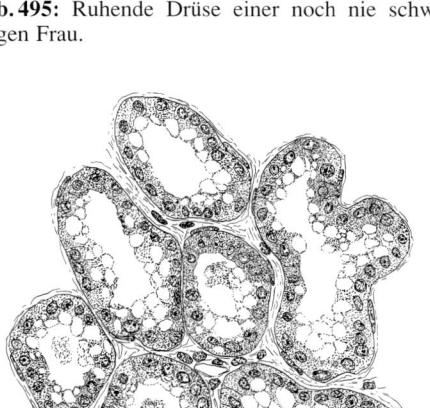

Abb. 498: Sezernierende Milchdrüsenendstücke (Mensch). H.-E.-Färbung. Vergr. 270mal. (Be.)

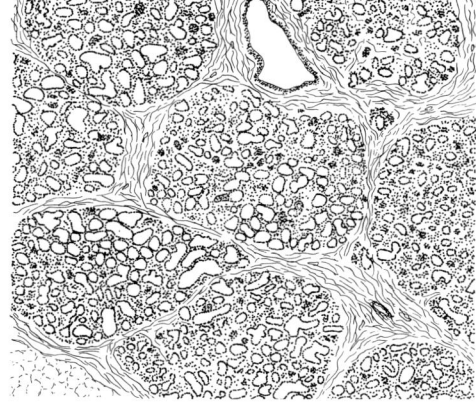

Abb. 497: Sezernierende Drüse einer stillenden Frau.

Abb. 495–497: Drei verschiedene Funktionsstadien der menschlichen Milchdrüse. H.-E.-Färbung. Vergr. 30mal. (W.)

Proliferation der epithelialen und besonders der bindegewebigen Baubestandteile.

In der **Schwangerschaft** erfolgt unter dem verstärkten Einfluß der Geschlechtshormone, die geringgradige Veränderungen der Milchdrüse – insbesondere deren Stroma – auch im Verlauf des Menstruationszyklus bedingen, eine starke Weiterentwicklung der epithelialen Anlage (**Abb. 496**). Die Milchgänge wachsen, bilden neue Verzweigungen und alveoläre Endstücke in großer Zahl, welche das Bindegewebe immer mehr verdrängen. Das Drüsenparenchym zeigt jetzt eine deutliche Gliederung in Lappen und Läppchen. Im einschichtigen kubischen Epithel der Endstücke treten vom 7. oder 8. Schwangerschaftsmonat an Fetttröpfchen auf. Zwischen den Epithelzellen und der Basalmem-

bran liegen – ähnlich wie bei den Schweißdrüsen – Myoepithelzellen (Korbzellen), die im Lichtmikroskop aber kaum sichtbar sind. Am Ende der Gravidität sind die weiten Endbläschen dicht zusammengelagert; dazwischen gibt es nur noch relativ wenig intralobuläres, Blutkapillaren führendes lockeres Bindegewebe. Auch die interlobulären Septen, in denen Blut- und Lymphgefäße sowie Ausführungsgänge verlaufen, sind schmal geworden (**Abb. 497**).

Damit die Milchdrüse, die im Laufe der Schwangerschaft auf ihre Aufgabe vorbereitet worden ist, zu sezernieren beginnt, ist eine Stimulation durch den Hypophysenvorderlappen (Prolactin) notwendig. Gemeinsam mit den von der Placenta produzierten Oestrogenen und Progesteron, sowie Glukokortikoiden der Nebenniere und Insulin wird das Wachstum der Mamma stimuliert (Mammogenese). Die Laktation wird nach Beendigung der Schwangerschaft und Wegfall der placentaren Hormone vor allem durch Prolaktin eingeleitet. Durch Nervenimpulse, welche beim Saugen des Kindes von der Brustwarze ausgehen, wird die Prolactinsekretion im Vorderlappen jeweils erneut angeregt und damit während der Laktationsperiode die Sekretbereitung unterhalten.

Das *Sekret*, das die Milchdrüse in der letzten Zeit der Schwangerschaft bis einige Tage nach der Geburt ausscheidet, wird als *Kolostrum* bezeichnet. Es enthält neben Sekrettröpfchen, freien Zellen und Zelltrümmern die Kolostrumkörperchen und ist viel weniger fetthaltig als die Milch. Die *Kolostrumkörperchen* sind histiogene und hämatogene Makrophagen, die ganz mit Fetttröpfchen beladen sind. Sie dringen bei Sekretstauung – so vor Beginn und auch wieder am Ende der Stillzeit – in die Milchgänge und Endstücke ein, phagocytieren und transportieren das Sekret in die Blut- und Lymphbahnen ab.

In der Laktationsperiode (Stillzeit) zeigen die Drüsenzellen ein mit dem Funktionszustand wechselndes Aussehen. Von hochprismatischen Zellen existieren alle Übergänge bis zu stark abgeflachten – erschöpften – Zellen, da die Bildung des Sekretes nicht in allen Alveolen gleichzeitig erfolgt (Arbeitsrhythmus, vgl. S. 78). Supranukleär sind in die Zellen Fetttröpfchen eingelagert (**Abb. 498**); diese fließen zusammen, und schließlich schnüren sich von einer dünnen Cytoplasmaschicht und Plasmalemm umgebende Tropfen nach dem **Prinzip der apokrinen Extrusion** ab, während die kleinen Proteingranula wie in den serösen Drüsen durch einen **merokrinen Mechanismus** ausgeschieden werden. Die Entleerung des Sekretes wird durch das Saugen des Säuglings und die Kontraktion der Myoepithelzellen gefördert; diese wird ihrerseits angeregt durch das von der Neurohypophyse abgegebene Oxytocin.

Nach Beendigung der Laktation bilden sich die sezernierenden Endbläschen nach vorübergehender Ausweitung durch Sekretstauung größtenteils zurück, wobei gleichzeitig das Bindegewebsstroma zunimmt. Die *Rückbildung* ist gewöhnlich nicht so vollständig, daß wieder der Bauzustand der jungfräulichen Brustdrüse erreicht wird; häufiger – besonders nach mehreren Schwangerschaften – bleibt eine wechselnde Menge von Endstücken erhalten. Eine endgültige Rückbildung des Drüsenparenchyms bis auf eine geringe Anzahl von Milchgängen erfolgt erst nach dem Klimakterium.

Die zarte *Haut der Brustwarze und des Warzenhofes* ist stark pigmentiert, mehr oder weniger runzelig (je nach dem Kontraktionszustand der in das Corium eingelagerten glatten Muskulatur) und mit der Unterlage stark verzapft. Die Pigmentierung ist beim Mann geringer als bei der Frau, bei der sie in der Schwangerschaft noch zunimmt.

Die Haut des *Warzenhofes (Areola mammae)* enthält auch Schweißdrüsen, feine Härchen und – z. T. in Beziehung zu diesen stehende, z. T. freie – Talgdrüsen. Dazu kommt etwa ein Dutzend apokrine *Gll.areolares*, welche in die Haarfollikel münden. Die Haut bildet an diesen Stellen (an der Peripherie des Warzenhofes) oft kleine Höckerchen. Die Drüsen befeuchten die Haut der Areola mammae, wodurch der beim Saugen notwendig luftdichte Abschluß ermöglicht wird. Die *Brustwarze (Papilla mammae)* erhebt sich gewöhnlich erst nach der Geburt über ihre Umgebung; in ihr liegen die Ductus papillares, von denen sich einige kurz vor der Ausmündung auf der Warzenspitze mit einem Nachbargang vereinigen. Kompliziert angeordnete glatte Muskelfaserbündel sind zwischen den Milchgängen in das Bindegewebe eingeflochten und inserieren z. T. mit elastischen Sehnen an der Haut; sie können eine Erektion der Brustwarze bewirken. In der Brustwarzenhaut gibt es keine Härchen, aber Talgdrüsen sowie viele sensible Nervenendigungen. Ferner findet man in der Papille reichlich Blut- und Lymphgefäße, bei aktiven Drüsen gelegentlich sogar noch Parenchym.

Mikroskopische Diagnose der Brustdrüse

Das Organ zeigt je nach dem funktionellen Zustand verschiedene morphologische Erscheinungsformen.

Erwachsene Frau:

Ruhende Drüse (**Abb. 495**): Verzweigte Milchgänge mit leicht verdickten Enden (ruhende Proliferationsknospen); spärlich vorhandenes Parenchym umgeben von zellreichem feinfaserigem Bindegewebe, in der weiteren Umgebung viel derbfaseriges Bindegewebe, dazu gut entwickelter Fettkörper.

Laktierende Drüse (**Abb. 497**): Eng aneinanderliegende alveoläre Endstücke, verschieden hohe Epithelzellen mit Fetttröpfchen (**Abb. 498**); Bindegewebe zurücktretend, deutlicher Lappen- und Läppchenbau.

Mann und Kind:

Milchgänge wenig verzweigt, alveoläre Endstücke fehlen; dichtes Bindegewebsstroma.

Neugeborenes (männlich oder weiblich): Brustwarze noch nicht ausgebildet, Pigmentierung der Areola noch fehlend; Milchgänge erst zwei- bis dreimal aufgezweigt, zweischichtiges prismatisches Epithel, oberflächliche Zellen mit eingelagerten Fetttröpfchen (Hexenmilch):

Differentialdiagnose: Die aktive Brustdrüse darf nicht verwechselt werden mit *Prostata* (auch verschieden hohes Epithel, aber niemals mit Fetttröpfchen, jedoch interstitielle glatte Muskulatur), *Lunge* (in Alveolen Epithelauskleidung postnatal reduziert, typisch gebauter Bronchialbaum) und *Schilddrüse* (Kolloid, keine Fetttröpfchen im Follikelepithel, keine Ausführungsgänge).

X. Nervensystem

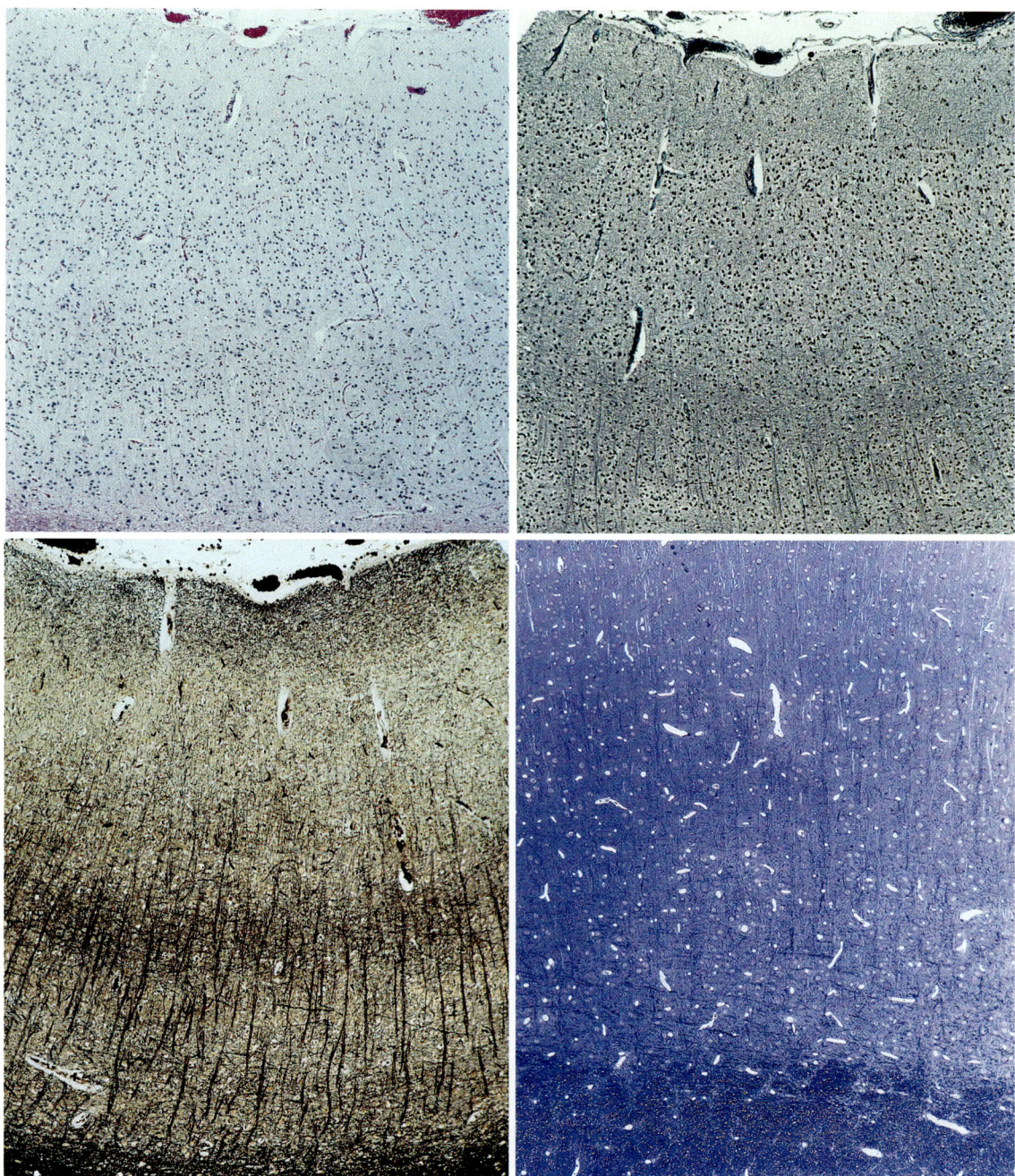

Abb. 499–502: Schichtenbau der Großhirnrinde, dargestellt mit den gebräuchlichen neurohistologischen Färbemethoden.
Abb. 499–501: Homotypischer, granulärer Isokortex: Benachbarte Paraffinschnitte durch die Area striata des Menschen.
Abb. 499: (links oben) Cytoarchitektur (Nissl-Bild) in einer Chromalaun-Hämatoxylin-Färbung nach Gomori (in der Modifikation nach Fleischhauer und Laube). **Abb. 500:** (links unten) Myeloarchitektur in einer Markscheidenversilberung nach Gallyas. **Abb. 501:** (rechts oben) Versilberung der Neurofibrillen nach Bodian. **Abb. 502:** (rechts unten) Entsprechender granulärer Isokortex des Kaninchens nach Perfusionsfixation und Semidünnschnittechnik. Parietaler Kortex. Vergr. (Abb. 499–502) 55mal. Präparate von Priv.-Dozentin Dr. Schmolke, Bonn.

A. Zentralnervensystem

1. Gehirn

Gehirn[53] und Rückenmark[54] bilden zusammen das beim Menschen hoch differenzierte, ungemein kompliziert gebaute Zentralnervensystem. Am Gehirn beschreiben wir das Myelencephalon – oder verlängerte Mark (Medulla oblongata), welches an das Rückenmark (Medulla spinalis) anschließt –, das Metencephalon (Hinterhirn, bestehend aus dem Pons und dem Cerebellum), das Mesencephalon (Mittelhirn), das Diencephalon (Zwischenhirn) und das Telencephalon (Endhirn). An diesem unterscheidet man einen mittleren, unpaaren Teil (Telencephalon medium sive impar) und die gewaltig entwickelten, paarigen Großhirnhemisphären, an diesen selbst wiederum eine Pars basalis und eine Pars palliaris (Großhirnmantel, Pallium).

Die Histologie – und die Histophathologie – des Zentralnervensystems entwickelt sich mit der außerordentlichen Zunahme der Forschungsergebnisse immer mehr zu einer Spezialwissenschaft. Wir werden uns deshalb im Rahmen dieses Buches auf die Schilderung einiger grundsätzlich wichtiger morphologischer Eigenschaften und auf die Behandlung weniger, typisch gebauter Stellen beschränken, welche der Student an den üblichen Kurspräparaten selbst zu untersuchen Gelegenheit hat. Auf die einzelnen Leitungsbahnen in der weißen Substanz kann hier nicht näher eingegangen werden.

a) Großhirnrinde

Während die vorwiegend aus markhaltigen Nervenfasern bestehende weiße Substanz im Rückenmark und im Hirnstamm oberflächlich, die an Nervenzellen reiche graue Substanz in Nachbarschaft des Zentralkanales bzw. des Ventrikelsystems gelegen ist, besitzt das Großhirn – wie auch das Kleinhirn – eine das **weiße Mark** außen überziehende **graue Rinde** (Cortex cerebri). Durch Windungen (Gyri), die durch verschiedene, mehr oder weniger tief einschneidende Furchen (Sulci und Fissurae) voneinander getrennt sind, wird die *Großhirnoberfläche* beim Menschen reich gegliedert, rund dreimal vergrößert (auf etwa $^1/_5$–$^1/_4$ m^2) und die Substantia corticalis dabei entsprechend vermehrt. Mit der Größenzunahme der Hirnrinde hat aber nicht nur die Zahl der **Nervenzellen,** die man auf mehr als zehn Milliarden geschätzt hat, enorm zugenommen, sondern insbesondere auch die Menge der Fasern, welche der Verknüpfung der verschiedenen Neurone dienen. Die graue Substanz zwischen den Perikaryen wird **Neuropil** genannt und enthält Axone, Dendriten und Gliazellfortsätze. Die *Dicke* der Großhirnrinde – durchschnittlich etwa 3–3,5 mm – ist lokal recht verschieden und variiert zwischen 1,5 und 4,5 mm. Auf den Windungen ist sie überall größer als in den Furchen.

Auch im **Feinbau des Cortex** bestehen an verschiedenen Stellen spezifische Abwandlungen, die wir hier jedoch nicht näher schildern wollen. Einen in bezug auf Cyto- und Myeloarchitektonik wie auch auf Glia- und Angioarchitektonik einheitlich gebauten Bereich der Hirnrinde bezeichnet man als *Area* (Rindenfeld). Im Bau der Areae, die histologisch bald scharf, bald weniger gut gegeneinander abgrenzbar sind und oft bestimmte Beziehungen zwischen Struktur, histochemischem Verhalten (Chemoarchitektonik) und Leistung erkennen lassen, ist trotz der vielen Unterschiede ein allgemeines Strukturprinzip enthalten. Bei diesem *gemeinsamen Grundplan,* der bei Mensch und Säugetier in gleicher Weise anzutreffen ist (im sog. **Isocortex**), werden am Schnittpräparat *sechs* ineinander übergehende *Schichten* – Laminae – beschrieben (**Abb. 503**). Diese sind von außen nach innen numeriert und gewöhnlich nach der vorherrschenden Zellart benannt:

6-Schichten-Typ Säugetiere und *Mensch (Isocortex)*
I. *Lamina molecularis* (Molekularschicht) = Lamina plexiformis)
II. *Lamina pyramidalis externa* (äußere Körnerschicht)
III. *Lamina pyramidalis externa* (äußere Pyramidenzellschicht)
IV. *Lamina granularis interna* (innere Körnerschicht)
V. *Lamina pyramidalis interna* (innere Pyramidenzellschicht) = Lamina ganglionaris
VI. *Lamina multiformis* (polymorphe Schicht, Spindelzellschicht)

---

53 *lateinisch:* cerebrum; *griechisch:* enképhalos.
54 *lateinisch:* medulla spinalis; *griechisch:* myelós (= Mark).

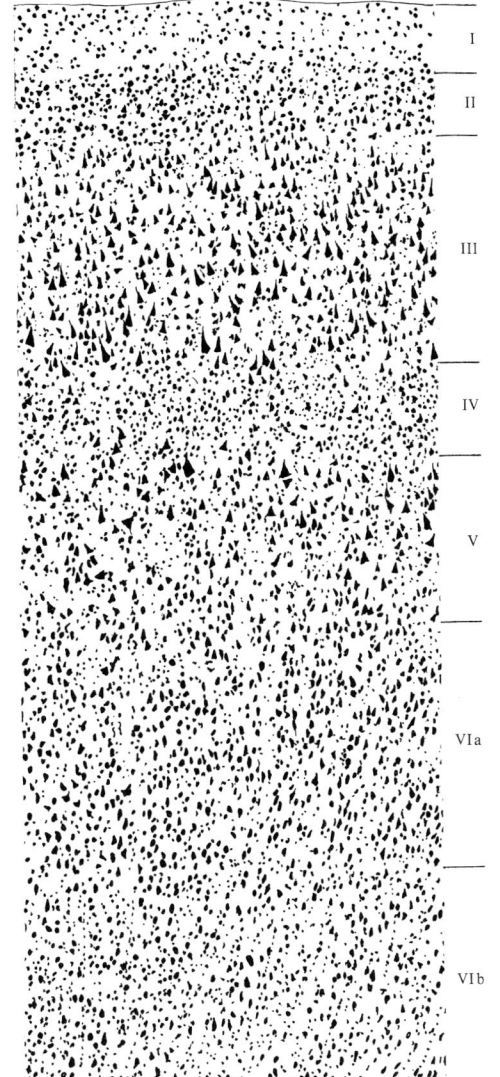

Abb. 503: Senkrechter Schnitt durch das Grau der Großhirnrinde eines Menschen. Die gewählte Stelle läßt den sechsschichtigen Grundtypus des Rindenbaus erkennen. Toluidinblau-Färbung. Verg. 65mal (W.)

  I Lamina molecularis
 II Lamina granularis externa
III Lamina pyramidalis externa
IV Lamina granularis interna
 V Lamina pyramidalis interna
VI Lamina multiformis

Am deutlichsten erkennt man den Schichtenbau nach Darstellung der Zellen, z. B. nach Nissl (s. S. 161, ferner **Abb. 499, Abb. 503–505**); doch müssen wir zu seiner vollständigen Charakterisierung Präparate mit Färbung der Markscheiden (**Abb. 501** und **506**) und mit Silberimprägnierung (**Abb. 500**) heranziehen, da auch Art und Verlauf der Nervenfasern typisch sind. Die II. und IV. Schicht sind besonders reich an – relativ kleinen – Zellen, wodurch sie bei schwacher Vergrößerung ein körniges Aussehen erhalten («Körnerschichten»).

Einen wesentlichen Anteil am Bau der **Lamina molecularis** oder Lamina plexiformis (I), die stets vorhanden ist und der Assoziation dient, hat die Neuroglia, insbesondere die faserigen Astrocyten. Diese bilden die Membrana limitans gliae superficialis (S. 156), die an die bindegewebige Membrana limitans piae grenzt. Die sehr spärlich vorhandenen, kleinen Nervenzellen (Schalt- und Assoziationszellen) sind oft spindelförmig. Ihre markhaltigen Neuriten verlaufen mehr oder weniger parallel mit der Oberfläche und beteiligen sich – zusammen mit den Endverzweigungen von afferenten Assoziations- und Kommissurenfasern – an der Bildung des im Markscheidenpräparat in der Molekularschicht sichtbaren feinfaserigen *tangentialen Flechtwerkes* (Stria laminae molecularis, **Abb. 506**). Ferner kommt ein großer Teil der sich in der Lamina molecularis ausbreitenden Dendriten und Neuriten aus Perikaryen, die in tieferen Schichten gelegen sind: So verästeln sich in ihr die langen Dendriten der vielen kleinen, kugeligen bis pyramidenförmigen Ganglienzellen (Körnerzellen) der **Lamina granularis externa** (II); ihre markhaltigen Neuriten ziehen z. T. ebenfalls gegen die Oberfläche – auch in die erwähnte Tangentielfaserschicht –, z. T. in die Tiefe. Die äußere Körnerschicht ist im motorischen Gyrus praecentralis (**Abb. 504**) wenig deutlich, während sie, wie die innere Körnerschicht, im Gyrus postcentralis und z. B. auch in der Sehrinde (**Abb. 499** und **505**) besonders stark entwickelt ist. In der Lamina granularis externa findet man nach Markscheidenfärbung das sog. *superradiäre Flechtwerk* (Stria laminae granularis externae, **Abb. 506**), welches, wie die oberflächlichen Tangentialfasern, der intracorticalen Verbindung dienen.

Die **Lamina pyramidalis externa** (III) ist gewöhnlich gut ausgebildet – am besten im Gyrus praecentralis – und an den mit ihrer Längsachse senkrecht zur Oberfläche stehenden, pyramidenförmigen Nervenzellen (**Abb. 187**) leicht zu erkennen. Die Größe der Pyramidenzellen nimmt von außen nach innen zu; ihr Längsdurchmesser beträgt 10–40 μm. Während alle Fortsätze der kleineren Zellen innerhalb des Rindengraues bleiben, zieht der basal entspringende Neurit der größeren Pyramidenzellen als markhaltige Assoziations- oder Kommissurenfaser in die weiße Substanz. Die an der Basis seitwärts austretenden Dendriten (Basaldendriten) verästeln sich nach kurzem, ungefähr tangentialem Verlauf; von der Pyramidenspitze geht der apikale Dendrit (Hauptdendrit) aus, der sich vor allem in der Lamina molecularis verzweigt. Die aus der weißen Substanz radiär in die graue Rinde einstrahlenden markhaltigen Faserbündel (*Radii,* Markstrahlen) laufen in der Lamina pyramidalis externa allmählich aus (**Abb. 506**); durch die Markstrahlen werden die Zellen, besonders in den tieferen Schichten, mehr oder weniger in Reihen angeordnet.

Auf die äußere Pyramidenzellschicht folgt wieder eine Zone mit auffällig dicht gelagerten, kleinen Zellen, deren Neurit die graue Substanz nicht verläßt (Schaltzellen). Diese **Lamina granularis interna** (IV) zeigt in den einzelnen Arealen eine sehr verschiedene Ausbildung. Sie kann sehr gut entwickelt (Gyrus postcentralis) und sogar weiter gegliedert sein (wie in der Sehrinde), aber auch vollständig fehlen, so im Gyrus praecentralis. Hier ist dafür die in allen Areae auffindbare **Lamina pyramidalis interna** (V) stellenweise – in der Area gigantopyramidalis – durch das Vorkommen von *Riesenpyramidenzellen* (= Betzschen Zellen) ausgezeichnet; deren Neuriten bilden einen Teil der Pyramidenbahn (vgl. Rückenmark). In den übrigen Rindenfeldern enthält die ganglionäre Schicht mittelgroße pyramidenförmige Zellen.

Die Pyramidenzellen der inneren und der äußeren Pyramidenschicht besitzen einen großen Zellkern mit Nucleolus. Die Nissl-Substanz ist bei den bis über 100 μm langen Riesenpyramidenzellen der vorderen Zentralwindung ziemlich grobschollig (ähnlich wie in den somatomotorischen Zellen der Vordersäulen des Rückenmarks), in den übrigen Pyramidenzellen feiner gekörnt.

In der Lamina granularis interna und der Lamina pyramidalis interna liegen, wieder parallel mit der Oberfläche verlaufend, Geflechte markhaltiger Fasern: *interradiäres Flechtwerk* (**Abb. 501, 506**): *äußerer* bzw. *innerer Baillargerscher Streifen* = Stria laminae granularis internae bzw. pyramidalis internae). Ein breites Faserband (*Vicq d'Azyrscher* oder *Gennarischer Streifen*) unterteilt die innere Körnerschicht der im Bereich des Sulcus calcarinus gelegenen Sehrinde in drei Zonen (Area striata, **Abb. 499, 505**); es entspricht dem äußeren Baillargerschen Streifen, während der innere Streifen fehlt. Jener soll unter anderem durch die Endverzweigungen afferenter markhaltiger Nervenfasern – z. B. thalamocorticaler Fasern – gebildet werden, der innere vor allem durch Kollateralen von markhaltigen Neuriten der Pyramidenzellen und durch kommissurale Fasern.

Die Nervenzellen der **Lamina multiformis** (VI) sind mittelgroß und von wechselnder, oft spindeliger Form (mit ihrer Längsachse senkrecht zur Oberfläche). In der dichteren, oberflächlichen Zone (IVa) überwiegen größere, in der tieferen Zone (VIb), die ohne scharfe Grenze in die weiße Substanz ausläuft, kleinere und gewöhnlich weniger dicht gelagerte multipolare Zellen. Ihre Neuriten ziehen z. T. in das Großhirnmark; die Dendriten enden in der Lamina molecularis bzw. in der Lamina multiformis.

Der geschilderte Bau *(Isocortex)* betrifft den mächtig entwickelten, jüngeren Teil der Großhirnrinde (**Neocortex**), also etwa $^{11}/_{12}$ des Rindengraus, während der viel kleinere, alte Teil (Palaeo- und Archicortex), zu dem z. B. der Hippocampus gehört, einen anderen, einfacheren Bau besitzt und daher **Allocortex** genannt wird. Seine Struktur erinnert auch beim Menschen noch weitgehend an den primitiven Zwei- oder Dreischichtentyp des Cortex niederer Wirbeltiere.

Am Isocortex wird eine homotypische und eine heterotypische Erscheinungsform unterschieden. Beim älteren Fetus ist – vor der Differenzierung der Areae – der gesamte Isocortex *homotypisch* und läßt die beschriebenen sechs Schichten erkennen; nach der Spezialisierung der verschiedenen Hirnregionen ist dieser Typ in der Gegend des Frontal- und des Occipitalpoles am besten erhalten geblieben. Im *heterotypischen* Isocortex ist der Grundplan modifiziert worden: In allen vorwiegend motorischen Rindenfeldern sind die Schichten V und VI (die sog. infragranulären Schichten) stark, die Schichten II und insbesondere IV dagegen schwach ausgebildet (**agranulärer Rindentypus, Abb. 504**); die sensiblen und die sensorischen Felder – wie z. B. die der Riech-, Hör- und Sehzentren – sind auffällig arm an Pyramidenzellen, besitzen indessen besonders gut entwickelte Körnerschichten (**granulärer Rindentypus,** Koniocortex[55], **Abb. 499–501, 505**). Zwischen agranulären und granulären Arealen bestehen viele Übergangstypen.

Die Schichten I, V und VI sind, wenn auch verschieden differenziert, in allen Rindenfeldern vorhanden. Wahrscheinlich entspringen aus den Schichten V und VI die corticofugalen und die kommissuralen Fasern, während die Körnerschichten vorwiegend der Rezeption und der Assoziation dienen.

---

55 *griechisch:* kónis (im Genitiv kónios) = Staub; *lateinisch:* cortex = Rinde.

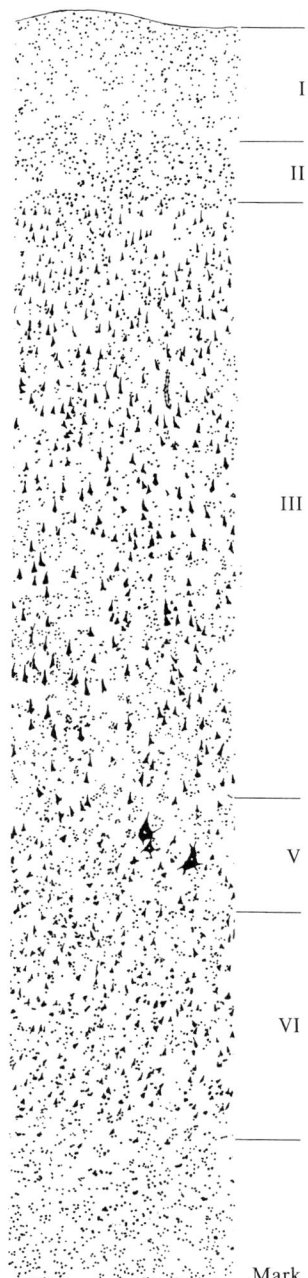

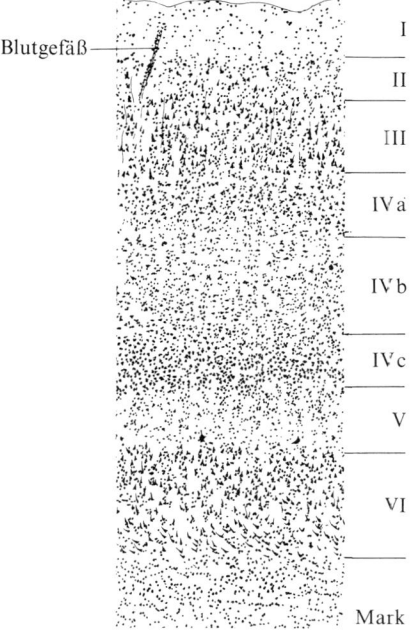

Abb. 505: Senkrechter Schnitt durch die nur etwa 2 mm dicke Sehrinde (Area striata, Mensch), als Beispiel für den granulären Rindentypus. Besonders stark entwickelt ist die Lamina granularis interna, die weiter unterteilt werden kann (IVa, IVb, IVc). Kresylviolett-Färbung. Vergr. 45mal. (W.)

Abb. 504: Senkrechter Schnitt durch die motorische Großhirnrinde der Area gigantopyramidalis des Gyrus praecentralis (Mensch), als Beispiel für den agranulären Rindentypus. Die Lamina granularis externa ist nur schwach entwickelt; die Lamina granularis interna fehlt praktisch ganz. Gut ausgebildet sind die Pyramidenzellschichten; in der Lamina pyramidalis interna sieht man drei Riesenpyramidenzellen. Toluidinblau-Färbung. Vergr. 45mal. (W.)

Abb. 506: Senkrechter Schnitt durch das Grau der ▷ Großhirnrinde (Mensch). Markscheidenfärbung. Markstrahlen, ferner tangentiales, superradiäres und interradiäres Flechtwerk. Vergr. 30mal. (W.)

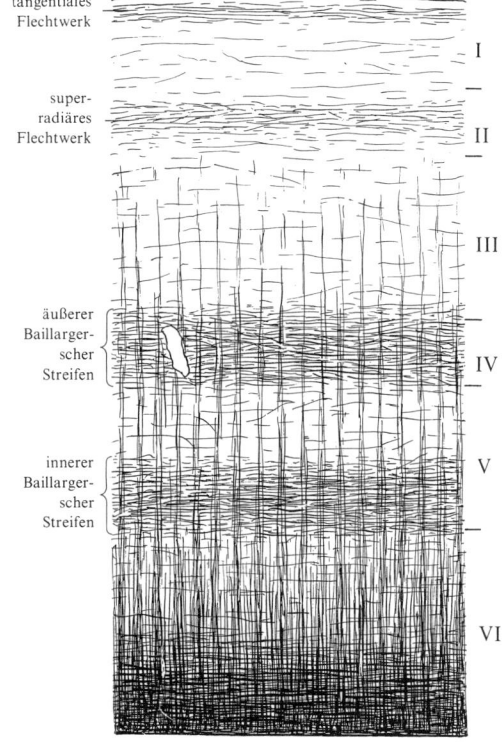

b) Kleinhirnrinde

Die graue Rinde des Kleinhirns (Cortex cerebelli) ist durch Furchen und Windungen (Fissurae bzw. Folia) besonders stark gegliedert, wodurch ihre Oberfläche – in der Größenordnung
von 0,1–0,15 m^2 – verhältnismäßig noch mehr
vergrößert wird als die des Cortex cerebri. Vom
Kleinhirnmark gebildete, größere und kleinere
sich verästelnde Leisten, Laminae albae bilden
das schmale Skelett der Windungen (**Abb. 508**).
Dadurch entsteht auf (Sagittal-)Schnitten die
«Arbor vitae» (Lebensbaum) genannte, charakteristische Zeichnung des Cerebellums.

Die **Kleinhirnrinde** ist in ihrer ganzen Ausdehnung einheitlich gebaut und durchschnittlich
etwa 1 mm breit. Sie läßt schon makroskopisch
zwei im frischen Zustand etwas verschieden
getönte Zonen – eine äußere graue und eine innere mehr rotfarbene – erkennen. Dazwischen
liegt, wie erst das mikroskopische Präparat
(**Abb. 509**) zeigt, eine ganz schmale Zone, die
durch das Vorkommen einer einzigen Reihe
großer Nervenzellen mit einem hellen Kern, der
sog. Purkinje-Zellen, gekennzeichnet ist. Somit
unterscheidet man in der Kleinhirnrinde von
außen nach innen die folgenden *drei Schichten*:
I. Stratum moleculare (Molekularschicht), II.
Stratum ganglionare (Schicht der nach Purkinje
benannten Ganglienzellen = Stratum neuronorum piriformium) und III. Stratum granulosum (Körnerschicht), das gegen die Marksubstanz deutlich abgegrenzt ist (**Abb. 507**).

Die für die Kleinhirnrinde charakteristischen
Purkinje-Zellen (**Abb. 507, 509, 510** und **511**)
besitzen im **Stratum ganglionare** gelegene,
meistens pigmentfreie, mehr oder weniger
birnenförmige Zellkörper von 30–35 µm Querdurchmesser. Aus ihnen gehen gegen die Körnerschicht je ein Neurit und gegen die Molekularschicht je zwei – seltener drei – kräftige
Dendriten hervor (s. a. **Abb. 186**). Diese verzweigen sich spalierbaumartig («Spalierzellen»)
und bilden ein bis zur Hirnoberfläche reichen-
des, dichtes, mit Spinulae dendriticae (S. 164)
versehenes Astwerk, dessen Ebene zur Längsrichtung der Kleinhirnwindung senkrecht steht.
Die Neuriten erhalten noch innerhalb des Stratum granulosum eine Markscheide und enden
größtenteils als corticonucleäre Fasern in den
zentralen Kleinhirnkernen; sie sind die einzigen
efferenten Fasern der Kleinhirnrinde. Sie sind
GABAerg und wirken inhibitorisch. Die in der

Körnerschicht von den Neuriten abgehenden,
ebenfalls markhaltigen rückläufigen Kollateralen verzweigen sich, bilden die Plexus infra-
und supraganglionaris (s. u. sowie **Abb. 511**)
und enden schließlich mit Synapsen an anderen
Purkinje-Zellen.

Die in die Kleinhirnrinde gelangenden Erregungen erreichen die Purkinje-Zellen teils direkt, teils indirekt durch Vermittlung von im
Stratum granulosum und im Stratum moleculare
gelegenen kleineren Nervenzellen. Die **afferenten Fasern** begeben sich (**Abb. 507**) entweder
als Moosfasern in das Stratum granulosum oder
als Kletterfasern in das Stratum moleculare; die
Moosfasern stammen vorwiegend aus den Vesti-
bulariskernen, dem Rückenmark, der Brücke,
der Vierhügelplatte und der Formatio reticularis,
die Kletterfasern aus den Olivenkernen.

Die **Kletterfasern** verzweigen sich nach Verlust ihrer
Markscheide an den Dendriten der Purkinje-Zellen und
klettern wie Schlingpflanzen an ihnen empor (daher
«Kletterfasern»), wobei sie viele axo-dendritische Synapsen bilden. Eine Purkinje-Zelle kann von zwei bis drei
Kletterfasern beschickt sein, und umgekehrt können diese
auch mit anderen Neuronen sowohl der Körner- als auch
der Molekularschicht Beziehungen aufnehmen. Die
Moosfasern, deren zahlreiche, feine Endverzweigungen
im versilberten Präparat ein «moosähnliches» Bild geben,
treten, nachdem sie ebenfalls die Myelinscheide verloren
haben, in den sog. Parenchyminseln (s. u.) mit den Dendriten der Körnerzellen in Kontakt (**Abb. 507**). Jede
Moosfaser steht mit vielen Neuronen in Verbindung.

Das zellreiche **Stratum granulosum** enthält
viele kleine Körnerzellen und, in geringerer Anzahl, auch Golgi- oder große Sternzellen, ferner
Gliazellen sowie Nervenfasern (s. a. das Markscheidenpräparat, **Abb. 510**). Die **Körnerzellen**
sind in Häufchen zusammengelagert. Dazwischen findet man, als unregelmäßige, kernfreie
Inseln mit einer lichtmikroskopisch körnigen,
eosinophilen Grundstruktur, die sog. **Parenchyminseln** (*Glomeruli cerebellares* = Klein-
hirnknäuel, **Abb. 509**). Elektronenmikroskopisch sieht man Knäuel von Zellfortsätzen mit
vielen Mitochondrien und reichlich Synapsenbläschen (in den Endigungen von Moosfasern).

Die *kleinen Körnerzellen* (**Abb. 507** und **511**), die das
Aussehen des Stratum granulosum bestimmen, sind cytoplasmaarme multipolare Zellen von der Größe kleiner
Lymphocyten. Ihre marklosen Neuriten steigen senkrecht
in die Molekularschicht auf, um sich hier T-förmig zu
gabeln und dann längs der Windungsachse – und somit
senkrecht zur Ausbreitungsebene der Dendritenspalier-
bäumchen der Purkinje-Zellen – parallel mit der Oberfläche zu verlaufen (*Longitudinal-* oder *Parallelfasern*).
Dabei treten sie in Verbindung mit Dendriten von Korb-

und Sternzellen sowie insbesondere von Purkinje-Zellen (etwa 450). Die von den Moosfasern auf die kleinen Körnerzellen übertragenen Erregungen erhalten dadurch eine weite Verbreitung. Die 3–6 Dendriten verästeln sich nach kurzem Verlauf und enden mit krallenförmigen Verzweigungen in den Parenchyminseln.

Die kurzen Axone der **großen Golgi-Zellen** (auch *große Stern-Zellen*) enden größtenteils an den Dendriten kleiner Körnerzellen, mit denen und Moosfaserendigungen sie die Glomeruli cerebellares bilden (**Abb. 507**). Die kräftigen Dendriten der Golgi-Zellen breiten sich im Stratum moleculare quer und parallel zum Windungsverlauf aus und wirken *hemmend* auf eine Einheit von etwa drei mal fünf Purkinje-Dendriten.

Das **Stratum moleculare** besteht aus marklosen Nervenfasern, vielen Dendritenverästelungen, verhältnismäßig wenigen Nervenzellen (Korbzellen und Sternzellen) und Neuroglia. Die **Korbzellen** (**Abb. 507**) liegen im inneren Drittel der Molekularschicht; ihr Perikaryon hat einen Durchmesser von 10–20 μm. Ihre langen, vielfach verzweigten Dendriten breiten sich – wie die der Purkinje-Zellen – vorwiegend senkrecht zur Längsachse der Kleinhirnwindungen aus, und auch der lange, stets marklose Neurit verläuft quer zu den Windungen, jedoch mit ihrer Oberfläche parallel. Diese Neuriten geben neben wenigen kurzen, aufsteigenden Kollateralen zahlreiche abwärts in die Ganglienzellschicht verlaufende Seitenäste ab, welche um die Körper der Purkinje-Zellen – gemeinsam mit anderen Nervenfasern – einen dichten Faserkorb bilden (daher «Korbzellen», s. **Abb. 511**). So können die Korbzellen nervöse Impulse, die ihre Dendriten auf dem Weg über Moosfasern und kleine Körnerzellen (Parallelfasern) sowie auch über Kletterfaserkollateralen erreicht haben, durch ihre Neuriten selbst wieder auf verschiedene – bis zu 50 – Purkinje-Zellen weiterleiten.

Außer den Korbzellen – die auch innere Sternzellen genannt werden und eine hemmende Wirkung auf die Purkinje-Zellen ausüben – findet man im Stratum moleculare, und zwar vornehmlich in dessen äußerer Hälfte, größere und kleinere **äußere Sternzellen,** deren Dendriten die Erregungen ebenfalls über Parallelfasern und Kletterfaserkollateralen zugeführt erhalten. Die oberflächlich gelegenen kleinen Sternzellen treten wie die mehr nach innen verlagerten größeren Sternzellen durch ihren sich vorwiegend horizontal und quer zum Windungsverlauf ausbreitenden und verästelnden Neuriten in Beziehung zu den Dendriten der Purkinje-Zellen bzw. deren Zellkörper. Die Sternzellen zeigen im Prinzip also das gleiche Verhalten wie die Korbzellen und wirken auch inhibitorisch.

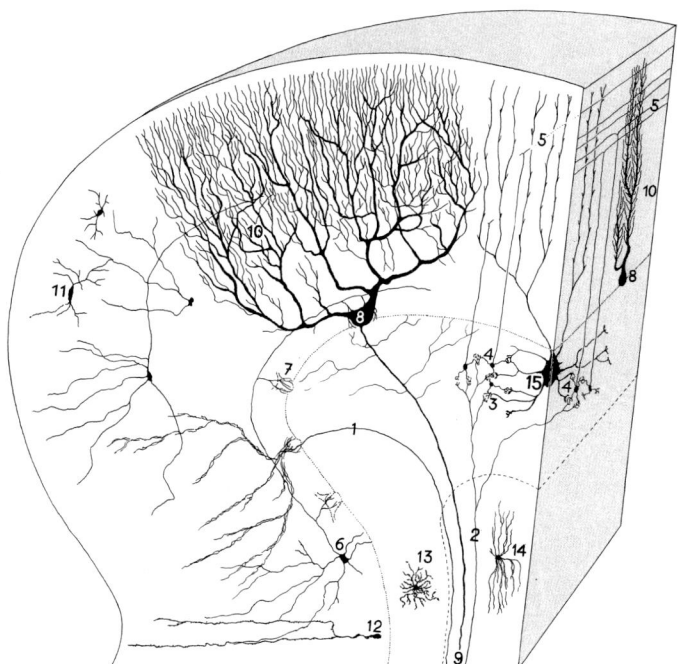

1 Kletterfaser
2 Moosfaser
3 Parenchyminsel
4 kleine Körnerzelle
5 Parallelfasern
6 Korbzelle
7 Fibrillenkorb um den Körper einer Purkinje-Zelle *(8)*
9 Neurit und
10 Dendritenverästelung einer Purkinje-Zelle
11 äußere Sternzelle in der Molekularschicht
12 Bergmannsche Stützzelle
13 Kurzstrahler in der Körnerschicht und
14 Langstrahler im Mark (Astrocyten)
15 Golgi-Zelle

Abb. 507: Schematische Darstellung des mikroskopischen Baus der Kleinhirnrinde. In Anlehnung an eine Abbildung von Villiger und Ludwig; Zellen aus eigenen Golgi-Präparaten herausgezeichnet. (W.)

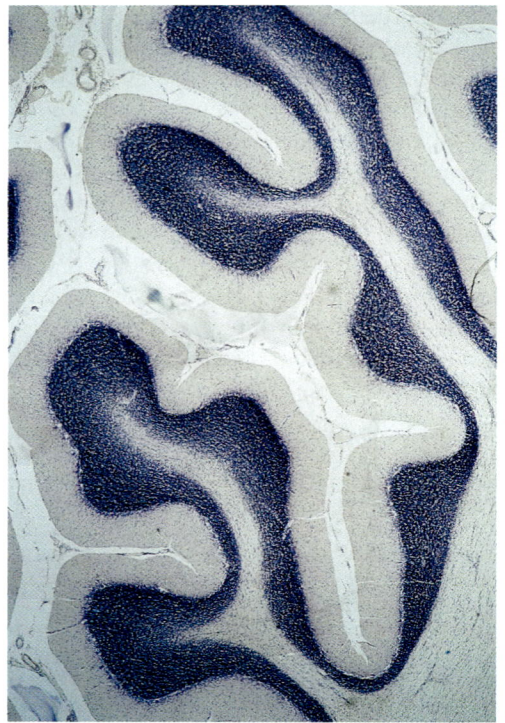

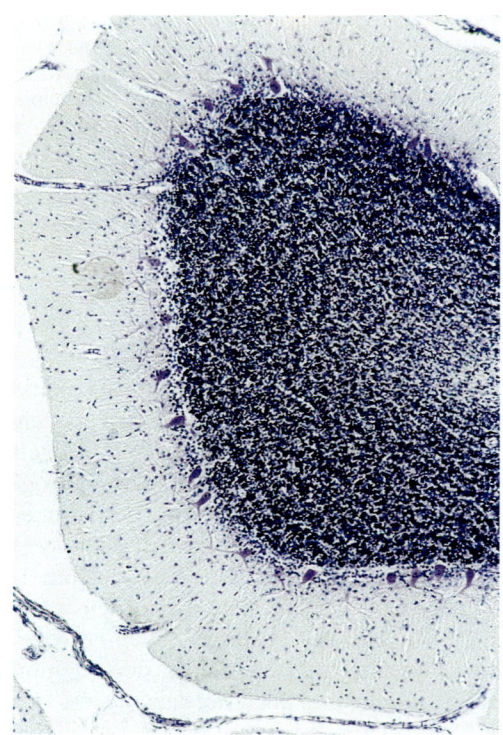

Abb. 508: Aus einem Sagittalschnitt durch das menschliche Kleinhirn. Darstellung der Cytoarchitektur (Nissl-Färbung). Vergr. 19mal.

Abb. 509: Ausschnitt aus einer Kleinhirnwindung im Sagittalschnitt. Schichtenbau im Zellbild. Mensch. Nissl-Färbung. Vergr. 75mal.

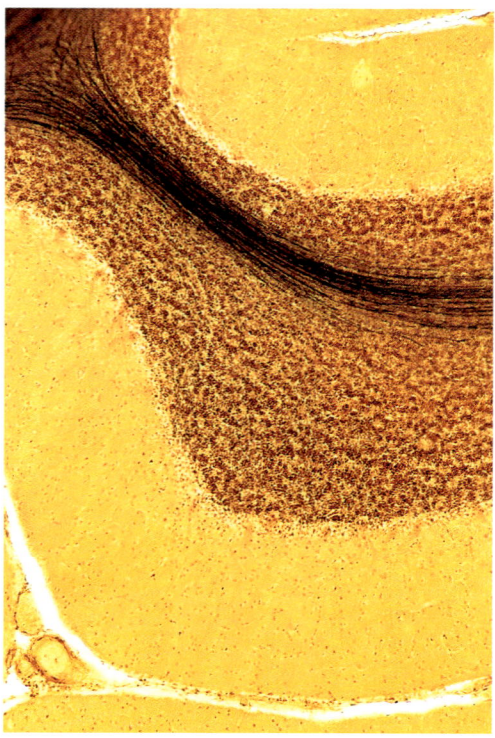

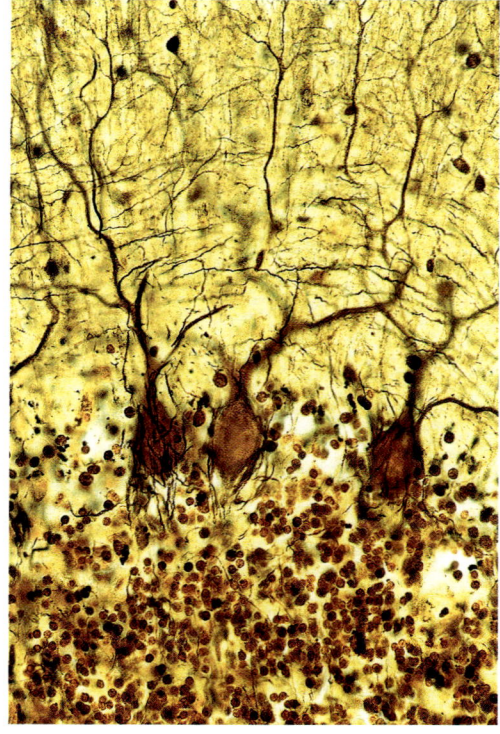

Abb. 510: Ausschnitt aus einer Kleinhirnwindung des Menschen. Markscheidenfärbung. Vergr. 75mal.

Abb. 511: Aus einem Querschnitt durch eine Kleinhirnwindung. Mensch. Neurofibrillenversilberung.

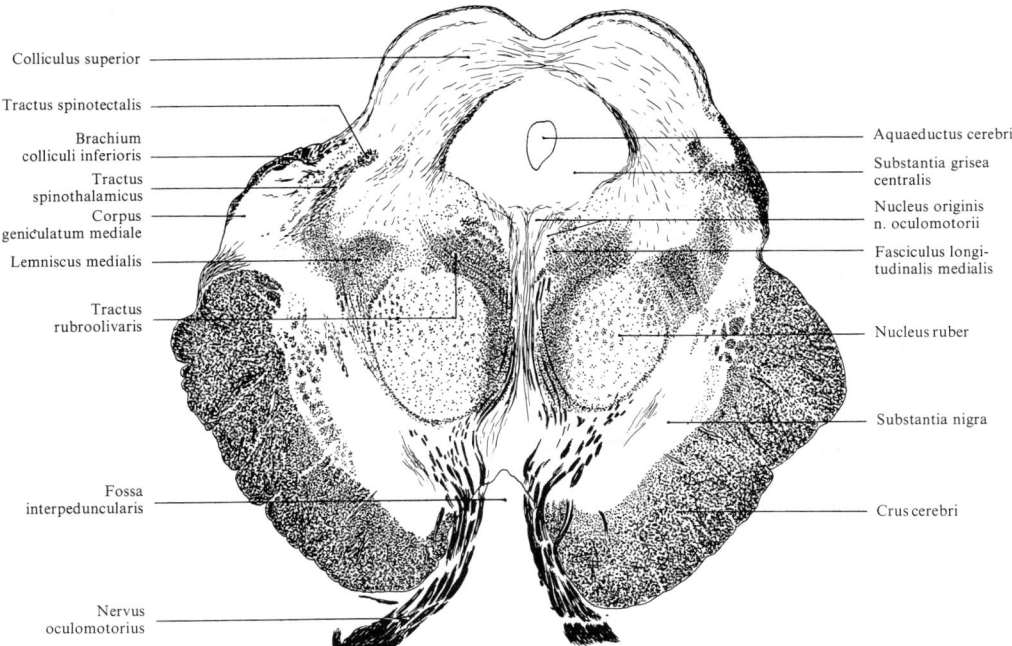

Colliculus superior

Tractus spinotectalis

Brachium colliculi inferioris

Tractus spinothalamicus

Corpus geniculatum mediale

Lemniscus medialis

Tractus rubroolivaris

Fossa interpeduncularis

Nervus oculomotorius

Aquaeductus cerebri

Substantia grisea centralis

Nucleus originis n. oculomotorii

Fasciculus longitudinalis medialis

Nucleus ruber

Substantia nigra

Crus cerebri

Abb. 512: Querschnitt durch ein menschliches Mesencephalon in Höhe der Colliculi superiores. Markscheidenfärbung: markhaltige Nervenfasern schwarz, graue Substanz hell. Vergr. 3mal. (W.)

c) Hirnstamm: Mesencephalon

Von den sehr wechselnden Strukturen des Hirnstamms werden in der Folge nur zwei besonders charakteristische Querschnittsbilder (Mesencephalon, Medulla oblongata) besprochen.

Am **Mesencephalon** (Mittelhirn, **Abb. 512**) unterscheidet man die paarigen *Crura cerebri,* die aus längsverlaufenden markhaltigen Nervenfasern bestehen (Projektions-Bahnen) und zwischen denen die beiden Nervi oculomotorii austreten, das *Tegmentum* (Haubenregion) und – über dem Aquaeductus cerebri – das *Tectum.* Über den Crura liegen jederseits die Substantia nigra und, weiter dorsal in der Haube, der ebenfalls paarige Nucleus ruber.

Die *Substantia nigra* (Nucleus niger), welche, wie der Nucleus ruber, schon markoskopisch zu erkennen ist, besteht aus zwei Zonen: einer dorsalen *Pars compacta* (oder nigra) mit dicht gelagerten, spindelförmigen, durch Melanin dunkel pigmentierten Nervenzellen und einer breiteren, ventralen *Pars reticularis* (oder rubra) mit spärlicheren großen, Eisen und Lipofuszin enthaltenden Nervenzellen, die in ein Netzwerk markhaltiger Fasern eingestreut sind; die ventrale Zone schließt rostral an den ähnlich gebauten Globus pallidus an. Der *Nucleus ruber* ist von

einer Schale markhaltiger Fasern umgeben und besitzt ebenfalls zwei verschieden gebaute Abschnitte. Beim Menschen überwiegt der phylogenetisch jüngere, kleinzellige Teil, die *Pars parvocellularis* (Neorubrum), bei weitem über die nur kleine kaudale, aus großen multipolaren Nervenzellen bestehende *Pars magnocellularis* (Palaeorubrum). Die im ungefärbten Präparat sichtbare rötliche Tönung wird durch den reichhaltigen Gehalt an Lipofuszin und Eisen bedingt, ähnlich wie in der Pars reticularis der Substantia nigra, im Pallidum und im Nucleus dentatus cerebelli.

In der Haubenregion des Mittelhirns finden sich – abgesehen von den Nuclei tegmenti (s. u.) und vom Nucleus ruber – basal vom zentralen Höhlengrau (Substantia grisea centralis, s. u.), das den Aquaeductus cerebri umgibt, auch noch die Ursprungskerne des N.oculomotorius und des N.trochlearis. Im *Nucleus originis nervi oculomotorii,* dem lateral das hintere Längsbündel (Fasciculus longitudinalis medialis) dicht anliegt, sind verschiedene Zellgruppen zu unterscheiden: Aus dem langgestreckten, paarigen und großzelligen Lateralkern gehen die die quergestreiften äußeren Augenmuskeln innervierenden Neuriten hervor. Zwischen diesen somatomotorischen Kernen liegen die kleinzelligen, parasympathischen Kerne (der unpaare Medialkern und der paarige Edinger-Westphalsche Kern), welche die im Ganglion ciliare geschalteten praeganglionären Fasern zur Innervation des M.ciliaris und des M.sphincter pupillae liefern.

Die **Lamina tecti** (Vierhügelplatte) besteht aus den paarigen Colliculi superiores und inferiores, die in ihrem mikroskopischen Bau wesentlich voneinander abweichen. Während der Colliculus inferior, in welchem ein Teil der im Lemniscus lateralis verlaufenden zentralen Hörbahn endet, einen einfach gebauten, vorwiegend kleinzelligen Kern enthält (Nucleus colliculi inferioris), werden im Colliculus superior, der mit der Sehbahn in Beziehung steht, mehrere Schichten und Formen von Nervenzellen unterschieden (Stratum griseum colliculi superioris) (**Abb. 512**).

Die Medulla oblongata

Dorsal vom Zentralkanal sieht man im kaudalen Teil des **Myelencephalons** (Medulla oblongata) die grauen *Hinterstrangkerne* (Nucleus gracilis oder Gollscher Kern, medial, und Nucleus cuneatus oder Burdachscher Kern, lateral), in welchen die in den Hintersträngen aufsteigenden sensiblen Bahnen enden. Die markhaltigen Neuriten der dort gelegenen Nervenzellen bilden den Tractus bulbothalamicus und ziehen, nachdem sie basal vom Zentralkanal auf die Gegenseite gekreuzt haben, als mediale Schleife (Lemniscus medialis) durch die Haubenregion zum Zwischenhirn. Weiter rostral erkennt man im basalen Teil des verlängerten Marks – seitlich vom Lemniscus medialis und über den Pyramiden gelegen – den paarigen *Nucleus olivaris,* dessen graue Substanz ähnlich wie im Nucleus dentatus cerebelli in Form eines gefalteten Beutels geordnet ist (**Abb. 513**). Die Nervenzellen sind in 3–5 Lagen angeordnet. Die Dendriten verzweigen sich in der Umgebung der Zellen; die Neuriten verlassen die graue Substanz an der Innenseite des Beutels – während die afferenten Fasern an der Außenseite herantreten – und ziehen auf der Gegenseite größtenteils durch den Pedunculus cerebellaris inferior zum Kleinhirn. Die beiden Pyramiden, durch die die Tractus corticospinales (Pyramidenbahn) ziehen – und weiter caudal in der Decussatio pyramidum kreuzen –, sind durch die Fissura mediana anterior getrennt. Dorsal ist die Fossa rhomboidea (Boden des IV. Ventrikels) angeschnitten. Lateral verläßt der N. vagus die Region.

d) Plexus choroideus

Das Dach des dritten und vierten Hirnventrikels und teilweise auch die mediale Wandung der beiden Seitenventrikel werden zu einer einfachen epithelialen Membran, welche außen an eine von der weichen Hirnhaut gebildete, gefäßführende Platte grenzt. Das piale Bindegewebe und die Lamina epithelialis vereinigen sich zur **Tela choroidea,** die stellenweise unter Bildung von Kämmen und Zotten den gegen das Ventrikellumen vorragenden *Plexus choroideus* entstehen läßt.

Die Zotten des **Plexus choroideus** (**Abb. 514**) sind oberflächlich von einem einschichtigen kubischen Epithel überzogen, das sich am Rand in das die Ventrikel auskleidende Ependym (S. 156) fortsetzt. Die Zellen sind deutlich gegeneinander abgegrenzt und enthalten oft paraplasmatische Einschlüsse wie Lipide, Lipofuszin, Glykogen, Kalk u. a. Ihre freie Oberfläche ist konvex und läßt, wenn das Gewebe lebensfrisch fixiert worden ist, gelegentlich eine Art Bürstensaum erkennen. Das Stroma besteht aus zartem faserigem Bindegewebe mit vielen miteinander anastomosierenden Blutgefäßen – vor allem auffällig weiten, subepithelial gelegenen Kapillaren – und zahlreichen Nervenfasern. Vom vierten Dezennium an treten, wie in der Epiphyse, kalkhaltige Konkremente (*Acervulus cerebri,* Hirnsand) in Erscheinung (s. **Abb. 367**).

Der Plexus choroideus zeigt elektronenmikroskopisch ein interessantes Verhalten, das seine Tätigkeit besser verstehen läßt. Die Struktur seiner Epithelzellen erinnert insofern etwas an die der proximalen Tubuluszellen der Niere, als an der freien Oberfläche eng zusammenliegende Mikrovilli und basolateral Interdigitationen zu sehen sind. Beide Oberflächen werden dadurch beträchtlich vergrößert. Das einer Basalmembran aufsitzende Kapillarendothel ist äußerst dünn und gefenstert. Endothel und Plexusepithel lassen – unter experimentellen Bedingungen – Stoffe durchtreten, die in den übrigen Gehirnteilen der Blut-Hirn-Schranke unterliegen. Allerdings kann man auch hier einen Schrankenmechanismus für bestimmte Substanzen feststellen. Die *Blut-Liquor-Schranke* arbeitet selektiv. Die Plexus choroidei bilden den *Liquor cerebrospinalis:* eine klare, wäßrige Flüssigkeit, die nicht nur die Hirnventrikel und den Zentralkanal des Rückenmarks, sondern auch die Cavitas subarachnoidea erfüllt, denn der vierte Ventrikel kommuniziert durch eine unpaare Apertura mediana und eine paarige Apertura lateralis mit dem Subarachnoidalraum. Die Cerebrospinalflüssigkeit ist, ähnlich wie das Kammerwasser des Auges, normalerweise sehr eiweißarm und enthält fast keine Zellen (bis 5 je mm^3); sie hat sowohl Stoffwechselaufgaben als auch eine mechanische Funktion.

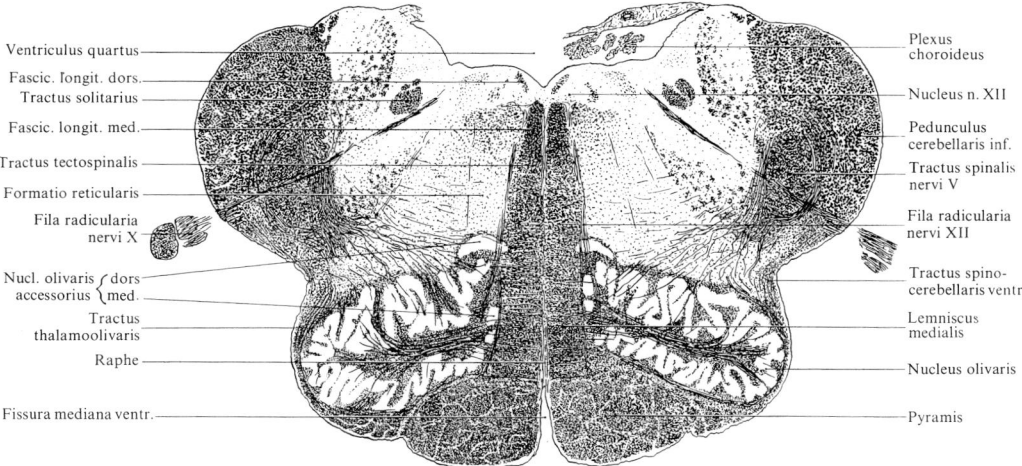

Ventriculus quartus

Fascic. longit. dors.

Tractus solitarius

Fascic. longit. med.

Tractus tectospinalis

Formatio reticularis

Fila radicularia
nervi X

Nucl. olivaris ⎰dors
accessorius ⎱med.

Tractus
thalamoolivaris

Raphe

Fissura mediana ventr.

Plexus
choroideus

Nucleus n. XII

Pedunculus
cerebellaris inf.

Tractus spinalis
nervi V

Fila radicularia
nervi XII

Tractus spino-
cerebellaris ventr.

Lemniscus
medialis

Nucleus olivaris

Pyramis

Abb. 513: Querschnitt durch ein menschliches Myelencephalon in Höhe der Oliven. Markscheidenfärbung. Vergr. 3mal. (Be.)

Abb. 514–515: Zur Diagnose und Differentialdiagnose des Plexus choroideus. Alles menschliche Präparate. H.-E.-Färbung. Vergr. 200mal. (M.)

Abb. 514: Zotten aus einem Plexus choro- ▷ ideus.

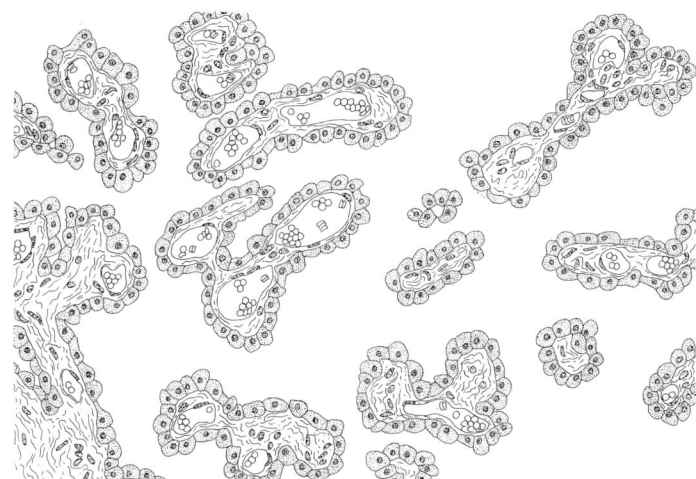

Abb. 515: Placentarzotten am Ende der Schwangerschaft.
▽

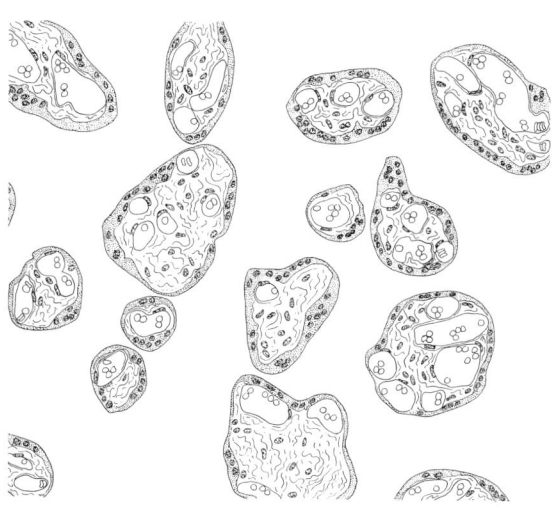

Mikroskopische Diagnose und Differential-diagnose des Plexus choroideus

Mikroskopische Präparate des Plexus choroideus und der *Pars fetalis placentae* (**Abb. 459** und **460**) sind vom Anfänger nicht leicht zu unterscheiden: In beiden Fällen werden zur Vergrößerung der Oberfläche Zottenbäumchen gebildet, und beide Male findet man ein von Epithel überzogenes, gefäßreiches Bindegewebsstroma. Man beachte indessen die charakteristische Form der Epithelzellen des Plexus choroideus und erinnere sich auch daran, daß die Zotten der reifen Placenta nur vom dünnen Syncytiotrophoblasten überzogen werden, während das Epithel der unreifen Placenta noch zweischichtig ist (vgl. **Abb. 514–515**).

e) Hüllen und Blutgefäße des Gehirns

Das Gehirn ist, wie auch das Rückenmark, von bindegewebigen Hüllen, den **Hirnhäuten** (Meninges encephali), umgeben. Die derbe äußere Hülle, welche der inneren Schädelfläche anliegt und dieser zugleich als Periost und dem Gehirn als schützende Kapsel dient, wird als *Pachymeninx*[56] oder harte Hirnhaut, **Dura mater,** bezeichnet. Die zarte innere Hülle, die *Leptomeninx*[56] oder weiche Hirnhaut, ist von der Dura durch eine schmale Spalte, das *Spatium subdurale,* getrennt. An der weichen Hirnhaut wird die **Arachnoidea**[57] («Spinnengewebshaut») und die **Pia mater** unterschieden; dazwischen befindet sich das *Cavum subarachnoidale (Cavitas subarachnoidea),* das von den feinen Bindegewebsbalken und -septen der Arachnoidea und von Blutgefäßen durchzogen wird. Der Subarachnoidalraum kommuniziert mit dem vierten Hirnventrikel sowie mit den – um die in das Zentralorgan eindringenden Blutgefäße gelegenen – adventitiellen Spalträumen *(Virchow-Robinschen Räumen)* und mit dem Cavum subarachnoidale des Rückenmarks.

Die **Dura mater encephali** besteht aus straffem faserigem Bindegewebe; eine aponeurotische innere Schicht ist mit der Dura mater spinalis, eine dünnere äußere Schicht mit dem Periost des Wirbelkanales vergleichbar; in der Schädelhöhle sind jedoch beide Schichten miteinander verwachsen. Die an das Spatium subdurale grenzende Seite der harten Hirnhaut ist spiegelglatt; die Bindegewebszellen bilden hier einen endothelartigen Belag (**Abb. 516**).

Beim kleinen Kind ist die Periostschicht mit dem Schädel fest verbunden, was mit dem Dickenwachstum des Knochens zusammenhängt. Vom zweiten Dezennium an läßt sich die Dura fast überall vom Knochen leicht stumpf ablösen, wobei die in den Knochen eintretenden Blutgefäßchen durchgerissen werden. Beim Greis haftet die Dura vielfach wieder fester am Schädelknochen (kompensatorische Knochenbildung im Zusammenhang mit der Gehirnatrophie: Hypertrophia e vacuo).

Die dünnwandigen *Arteriae und Venae meningeae,* die vor allem der Versorgung des Knochens dienen, verlaufen in der äußeren, periostalen Schicht der Dura und beeinflussen häufig das innere Schädelrelief. Ein zweites Gefäßnetz, das mit dem periostalen Netz zusammenhängt, versorgt die innere Duraschicht. Auch Nervenfaserbündel findet man in der Dura, diese aber nur an der Basis und entlang den Sinus durae matris.

Zwischen den beiden Durachichten liegen an bestimmten Stellen die Sinus durae matris, die Hypophyse und der Saccus endolymphaticus (**Abb. 543**). Für das Ganglion trigeminale bildet die innere Schicht der Dura das *Cavum trigeminale,* in dem durch Aussackung der Arachnoidea eine Trigeminus-Cisterne entsteht. Die klappenlosen venösen Blutleiter der harten Hirnhaut, die *Sinus durae matris,* sind – wie die Balkenvenen der Milz – vollkommen muskelfrei; ihre Wandung besteht nur aus einer Lage von Endothelzellen und dem faserigen Bindegewebe der Pachymeninx.

Die Dura bildet die zwischen die beiden Großhirnhemisphären hineingeschobene *Falx cerebri* (Großhirnsichel) und das zwischen Groß- und Kleinhirn ausgespannte *Tentorium cerebelli* (Kleinhirnzelt) aus kollagenen Faserbündeln.

Zur **Arachnoidea encephali** gehört das durchsichtige bindegewebige Häutchen, das dem Verlauf der Dura – von ihr durch das engspaltige Spatium subdurale getrennt – folgt, und das kapillarlose Schwammwerk aus zartem faserigem Bindegewebe in der Cavitas subarachnoidea, welches die Verbindung mit der dem Gehirn eng anliegenden Pia mater vermittelt. Dadurch ist das Gehirn, wie das Rückenmark, im Subarachnoidalraum schwebend aufgehängt.

Als Abgrenzung gegen das Spatium subdurale hat auch die Arachnoidea einen endothelartigen Überzug. Durch Vermehrung solcher Mesothelzellen entwickeln sich im Laufe des Lebens gefäßlose Zellhäufchen oder -knötchen, die mit dem Alter an Größe zunehmen und in denen es zu hyaliner Degeneration oder Verkalkung kommen kann. Gestielte, aus lockerem Bindegewebe bestehende und ebenfalls gefäßfreie Knötchen oder Zotten, die man als *Granulationes arachnoidales* (Pacchionische Granulationen, Arachnoidalzotten) bezeichnet, dringen in die Dura ein und stülpen sich häufig in venöse Sinus – besonders den Sinus sagittalis superior sowie den Sinus transversus – und sogar, die verdünnte Dura bruchsackartig vor sich herschiebend, in den Knochen vor, wobei sie unter ihrem Druck Grübchen (Foveolae granulares) bilden.

Die Arachnoidea zieht mit der Dura über die Einsenkungen der Gehirnoberfläche hinweg. Während mancherorts (so über den Hirnwindungen) Arachnoidea und Pia nahe beieinanderliegen, kommen an einigen Stellen besonders weite, mit Liquor gefüllte Räume vor, die *Cisternae subarachnoidales.*

Die **Pia mater encephali** ist eine zarte Bindegewebshaut, die am Oberflächenrelief des nervösen Zentralorgans genau folgt und sich auch in die Furchen hinein fortsetzt. Sie enthält außer vielen Nervenfaserbündeln und -geflechten auch die kleineren Gefäße, deren in das Zentralnervensystem eindringenden Ästen sie das spärliche adventitielle Bindegewebe mitgibt. Überall ist das piale Bindegewebe durch die gliöse Grenzmembran (Membrana limitans gliae superficialis) vom Nervengewebe getrennt (**Abb. 516**).

---

56 *griechisch:* pachýs = derb; leptós = zart; mēninx (im Genitiv méningos) = Haut, Hirnhaut.

57 *griechisch:* aráchne = Spinne, Spinngewebe; arachnoeidés = spinngewebeähnlich.

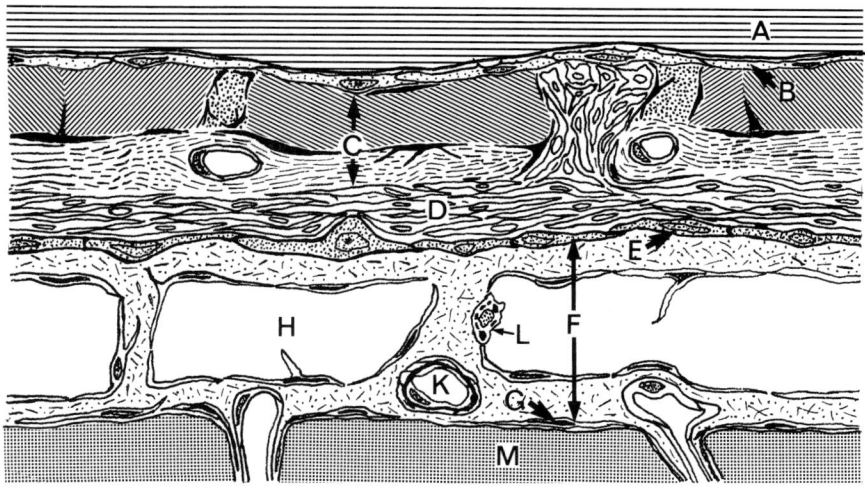

Abb. 516: Schematische Darstellung der Schichtenstruktur der drei Hirnhäute. *A* Schädelknochen, *B* Endothel der Dura mater *(C)*, *D* subdurales Neurothel, *E* Arachnoidea, *F* Pia mater, *G* Membrana limitans gliae superficialis, *H* Subarachnoidalraum, *K* Piagefäße, *L* Makrophag, *M* Gehirnsubstanz (nach Andres 1967)

Blutgefäße des Gehirns. – Das arterielle Blut wird dem Gehirn durch zwei paarige *Arterien,* die A.carotis interna und die A.vertebralis, zugeführt. Ihre Äste verlaufen – zum Druckausgleich und zur gleichmäßigen Blutverteilung vielfach anastomosierend – im Cavum subarachnoidale, die kleineren Zweige in der Pia. Die Hirnarterien sind ebenso wie die Duraarterien vor äußeren Krafteinwirkungen geschützt, weshalb ihre Tunica externa nur schwach ausgebildet ist; die inneren Kräfte (Blutdruck) werden durch die ziemlich starke Lamina elastica interna und die aus ringförmig angeordneten glatten Muskelzellen bestehende Media aufgefangen. Die von der Oberfläche senkrecht in die Hirnsubstanz eindringenden funktionellen Endarterien speisen die in der grauen Substanz infolge der größeren Stoffwechselanforderungen der Nervenzellen engmaschigen, in der weißen Substanz weitmaschigen Kapillarnetze (**Abb. 517**). Die Endothelien der nicht-fenestrierten Kapillaren grenzen mit ihrer Basallamina direkt an die Basallamina der Membrana limitans gliae perivascularis; zwischen Blut und Hirnsubstanz besteht eine selektiv durchlässige Schranke («Blut-Hirn-Schranke», S. 156). Die Kapillarendothelien sind durch ausgeprägte Zonulae occludentes miteinander verbunden und für bestimmte Stoffe undurchlässig. Ein perikapillärer Spalt oder Raum besteht nicht, große Pericyten sind häufig. – Das venöse Blut sammelt sich in kleinen *Venen,* die im Großhirn unter dem Rindengrau im Mark gelegen sind, um darauf in die Netze muskelarmer, z. T. sogar muskelfreier Venen der weichen Hirnhaut weitergeleitet zu werden. Aus den zentraleren Abschnitten des Gehirns fließt das Blut in die Vv.cerebri internae. Die Hirnvenen münden schließlich in die Sinus durae matris.

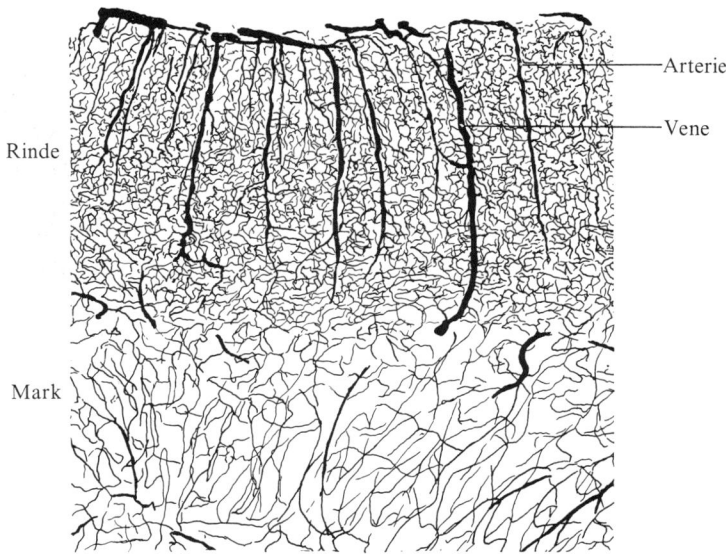

Abb. 517: Senkrechter Schnitt durch die Großhirnrinde eines älteren menschlichen Fetus. Darstellung der Blutgefäße durch Injektion von Karmin-Gelatine. Vergr. 30mal. (W.)

2. Rückenmark

a) Allgemeine Architektonik des Rückenmarks

Der **Rückenmarksquerschnitt** (**Abb. 518**) ist rund bis elliptisch und weist vorne eine tief einschneidende Spalte *(Fissura mediana ventralis)* auf. Hinten besteht nur eine seichte Furche (Sulcus medianus dorsalis), von welcher das *gliöse Septum medianum dorsale* in die Tiefe zieht. Dieses teilt, gemeinsam mit der vorderen Fissur, das Rückenmark in zwei spiegelbildlich gleiche Hälften. Man unterscheidet am Rückenmark wie am Gehirn eine im frischen Präparat graue, an Nervenzellen reiche Substanz und eine gelblichweiße, vorwiegend aus markhaltigen Nervenfasern bestehende Substanz.

Die **graue Substanz** (Substantia grisea) bildet eine im Innern des Rückenmarks gelegene, zusammenhängende Masse. Ihre mit der Schnitthöhe wechselnde Querschnittsform (**Abb. 521–524**) wird mit einem ausgespannten Schmetterling oder einem H verglichen. Unter Berücksichtigung der dritten Dimension beschreibt man jederseits eine *Columna ventralis* (Vordersäule) und eine *Columna dorsalis* (Hintersäule) sowie eine *Pars intermedia* (Columna lateralis; Mittelfeld). Die paarigen grauen Teile sind durch ein schmäleres, unpaares Querstück, die *Substantia intermedia centralis* («Commissura grisea») miteinander verbunden; diese repräsentiert mit der ihr seitlich anschließenden, zwischen Vorder- und Hintersäule gelegenen *Substantia intermedia lateralis* die Pars intermedia, zu der – im Brustmark – auch noch die *Columna lateralis* (Seitensäule) gehört. In der Substantia intermedia centralis liegt der von Ependymzellen ausgekleidete **Zentralkanal** (Canalis centralis), der Liquor cerebrospinalis enthält. Er kann beim Erwachsenen stellenweise obliteriert sein und ist umgeben von der hauptsächlich gliösen *Substantia gelatinosa centralis* (= Lamina X nach Rexed).

Der Hintersäule entspricht im Querschnitt das Hinterhorn (**Cornu dorsale**), das länger und meistens schlanker ist als das Vorderhorn (**Cornu ventrale**) und sich bis nahe an die Oberfläche erstreckt. Es ist lateralwärts etwas abgebogen und kurz vor dem Übergang in die Substantia intermedia lateralis leicht verjüngt (Isthmus columnae dorsalis).

Bündel von Nervenfasern (*Fila radicularia ventralia*) – efferente Neuriten, deren Zellen in der Vordersäule oder in der Substantia interme-

dia lateralis gelegen sind – ziehen in jedem Segment vom Vorderhorn durch den Markmantel zur Oberfläche (**Abb. 518** und **519**); sie verlassen das Rückenmark im Bereiche des Sulcus ventrolateralis und formen die **Radix ventralis** des betreffenden Spinalnerven. Im viel deutlicher ausgeprägten Sulcus dorsolateralis strahlen Bündel afferenter Fasern, deren zugehörige Zellen sich in den Spinalganglien (s. d.) befinden, als **Radix dorsalis** in das Rückenmark ein und bilden die dorsomedial an die Hintersäule grenzende *Wurzeleinstrahlungszone*. Lateral von diesen Wurzelfasern liegt zwischen der grauen Hintersäule und der Rückenmarksoberfläche die *Zona terminalis* (= *Lissauer*sche *Randzone* oder Tractus dorsolateralis), die zur weißen Substanz zu rechnen und im unteren Hals- und im Brustmark am breitesten ist. Bei Markscheidenfärbung sieht sie infolge der etwas lockeren Anordnung der markarmen Fasern heller aus. Darunter erkennt man als hinteres Ende der Columna dorsalis die *Zona spongiosa* (Zona marginalis = Lamina I nach Rexed) und unter dieser die gliareiche *Substantia gelatinosa dorsalis* (Rolandi = Lamina II). Während graue und weiße Substanz im allgemeinen deutlich gegeneinander abgegrenzt sind, findet man in der Konkavität zwischen Hinter- und Vordersäule bzw. Seitensäule im Hals- und oberen Brustmark Nervenfaserbündel in einem Netzwerk von grauer Substanz: *Formatio reticularis*.

Die **weiße Substanz** (Substantia alba) hat im Rückenmark, im Gegensatz zum Groß- und Kleinhirn, eine oberflächliche Lage (Markmantel). Sie enthält die Leitungsbahnen (**Abb. 520**) und bildet ein im ganzen Zentralorgan zusammenhängendes System. Die Substantia alba des Rückenmarks, die größtenteils aus längsverlaufenden markhaltigen *Nervenfasern* und Neuroglia (S. 155 ff.) besteht, kann in drei paarige Stränge gegliedert werden. Der *Funiculus dorsalis* (**Hinterstrang**) liegt zwischen dem Septum medianum dorsale und der Hintersäule. Er wird im Hals- und oberen Brustmark durch ein Septum intermedium in einen medialen (Gollscher Strang = Fasciculus gracilis) und einen lateralen Abschnitt (Burdachscher Strang = Fasciculus cuneatus) unterteilt. Im schmäleren Fasciculus gracilis verlaufen die aufsteigenden Fasern aus der unteren Körperhälfte. Im Fasciculus cuneatus werden die aus der oberen Hälfte stammenden Faserbündel seitlich so angefügt,

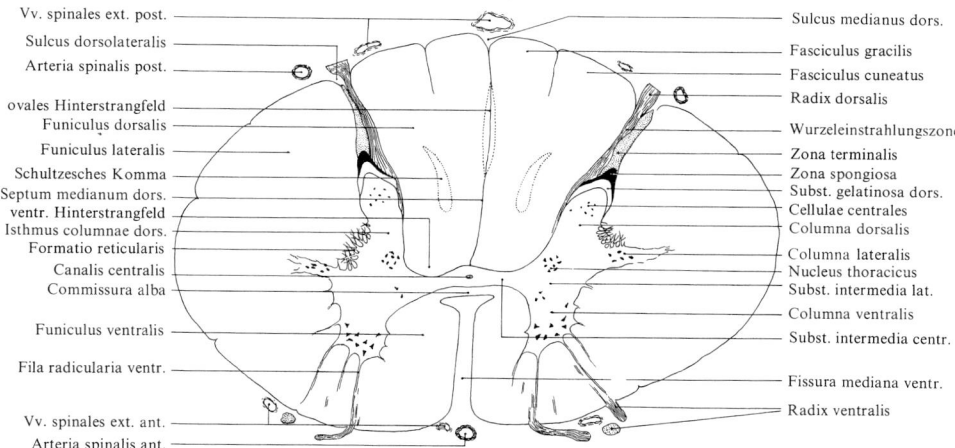

Vv. spinales ext. post.

Sulcus dorsolateralis

Arteria spinalis post.

ovales Hinterstrangfeld
Funiculus dorsalis

Funiculus lateralis

Schultzesches Komma
Septum medianum dors.
ventr. Hinterstrangfeld
Isthmus columnae dors.
Formatio reticularis
Canalis centralis
Commissura alba

Funiculus ventralis

Fila radicularia ventr.

Vv. spinales ext. ant.
Arteria spinalis ant.

Sulcus medianus dors.

Fasciculus gracilis
Fasciculus cuneatus
Radix dorsalis

Wurzeleinstrahlungszone

Zona terminalis
Zona spongiosa
Subst. gelatinosa dors.
Cellulae centrales
Columna dorsalis

Columna lateralis
Nucleus thoracicus
Subst. intermedia lat.
Columna ventralis

Subst. intermedia centr.

Fissura mediana ventr.

Radix ventralis

Abb. 518: Querschnitt durch ein menschliches Rückenmark (oberes Brustmark), leicht schematisiert. Azan-Färbung. Vergr. 8mal. (W.)

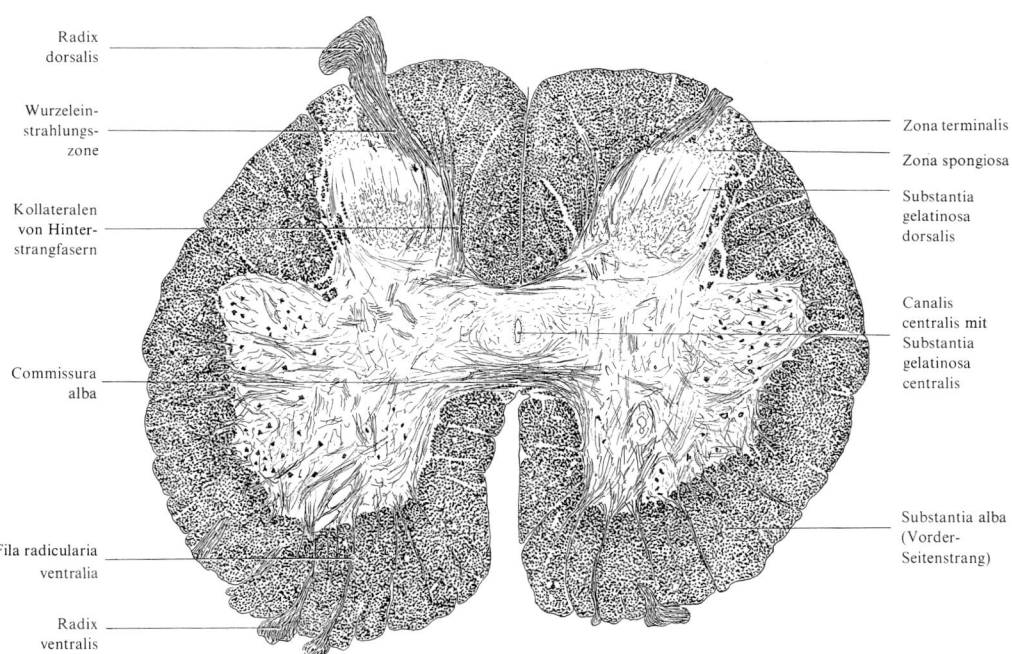

Radix
dorsalis

Wurzelein-
strahlungs-
zone

Kollateralen
von Hinter-
strangfasern

Commissura
alba

Fila radicularia
ventralia

Radix
ventralis

Zona terminalis

Zona spongiosa

Substantia
gelatinosa
dorsalis

Canalis
centralis mit
Substantia
gelatinosa
centralis

Substantia alba
(Vorder-
Seitenstrang)

Abb. 519: Querschnitt durch ein menschliches Rückenmark in Höhe von S_3. Markscheidenfärbung. Vergr. 14mal. (W.)

daß die der Innervation der obersten Segmente dienenden Neuriten am meisten lateral liegen. Zwischen dem Funiculus dorsalis und dem *Funiculus lateralis* (**Seitenstrang**) ist der Markmantel sehr schmal (Zona terminalis). Dagegen hängen der Funiculus lateralis und der *Funiculus ventralis* (**Vorderstrang**) breit miteinander zusammen und sind durch die ventralen Wurzelfasern nur sehr unvollständig gegeneinander abgegrenzt (Vorder-Seitenstrang). Eine schmale Markzone findet sich schließlich noch als *Commissura alba* zwischen der Substantia intermedia centralis und der Fissura mediana ventralis.

b) Feinbau des Rückenmarks

Vielfach sind die multipolaren Nervenzellen zu sog. **Kernen** (Nuclei) gruppiert, wie schon die Betrachtung der großen *Vordersäulenzellen* lehrt (**Abb. 518–519**). Hier erkennt man im Verlauf des ganzen Rückenmarks deutlich eine ventromediale und eine ventrolaterale Zellgruppe; kompliziertere Verhältnisse liegen im Bereiche der Intumeszenzen vor. Jede dieser Zellansammlungen innerviert eine bestimmte Kategorie von Muskeln des Bewegungsapparates (Rückenmuskulatur, ventrolaterale Rumpfmuskulatur, verschiedene Gruppen von Extremitätenmuskeln). Die viel kleineren Zellen der Pars intermedia gehören zu Neuronen des vegetativen Nervensystems; z. T. sind sie diffus angeordnet, z. T. auch zu Kernsäulen zusammengelagert. Der *Nucleus intermediolateralis* der Columna lateralis reicht von C_8 bis ins obere Lendenmark und enthält die Wurzelzellen der praeganglionären Neurone des Sympathicus. Der aus parasympathischen Wurzelzellen bestehende *Nucleus intermediomedialis* ist viel weniger auffällig. Er liegt mehr medial im Mittelfeld und zeigt im oberen Hals- sowie im Lenden- und Sakralmark eine dichtere Lagerung der Zellen, die in den übrigen Rückenmarksabschnitten eher diffus angeordnet sind (Cellulae intermediae disseminatae). Einen weiteren, gut ausgebildeten Kern findet man im Brustmark medial in der Basis der Hintersäulen: *Nucleus dorsalis* (= Nucleus thoracicus = Columna thoracica oder Stilling-Clarkesche Säule). Er erstreckt sich als klar abgegrenzter Kern nur vom untersten Hals- bis ins obere Lendenmark und ist in den unteren Brust- und den obersten Lendensegmenten am besten entwickelt. Wo kein eigentlicher Nucleus dorsalis zu sehen ist, kommen entsprechende Zellen in lockerer Anordnung vor. Überhaupt sind die Zellen der Hintersäulen weniger deutlich zu Kernen zusammengelagert.

Es ist zweckmäßig, die Nervenzellen des Rückenmarks nach dem Verhalten ihrer Axone in *Wurzelzellen und Binnenzellen* einzuteilen. Während die Neuriten der Wurzelzellen als Fila radicularia aus dem Rückenmark austreten und gemeinsam mit den peripheren Neuriten der Spinalganglienzellen die Fasern des Spinalnerven liefern, bleiben alle Fortsätze der Binnenzellen innerhalb des Zentralnervensystems.

Die auffälligsten **Wurzelzellen** sind die großen, *somatomotorischen* Zellen der Vorder-

säulen (**Abb. 188**). Die einzelnen Zellgruppen werden als Lamina IX (nach Rexed) zusammengefaßt. Ihre Axone verlassen das Rückenmark ausschließlich durch die Radix ventralis und innervieren die quergestreifte Skelettmuskulatur. Die ebenfalls markhaltigen, jedoch etwas dünneren Neuriten der kleineren, *sympathischen* Nervenzellen des Nucleus intermediolateralis erreichen durch die Radix ventralis und den Ramus communicans albus den Grenzstrang als praeganglionäre Fasern und vermitteln die Innervation der Eingeweide- und Gefäßmuskulatur. Die *parasympathischen* Wurzelzellen sind, im Gegensatz zu den (ortho-)sympathischen Neuronen, in allen Rückenmarkssegmenten zu finden, am reichlichsten dort (als Nucleus intermediolateralis); wo keine deutliche Seitensäule vorhanden ist. Neuriten dieser Zellen treten durch die ventralen Wurzeln aus, in besonders großer Zahl im Sakralmark, wo sie sich zu den Nervi pelvici vereinigen.

Die *somatosensiblen* Zellen, deren Neuriten den überwiegenden Anteil der im Vergleich zur Radix ventralis viel faserreicheren Radix dorsalis liefern, sind die pseudounipolaren Spinalganglienzellen (S. 436). Die Mehrzahl der in das Rückenmark eintretenden Fasern bildet dorsomedial von der Columna dorsalis die Wurzeleinstrahlungszone. Sie teilen sich alle innerhalb des Rückenmarks abermals T-förmig wie schon nach dem Austritt aus der Ganglienzelle. Beide Faseräste, von denen der kürzere (kollaterale) kaudal-, der längere kranialwärts zieht, geben zahlreiche Kollateralen in die graue Substanz ab. So können Erregungen z. T. direkt, z. T. durch Vermittlung von Schaltneuronen zu ipsi- und kontralateralen efferenten Neuronen nicht nur von gleichen, sondern auch von benachbarten Segmenten weitergeleitet werden; andere Kollateralen enden an Strangzellen (z. B. im Nucleus dorsalis). Die direkt auf- und absteigenden Fasern ergeben in ihrer Gesamtheit die Hinterstränge.

Die kaudalwärts verlaufenden Äste der afferenten Neuriten sammeln sich, je nach Segmenthöhe, im Schultzeschen Komma (= Fasciculus semilunaris = interfascicularis, im Hals und Brustmark, **Abb. 518** und **520**), im ovalen Hinterstrangfeld (= Fasciculus septomarginalis, im Lendenmark) oder im dreieckigen dorsomedialen Sakralbündel (= Fasciculus triangularis).

Bei den **Binnenzellen** werden Schaltzellen, Kommissurenzellen, Assoziationszellen und Strangzellen unterschieden. Die Neuriten der

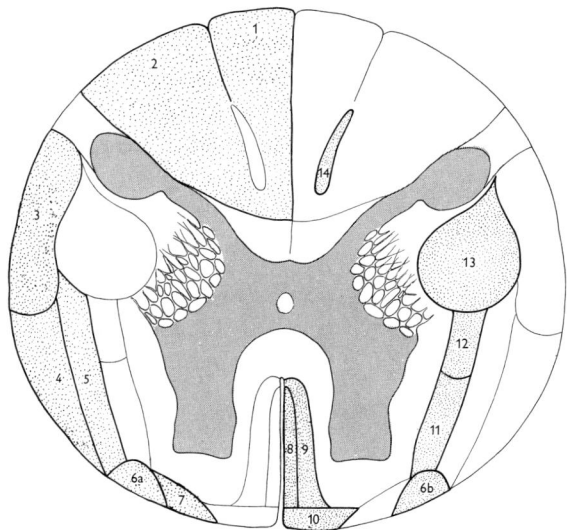

aufsteigende Bahnen:
1 Fasciculus gracilis ⎫
2 Fasciculus cuneatus ⎭ Tractus spinobulbaris
3 Tractus spinocerebellaris dorsalis
4 Tractus spinocerebellaris ventralis
5 Tractus spinothalamicus lateralis
   und Tractus spinotectalis
6a Tractus spinoolivaris
7 Tractus spinothalamicus ventralis

absteigende Bahnen:
6b Tractus olivospinalis
8 Tractus tectospinalis medialis
9 Tractus corticospinalis ventralis
10 Tractus vestibulospinalis
11 Tractus tectospinalis lateralis et reticulospinalis
12 Tractus rubrospinalis
13 Tractus corticospinalis lateralis
14 Fasciculus semilunaris = interfascicularis

Abb. 520: Querschnitt durch ein menschliches Rückenmark in Höhe von C$_2$. Vergr. etwa 7mal. (Be.) Links sind die aufsteigenden, rechts die absteigenden Bahnen schematisch eingetragen (in Anlehnung an G. Wolf-Heidegger, 1962), Zwischen den Projektionsfasersystemen und der grauen Substanz liegen die Grundbündel.

Strangzellen bilden die aufsteigenden Leitungsbahnen der weißen Substanz des Zentralnervensystems. Die Fortsätze der übrigen Binnenzellen, die zusammen mit den afferenten und efferenten peripheren Neuronen zum sog. Eigenapparat des Rückenmarks gehören, bleiben innerhalb der grauen Substanz und der ihr als **Grundbündel** (*Fasciculi proprii*, s. **Abb. 520**) unmittelbar anliegenden weißen Substanz. Jene – Vorder- und Seitenstranggrundbündel, Hinterstranggrundbündel = ventrales Hinterstrangfeld – sind die phylogenetisch ältesten Anteile des Markmantels. Im Bereich der Intumeszenzen sind sie am breitesten.

Die *Strangzellen* oder Bahnzellen sind neben den Vorderwurzelzellen die größten Rückenmarkszellen. Mehrheitlich befinden sie sich als große Hintersäulenzellen in der Columna dorsalis, unter anderem im oben erwähnten Nucleus dorsalis. Markhaltige Neuriten gleichartiger

Strangzellen vereinigen sich zu *Leitungsbahnen* (*Tractus*, **Abb. 520**), welche innerhalb der weißen Substanz eine bestimmte Lage haben (jedoch nach Abschluß der Markbildung im gesunden Rückenmark mikroskopisch nicht mehr gegeneinander abgrenzbar sind). So entsteht z. B. aus den Nervenfasern, die aus dem Nucleus dorsalis hervorgehen, oberflächlich im ipsilateralen Seitenstrang der Tractus spinocerebellaris dorsalis (Flechsigsche Kleinhirnseitenstrangbahn). Ihm schließt sich ventral der Tractus spinocerebellaris ventralis (Gowerssche Kleinhirnseitenstrangbahn) an, dessen zugehörige Strangzellen – teils ipsi-, teils kontralateral – in der Pars intermedia sind. Die Neuriten von in der Columna dorsalis und anscheinend auch im Mittelfeld liegenden Strangzellen, die den Tractus spinothalamicus bilden, ziehen durch die Commissura alba zuerst auf die Gegenseite.

Diagnose der Querschnittshöhe

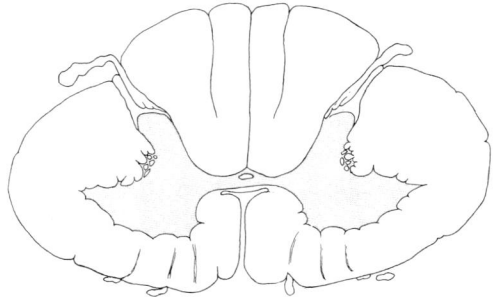

Abb. 521: 5. Halsmarksegment – Pars cervicalis Substantia grisea: besonders reichlich in Intumescentia cervicalis
Cornu laterale: mit Vorderhorn verschmolzen
Cornu ventrale: voluminös

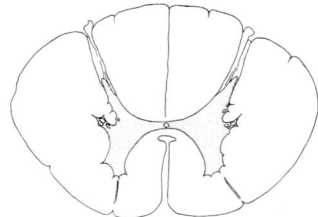

Abb. 522: 6. Brustmarksegment – Pars thoracica
Substantia grisea: schmächtig (H-Form)
Cornu dorsale: sehr schlank
Cornu laterale: sehr deutlich und selbständig

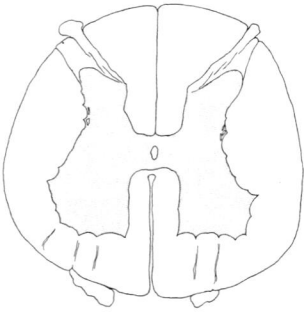

Abb. 523: 3. Lendenmarksegment – Pars lumbalis
Substantia grisea: besonders reichlich in Intumescentia lumbalis

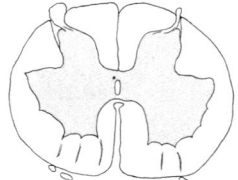

Abb. 524: 3. Sakralmarksegment – Pars sacralis

Abb. 521–524: In verschiedener Höhe gelegte Querschnitte durch das Rückenmark einer 42jährigen Frau. Markscheidenfärbung. Einfache Umrißzeichnungen. Vergr. 4,5mal. (W.)

Die Querschnittsbilder (**Abb. 521–524**) zeigen in den einzelnen Regionen des Rückenmarks charakteristische Unterschiede, die wir diagnostisch verwerten können. Die *weiße Substanz,* deren aufsteigende (absteigende) Leitungsbahnen von kaudal nach kranial dauernd Zuschüsse erhalten (bzw. von kranial nach kaudal Fasern abgeben), nimmt von unten nach oben allmählich an Masse zu. Vom vierten Lumbalsegment an aufwärts übertrifft ihr Gesamtquerschnitt den der grauen Substanz. Eine Vermehrung der *grauen Substanz* ist in jenen Segmenten festzustellen, die zusätzlich noch die Innervation der Extremitäten übernehmen müssen; sie bedingt die zwei Anschwellungen des Rückenmarks (Intumescentia cervicalis und lumbosacralis).

Im Bereiche der Halsanschwellung besitzt das Rückenmark seinen größten *Querschnitt*; er ist elliptisch (mit transversal gestelltem längstem Durchmesser von 1,4–1,6 cm). Schnitte durch das kranial der Intumescentia cervicalis liegende Halsmark (**Abb. 520**) und das Brustmark sind fast kreisrund. Auch das Lumbal- und Sakralmark sind im Schnitt mehr oder weniger rundlich, das erstgenannte mit abgeplatteter Ventralseite und einem Querdurchmesser von ungefähr 1,2 cm.

An der Massenzunahme der grauen Substanz in der **Intumescentia cervicalis** (**Abb. 521**), die in Höhe von C_{5-6} am deutlichsten ist, haben die mächtig entwickelten Vordersäulen den größten Anteil. Die Hintersäulen sind im Vergleich mit denen der Pars thoracica auch etwas verbreitert, erreichen indessen niemals eine so starke Ausbildung wie im Lendenmark. Seitlich der Substantia intermedia lateralis erkennt man die Formatio reticularis. Die Substantia intermedia centralis ist langgestreckt, der Canalis centralis in transversaler Richtung gewöhnlich etwas verzogen (ähnlich wie im oberen Brustmark).

Der Querschnitt durch die **Pars thoracica** (**Abb. 522**) erscheint im Vergleich mit den kranial und kaudal anschließenden Anschwellungen verhältnismäßig klein (transversaler Durchmesser etwa 1 cm). Vorder- und Hintersäule sind schlank, die Substantia intermedia centralis schmal; die graue Substanz zeigt auf dem Querschnitt mehr oder weniger eine H-Figur. Charakteristisch für das Brustmark sind auch die Columna lateralis und der Nucleus dorsalis (s. u.).

In der **Intumescentia lumbosacralis** (**Abb. 523**), die etwa bei L_3, also meistens in Höhe des XII. Brustwirbels, am stärksten ist, sind außer der Columna ventralis auch die Pars intermedia und die Columna dorsalis auffällig gut entwickelt. Die Substantia intermedia centralis ist breiter und kürzer geworden. Der Zentralkanal ist rundlich (wie im unteren Brustmark) bis spaltförmig mit sagittaler Längsachse (wie im Sakralmark).

Die graue Substanz der **Pars sacralis** (**Abb. 524**) hat absolut an Masse verloren, im Verhältnis zur weißen Substanz indessen weiter zugenommen. Die plumpen Hintersäulen sind annähernd gleich kräftig wie die Vordersäulen, mit denen sie breit zusammenhängen; die Substantia intermedia centralis ist ebenfalls auffallend breit (s. a. **Abb. 519**). Der Gesamtquerschnitt nimmt im Conus medularis rasch ab.

noch knorpeliger Processus spinosus des nächsthöheren Wirbels

Ligamentum costotransversarium

Articulatio
costotrans-
versaria

Arcus vertebralis

Rücken-
muskulatur

Periost des Wirbelkanals

Cavum epidurale

Plexus venosus vertebralis internus

Ganglion spinale im Foramen intervertebrale

Ramus dorsalis \ nervi
Ramus ventralis ∫ spinalis
Processus transversus

Ramus spinalis
arteriae inter-
costalis posterior

Ramus communicans

Tuberculum
costae

Ganglion trunci sympathici

enchondrale Knochenbildung
in Radix arcus vertebralis

Plexus venosus vertebralis externus

enchondrale Knochenbildung im Wirbelkörper   Ligamentum longitudinale anterius

Ligamentum longitudinale posterius

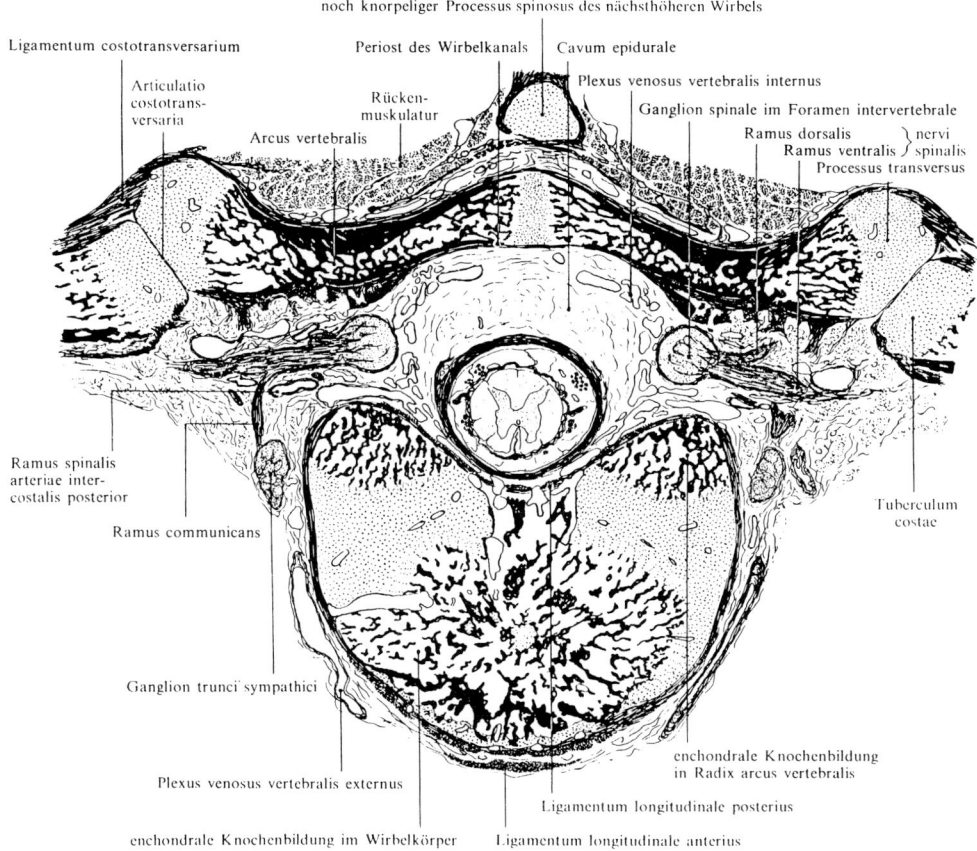

Abb. 525: Einbau des Rückenmarks, seiner Hüllen, der Rückenmarksnerven und ihrer Ganglien in den Wirbelkanal. Knochenbildung in Wirbelkörper und -bogen. Quergeschnittene Brustwirbelsäule einer menschlichen Frühgeburt von 38 cm Länge. Azan-Färbung. Vergr. 4mal. (W.)

c) Hüllen des Rückenmarks

Die **Pia mater spinalis,** die zusammen mit der Arachnoidia die weiche Rückenmarkshaut (Leptomeninx) gibt, liegt der Membrana limitans gliae superficialis dicht an; sie dringt auch in die Fissura mediana ventralis ein, überzieht die Fila radicularia und bildet die Ligamenta denticulata (s. u.). Die Pia besteht aus lockerem faserigem Bindegewebe, dessen kollagene Fasern eine longitudinale Verlaufsrichtung bevorzugen. Sie enthält die kleinen Blutgefäße und begleitet sie als zarte perivaskuläre Hülle in das Zentralnervensystem hinein. Zwischen der Pia und der Arachnoidea befindet sich das *Cavum subarachnoidale (Cavitas subarachnoidea),* das Liquor cerebrospinalis (S. 426) enthält. Die gefäßlose **Arachnoidea spinalis** ist eine zarte, durchsichtige bindegewebige Haut, deren Zellen an der gegen die Dura gerichteten Oberfläche einen endothelartigen Belag bilden und stellenweise

zu Häufchen zusammengelagert sind. Das von ihr ausgehende, lockere Balkenwerk durchsetzt den Subarachnoidalraum und endet an der Pia mater. Der aus straffem faserigem Bindegewebe gebauten **Dura mater spinalis** (Pachymeninx) liegt die Arachnoidea beim Lebenden so dicht an, daß das *Spatium subdurale* nur eine kapilläre Spalte ist, die mit dem Subarachnoidalraum nicht kommuniziert.

Zwischen der Dura mater spinalis und der aus Periost und Bändern bestehenden Wand des Wirbelkanales befindet sich das *Cavum epidurale* (Cavitas epiduralis) (**Abb. 525**); es enthält ein aus lockerem Bindegewebe, Fettgewebe und Venengeflechten (Plexus venosi vertebrales interni) bestehendes schützendes Polster. Züge von Bindegewebsfasern verbinden den Duralsack – besonders im Hals- und Lendenbereich – mit der vorderen Wand des Wirbelkanales (d. h. mit dem Lig. longitudinale posterius).

B. Peripheres Nervensystem

1. Ganglien

Ganglien sind Anhäufungen von Nervenzellen, welche in den Verlauf von peripheren Nerven eingeschaltet sind und hier gewöhnlich schon makroskopisch sichtbare Anschwellungen bewirken. An jeder dorsalen Wurzel der 31 Rückenmarksnervenpaare finden wir, bevor sie sich mit der ventralen Wurzel zum Spinalverven vereinigt, ein solches Knötchen[58].

Die **Spinalganglien** liegen (**Abb. 525**) in den Foramina intervertebralia bereits außerhalb der Dura mater, die sich in die aus straffem faserigem Bindegewebe bestehende Organkapsel fortsetzt (**Abb. 526**); unter dieser liegt noch das Perineuralepithel (s. nächste Spalte). Im Innern des Knötchens sieht man, eingebettet in ein zartes, an Blutkapillaren reiches Bindegewebsstroma (Endoneurium), vorwiegend in der Längsrichtung verlaufende, meistens markreiche – gelegentlich aber auch unauffälligere, marklose oder mit wenig Mark versehene – Nervenfasern und Perikaryen mit den sie umhüllenden Mantelzellen (Gliocyti ganglii, auch Amphicyten oder **Satellitenzellen** genannt). Dieser Gliazellmantel ist von dem Endoneurium umgeben.

Unter den Ganglienzellen überwiegen bei weitem die kugeligen, pseudounipolaren Formen (**Abb. 527**); sie gehören zusammen mit der Eizelle zu den größten Zellen des Körpers. Die beiden Nervenfortsätze (s. S. 164 und **Abb. 201**) dieser embryonal ursprünglich bipolaren Zellen, von denen der eine als Bestandteil der Radix dorsalis in die Rückenmarksanlage hinein, der andere als Achsenzylinder einer sensiblen Nervenfaser in die Peripherie gewachsen ist, entspringen in einem gemeinsamen Ursprungskegel. In der Größe der verschiedenen, sich z. T. heller, z. T. dunkler anfärbenden Spinalganglienzellen bestehen beträchtliche Unterschiede (die dunkleren Zellen sind durchschnittlich kleiner); große Zellen überwiegen in den Hals- und Lendenganglien. Durch die Nissl-Substanz erhält das Cytoplasma eine feinkörnige Struktur; nicht selten ist noch gelbbraunes Lipofuszinpigment vorhanden (**Abb. 190**). Der kugelige Zellkern ist chromatinarm und besitzt einen deutlichen Nucleolus.

Grundsätzlich gleich gebaut wie die Spinalganglien sind auch die meisten sensiblen resp. sensorischen *Hirnnerven-*

ganglien. In den Ganglien des N. vestibulo-cochlearis indessen behalten die Nervenzellen die ursprünglich bipolare Form auch beim Menschen zeitlebens bei (**Abb. 191**).

2. Periphere Nerven

Die makroskopisch präparierbaren *Nerven* sind aus einer wechselnden Anzahl von **Nervenfaserbündeln** zusammengesetzt (**Abb. 528** und **529**). Diese sind von einer konzentrisch geschichteten Hülle, dem Perineurium, umgeben und enthalten ihrerseits verschieden viele, annähernd parallele **Nervenfasern,** wobei zwischen benachbarten Bündeln ein Austausch stattfinden kann.

Das lamellär gebaute **Perineurium**[59], dessen Feinstruktur erst mit Hilfe des Elektronenmikroskops erkannt worden ist, besteht – je nach dem Durchmesser des Nervenfaserbündels – aus mehr oder weniger zahlreichen, durchschnittlich etwa 5–6 Lagen von sehr stark abgeplatteten Epithelzellen («Perineuralepithel») und dazwischen liegenden, überwiegend longitudinalen kollagenen Fibrillen (**Abb. 530**); hin und wieder finden sich darin, häufiger jedoch außen von den Epithellamellen Fibrocyten. Die Epithelzellen sind durch Zonulae occludentes sowie Desmosomen miteinander verbunden, und die vielen sich vom Plasmalemm abschnürenden Bläschen lassen auf eine große mikropinocytotische Aktivität schließen. Das Cytoplasma weist viele Mikrofilamente auf. Jede Epithellamelle ist beidseitig mit einer Basalmembran überzogen.

Man nimmt an, daß das Perineurium als selektive Barriere den Endoneuralraum mit den darin vorhandenen Nervenfasern von seiner Umgebung abgrenzt (Blut-Nerven-Schranke). Es wird gelegentlich als Fortsetzung der Leptomeninx betrachtet und findet sich auch im Bereich der cerebrospinalen Ganglien und der beiden Wurzeln der Spinalnerven. In der Peripherie nimmt es am Aufbau der sensiblen Endkörperchen teil.

Das viele Blutkapillaren enthaltende, feinfaserige lockere Bindegewebe innerhalb des Nervenfaserbündels bezeichnet man als **Endoneurium**[59]. Die darin vorkommenden kollagenen Fasern verlaufen parallel mit dem Nerven; die

---

58 *griechisch:* gánglion = Nervenknoten (in anderem Zusammenhang auch Überbein).

59 *griechisch:* perí = um, herum; éndon = innen; epí = auf; pará = neben, daneben; neûron = Nerv.

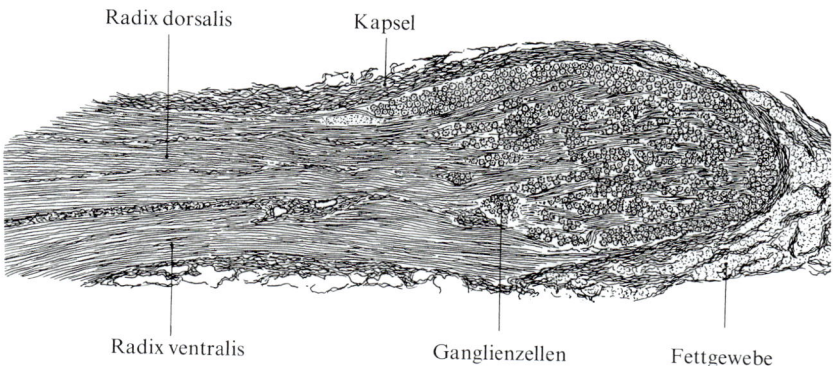

Radix dorsalis   Kapsel

Radix ventralis   Ganglienzellen   Fettgewebe

Abb. 526: Längsschnitt durch ein Spinalganglion (Mensch). H.-E.-Färbung. Vergr. 8mal. (W.)

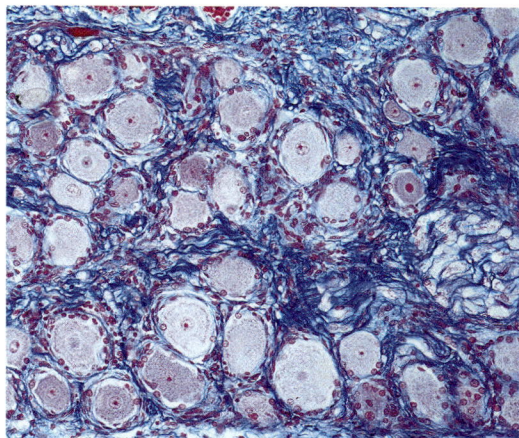

Abb. 527: Ausschnitt aus Spinalganglion mit Ganglienzellen, Mantelzellen und markhaltigen und marklosen Nervenfasern. Mensch. Azan-Färbung. Vergr. 150mal.

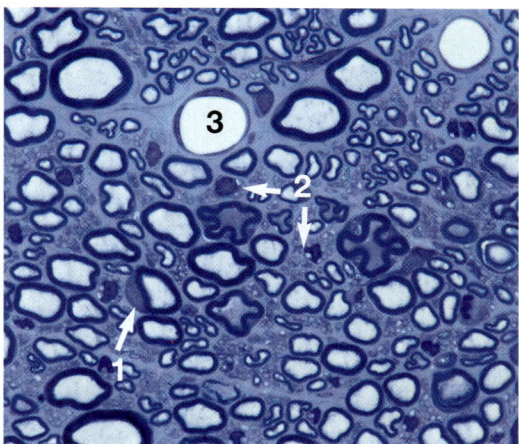

Abb. 529: Ausschnitt aus einem Faszikel eines peripheren Nerven. Semidünnschnitt. *1* markhaltige Faser mit Schwannschen Zellkern; *2* Bündel markloser Fasern mit Schwannschen Zellkern; *3* Kapillare. Vergr. 750mal.

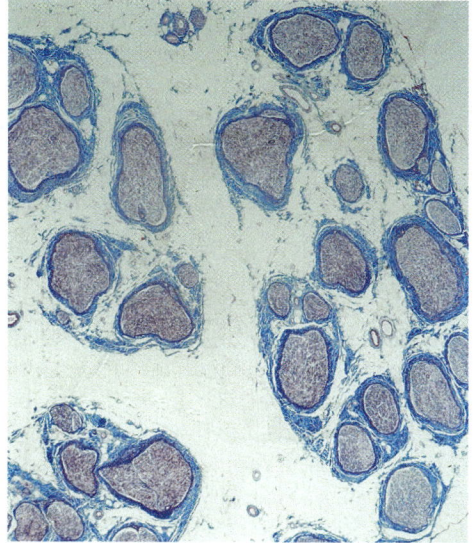

Abb. 528: Querschnitt durch einen peripheren Nerven. Übersicht. N. ischiadicus. Mensch. Azan-Färbung. Vergr. 19mal.

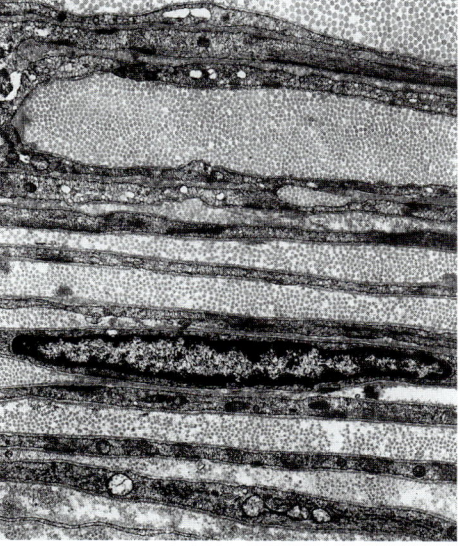

Abb. 530: Elektronenmikroskopischer Ausschnitt aus dem Perineurium (Perineuralscheide) eines peripheren Nervenbündels. Nervus vagus. Affe. Vergr. 8300mal.

retikulären Fasern beteiligen sich mit der Basal-membran an der Bildung der Endoneural-scheide. Ein kräftiges **Epineurium**[59] verbindet die Nervenfaserbündel miteinander. Es überzieht die Oberfläche des Nerven und erstreckt sich auch zwischen die Faserbündel; an diesen Stellen sind oft Fettzellen und Mastocyten sowie Blut- und Lymphgefäße eingelagert. Im Epineurium sind die kollagenen Fasern ebenfalls mehr oder weniger in der Längsrichtung angeordnet. Sie sind im ungedehnten Nerven, wie die Nervenfasern selbst, leicht gewellt: Dadurch wird eine beschränkte Dehnung des Nerven möglich; mit dem Nachlassen des Zuges wird durch die eingewobenen weitmaschigen elastischen Netze wieder der wellige Verlauf hergestellt. Nach außen folgt auf das Epineurium noch eine Verschiebeschicht aus lockerem faserigem Bindegewebe *(Paraneurium).*

Mikroskopische Diagnose eines cerebro-spinalen Ganglions

Knötchen mit kräftiger Bindegewebskapsel (**Abb. 526**); im Innern Gruppen von auffallend voluminösen, mehr oder weniger kugeligen Nervenzellen mit großem, nicht auf jedem Schnitt getroffenem Kern – mit deutlichem Nucleolus – und feinkörnigem basophilem Cytoplasma (allenfalls mit Lipofuszingranula). Zwischen den Ganglienzellen mit den sie umgebenden Mantelzellen (**Abb. 527**) liegen Bündel vorwiegend markhaltiger Nervenfasern in einem feinen, an Blutkapillaren reichen Bindegewebsstroma.

Mikroskopische Diagnose eines peripheren Nerven

Von einer lamellären Hülle (Perineurium) umgebende Bündel leicht gewellt verlaufender paralleler Fasern; die einzelne markhaltige Faser besteht aus dem Achsenzylinder, der durch das sog. Neurokeratingerüst wabig oder körnig erscheinenden Hülle aus Schwannschen Zellen (Lemnocyten) und der ihr anliegenden Endoneuralscheide. Die Zellkerne gehören zu den Schwannschen Zellen oder zum Endoneurium und zu den Kapillarwandungen; die Lemnocytenkerne sind größer als die Fibrocytenkerne. In der Regel sind an den Fasern auch Ranviersche Schnürringe zu erkennen. Motorische und sensible Fasern sind strukturell voneinander nicht zu unterscheiden. Siehe auch **Tab. 25**, S. 179, und **Tab. 27**, S. 183.

3. Periphere Nervenendigungen

a) Endigungen efferenter Nerven

Innerhalb der *Skelettmuskulatur* bilden die Nervenfaserbündel Geflechte. Die Nervenfasern selbst teilen sich und treten durch ihre Äste mit Muskelfasern in Verbindung, um hier in den motorischen Endplatten (s.u.) zu enden. Die Zahl der Muskelfasern, die über einen bestimmten Neuriten inniviert werden und damit eine motorische Einheit bilden, hängt von den Anforderungen ab, welche an die Präzision und die Differenziertheit der Bewegungen des betreffenden Muskels gestellt werden.

Motorische Endplatten sind lichtmikroskopisch nur in Spezialpräparaten (z.B. nach Silber- oder Goldimprägnation, supravitaler Methylenblaufärbung) zu erkennen; Einzelheiten sind nur elektronenmikroskopisch faßbar. Histochemisch können die Endplatten mittels der Acetylcholinesterase-Reaktion dargestellt werden.

Die somatomotorischen Nervenfasern verbinden sich mit den Muskelfasern in den **motorischen Endplatten** (**Abb. 531**): leicht erhabenen, in der Aufsicht mehr oder weniger elliptischen Strukturen mit einem Quer- und Längsdurchmesser von etwa 40 bzw. 60 μm. Das kernreiche, aber myofibrillenfreie Sarkoplasma bildet hier die «Sohlenplatte» (**Abb. 532**). Unmittelbar vor der Endplatte verliert die Nervenfaser ihr Myelin, während das Endoneurium kontinuierlich in das Endomysium übergeht. Das Axon teilt sich in Endästchen, die in rinnenartige Vertiefungen des Sarkolemms zu liegen kommen. Die Schwannsche Scheide bleibt als schildartiger Fortsatz allein auf der Oberseite erhalten, weshalb sich in der Vertiefung das Axolemm und das Sarkolemm fast berühren. Zwischen ihnen, d.h. im engen synaptischen Spalt, befindet sich nur eine sehr schmale, glykoproteinreiche amorphe Zone, die sich oberflächlich in die Basalmembranen der Nerven- und Muskelfasern fortsetzt. Am Boden der erwähnten Vertiefungen zeigt das Plasmalemm der Muskelfaser lamelläre Einfaltungen (sog. subneuraler Faltenapparat, **Abb. 533**), durch welche die Oberfläche der postsynaptischen Membran wesentlich vergrößert wird. Im Axoplasma der Nervenendigung sieht man viele Synapsenbläschen und – wie in der Sohlenplatte – reichlich Mitochondrien. Die Bläschen enthalten als Transmittersubstanz Acetylcholin; im synaptischen Spalt ist Acetylcholinesterase nachgewiesen.

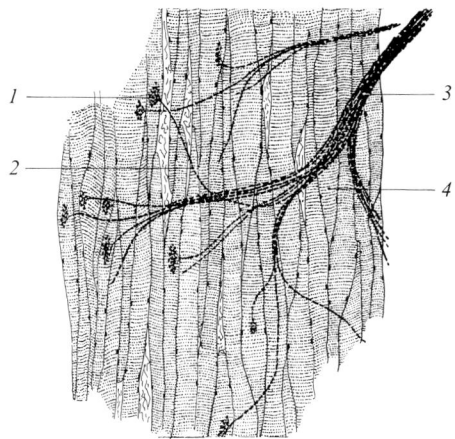

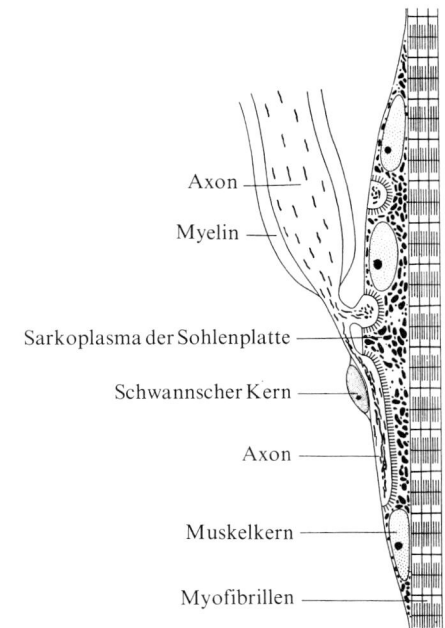

Abb. 531: Endigung motorischer Nervenfasern mit Endplatten an Skelettmuskelfasern (Kaninchen). Imprägnation
mit Goldchlorid. Vergr. 150mal. (W.)
Die nervöse Erregung wird in der motorischen Endplatte
auf den Muskel übertragen, indem Acetylcholin freigesetzt
wird (s. S. 245). Diese Übertragung kann durch Curarin
(den wirksamen Bestandteil des Pfeilgiftes Curare) gestört
werden: Muskel und Nerv behalten jedoch ihre Erregbarkeit bei, und auch der Herzmuskel arbeitet weiter.
1 motorische Endplatte   3 Nervenfaserbündel
2 markhaltige Nervenfaser   4 quergestreifte Muskelfaser

Abb. 532: Schematische Darstellung der Ultrastruktur einer motorischen Endplatte. (Aus R. Couteaux, 1958; dort
in Anlehnung an J. D. Robertson.) Vergr. etwa 3000mal.

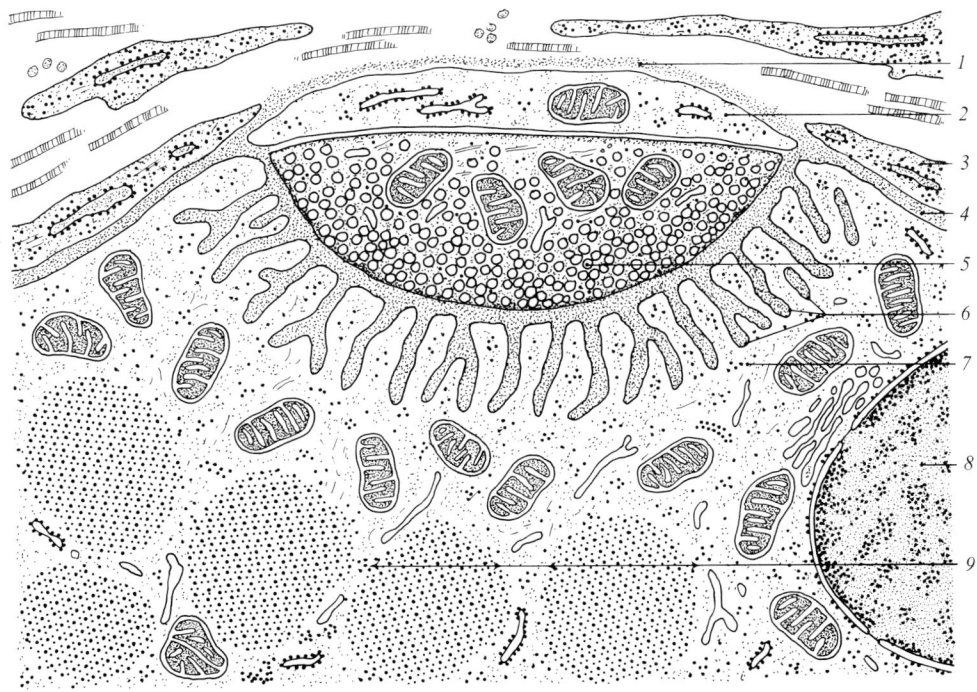

Abb. 533: Ultrastruktur einer motorischen Endplatte. Vergr. etwa 22000mal. (Kr.)
1 Basalmembran der Schwannschen Scheide   6 Falten des subneuralen Apparates
2 Cytoplasmafortsatz einer Schwannschen Zelle   7 Sarkoplasma der Sohlenplatte
3 Fibrocyt   8 Muskelkern (darüber ein Golgi-Apparat)
4 Basalmembran der Muskelfaser   9 Myofibrillen
5 Axon mit Synapsenbläschen

b) Endigungen afferenter Nerven

Muskelspindeln und Sehnenspindeln

Die Muskel- und Sehnenspindeln (Fusi neuromusculares bzw. neurotendinei), die schon im Kapitel Bewegungsapparat erwähnt wurden und hier nun in ihrem Aufbau kurz zu besprechen sind, dienen der Propriozeptivität (Tiefensensibilität, S. 400).

Die **Muskelspindeln** sind 2 bis mehrere mm lange, gelegentlich – besonders beim Menschen – auch größere, spindelförmige Gebilde, welche in der Skelettmuskulatur weit verbreitet sind. Am leichtesten erkennt man sie auf dem Querschnitt (**Abb. 534**): In einer lamellär gebauten, dem Perineurium der Nervenfaserbündel entsprechenden Kapsel, die außen an das Endomysium grenzt, sieht man neben Nervenfasern und Blutgefäßen einige verhältnismäßig dünne quergestreifte Muskelfasern. Diese **intrafusalen Fasern** verlaufen parallel mit den Fasern der Arbeitsmuskulatur, sind von diesen jedoch unabhängig und nicht an eine Sehne, sondern an das intramuskuläre Bindegewebe angeschlossen; sie besitzen ebenfalls motorische Endplatten (**Abb. 535**). Die sensiblen Nervenfasern sind im Innern der Spindel zunächst noch markhaltig, werden dann aber, während sie sich verzweigen, marklos.

Nach der Anordnung der Zellkerne werden 2 Typen von intrafusalen Muskelfasern unterschieden (**Abb. 535**): In den **Kernkettenfasern** sind die Kerne im Faserinnern reihenhaft in der Längsrichtung angeordnet, während sie in den **Kernsackfasern** in einem bauchartig erweiterten, myofibrillenarmen mittleren Abschnitt in großer Zahl angehäuft sind. Äste einer dicken *sensiblen (Aα)Nervenfaser* umschlingen diesen Teil jeder intrafusalen Muskelfaser (primäre, *anulospirale Endigung*). Manche Muskelfasern – vor allem Kernkettenfasern – besitzen, mehr peripher, noch eine weitere Innervation durch dünnere *afferente (Aβ)Fasern* (sekundäre, *blütendoldenartige Endigung*), die ebenfalls aus den pseudounipolaren Zellen der cerebrospinalen Ganglien stammen. Den beiden Muskelfasertypen wie auch den beiden Rezeptorstrukturen werden unterschiedliche Funktionen zugeschrieben: den anulospiralen Endigungen das Registrieren der Dehnungsgeschwindigkeit, den blütendoldenartigen Endigungen die Aufrechterhaltung der Dehnung. Die etwas modifizierte Endplatten mehrerer Muskelspindeln bildenden *fusimotorischen (Aγ)Nervenfasern* sind ebenfalls relativ dünn und kommen von Motoneuronen, die wesentlich kleiner sind als diejenigen, welche die Innervation der extrafusalen Arbeitsmuskulatur vermitteln. Ferner gibt es in jeder Muskelspindel auch feinste, marklose *vegetative Nervenfasern*.

Die **Sehnenspindeln** sind einfacher gebaut als die Muskelspindeln. In ihnen befinden sich anstelle von Muskelfasern kollagene Faserbündel, welche sich einerseits in die Sehne fortsetzen, andererseits an die Muskulatur angeschlossen sind. Die Sehnenspindeln werden von 1–2 markreichen afferenten Nervenfasern versorgt, deren Äste schließlich, sich reich verzweigend, mit kolbenartigen Verdickungen zwischen den Faserbündeln enden. Die Muskelspindeln und die Sehnenspindeln sind *Dehnungsrezeptoren*.

Im Bindegewebe gelegene Endigungen

Die *Lamellenkörperchen* (Corpuscula lamellosa, **Abb. 536**) – nach ihren Entdeckern ebenfalls **Vater-Pacinische Körperchen** genannt – werden in den menschlichen histologischen Präparaten von allen Endkörperchen am häufigsten angetroffen, so vor allem in der Tela subcutanea der Palma manus (**Abb. 491**) und der Planta pedis. Sie finden sich jedoch auch an anderen Stellen im Unterhautgewebe sowie in Beziehung zu Faszien, Sehnen, Gelenken, Knochenhaut, serösen Höhlen (z. B. im Peritoneum parietale, im Mesenterium: **Abb. 536**) und zu Blutgefäßen (auch zu arteriovenösen Anastomosen).

Die Lamellenkörperchen sind so groß, daß sie schon mit bloßem Auge gesehen werden können. Im Längsschnitt sind sie elliptisch, oft 3–4 mm lang, im Querschnitt rund. Typisch ist ihr Aufbau aus einer großen Zahl (20–60) von zwiebelschalenartig aufeinandergeschichteten Lamellen, die aus abgeplatteten Perineuralepithelzellen (S. 436) bestehen. Im Zentrum liegt der sog. Innenkolben (s. **Abb. 536**), oberflächlich eine Hülle aus faserigem Bindegewebe.

Die an einem Pol in das Lamellenkörperchen eintretende sensible Nervenfaser ist zunächst noch markhaltig, verliert jedoch mit dem Eindringen in den zylindrischen Innenkolben das Myelin. Jener besteht aus dicht ineinandergefügten, halbschalenförmigen Lamellen von modifizierten Schwannschen Zellen, die sich etwas stärker anfärben als die konzentrischen Lamellen. Der letzte Abschnitt der Nervenfaser gabelt sich und endet mit einigen kolbigen Verdickungen. Mit der Nervenfaser dringen auch kleine Blutgefäße in das Körperchen ein und bilden zwischen den Lamellen, die gegen das Zentrum hin immer schmäler werden, ein Kapillarnetz, während der Innenkolben gefäßfrei bleibt. Die Lamellenkörperchen werden als Rezeptoren für Druck- und Vibrationsreize betrachtet.

Eine Variante der Lamellenkörperchen sind die *Golgi-Mazzonischen Körperchen* (Corpuscula bulboidea), welche häufig im Perimysium und an Sehnenansatzstellen, aber auch in Haut und Bindehaut gelegen sind, die *Gelenknervenkörperchen* und vor allem die in der Lederhaut der äußeren Geschlechtsorgane gefundenen *Genitalnervenkörperchen* (*Dogiel*schen *Körperchen,* Corpuscula genitalia).

Schließlich wären noch die *Krause*schen *Endkolben* zu erwähnen, die als Kälterezeptoren gedeutet wurden, wahrscheinlicher jedoch Mechanorezeptoren sind. Es handelt sich um unauffällige, ellipsoidale Gebilde (mit schmaler, ebenfalls aus Perineuralepithel bestehender Lamellenstruktur um einen Innenkolben mit knäuelartig gewunde-

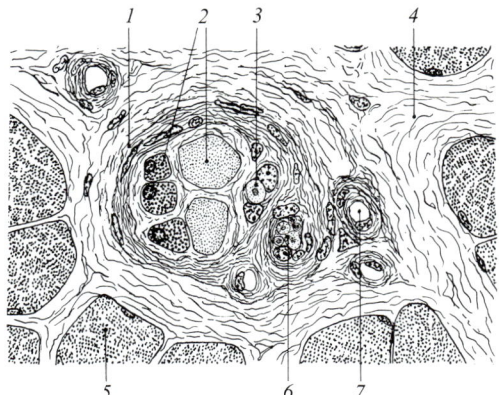

Abb. 534: Querschnitt durch eine Muskelspindel aus menschlicher Kehlkopfmuskulatur. H.-E.-Färbung. Vergr. 600mal. (W.)
1 Kapsel
2 intrafusale Muskelfasern
3 markhaltige Nervenfaser
4 Perimysium
5 quergestreifte Faser der Arbeitsmuskulatur
6 Nervenfaserbündel
7 Arteriole

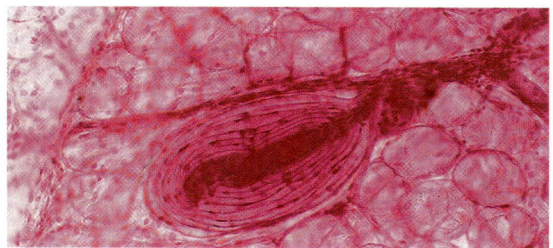

Abb. 536: Lamellenkörperchen aus dem Peritoneum. Häutchenpräparat. Carminfärbung. Vergr. 50mal.

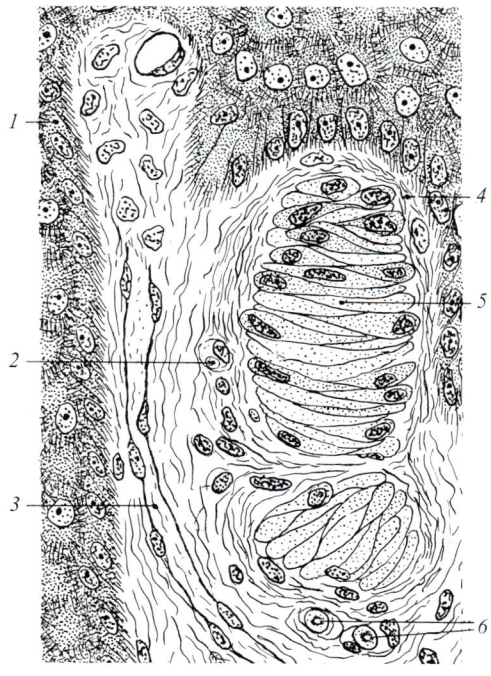

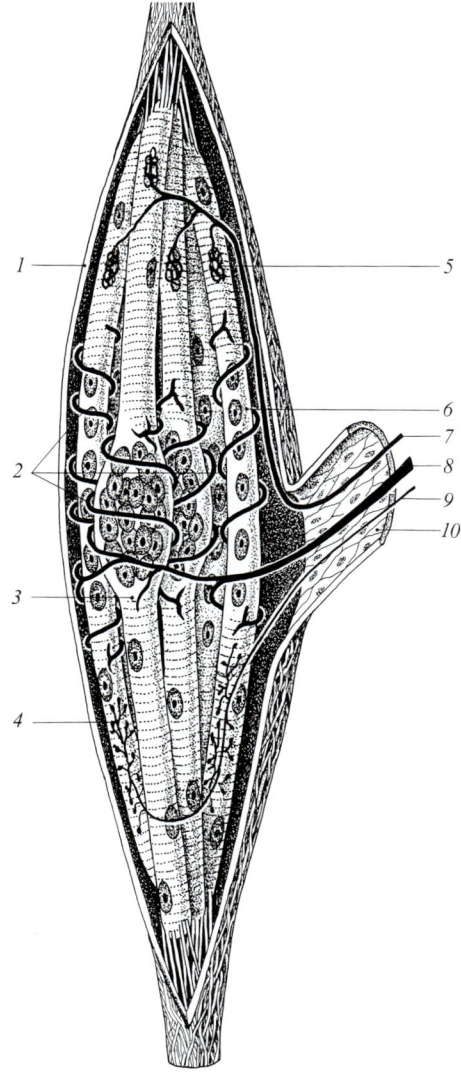

Abb. 535: Schematische Darstellung des Aufbaus einer Muskelspindel. (Kr.)
1 Kapsel
2 anulospirale Endigung
3 Kernsackfaser
4 blütendoldenartige Endigung
5 motorische Endplatte
6 Kernkettenfaser
7 fusimotorische Nervenfaser
8 dicke sensible Nervenfaser
9 dünne sensible Nervenfaser
10 Perineuralepithel

◁ **Abb. 537:** Längsschnitt durch ein in einer Bindegewebs-papille gelegenes Tastkörperchen. Fingerbeerenhaut, Mensch. H.-E.-Färbung. Vergr. 600mal. (W.)
1 Basalzellen mit Wurzelfüßchen
2 marklose Nervenfaser
3 Blutkapillare
4 Kapsel
5 Tastkörperchen mit Tastzellen
6 markhaltige Nervenfasern

nen Nervenfäserchen), welche in den oberflächlichen Bindegewebsschichten von Haut und Schleimhäuten dargestellt wurden.

Die *Ruffin*ischen *Endbüschel* liegen im subkutanen, submukösen oder intermuskulären Bindegewebe, ferner im Corium, an Haarbälgen sowie an manchen anderen Stellen. Sie treten nur nach Silberimprägnation hervor: Man findet dann an umschriebener Stelle langgestreckte Geflechte marklos gewordener Nervenfäserchen; um sie herum ist eine Kapsel ausgebildet. Ob die Ruffinischen Endbüschel Wärmerezeptoren sind, wird heute bezweifelt; sie sind wohl ebenfalls den Mechanorezeptoren zuzuordnen.

Als morphologisch gut charakterisierte Gebilde gelten die direkt unter der Epidermis in der Spitze der Bindegewebspapillen gelegenen **Meißnerschen Tastkörperchen** (Corpuscula tactus). Besonders reichlich – und in den histologischen Routinepräparaten gut zu sehen – sind sie in der unbehaarten Haut der Finger- und Zehenspitzen (**Abb. 480**) sowie der Hohlhand und der Fußsohle; in geringerer Dichte sind sie noch an vielen anderen Stellen anzutreffen, so auch in der Mundhöhlenschleimhaut. In der Zeigefingerspitze findet man etwa in jeder dritten bis vierten Coriumpapille ein Tastkörperchen, gelegentlich sogar mehr als eines in einer einzigen Papille. Die ellipsoidalen Körperchen haben einen Längsdurchmesser von 40–150 μm und besitzen eine Kapsel aus faserigem Bindegewebe und Perineuralepithel. Im Inneren liegen übereinandergeschichtet abgeplattete, mehr oder weniger birnenförmige Zellen. Diese sind in eine amorphe Grundsubstanz mit kollagenen Fibrillen eingebettet, und ihre Längsachse steht senkrecht zu der des Körperchens (**Abb. 537**); bei schwacher Vergrößerung zeigen die Tastkörperchen deshalb eine feine Querstreifung.

Endoepitheliale Endigungen

Ausgehend von den subepithelialen Geflechten dringen Nervenfasern auch in das Epithel von Haut, Cornea und Schleimhäuten ein, wobei sie ihre Markscheiden verlieren. Im geschichteten Plattenepithel verlaufen sie, ungefähr senkrecht zur Oberfläche, sich mehrfach verzweigend interzellulär durch die ganze Keimschicht. Sie enden in engster Beziehung zur Zellmembran der Epithelzellen.

Die endoepithelialen Nervenfasern sind in den üblichen histologischen Präparaten nicht zu erkennen. Sie lassen sich – wie die feinen Nervenfasern in anderen Geweben – durch Silber- oder Goldimprägnation darstellen. Solchen endoepithelialen Nervenendigungen wird häufig die Vermittlung von Schmerzempfindung zugeschrieben, doch könnten sie – je nach Reizqualität und -intensität – allenfalls auch andere Empfindungen vermitteln. Als Mechanorezeptoren wurden die *Merkel-Scheiben* mit den Merkelzellen angesehen. Diese Zellen liegen in der Basalschicht der Epidermis, haben Kontakt mit einer Nervenendigung und enthalten elektronendichte Granula. Da diese an neurosekretorische Granula erinnern, wird den Merkelzellen auch eine entsprechende Funktion zugeschrieben (APUD-System, s. S. 325) und sie den Paraneuronen zugeordnet (s. S. 405).

4. Sympathischer Grenzstrang (Truncus sympathicus)

Die Zellen der *Grenzstrangganglien* sind multipolar und von sehr variabler Größe und Gestalt. Der Zellkern ist kugelig bis ellipsoidal, chromatinarm und enthält 1–2 deutliche Nukleolen. Neben fein verteilter Nissl-Substanz lassen sich auch in den vegetativen Neuronen Neurofibrillen nachweisen; Pigmenteinlagerungen kommen im Perikaryon häufig vor. Die um die Nervenzellen herum gelagerten Amphicyten (Mantelzellen) zeigen eine etwas unregelmäßige Anordnung, bilden aber trotzdem – wie elektronenmikroskopisch nachgewiesen ist – eine lückenlose Hülle. Auch im sympathischen peripheren Nervensystem sind die Neuriten von Schwannschen Zellen umgeben (s. S. 157). Eine praeganglionäre Faser bildet offenbar Synapsen mit mehreren postganglionären Neuronen, die zahlenmäßig somit überwiegen (8–10).

Die *Rami interganglionares* bestehen aus Nervenfaserbündeln; diese enthalten außer vielen marklosen Nervenfasern auch verhältnismäßig reichlich markhaltige Fasern von verschiedenem Durchmesser und Markgehalt.

Die *praevertebralen sympathischen Ganglien* (Ganglion coeliacum, mesentericum superius und inferius usw.) und auch die *parasympathischen Ganglien,* welche an die Hirnnerven angeschlossen sind (Ganglion ciliare, pterygopalatinum, oticum, submandibulare), sind grundsätzlich gleich gebaut wie die eben beschriebenen «vertebralen» Grenzstrangganglien. Sämtliche prae- und postganglionären parasympathischen Nervenfasern sind cholinerg.

XI. Sinnesorgane

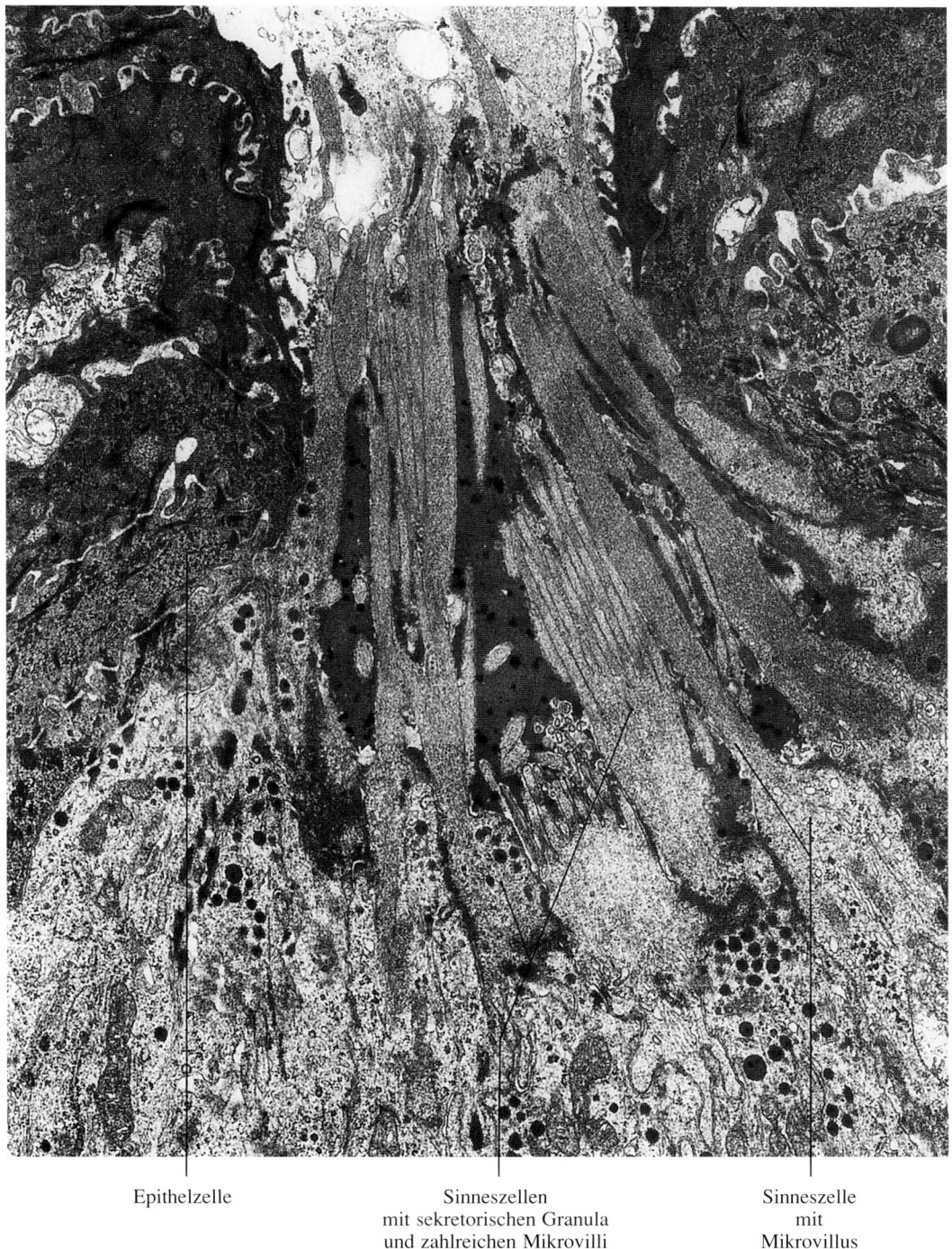

Epithelzelle   Sinneszellen   Sinneszelle
mit sekretorischen Granula   mit
und zahlreichen Mikrovilli   Mikrovillus

Abb. 538: Die Rezeptorzonen der Sinneszellen sind vielseitig gestaltet und bilden mit dem reizübermittelnden Apparat eine komplexe Einheit, das Sinnesorgan. Relativ einfach ist die Geschmacksknospe gebaut. Porus einer Geschmacksknospe. Die Büschel von Mikrovilli der Typ I-Zellen und die dicken Fortsätze der Sinneszellen (Typ III) liegen in einer dichten, amorphen Sekretmasse. Zunge, Kaninchen. Vergr. 14500mal.

A. Geschmacksorgan

Die spezifischen Endorgane des Geschmackssinnes sind die in das geschichtete Plattenepithel eingelagerten *Geschmacksknospen* (Caliculi gustatorii). Beim erwachsenen Menschen kommen solche vor allem an den Papillae vallatae (**Abb. 296**) vor, gelegentlich auch an den Papillae fungiformes – wo sie beim Kind regelmäßig gefunden werden – sowie an den Papillae foliatae (**Abb. 297**); diese sind beim erwachsenen Menschen aber in Rückbildung begriffen.

Beim Erwachsenen sind die Caliculi gustatorii längst nicht mehr so zahlreich wie beim *Kleinkind*, bei welchem sie vorübergehend das wichtigste Sinnesorgan darstellen. In Präparaten vom *erwachsenen Menschen* sieht man nicht selten degenerierende Geschmacksknospen.
In den *Papillae vallatae* findet man die Geschmacksknospen in den Seitenwänden und vereinzelt sogar in der gegenüberliegenden Wand des sie umgebenden Grabens, beim Neugeborenen auch noch an der Papillenoberfläche wie bei den Papillae fungiformes; diese exponiert gelegenen Knospen werden zuerst zurückgebildet. In jeder der 6–12 Wallpapillen sollen aber auch beim Erwachsenen noch 100–200 Caliculi gustatorii vorhanden sein.

Die **Geschmacksknospen** (**Abb. 539**) sind endoepitheliale, helle «knospenartige» Gebilde. Die langgestreckten Zellen sind zwiebelschalenartig angeordnet und dort, wo der Kern liegt, etwas verbreitert. Die leicht ellipsoidalen Zellkerne liegen in verschiedener Höhe. Die Geschmacksknospe erreicht mit ihrer Spitze die freie Epitheloberfläche nicht ganz und ist dadurch gegen mechanische Einwirkungen geschützt. Dagegen ist an dieser Stelle in den zwei bis drei obersten Lagen von Plattenepithelzellen ein kurzes Kanälchen ausgespart *(Geschmacksporus)*, in welches die stark verschmälerten Enden von einigen *Geschmackszellen* mit etwa 2 μm langen Cytoplasmafortsätzen hineinreichen (**Abb. 538** und **539**).

Die gut färbbaren *Geschmacksstiftchen* der Lichtmikroskopie erweisen sich elektronenmikroskopisch als mit Filamenten gefüllte, apikale Zellfortsätze. Sie werden für Fortsätze der Chemorezeptorzellen (sog. Typ III-Zellen) gehalten. Sie sind in eine elektronendichte Grundsubstanz eingebettet, die von den Geschmacksknospenzellen sezerniert wird. Entsprechende sekretorische Granula findet man in den apikalen Teilen der Typ I-Zellen (**Abb. 538**). In dem basalen Cytoplasma dieser Typ I-Zellen aber auch der Typ III-Zellen liegen zahlreiche Vesikel, die Synapsen zugeordnet werden. Die Typ I-Zellen sind dunkler und werden als neugebildete Sinneszellen, die auch zunächst als Stützzellen fungieren, angesehen. Daneben wird eine intermediäre Zellform, die Typ II-Zelle beschrieben, bei der es sich um eine Vorstufe oder eine funktionelle Variante handeln kann. Typ I und II-Zellen besitzen apikal Büschel von Mikrovilli. Eine Typ IV-Zelle liegt basal und bildet die undifferenzierte Reserve-Zelle. Die Zellen der Geschmacksknospen haben nur eine Lebensdauer von etwa 10 Tagen und werden ständig durch Mitosen der Basalzellen ersetzt. Auf welche Weise absterbende Zellen eliminiert werden, ist unklar. Marklos gewordene *Nervenfasern* dringen in die Geschmacksknospen ein, wo sie an den synaptischen Strukturen der Geschmackszellen enden. Die Existenz von besonderen Stützzellen ist fraglich. Unter den Papillae vallatae – und den Papillae foliatae (z. B. des Kaninchens) – findet man in den reichlich vorhandenen Nervenfaserbündeln auch vegetative Ganglienzellen; diese stehen aber in Beziehung mit der Innervation der Spüldrüsen.

B. Geruchsorgan

Die *Riechschleimhaut* des Menschen bedeckt nur einen verhältnismäßig kleinen und in seiner Ausdehnung individuell verschieden großen Teil der Nasenhöhle im Bereich der oberen Muschel und des gegenüberliegenden obersten Teils des Nasenseptums (Regio olfactoria[60] tunicae mucosae nasi). Die Grenze gegen die Regio respiratoria (s. a. **Abb. 540**) verläuft unregelmäßig.

Das mehrreihige **Epithel der Regio olfactoria** (**Abb. 541**) zeigt keinen Flimmerhaarbesatz, wohl aber einen schmalen Sekretbelag und eine ziemlich breite, kernfreie oberflächliche Zone. Es lassen sich *drei Arten von Zellen,* deren Kerne in verschiedener Höhe stehen, beschreiben: Stützzellen, Riechzellen und Basalzellen (**Abb. 542**).

Die **Stützzellen,** die zahlenmäßig überwiegen, erstrecken sich von der Basis bis zur Oberfläche des Epithels. Ihr Zell-Leib enthält Tonofibrillen und oft auch braune Pigmenteinlagerungen; er ist in der unteren Hälfte verschmälert, da dort die Zellkerne der Riechzellen und die Basalzellen eingelagert sind. Die ellipsoidalen Kerne der Stützzellen liegen in einer schmalen Zone nur wenig über der Mitte der Epithelhöhe; dann folgt der kernlose supranukleäre Streifen. An der mit Mikrovilli versehenen freien Oberfläche sind die Stützzellen, die offenbar auch sezernieren können, durch ein Schlußleistennetz verbunden; durch dieses sind die apikalen Enden (Bulbi dendritici, Riechkolben) der Sinneszellen hindurchgesteckt.

Die **Riechzellen** haben einen spindelförmig erweiterten, den Kern enthaltenden Mittelteil. Ihre kugeligen Zellkerne sind in mehreren Rei-

---

60 *lateinisch:* olfacere = riechen.

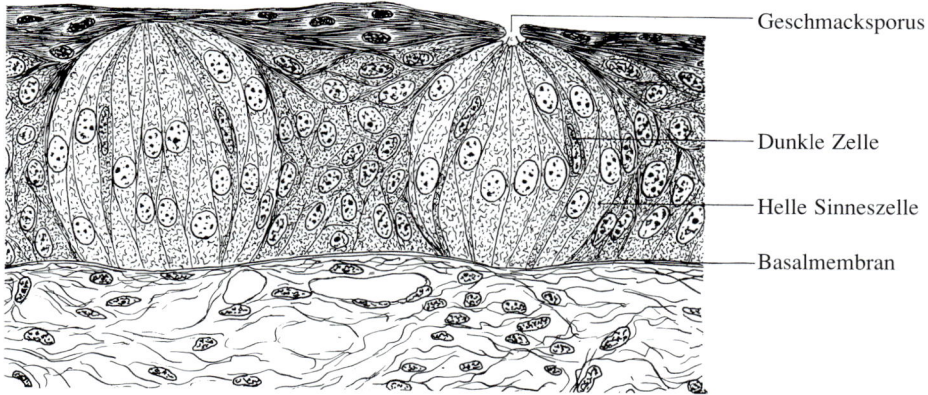

Abb. 539: Zwei Geschmacksknospen aus einer Papilla vallata des Menschen. H.-E.-Färbung. Vergr. 600mal. (W.)

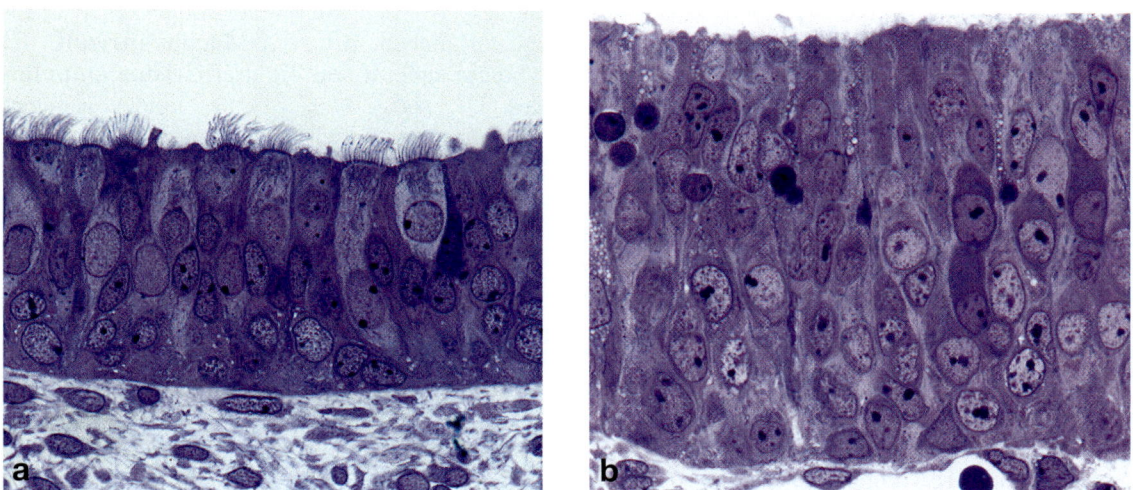

Abb. 540: – a Regio respiratoria. **– b** Regio olfactoria. Entwicklungsstadium. Mensch 12.–13. Woche. Semidünnschnitt. Vergr. 750mal.

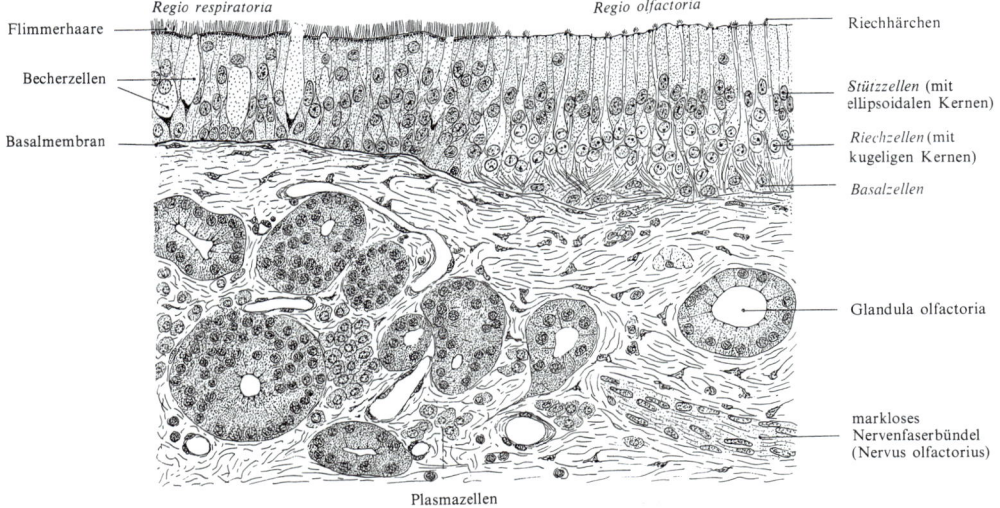

541: Riechschleimhaut des Menschen, nach links übergehend in die sog. respiratorische Schleimhaut. Riechzellen, Stützzellen und basale Ersatzzellen. H.-E.-Methylblau-Färbung. Vergr. 250mal. (W.)

hen angeordnet und beanspruchen, in der unteren Hälfte des Epithels, eine wesentlich breitere Zone als die der Stützzellen. Die schmalen apikalen Dendriten (Sinnesfortsätze) der bipolaren Riechzellen überragen in den Lücken des erwähnten Schlußleistennetzes die Epitheloberfläche und tragen an den leicht kolbig verdickten Enden (**Riechbläschen,** Bulbus dendriticus) 10–20 feine, beim Menschen nur etwa 2 μm lange Zilien (Riechhärchen), die elektronenmikroskopisch an Kinozilien erinnern. Im Querschnitt zeigen die Basalkörperchen das typische «9 + 2»-Muster. 80% der distalen Strecken der Zilien enthalten 11 oder weniger einzelne Tubuli. Die fadenförmigen basalen Axone durchbohren die Basalmembran, werden in der gefäßreichen Lamina propria von Schwannschen Zellen umgeben und vereinigen sich zu marklosen *Nervi olfactorii.*

Unmittelbar über der Basalmembran findet man noch eine unvollständige Lage im Schnitt dreieckiger *Basalzellen*; wahrscheinlich sind es Ersatzzellen für die Stützzellen.

Die Riechzellen sind zugleich Sinneszellen und Ganglienzellen (erstes Neuron der Riechbahn); sie können nicht regenerieren, und ihre Zahl nimmt mit zunehmendem Alter immer mehr ab. Ihre Neuriten ziehen in den Nn.olfactorii durch die Lamina cribrosa des Siebbeins.

Die **Glandulae olfactoriae** sind verzweigte tubulöse Drüsen mit kugeligen Kernen; morphologisch gleichen sie – abgesehen von ihrem weiten Lumen – serösen Speicheldrüsen (Spüldrüsen), doch läßt sich histochemisch in ihnen eine Schleimproduktion nachweisen. Der mit einem einschichtigen Plattenepithel ausgekleidete Ausführungsgang ist subepithelial oft etwas weiter, innerhalb des Epithels jedoch recht eng (**Abb. 541**). Das Sekret bildet über der Riechschleimhaut einen feinen Überzug, in welchen die Riechhärchen eintauchen.

Differentialdiagnose der Regio olfactoria der Nasenschleimhaut

Regio olfactoria: Das mehrreihige Epithel ist höher als das der benachbarten Regio respiratoria und hat außerdem eine breitere supranukleäre Zone; es enthält keine Becherzellen. Man erkennt die verschiedenartigen Zellkerne der Riech- und Stützzellen (vgl. **Abb. 540a** und **b** und **541**). In der Lamina propria liegen die weitlumigen Glandulae olfactoriae und die marklosen Nervi olfactorii.

Regio respiratoria: s. S. 248

C. Gleichgewichtsorgan und Gehörorgan

1. Gleichgewichtsorgan

Das Gleichgewichtsorgan besteht aus dem **Utriculus** und dem **Sacculus,** die in einer gemeinsamen Knochenhöhle (Vestibulum, **Abb. 543** und **545**) gelegen sind, und den drei in den Utriculus mündenden **Bogengängen** *(Ductus semicirculares),* von denen jeder in ein eigenes Knochenkanälchen (Canalis semicircularis osseus) eingeschlossen ist.

Histologisch besonders interessant sind die Stellen, wo sich im Epithel Sinneszellen differenziert haben, d. h. die **Macula utriculi,** die **Macula sacculi** und die drei **Cristae ampullares.** Die sonst nur aus einer bindegewebigen Lamina propria und einem einschichtigen platten bis kubischen Epithel bestehende Wand des häutigen Labyrinthes ist hier verdickt, besonders ihr bindegewebiger Anteil, der auch mit Blutkapillaren versehen ist. Ferner zieht von jeder dieser Stellen ein Nervenfaserbündel mit dem Nervus vestibularis des Nervus vestibulocochlearis zu den bipolaren Nervenzellen im **Ganglion vestibulare.** Das Epithel der Sinneszellen enthält schlanke *Stützzellen* (mit kleinen, basal liegenden, etwas länglichen Zellkernen) und *Sinneszellen* (Neuroepithelzellen mit größeren, oberflächlicher liegenden, kugeligen Kernen). Die Sinneszellen (**Haarzellen**) besitzen an ihrer freien Oberfläche ein Büschel von Härchen (40–100 Stereozilien und je eine Kinozilie). Ultrastrukturell werden zwei Formen von Sinneszellen unterschieden: Typ I mit einem birnenförmigen Zellkörper, sehr langen, einzelnen Stereozilien und einer afferenten Nervenendigung, die die Sinneszelle kelchförmig umfaßt. Die Typ II-Zelle ist eher prismatisch geformt, trägt kürzere Härchen, und beim Eintritt ins Epithel marklos gewordene Nervenfasern bilden an den Haarzellen synaptische Endigungen. Das Sinnesepithel der tellerförmigen Maculae bekommt nun noch eine flache Deckplatte, die **Statolithenmembran,** aufgesetzt; das Sinnesepithel jeder Crista ampullaris der drei Bogengänge ist mit einer **Cupula** in Verbindung (**Abb. 544**): Beide sind gallertige Bildungen, deren Bedeutung in der Übertragung des statischen Reizes auf die Haarzellen (Mechanorezeptoren) liegt.

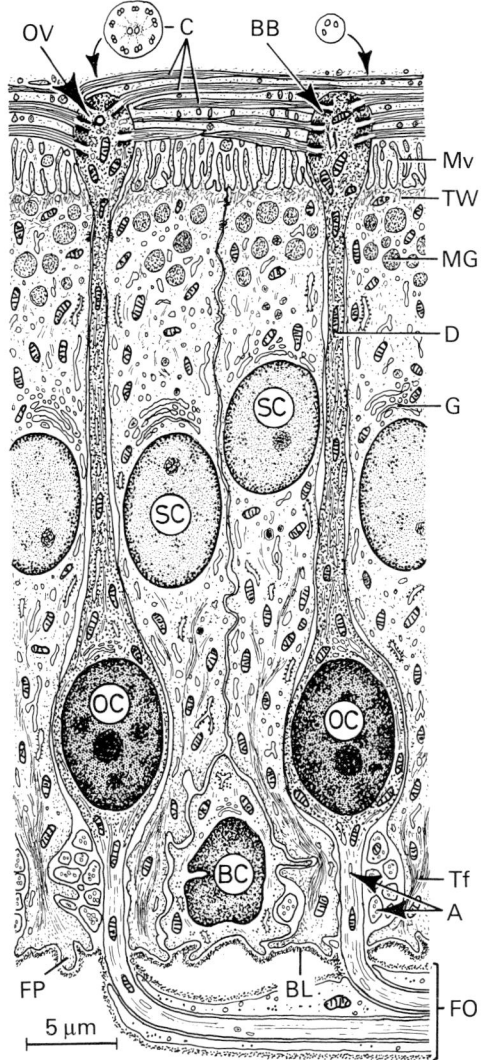

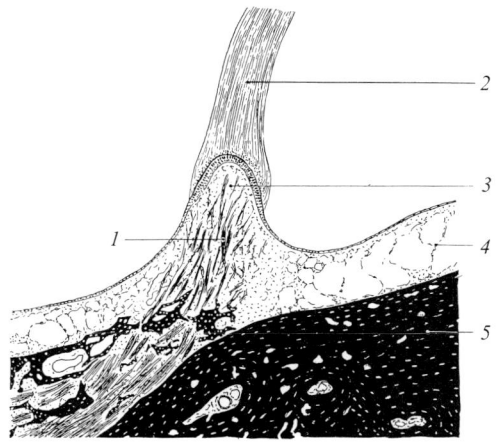

◁ **Abb. 542:** Riechepithel. Übernommen mit Erlaubnis von Prof. Krstić, Lausanne: aus «Illustrated Encyclopedia of Human Histology», Springer, Berlin 1984.

OC	Olfaktorische, chemorezeptorische Sinneszelle	Mv	Mikrovilli der Stützzelle
D	Dendrit der olfaktorischen Sinneszelle	TW	Terminalgespinnst
		MG	Mukushaltige Sekretgranula
OV	Olfaktorische Vesikel	G	Golgi-Apparat
C	Olfaktorische Zilien	Tf	Tonofilamente
BB	Basalkörperchen	FP	Fingerartige Fortsätze der Stützzellen
A	Axon der Sinneszelle		
FO	Fila olfactoria	BC	Basalzellen
SC	Stützzelle	BL	Basallamina

Abb. 544: Schnitt durch eine Crista ampullaris mit Cupula (Mensch). H.-E.-Färbung. Vergr. 30mal. (W.) Präparat von Prof. Nager †.

1 markhaltige Nervenfasern
2 Cupula
3 Crista
4 Bindegewebsstränge im Spatium perilymphaticum
5 Knochen

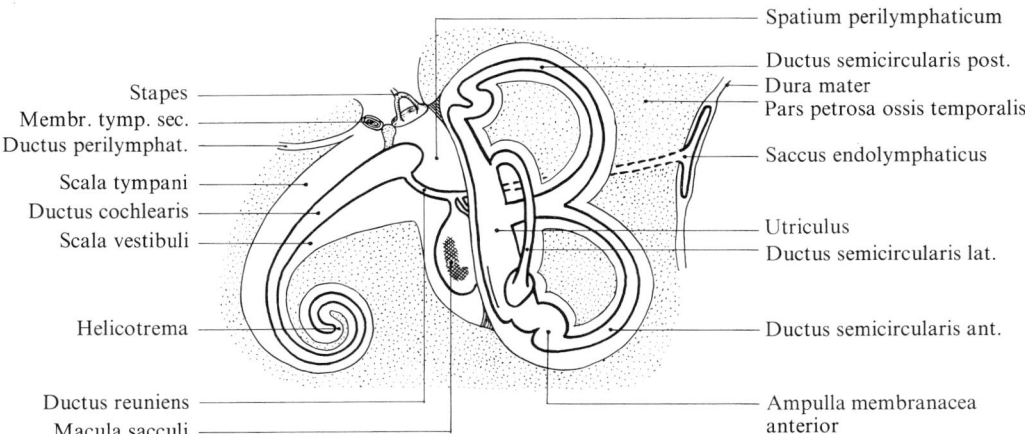

Abb. 543: Schematische Darstellung der endo- und perilymphatischen Räume des Labyrinthes (nach de Burlet, umgezeichnet).

In der glykoproteidhaltigen *Statolithenmembran* in Utriculus und Sacculus befinden sich kleine verkalkte Körnchen, die Statolithen oder Statokonien[61], wodurch das spezifische Gewicht erhöht wird. In diese Deckplatte ragen von unten her die pinselartig zugespitzten Haarbüschel der Sinneszellen hinein. Jede Verschiebung der Membran – durch die Schwerkraft und Linearbeschleunigungen – führt zu einer Reizung der Haarzellen. Die Maculae staticae, deren Hauptdurchmesser etwa 2 und 3 mm betragen, orientieren uns über die Lage des Kopfes im Raum.

Die über der Crista ampullaris jedes Ductus semicircularis liegende *Cupula* hat die Form eines hohen Zylinders, der infolge seines großen Wassergehaltes in den histologischen Präparaten gewöhnlich stark geschrumpft ist; sie enthält keine Statolithen. Bewegungen der Endolymphe eines Bogenganges – bei Bewegungsänderungen des Kopfes – bewirken eine Verschiebung und Formveränderung der darin schwebenden Cupula; dabei werden die in sie hineinragenden Sinneshärchen bewegt und auf diese Weise die Haarzellen gereizt. Der adäquate Reiz für das Bogengangssystem ist eine Drehbeschleunigung in der Ebene eines Bogenganges.

2. Gehörorgan

a) Inneres Ohr

Das innere Ohr – Auris interna – besteht aus der **Schnecke** (Cochlea), deren etwa 3–3,5 cm langer, Endolymphe enthaltender **Ductus cochlearis** ein Bestandteil des häutigen Labyrinthes ist und durch den engen Ductus reuniens mit dem Sacculus – zumindest beim Kinde noch – kommuniziert (**Abb. 543**).

Die beim Menschen recht flachen Windungen der knöchernen Schnecke (**Abb. 545**) sind mit von unten nach oben abnehmendem Radius um die als Modiolus oder Schneckenspindel bezeichnete Achse herumgelegt und durch eine wendeltreppenartig um die Spindel herumziehende hohle Knochenlamelle, Lamina spiralis ossea, unvollständig unterteilt. Am freien Rand des knöchernen Spiralblattes ist das periostale Bindegewebe wulstartig verdickt (Limbus). Durch den Einbau des im Querschnitt dreiseitigen, verhältnismäßig kleinen Ductus cochlearis entstehen aus dem Spatium perilymphaticum (s. **Abb. 546**) die **Scala vestibuli** (Vorhofstreppe), die unten im Kontakt mit der Steigbügelplatte beginnt, und die an der Schneckenbasis mit der runden Fenestra cochleae an die Paukenhöhle grenzende **Scala tympani** (Paukentreppe). Die beiden Treppen kommunizieren an der Schneckenspitze – im Helicotrema (**Abb. 543** und **545**) – miteinander, während der Ductus cochlearis oben und unten blind endigt (Caecum

cupulare bzw. vestibulare). Vorhofstreppe und Schneckengang werden voneinander getrennt durch eine jederseits von einem einschichtigen platten Epithel überzogene Basalmembran (Paries vestibularis ductus cochlearis = **Reissnersche Membran**). Die vorwiegend radiär angeordneten Bindegewebsfaserfächer der zwischen dem Ductus cochlearis und der Scala tympani gelegenen **Lamina basilaris** sind vom freien Rand des knöchernen Spiralblattes zum Ligamentum spirale cochleae an der Außenseite der Windung ausgespannt. Sie nehmen von der Schneckenbasis bis zur Spitze an Länge etwa von 100 bis auf 500 μm kontinuierlich zu; gleichzeitig erfährt die Lamina spiralis ossea eine entsprechende Verkürzung. Auf der Seite des Scala tympani liegt noch etwas Bindegewebe (tympanale Belegschicht) der Lamina basilaris an; auf ihr sitzt das eigentliche Hörorgan, das Organon spirale, das nach seinem Entdecker auch **Cortisches Organ** genannt wird. Über diesem und dem Sulcus spiralis internus findet sich die gallertige *Membrana tectoria,* die am Labium limbi vestibulare mit dem hochprismatischen Epithel über dem Limbus laminae spiralis osseae verbunden ist.

Das Cortische Organ

Das *Cortische Organ* (**Abb. 547**) entsteht durch eine besondere Differenzierung des den Ductus chochlearis auskleidenden Epithels, wobei wir – wie an den Sinnesstellen des Gleichgewichtsorgans – Härchen tragende **Sinneszellen** (= Haar- oder Hörzellen) und tonofibrillenhaltige **Stützzellen** (Pfeilerzellen und Phalangenzellen) unterscheiden können. Auch hier erreichen die Haarzellen die Basis des Epithels nicht; sie bleiben in dessen oberflächlichen $^2/_5$ und stehen basal mit afferenten und efferenten Nervenfaserendigungen in Verbindung. Eine Reihe innerer Haarzellen (Cellulae sensoriae pilosae internae) schließt sich modioluswärts an die inneren Pfeilerzellen an. Drei bis fünf Reihen äußerer Haarzellen (Cellulae sonsoriae pilosae externae), von denen jede zwischen 60 und 200 mikrovilliartige Stereozilien (Härchen) trägt und welche dem seitlich ausladenden unteren Kopf der äußeren Phalangenzellen aufsitzen, sind außen von den äußeren Pfeilerzellen und dem Nuelschen Raum zu sehen.

---

[61] *griechisch:* statós = stehend; líthos = Stein; kónis = Staub.

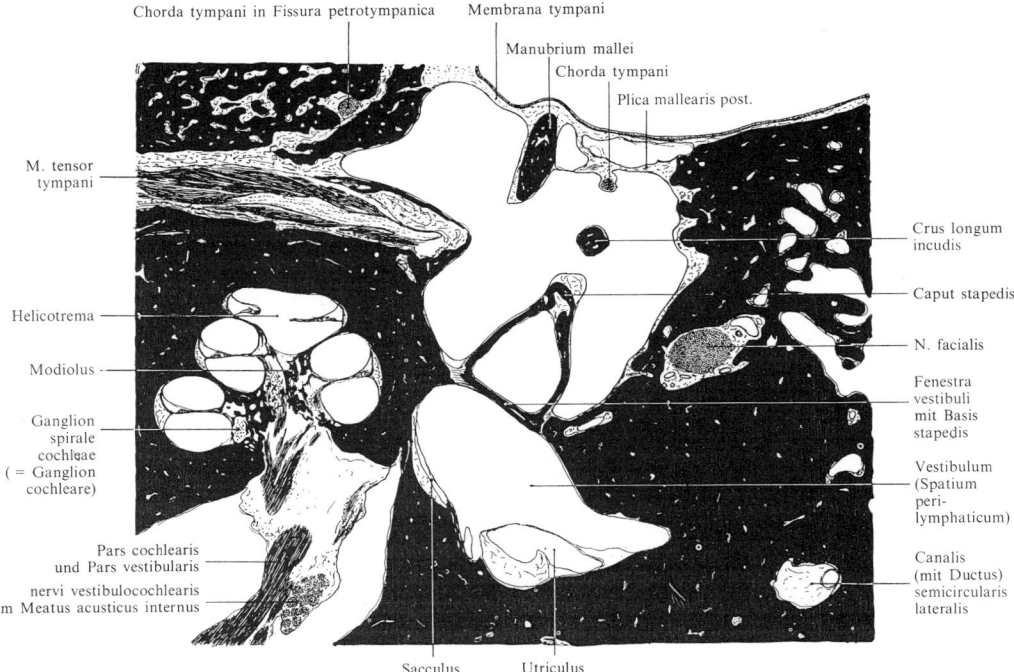

Chorda tympani in Fissura petrotympanica Membrana tympani

Manubrium mallei

Chorda tympani

Plica mallearis post.

M. tensor tympani

Crus longum incudis

Caput stapedis

Helicotrema

N. facialis

Modiolus

Fenestra vestibuli mit Basis stapedis

Ganglion spirale cochleae (= Ganglion cochleare)

Vestibulum (Spatium peri-lymphaticum)

Pars cochlearis und Pars vestibularis

Canalis (mit Ductus) semicircularis lateralis

nervi vestibulocochlearis im Meatus acusticus internus

Sacculus Utriculus

Abb. 545: Annähernd horizontaler Schnitt durch Felsenbein und Paukenhöhle eines erwachsenen Menschen. H.-E.-Färbung. Vergr. 5mal. (W.) Präparat von Prof. Nager †.

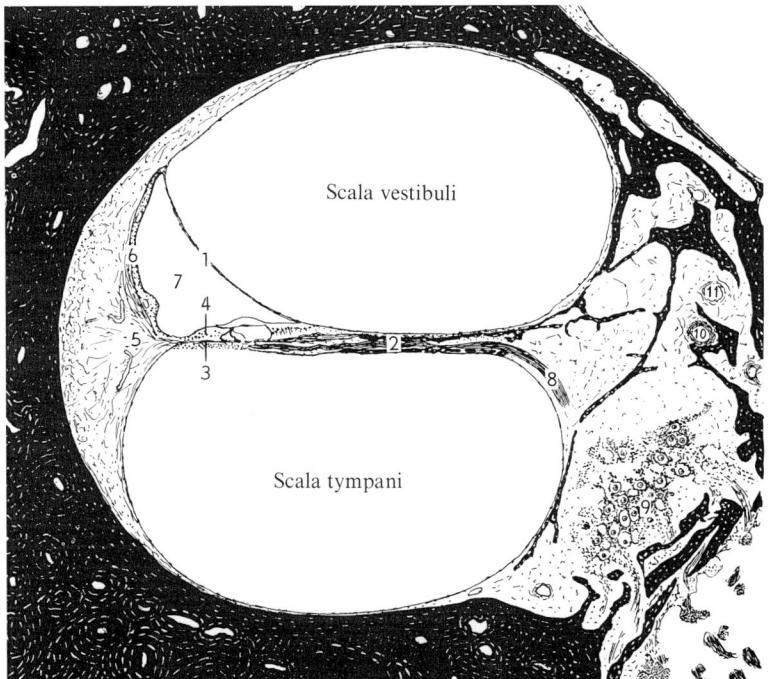

Scala vestibuli

Scala tympani

Abb. 546: Schnitt durch die Basalwindung einer menschlichen Gehörschnecke. Aus dem in Abb. 545 dargestellten Präparat. Vergr. 42mal. (W.)

1 Paries vestibularis
2 Lamina spiralis ossea
3 Lamina basilaris
4 Organum spirale
5 Ligamentum spirale
6 Stria vascularis
7 Ductus cochlearis
8 Fasern der Pars cochlearis n. vestibulocochlearis
9 Ganglion spirale chochleae
10 Arterie (Ast aus dem Ramus cochlearis arteriae labyrinthi)
11 Spiralblattvene (Vena spiralis modioli)

Für den Menschen hat man ungefähr 3500 innere und über 20 000 äußere **Haarzellen** berechnet. In der Basalwindung gibt es drei Reihen äußerer Haarzellen; ihre Zahl nimmt nach oben mit der Verlängerung der Lamina basilaris bis auf fünf Reihen in der Spitzenwindung zu. Die als *Phalangenzellen* bezeichneten äußeren und inneren Stützzellen verdanken ihren Namen den die Epitheloberfläche erreichenden Phalangenfortsätzen, die gemeinsam mit den Pfeilerzellen hier die mosaikartige **Membrana reticularis** bilden, in deren Lücken die nur mit Stereozilien besetzten freien Enden der Hörzellen eingesetzt sind. Beiderseits vom Organon spirale werden die Epithelzellen wieder niedriger. Nach innen folgen auf eine Reihe von schmalen Phalangenzellen, denen die inneren Haarzellen aufsitzen, die etwa kubischen Zellen des Sulcus spiralis internus (dieser wird durch das Labium limbi vestibulare und die Membrana tectoria zum Canalis spiralis ergänzt). Auf der anderen Seite kommen nach den äußeren Phalangenzellen *(Deiters*schen *Stützzellen)* zunächst noch einige hochprismatische, wasserreiche Zellen *(Hensen*sche *Zellen,* Cellulae limitantes externae), die an Höhe abnehmen und im Sulcus spiralis externus in die kubischen *Claudius*schen *Zellen* (Cellulae sustentaculares) übergehen, die im Epithel der Prominentia spiralis und schließlich dem der Stria vascularis ihre Fortsetzung finden.

Das als **Ligamentum spirale cochleae** bezeichnete Bindegewebspolster an der Außenseite der knöchernen Schneckenwindung ist im Bereich des Ductus cochlearis von einem einschichtigen, gelegentlich auch mehrschichtigen prismatischen Epithel überzogen (**Abb. 546**). Dieses zeigt eine besonders enge Verbindung mit den Blutkapillaren, die hier stellenweise sogar im Epithel liegen. Die *Stria vascularis* ist für die Bildung und den Stoffwechsel der Endolymphe verantwortlich und zeigt eine besonders hohe Transportrate. Das Epithel enthält drei verschiedene Zellformen: chromophile (dunkle), chromophobe (helle) und basale Zellen.

Das Cortische Organ zeigt neben feineren Interzellularspalten größere, mit Endolymphe gefüllte Interzellularräume, die besondere Namen erhalten haben. Der *innere Tunnel* (Cuniculum internum) liegt zwischen den inneren und äußeren Pfeilerzellen (Cellulae pilares internae bzw. externae), der *Nuel*sche *Raum* (Cuniculum medium) zwischen den äußeren Pfeiler- und den äußeren Phalangenzellen (Cellulae phalangeae externae) und der *äußere Tunnel* (Cuniculum externum) zwischen den äußersten Haar- und Phalangenzellen einerseits und den lateral anschließenden Hensenschen Zellen anderseits. Die zum Schneckennerven gehörenden bipolaren Ganglienzellen (**Abb. 191**) bilden das **Ganglion spirale cochleae,** das in dem fast ganz ausgehöhlten Modiolus an der medialen Wandung der Scala tympani gelegen ist. Ihre zentripetalen Neuriten vereinigen sich bis zur Schneckenbasis zum Stamm des Nervus cochlearis, indes die distalen Fasern in der Lamina spiralis ossea verlaufen, diese unter Verlust der markhaltigen Schwannschen Scheide gegen oben durchbrechen und – z. T. durch den im Querschnitt ungefähr dreieckigen inneren Tunnel und den Nuelschen Raum – die Haarzellen erreichen, an deren Basis sie mit Synapsen enden.

Über den *Funktionsmechanismus des Innenohres* siehe Lehrbücher der Physiologie.

b) Mittelohr

Das *Cavum tympani*[62] (**Paukenhöhle**) ist von einer dünnen Schleimhaut mit einem einschichtigen platten (stellenweise kubischen und gelegentlich Kinozilien tragenden), drüsenfreien Epithel und einer zarten bindegewebigen, unmittelbar dem Periost aufsitzenden Lamina propria ausgekleidet. Die Paukenhöhlenschleimhaut überzieht auch als Stratum mucosum das Trommelfell und, gleich einem Peritoneum viscerale, die aus Lamellenknochen und hyalinen Knorpelresten gebauten drei *Gehörknöchelchen* (Hammer = **Malleus,** Amboß = **Incus,** Steigbügel = **Stapes**). Sie setzt sich einerseits in die *Cellulae mastoideae,* die sich erst nach der Geburt entwickeln, fort (Weiterleitung von Entzündungsprozessen!) und steht anderseits durch die Tuba auditiva mit der Tunica mucosa des Nasenrachenraumes in Verbindung.

Die **Tuba auditiva** (Ohrtrompete, Tuba Eustachii) läßt sich in einen kürzeren, knöchernen und einen längeren, knorpeligen Abschnitt unterteilen. Die Schleimhaut des knöchernen Teiles stimmt in ihrem histologischen Bau mit der der Paukenhöhle mehr oder weniger überein (zuerst einschichtiges, dann zweireihiges, fast drüsenloses Epithel mit pharynxwärts schlagenden Kinozilien). Der pharyngeale, knorpelige Teil besitzt eine der Pars nasalis pharyngis nahestehende Schleimhaut mit mehrreihigem Flimmerepithel, Becherzellen, sero-mukösen Glandulae tubariae und lymphoretikulären Einlagerungen (besonders in der Umgebung der Tubenmündung, vgl. Tonsilla tubaria). Die Knorpelrinne (Cartilago tubae auditivae) besteht größtenteils aus elastischem Knorpel und wird lateral durch eine bindegewebige Membran zum Rohr geschlossen.

Das **Trommelfell** (Membrana tympani, **Abb. 545**) bildet die Grenze zwischen dem mittleren und äußeren Ohr. Seine Dicke beträgt etwa 0,1 mm. Es besteht – im Bereich der Pars tensa – aus einer bindegewebigen, auch elastische Netze enthaltenden Lamina propria (Stratum fibrosum), deren straffe Kollagenfasern innen konzentrisch, außen radiär angeordnet sind, und einem inneren und äußeren Epithelüberzug; in der Pars flaccida findet sich lockeres Bindegewebe an Stelle der straffen Faserschicht.

---

62 *griechisch:* týmpanon = Pauke, Trommel.

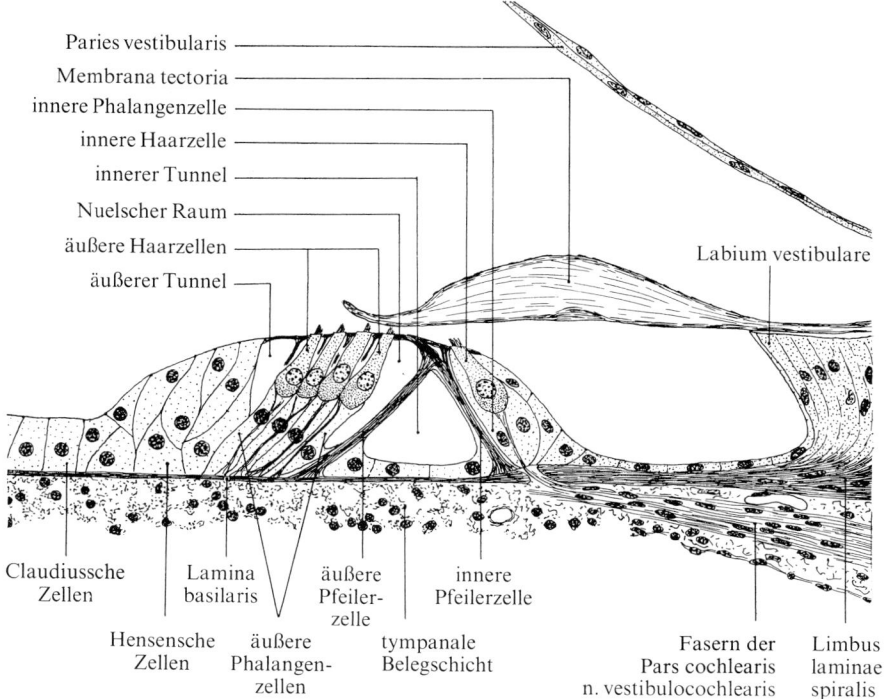

Paries vestibularis
Membrana tectoria
innere Phalangenzelle
innere Haarzelle
innerer Tunnel
Nuelscher Raum
äußere Haarzellen
äußerer Tunnel

Labium vestibulare

Claudiussche
Zellen

Lamina
basilaris

äußere
Pfeiler-
zelle

innere
Pfeilerzelle

Hensensche
Zellen

äußere
Phalangen-
zellen

tympanale
Belegschicht

Fasern der
Pars cochlearis
n. vestibulocochlearis

Limbus
laminae
spiralis

Abb. 547: Schnitt durch das Organum spirale eines 6½jährigen Mädchens. Eisenhämatoxylin-Färbung. Vergr. 350mal. (W.) Präparat von Prof. Nager †; leicht schematisiert unter Benutzung einer Abbildung von H. Held.

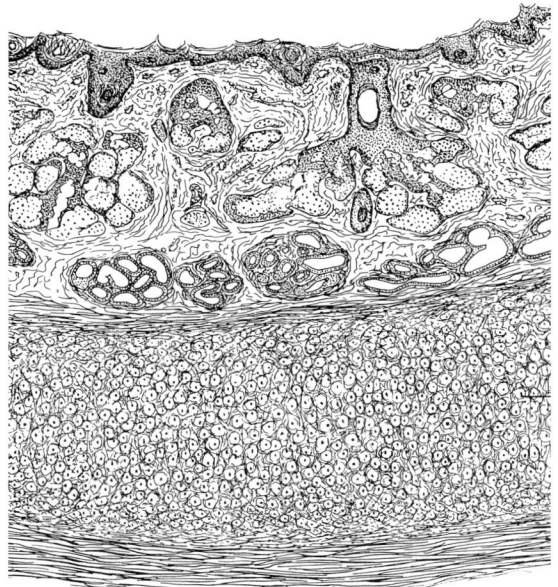

Abb. 548: Aus einem Querschnitt durch den korpeligen Teil eines äußeren Gehörganges (Mensch). Unter der Epidermis findet man Talgdrüsen im Zusammenhang mit feinen Haaren und, dem elastischen Knorpel aufliegend, apokrine Glandulae ceruminosae. Die Cartilago meatus acustici ist beidseits von Perichondrium begrenzt. Azan-Färbung. Vergr. 30mal. (W.)

c) Äußeres Ohr

Der *äußere Gehörgang* (**Meatus acusticus externus, Abb. 548**) ist ein mit dünner Haut ausgekleideter, eingestülpter Teil der äußeren Körperoberfläche. Man unterscheidet einen inneren, knöchernen (¹/₃) und einen äußeren, knorpeligen Abschnitt (²/₃), die beide miteinander einen nach unten offenen stumpfen Winkel bilden. Im knöchernen Teil, der beim Neugeborenen noch fehlt, findet man – wie im knöchernen Labyrinth – selbst beim Erwachsenen neben Lamellenknochen auch Faserknochen (**Abb. 152**). Die Haut sitzt der Skelettunterlage unverschieblich auf. Der Epidermis entspricht ein mit der Lederhaut nur mäßig verzapftes, verhorntes geschichtetes Plattenepithel. Im Corium des knorpeligen Teils des äußeren Gehörganges liegen modifizierte apokrine Knäueldrüsen (Gll.ceruminosae) und an feine Härchen angeschlossene Talgdrüsen. Im knöchernen Bereich dagegen ist die sehr schmerzempfindliche Haut frei von Drüsen und Haaren und mit dem Periost fest verwachsen. Das Knorpelskelett der *Ohrmuschel* (Cartilago auriculae) besteht aus elastischem Knorpel.

D. Sehorgan

1. Augapfel

a) Allgemeiner Bauplan

Der Augapfel (Bulbus oculi[63], **Abb. 549**) hat ungefähr die Form einer Kugel, wenn wir von der etwas stärkeren Krümmung seines vorderen Drittels, insbesondere der Hornhaut, absehen. Seine Wand besteht aus *drei Hauptschichten (Augenhäute)*: Tunica externa sive fibrosa, Tunica media sive vasculosa und Tunica interna bulbi.

Die **äußere Augenhaut** setzt sich zusammen aus der durchsichtigen Cornea (Hornhaut), die ungefähr das vordere Sechstel des Augapfels einnimmt, und der sehr derben, undurchsichtigen Sclera[64] (Lederhaut). Diese ist an der Austrittsstelle des Sehnerven siebartig durchbrochen (Lamina cribrosa) und hier verhältnismäßig dick (1–1,5 mm), sonst jedoch dünner als die Hornhaut.

Die **mittlere Augenhaut,** die vom Ophthalmologen auch Uvea genannt wird, ist der Sclera innen aufgelagert (Choroidea) und bildet hinter dem Limbus corneae das Corpus ciliare; dessen Stroma setzt sich nach vorne in das der Iris fort. In diese sind zwei glatte Muskeln eingebaut (S. 454). Die Iris trennt die geräumige *vordere Augenkammer* – der mit Kammerwasser gefüllte Raum zwischen Hornhauthinterfläche einerseits und Vorderfläche von Iris und Linse anderseits – von der kleineren, seitlich der Linse gelegenen *hinteren Augenkammer.* Die *Linse* selbst befindet sich unmittelbar hinter der Pupille und der Iris; rückseitig grenzt sie an die Vorderfläche des Glaskörpers. Mit ihrem Aufhängeapparat (Zonula ciliaris), der die hintere Augenkammer durchzieht, ist sie am Corpus ciliare verankert. Dieses enthält den glatten Musculus ciliaris, der im Dienste der Akkommodation die Brennweite der Linse ändern kann.

Die **innere Augenhaut** umfaßt das Pigmentepithel (Stratum pigmenti = Pars pigmentosa) und die Netzhaut (Retina), welche am Pupillarrand – dem Umschlagsrand des eingestülpten, doppelwandigen Augenbechers – ineinander übergehen. Das Pigmentepithel schmiegt sich der Tunica media innen an und tapeziert den Augapfel schwarz aus. Die Netzhaut selbst ist an der Hinterseite der Iris auch pigmentiert, und diese Pars iridica retinae gibt zusammen mit der ebenfalls einschichtigen Pars ciliaris retinae, die aber nicht oder nur schwach pigmenthaltig ist, den nicht lichtempfindlichen Teil (Pars caeca) der Netzhaut. Ihm ist die kompliziert gebaute Pars optica gegenüberzustellen; beide Teile grenzen am hinteren Rand des Corpus ciliare in einer gezackt verlaufenden Linie (Ora serrata) aneinander. Der ganze hinter der Linse gelegene Innenraum des Auges wird vom gallertigen *Glaskörper* ausgefüllt.

b) Äußere Augenhaut

Die Tunica externa oculi liefert das bindegewebige Skelett des Bulbus; ihr Hauptbestandteil sind straffe, vorwiegend kollagene Bindegewebsfasern, die eine komplizierte, funktionell zweckmäßige Anordnung aufweisen. Auf sie wirken der intraokuläre Druck von etwa 2,0–2,1 kPA (= 15–16 mmHg) und der Zug der quergestreiften äußeren Augenmuskeln. Während die **Sclera** wenige Gefäße enthält, ist die bradytrophe **Cornea (Abb. 550)** gefäßlos. Die Dicke der Hornhaut beträgt im Zentrum 0,5–0,8 mm und nimmt gegen den Sulcus sclerae bis auf 1 mm zu. Außen ist die Cornea mit einem gewöhnlich aus 5–6 Zell-Lagen bestehenden, unverhornten geschichteten Plattenepithel – dem vorderen **Hornhautepithel** – überzogen; dieses ist durch eine histochemisch und elektronenmikroskopisch nachweisbare Basalmembran und noch durch eine etwa 10 μm dicke Lamina limitans anterior (**Bowmansche Membran,** aus feinen kollagenen Fibrillen, die keine bevorzugte Ausrichtung aufweisen) von der bindegewebigen Substantia propria getrennt. Deren Bindegewebe bildet $9/_{10}$ der Cornea; es besteht aus kreuzweise übereinandergeschichteten Lamellen mit vielen Kollagenfibrillen und reichlich metachromatischer Grundsubstanz. Die Zellen sind scheibenartig abgeplattet und formen miteinander einen lockeren Verband. Unter dem einschichtigen Plattenepithel der Hornhauthinterseite – hinteres Hornhautepithel oder **Hornhautendothel** – liegt die dünnere, lichtmikroskopisch homogene Lamina limitans posterior (**Descemetsche Membran**).

---

63 *griechisch:* bulbus = Zwiebel (der Schichtenbau der Wand des Augapfels hat zu der Bezeichnung «Zwiebel» geführt); *lateinisch:* oculus, *griechisch:* ophthalmós = Auge.

64 *griechisch:* sklerós = hart.

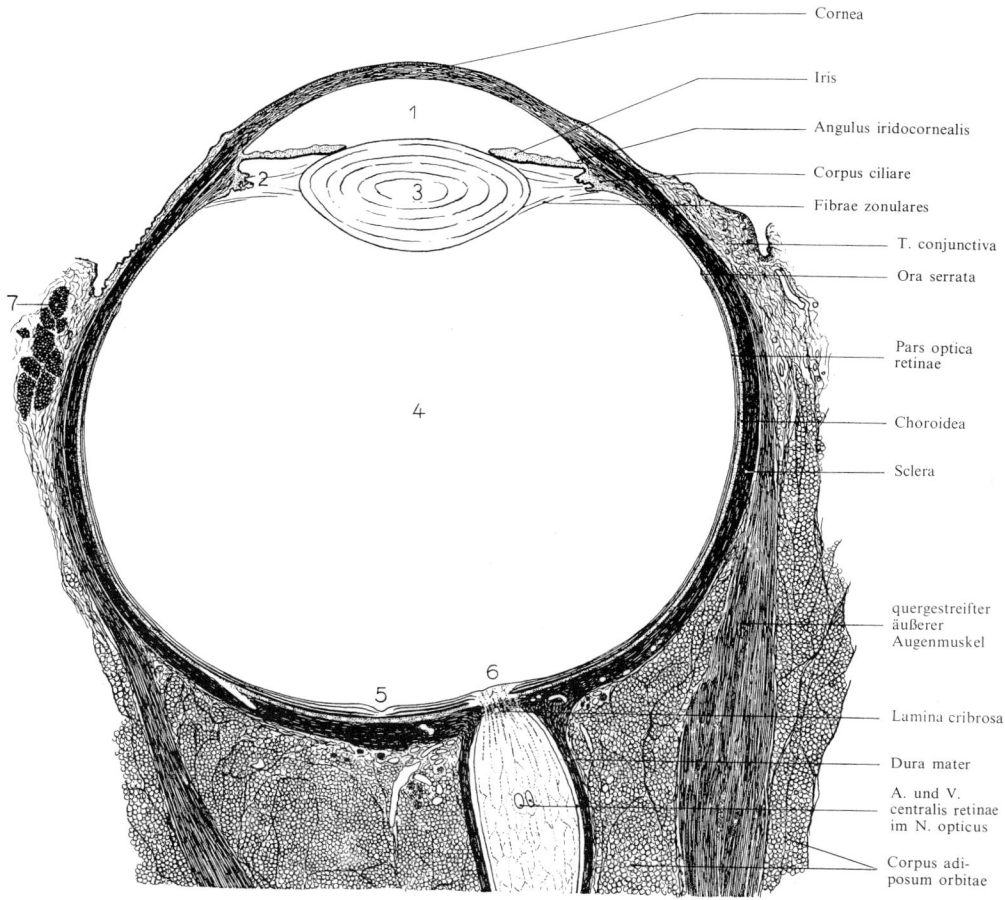

Abb. 549: Horizontaler Meridionalschnitt durch das Auge eines erwachsenen Menschen. H.-E.-Färbung. Vergr. 4mal. (N.)

1 vordere Augenkammer	*3* Linse	*5* Macula lutea	*7* Tränendrüse
2 hintere Augenkammer	*4* Glaskörper	*6* Discus nervi optici	

◁ **Abb. 550:** Schnitt durch die Hornhaut eines Menschen. Azan-Färbung. Vergr. 100mal. (N.)
1 vorderes Hornhautepithel
2 Lamina limitans anterior
3 Lamina limitans posterior
4 hinteres Hornhautepithel = Hornhautendothel

Diese besteht aus einem der Basallamina ähnlichen, sehr dichten und gitterartig angeordneten Fibrillenwerk.

Die Hornhaut befindet sich – in Abhängigkeit von ihrem hohen Wassergehalt (rund 80%) – in einem gewissen Quellungszustand. Sie ist vor allem infolge der etwas anderen kolloidchemischen Beschaffenheit ihrer spezifischen Grundsubstanz – diese ist besonders reich an Keratansulfat und Chondroitinsulfat (s. **Tab. 16,** S. 115) – *durchsichtig,* dies im Gegensatz zur weißlichen Sclera, die an Glykosaminoglykanen rund fünfmal ärmer ist. Außer der Hornhaut und der Linse gibt es im Körper keine derartig transparenten Organteile. Die Cornea wird einige Stunden nach dem Tode, beim Lebenden nach Verletzung des Hornhautendothels und der Lamina limitans posterior, durch übernormale Quellung trübe.

Die *Blutgefäße* bilden im Hornhautrand (Limbus corneae) ein Randschlingennetz. Im cornealen Ende der Sclera verläuft ringförmig der plexusartige *Sinus venosus sclerae* (= **Schlemmscher Kanal**). An diesen schließt sich kammerseitig das Reticulum trabeculare (siehe S. 456) an; durch dessen Maschen erreicht das Kammerwasser den Schlemmschen Kanal und gelangt von diesem über die intra- und episcleralen Venengeflechte in die vorderen Ziliarvenen. Die *Ernährung der gefäßfreien Hornhaut* erfolgt, ausgehend vom arteriellen Randschlingennetz, durch Diffusion sowie auch durch die Tränenflüssigkeit und das Kammerwasser. Bei einer länger dauernden Entzündung (Keratitis) können Blutgefäße sekundär vom Rande her einwachsen. Die Cornea besitzt reichlich, größtenteils im vorderen Epithel endigende marklose *Nervenfasern* (aus den Nn.ciliares).

Außen liegt auf der Substantia propria sclerae überall ein lockeres Bindegewebe *(Lamina episcleralis),* welches auch den feinen Spaltraum um den Augapfel, das Spatium episclerale, durchzieht und den Bulbus beweglich in seine Umgebung einbaut (**Abb. 551**). In der innersten Schicht der Sclera kommen stellenweise Pigmentzellen vor *(Lamina fusca sclerae).*

c) Mittlere Augenhaut

Die durchschnittlich 0,2 mm dicke *Choroidea*[65] (**Abb. 552** und **554**), die gemeinsam mit dem Stroma des Corpus ciliare und dem der Iris die Tunica media oculi (Tunica vasculosa bulbi; **Uvea**) bildet, ist zwischen die Sclera und die Pars optica retinae eingeschoben. Sie besteht aus pigmentiertem zartem Bindegewebe und enthält viele Blutgefäße – weshalb sie auch **Aderhaut** genannt wird – sowie ein dichtes Nervenfasergeflecht. Man beschreibt an der Aderhaut *drei Schichten*: Lamina suprachoroidea, Lamina vasculosa, Lamina choroidocapillaris.

Die **Lamina choroidocapillaris** schließt sich an das Pigmentepithel der Netzhaut an, von dem sie durch eine feine Membran (Complexus basalis, s. u.) abgegrenzt ist, und besitzt ein engmaschiges Kapillarnetz. Sie bekommt ihr Blut aus den in der **Lamina vasculosa** verlaufenden Ästchen der muskelarmen Arteriae choroideae und sichert die Ernährung der gefäßfreien äußeren Netzhautschichten (bis zur äußeren plexiformen Schicht). Die Venenstämmchen sammeln sich in den vier Venae vorticosae. Die Füllung der Aderhautgefäße beeinflußt den intraokulären Druck (s. a. S. 456). Die gefäßarme *Lamina suprachoroidea* ist auf der Sclera verschieblich und reich an verzweigten Pigmentzellen, die durch ihre Fortsätze zusammenhängen.

Am *Complexus basalis* (= **Bruchsche Membran**) lassen sich elektronenmikroskopisch von innen nach außen eine Lamina basalis, ein Stratum fibrosum und ein Stratum elasticum unterscheiden.

An der Ora serrata geht die Aderhaut in das **Corpus ciliare** (Strahlenkörper, **Abb. 552**) über, das mit Pigmentepithel und der nicht mehr lichtempfindlichen Pars ciliaris retinae überzogen ist. Oberflächlich liegt auf dem somit zweischichtigen Ziliarepithel – wie auch auf dem retinalen Irisepithel – eine Basallamina. In der vorderen Hälfte formt der Ziliarkörper 70–80 meridional gestellte, leistenartige, vorne fast 1 mm hohe Erhebungen (**Processus ciliares**), die gegen die Iriswurzel steil abfallen und aus feinfaserigem Bindegewebe und vielen Blutkapillaren aufgebaut sind. Vor allem in dieser Zone, der Corona ciliaris, wird das Kammerwasser ausgeschieden (Vergleich mit der Bildung des Liquor cerebrospinalis durch die Plexus choroidei des Gehirnes; Ziliar- und Plexusepithel zeigen elektronenmikroskopisch auch eine Strukturverwandtschaft). Die Oberfläche der hinteren Hälfte des Strahlenkörpers *(Orbiculus ciliaris)* erhält durch feinste Radiärfältchen ein streifiges Aussehen. Hier sind die Aufhängefasern der Linse (Fibrae zonulares = Zonula ciliaris [*Zinni*]) am Epithel der Pars ciliaris retinae fixiert. Im Corpus ciliare liegt der **Musculus ciliaris,** der im Dienste der Akkommodation steht und dessen glatte Muskelzellen in verschiedenen Richtungen angeordnet sind. Durch seine Kontraktion wird der Aufhängeapparat der Linse entspannt, und diese verstärkt durch ihre Elastizität die Wölbung und damit die Lichtbrechung (Einstellung auf die Nähe).

Die meridionalen Muskelzellen (Fibrae meridionales, *Brücke*scher *Muskel*) des M.ciliaris entspringen in der Nähe des Kammerwinkels von der Sclera und der Lamina limitans posterior corneae; sie inserieren an den zwischen Pigmentepithel und Lamina choroidocapillaris gelegenen elastischen Fasernetzen des Complexus basalis der Aderhaut. Sie ziehen diese Gegend nach vorne und entspannen dadurch die hier entspringenden Fibrae zonulares. Von den meridionalen Faserzügen zweigen die radiären Muskelzellen nach innen ab. Die ringförmig verlaufenden Muskelzellen (Fibrae circulares, *Müller*scher *Muskel*) können vor allem die vorderen Linsen-Aufhängefasern entspannen. Als Antagonist des M.ciliaris wirken die elastischen Elemente von Corpus ciliare und Choroidea.

Der M.ciliaris ist antagonistisch sowohl vom Parasympathicus (N.oculomotorius via Ganglion ciliare: Kontraktion) als auch vom Halssympathicus (Erschlaffung) innerviert. Die *Nn.ciliares* durchbrechen mit den Arterien in der Nähe des Sehnerveneintrittes die Sclera und verlaufen dann zwischen ihr und der Choroidea – an beide Häute Fasern abgebend – nach vorne; im Corpus ciliare bilden

---

65 *griechisch:* chorioeidés = dem Chorion – der äußeren Hülle des Fetus – ähnlich (hinsichtlich des Gefäßreichtums).

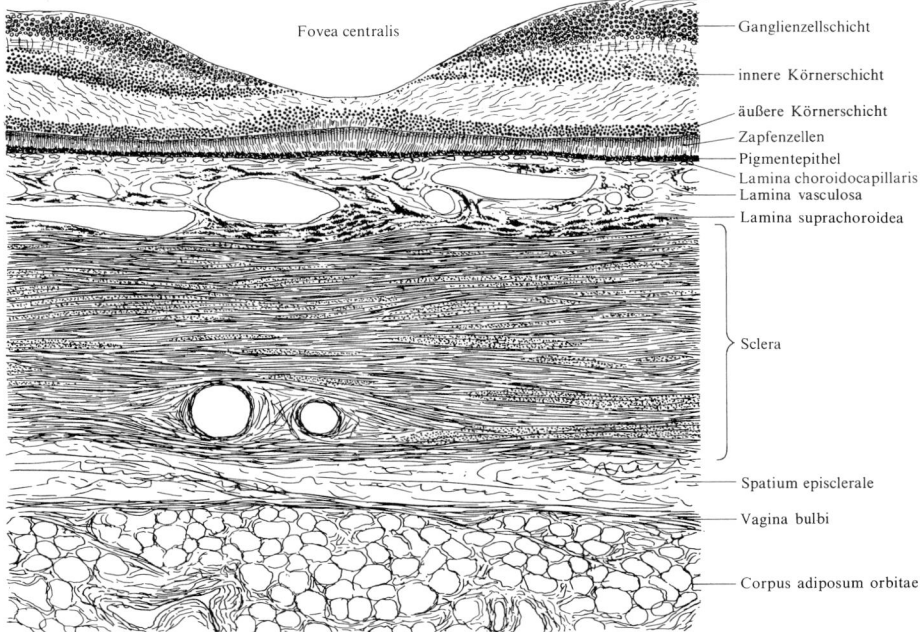

Abb. 551: Schnitt durch die die Bulbuswand bildenden Augenhäute im Bereich der Macula lutea. Aus dem in Abb. 549 dargstellten Präparat. Vergr. 50mal. (W.)

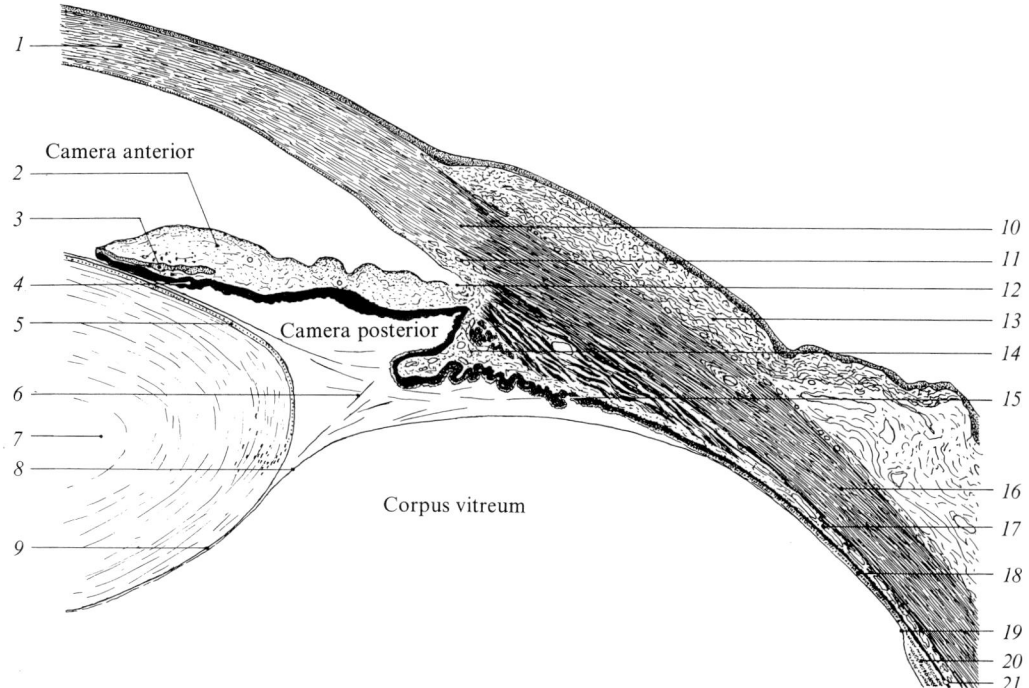

Abb. 552: Ausschnitt aus der vorderen Bulbushälfte. H.-E.-Färbung. Vergr. 16mal. (W.) Ausschnitt aus Abb. 549.

1 Cornea	*8* Membrana vitrea	*15* Pars ciliaris retinae
2 Iris	*9* Capsula lentis	*16* Sclera
3 Musculus sphincter pupillae	*10* Limbus corneae	*17* Choroidea
4 Pars iridica retinae	*11* Sinus venosus sclerae	*18* Pars caeca retinae
5 vorderes Linsenepithel	*12* Angulus iridocornealis	*19* Ora serrata
6 Fibrae zonulares	*13* Tunica conjunctiva bulbi	*20* Pars optica retinae
7 Lens crystallina	*14* Corpus ciliare	*21* Pigmentepithel

sie den Plexus ciliaris, der auch Ganglienzellen enthält. Von diesem Geflecht aus erfolgt die Innervation des Strahlenkörpers, der Regenbogenhaut und der Hornhaut.

Die optisch undurchlässige **Iris**[66] oder Regenbogenhaut wird mit der Blende eines Photoapparates verglichen. Im Zentrum liegt das beim Menschen kreisrunde Sehloch (die Blendenöffnung), dessen Weite durch die glatten Irismuskeln reguliert werden kann (Pupillenreflex). Der Pupillenrand ruht auf der Vorderfläche der Linse. Die Dicke der Regenbogenhaut beträgt etwa 0,5 mm. Diese besteht größtenteils aus lockerem, außerordentlich zartem Bindegewebe (Irisstroma). Dessen Hinterfläche – die vordere Begrenzung der hinteren Augenkammer – ist mit Pigmentepithel und der hier ebenfalls stark pigmentierten Pars iridica retinae überzogen. Der Irisvorderseite, deren Oberfläche reich gegliedert ist, fehlt ein geschlossener Epithelbelag, dagegen sind die an das Kammerwasser grenzenden Bindegewebszellen endothelartig ausgebreitet. Der **Musculus dilatator pupillae** ist von einer einzigen dünnen Schicht radiär angeordneter Muskelelemente gebildet und ist nur beim Albino oder nach Bleichung des Pigmentes in den histologischen Präparaten zu entdecken. Dagegen erkennt man ohne weiteres den um die Pupille gelegten platten Ring des **Musculus sphincter pupillae (Abb. 552)**.

Das *Irisstroma,* das Fibrocyten, Pigmentzellen und an freien Zellen – wie die Choroidea – vor allem Mastzellen enthält, ist an der vorderen und hinteren Fläche dichter (vordere bzw. hintere Grenzschicht) als in der breiteren, gefäßreichen mittleren Schicht (Gefäßschicht). Hier verlaufen – radiär angeordnet – die *Arterien* und Venen, die das Oberflächenrelief der Regenbogenhaut mitbedingen. Die Arterien stammen aus dem Circulus arteriosus iridis major, der an der Iriswurzel aus den Anastomosen der beiden Aa.iridis entsteht; ein weiterer, aber unvollständiger Anastomosenring ist noch in der Nähe des Pupillarrandes anzutreffen (Circulus arteriosus iridis minor).

Die Farbe der Iris, die «Augenfarbe», hängt vom Melaningehalt des Irisbindegewebes ab. In den blauen Augen fehlen die Pigmentzellen im Stroma: Durch die trübe Gewebsschicht vor der schwarz pigmentierten inneren Augenhaut sieht die Iris bläulich aus (analog: die bläulich durch die Haut durchschimmernden Venen) resp. blaugrau, wenn das Stroma besonders dicht ist. Beim Albino, bei dem auch die innere Augenhaut pigmentfrei ist, scheint der Augenhintergrund rötlich durch. Die Dunkelfärbung der Iris (grünlich bis braun) beruht auf dem Pigmentgehalt der Stromazellen sowie ihrer Menge und Lagerung.

Als **Kammerwinkel** (Angulus iridocornealis) wird die Stelle bezeichnet, wo die Vorderfläche der Iriswurzel mit der Sclera unmittelbar vor deren Übergang in die Cornea zusammenstößt.

Hier befindet sich, beim Menschen allerdings nur wenig ausgeprägt, ein mesothelüberzogenes bindegewebiges Trabekelwerk (*Reticulum trabeculare* = Lig.pectinatum anguli iridocornealis), durch dessen Lücken – die sog. *Fontana*schen *Räume* – das Kammerwasser aus der vorderen Augenkammer in den mit Endothel ausgekleideten **Sinus venosus sclerae** (s. o.) abfließen kann (**Abb. 553**).

Das *Kammerwasser* (Humor aqueus) ist eine eiweißarme (0,02–0,03%), normalerweise zellfreie, wasserklare Flüssigkeit, die langsam von der hinteren in die vordere Augenkammer strömt, dort in der irisnahen Schicht aufsteigt und an der Hornhauthinterfläche infolge Abkühlung wieder absinkt. Der intraokuläre Druck hängt vom Gleichgewicht zwischen Kammerwasserbildung und -abfluß ab. Erhöhter intraokulärer Druck führt zum *grünen Star (Glaukom),* dessen Häufigkeit mit dem Lebensalter zunimmt.

d) Linse und Glaskörper

Die **Linse** (Lens, **Abb. 549** und **552**) ist bikonvex; ihre dem Glaskörper anliegende Hinterfläche ist stärker gewölbt als ihre Vorderfläche. Bei der Akkommodation nimmt besonders die Wölbung der Vorderfläche zu. Die Linse ist von einer sehr elastischen, in der Regel homogen erscheinenden *Kapsel,* der Capsula lentis (einer PAS-positiven Basallamina des Linsenepithels), umgeben, an deren äußerster Schicht (Zonulalamelle) seitlich die Fasern des Aufhängeapparates (Zonulafasern) – sich pinselartig aufsplitternd – befestigt sind. Die Zonulafasern bestehen ausschließlich aus 12–20 nm dicken Mikrofibrillen (s. S.112f.). An der Vorderseite wird die Kapsel im Laufe des Lebens bis dreimal so dick wie an der Hinterseite, weil dort das sie bildende einschichtige kubische *Linsenepithel* erhalten bleibt. Dagegen verlängern sich die Zellen der hinteren Oberfläche und gehen am Äquator zeitlebens, beim Erwachsenen aber in geringerem Ausmaße, in *Linsenfasern,* Fibrae lentis, über (appositionelles Wachstum; das Epithel fehlt deshalb an der Hinterseite). Die Hauptmasse der Linse besteht aus Fasern, die schalenartig übereinandergelagert sind und sich bei der Akkommodation gegeneinander etwas verschieben. Die dicht zusammengepackten älteren Linsenfasern haben ihren Zellkern verloren.

---

66 *griechisch:* iris = Regenbogen.

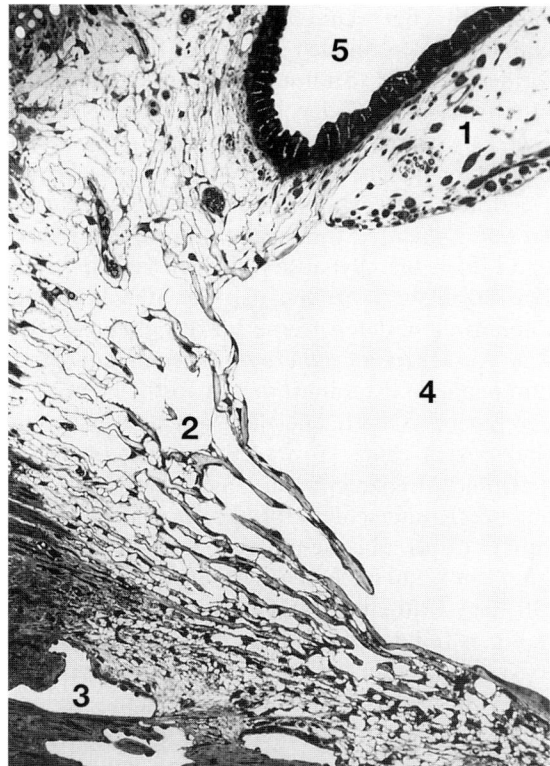

Abb. 553: Iridokorneal-(Kammer) Winkel. Semidünnschnitt. Affe. Vergr. 150mal. *1* Iris; *2* Reticulum trabeculare mit Fontanaschen Räumen; *3* Schlemmscher Kanal; *4* hintere und *5* vordere Augenkammer.

An der Vorder- und Hinterseite der Linse, die wie das vordere Hornhautepithel aus Hautektoderm entstanden ist, findet man einen beim Neugeborenen noch dreistrahligen, später komplizierteren *Linsenstern.* Die beiden Linsensterne sind gegeneinander um 60° gedreht. An ihnen enden die Linsenfasern, wobei sie nicht auf dem kürzesten Weg von Stern zu Stern, sondern in der betreffenden Schale um den Äquator verlaufen; sie sind beim Erwachsenen 7–10 mm lang. Diesen Schalenbau erkennt man mit dem Spaltlampenmikroskop auch am Lebenden. Der *graue Star (Katarakt)* beruht auf einer Trübung der Linse.

Die Linse wird nach dem dritten Lebensjahr nicht mehr wesentlich größer, weil sich im Innern unter Wasserverlust und Schrumpfung der *Linsenkern* (Nucleus lentis) bildet. Je mehr sich dieser mit zunehmendem Lebensalter auf Kosten des Rindenabschnittes (Cortex lentis) vergrößert, um so stärker vermindert sich die *Elastizität der Linse*; diese erstarrt schließlich in der Ferneinstellung, in welcher sie ursprünglich nur durch den Zug des Aufhängeapparates gehalten werden konnte (die herausgelöste Linse eines Neugeborenen ist noch fast kugelig). Daher nimmt die Akkommodationsbreite der Linse mit dem Alter ab; die Presbyopie oder Altersweitsichtigkeit erfordert deshalb eine Lesebrille.

Die Augenlinse ist frei von Nerven und Blutgefäßen (*Ernährung* durch das zirkulierende Kammerwasser).

Der gallertartige **Glaskörper** (Corpus vitreum) gehört zusammen mit der Hornhaut, der mit Kammerwasser gefüllten vorderen Augenkammer und der Linse zu den dioptrischen Medien des Auges. Er ist mehr oder weniger zellfrei, enthält 98–99% Wasser und als disperse Phase etwas Eiweiß sowie Mukopolysaccharide, vor allem polymerisierte Hyaluronsäure.

Der Glaskörper besitzt ein feinstes fibrilläres Gerüstwerk, welches aus Mikrofibrillen besteht (s. S. 112), die denen der Zonulafasern entsprechen. Seine Oberfläche ist – besonders vorne – etwas verdichtet (Membrana vitrea) und haftet seitlich und besonders hinten an der Membrana limitans interna retinae.

e) Innere Augenhaut

Bei der **Netzhaut** (Retina) haben wir schon früher die auf ein einschichtiges prismatisches Epithel reduzierte *Pars caeca* (Pars iridica und Pars ciliaris) und die Sinneszellen enthaltende *Pars optica* unterschieden. Die 0,2 (vorne) bis 0,4 mm (hinten) dicke Pars optica liegt beim Lebenden der Bulbuswandung faltenlos an und ist durchsichtig. Beim Augenspiegeln sieht man deshalb einen roten Augenhintergrund, weil die Kapillaren der Choroidea durchscheinen. Eine Verwachsung der Netzhaut mit der Unterlage besteht nur an der Sehnervenaustrittsstelle (Discus nervi optici) und an der Ora serrata, wo sie in die Pars caeca übergeht (**Abb. 549** und **552**). In den histologischen Präparaten ist die Pars optica nicht selten von ihrer Unterlage – dem Pigmentepithel – abgehoben; der dabei entstandene Spaltraum entspricht dem embryonalen Sehventrikel. Eine Netzhautablösung intra vitam führt zu Erblindung.

Das **Pigmentepithel** (Stratum pigmenti retinae, **Abb. 554** und **555**) sitzt der Lamina choroidocapillaris durch Vermittlung einer dünnen Basalmembran (Complexus basalis) fest auf. Es ist ein einschichtiges kubisches Epithel aus ziemlich regelmäßigen sechseckigen Zellen mit länglichen braunen Pigmentkörnchen, die beim Albino fehlen.

Die Pigmentzellen, in welchen viele Mitochondrien und glattes endoplasmatisches Retikulum vorhanden sind, entsenden im Bereich der Pars optica retinae feine, zwischen den Außengliedern der Stäbchen- und Zapfenzellen (s. u.) gelegene Fortsätze, die Pigment enthalten. Wahrscheinlich beteiligen sich die an Vitamin A und Enzymen reichen Pigmentzellen an der Regeneration des Sehpurpurs und am Stoffaustausch zwischen den gefensterten Kapillaren der Lamina choroidocapillaris und dem Stratum neuroepitheliale retinae. Die Pigmentzellen phagocytieren Anteile der distalen Enden der Stäbchen und tragen dadurch zur ständigen Regeneration der Außenglieder bei. Der turn over des Außenglied-Ersatzes liegt bei 10 Tagen.

Die **Pars optica retinae (Abb. 551, 554** und **Abb. 555)** ist so orientiert, daß die lichtempfindlichen Sinneszellen sich in der äußersten, an das Pigmentepithel grenzenden Zone der Hirnschicht befinden (invertierte Netzhaut). Die Gesamtheit der Photorezeptoren ergibt das **Stratum neuro-epitheliale;** ihre Perikaryen bilden die äußere Körnerschicht. Die multipolaren Nervenzellen, deren Neuriten die Achsenzylinder des Nervus opticus liefern, kennzeichnen die Ganglienzellschicht des **Stratum ganglionare nervi optici.** Zwischen die erwähnten beiden Lagen ist noch eine weitere, aus bipolaren Nervenzellen bestehende eingeschoben, die innere Körnerschicht; ihre Zellen repräsentieren mit ihren Fortsätzen das **Stratum ganglionare retinae.** Die Netzhaut enthält somit bereits drei Neuronen der Sehbahn, die durch die in der äußeren und inneren plexiformen Schicht liegenden Synapsen hintereinandergeschaltet sind.

Die in der Retina noch marklosen Neuriten des dritten Neurons verlaufen in der *Nervenfaserschicht* (Stratum neurofibrarum) auf den venzellen der *Ganglienzellschicht* (Stratum ganglionare) verbinden sich in der *inneren plexiformen Schicht* (Stratum plexiforme internum) mit den Neuriten der in der *inneren Körnerschicht* (Stratum nucleare internum) liegenden bipolaren Zellen des zweiten Neurons. Deren Dendriten verzweigen sich in der *äußeren plexiformen Schicht* (Stratum plexiforme externum) und bilden hier Synapsen mit den zentripetalen Fortsätzen der Sehzellen, d. h. der Stäbchen- und Zapfenzellen, deren Kerne für das charakteristische Aussehen der *äußeren Körnerschicht* (Stratum nucleare externum) verantwortlich sind. An der inneren Oberfläche der Nervenfaserschicht findet sich eine *Stratum limitans internum* genannte Grenzmembran, und außen von der äußeren Körnerschicht formen die gliösen Stützzellen (s. u.) ein siebartiges *Stratum limitans externum,* durch dessen Lücken die kernfreien Glieder – **Stäbchen und Zapfen** – mit dem kernhaltigen Teil der Sinneszellen zusammenhängen.

Wir können in der Retina von außen nach innen, d. h. in der Richtung der Erregungsleitung, somit folgende *10 Schichten, die in jedem guten Netzhautpräparat zu erkennen sind,* unterscheiden (**Abb. 554**):

1. Pigmentepithel	Stratum pigmenti (= Pars pigmentosa)
2. Schicht der Stäbchen und Zapfen (Außenglieder und Innenglieder der Sehzellen)	
3. Stratum limitans externum	
4. äußere Körnerschicht (Perikaryen der Sehzellen)	
5. äußere plexiforme Schicht	Stratum cerebrale (= Pars nervosa)
6. innere Körnerschicht (bipolare Nervenzellen)	
7. innere plexiforme Schicht	
8. Ganglienzellschicht (multipolare Ganglienzellen)	
9. Nervenfaserschicht	
10. Stratum limitans internum	

Discus nervi optici zu und vereinigen sich zum Sehnerven. In der Nervenfaserschicht sieht man ferner die aus der Arteria centralis retinae stammenden Arterienäste und ihre größeren Aufzweigungen (sowie die entsprechenden Venen), durch welche die *Blutversorgung* der inneren Netzhautschichten – bis einschließlich der inneren Körnerschicht – erfolgt; es sind Endarterien. Die äußeren Netzhautschichten verfügen selbst über keine Kapillaren und werden von der Lamina choroidocapillaris aus ernährt.

Die Dendriten der großen multipolaren Ner- Die Lichtstrahlen müssen fast das ganze Stratum cerebrale retinae durchdringen, um zu den Photorezeptoren, den Stäbchen- und Zapfenzellen, zu gelangen. In der Mitte der 4 mm temporalwärts vom Discus nervi optici gelegenen *Macula lutea* (gelber Fleck infolge Anwesenheit eines Pigmentes, des Carotinoids Xanthophyll; **Abb. 549** und **551**), d. h. in der Fovea centralis ist die Retina stark verdünnt, kapillarfrei, und es bleibt allein die verbreiterte Neuroepithelschicht, die in der Macula nur Zapfen enthält; ihre Zahl wird hier auf 100 000 geschätzt und ihre Außenglieder sind länger und schlanker als die der peripheren Retina. In der gesamten Netzhaut gibt es jedoch etwa 20mal so viele *Stäbchenzellen* wie *Zapfenzellen* (besonders reichlich sind die Stäbchen in der Peripherie der Netzhaut); die Zahl der Zapfen soll 6–7 Millionen betra-

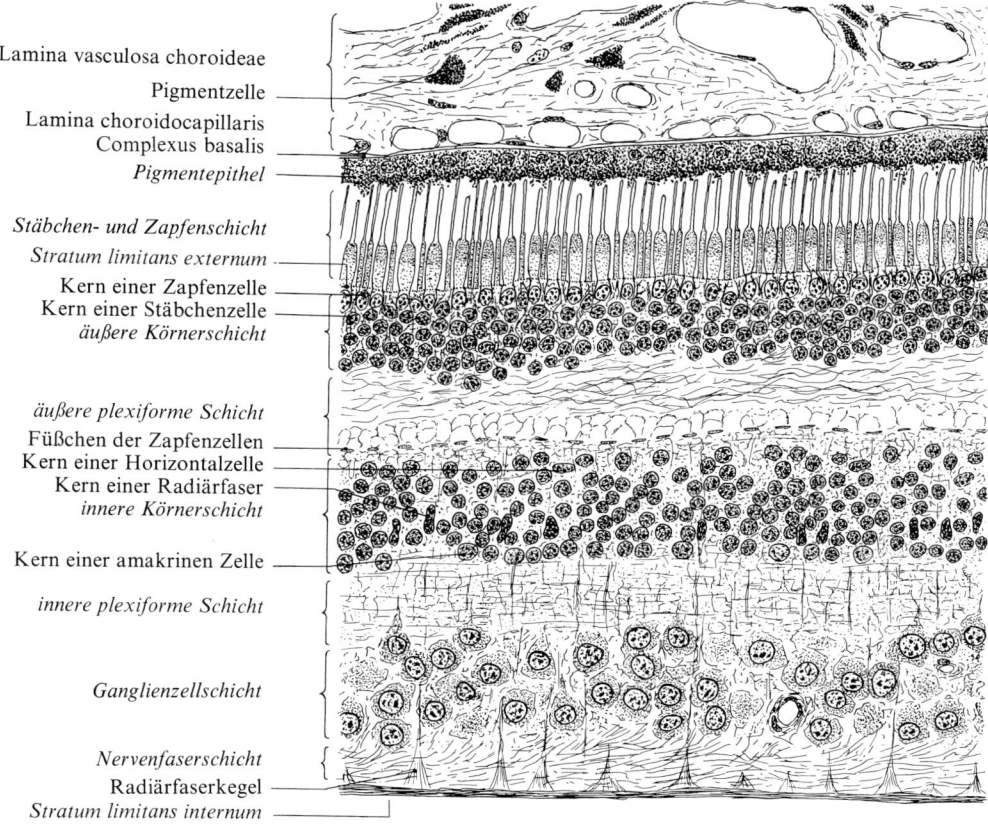

Lamina vasculosa choroideae
Pigmentzelle
Lamina choroidocapillaris
Complexus basalis
Pigmentepithel

Stäbchen- und Zapfenschicht
Stratum limitans externum
Kern einer Zapfenzelle
Kern einer Stäbchenzelle
äußere Körnerschicht

äußere plexiforme Schicht
Füßchen der Zapfenzellen
Kern einer Horizontalzelle
Kern einer Radiärfaser
innere Körnerschicht

Kern einer amakrinen Zelle

innere plexiforme Schicht

Ganglienzellschicht

Nervenfaserschicht
Radiärfaserkegel
Stratum limitans internum

Abb. 554: Die Schichten der Netzhaut. Senkrechter Schnitt durch die Retina und einen Teil der Choroidea (Mensch). H.-E.-Färbung. Vergr. 360mal. (W.)

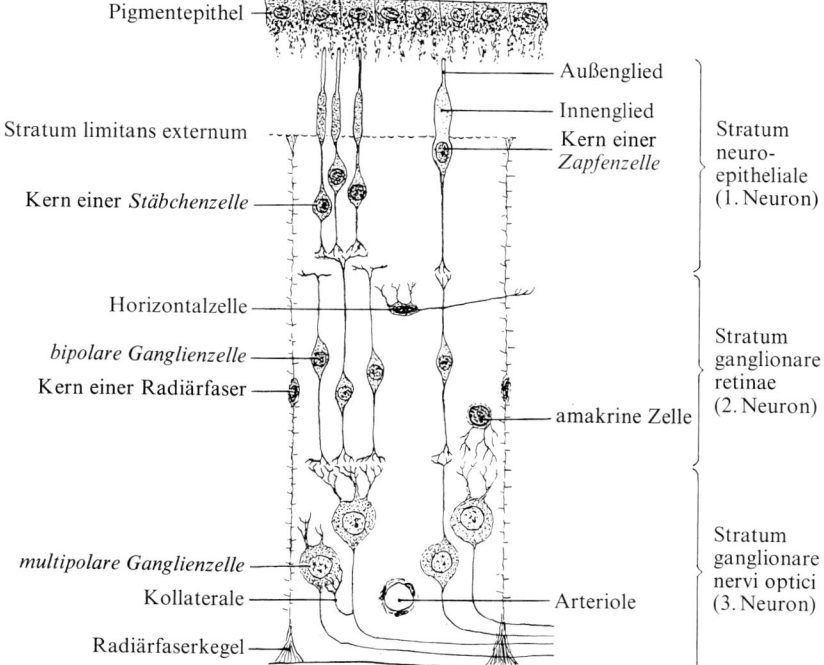

Pigmentepithel

Außenglied
Innenglied
Kern einer *Zapfenzelle*
Stratum limitans externum

Kern einer *Stäbchenzelle*

Horizontalzelle

bipolare Ganglienzelle
Kern einer Radiärfaser
amakrine Zelle

multipolare Ganglienzelle
Kollaterale
Arteriole
Radiärfaserkegel

Stratum neuro-epitheliale (1. Neuron)

Stratum ganglionare retinae (2. Neuron)

Stratum ganglionare nervi optici (3. Neuron)

Abb. 555: Schematische Darstellung einiger Neurone der Netzhaut. Vergr. 360mal.

gen. Mit den Stäbchen können wir Helligkeitsunterschiede wahrnehmen; die Zapfen dienen dem Farbensehen. Die äußerste, dem Stratum limitans externum aufsitzende Lage weniger stark gefärbter, ellipsoidaler Kerne (mit Nucleolus) der äußeren Körnerschicht gehört zu den Zapfenzellen. Die Kerne der Stäbchenzellen sind kugelig, eher kleiner und stärker gefärbt. Die kernlosen Teile, an denen Außen- und Innenglieder beschrieben werden, sind durch die äußere Grenzmembran hindurchgesteckt und haben Beziehungen zum Pigmentepithel. An der verschiedenen – schlanken bzw. bauchigen – Form der Innenglieder kann man die Stäbchen- und Zapfenzellen gut voneinander unterscheiden. Im Außenglied der Stäbchen, das länger ist als das der Zapfen, findet man beim dunkeladaptierten Auge Sehpurpur – Rhodopsin: ein Chromoproteid, dessen prosthetische Gruppe dem Vitamin A nahesteht –, der ihre Lichtempfindlichkeit steigert (Nachtblindheit bei Vitamin-A-Mangel). Bei stärkerer Belichtung verbleicht der Sehpurpur jedoch rasch (Spaltung durch eine reversible photochemische Reaktion). In den Zapfenzellen kommen drei lichtempfindliche Pigmente mit verschieden gelegenen Absorptionsmaxima vor (darunter Jodopsin). Die Außenglieder von Stäbchen- und Zapfenzellen zeigen elektronenmikroskopisch eine Stapelung scheibenartig übereinandergelagerter Doppelmembranen. In den Außengliedern der Stäbchen sind die Membranscheiben vom Plasmalemm eingeschlossen. Dagegen gehen bei den Zapfenaußengliedern die Membranen teilweise in das Plasmalemm über, wodurch die Zwischenräume sich in den extrazellulären Bereich fortsetzen. Auch die Innenglieder der beiden Photorezeptoren zeigen geringfügige Unterschiede. So findet man in dem sog. *Ellipsoid* der Zapfenzellen sehr viel mehr Mitochondrien mit einer dichteren Matrix.

Die *innere Körnerschicht* enthält neben den bipolaren Nervenzellen in weit geringerer Menge noch andere Zellformen: **Horizontalzellen,** deren Fortsätze in der plexiformen Schicht mit den Rezeptorzellen Synapsen bilden (s. **Abb. 555**), kommen in der äußersten Lage vor, **amakrine Zellen** in der innersten Lage. Diese haben stärker färbbare Kerne und stehen als Assoziationsneurone sowohl mit den bipolaren als auch mit den multipolaren Ganglienzellen in Verbindung. Außerdem liegen in der inneren Körnerschicht noch die Zellkerne der zur Neuroglia gehörenden Müllerschen Stützzellen. In der *Ganglienzellschicht* findet man – im Vergleich mit den beiden Körnerschichten verhältnismäßig wenige – große, vorwiegend multipolare Nervenzellen (mit Nissl-Substanz und großem chromatinarmem Kern mit Nucleolus). Das Stratum ganglionare ist ebenso wie die innere Körnerschicht im Gebiet der Macula lutea stark verbreitert; beide fehlen aber in deren *Fovea centralis,* der Stelle des schärfsten Sehens. Hier ist jede einzelne bipolare Nervenzelle einerseits an nur *eine Zapfenzelle* und anderseits an *eine* einzige, ihr allein zugehörende *Zwerg-* oder *Pß-Ganglienzelle* angeschlossen (besseres Auflösungsvermögen beim Farbensehen, jedoch größere Lichtintensität notwendig). Dagegen sind in der übrigen Netzhaut stets *mehrere Stäbchenzellen* mit einer bipolaren Körnerschichtzelle und wiederum *mehrere* dieser Zellen mit einer Zelle der Ganglienzellschicht in Verbindung (durch diese Konvergenz erfolgt eine Summation der nervösen Impulse beim Hell-Dunkel-Sehen, s. **Abb. 555**). – Im *Discus nervi optici* fehlen Nerven- und Sinneszellen: blinder Fleck.

Wie überall im Zentralnervensystem kommen auch in der Netzhaut des Auges zwischen den nervösen Elementen *Gliazellen* vor, darunter vor allem die **Müllerschen Stütz-**zellen (Gliocyti radiales), die in besonderer Weise differenzierte faserige Astrocyten sind. Sie durchziehen als langgestreckte Zellen – Radiärfasern – die ganze Dicke der Netzhaut und bilden nahe deren äußerer Oberfläche das Stratum limitans externum; in diesem sind Sinneszellen untereinander sowie mit Stützzellen durch Zonulae adhaerentes verbunden. In allen Schichten werden seitliche Fortsätze abgegeben, die sich zu einem dreidimensionalen Maschenwerk zusammenfügen. Diesen glykogen- und enzymreichen Zellen ist jedoch nicht nur eine Stütz-, sondern auch eine Stoffwechselfunktion zuzuschreiben.

2. Nervus opticus

Da die Retina ein peripher verlagerter Teil des Zentralnervensystems ist, muß der Nervus opticus (**Abb. 556**) mit einer Gehirnbahn verglichen werden. Die aus der Nervenfaserschicht der Netzhaut kommenden Fasern – etwa eine Million – werden nach dem Durchtritt durch die Lamina cribrosa sclerae markhaltig. Zwischen den dünnen Nervenfasern findet man Neurogliazellen, vor allem Astrocyten und Oligodendrocyten. Außerdem sind von der Pia kapillarenführende Bindegewebssepten eingewachsen.

Die den N.opticus zusammensetzenden Nervenfasern sind die Axone der multipolaren Ganglienzellen (deshalb Ganglion nervi optici). Die Fasern, die aus den nasalen Netzhauthälften stammen, kreuzen im Chiasma opticum auf die andere Seite. Die Sehnervenfasern – das dritte Neuron der Sehbahn – enden beim Menschen zum allergrößten Teil im Corpus geniculatum laterale (primäres Sehzentrum).

Die bindegewebigen *Scheiden des Nervus opticus* (Pia, Arachnoidea, Dura) entsprechen den Hüllen des Gehirnes, in welche sie sich fortsetzen; distal verbinden sie sich mit der Sclera. Zwischen der auffällig derben Dura (Vagina externa), die eine mechanische Schutzfunktion hat, und der zarten Pia (Vagina interna nervi optici) liegt das Liquor cerebrospinalis enthaltende Spatium intervaginale, in das noch die Arachnoidea eingeschoben ist. Etwa 1–1,5 cm vor dem Bulbus treten *A. und V.centralis retinae* in die Achse des N.opticus ein.

3. Hilfs- und Schutzeinrichtungen des Auges

a) Augenlider

Die Augenlider (Palpebrae, **Abb. 558**) sind durch eine eingelagerte Faserplatte – **Tarsus** – aus verfilztem straffem faserigem Bindegewebe versteift. Die Tarsalplatte des Oberlides ist etwa 1 cm, die des Unterlides etwa $^1/_2$ cm hoch. Beide sind entsprechend der Wölbung des Augapfels innen leicht konkav und enthalten, dicht nebeneinanderliegend, die holokrinen *Glandulae tarsales* (= **Meibomsche Drüsen**) eingelagert: langgestreckte, mit ihrer Längsachse senkrecht zum freien Lidrand stehende, verzweigte

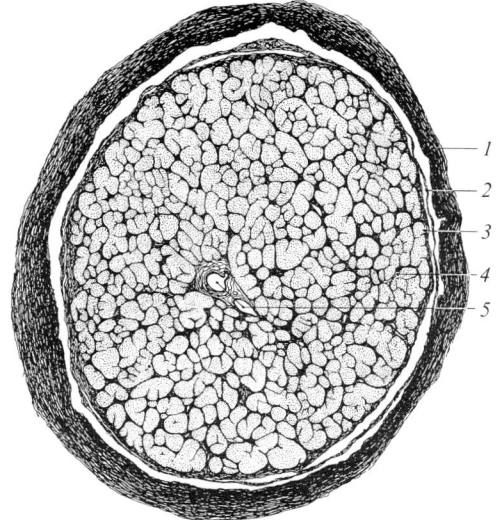

Abb. 556: Querschnitt durch einen menschlichen Nervus opticus, kurz vor dessen Eintritt in den Augapfel. Färbung nach van Gieson. Vergr. 15mal. (N.)
1 Dura mater
2 Arachnoidea
3 Pia mater
4 Piasepten
5 Arteria und Vena centralis retinae

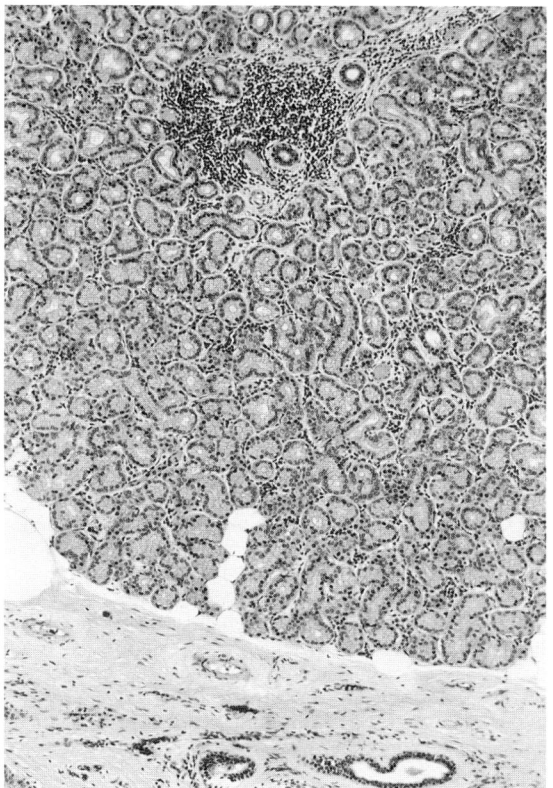

Abb. 557: Ausschnitt aus der Tränendrüse eines Menschen. H.-E.-Färbung. Vergr. 75mal.

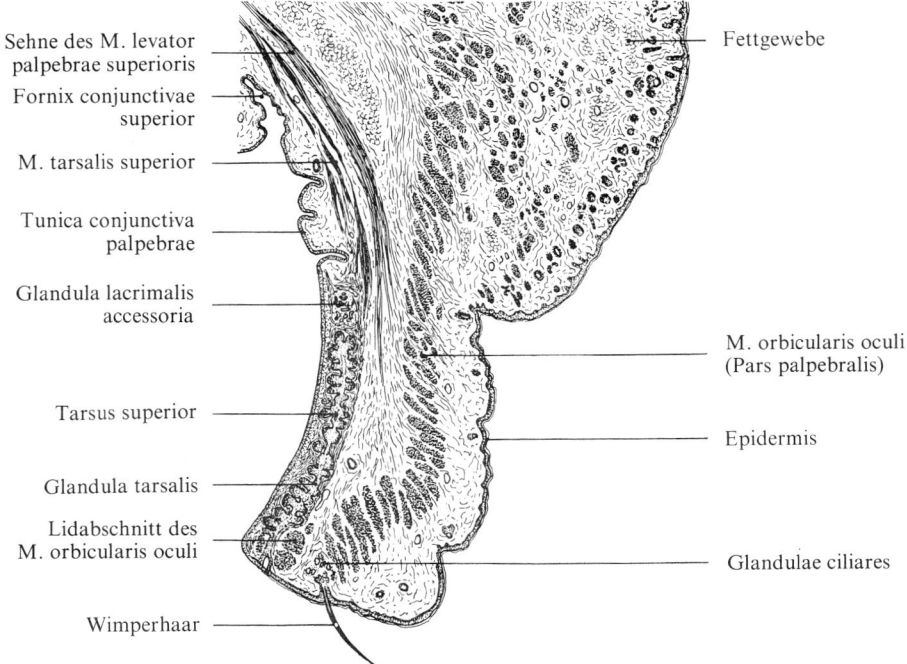

Sehne des M. levator palpebrae superioris
Fornix conjunctivae superior
M. tarsalis superior
Tunica conjunctiva palpebrae
Glandula lacrimalis accessoria
Tarsus superior
Glandula tarsalis
Lidabschnitt des M. orbicularis oculi
Wimperhaar

Fettgewebe
M. orbicularis oculi (Pars palpebralis)
Epidermis
Glandulae ciliares

Abb. 558: Sagittalschnitt durch das obere Augenlid eines neugeborenen Menschen. H.-E.-Färbung. Vergr. 8mal. (W.)

Talgdrüsen. Sie münden etwas außerhalb der inneren Lidkante und fetten den Lidrand ein. Gegen die äußere Lidkante folgen 2–4 Reihen von kräftigen, kurzen **Wimpernhaaren** (Zilien).

Die Wimpernhaare bilden einen die Lidspalte schützenden Rechen. Sie haben eine Lebensdauer von höchstens 4–5 Monaten; deshalb gibt es hier viele Kolbenhaare (vgl. S. 410). Zu den Augenwimpern gehören kleine Talgdrüsen (*Zeiss*sche Drüsen); dagegen besitzen sie – wie die Augenbrauenhaare und die Vibrissen des Vestibulum nasi – keine Mm.arrectores. In die Haarbälge der Wimpern münden auch die in ihrer Nachbarschaft vorhandenen apokrinen *Glandulae ciliares (= Moll*sche *Drüsen)*. In der Nähe des Lidrandes finden sich zwischen den Drüsenausführungsgängen und den Zilien noch quergestreifte Muskelfaserbündel, die einen Teil des M.orbicularis oculi darstellen (und früher als *M.ciliaris Riolani* bezeichnet wurden). Sie schmiegen den Lidrand an den Bulbus und verhindern so das Überfließen der Tränenflüssigkeit.

Der unter dem Dach der Orbita gelegene, quergestreifte *M.levator palpebrae superioris* läuft in einen Sehnenfächer aus, der z. T. am Oberrand des Tarsus superior inseriert, z. T. in das davor befindliche Bindegewebe einstrahlt. Orbitalwärts davon eingefügte, vom Sympathicus innervierte glatte Muskelzellen setzen am oberen Rand des Tarsus des Oberlides und entsprechend am unteren Rand der Tarsalplatte des Unterliedes an (*M.tarsalis* superior bzw. inferior): sie beeinflussen durch ihren Tonus die Weite der Lidspalte.

Außen vom Tarsus liegt der aus dünnen quergestreiften Muskelfasern bestehende **Musculus orbicularis oculi.** Die *Haut des Lides* ist dünn und nur schwach verhornt. Die Subcutis ist sozusagen fettzellfrei und sehr locker; pathologische Flüssigkeitsansammlungen sind hier deshalb leicht zu erkennen (Lidoedem). Am Lidrand ist die Epidermis mit der Unterlage stärker verzapft und das Corium fester gebaut. An der inneren Lidkante hört die Verhornung auf, und die trockene äußere Haut wird abgelöst durch die feuchte **Tunica conjunctiva palpebrae,** die der Hinterseite der Tarsalplatte faltenlos und unverschieblich aufsitzt. Das unverhornte geschichtete Plattenepithel geht gegen die Umschlagstelle der Conjunctiva palpebrae in die Conjunctiva bulbi – d. h. im Fornix conjunctivae – allmählich in ein geschichtetes hochprismatisches Epithel mit eingestreuten Becherzellen über. Gegen den Fornix gewinnt die Bindehaut des Augenlides an Verschieblichkeit, die sie auch als *Tunica conjunctiva bulbi* bis zum Ansatz am Hornhautrand beibehält (notwendig für unbehinderte Augenbewegungen). In der lockeren Lamina propria der Bindehaut des Augapfels, wo wieder ein unverhorntes geschichtetes Plattenepithel vorkommt, findet man in wechselnder Menge freie Zellen (**Abb. 105**).

b) Tränenapparat

Dazu gehören die Tränendrüsen (Glandulae lacrimales) und die ableitenden Tränenwege (Canaliculi lacrimales, Saccus lacrimalis, Ductus nasolacrimalis).

Die **Tränendrüse (Abb. 557)** ist eine zusammengesetzte tubulöse Drüse, die mit etwa $^1/_2$–1 Dutzend Ausführungsgängen temporal in den Fornix conjunctivae superior mündet. Sie zeigt einen lobulären Bau und hat morphologisch eine gewisse Ähnlichkeit mit der Glandula parotis. Der Tränendrüse fehlen jedoch Sekretrohre und Schaltstücke; die verzweigten Endschläuche münden direkt in die intralobulären Ausführungsgänge. Die Lichtung der Endstücke ist deutlich sichtbar. Ihre Zellkerne sind – wie in den serösen Speicheldrüsen – kugelig und stehen basal. Die Tränendrüsenzellen sind beim Menschen aber eindeutig PAS-positiv, je nach dem Funktionszustand höher oder niedriger und enthalten neben feinen Sekretkörnchen gelegentlich auch Fetttröpfchen. Das interstitielle Bindegewebe ist reich an Lymphocyten und Plasmazellen. Mit zunehmendem Alter wird ein Teil des Drüsenparenchyms durch Fettgewebe ersetzt.

Die in den Tränendrüsen-Endstücken ebenfalls vorhandenen kontraktilen *Myoepithelzellen (Korbzellen)* sind lichtmikroskopisch in der Regel nicht zu erkennen. Die intralobulären *Ausführungsgänge* haben ein niedrigeres Epithel und bereits ein weiteres Lumen als die Endstücke, die extralobulären Gänge ein zwei- bis mehrreihiges prismatisches Epithel. Neben der großen Tränendrüse, die durch die Sehne des M.levator palpebrae superioris geteilt wird *(Pars palpebralis und Pars orbitalis)*, gibt es noch mikroskopisch kleine *Glandulae lacrimales accessoriae* in der Lamina propria conjunctivae besonders des Oberlides.
Für die *Differentialdiagnose der Tränendrüse* (**Abb. 557**) (siehe **Tab. 43**, S. 275, sowie **Abb. 298** und **299**).
Die *Tränenflüssigkeit*, eine eiweißarme, farblose Flüssigkeit mit salzigem Geschmack (1% NaCl), von der im Wachzustand täglich etwa 0,5–0,6 ml gebildet werden, dient der Reinigung des Conjunctivalsackes sowie der Befeuchtung und Ernährung der Cornea. Die Tränenflüssigkeit wird durch den Lidschlag über die ganze Hornhaut verteilt; kleine Verunreinigungen werden dadurch weggespült. Ist der M.orbicularis oculi gelähmt (Facialisparese), dann trocknet die Hornhaut aus, und das nekrotische Gewebe verliert die Transparenz.
Der Tränenabfluß erfolgt am medialen Augenwinkel. Die beiden *Canaliculi lacrimales* (Tränenkanälchen) beginnen mit den Puncta lacrimalia im nasalen, zilienfreien Teilstück des Lidrandes und führen in den Saccus lacrimalis, in den sie gemeinsam einmünden. Die dünnwandigen, kapillären Tränenkanälchen besitzen ein geschichtetes Plattenepithel, der *Saccus lacrimalis* (Tränensack) und der *Ductus nasolacrimalis* (Tränennasengang, s. a. S. 248) ein zweireihiges prismatisches Epithel mit Becherzellen.

▌Literaturhinweise

In den angeführten Werken findet man zum Teil sehr ausführliche Literaturangaben für die betreffenden Spezialgebiete

1. Handbücher, Serien und größere Werke

Advances in Anatomy, Embryology and Cell Biology. Erscheint unter diesem Titel seit Bd. 47 (1973). Von Bd. 32 (1938) bis Bd. 46 (1972/1973) als *Ergebnisse der Anatomie und Entwicklungsgeschichte.* Springer-Verlag, Berlin–Heidelberg–New York.

Annual Review of Cell Biology. Vol. I (1985) und folgende. Herausgeber: G. E. Palade, B. M. Alberts, J. A. Spudich. Annual Reviews Inc, Palo Alto.

Cell Biology Monographs. Herausgeber: M. Alfert, W. Beermann, L. Goldstein, K. R. Porter, P. Sitte. Springer Wien

Cold Spring Harbor Symposia on Quantitative Biology. Vol. 1 (1933) und folgende. Cold Spring Harbor Laboratory, New York.

Encyclopedia of Microscopy and Microtechnique. Herausgeber: P. Gray. Van Nostrand Reinhold Comp., New York 1973.

Handbuch der allgemeinen Pathologie. Im Erscheinen seit 1955. Bd. II: Zelle; Bd. III: Zwischensubstanzen, Gewebe, Organe; Bd. VI: Entwicklung, Wachstum, Altern. Springer-Verlag, Berlin–Heidelberg–New York.

Handbuch der Histochemie. Im Erscheinen seit 1958. Gustav Fischer Verlag, Stuttgart.

Handbuch der mikroskopischen Anatomie des Menschen (begründet von W. v. Möllendorff). 7 Bände und mehrere Ergänzungsbände. Springer-Verlag, Berlin–Heidelberg–New York.

Illustrated Encyclopedia of Human Histology. Von R. V. Krstić. Springer-Verlag, Berlin–Heidelberg–New York–Tokyo 1984.

International Review of Cytology. Vol. I (1952) und folgende. Academic Press, New York u. London.

Methods in Enzymology. Vol. I (1955) und folgende. Academic Press, New York–San Francisco–London.

Nomina Histologica. 2nd Edit. In: Nomina Anatomica. 5th Edit. Williams & Wilkins, Baltimore 1983.

Physiological Reviews. Vol. 1 (1921) und folgende. American Physiological Society, Washington, Bethesda.

Protoplasmatologia, Handbuch der Protoplasmaforschung. Mehrere Bände, 1953–1973. Springer-Verlag, Wien.

Symposia of the Society for Experimental Biology. Mehrere Bände, im Erscheinen seit 1947. Cambridge University Press.

The Cell. Biochemistry, Physilogy, Morphology. 6 Bände, 1959–1964. Academic Press, New York u. London.

2. Einige zusammenfassende Einzeldarstellungen und die in Text, Abbildungen und Tabellen zitierten Quellen

Adam, H. und Czihak, G.: Arbeitsmethoden der makroskopischen und mikroskopischen Anatomie. Fischer-Verlag, Stuttgart 1964. – *Alberts, B., Bray, D., Lewis, J., Raff, M., Roberts, K., Watson, J. D.:* Molecular Biology of the Cell. 1st-3rd edition Garland Publ., New York–London 1983, 1989, 1995 (deutsche Ausgabe: Alberts, B. und Francisco, J.: Molekularbiologie der Zelle. Verlag Chemie, Weinheim 3. Aufl., 1995. – Andres, K. H.: Über die Feinstruktur der Arachnoidea und Dura mater von Mammalia. Z. Zellf. *79*, 272 (1967). – *Arnold, M.:* Histochemie. Berlin–Heidelberg–New York 1968. – *Aschoff, Küster* und *Schmidt:* Hundert Jahre Zellforschung. Berlin 1938.

Beck, F., und *J. B. Lloyd (Hrsg.)* The Cell in Medical Science. 4 Bände. London–New York 1974–1976. – *Bertalanffy, F. D. and Lau, Ch.:* Cell Renewal. Int. Rev. Cytol. *13*, 357–366, 1962. – *Bessis, M.:* Corpuscles. Atlas of Red Blood Cell Shapes, Springer, Berlin–Heidelberg–New York 1974. – *Bielka, H., Börner, Th.:* Molekulare Biologie der Zelle. 1995. Fischer, Gustav, Jena. – *Bourne, G. (Hrsg.):* The Structure and Function of Muscle. 4 Bände. London–New York 1973–1974 (2. Aufl.). – The Biochemistry and Physiology of Bone. 4 Bände. London–New York 1972–1976 (2. Aufl.). – The Structure and Function of Nervous Tissue. 6 Bände. London–New York 1968–1972. – *Bucher, O.:* Diagnostic et diagnostic différentiel en cytologie et histologie normales. Paris 1973. – et *Deleze, J.:* Recherches complementaires sur les cellules binucléées. Anat. Anz. *102*, 1–20, 1955. – *Bullock, G. R.* and *Petrusz, P.:* Techniques in Immunocytochemistry. Vol. 1–3 (1982/83/85). Acad. Press, New York–London. – *Burck, H. Ch.:* Histologische Technik. Stuttgart 1988 (8. Aufl.).

Chèvremont, M.: Notions de cytologie et histologie. 2 Bände. Liège 1975 (3. Aufl.). – *Clara, M.:* Das Nervensystem des Menschen. Leipzig 1959 (3. Aufl.). – *Compton, C. C.* and *Raviola, E.:* Structure of the Sinus-Lining Cells in the Popliteal Lymph Node of the Rabbit. Anat. Rec. *212*, 408–423, 1985.

Duve, Ch. de: Der Ursprung des Lebens. Präbiotische Evolution und die Entstehung der Zelle. Aus d. Engl. v. Hausser-Siller, I. 1994. (Wiss. verständl.) Spektrum Akademischer Verlag. – *De Robertis, E. D., F. A. Saez* and *De Robertis, E. M. F. jr.:* Cell Biology. Philadelphia–London 1987 (8. Aufl.).

Fawcett, D. W.: Die Zelle. Ein Atlas der Ultrastruktur. München–Berlin–Wien 2. Aufl. 1981. – *Bloom-Fawcett.* A Textbook of Histology. 12th Edit. Chapman and Hall New York, London 1994. – *Fleischhauer, K.:* Die Hypophyse. In: Benninghoff. Anatomie. Bd. 2. 13./14. Aufl. Urban & Schwarzenberg, München–Wien–Baltimore 1985. – *Frey-Wyssling, A.:* Comparative Organellography of the Cytoplasm. (Protoplasmatologia, Bd. III, G.) Wien–New York 1973. – *van Furth, R., Langevoort, H. L., Schaberg, A.:* Mononuclear phagocytes in human pathology – Proposal for an approach to improved classification. In: *van Furth, R.* (Ed.). Mononuclear Phagocytes in Immunity, Infection and Pathology, Blackwell Scientific Publ., Oxford–London–Edinburgh–Melbourne 1975.

Ganter, P., und G. Jollès: Histochimie normale et pathologique. Vol. I–III. Paris 1969–1974. – *Geitler, L.:* Endomitose und endomitotische Polyploidisierung. (Protoplamatologia, Bd. VI, C.) Wien 1953. – *Grant, Ph.:* Biology of Developing Systems. New York 1978. – *Graumann, W.* (Hrsg.): Enzymhistochemie des Kohlenhydratstoffwechsels. Acta Histochemica, Suppl. IV. Jena 1964. – *Grube, D.:* The endocrine cells of the digestive system: amines, peptides, and modes of action. Anat. Embryol. *175*, 151–162, 1986. – *Grube, G. and Forssmann, W.G.:* Morphology and function of the enteroendocrine cells. Horm. Metab. Res. *11*, 589–606, 1979.

Hamilton, W.J. and Mossman, H.W.: Hamilton, Boyd and Mossman's Human Embryology. 4th Edit. Williams & Wilkins, Baltimore 1972. – *Hay, E.D.:* Cell Biology of Extracellular Matrix. Plenum Press, New York 1991. – *Hienz, H.A.:* Die zellkernmorphologische Geschlechtserkennung in Theorie und Praxis. Heidelberg 1960. – *Hirsch, G.Ch., Ruska, H., und P. Sitte* (Hrsg.): Grundlagen der Cytologie. Jena 1973. – *Holstein, A.F.:* Die männlichen Geschlechtsorgane. In: Benninghoff Anatomie. Bd. 2. 13./14. Aufl. Urban & Schwarzenberg, München–Wien–Baltimore 1985. – *Holstein, A.F. and Roosen-Runge, E.C.:* Atlas of human spermatogeneses. Große-Verlag, Berlin 1981. – *Holtzman, E.:* Lysosomes: A Survey. Cell Biology Monographs, vol. 3. Wien–New York 1976.

Inoué S. and *Leblond, C.P.:* The microfibrils of connective tissue: I. Ultrastructure. Amer. J. Anat. *176*, 121–138, 1986. – *Inoué, S., Leblond, C.P., Grant, D.S.* and *Rico, Ph.:* The microfibrils of connective tissue: II. Immunohistochemical detection of the Amyloid P component. Amer. J. Anat. *176*, 139–152, 1986.

Kaissling, B., Kriz, W.: Structure-function correlation in transporting epithelia. In: The kidney: Physiology and pathophysiology. Seldin, D.W. and Giebisch G. (Eds.). Raven Press, New York 1985.– *Kaufmann, P.:* Placentation und Placenta. In: Hinrichsen, K.V. (Hrsg.) Human Embryologie. Springer 1990. – *Kessel, R.G.* und *R.H. Kardon:* Tissues and Organes: a text-atlas of scanning electron microscopy. San Francisco 1979. – *Kleinig, Hans/Sitte, Peter:* Zellbiologie. 3. Aufl. 1992. Fischer, Stuttgart. – *Klima, J.:* Einführung in die Cytologie. 2. Aufl. Fischer-Verlag, Stuttgart 1975. – *Klosterhalfen, H., Altenähr, E.* and *Franke, H.D.:* Das Prostatakarzinom. Pathologie – Diagnostik – Therapie. Thieme, Stuttgart–New York 1982. – *Koehler, J.K.* (Hrsg.): Advanced Techniques in Biological Electron Microscopy. Berlin–Heidelberg–New York 1973. II. 1978. – *Kriz, W.* and *Bankir, L.:* A standard nomenclature for structures of the kidney. Anat. Embryol. *178*, N 1–8, 1988. – *Kriz, W* und *Kaissling, B.:* Structural Organization of the Mammalian Kidney. In: The Kidney: Physiology and Pathophysiology. Seldin, D.W. and Giebisch, G. (Ed.). Raven Press, New York 1985. – *Krstić, R.V.:* Ultrastruktur der Säugetierzelle. Berlin–Heidelberg–New York 1976. – Die Gewebe des Menschen und der Säugetiere. Berlin–Heidelberg–New York 1988 (2. Aufl.). – *Kühnel, W.:* Taschenatlas der Zytologie,

Histologie und mikroskopischen Anatomie. Thieme, Stuttgart 1995 (9. Aufl.).

Lange, H. und *Blödorn, J.:* Das Elektronenmikroskop TEM + REM. Thieme-Verlag, Stuttgart–New York 1981. – *Langman, J.:* Medizinische Embryologie. 8. Aufl. Thieme-Verlag, Stuttgart–New York 1989. – *Leblond C. P.:* The life history of cells in renewing systems. Amer. J. Anat. *160*, 113–158, 1981. – *Lenz, W.:* Medizinische Genetik. Stuttgart 1983 (6. Aufl.). – *Levine, R.F.:* Old and new aspects of megakaryocyte development and function. In: Megakaryocyte Development and Function. Alan R. Liss, Inc. 1986. – *Lodish, H., Baltimore, D., Berk, A., Zipusky, S.L., Matsudaira, P.* und *J. Darnell.* Molekulare Zellbiologie. Aus d. Amerik. v. L. Träger, R. Träger 2. Aufl. 1996. de Gruyter.

Mayersbach, H. von (Hrsg.): The Cellular Aspects of Biorhythms. Berlin–Heidelberg–New York 1967. – *Metzner, H.* (Hrsg.): Die Zelle. Struktur und Funktion. Stuttgart 1981 (3. Aufl.). – *Michel, K.:* Die Grundzüge der Theorie des Mikroskops in elementarer Darstellung. Stuttgart 1964 (2. Aufl.). – *Miller, R.H.* and *Lasek, R.J.* Cross-bridges mediate anterograde and retrograde vesicle transport along microtubules in squid axoplasm. J. Cell Biol. *101*, 2181–2193, 1985. – *Montagna, W., A.M. Kligman, K.S. Carlisle:* Atlas of Normal Human Skin. 1992. Springer Verlag. – *Montagna, W.,* und *P.F. Parakkal:* Structure and Function of Skin. London–New York 1974 (3. Aufl.).

Neutra, M.R., Phillips, T.L., Mayer, E.L. and Fishkind, D.J.: Transport of membrane-bound macromolecules by M cells in follicle-associated epithelium of rabbit Peyer's patch. Cell Tissue Res. *247*, 537–546, 1987.

Orci, L., and *A. Perrelet:* Freeze-Etch Histology. A Comparison between Thin Sections and Freeze-Etch Replicas. Berlin–Heidelberg–New York 1975.

Pabst, R.: The anatomical basis for the immune function of the gut. Anat. Embryol. *176*, 135–144, 1987. – *Paul, J.:* Zell- und Gewebekulturen. Walter de Gruyter, Berlin–New York 1980. – *Pearse, A.G.E.:* Histochemistry, Theoretical and Applied. 2 Bände. London 1968–1980 (4. Aufl.). – *Pera, F.:* Mechanismen der Polyploidisierung und der somatischen Reduktion. Ergebn. Anat. EntwGesch. *43/5*, 1–112, 1970. – *Porter, K.R.,* und *M.A. Bonneville:* Einführung in die Feinstruktur von Zellen und Geweben. Berlin–Heidelberg–New York 1965.

Radley, J.M.: Ultrastructural aspects of platelet production. In: Megakaryocyte Development and Function. Alan R. Liss, Inc. 1986. – *Reid, St.A.:* A study of lamellar organisation in juvenile and adult human bone. Anat. Embryol. *174*, 329–338, 1986. – *Reimer, L.:* Elektronenmikroskopische Untersuchungs- und Präparationsmethoden. Berlin–Heidelberg–New York 1967 (2. Aufl.). – *Reimer, L.:* Scanning Electron Microscopy. Physics of Image Formation and Microanalysis. 1985. (Springer Series Optical Sc. 45) Springer Verlag. – *Reimer, L.:* Transmission Electron Microscopy. Physics of Image Formation and Microanalysis. 3rd ed. 1993. (Springer Series Optical Sc. 36) Springer Bln – *Reimer, L.,* und *G. Pfefferkorn:* Raster-Elektronenmikroskopie. Berlin–Heidelberg–New York 1977 (2. Aufl.). – *Rhodin, J.A.G.:* Histology. Oxford University Press 1974. – *Romeis, B.:* Die Hypophyse. In: Handbuch der mikroskopischen Anatomie des Menschen. Bd. 6, 3. Teil. W. v. Möllendorff (Hrsg.) Springer-Verlag, Berlin–Göttingen–Heidelberg 1940. – *Romeis, B.* und *Böck, P.:* Taschenbuch der mikroskopischen Technik. München 1989 (17. Aufl.). – *Ross, M.H.* und *Reith, E.J.:* Atlas der Histologie. Schwer Verlag, Stuttgart 1987.

Sainte-Marie, G. and *Peng, F.-S.:* Diffusion of a lymph-carried antigen in the fiber network of the lymph node of the rat. Cell Tissue Res. *245*, 481–486, 1986. – *Schenk, R.* und *G.Kistler:* Mikrophotographie. Bern 1960. – *Schiebler, T.H.* und *Kaufmann, P.:* Reife Plazenta. In: Die Plazenta des Menschen. Becker, V., Schiebler, T.H. und Kubli, F. (Hrsg.). Thieme, Stuttgart–New York 1981. – *Schliwa, M.:* The Cytoskeleton: An introductory survey. Cell Biology Monographs, Vol. 13. Springer-Verlag, Wien–New York 1986. – *Schneider, G.B., Relfson, M.* and *Nicolas, J.:* Pluripotent hemopoietic stem cells give rise to osteoclasts. Amer. J. Anat. *177*, 505–511 (1986). – *Schroeder, H.E.:* Orale Strukturbiologie. 2. Aufl. Thieme, Stuttgart 1982. – *Schulze, W.* and *Rehder, U.:* Organization and morphogenesis of the human seminiferous epithelium. Cell Tissue Res. *237*, 395–407, 1984. – *Schulze, W., Riemer, M., Rehder, U.* and *Höhne, K.-H.:* Computer-aided three-dimensional reconstructions of the arrangement of primary spermatocytes in human seminiferous tubules. Cell Tissue Res. *244*, 1–8 (1986). – *Schwann, Th.:* Mikroskopische Untersuchungen über die Übereinstimmung in der Struktur und im Wachstum der Tiere und Pflanzen. Berlin 1839. – *Schwarzacher, H.G.:* Vermehrung und Wachstum der Zellen. In: Benninghoff, Anatomie. Bd. 1. 14. Aufl. Urban & Schwarzenberg, München–Wien–Baltimore 1985. – *Starck, D.:* Embryologie. Ein Lehrbuch auf allgemein biologischer Grundlage. Stuttgart 1975 (3 Aufl.).

Tabulae biologicae, vol. XIX: Cellula (3 Teile). Den Haag 1939–1948. – *Takaro, T., Parra, S.C.* and *Peduzzi, P.N.:* Anatomical relationships between type II pneumonocytes and alveolar septal gaps in the human lung. Anat. Rec. *213*, 540–550, 1985.

Virchow, R.: Die Cellularpathologie in ihrer Bedeutung auf physiologische und pathologische Gewebelehre. Hirschwald, Berlin 1858. – *van Vliet, E., Melis, M., Foidart, J.M.* and *van Ewijk, W.:* Reticular fibroblasts in peripheral lymphoid organs identified by a monoclonal antibody. J. Histochemistry and Cytochemistry *34*, 883–890, 1986.

Weibel, E.R.: Lung cell biology. In: Handbook of Physiology. Vol. I: – The Respiratory System I. American Physiological Society, Washington 1985. – *Weiss, L.:* Cell and Tissue Biology. A Textbook of Histology. Urban & Schwarzenberg, Baltimore, München 1988 (6. Aufl.). – *Whaley, W.G.:* The Golgi Apparatus. Cell Biology Monographs, vol. 2. Wien–New York 1975. – *Willmer, E.N.* (Hrsg.): Cells and Tissues in Culture. Methods, Biology and Physiology. 3 Bände. London–New York 1965–1966. – *Wintrobe, M.M.:* Clinical Hematology. Lea & Febiger, Philadelphia 1974. – *Wulfhekel, U.* und *Düllmann, J.:* Das Blut und die Organe der Blutbildung (Sanguis). In: Benninghoff, Anatomie. Bd. 2. 13./14. Aufl. Urban & Schwarzenberg, München–Wien–Baltimore 1985.

Zenker, W.: Feinstruktur des Nervengewebes. In: Benninghoff, Anatomie, Bd. 3. 13/14. Aufl. Urban & Schwarzenberg, München–Wien–Baltimore 1985. – *Zimmermann, H.,* und *J.Fautrez* (Hrsg.): Autoradiographie. Acta Histochemica, Suppl. VIII. Jena 1968.

3. Referierende Zeitschriften

Berichte Biochemie und Biologie. Berlin–Heidelberg–New York bis 1980.

Biological Abstracts. Philadelphia.

Current Contents. Life Sciences. Philadelphia.

International Abstracts of Biological Sciences. Oxford.

Excerpta medica. Section I (Anatomy, Antropology, Histology and Embryology). Amsterdam.

Verzeichnis der Tabellen

Sachregister

Gewöhnlicher Druck = Texthinweise   **fett** = Haupthinweise   D = mikroskopische Diagnostik

Duodenum **287,** *289,* 290 D,
294 DT, *295*
Dura mater 428, *429,* 435, *435, 453*
Dynëin (-Arme) *73*
δ-Zellen (Hypophyse) 312, *314,*
314 T
D-Zellen (Pankreas) 308, 326 T

E

*von Ebner*sche Halbmonde s. End-
kappen, seröse
*Edinger-Westphal*scher Kern (Hirn-
stamm) 425
Effektorzellen (Immunsystem) 212 f
Eierstock (s. a. Ovarium) **368 ff,**
368*
Eifollikel **368 ff,** *369 f, 373*
Eigenfluoreszenz (Lipofuszin) 75 T
Eileiter (= Tuba uterina) 184 D,
378, *379*
Einbettung von histologischen Präpa-
raten **13,** 15 T, 174
Einheitsmembran 30
Eisen, histochemischer Nachweis
75 T, 76, 164
Eiter(körperchen) 194
Eiweißbildung (-stoffwechsel,
-synthese) 41, 60, **78 f,** *79*
– -kristalle (Hoden) 24, *25, 347,*
348
Eizelle (s. a. Geschlechtszelle, Oocyt,
Ovum) *367,* **368 ff,** *369 f,* 372 T,
373
Ejakulat 356, *361*
Elastika-Färbung 128, 175 T, *236*
Elastin 112, *113,* 113 T
Elektronenmikroskop(ie) 16, **18,** *19,*
20 T
– HochspannungsEM 20 T
– Präparatherstellung 15 T, *16*
– RasterEM (Scanning, SEM) 15 T,
20, 20 T
– TransmissionsEM (TEM; Durch-
strahlungsEM) *17,* 18 f, *19,* 20 T
Elfenbein (= Dentin) 376
Email (= Substantia adamantina)
180 D, 376
Endarterien **235**
Endkappen, seröse 100, 270, 272,
273
Endknöpfchen (Nervenfaser) *171,*
172
Endkörperchen, sensible 440 f
Endocytose **32,** 44, 78, *79*
– rezeptorvermittelte 34, *35*
Endokard 230, 230*, *231*
Endokrine Organe **309 ff,** 309*

Endokrinologie 309
Endolymphe 448, 450
Endometrium (= Uterusschleimhaut)
380 ff, 380*, *381 ff*
Endomitose **70,** 70*, 71 T
Endomysium 150, 152, 399
Endoneurium, Endoneuralscheide
159, 162, 166, *166, 167,* 183 T,
436 f, 436*, 438 D
Endonukleasen 82
Endoplasma (Muskelfaser) *151,* 152
Endoplasmatisches Retikulum s. Re-
tikulum
Endoreduplikation 70, 71 T
Endosomen (frühe, späte) 44, *79*
Endost 140
Endothel(zellen), Endotheliocyten
35, 86, *143,* 232, *233, 237, 243,*
288, *315, 337*
– der Dura mater *429*
– gefenstertes **238,** *239, 301, 309,*
315, 317, 319, 330, *337,* 426, 458
Endplatte, motorische 172, **438,**
439, 441
Endstrombahn (terminale Strom-
bahn) 235, 240
Entaktin (Basallamina) 95
Enterocyten (Darmepithel) *261, 289*
Entkalken (Knochen) 13, 140
Entwässern 13, 15 T
Entzündung 104, 216, 230, 232,
235, 292, 295
Enzyme, histochemischer Nachweis
14, 48
Enzymeiweiß (= Fermenteiweiß) 24
Eosinophile s. Granulocyten,
eosinophile
Eosinophilie, Eosinopenie 13, 195
Ependym(-fasern, -zellen) 154, 155,
155 DT, **156,** 156*
Epicyten s. Podocyten (Niere)
Epidermis (= Oberhaut) 76, *247,*
402 ff, *403, 409*
Epididymis (= Nebenhoden) **358,**
358*, *359*
Epiglottis (= Kehldeckel) 184 D,
249, *251*
Epikard 230, 230*, *231*
Epimysium 399, *399*
Epineurium 122, 436 f, 436*, *437*
Epiorchium 348
Epiphyse (= Corpus pineale) **316,**
318
Epiphyse (Knochen) 133, *134,*
137 T, 394
Epiphysenfuge (-linie, -scheibe)
125 T, 133, 137 T
– -kern 133, *134,* 137 T
– -knorpel *135*

Epitendineum 400, *400*
Epithel(gewebe) 85, *85,* 86, 86*,
178, 182 D, 183 DT
– atypisches 96, 218
– Definition 85 f
– Diagnose 178
– einschichtiges 86, *87,* **88,** *89 f,*
177, 183 DT
– Einteilung **86 f,** *87,* 89
– Ernährung 95
– -fasern (s. a. Tonofibrillen) 91
– Formen (Arten) **86 f,** *87 ff,* 182 D,
183 DT, 246 f
– hochprismatisches einschichtiges
86, *87,* **88,** *89, 93, 177,* 183 T, 276,
305
– – mehrschichtiges (geschichtetes)
86, *87,* 88, 462
– Innervation 95
– -körperchen (= Gll. parathyroideae) **320,** *321*
– kubisches (= isoprismatisches)
86, *87,* **88,** *89*
– -leisten 95, *405*
– mehrreihiges (mehrstufiges
= mehrzeiliges) 86, *87,* **88,** *89,*
183 T, 246, *247*
– mehrschichtiges (= geschichtetes)
86, *87 f,* **90,** 183 T
– Oberflächendifferenzierungen **94,**
95, 178, 183 DT
– plattes s. Plattenepithel
– Regeneration 83, 90, 96, 96 T,
262, 276, 383, 390, 404, 406
– resorbierendes 286 f
– respiratorisches *245,* 246
– sezernierendes (s. a. Drüsen) 96 ff
– -strang (Haar) 410, *411*
– -zellen (Zellersatz) **90 ff,** 96 T
– -Einfaltungen, basolaterale (s. a.
Zellmembran) 30, *31,* 78, *92,*
273, 340
– – pigmentierte 76, 366, 404 f,
444, 452, *455, 457 f, 459*
– – Verbindung 90 f, *92 f,* 94
– – Verzahnung, basolaterale (s. a.
Zellmembran) 90 f, *92,* 272,
273, 338, 340
– zweireihiges 88, 183 T, 358, *359*
– zylindrisches s. hochprismatisches
Eponychium (Nagel) 410, 410*,
411
Epoophoron 378
Erbfaktoren (= Gene) 58, 68
Erbgang, geschlechtsgebunden 68
Erektion (Penis) 363 f, *365*
Ergastoplasma **40,** 40*, *107*
Eröffnungszone (chondrale Ossifika-
tion) 133, *135*

Gewöhnlicher Druck = Texthinweise   **fett** = Haupthinweise   D = mikroskopische Diagnostik

Keimepithel (Hoden) 350f, *352f*
Keimschicht (Epidermis) 402
Keimstränge (Hoden) 350
Keimzentrum (Lymphfollikel) 213f
Keimzentrumsreaktion 213, 223T
Keratohyalin *92*, 94, 404
*Kerckring*sche Falten s. Plicae
  circulares
Kern (s.a. Zellkern) **54ff,** 175T,
  177T
– -färbung 55, 175T
– -größe (-volumen) 54, *57*, 204T,
  300
– -hülle *21, 27,* 55, *57*
– -kettenfasern und Kernsackfasern
  (Muskelspindel) 440, *441*
– -körperchen (s.a. Nucleolus,
  Nukleolen) *27*, 55f, *57*, *59*, **60**
– -membran 25T, 55, *57*
– -oberfläche 54
– -Plasma-Relation *21*, 54
– -poren *21, 27*, 56, *57*
– -pyknose 82, 370, 375, *377*, 383,
  404
– -saft 55
– -schwellung, funktionelle 54
– -struktur **55ff,** *56f*
– -teilung, direkte (s.a. Amitose)
  71T
– – indirekte (s.a. Mitose) **61ff,**
  65f, 69, 71, 71T
– – innere (= Endomitose) **70,**
  71T
– -vermehrung 70, *71*
– -verschmelzung (-fusion) *65*, 70,
  71
– -wachstum 54
– – rhythmisches 54, 70
Kiefergelenk 125T, *393*
Kinetochor 51, 62, *65*
– Mikrotubuli *65*
Kinetosomen (Flimmerepithel) 25T,
  51, 72, *73*
Kinozilien 51, 72, *72**, *73*, 88, 94,
  95, 247, 358, 359
Kittflächen (Knochen) 138
Klappen (Herz) *231, 232*
– (Lymphgefäße) *221, 222,* 244
– (Venen) *219*, 241
Kleinhirnkerne, zentrale 422
– -mark 422, *424*
– -rinde **422f,** *423f*
Kletterfasern (Kleinhirn) 422, *423*
Klimakterium 383
Klinefelter-Syndrom 69
Klonierung 14
Knäueldrüsen (s.a. Schweißdrüsen)
  97
Kniegelenk *397, 398*

Knochen(gewebe) 115T, **129ff,**
  178T, 180, 275DT
– -bälkchen s. Spongiosa
– – primäre *135*
– -bau 138, *139*, 394
– -bildung (s.a. Ossifikation)
  129ff, *131ff, 435*
– – Histochemie 135, 136
Knochen, Blutversorgung und
  Ernährung 138, *139*, 140
– -bruch (-fraktur) 83, 140, 394
– chemische Zusammensetzung
  129, 136, 140, 275T
– Compacta 138, *139*, 394,
  395T
– Doppelbrechung 129
– enchondraler *131*, 132f, *134, 139*
– entkalkter 140
– Färbung 175T
– Festigkeit, Härte 394, 395T
– funktioneller Bau 394
– grobfaseriger (= Faserknochen)
  136, *137*
– grundsubstanz 129, 138
– -haut (s.a. Periost) *131, 139*, **140**
– -höhlen 138
– -interzellularsubstanz 129, 138,
  140
– Kalksalze 129
– kanälchen 138
– -kanäle 138, *139*
– -kapsel 138
– -kerne (s.a. Ossifikationszone)
  134, 137T
– -lamellen 136, *137f*, 180
– -nähte (Suturae) 394, *395*
– perichondraler *131*, 132f, *134,
  139*
– Regeneration 83, 140
– -schliffe, -*schnitte* 140
– -skelett 393f
– Spongiosa *138*, 394, *395*
– Stammzellen (osteogenetische)
  129
– -umbau **136,** *137*, 394
– -verbindungen 394ff
– Verkalkung 129, *131*, 132f, *134*
– -wachstum 129ff, 133, 136,
  137T, *139*, 394
– -zellen (= Osteocyten) 129, *131*,
  138, *139*, 180
– -zement (Zahn) 266, *268*,
  275DT
Knochenmark 77, **202ff,** *203ff,*
  203T, 204T, 207T, 208D, 210T,
  223T,
– gelbes (= Fettmark) 202
– primäres *101, 131*, 132, *134f,
  139*

– rotes (= blutbildendes) **202ff,**
  203, 203T, 204T, 207T, 208D
– Produktionsspeicher 202
– Reifungsspeicher 202
– Reservespeicher 202
– Stammzellspeicher 202
– Zellausschwemmung 202, 204,
  205
Knochenmarksriesenzellen 208, *209*
Knorpel(gewebe) 115, 115T, **123ff,**
  125ff, 125T, 175T, 179DT, 180,
  393
– -abbauzone 133
– -bildung 123, *125*
– Blutgefäße 126f
– chemische Zusammensetzung
  123f
– Chondrone 126
– Degeneration 128, *128*, 396
– Doppelbrechung *128*, 396
– elastischer (= gelber) 115, 123,
  125T, **128,** *130*, 179DT, 180, *251,
  451*, 451
– -embryonaler *125*
– Ernährung 128, 396
– Färbung 175T
– großblasiger 133, *134f*
– -grundsubstanz 123f, *127*, 396
– – verkalkte *101, 131*, 133, *134,
  135, 139*, 396, *397*
– -haut (s.a. Perichondrium) 123,
  123*, *125f*, **126**
– Histochemie 126
– hyaliner 115T, 123, *125ff*, 125T,
  126f, 179DT, 180D, *247, 250ff*,
  395T, *395f*, 396
– -interzellularsubstanz (s.a. Grundsubstanz) 123f
– -kapsel 126, *130*
– kollagenfaseriger (= Bindegewebsknorpel) 115, 123, 125T, **128,**
  130, 179DT, 180D, 394f, *395*,
  398
– Regeneration 396
– Territorien 126
– Verkalkung 128, 132, 396, *397*
– Vorkommen 125T
– -wachstum 123, 133
– -zellen **123ff,** *125ff, 131, 135*
– – isogene 126, *127*
– -zellhof 126, *127ff*
– -zellhöhle 126
– -zellsäulen 133, *134f*
Kohlenstaub (exogenes Pigment)
  74f, *75*, 222, 258
Kolbenhaar *409f*, 410
Kollagen *95*, 108, *108*, 109*
Kollagenfasern (s.a. Fasern, kollagene) **105ff**

Nagel **410,** *411*
Nanometer 0T
Nanosomie 80
Narbe(ngewebe) 83, 119, 230, 374
Nase, Regio olfactoria 246, *247,* **248,** 444, 444*, *445,* 446D
– Regio respiratoria **246f,** *247,* 248D, *250,* 444, *445,* 446D
Nasendrüsen 246f, *247f*
– -flügel 184D, 246, *247*
– -höhle **246f,** 248D
– -knorpel 125DT, 246, *247,* 248, *250*
– -nebenhöhlen 248
– -rachenraum **248**
– -schleimhaut 246f, *247f,* 444, *445*
– -septum 248, *250*
Nebenhoden 348, *349,* **358,** *359,* 362D
– -gang s. Ductus epididymidis
Nebenhöhlen der Nase 248, *250*
Nebenniere (= Gl. suprarenalis) **320ff,** *321f,* 324D
– des Fetus, des Neugeborenen 322f
Nebennierenhormone 80, 133, 195, 220, **322,** 410
– -mark *321, 323,* **324,** 324D
– -rinde **322,** *323,* 324D
Nebenzellen (Magendrüsen) 282, 283T, *285*
Nekrobiose, Nekrolyse **81,** *81*
Nekrose *81,* **82,** *84*
Neocortex 420
Nephron(e) **330ff,** *331,* 332T, 334, *335,* **336f,** 342
– Differenzierung 336
– kortikale 334
Nerven, periphere 166, *166,* **436ff,** *437,* 438D
Nervenendigungen 170, **438ff**
– anulospirale (Muskelspindel) 440, *441*
– blütendoldenartige (Muskelspindel) 440, *441*
– endoepitheliale 442
– im Bewegungsapparat 400, 438, 440
– in der Haut 410, 440f, *441*
– motorische 170, 438, *439*
– sensible 170, 400, 440f, *441*
– vegetative 440
Nervenfasern **166ff,** *166f,* 179DT, 182D, 183T
– A-, B- und C-Fasern 166, 168, 440
– adrenerge und cholinerge 173, 442

– afferente, efferente 168
– Degeneration 170, *170*
– Doppelbrechung 160
– Erregungsleitung 168
– fusimotorische (Muskelspindel) 440, *441*
– Hüllen 157f, *158ff,* 166, *166f*
– markhaltige (= segmentierte) 157, *158, 162,* **166,** *166f,* 183DT, *437f*
– marklose (= unsegmentierte) 157, *159,* **166,** *167,* 437
– periphere 157f, *159ff,* **166f,** *166f,* 178DT, 183DT
– Regeneration 170
– segmentierte und unsegmentierte 168
– sympathische, parasympathische 168, 291
– Ultrastruktur 157f, *158ff,* 167f
– zentrale 166
Nervenfaserbündel 182D, *229,* 436, *437, 441*
Nervenfaserschicht (Netzhaut) 458, *459*
Nervengewebe 85, *85,* 86, **154ff,** 182
– Histogenese 154
Nervenmark s. Myelin
Nervenplexus (Gefäße) 241
Nervensystem, intramurales 279
– peripheres **436ff**
– vegetatives (sympathisches und parasympathisches) 279, 442
– zentrales **418ff**
Nervenzellen **161ff,** *163f,* 182D, 418
– bipolare 164, *165,* 171, 458f
– Cytoplasma (= Neuroplasma) 161, *163*
– Form 161ff
– Fortsätze 161, *163,* **164**
– *Golgi*-Apparat 161, *163*
– Größe 161
– Kern 161, *171*
– multipolare *163,* **164,** *165,* 171, *171,* 458
– Neurofibrillen, -filamente 161f, 166, *167*
– neurosekretorische 164
– *Nissl*-Substanz **161,** *163f, 171*
– parasympathische 432
– Perikaryon 161
– Pigment *75,* 164, *165,* 425, 442
– pseudounipolare (= T-förmige) 164, *165,* 171, *171,* 436

– Regeneration 83, 170
– sympathische *291, 323,* 432
– unipolare 164
Nervi olfactorii (Fila olfactoria) 248, *445,* 446, *447*
Nervus oculomotorius 425, *425*
– opticus *453,* **460,** *461*
– vestibulocochlearis 436, 446, *449,* 450
Netz (= Omentum) *237,* 294
Netzhaut (= Retina) 452, *453ff,* **457ff**
Netzknorpel (= elastischer Knorpel) 128
*Neumann*sche Scheide (Dentin) 266
Neuralleiste (= Ganglienleiste) 154, 320
Neuralrohr 154
Neuriten *163,* **164,** *171*
Neuroblasten 154
Neurocyten (s.a. Nerven- u. Ganglienzellen) 161
Neurofibrillen, -filamente, -tubuli 52T, 53, **161ff,** *162,* 164, 166, *167, 173,* 417
Neuroglia (s.a. Glia) **155ff,** 155DT, *158ff*
Neurohypophyse 310, **313,** 315D
Neurokeratingerüst 157
Neurokrinie 325
Neurolemm (s.a. *Schwann*sche Scheide) 157
Neuron 154, **171,** *171*
– Effektorzone 171, *171*
– Endausbreitung (Telodendron, präsynaptische Endigung) 171, *171*
– -enlehre 171
– Leitungs-Strecke 171, *171*
– Rezeptorzone 171, *171*
– trophische(s) Zone (Zentrum) 171, *171*
Neuropil 418
Neuroplasma 161, 166
Neurosekret(ion) 164, *315*
Neurosomen 161
Neurothel, subdurales *429*
Neurotubuli s. Neurofibrillen
Neutralrot 104, 123
Neutrophile s. Granulocyten, neutrophile
Nexin(-Brücken) *73*
Nexus *29,* 36, **38,** 38T, *39,* 144, 151, *153,* 172, 235
Nicht-Trennung (= Nondisjunction) von Chromosomen 68
Nidation 382, 386
Niederschläge im Präparat 176
Niere **328ff,** 328*, 342D, 343DT
– Funktion 340f

– Gefäßbündel 330, *335*
– juxtaglomerulärer Apparat 336,
  341
– Tubulus, distaler *47*, 330, *331*,
  332 T, *334 ff*, **338**, *339*, 342, 343 DT
– – intermediärer 330, *331*, 332 T,
  335, **338**, *339 f*, *341*, 342, 343 DT
– – proximaler *47*, 330, *331*, 332 T,
  334 ff, **338**, *339*, 342, 343 DT
Nierenarchitektonik **328 f**, *331*,
  332 T
– -becken 328, *329*, **344**
– -fettkapsel (Capsula adiposa)
  118, 328
– -gefäße **328 f**, *331 ff*, 332 T
– glomeruli *327*, 328, 329 T, 330,
  331 ff, 332 T, **336**, *337*, 340, 342
– Gefäßpol *331*, *335*, **336**, *337*
– Harnpol *331*, *335*, **336**, *337*
– -kanälchen *31*, *47 f*, 330 f, *331*,
  332 T, *334 f*, *337*, **338 f**, *339 f*, 342,
  343 DT
– – Ultrastruktur *31*, *49*, 336 f,
  337 ff
– -kelche 328, *329*, 344
– -körperchen 330, 332, 332 T,
  334 f, **336**
– -lappen (Renculi) 328
– -mark 328 f, *329 f*, 332 f, 332 T,
  335, *341*
– -papillen 328, *329*
– -parenchym 330 ff
– -pyramiden 328, *329*, 332 f
– -rinde 328, *329 f*, 332, 332 T,
  333 ff
– -stroma 332
– tubuli (-kanälchen) 330, *331*,
  332 T, *334*
Nischenzellen (= Alveolarepithelzellen vom Typ II) 256, *259*
Nissl-Substanz 40, 161, *163 f*, *171*,
  417
nm (Nanometer) 0 T
Nodi lymphatici 214, *215*, **220 f**,
  221 f
– – pulmonales *253*, 254
Noduli lymphatici (= Folliculi lymphatici) **214 ff**, *217*, 221
– – aggregati 214, 279, **287**, *289*,
  294 DT
– – solitarii 214, 279, *281*, 287,
  291, *292*, *293*, 294 DT
Non-Disjunction 68
Normoblasten 200 T, 203 T, 204,
  204 DT, *206*
Normocyten 188
Normospermie 356
Nuclei medullae spinalis 432
– tuberales *311*

Nucleolonema 60
Nucleolus (= Kernkörperchen) *27*,
  55 f, *57*, *59*, **60**, 161
– fibrilläres Zentrum *59*, 60
– -Organisator-Region 55, 60, 62
– Pars fibrosa *59*, 60
– Pars granulosa *59*, 60
Nucleosomen (Chromatinfibrille)
  56 ff, *58*, *63*
Nucleus (s. a. Zellkern) **54 ff**, 54*,
  56 f
– cuneatus (Hirnstamm) 426
– dentatus (Kleinhirn) 164, 425,
  426
– dorsalis = thoracicus *431*, 432
– gracilis (Hirnstamm) 426
– intermediolateralis *431*, 432
– intermediomedialis 432
– olivaris 426, *427*
– paraventricularis 164, *331*, 313
– pulposus (Zwischenwirbelscheibe)
  394, *395*, 396
– ruber 164, 425, *425*
– supraopticus 164, *311*, 313
– thoracicus (Rückenmark) *431*,
  432
*Nuel*scher Raum (Gehörorgan) 450,
  451
*Nuhn*sche Drüse s. Gl. lingualis anterior
Nuklealreaktion nach *Feulgen* 14,
  55, 59 T
Nukleinsäuren (s. a. Ribo- u. Desoxyribonukleinsäure) 56 f, 59 T
– histochemischer Nachweis 55,
  59 T
Nukleoid (Peroxysom) 48
Nukleolen (s. a. Nucleolus) 55, **60**,
  64, *69*
Nukleoproteide 56 ff

O

Oberflächenepithelien **86 ff**, *87 f*,
  178 D, 183 DT
– (Ovar) 368, *369*
– sezernierende 96 ff
Oberhaut (s. a. Epidermis) 402 ff,
  403, *409*
Oculomotoriuskern 425, *425*
Odontoblasten 264, 264*, *265*, *268*,
  275 DT
Oedem 114, 406, 462
Oesophagus (= Speiseröhre) 183 T,
  183 D, **280**, 280*, *280 f*, 294 DT,
  321, 344 D, 390 D
– foetaler (Flimmerepithel) 280,
  280

Ohr, äußeres 451, *451*
– inneres **448 f**, *449 f*
– -knorpel 125 T, 450 f, *451*
– -muschel 184 D, 451
– -trompete 450
Oligodendroglia, Oligodendrocyten
  154, 155, 155 T, **156 f**, 156*, *158*
Ölimmersion 0 T, 18
Oliven (Hirnstamm) 426, *427*
Omentum (= Netz) *121*, *237*, 294
Onkocyten 320
Oocyten *2*, 68, *367*, **368 ff**, *369 f*,
  372 T, *373*, 377
Oogenese 372 T, *373*
Oogonien 368, *373*
Ooplasma 377
Ora serrata (Auge) 452, *453 f*, 457
Orbiculus ciliaris 454
Orceïn-Färbung 128, 175 T, *229*
Organ (-Diagnose) 0 T, 11, 182 fD
Organe, blutbildende 199, **202 ff**
– circumventrikuläre 156
– endokrine (inkretorische) **309 ff**,
  309*
– lymphatische 210 ff, **214 ff**,
  228 D, 228 DT
– – periphere 212, 223 T
– – zentrale 212, 223 T
– lymphoepitheliale 214, **216**, *217*
Organon spirale (s. a. *Corti*sches
  Organ) 448 f, *449 f*
Orificium histologicum uteri 383
Osmiumtetroxyd (OsO_4), Fixierung
  mit 16, 25, 160, *167*, 168,
  183 T
Ossifikation (= Knochenbildung)
  129 ff
– chondrale 129 T, **132 ff**, *134 f*,
  397, 435
– desmale 129, *131*, **132**, *134*
– direkte 129 T
– enchondrale 129 T, *131*, **132 ff**,
  134, 435
– indirekte 129
– perichondrale 129 T, *131*, **132**,
  134
Ossifikationspunkt (-zentrum,
  -zone) 132 f, *135*, 137 T
Osteoblasten 129, 129*, *131*, 132,
  134, 136, 265, 275 DT
Osteocyten 129, *131*, **138**, *139*,
  275 DT
Osteoid *101*, 129, *131*
Osteoklasten *101*, *131*, **136**, *137*,
  210 T, *265*, 317, 320
Osteon 136, *137*, 138, *139*
Osteoporose 394
Ostium uteri 380, *381*
– vaginae 392

Gewöhnlicher Druck = Texthinweise   **fett** = Haupthinweise   D = mikroskopische Diagnostik

Q

Querstreifung (Bindegewebsfasern) 108, *109*, 113 T
– (Muskelfasern) 146 f, *147 f*, 152
Quinacrin-Färbung *61*, 63, *69*, 69

R

Rachenmandel (s. a. Tonsilla pharyngea) 216, *217*
Rachenring, lymphoepithelialer 214, **216**, *217*, 228 D
Radiärfaser (Netzhaut) *459*, 460
Radii (Hirnrinde) 420, *421*
Radix dorsalis u. ventralis 430, *431*
– linguae 216
– pili 408, *409*
Radspeichenkern (Plasmazelle) 105
Rami interganglionares (Sympathicus) 442
Ramus communicans *435*
Randsinus (Lymphknoten) *111*, *221 f*, 222,
Randvakuolen (Schilddrüse) 317, *318*, 319 D
Rankenarterien (Penis) 363
*Ranvier*sche Kreuze (Nervenfaser) *167*, 168
– Schnürringe 157, *158, 162*, **166 ff**, *166 ff, 171*
Rasterelektronenmikroskop(ie) 20, 20 T, *257, 321, 327*
*Rathke*sche Tasche 310
Raum, intervillöser (Placenta) 386, *388*
– perikapillärer (Spalt) 429
– perinukleärer *27*, 55
Reaktion, Antigen-Antikörper 212 f, 223 T
Reaktion, chromaffine 324
Reaktionen, histochemische **14**, 15 T, 24, 74, 75 T, 77, 324
Reaktionszentrum (lymphatisches Gewebe) 214, *217*, 225
Rectum 292, 292*, 292 D, *293*
Reduktionsteilung 68, *69*, 71 T
Regenbogenhaut (s. a. Iris) *453 f*, 456
Regeneration(sfähigkeit) 80, **83**, 96, 96 T, 119, 190, 398
– von Bindegewebe 83, 119, 122, 383
– – Blutgefäßen 232, 235
– – Drüsen 96 T, 300, 322
– – Epithelgewebe 83, 90, 96, 96 T, 262, 276, 383, 390, 404, 406

– – Knochengewebe 83, 140
– – Knorpelgewebe 396
– – Muskelgewebe 83, *150*, 152, 230
– – Nervengewebe 83, 170
Regio cutanea (Nase) 246
– digestoria (Pharynx) 276, 276 D, 277 T
– foliata (Zunge) 267, *269*
– olfactoria (Nase) 246, *247*, **248**, **444**, 444*, *445*, 446 D
– respiratoria (Nase) **246**, *247*, 248 D, *250*, 444, *445*, 446 D
– – (Pharynx) 276, 276 D, 277 T
Reifeteilung, Reifungsperiode 68, *69*, 71 T, *352*, 372 T, *373*
– (Oogenese) 372, 372 T, *373*
– (Spermatogenese) 351, *352*, 372 T, *373*
*Reinke*sche (Eiweiß-)Kristalle 347, 348
*Reissner*sche Membran (= Paries vestibularis) 448, *449 f*
Reizleitungssystem (Herz) 230, *231*
Rekonstruktion (räumliche) 13
Rekonstruktionsphase (Mitose) 66
Renculi (= Lobi renales) 328
Residualkörper 44, *45*
Resorcinfuchsin-Färbung 128, 175 T, *242, 251*
Resorption, lakunäre (Knochen) 136
Resorptionszellen (= Enterocyten) (Darm) 261, 286 f
Rete *Malpighi* s. Stratum germinativum (Haut)
– mirabile s. Wundernetz
– ovarii 368
– testis 348, *349*, 356
Reticulum trabeculare (Auge) 454, 456, *457*
Retikulocyten **190**, 200 T, 204
Retikulum, endoplasmatisches (ER) *23*, 25 T, *27*, **40 f**, *41, 79*
– – agranuläres = glattwandiges ER *27*, **40 f**, *41, 347, 348*, 374
– – granuläres = rauhwandiges ER *27*, **40 f**, *41, 43, 45*, 161, *163*
– sarkoplasmatisches 40, 148, *149*, 149 T, 152
Retikulumfasern s. Fasern, retikuläre
Retikulumzellen 102, 116, 202, 203 T, 214, 215 T, 218, 222, *223*
– dendritische 210 T, 214 T, 215 T
– epitheliogene (Thymus) 218
– fibroblastische **116**, *187*, 215 T, 226
– interdigitierende 210 T, 214 T, 215 T, 218

– phagocytierende (= Makrophagen) 116, 215 T
Retina (= Netzhaut) 452, *453 ff*, **457 ff**
Retinacula cutis 406, *411*
Retinaculum trabeculare (= Lig. pectinatum) 456, *457*
*Retzius*sche Parallelstreifen (Zahn) 268
Rezeptoren, der Tiefensensibilität 400
Rezirkulation (Lymphocyten) 198, *289*
Rheotaxis 378
Ribonukleinsäuren (RNS), Ribonukleotide 59 T, 60
– messenger (m-RNS) 41, 78, *79*
– ribosomale (r-RNS) 41, 78, *79*
– transfer (t-RNS) 78, *79*
Ribosomen 25 T, *27*, 41, *41, 79*
Riechschleimhaut *247*, **248, 444**, *445*, 447
Riesenpyramidenzellen 420, *421*
Riesenwuchs 312
Riesenzellen s. Osteoklasten
– der Placenta 386
– *Langhans*sche 210 T
Rinde, graue (Großhirn) 418 ff, *419 ff*
– – (Kleinhirn) 422
Rindenfeld (Großhirn) 418 f, 424
Rindenlabyrinth (Niere) 328, *329*, 332 ff, 332 T, *334*
Rindentypus, agranulärer u. granulärer 420, *421*
Ringfalten (Dünndarm) s. Plicae circulares
Ringknorpel (Kehlkopf) 249, *251*
*Riolan*scher Muskel (Auge) 462
Rippen(knochen) 202, 394
Rippenknorpel 125 T, 128, 393, 395 T
*Rouget*sche Zellen (s. a. Pericyten) 235
Rückenmark 418, 418*, **430 ff**, *435*
– Bahnen 430 ff, *433*
– Diagnose der Querschnittshöhe **434**, *434*
– Feinbau **432 ff**
– Gefäße *431*, 435
– Hüllen 435, *435*
– Zellarten 432
Rugae vaginales 390
*Ruffini*sche Endbüschel 442
Rumpfdarm **276 ff**, 294 T
– allgemeiner Bau **276 ff**, *277*

T = Tabelle   * = Fußnote   *kursiv* = Abbildungshinweise   Alle Zahlen sind Seitenzahlen

---

– granulosum (Epidermis) *92*, 94, 402, *403*, 404, *405*
– – (Kleinhirn) 422, *424*
– – (Ovar) 370, *371*, 374
– limitans externum und internum (Netzhaut) 458, *459*
– longitudinale (Darm) *277*, 278
– lucidum (Epidermis) 402, 404, *405*
– moleculare (Kleinhirn) 423, *424*
– neuro-epitheliale retinae 458, *459*
– neuronorum piriformium (Kleinhirn) 422
– osteogenicum (Periost) *134*, 140
– papillare (Haut) 402, *403*, *405*, 406, *409*
– pigmenti retinae 452, *455ff*, 457 f
– reticulare (Haut) *401*, 402, *403*, 406, *407*
– spinosum (= spinocellulare, intermedium: Epithel) 90, 402, **404**, *405*
– spongiosum (Endometrium) 382, *385*, 386
– subvasculosum, vasculosum, supravasculosum (Myometrium) 380, *381*
– superficiale (Epithel) 90, *391*
– synoviale (Gelenkkapsel) *397*, 398, 400
Streifenstück s. Sekretrohr
Stria vascularis (Gehörorgan) *449*, 450
Strombahn, terminale 235, *237*
Stroma **86**, 119
Struktureiweiß 24
Strukturen, isotrope und anisotrope (s. a. Doppelbrechung) 18
Stützgewebe (s. a. Bindegewebe) **101 ff**
Stützzellen (Hoden) s. *Sertoli*-Zellen
– (Sinnesorgane) 444, *445 f*, 446, 448 f, *451*, *458*, 460
Subarachnoidalraum (s. a. Cavum subarachnoidale) *429*
Subcutis (Tela subcutanea) 402, **406**
Sublingualis s. Glandula sublingualis
Submandibularis s. Glandula submandibularis
Submucosa s. Tela submucosa
Substantia adamantina (s. a. Zahnschmelz) 266
– alba (Rückenmark) 430, *431*, 434, *434*
– compacta (Knochen) **138**, *139*, 394, 395 T
– eburnea (s. a. Zahnbein) 266
– gelatinosa centralis 430, *431*
– – dorsalis *(Rolandi)* 430, *431*

– grisea (Rückenmark) 430, 432, 434, *434*,
– grisea centralis (Hirnstamm) 425, *425*
– intermedia centralis et lateralis (Rückenmark) 430, *431*
– nigra 425, *425*
– propria cornea 452, *453*
– reticularis (Retikulocyten) 190
– spongiosa (Knochen) 138, 394, *395*
Substanz, interterritoriale (Knorpel) 126, *127*
Sudan(-Färbung) 24, 175 T, 322
Sulci (Großhirnrinde) 418
Supravitalfärbung 161
– der Erythrocyten 190
Suturen (Schädel) 394, *395*
Sympathoblasten 154
Symphyse 125 T, 394, 394*
Symphysis pubica 128, 394
Synapse 171, *171*, **172 f**, 172*, *173*, *439*
– adrenerge 172
– cholinerge 172
– peptiderge 172
– Typen Gray I,II 172, *173*
Synarthrose **394 f**, 394*
Synchondrose 125 T, 394
Syncytium 70, 70*
– der Placenta (Syncytiotrophoblast) 386, *387 ff*, 392 D, 427 D
Syndesmose 394, 394*
Synostose 394, 394*
Synovia(lmembran) *397*, 398
System 0 T, 11
– APUD 325
– gastro-entero-pankreatisches s. entero-endokrine Zellen
– disseminierte endokrines s. entero-endokrine Zellen
– entero-endokrines s. enteroendokrine Zellen
– hypothalamo-hypophysäres *311*, 313, 354, *355*
– Immunsystem **210 ff**
– lymphatisches **210 ff**, 214 ff, 228 D, 228 DT
– mononukleäres Phagocyten-, s. a. Phagocyten(system) **210 f**, 210 T

T

Taenien (Colon) 290
Tagesrhythmus 67, 302, 404
Talgdrüsen 96 T, *263*, *401*, 408, *409 f*, 413, *413*, 414 D, 460

– ohne Beziehung zu Haaren 292, 414, 416
Tangentialfaserschicht (Gelenkknorpel) 396, *397*
– (Großhirn) 419, *421*
Tanycyten (Ependym) 156
Tarsus (Augenlid) 460, *461*
Taschenfalten (Larynx) 249, *251*
Taschenklappen (Herz) 232
Tastkörperchen *403*, *441*, 442
Tätowierung 74, 222
Technik, histologische **12 ff**, 15 T
Tectum, Tegmentum (Hirnstamm) 425
Teilung s. Kernteilung, Zellteilung
Teilungsbereitschaft 67
– -dauer 63, 67
– -fähigkeit 67
– -form (= -kern) 63 ff, *65*
– -phasen **63 ff**, *65*
– -spindel 64 f, *65*
– -ursachen 67
– -verlauf **63 ff**
– -wachstum 67, 80
Tela choroidea 426
– subcutanea (= Subkutangewebe) *401*, 402, *403*, **406**
– submucosa intestini *277*, 278, *281*, *283*
– subserosa 277, 278, *283*, *289*
Telencephalon 418
Telodendron 164, 171
Telolysosomen (= Residualkörperchen) 44, *45*
Telophase (Mitose) *65*, **66**
Telophragma s. Z-Streifen (Muskelfaser)
*Tenon*sche Kapsel s. Vagina bulbi
Tentakel (Endothelzellen) 238
Tentorium cerebelli 428
Terminalgespinst 27, 30, 91, *95*, *261*
Terminalhaare 408
Territorien (Knorpel) *125*, 126, *130*
Tertiärfollikel (Ovar) *369*, **370**, *371*, *373*, 375, *377*
Testis (s. a. Hoden) **348 ff**, *349 ff*, 358 D
Tetrade (Meiose) 68, 350
Theca (Becherzelle) 245
Theca folliculi (Ovar) 370, 370*, *371*, 374, *377*
Theca-Luteïnzellen 374
Thrombocyten 187 T, 193 T, **199**, *199*, 199*, 200 T, 201 T, *208*, 383
– -cytopoëse 199, **208**, *208*
– α-Granula 199, *199*
– Granulomer 199
